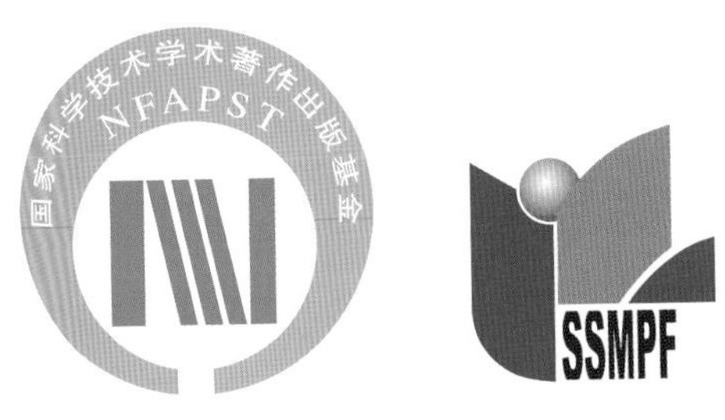


总主编　周康荣　严福华　刘士远

# Modern MRI Diagnostics of the Body

# 现代体部磁共振诊断学

## 骨关节分册

主　编　姚伟武　王晨光

复旦大學出版社

# 编委会


**总主编** 周康荣　严福华　刘士远

**主　编** 姚伟武　王晨光

**副主编** 李　梅　陆　勇　杜联军　艾松涛

**编　委**（按姓氏笔画排序）

丁德芳　上海交通大学医学院附属同仁医院
王胜裕　上海交通大学医学院附属瑞金医院
王娇燕　上海中医药大学附属曙光医院
王晨光　海军军医大学附属长征医院
王　鹏　海军军医大学附属长征医院
孔德伟　上海中医药大学附属龙华医院
艾松涛　上海交通大学医学院附属第九人民医院
刘成磊　上海交通大学医学院附属第九人民医院
刘建宪　山东省立第三医院
刘晓晟　复旦大学附属肿瘤医院
杜联军　上海交通大学医学院附属瑞金医院
李　梅　上海市第六人民医院
李智慧　上海交通大学医学院附属瑞金医院卢湾分院
辛鸿婕　上海市第六人民医院临港院区
张泽坤　河北中医药大学第一附属医院
张欲翔　河北中医药大学第一附属医院
陆志华　苏州大学附属独墅湖医院
陆　勇　上海交通大学医学院附属瑞金医院
陈永忠　重庆医科大学附属巴南医院
胡嘉航　牡丹江医学院附属红旗医院
星　月　上海交通大学医学院附属同仁医院
郗　艳　上海中医药大学附属上海市中西医结合医院
俎金燕　上海交通大学医学院附属仁济医院
姜　松　海军军医大学附属长征医院
姚伟武　上海交通大学医学院附属同仁医院
徐海芸　上海中医药大学附属中医医院
崔雪娥　上海交通大学医学院附属新华医院
颜方方　上海市第六人民医院

# 总主编简介

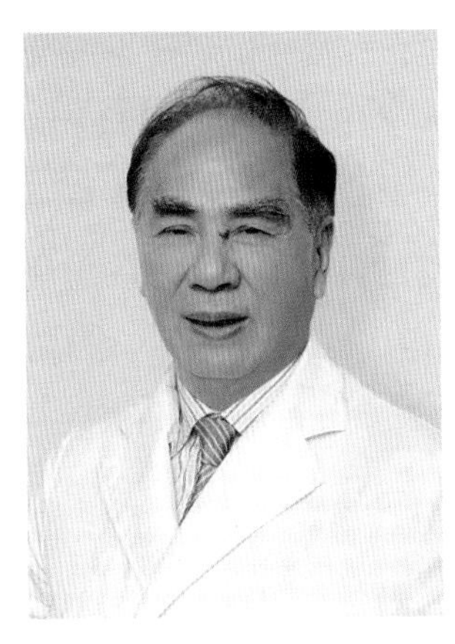

**周康荣**　复旦大学附属中山医院终身荣誉教授，主任医师，博士生导师。1965年毕业于上海第一医学院（现复旦大学上海医学院），师从我国放射学奠基人之一、学界泰斗荣独山教授。1981年被选拔为我国第一批赴美访问学者，在美国麻省医学中心及哈佛大学医学院学习。曾任复旦大学附属中山医院放射科主任、上海市影像医学研究所所长。教育部"211"工程重点学科及复旦大学"985"重点建设学科"影像医学与核医学"负责人、卫生部临床学科重点建设项目负责人、上海市临床医学中心（肝肿瘤诊治中心和心血管病中心）主要负责人。

学术方向为肝癌的影像学早期诊断及综合介入治疗。先后承担国家"九五"攻关项目"肝癌综合性介入治疗技术的应用研究"，卫生部临床学科重点项目"小和微小肝癌的诊断影像学新技术研究""小和微小肝癌影像学检出定性和介入治疗的深入研究"等科研项目20多项，项目资金逾1 000万，总计发表论文456篇。以第一完成人获得国家级及省部级奖项18项，其中"影像学和介入放射学新技术在肝癌诊断和介入治疗中的系列研究"获得国家科学技术进步奖二等奖（2005）。主编著作10余部，其中《腹部CT》《胸部颈面部CT》《螺旋CT》《体部磁共振成像》已成为国内学者的案头必备书籍。培养博士后，硕士、博士研究生60余名。2006年获复旦大学校长奖，2008年获上海市最高医学荣誉奖，2019年被评为"中华医学会放射学分会终身成就专家"。

# 总主编简介

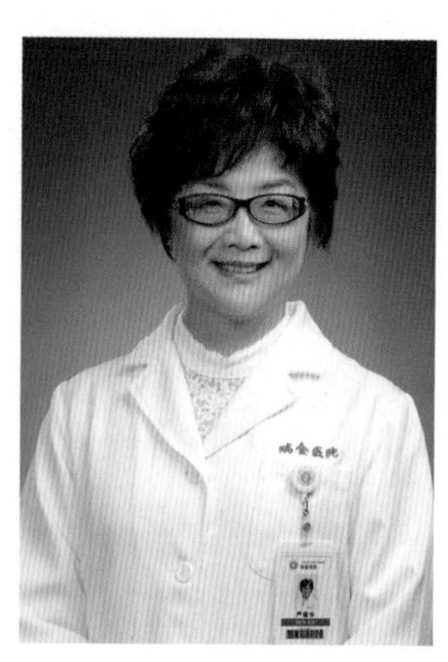

**严福华**　教授，主任医师，博士生导师。现任上海交通大学医学院附属瑞金医院放射科主任、上海交通大学医学院医学影像学系主任、医学技术学院医学影像技术系主任、“十三五”国家重点研发计划首席科学家、国家临床重点专科（医学影像学）负责人、上海市高水平地方高校协同创新团队负责人。担任国际医学磁共振学会（ISMRM）中国区主席、亚洲医学磁共振学会（ASMRM）第一届主席、中华医学会放射学分会常委兼磁共振学组组长、中国医师协会放射医师分会副会长、中国研究型医院学会磁共振专业委员会副主任委员、国际心血管CT协会中国区委员会副主任委员、中国医学装备协会磁共振应用专业委员会副主任委员、中国医疗保健国际交流促进会影像医学分会副主任委员等职务。担任《磁共振成像》副主编、《诊断学理论与实践》副主编、《中华放射学杂志》等10余种杂志的编委。

学术方向主要为CT及MRI新技术的研发及转化应用，尤其在肝脏影像学领域造诣深厚。作为项目负责人承担“十三五”国家重点研发计划项目1项，主持“十三五”国家重点研发计划课题1项、国家自然科学基金6项，在*Radiology*等国内外期刊发表论文300余篇。主译专著2部，主编、副主编、参编专著20余部。其中参与编写的《中华影像医学丛书・中华临床影像库（12卷）》获得第五届中国政府出版奖，并担任《中华影像医学：肝胆胰脾卷》主编。培养博士后，硕士、博士研究生50余名。获国家科学技术进步奖二等奖、中华医学科技奖二等奖、上海市科技进步奖一等奖等10余项奖项。

# 总主编简介

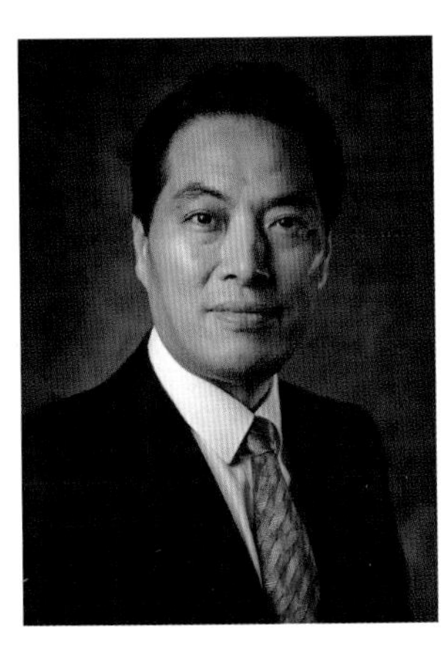

**刘士远** 教授，主任医师，博士生导师。现任海军军医大学第二附属医院影像医学与核医学科主任。担任亚洲胸部放射学会主席、中华医学会放射学分会主任委员、中国医师协会放射医师分会副会长、中国医疗装备协会CT应用专委会主任委员、中国医学影像AI产学研用创新联盟理事长、第二届中国DICOM标准委员会副主任委员、第九届上海市医学会放射科专科分会主任委员等。担任《肿瘤影像学》总编、名誉总编，《中华放射学杂志》等7本核心期刊副总编。

从事医学影像诊断工作30余年。主要研究方向为肺癌早期诊断、慢性阻塞性肺疾病早期预警及医学影像人工智能的研发和应用。肺癌整体诊断正确率达98.2%，早期肺癌诊断正确率达95%以上。作为课题第一负责人主持国家自然科学基金重点项目2项、国家科技部重点研发计划2项、国家自然科学基金面上项目4项、上海市重大课题4项等，获得4 000余万元科研资助。在*Nature Review Clinical Oncology*、*Radiology*、*Chest*、*European Radiology*、*American Journal of Roentgendogy*、*British Journal of Radiology*等国内外专业杂志上以第一或通信作者身份发表学术论著321篇，SCI收录71篇。获批国家发明专利授权6项。主译专著4部，主编著作及教材9部，副主编著作及教材5部，参编著作6部。

入选上海市领军人才、上海市优秀学科带头人及21世纪优秀人才，上海市黄浦区人大代表，获第二届“国之名医·优秀风范”“上海市拥政爱民先进个人”及“全军首席放射专家”等称号。获得上海市科技进步奖一等奖等省部级二等奖以上科技奖7项。

# 主编简介

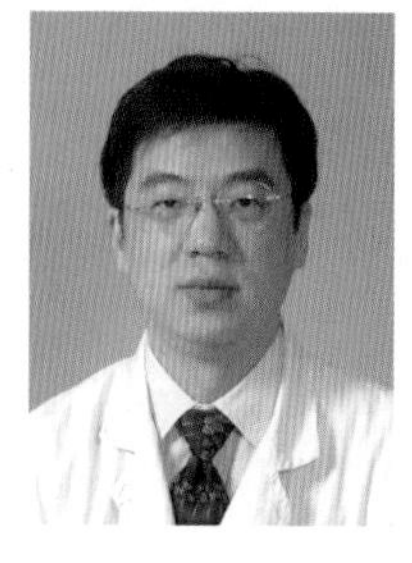

**姚伟武** 主任医师，博士生导师，医学博士。上海交通大学医学院附属同仁医院影像科行政主任。擅长骨关节软组织病变、神经系统及腹胸部病变的影像诊断及磁共振新技术研究。担任中国医师协会放射医师分会运动损伤学组副组长、中华放射学会骨关节学组委员、上海市医师协会放射医师分会骨关节学组组长、上海放射学会第八届骨关节组长、上海医学会放射专业委员会委员。曾在美国和德国学习和访问。主持国家自然科学基金、上海市科委等多项课题，科研经费达500余万。发表论文80余篇。参编著作7本，其中作为主编参编2本，作为副主编参编2本。

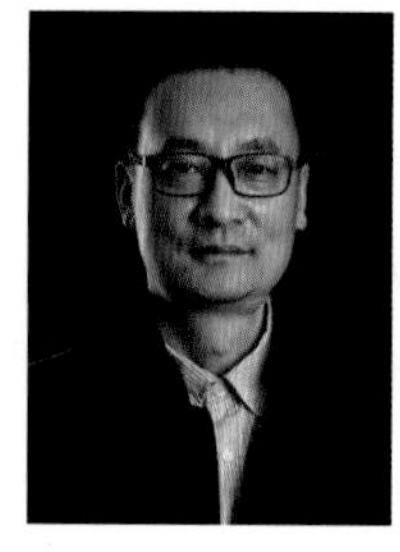

**王晨光** 教授，主任医师，医学博士。在三级甲等教学医院从事影像专业医疗教学科研工作40年，是中国最早从事磁共振诊断的影像医师之一。担任中华放射学会骨关节学组委员和资深委员、中国医师协会放射学分会骨组委员、中国医学装备协会普通放射装备专业委员会委员、上海市放射学会骨关节学组副组长、中国中西医结合影像学会委员、上海市中西结合影像学会委员、上海市激光医学会理事、国家自然科学基金同行评审专家、教育部研究生毕业论文评审专家、上海市科委评审专家、上海市住院医师规范化培训结业综合考核考官、上海市人身伤害司法鉴定专家等社会学术职务。获得上海市医学科技一等奖、军队科技进步三等奖、军队医疗成果三等奖、上海医学科技三等奖、上海科技进步三等奖等多项奖项，全军院校育才奖银奖。主持完成国家和上海市多项课题。主编论著7部。

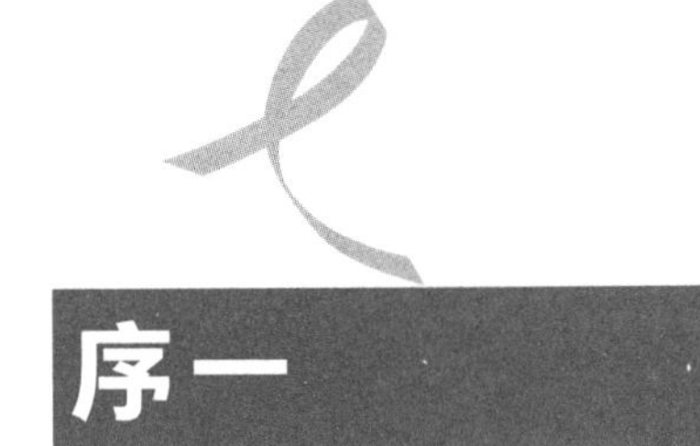

# 序一

在由周康荣、严福华和刘士远3位教授主编的《现代体部磁共振诊断学》(共9个分册)即将出版之际,我应邀作序,备感荣幸。

9个分册除技术分册外,其余8个分册涉及除头颅外的所有部位,包括头颈五官,胸部(含胸壁和纵隔),乳腺,上腹部(含肝、胆、胰、脾),中下腹部(含泌尿、生殖),腹腔、腹膜及腹膜后区域(包括胃肠道、肾上腺),骨骼、肌肉及儿科。

进入21世纪,临床医学、现代影像学,尤其是MRI的发展十分迅速,两者相辅相成。精准诊断是精准治疗的前提和关键。影像学参与疾病诊治,尤其是肿瘤诊治的整个过程,包括疾病的筛查和早期诊断、协助制定治疗计划、治疗后随访和疗效评估等。翻阅本书,我感受到这部巨著不仅对影像医学,对整个临床医学也是有巨大贡献的。

令人惊喜的是,本书写作阵容豪华,集全国影像学界不同专业领域的诸多精英,乃精诚合作之结晶。本书涵盖的内容十分丰富,真正体现临床、病理和影像三结合。

最后,对该书的出版表示祝贺,并竭诚推荐给所有临床和影像学界的同道。

樊嘉

2021年11月

# 序二

《体部磁共振成像》自 2000 年出版至今已 20 余年了。该书涵盖了当年 MRI 领域几乎所有的先进技术，临床病例资料也颇丰富，出版至今前后重印了十几次，赢得了放射界同仁的一致赞誉。

进入 21 世纪后，随着国民经济飞速发展，我国人民生活水平日益提高，医疗需求不断提升，医疗水平与 20 世纪相比不可同日而语。影像医学，尤其是 MRI 的发展更为迅猛，相关领域积累的临床资料和经验也十分丰富。在这样的大背景下，《体部磁共振成像》的修订再版势在必行。在放射界广大同仁的积极响应和支持下，我们以上海市三甲医院为核心，组成了豪华的写作阵容。编委们发挥各自的专业特长，将全书按系统或区域分成 9 个分册，书名也改为《现代体部磁共振诊断学》，按既定目标，做到了广度和深度的结合。在内容上，文字数和病例数量均大幅增加，且图片、病例全部更新。在扩容的同时，我们也十分注重质量和深度的提升，期望做到集先进性、科学性、系统性和实用性于一体。在内容上，我们仍然坚持以常见病和多发病为重点，临床、病理与影像紧密结合；对疑难病例、不典型表现和罕少见病例也尽可能涉及，均配有一定数量的病例图片。本书不失为一部重要的参考书和工具书，希望能对临床工作者有所帮助。

学术的发展永无止境，新的技术不断涌现和成熟。本书对 AI、波谱、功能代谢和分子影像学等领域的发展及潜能也做了一些探讨。但这些领域仍存在不少难题，希望有志同道共同努力，一起深入研究。

最后，衷心感谢复旦大学附属中山医院院长、著名肝外科专家樊嘉院士为本书作序，这对编者是巨大的鼓励！感谢所有分册的主编、副主编和编写人员的辛勤劳动及认真负责的精神！感谢复旦大学出版社的大力支持，感谢《体部磁共振成像》读者的热忱和支持。实践是检验真理的标准，读者的意见是最宝贵的，望不吝赐教，以便今后再版时修正和提高。

周康荣　严福华　刘士远

2021 年 11 月

# 前言

随着磁共振成像(magnetic resonance imaging, MRI)新技术不断涌现,以及3.0T及更高场强成像在临床中的普遍应用,使MRI在肌肉骨骼系统中的应用价值无可替代。但肌骨系统解剖结构复杂,疾病种类繁杂多样,对影像诊断提出了新的挑战。

《骨关节分册》作为周康荣、严福华、刘士远三位教授联袂主编的系列丛书中的一部,共11章,内容涵盖了脊柱、全身各关节、骨与软组织肿瘤、肌肉的基本简介,常用成像技术,影像解剖,常见疾病的临床影像诊断。每个疾病都分别从概述、病理、临床、MRI表现、影像诊断要点和鉴别诊断五个方面进行阐述,便于各位读者研读时有思路可循,提高诊断水平。本书邀请了肌骨领域经验丰富的专家和青年骨干参与编写工作,全书纳入的疾病种类较为齐全,相关影像资料丰富,并对部分罕见病和疑难病的影像学也进行了相关介绍。整体上本书内容涵盖全面,对肌骨系统影像诊断中所涉及的各类疾病均进行了深入浅出的剖析,同时结合了最新的病理学改变,有助于提升读者对肌骨系统疾病的整体认识,也便于日常翻阅,祈望本书能成为骨科、运动医学科,尤其是影像科医生的重要参考书乃至工具书,并从中获得补益。本书如能给骨科、运动医学科、影像科等相关科室的青年医生在艰辛的成长过程中带来帮助,会使作者感到莫大荣幸。

虽然经过多轮讨论与修订,参考了大量相关文献及书籍,但是限于专业知识水平的局限性等,错误在所难免,衷心寄望各位读者给予批评指正!

# 目录

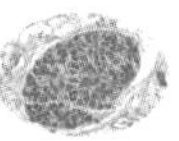

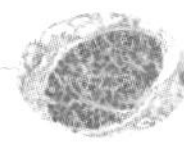

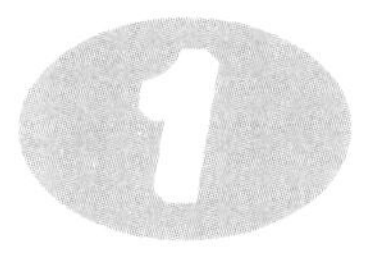

# 肌骨相关磁共振技术



磁共振成像(MRI)是利用原子核在磁场内所产生的信号经重建成像的一种影像技术。早在1946年,美国哈佛大学的爱德华·珀塞尔(Edward Purcell)和斯坦福大学的费利克斯·布洛赫(Felix Bloch)领导的两个研究小组发现了物质的磁共振现象,并应用于化学分析上,形成了磁共振波谱学,因此这两位学者于1952年被授予诺贝尔物理学奖。1967年,杰克逊(Jackson)第一次从活的动物身上测得信号,使磁共振方法有可能用于人体测量。1971年,美国纽约州立大学的达马迪安(Damadian)利用磁共振谱仪对鼠的正常组织与癌变组织样品的磁共振特性进行研究发现,正常组织与癌变组织中水质子的 $T_1$ 值有明显不同。在 X 线-CT 发明的同年,1972年,美国纽约州立大学石溪分校的保罗·劳特布尔(Paul Lauterbur)第一个做出了以水为样本的二维图像;1973年 Lauterbur 发表了 MRI 技术,使磁共振应用于临床医学领域。由于参与 MRI 的因素较多,决定 MRI 信号强度的参数至少有10个以上,只要有1个参数发生变化,就可在 MRI 信号上有所反映。因此,MRI 具有极大的临床应用潜力。1976年,英格兰诺丁汉大学皮特·曼斯菲尔德(Peter Mansfield)首次成功地对活体手指进行了 MRI。由于对 MRI 的贡献,劳特布尔与曼斯菲尔德共同获得2003年度的诺贝尔生理学或医学奖。

1980年第一台可用于临床的全身 MRI 设备在美国 Fonar 公司诞生,并于1984年获得食品药品监督管理局(FDA)认证。1992年,第一台四肢关节专用 MRI 系统 Artoscan 终于问世(Esaote 公司,热那亚,意大利)。专用磁共振使用了一种最新的合金制造永磁型磁体,缩小磁体的体积,检查时患者只是将被检查部位置于磁体中,并使用了专用的接收线圈,使得四肢关节的磁共振检查向专用性方向迈出了重要一步,从此磁共振检查体位可以从平卧向直立发展,从全功能向专用型方向发展。直立位磁共振通过把床从水平位转动到垂直位,从而达到在各种角度进行负重位检查的目的,满足了骨科特殊疾病需要用负重位来进行明确诊断的需要,尤其在解释患者的疼痛及产生疼痛的生理位置之间作出很好的解释和更准确的判断。至此，MRI走过了从理论到实践、从形态到功能、从二维到四维、从宏观到微观的发展历史。

## 1.1 MRI在骨骼肌肉系统的优势及成像特点

### 1.1.1 MRI在骨骼肌肉系统的优势

骨骼肌肉系统常用的影像学方法为摄X线片（简称平片）、计算机体层成像（computer tomograph，CT）和MRI。

平片检查是骨关节系统首选的、主要的检查手段，它具有良好的空间分辨率，也是其他检查的基础。但平片检查对软骨、肌腱、韧带、椎间盘、关节囊和软组织等诊断有一定的限度，并且不易检出隐匿微小的骨质破坏，不能显示骨髓病变和病变与相邻结构的空间关系。

CT的对比分辨率优于普通X线检查，但空间分辨率稍逊。CT能较好地显示骨质结构、骨髓腔和其周围软组织结构，以及病变与邻近组织的解剖关系；可以显示结构复杂的骨关节，如脊柱、骶髂关节等；可发现普通X线检查难以发现的病变；对软组织病变内的囊性、脂肪和钙化等显示也有重要价值。CT检查主要适用于骨原发性良恶性肿瘤、骨关节感染性疾患、脊柱和头面部骨折、枕寰畸形以及某些骨髓疾病，如缺血性坏死等，亦适用于CT引导下骨活检和介入性治疗。

MRI检查能良好地显示和判断软骨、半月板、肌腱韧带、滑膜、关节囊和骨髓组织等结构，具有普通X线检查和CT所不能及之处。MRI诊断半月板撕裂、韧带肌腱损伤的敏感性和特异性都很高。MRI能早期发现骨挫伤和不完全性骨折。MRI对显示骨髓异常十分敏感，判断有无骨髓梗死以MRI最为敏感，早于平片、CT和核素扫描。但MRI对钙化、骨化、纤维组织和骨的微细结构等观察不如平片和CT。

临床中根据病情、结合各种影像检查方法的优缺点为患者作出最佳诊断需要合理的影像检查程序及优化检查方案。外伤患者怀疑骨折，首先选择X线检查，既方便又经济；如果检查不能明确诊断，再考虑选择CT检查。对于X线及CT结果阴性患者，存在疑虑或患者仍有疼痛不适症状，可以继续行MRI检查来判断是否有隐匿性骨折、骨挫伤等。骨折患者愈合后复查，应首先选择X线检查，观察骨折愈合情况及是否有骨痂生长。一般部位检查不建议选择CT，对于脊柱或骨盆等较复杂部位可根据实际情况选择CT复查。检查复杂关节和脊柱的骨质病变首选CT或MRI，检查非骨性关节炎及关节肌肉、韧带损伤等首选MRI。如果怀疑骨骼肿瘤或肿瘤样病变首选X线检查，既经济、方便、检查范围较大，还可以用于观察骨质结构，能清晰观察骨小梁，对于病变有大体了解；如需定性或要了解成分、周围结构累及情况，可继续选择相应区域的CT或MRI检查。对于怀疑肌肉软组织病变，需要观察软组织和有无周围结构侵犯病变，可以选择MRI，能够直接清晰观察及诊断疾病。

肌肉骨骼系统的各种影像检查方法各有其优缺点，要掌握好每种影像学检查方法的主要适应证和非适应证，优先选择有效的检查方法，提高诊断和鉴别诊断水平。

### 1.1.2 MRI在骨骼肌肉系统的成像特点

骨骼肌肉系统MRI的目标主要是提供具有良好空间分辨率的图像，在静止状态下评估复杂的软组织解剖，最终目的是显示出病理组织与正常组织的显著差别，从而得出可靠的影像诊断结果。这是通过选择合适的成像序列对临床诊断作出最好的评价，其中包括间接造影（静脉注射）或直接造影（关节内注射）。

磁共振图像的解释最初是从正常结构和病理过程的区分开始的。骨骼肌肉系统的病理过程在MRI中通过形态异常和/或信号异常来识别特征。例如，膝关节前交叉韧带的急性撕裂表现为形态异常（纤维不连续或不明显，韧带松弛，肿块效应）以及信号强度异常（由于韧带内出血或水肿）。韧带的慢性撕裂可能显示形态异常（韧带松

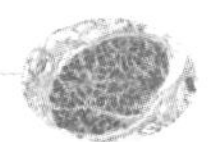

弛)，信号强度仍正常。

(1) 骨骼肌肉系统正常组织成分的 MRI 特征

骨骼组织中骨皮质内所含的质子密度很小，磁共振信号非常弱，无论在 $T_1$ 加权成像($T_1$ weighted imaging，$T_1$WI)、$T_2$WI 和质子密度加权成像(proton density weighted imaging，PDWI)上，均表现为黑色低信号。钙化软骨的质子密度特点与骨皮质相同，所以也表现为黑色低信号。组织内出现其他钙化，无论其形态或大小，一般均呈现为与钙化软骨相同的组织影像特点。纤维软骨组织则与钙化软骨不同，其组织内的质子密度明显高于骨皮质和钙化软骨，且组织具有较长的 $T_1$ 和较短的 $T_2$ 弛豫特征，但因其具有一定的质子密度，故在 $T_1$WI 或 $T_2$WI 上，信号强度不高，呈中低信号。透明软骨内含有 75%～80%的水分，具有较大的质子密度，并具有较长的 $T_1$ 和长 $T_2$ 弛豫特征，在 $T_1$WI 上因 $T_1$ 值长，所以信号强度较低；而在 $T_2$WI 像上，因 $T_2$ 值长，信号强度明显增加。

脂肪与骨髓组织有较高的质子密度，且这些质子具有非常短的 $T_1$ 值。根据信号强度公式，质子密度大和 $T_1$ 值小，其信号强度大，故脂肪和骨髓组织在 $T_1$WI 上表现为高强度信号，呈白色，与周围长 $T_1$ 组织(黑色)形成良好对比；若为 PDWI，此时脂肪组织和骨髓组织仍呈高信号，但周围组织的信号强度增加，使其对比度下降；若为 $T_2$WI，脂肪和骨髓组织的信号都将受到一定程度的限制。总之，脂肪、骨髓不论在 $T_1$WI、$T_2$WI 和 PDWI 上均呈高信号。

肌肉组织所含的质子密度明显少于上述脂肪和骨髓组织，具有较长的 $T_1$ 弛豫和较短的 $T_2$ 弛豫，在 $T_1$WI 上，信号强度较低，影像呈灰黑色；$T_2$WI 信号强度增加不多，影像呈中等灰黑色。肌肉组织在 $T_1$WI、$T_2$WI 和 PDWI 上均呈中等强度信号(黑灰或灰色)。

肌腱和韧带组织含纤维成分较多，其质子密度低于肌肉，其信号强度较肌肉组织略低，骨骼、钙化在 PDWI 上均呈信号缺如的无(低)信号区。软骨在 $T_1$WI、$T_2$WI 上信号强度不高，呈中低信号。韧带和肌腱组织的质子密度低于肌肉组织，该组织也具有长 $T_1$ 和短 $T_2$ 弛豫特点，其磁共振信号无论在 $T_1$WI 或 $T_2$WI 上均表现为中低信号。

血管中快速流动的血液因其“流空效应”，在各种成像上均表现为低(无)信号血管影；而缓慢或不规则的血流，如湍流、旋流等，血管内信号增加且不均匀。

淋巴结组织的质子密度较高，且具有稍长的 $T_1$ 值和较短的 $T_2$ 值。在 $T_1$WI，因其稍长 $T_1$ 特点，使其信号强度不高，呈中等信号；而在 $T_2$WI，因其 $T_2$ 不长，使信号强度增加也不多，也呈中等信号。

(2) 病理组织的 MRI 表现

1) 水肿：人体 MRI 的主要对象是水分子；人体中 80%的水存在于细胞内，15%存在于组织细胞外间隙，5%存在于血浆中。MRI 对于组织中水的变化非常敏感。人体组织中的水有自由水和结合水之分。所谓自由水是指分子游离而不与其他组织分子相结合的水，自由水的自然运动频率很高，明显高于质子的进动频率。而在大分子蛋白质周围也依附着一些水分子，形成水化层，这些水分子被称为结合水；结合水由于依附于大分子，其自然运动频率将明显降低，而更接近于质子的进动频率。因此自由水的 $T_1$ 值很长，而结合水可使组织的 $T_1$ 值缩短。组织中如自由水的成份增加，在 $T_1$WI 将表现为信号强度降低，如脑水肿等。如果是结合水的比例增加，在 $T_1$WI 上则可表现为信号强度相对增加，甚至表现为高信号，如含黏液成分的囊肿、脓肿中黏稠的脓液等。脓肿或有些肿瘤如星形细胞瘤囊变中，因为囊液或脓液中除自由水外还有结合水存在，因此在 $T_1$WI 上其信号强度将不同程度高于基本由自由水构成的脑脊液。骨骼肌肉系统的水肿主要由于外伤、炎症、血肿周围及肿瘤引起，属于血管源性水肿，发生机制主要是血管壁屏障被破坏，血浆从血管内漏出到细胞外间隙，引起细胞内或组织间隙内的含水量增加，以自由水增加为主，均使 $T_1$ 值和 $T_2$ 值延长，质子密度降低，故在 $T_1$WI 和 PDWI 上水肿区呈较低信号，而在 $T_2$WI 上则呈明显的高信号，对比鲜明(图 1-1)。

2) 炎症：炎症过程的特征通常是 $T_1$ 和 $T_2$ 弛豫时间延长，表现方式以水肿来解释这些变化。

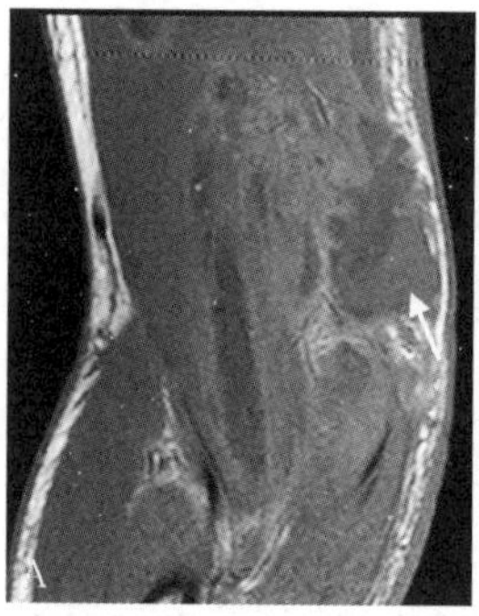
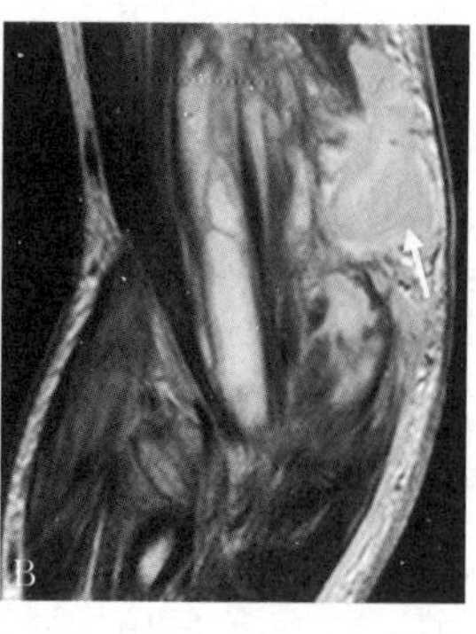

图 1-1　左肘关节周围软组织炎症合并脓肿形成

注：MRI 示脓腔呈 $T_1WI$ 较低信号（A），$T_2WI$ 呈高信号（B）；由于脓肿内脓液成分不同信号混杂（箭头）。

细胞外的水和可能细胞内的水增加导致组织总水量增加。含水量的微小变化会导致组织弛豫时间的较大变化。因为水质子自由扩散在细胞内外之间，而所需大分子结合位点的数目是相对固定的，所以增加的含水量代表自由水的相对量增加。

3）变性：不同组织的变性机制不同，所以 MRI 表现不一。如果变性组织内脱水，如椎间盘变性，富含蛋白质和水分的弹性椎间盘组织水分减少，且纤维结缔组织增多，组织内的质子密度减少，在 $T_2WI$ 上其信号强度降低（图 1-2）。如其变性部分水分增加，故 MRI 呈长 $T_1$ 和长 $T_2$ 信号特征，即 $T_1WI$ 上呈稍低信号，$T_2WI$ 上呈明显的高信号。

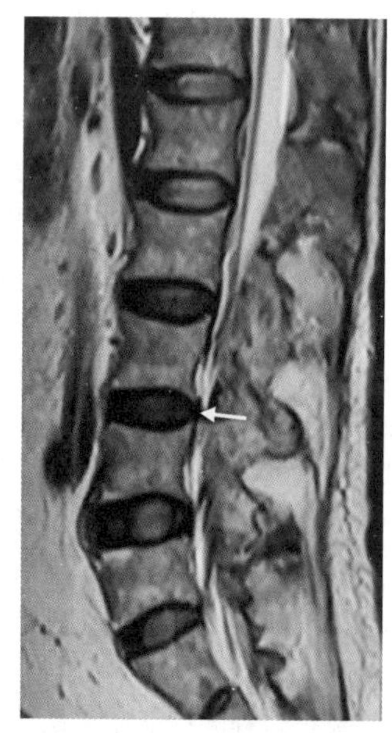

图 1-2　$T_2WI$ 示变性椎间盘信号减低（箭头）

4）纤维化：纤维组织中的自旋质子密度较低，因此提供的磁共振信号很少。实质组织内的弥漫早期纤维化可能难以检测到，直到纤维化发展到整个组织被替换后。成熟期纤维化组织的 $T_2$ 弛豫时间常减少。相反，肉芽组织中未成熟纤维化组织的 $T_2$ 弛豫时间通常是延长的，导致其组织信号在 $T_2$ 加权图像中增高。

5）脂肪浸润：肌肉和其他骨骼肌组织的脂肪浸润，导致组织内 $T_1$ 弛豫时间缩短，因为脂肪组织是短 $T_1$。脂肪组织与其他大多数病理组织的自旋晶格弛豫时间变化不是单指数的，这是因为脂肪中的质子与宿主中的质子进行少量交换，因此弛豫时间变化是双指数的，包括其中较快弛豫的脂肪质子引起的成分及较慢弛豫的水质子两种组织中的成分。大多数活体内测量 $T_1$ 方法不能解释双指数恢复曲线的性质，只能简单表现为弛豫时间缩短。

6）坏死：坏死组织的 MRI 信号强度随组织类型不同而异。坏死病变早期由于含水量增加，呈长 $T_1$ 和长 $T_2$ 信号改变，在 $T_1WI$ 上呈低信号，在 $T_2WI$ 上为高信号；修复期水肿消退，肉芽组织增生，肉芽组织内包含大量的新生血管和纤维结缔组织，其质子密度较正常组织高，且有稍长 $T_1$ 和稍长 $T_2$ 的信号特征，故表现在 $T_1WI$ 上为稍低信号，在 $T_2WI$ 上为稍高信号；晚期纤维化治愈后，由于质子密度降低，呈长 $T_1$ 和短 $T_2$ 信号特征，即在 $T_1WI$ 和 $T_2WI$ 上均呈低信号。

7）囊变：囊内容物一种为纯水，另一种为含蛋白质的结合水。含液囊肿 MRI 上呈边缘光滑的长 $T_1$ 和长 $T_2$ 信号特征，故在 $T_1WI$ 上为低信号，在 $T_2WI$ 上为高信号（图 1-3）。囊肿内含丰富的蛋白质或脂类物质时，其内水分子受大分子蛋白质的吸引作用进入水化层时，质子的进动频率明显减低，较外层频率慢，当此结合水分子的进动频率达到或接近拉莫尔（Larmor）频率时，其 $T_1$ 弛豫时间达不到单纯水的长度，则呈短 $T_1$ 和长 $T_2$，在 $T_1WI$ 上表现为中等信号，在 $T_2WI$ 上为高信号特征，故 MRI 有助于分辨囊腔内容物的性质。

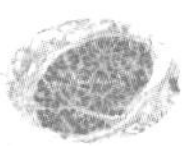

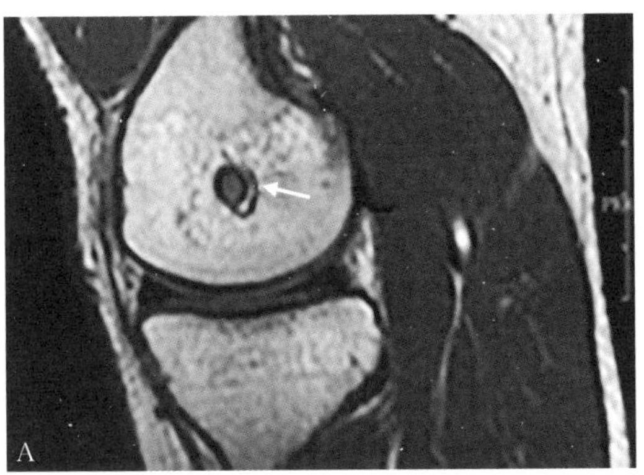


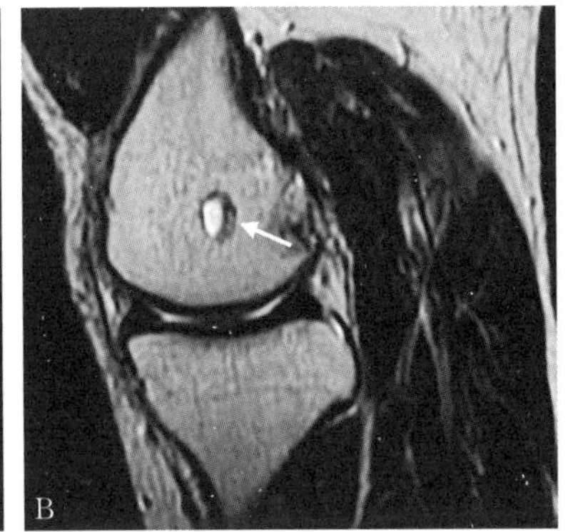


图 1-3　右股骨内侧髁骨囊肿

注：MRI 示囊肿呈边缘光滑的长 $T_1$(A)和长 $T_2$(B)信号(箭头)。

8）梗死：梗死后由于血供中断，组织表现为缺血、缺氧，继发水肿、变性、坏死和囊变等病理变化，晚期以纤维化、钙化而修复。急性期：由于水肿使 $T_1$ 和 $T_2$ 均延长，所以在 $T_1$WI 上呈低信号，在 $T_2$WI 上呈高信号。亚急性期：在 $T_1$WI 上表现为高信号，多为不规则脑回状，可能是由于缺血使小动脉壁破坏，梗死后如血管再通或侧支循环建立，产生出血性变化，导致 $T_1$WI 高信号。后期纤维组织增生修复，水肿消退，形成钙化，则呈长 $T_1$ 和短 $T_2$ 信号改变，即在 $T_1$WI、$T_2$WI 上均呈低信号(图 1-4)。

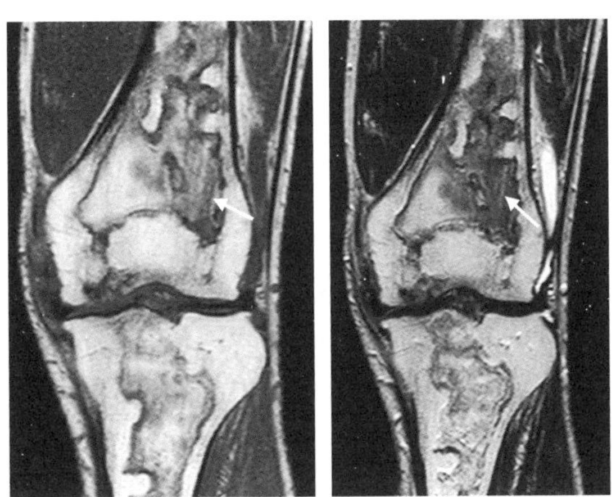

图 1-4　左股骨远段、胫骨近段骨梗死

注：$T_1$WI、$T_2$WI 上均呈低信号(箭头)。

9）铁沉积：在中高场强 $T_2$WI 时，相应部位可见明显的低信号，这是由于高铁物质在上述部位沉积所致。铁沉积多见于脑部疾病，也见于软组织内血肿(铁沉积于血肿四周)，因此，MRI 较其他影像学方法易于检出与诊断。铁沉积过多是由于高浓度铁蛋白存在，缩短了 $T_2$ 时间而不影响 $T_1$ 时间，这是因为细胞内的铁具有高磁化率，因此铁沉积过多造成细胞内高磁化率，细胞外低磁化率，局部磁场不均匀，使 $T_2$ 时间明显缩短，在 $T_2$WI 上呈低信号(图 1-5)。尽管有一些正常细胞中也存在铁，但由于其浓度不够，不足以在 MRI，特别是低场强的 MRI 上引起明显的低信号。

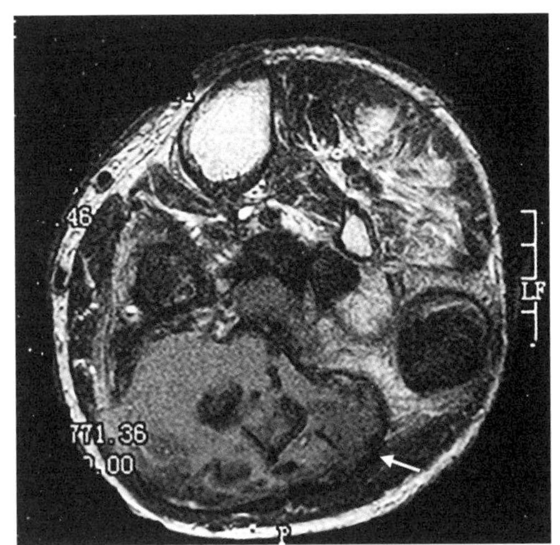


图 1-5　左腓骨动脉瘤样骨囊肿

注：MRI 示囊肿周缘含铁血黄素沉着，$T_2$WI 呈低信号(箭头)。

10）肿瘤：大多数实体肿瘤的特征是弛豫时间相对于它们的宿主组织延长，弛豫时间延长的程度与组织含水量的增加有关，这些变化可能反映了肿瘤组织中游离水与结合水的比例，与水的排列方式及与大分子水化层相邻的变化有关。尽管 $T_1$ 和 $T_2$ 弛豫时间延长在肿瘤组织中通常相对炎症组织较少，但是有相当多的重叠和区别在这些过程之间，通常必须根据病理形态与形成历史相关。MRI 的信号特征与肿瘤的组织结构类型相关，一般性肿瘤多数呈长 $T_1$ 和长 $T_2$ 的信号特征。特殊例如：含脂类肿瘤，像脂肪瘤、胆脂瘤、畸胎瘤等呈短 $T_1$ 和长 $T_2$ 高信号特征；钙化和骨化性肿瘤呈长 $T_1$ 和短 $T_2$ 的低信号肿块；含顺磁性物质的肿瘤，如黑色素瘤则呈短 $T_1$ 和短 $T_2$ 的信号特征；而富血管性肿瘤肿块内及附近可见扭曲扩张的流空血管影。

11）出血：肌肉和其他组织内间质出血通常导致 $T_1$ 和 $T_2$ 弛豫时间延长，可能是因为炎症和水肿。血肿的弛豫时间特征（血液渗出的集合）包含更多变量。它们受到顺磁性物质、氧合血红蛋白中含有"低自旋"亚铁状态不顺磁铁影响。因此，定态的质子弛豫时间主要由含氧血液中蛋白质（白蛋白和血红蛋白）的浓度决定，蛋白质（白蛋白和血红蛋白）的浓度决定了束缚水质子的比例数，新鲜含氧血液的 $T_1$ 和 $T_2$ 弛豫时间与大多数固体组织的弛豫时间相仿或较长。

由于出血内部的成分变化影响相应的 $T_1$、$T_2$ 弛豫时间，因此 MRI 在显示出血、判断出血原因以及估计出血时间方面有独特作用。较多血液由血管内溢出后，在局部组织内形成血肿。随着血肿内血红蛋白的演变及血肿的液化、吸收，MRI 信号也发生一系列变化。

因此，探讨血红蛋白及其衍生物的结构对于认识与解释血肿 MRI 信号甚为重要。血肿的信号强度随血肿期龄而发生变化，非外伤性出血多为动脉，富含氧合血红蛋白；氧合血红蛋白释放出氧气后转化为去氧血红蛋白，使血液中去氧血红蛋白的含量增高。氧合血红蛋白与去氧血红蛋白中含有的铁均为二价还原铁，还原铁是血红蛋白携带氧气、释放氧气、行使其功能的物质保证。

人体内维持血红蛋白铁于二价状态的关键在于红细胞内多种代谢途径，其结果阻止了有功能的亚铁血红蛋白变为无功能的正铁血红蛋白。血液从血管中溢出，血管外红细胞失去了能量来源，细胞内多种代谢途径丧失。同时由于红细胞缺氧，血肿内含氧血红蛋白不可逆地转化为去氧血红蛋白，最终变为正铁血红蛋白，还原铁转化为氧化铁，最后经吞噬后形成含铁血黄素。

故血肿表现为 4 期，即超急性期、急性期、亚急性期和慢性期。

超急性期：出血时间不超过 24 h。由于氧合血红蛋白内电子成对，不具顺磁性，故在 $T_1$WI 上为等信号或稍低信号，在 $T_2$WI 上为稍高信号，说明新鲜出血为抗磁性，它不引起 $T_2$ 弛豫时间缩短。

急性期：一般为 1～3 d。该期红细胞内为去氧血红蛋白，它有 4 个不成对电子，具有顺磁性，但它的蛋白质构成形式使水分子与顺磁性中心超过一定距离，因此并不显示出顺磁效应，$T_1$WI 上仍成稍低信号。但由于它具有顺磁性，使红细胞内的磁化高于红细胞外，当水分子在红细胞膜内外弥散时，经历局部微小梯度，使 $T_2$ 弛豫时间缩短，$T_2$WI 呈低信号。

亚急性期：4 d 至 2 周内，出血后 3～7 d 为亚急性早期，7～14 d 为亚急性晚期。在亚急性早期，去氧血红蛋白被氧化成正铁血红蛋白，它具有 5 个不成对电子，有很强的顺磁性。脑血肿内正铁血红蛋白首先出现在血肿周围，并逐渐向血肿内发展。亚急性早期由于正铁血红蛋白形成，$T_1$WI 呈高信号，$T_2$WI 因顺磁性物质的磁敏感效应而呈低信号。直到亚急性早期，血肿内的红细胞仍然是完整的。血肿信号在 $T_1$WI 上由低变高，说明血肿由急性转变为亚急性。亚急性晚期红细胞开始溶解，在 $T_1$WI 或 $T_2$WI 上均呈高信号。红细胞溶解使红细胞对正铁血红蛋白的分隔作用消失，水含量增加是 $T_2$WI 信号增高的主要原因。

慢性期：为 2 周以上。含铁血黄素和铁蛋白形成，并进一步氧化为氧化铁，同时由于巨噬细胞的吞噬作用使含铁血黄素沉着于血肿周边部，使 $T_2$ 弛豫时间缩短，因此在血肿的周边部出现低信号的影像环带，其余仍为高强度信号表现。所以，血肿中心 $T_1$WI 为等信号，$T_2$WI 为高信号；血肿

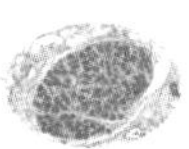

周边 $T_1WI$ 为稍低信号，$T_2WI$ 为低信号。

## 1.2　骨骼肌肉系统 MRI 的技术问题

MRI 是评估骨骼肌肉系统非常优秀的技术。通常呼吸运动伪影是胸部和腹部检查的重要干扰问题，但是在脊柱、骨盆和四肢的检查几乎不受影响。而影响骨骼肌肉系统检查的是运动伪影，特别是在呼吸运动伪影抑制技术及新序列的应用之后。MRI 可以获得冠状面、矢状面、轴面和任意斜面图像，放射状扫描(从中心定位点辐射状扫描的多个斜平面)成像技术也成为可能，三维技术特别适用于解剖结构复杂的区域，尤其对于骨关节系统。新的线圈技术、更快的脉冲序列以及对比剂(造影剂)的使用增加了 MRI 在骨骼肌肉系统中的应用。

新磁体的设计，包括更高的磁场强度(高达 8 T)、开放系统和末端系统也成为可能。专用肢体线圈更便宜且易于摆放。场强可以各异，为 0.2～1.0 T。通常的经验，较高的场强提供了优越的空间和对比度分辨率，从 3.0 T 甚至更高场强(7.0 T)成像的增加，信噪比(signal-to-noise ratio，SNR)随场强呈线性增加。例如，3.0 T 时的信噪比是 1.5 T 时的 2 倍，这使得在不增加成像时间情况下空间分辨率增加。化学位移伪影在 3.0 T 场强时增加，但是可以通过增加带宽来补偿；脂肪抑制较 1.5 T 相比，3.0 T 时的抑制也更均匀。超高场强成像(7.0～9.0 T)的发展提供更高的空间分辨率、光谱分辨率、成像速度。现今，大多数临床骨骼肌肉系统检查仍然在 1.5 T 或以下场强及开放场强进行。在大的医疗机构，3.0 T 成像越来越普遍。相对 X 线及 CT 检查，MRI 检查必须以不同的方式进行研究。在检查前考虑患者的纳入标准、定位、线圈选择、脉冲序列、静脉或关节内对比剂的使用，以期得到优化的图像质量，并能正确描述病变病理特征。

随着 MRI 技术的飞速发展，骨关节系统 MRI 在成像技术、成像范围、获得信息的层次(从宏观形态与结构至细胞、亚细胞，甚至分子水平)和临床应用等方面均有较快进展，包括磁共振扩散成像、灌注成像、波谱成像、$T_1\rho$ 成像和 $T_2$ 映射、动态增强扫描、磁共振关节造影等新技术的合理应用将为骨关节系统影像诊断和研究开辟新途径。

### 1.2.1　骨骼 MRI 新技术的应用与研究

在骨骼研究方面，骨肿瘤仍然是主要研究方向。常规 MRI 可以较准确确定恶性肿瘤的范围、内部结构和对骺板、关节、血管、神经及周围组织的浸润，较早地显示髓内病变及早期骨内转移，为恶性骨肿瘤的临床分期、制订治疗方案及预后判定提供准确依据。国内、外研究者从不同方面分别对骨肿瘤及瘤样病变进行了研究，主要包括骨肿瘤的瘤周表现、浆细胞瘤的分期系统的研究，丰富了此类病变的 MRI 诊断与鉴别诊断知识，但仍有诸如骨肿瘤不同组织成分及其引起的骨结构变化 MRI 表现、诊断特异性和准确性等问题有待进一步研究。

如下 MRI 新技术的应用有望为骨骼疾病的定量与定性诊断提供新的方法。

(1) 化学位移成像

即同/反相位(in-phase/opposed-phase，IP/OP)成像。用于四肢关节及脊柱良恶性病变的鉴别，得出良恶性病变平均信号强度比(signal intensity ratio，SIR)差异具有统计学意义，发现椎体肿瘤性压缩骨折的 SIR 值大于椎体非肿瘤性压缩骨折的 SIR 值；四肢关节良恶性病变具有相同结果。OP 及 IP 双相化学位移 MRI 有助于鉴别椎体肿瘤性与非肿瘤性压缩骨折。在脊柱恶性或转移性病变中，肿瘤细胞取代了正常的骨髓组织和脂肪成分，而良性病变中脂肪成分仍存在，因此在 OP 成像中，椎体良性病变的信号低于椎体转移性病变的信号。IP/OP 成像简单易行，成像时间短，在鉴别肿瘤性病变与非肿瘤性病变以及骨髓浸润程度的评价中具有重要意义。有研究表明，化学位移成像可以评估肩袖损伤后冈上肌脂肪性退变程度，正常组与不同损伤组之间肌肉脂肪性退变程度存在一定差异，且与肌腱病变程度密切相关。因此，利用化学位移技术能发现少量脂肪和脂肪水混合物的能力，可以实现早期定量测定和准确评估肩袖损伤后冈上肌内脂肪浸润程度，有助于制订治疗方案和判断预后。

(2) *磁共振扩散成像研究*

表观扩散系数(apparent diffusion coefficient, ADC)值与肿瘤组织细胞密度有关。恶性肿瘤生长活跃，肿瘤细胞密度高、排列紧密、细胞外间隙减小，使得细胞外水分子扩散运动受限，ADC值减低，尤其在生长活跃的转移性肿瘤中，由于富细胞性(cellularity)高，ADC值减低更明显，但是部分成骨性转移或治疗后骨髓纤维化或硬化病例中表现ADC值较高、弥散加权成像(diffusion weighted imaging, DWI)低信号；良性病变由于组织间隙水肿、富细胞性降低，而在DWI上信号衰减增加，ADC值较高。定量ADC图在鉴别良性与转移性病变方面有价值，结合常规MRI可很好地显示恶性骨肿瘤的侵犯范围及其生长活跃部分所占比例。

(3) *磁共振动态及灌注成像研究*

血管内对比剂量的改变可引起信号强度改变，间接反映肿瘤的血流灌注状态。灌注加权成像(perfusion weighted imaging, PWI)检查骨肉瘤、Ewing肉瘤术前经化疗后的肿瘤变化情况，发现治疗后肿瘤在PWI上表现为灌注减低；椎体及其他部位的恶性肿瘤经有效的放疗、化疗后，局部肿瘤细胞坏死，部分组织和微血管壁纤维化，使局部血流灌注下降，在PWI上表现为灌注减低；如果肿瘤复发、局部血供增加，则灌注增加。因此PWI可鉴别肿瘤的放射性坏死与复发、判断预后及监测放疗后反应。PWI上表现的椎体骨髓灌注状态，可以作为评估急性髓性白血病缓解和生存期限的重要指标。

(4) *磁共振波谱研究*

骨关节系统肿瘤成分各异，引起的磁场不均匀和磁敏感效应导致磁共振波谱(magnetic resonance spectroscopy, MRS)检查困难。国内外均有用$^{1}H$-MRS和$^{31}P$-MRS进行骨肿瘤前瞻性研究，但尚未得出理想结果。

(5) *MRI示踪研究*

目前超高场强(7.0 T以上)磁共振的空间分辨率约为50 μm×50 μm×50 μm，已接近分辨单一细胞水平。有研究显示，通过示踪剂标记干细胞，可用MRI观察骨髓内信号变化的程度、范围，以评价体内干细胞数量、分布和分化，在活体上了解干细胞移植的效果。

对于骨质疏松，国内外初步研究显示磁共振动态及灌注检查对其检测可能具有重要价值，值得进一步探讨。另外，$T_2$弛豫时间也与骨矿物质密度(bone mineral density, BMD，简称骨密度)有一定的相关性，可反映骨小梁的多少。因此，$T_2^*$、$T_2$映射有可能获得更多骨髓及骨小梁微结构的信息，从而使骨质疏松的判别更准确。MRS通过测量骨髓中水和脂肪含量，可以了解骨质疏松骨髓的生理、病理变化，也为评价骨质疏松及预防其引发的骨折提供一个全新的思路。

### 1.2.2 关节MRI新技术的应用与研究

关节MRI研究主要集中在关节软骨研究，是近期骨关节研究的热点课题。MRI新技术、新方法的应用，不但显示软骨的形态、体积、厚度和局灶性缺损，还可以反映软骨的代谢和生化信息，从而早期发现软骨病变，对于临床的诊断及治疗效果的评估提供很好的依据。主要新技术如下。

(1) *$T_2$映射关节软骨研究*

$T_2$映射也称为$T_2$弛豫时间，其采用多回波自旋回波序列，通过测量不同回波时间的MRI信号强度(signal intensity, SI)，从而获得每个像素的$T_2$值。关节软骨内胶原含量、胶原纤维排列方式、水含量及软骨所受应力的变化均可影响关节软骨$T_2$弛豫时间，因此通过测量不同感兴趣区$T_2$值可定量分析关节软骨内微观组织成分的改变，通过定量软骨横向弛豫时间($T_2$值)来反映软骨中水含量，可以无创、准确评估软骨早期退变。软骨组织内影响$T_2$值的因素主要有胶原纤维各向异性、胶原浓度以及水含量。有研究者利用$T_2$弛豫时间成像对关节软骨进行了不同研究，认为$T_2$值及$T_2$映射可较好地显示关节软骨的形态、早期病变等，可用于早期评价关节软骨生物组织构成的变化。

(2) *$T_1\rho$成像关节软骨研究*

$T_1\rho$是旋转坐标系下的自旋-晶格弛豫时间常数，是一种新的磁共振定量测量技术，可反映水

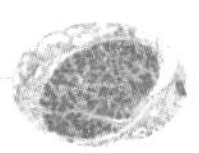

质子与周围大分子物质之间的相互作用，目前已逐渐应用于全身多部位。$T_1\rho$ 值与关节软骨细胞外基质的改变密切相关，可能与胶原纤维的含量、蛋白多糖的变化等因素有关。$T_1\rho$ 值与软骨中蛋白多糖含量呈负相关，$T_1\rho$ 成像可用于标记软骨蛋白多糖分布，对蛋白多糖丢失具有非常高的敏感性和特异度。研究显示，在定量显示关节软骨损伤的形态和成分方面，$T_1\rho$、$T_2$ 值具有高度的一致性。$T_2$ 值的变化比 $T_1\rho$ 值更能反映纤维软骨的改变，$T_1\rho$ 值变化则更能反映透明软骨的改变，并且 $T_1\rho$ 和 $T_2$ 值的变化与临床症状有相关性。$T_1\rho$ 较 $T_2$ 映射可更敏感地检测关节软骨退变，验证了关节软骨退变的病理生理过程，即软骨内蛋白多糖含量减少是退变软骨的早期变化，此阶段软骨内胶原纤维总量尚未变化，软骨失去了对负荷进行有效分配和传导的功能，随着退变进展，胶原纤维网架受损，对水分子的锁定能力下降，软骨内自由水含量上升。

（3）*超短回波时间序列关节软骨研究*

超短回波时间（ultrashort echo time，UTE）序列技术是近年来采用的一种可以显示 $T_2$ 成分的新序列，部分组织的横向弛豫时间（$T_2$）非常短，激发后磁共振信号衰减迅速，如骨皮质、肌腱、半月板等结构，其 $T_2$ 值从几十微秒至几毫秒不等。一般认为，$T_2<10$ ms 的成分为短 $T_2$ 成分。常规磁共振序列对相应短 $T_2$ 成分进行扫描，在系统还未开始采集信号之前其 $T_2$ 信号已经衰减至 0 或接近 0，图像上表现为低或无信号。UTE 序列可选择性突出短 $T_2$ 成分而减少来源于长 $T_2$ 成分的信号，提示 UTE 序列可用于骨皮质成像。UTE 序列成像可分层显示关节软骨，深层为高信号、浅层为低信号，利于显示软骨缺损。

（4）*MRS 关节软骨研究*

$^{23}Na$ - MRS 用于对软骨损伤进行研究，其可通过测量 $Na^+$ 在关节软骨内的分布，反映关节软骨中的蛋白多糖含量及固定电荷密度。关节软骨损伤早期，蛋白多糖的丢失使软骨内 $Na^+$ 被释放，根据软骨内 $Na^+$ 分布图像间接显示蛋白多糖崩解的区域。$Na^+$ 成像可通过 $Na^+$ 的浓度来反映关节软骨内蛋白多糖的含量，从而可监测关节软骨早期病变。研究显示骨性关节炎软骨的糖胺聚糖降解区域中，$^{23}Na$ 谱信号强度有明显下降，为早期骨关节炎提供一种无创的诊断方法。

（5）*DWI 对关节软骨的研究*

DWI 可通过定量测量关节软骨的 ADC 值来探测关节软骨基质的含量变化，从而探测软骨内的代谢及生化信息，为临床早期诊断关节软骨损伤提供更客观的依据。相关研究表明，关节软骨损伤时可引起胶原网络纤维破坏及蛋白多糖含量减少等一系列病理改变，此时软骨内水的含量相对增多，水分子扩散阻力降低，导致软骨 ADC 值升高。

（6）*关节软骨磁化传递率对关节软骨的研究*

磁化传递率（magnetization transfer ratio，MTR）减影图像可以更明确显示软骨-关节液、软骨-骨皮质界面，有利于显示软骨轮廓。关节软骨含有丰富的胶原纤维及胶原结合水，有明显磁化传递效应，经减影表现为高信号；软骨退变加重，胶原网架结构破坏更多，软骨内大分子物质进一步减少，其内结合水分子也相应减少，磁化传递效应随之降低。

（7）*磁共振增强扫描对关节软骨的研究*

磁共振常规增强扫描已常规应用并取得成熟的经验，近年来一些特殊的增强技术和方法被应用到基础和临床研究中。常规 MRI 仅通过软骨形态改变而进行诊断，对中晚期软骨病变显示尚好。随着磁共振定量检测技术的开发，使磁共振在软骨形态改变前检测软骨内生化成分的变化成为可能。延迟增强软骨磁共振成像（delayed gadolinium-enhanced MRI of cartilage，dGEMRIC）可了解软骨内与蛋白多糖含量变化相关的阴离子对比剂分布情况，该技术能在软骨形态改变之前检测软骨内蛋白多糖成分的变化，为早期诊断软骨退变提供了依据，测得的软骨 $T_1$ 弛豫时间值的空间变化能反映软骨退变早期蛋白多糖成分的变化。如 MRI 延迟增强关节软骨研究可通过电荷密度成像反映关节软骨黏多糖的含量。对类风湿关节炎掌指关节软骨的研究显示病变关节软骨延迟时间低于正常软骨。动物离体软骨和髌骨软化症延迟增强扫描研究显示，可借助软骨内糖胺聚糖含量的变化，早期显示软骨成分变化，对软骨退变的早期诊断有价值。

（8）磁共振关节造影对软骨损伤的研究

在X线透视或超声引导下关节内注入对比剂（如Gd-DTPA），在不同时间进行MRI检查，主要用于肩关节或髋关节盂唇损伤、关节软骨缺损、软骨剥脱、半月板撕裂及术后复查、骨软骨病变或关节内游离体等，有助于关节内病变诊断及软骨损伤的分级。利用肩关节造影对前下肩关节囊撕裂和上盂唇撕裂可准确显示上述结构的损伤。

### 1.2.3 软组织MRI新技术的应用与进展

软组织影像学检查主要用于软组织损伤、肿瘤及感染等病变的诊断与鉴别诊断，近年来尤其侧重于关节周围肌腱和韧带损伤的研究。检查方法中越来越多的新技术、新方法用于临床和科研之中，包括磁共振关节造影、MRS成像、UTE序列成像等。软组织常规MRI研究报道逐渐增多，已取得了较丰富的经验，但定性诊断仍然存在局限性。MRI新技术的应用有望在软组织病变的检出、定量和定性诊断方面提供更有价值的信息。

（1）磁共振关节造影

目前主要应用于肩、肘、髋、膝等关节，对于显示关节囊、韧带和肌腱损伤具有较高敏感性和特异性，可显示常规MRI无法显示的关节损伤，为关节损伤诊断提供了全新的方法。研究表明，磁共振关节造影诊断盂唇损伤[上盂唇前后位(superior labrum anterior and posterior, SLAP)损伤及Bankart损伤]的敏感度、特异度及准确度均较高。MRI间接关节造影成像结合了关节腔造影和常规MRI扫描特点，增强后关节腔产生关节造影效果，使低信号的肌腱和关节腔内高信号的液体形成鲜明对比，能直观地显示关节腔周围肌腱的形态和信号改变，相较直接关节造影，该技术在操作时更简便。在肩袖损伤的诊断中，间接关节造影检出肩袖小裂口的全层撕裂，特别是裂口<1 cm的全层撕裂准确性较高。间接关节造影可使对比剂进入部分撕裂后的缺损区和撕裂的纤维内，提高了韧带和周围结构的对比度，从而提高了部分撕裂的诊断敏感性，这也是MRI间接关节造影的优点之一。同时可以排除一些常规MRI检查中肩袖损伤的假阳性表现。

（2）软组织的UTE序列成像

目前主要用于肌腱、韧带研究，尤其是肌腱、韧带或关节囊与骨连接处，此处容易损伤。正常情况下，此区域肌腱、韧带均为短$T_2$值，在常规序列上少或无信号，使得常规MRI无法鉴别上述结构。使用UTE序列成像可将起止点区不同短$T_2$成分组织的信号区分开来，如起止点上的钙化与非钙化、纤维结缔组织和骨组织等，有利于认识解剖结构和诊断疾病。

综上所述，常规MRI检查在骨关节系统疾病诊断方面已经取得了丰富的理论和实践经验，尽管其敏感性较高，但由于信号变化复杂，与病理对照研究不足，导致其特异性受到质疑，仍需进一步研究；MRI新技术不断涌现，有望为骨关节系统提供更多有价值的定量、定性及功能信息，必将拓宽MRI在本系统的应用，进一步提高其敏感性和特异性，为临床诊疗提供更丰富的信息。

（孔德伟）

## 主要参考文献

[1] 江浩. 骨与关节MRI[M]. 上海：上海科学技术出版社，2011：1-18.

[2] 孟悛非，彭飞. 直立位磁共振的现状和展望[J]. 中国医疗器械信息，2008，14(5)：6.

[3] 沈艳，李明华，姚伟武. 磁共振成像新技术在脊柱病变中的应用[J]. 中国医学影像技术，2005，21(7)：1137-1139.

[4] 徐文坚，陈海松. 重视骨关节系统MRI新技术的应用与研究[J]. 磁共振成像，2012，3(4)：241-244.

[5] 姚伟武，李明华，杨世埙，等. MR表观弥散系数定量测定对脊柱压缩性骨折病因的诊断价值研究[J]. 临床放射学杂志，2004，23(7)：605-609.

[6] 朱小平，苏学曾. 磁共振成像入门[M]. 上海：同济大学出版社，1987：1-42.

[7] BERQUIST T H. MRI of the musculoskeletal system [M]. 5th ed. Philadelphia: Lippincott-Williams and Wilkins, 2006.

[8] BINDER J. Functional magnetic resonance imaging

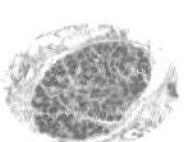

language mapping [J]. Neurosure Clin Nor AM, 1997, 8:383.

[9] BLOCH F. Nuclear Induction [J]. Physical Review, 1946,69:127.

[10] CHEN B B, HSU C Y, YU C W. Dynamic contrast-enhancedMR imaging measurement of vertebral bone marrowperfusion may be indicator of outcome of acute myeloidleukemia patients in remission [J]. Radiology, 2011,258(3):821-831.

[11] DAMADIAN R. Tumordetectionby nuclear magnetic resonance [J]. Science, 1971,171:1151-1153.

[12] DELAPAZ R L. Echo-planar imaging [J]. Radiographic, 1994,14:1045-1058.

[13] DRAPE J, THELEN P, GAY-DEPASSIER P, et al. Intra-articular diffusion of Gd DOTA after intravenous injection in the knee: MR imaging evaluation [J]. Radiol, 1993,188:227-234.

[14] FECHTNER K, HILLENGASS J, DELORME S, et al. Stagingmonoclonal plasma cell disease: comparison of the durie-salmon and the durie-salmon PLUS staging systems [J]. Radiology, 2010,257:195-204.

[15] HAASE A. Application to $T_1$, $T_2$, and chemical shift imaging [J]. Magn Reson Med, 1990,13(1):77.

[16] HANY T F, SCHMIDT M, DAVIS C P, et al. Diagnostic impact of fourpost-processing techniques in evaluating contrast-enhanced threedimensional MR angiography [J]. Am J Roentgenol, 1998,170:907-912.

[17] GADEMANN. MRI of central nervous system diseases [M]. Berlin: Springer-Verlag, 1990:1-45.

[18] KHOO M M, TYLER P A, SAIFUDDIN A, et al. Diffusion-weighted imaging (DWI) in musculoskeletal MRI: acritical review [J]. Skeletal Radiol, 2011, 40 (6):665-681.

[19] LAUTERBUR P C. Image Formation by induced local interactions: examples employing nuclear magnetic resonance [J]. Nature, 1973,242:190-191.

[20] LI W, SCHEIDEGGER R, WU Y, et al. Accuracy of $T_1$ measurement with 3D Look-Locker technique for dGEMRIC [J]. J Magn Reson Imaging, 2008,27(3): 678.

[21] MAMISCH T C, TRATTNIG S, QUIRBACH S, et al. Quantitative $T_2$ mapping of knee cartilage: differentiation of healthycontrol cartilage and cartilage repair tissue in the kneewith unloading: initial results [J]. Radiology, 2010,254(3):818-826.

[22] MILLS C M, ZAWADZKI M, CROOKS L E, et al. Nuclearmagnetic resonance: principles of blood flow imaging [J]. Am J Roentgenol, 1984,192:165-170.

[23] MOSHER T J, ZHANG Z, REDDY R, et al. Knee articularcartilage damage in osteoarthritis: analysis of MR imagebiomarker reproducibility in ACRIN-PA 4001 multicentertrial [J]. Radiology, 2011,258(3): 832-842.

[24] PURCELL E M, TORREY H C, POUND R V. Resonance absorption by nuclear magnetic in a solid [J]. Phys Rev, 1946,69:37-38.

[25] RUNGE V M, CLANTON J A, FOSTER M A, et al. Paramagnetic agents for contrast enhanced NMR imaging: a review [J]. Am J Roentgenol, 1983,141: 1209-1215.

[26] SCHERER A, STRUPP C, WITTSACK H J, et al. Dynamic MRI of the lumbar spine for the evaluation of microcirculation duringanti angiogenetic therapy in patients with myelodysplastic syndromes [J]. Rofo, 2002,174(2):164-169.

[27] SPUENTRUP E, BUECHER A, KOELKER C, et al. Respiratory motion artifact suppression in diffusion-weighted MR imaging of the spine [J]. Eur Radiol, 2003,13:330-336.

[28] VAN D M P, GROEN J P, CUPPEN J J. Veryfast MR imaging by field echoes and small angle excitation-ScienceDirect [J]. Mag Res Imag, 1985, 3: 297-299.

[29] VANIEAL D, MCNAMARA M T. MRI of the Body [M]. Paris: Springer-Verlag, 1989:1-28.

[30] WEHRLI F W, SHAW D, KNEELAND J B. Biomedical magnetic resonance imaging [M]. New York: VCH Publisher, 1988.

[31] WEI W, LAMBACH B, JIA G, et al. A phase I clinical trial of the knee to assess. The correlation of gagCESTMRI, delayed gadolinium-enhanced MRI of cartilage and $T_2$ mapping [J]. Eur J Radiol, 2017,90: 220-224.

# 2 脊柱及骶髂关节



## 2.1 脊柱、脊髓及骶髂关节MRI技术

MRI在脊柱、脊髓及骶髂关节检查中应用广泛，MRI除了能够显示脊柱及骶髂关节的骨质结构，还能显示更多的软组织结构，具有良好的组织分辨率和对比度，为脊柱、脊髓及骶髂关节疾病的诊断带来了更优的方法。MRI技术的不断发展，其临床应用也不断拓展。对于脊柱、脊髓的检查，应根据不同需求采用不同线圈、扫描方位及序列技术来显示和明确不同组织结构。

脊柱、脊髓的MRI检查主要使用表面线圈，可根据检查部位选取不同范围的相控阵列组合，以获得更好的信噪比和分辨力。

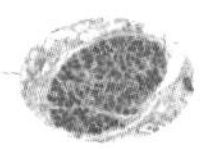

脊柱、脊髓 MRI 检查常规采用快速自旋回波(fast spin echo, FSE)序列，扫描方向以矢状位和横轴位为主要诊断面，需要时加做冠状位扫描。矢状位 $T_1$WI 和 $T_2$WI，层厚≤4 mm，层间距≤1 mm。椎间盘的横断位扫描层厚≤4 mm；椎体的横断位扫描一般采用 $T_2$WI，层厚≤5 mm，以便能够显示椎管内的脊髓、神经根、脑脊液。如怀疑肿瘤或其他占位性病变，还应加扫增强横断位 $T_1$WI 及 DWI 序列。

骶髂关节的 MRI 检查主要选择体部相控阵线圈，体位上采取仰卧位，足先进，身体与床体保持平行，线圈中心置于髂前上棘，膝关节可适当用海绵垫高以减轻运动。双手环胸。

骶髂关节 MRI 检查常规采用 FSE 序列，扫描方向以横轴位和冠状位为主要诊断面，需要时加做矢状位扫描。横轴位 $T_1$WI 和 $T_2$WI，层厚 4 mm，层间距 1.2 mm。FSE 序列的 $T_2$WI 会施加频率选择饱和法的脂肪抑制技术，能够较好地显示软骨与关节面结构。骶髂关节冠状位 $T_1$WI 和短时反转恢复(short time inversion recovery, STIR)序列，层厚 3.5 mm，层间距 0.7 mm。STIR 序列是应用了脂肪抑制技术的 $T_2$WI，该脂肪抑制方式决定了其脂肪抑制更加彻底、信号更加均匀。

### 2.1.1 脊柱、脊髓及骶髂关节 MRI 技术和功能成像方法

(1) 脂肪抑制技术

脂肪抑制技术是 MRI 检查最常用也是最重要的技术。在 MRI 检查中，脂肪抑制技术常常根据需要被施加到不同序列中，以获得较好的脂肪抑制效果。常用的脂肪抑制技术包括 STIR 序列技术、频率选择饱和法、频率选择翻转脉冲混合脂肪抑制技术[如频率衰减反转恢复(spectral attenuated inversion recovery, SPAIR)和脂质光谱反转(spectral inversion at lipids, SPECIAL)](图2-1)。

STIR 序列是利用脂肪短 $T_1$ 的特征，通过反转恢复序列或快速反转恢复序列来完成，能够获得较好的脂肪抑制效果，但由于有较长 $T_2$，一般扫描时间较长，且 STIR 序列的脂肪抑制技术不能应用于增强扫描。

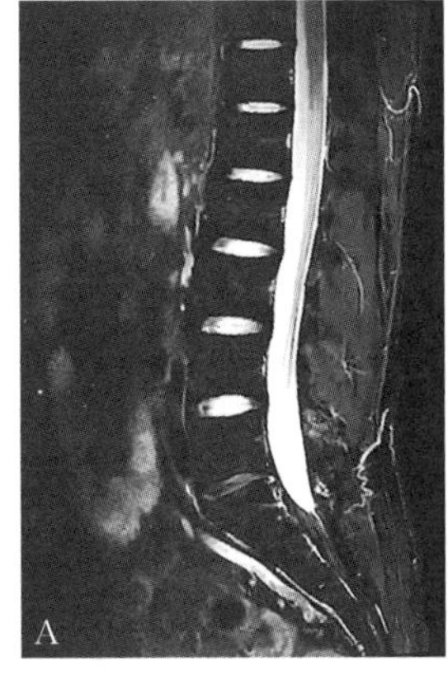


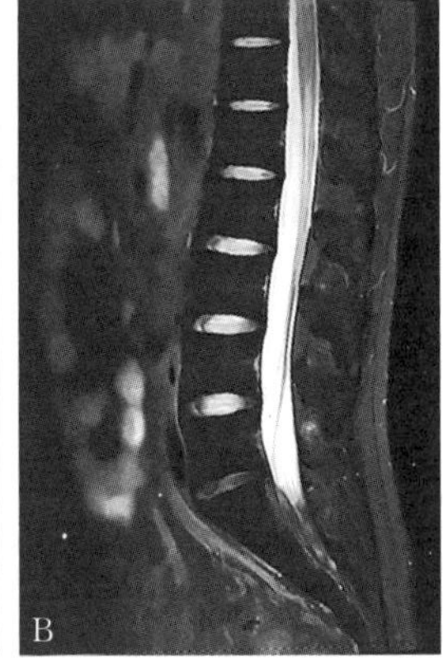


图 2-1 常见脂肪抑制技术

注：A. STIR；B. SPAIR。

频率选择饱和法是利用脂肪和水的化学位移效应所导致的进动频率差别进行成像的脂肪抑制技术，衍生序列较多，临床应用也较为广泛。其中近年来在 Dixon 技术基础上衍生的非对称长度回波的迭代分解(iterative decomposition of echoes of asymmetrical length, IDEAL)技术，结合迭代算法能够通过后处理获得同相位、反相位、水像、脂像，除了能够判断脂肪是否存在，还能分析脂肪内的成分，为临床诊断分析增加了新的手段(图 2-2)。

频率选择翻转脉冲混合脂肪抑制技术近年来被更多地应用在高场磁共振设备上，先进行大于 90°窄带宽频脉冲激发，仅激发脂肪组织，后根据所用反转脉冲角度，选择适当的反转时间(inversion time, TI)值来进行脂肪抑制。这种混合应用技术能够部分结合前两种脂肪抑制技术的优势，从而获得更好的脂肪抑制图像。

(2) 饱和带技术

饱和带技术是采用范围饱和的方式，在检查范围周围或范围内施加预饱和脉冲，其作用区域为饱和带，仅饱和带区域接受预脉冲激发达到质子饱和，从而使该区域不产生信号，可以对血管成像显示及伪影干扰区域进行选择性干预。根据扫描的需要，可以设置上、下、左、右、前、后 6 个饱和带，可单独使用，也可联合使用。在脊柱、脊髓矢状位 MRI 检查中，在腹部设置饱和带，能够有效抑制腹部呼吸运动伪影及肠管运动伪影(图 2-3)。

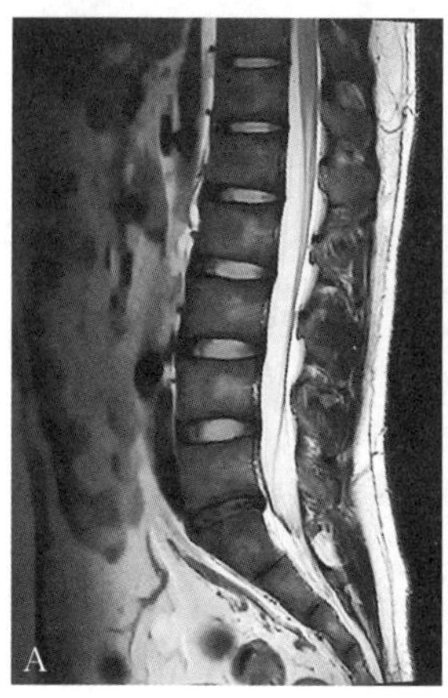
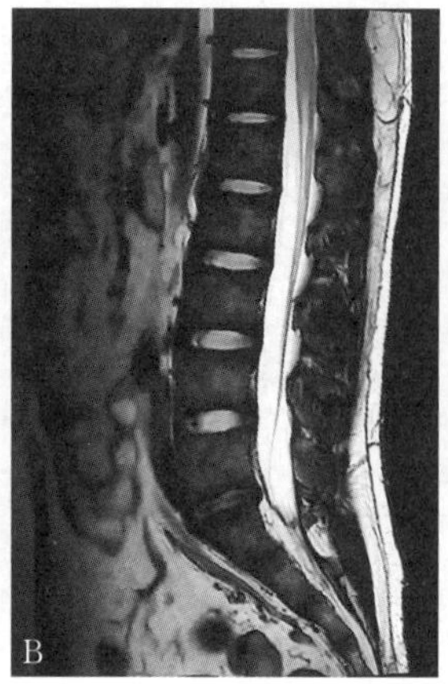
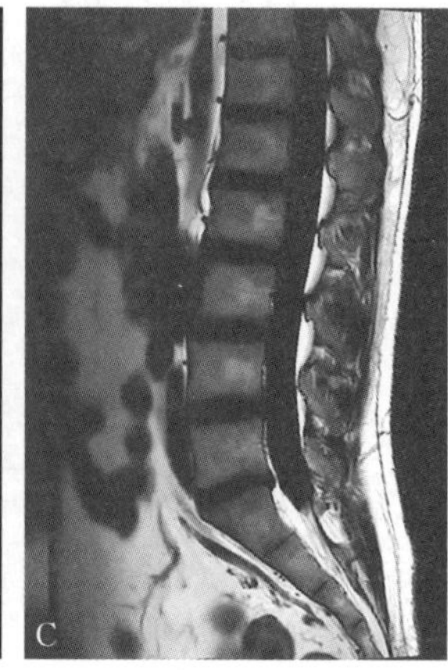
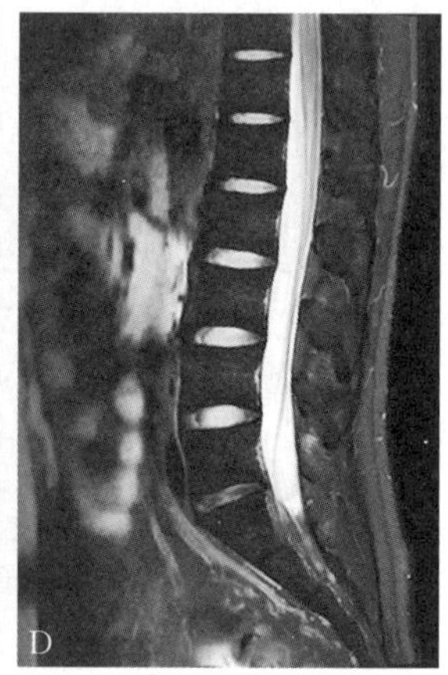

图 2-2　常见脂肪抑制技术 Dixon 技术

注：A. 同相位；B. 反相位；C. 脂像；D. 水像。

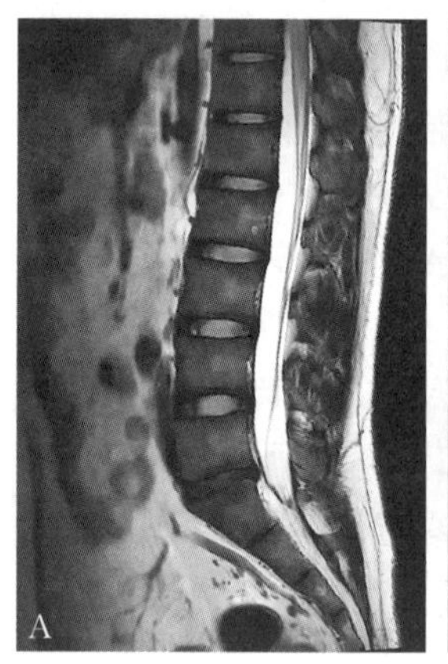
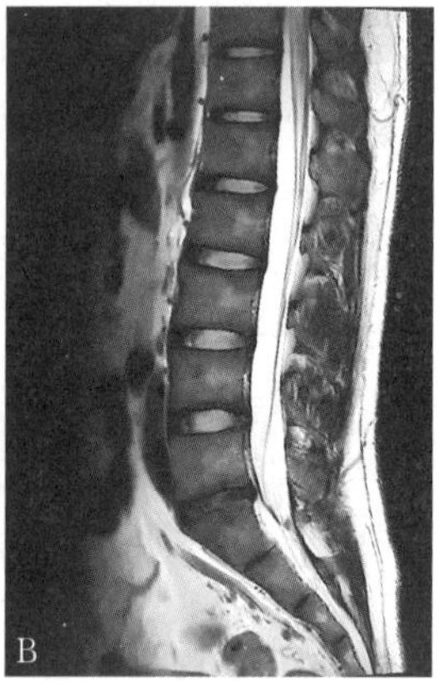

图 2-3　$T_2$WI 饱和带技术

注：A. 未加饱和带；B. 在腹区添加自由饱和带。

（3）水抑制技术

水抑制技术与 STIR 脂肪抑制技术原理相同，快速反转恢复序列来完成，能够获得较好的压水效果。在液体抑制反转恢复（fluid attenuated inversion recovery，FLAIR）序列成像中，含自由水的组织成分被抑制而表现为低信号。

（4）脊髓水成像（神经根成像）

水成像是一种重 $T_2$WI，因水具有很长的 $T_2$ 值而信号被保留，使得蛛网膜下腔中脑脊液（游离水分子）信号显示为白色，脊髓及其他组织显示为不同灰阶的黑色，从而突出显示脊柱椎管内蛛网膜下腔形态，同时能够显示硬膜囊和神经根的解剖及病变，具有磁共振脊髓造影效果（图 2-4、2-5）。

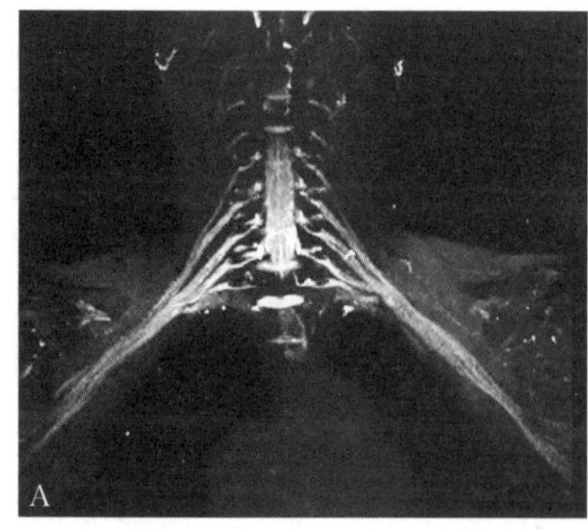
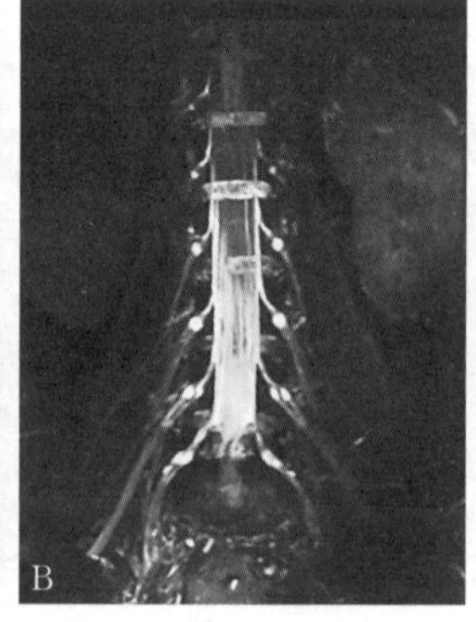
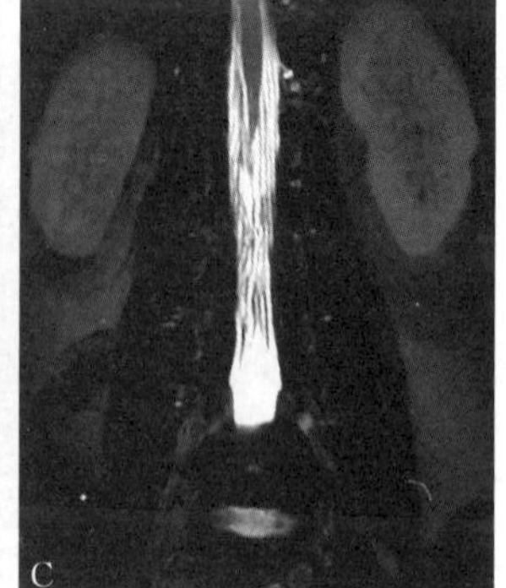

图 2-4　正常神经根成像

注：A. 臂丛；B. 骶丛；C. 马尾。

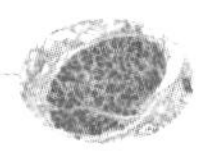

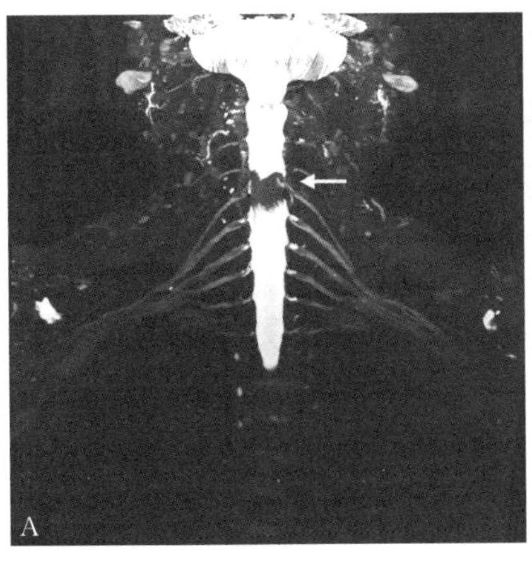
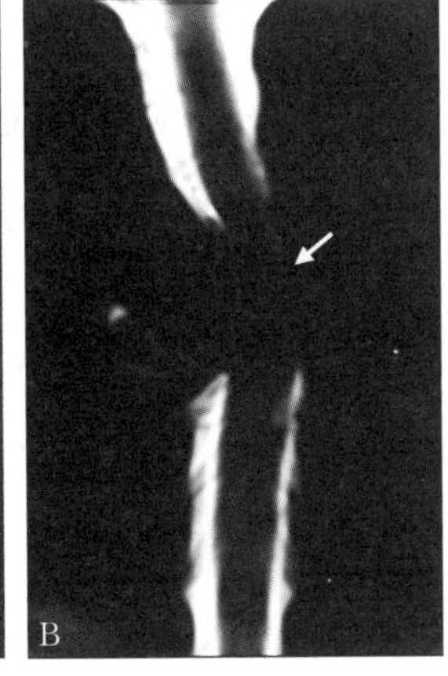
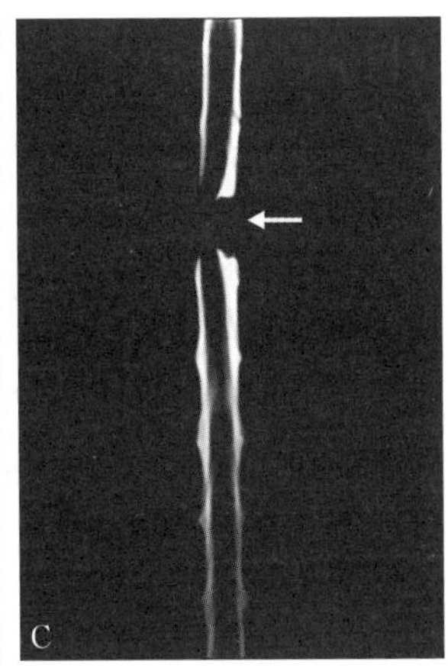

图 2-5　病灶神经根成像

注：A. 髓外硬膜下占位（箭头）冠状面；B. 硬膜外占位（箭头）；C. 髓外硬膜下占位（箭头）。

平衡稳态自由进动序列不同于应用重 $T_2$WI 的水成像来显示神经根，而是通过多次施加小角度射频激发，最终使组织的横向和纵向宏观磁化矢量能够保持一致，达到一种平衡的状态。该序列组织信号反应的是 $T_2/T_1$ 的比值，因此 $T_2$ 较长的成分（如脑脊液、胃肠液、血液等）均呈现高信号，这种独特的成像方式亦能很好地显示神经根解剖位置，且分辨率较高，临床应用较多。

（5）DWI 及其衍生模型

DWI 是一种检测组织中水分子布朗运动（弥散运动）的功能成像技术。表观扩散系数（ADC）可以量化分子的扩散能力，细胞密度大的组织水分子扩散受限程度高，ADC 值越低；而细胞密度小的组织，水分子扩散受限程度低，ADC 值越高。然而，ADC 值同时受到水分子扩张和微循环灌注的影响，不能反映组织真实的扩散情况。进而出现了多指数模型，即采用多个 $b$ 值的体素内不相干运动（intravoxel incoherent motion，IVIM）。但在临床工作中，由于单指数模型（单 $b$ 值）DWI 扫描要求低、时间短、后处理分析简单的特点，仍然是应用最为广泛的 DWI 模型。对于任何部位的占位病变都建议行 DWI 序列（图 2-6A）成像。

弥散张量成像（diffusion tensor imaging，DTI）、弥散峰度成像（diffusion kurtosis imaging，DKI）是 DWI 技术的一种延伸。DTI 通常需要设置多个弥散敏感梯度场施加的方向，可以反映各个方向上水分子弥散的快慢，并对组织内水分子弥散状况进行定量分析，还可以采用纤维束示踪成像技术对纤维组织（椎间盘）进行三维立体显示（图 2-6B）。DKI 是联合了 DTI 中的弥散张量和峰度张量对水分子扩展的受限过程进行了更高级的描述，用来探测组织中非高斯分布水分子的弥散特征，能够敏感地反映组织微观结构的复杂程度，也可以反映疾病相应的病理生理改变（图 2-7）。

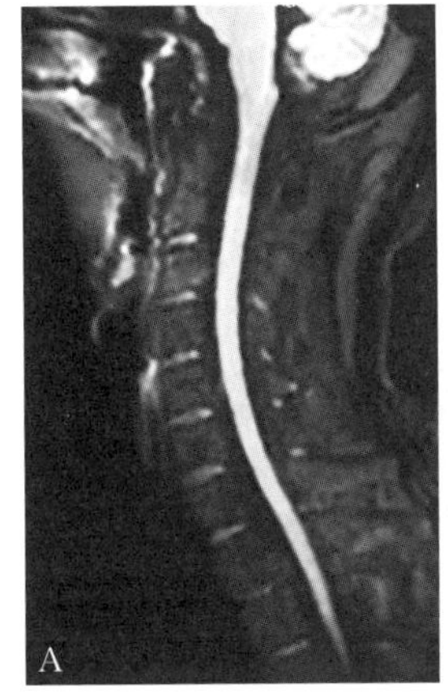
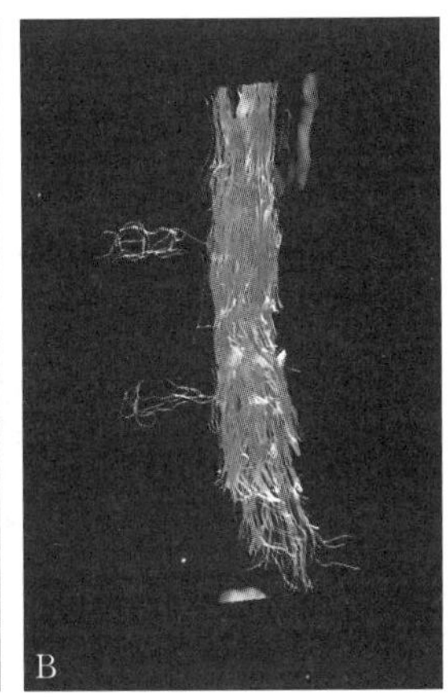

图 2-6　DWI 相关序列（1）

注：A. DWI；B. DTI。

（6）全脊柱技术

全脊柱技术是一种融合技术，多采用 $T_1$WI、$T_2$WI 脂肪抑制分段扫描，通过插值的方法获得融合的全脊柱图像特征（图 2-8），能够对脊柱进

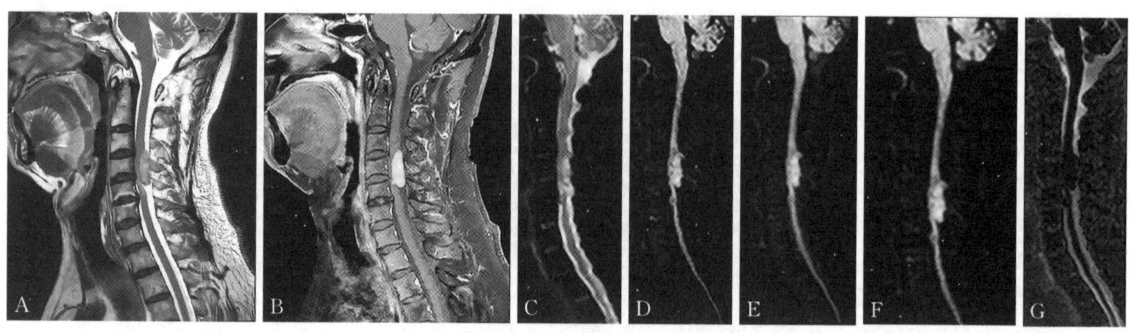

图 2-7　DWI 相关序列(2)

注:A. $T_2$WI FSE;B. $T_1$WI 增强;C. DWI ($b$=50);D. DWI($b$=600);E. 虚拟 DWI ($b$=1 500);F. 虚拟 DWI ($b$=2 000);G. ADC 图。

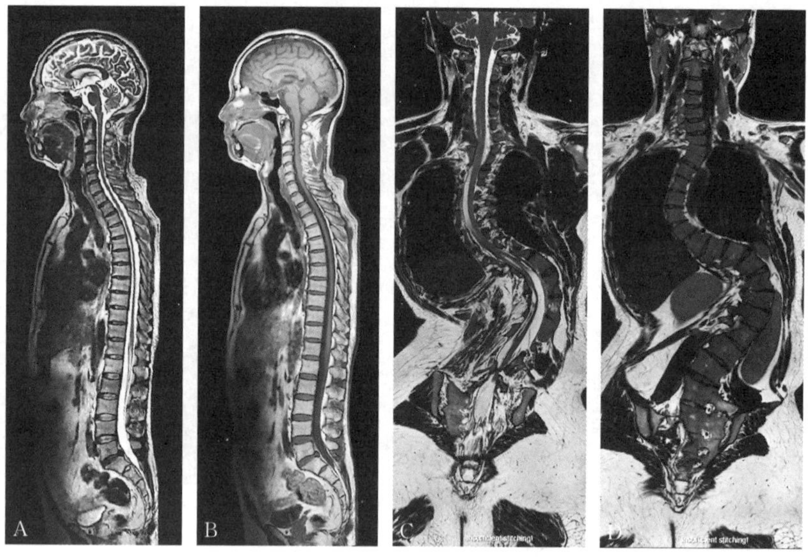

图 2-8　全脊柱技术

注:A. $T_2$WI SE 矢状位;B. $T_1$WI SE 矢状位;C. $T_2$WI 冠状位;D. $T_1$WI 冠状位。

行整体观察分析,提升疾病诊断中的定位效果,同时也可用于临床脊柱矫形等。

(7) 动态对比增强成像

动态对比增强成像是通过快速扰相梯度回波序列连续采集静脉注射对比剂(Gd-DTPA)的脂肪抑制 $T_1$WI 图像,能够全程显示靶组织的血供状态,使用不同药代动力学模型对时间-信号强度曲线分析,可以得到容积转移常数、组织间隙-血浆速率常数、细胞外间隙容积分数、血浆容积分数等灌注和微循环的血流动力学参数,从而实现病变的定性及定量诊断。

(8) 金属伪影去除技术

当检查区域存在金属植入物时,常规 MRI 序列会产生明显的磁化率伪影,不利于植入物及周围结构的显示。为了减少金属伪影的影响,出现了一些减少金属伪影的技术,主要包括视角倾斜(view angle tilting,VAT)、层面编码金属伪影校正(slice encoding for metal artifact correction,SEMAC)、多采集与可变谐图像结合(multi-acquisition with variable resonances image combination, MAVRIC)及 MAVRIC-SL 技术等。VAT 技术是在频率编码梯度场进行信号读出的

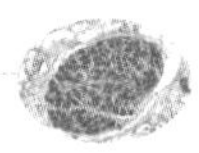

同时,在层面选择方向上施加一个与频率编码梯度完全一致的补偿梯度,从而纠正氢质子在层面内的位移,以达到减小层面内伪影的效果;SEMAC技术是在相位编码梯度场进行信号读出的同时,在层面选择方向上施加一个与相位编码梯度完全一致的补偿梯度,从而纠正氢质子在层面内的位移,以达到减小层面内伪影的效果;MAVRIC技术采用多个偏中心的高斯脉冲激发整个成像容积,每个射频脉冲激励组织所形成的不同程度的伪影经过模糊数学后处理,达到减小伪影的效果;MAVRIC-SL技术是用SEMAC和MAVRIC技术整合而成,能够同时减小层面方向和层面内的伪影。

(9) $T_2$ 映射

$T_2$ 映射是基于以矢状位图像上的形态学信息来测量组织 $T_2$ 值的MRI技术,通常选用自旋回波(spin echo, SE)序列,并采用梯度回波(gradient echo, GRE)序列技术,使用8个真正的180°回波脉冲,设置多个回波时间(echo time, TE),得到一组 $T_2$WI图像,然后计算出组织的 $T_2$ 值,并通过计算编码形成色阶或灰阶图像,有效测量和评估软组织的固有参数,对于组织内生化成分改变进行量化分析,具有信噪比高、图像对比度清晰、扫描时间短等特点(图2-9)。$T_2$ 映射成像技术序列可以对腰椎间盘进行 $T_2$ 值定量测量,不同的 $T_2$ 值可以反映腰椎间盘的胶原含量、水分和排列方向,能够更早地提示腰椎间盘退行性病变。此外,$T_2$ 映射成像技术序列可以生成伪彩图,通过色阶的变化对腰椎间盘骨骼形态和骨髓异常情况进行观察(彩图1)。

(10) 脊髓功能成像

基于血氧水平依赖(blood oxygen on level depending, BOLD)的功能磁共振是最常应用的狭义功能MRI(functional MRI, fMRI),脊髓功能磁共振是脑功能磁共振的延续。BOLD原理是脑组织微血管中的血红蛋白含氧量的变化会引起局部磁场均匀性改变,从而引起磁共振信号强度变化,即当大脑受到刺激、执行某项任务时,引起相应脑区神经元兴奋性增高、活动增加,局部脑血流量(regional cerebral blood flow, rCBF)、局部脑血容量(regional cerebral blood volume, rCBV)及血红蛋白含氧量发生变化,从而导致该区域磁化率发生改变。利用对磁化率变化敏感的平面回波成像(echo planar imaging, EPI)序列可以检测并显示出这种变化的空间分布及动态过程,从而建立刺激任务与中枢神经之间的联系,进行功能成像研究。

(11) 胎儿脊柱成像

脊柱是胎儿生长发育中重要的解剖结构,是产前检查的重要部位。磁敏感加权成像(susceptibility weighted imaging, SWI)是根据不同组织的磁敏感差异而成像的技术,不同组织的磁敏感差异会干扰周围局部磁场均匀性,导致空间相位的变化,组织失相位、$T_2{}^*$ 值减小。该序列采用高分辨、长回波时间、流动补偿、梯度回波序列进行扫描,一次扫描可以同时得到相位图和幅

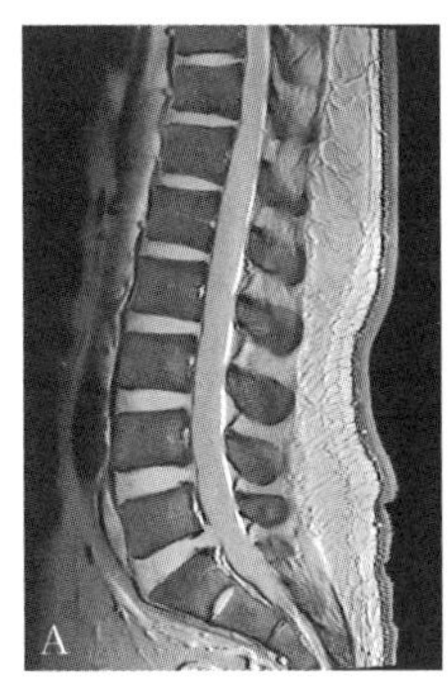

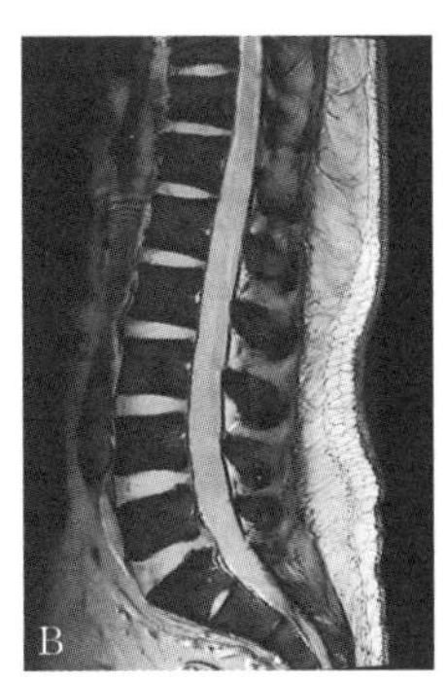

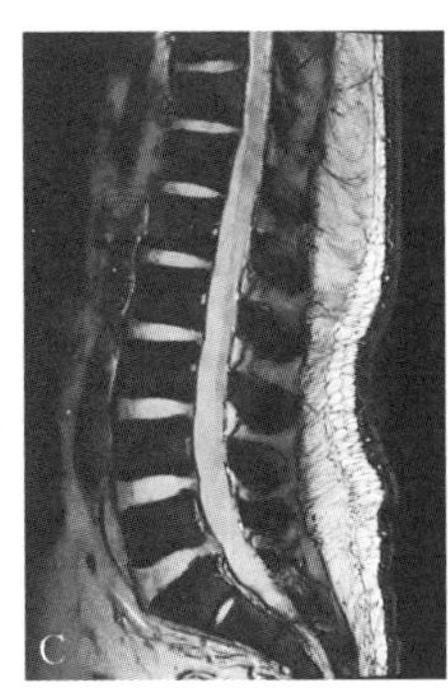

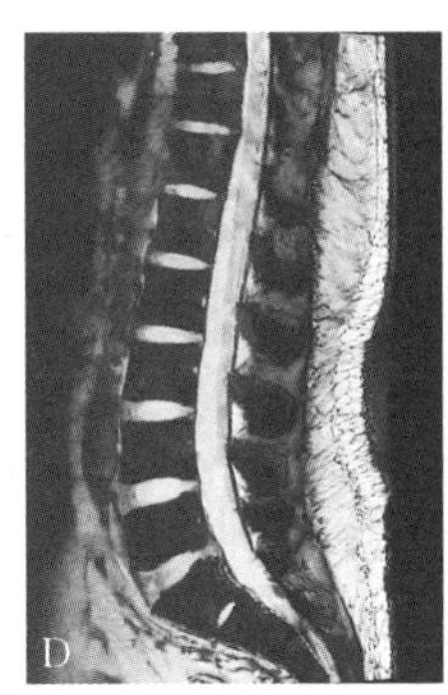

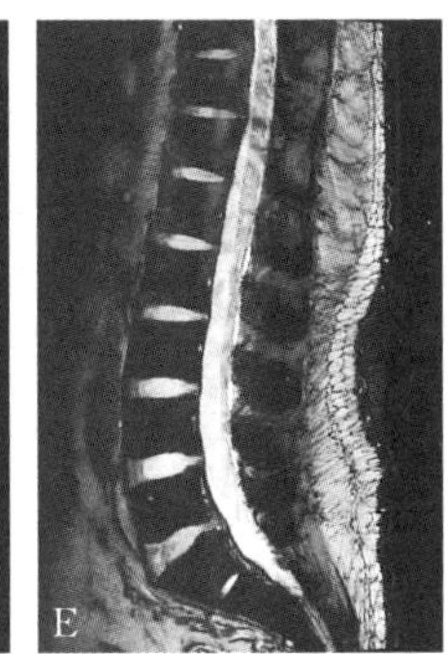


图2-9　$T_2$ 映射多回波成像

注:A～E为 $T_2$ 映射多回波成像不同TE图。

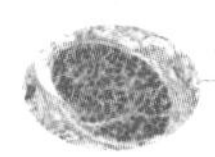


值图两组原始图像，并进一步衍生了半定量SWI。SWI利用骨质结构（钙质）的强抗磁敏感性的特性，将低信号的骨质结构从周围的软组织中勾勒出来，使骨与软组织之间形成良好的对比，形成“黑骨”图像，能够提高胎儿脊柱发育畸形的显示率和符合率。

除此之外，半傅里叶采集单次激发快速自旋回波、真实稳态进动快速成像、快速自选回波、快速小角度激发、平面回波成像等序列已广泛应用于胎儿脊柱椎管内解剖结构及病变的显示。

### 2.1.2 脊柱和骶髂关节正常MRI表现

脊柱包括颈椎7节、胸椎12节、腰椎5节、骶椎1块（相互融合的5节骶骨）及尾椎1块（相互融合的3～5节尾骨）。颈$_1$由前后弓组成。除颈$_1$外，每块椎骨均由椎体及附件两部分组成，椎体及椎弓相互围成椎孔，所有的椎孔组成椎管。椎骨之间由韧带、椎间盘、小关节形成连接，脊柱周围由肌肉加固。在功能上，脊柱可纵向分为“三柱”：①前柱，包括前纵韧带、椎间盘前2/3及椎体前2/3；②中柱，包括椎体后1/3及椎间盘后1/3后纵韧带；③后柱，包括椎弓根、椎间小关节、椎板、横突、棘突及脊柱后方的韧带群。

骶髂关节是由骶骨与髂骨的耳状关节面构成，通常分为滑膜部和韧带部，前者属于真关节。关节面均覆盖关节软骨。骶骨软骨由透明软骨组成（2～3 mm），而髂骨关节软骨可有纤维软骨（1 mm）。由于骶髂关节的解剖特点，致使骶髂关节的炎性病变或退行性病变首先累及髂骨侧并且病变相对较严重。骶髂关节的后上方有强健的骶髂骨间韧带，关节的前后方还有骶棘韧带和骶结节韧带，这种特殊结构限制了关节的活动度。

（1）*颅椎交界区和颈椎解剖*

第1颈椎，也称寰椎，呈环状，由两个侧块和前后弓组成，没有椎体及棘突。寰椎横突短小，左右各一，包含横突孔，其内走行椎动脉。前弓中线部为前结节，为前纵韧带附着点。后弓上有一压迹称为椎动脉沟，当椎动脉进入寰椎横突孔后，经椎动脉沟向内转弯再向前上进入硬脑膜。

侧块上表面的环状关节与枕骨髁形成寰枕关节，侧块下关节面与枢椎上关节突形成寰枢关节。寰枢韧带复合体分为固有韧带和非固有韧带，固有韧带包括盖膜、寰枢副韧带、十字韧带、齿状突韧带、寰枕关节前膜；非固有韧带包括纤维膜环、黄韧带、项韧带。寰枕关节可以做适度的屈曲和后伸运动。

第2颈椎，也称枢椎，椎体前上部有一齿状突起，称齿突。枢椎的椎体及棘突均较大；横突较小，有横突孔。侧面有2个上下关节突，分别与颈$_1$、颈$_3$形成关节突关节，上关节突的位置较下关节突位置稍向前。

寰枢关节包括4个关节：2个寰枢侧方关节、2个寰枢椎内侧关节（寰椎前弓和齿状突之间的关节、齿状突后表面与寰椎横韧带之间的关节）。枢椎能够使寰椎围绕齿突做轴向旋转、侧屈和后伸运动，寰齿前间隙正常值儿童不超过4 mm，成人正常值2.5～3.5 mm，两寰齿间距相等（差距小于2 mm）。

下颈椎包括第3～7颈椎，形态相似，由椎体、椎弓根、侧块、椎板和棘突组成。正常颈椎生理曲度开始于齿突，结束于胸$_2$，向前凸16°～25°。

下颈椎椎体呈圆柱形，横径大于前后径，平均高度约15 mm，宽度为17～20 mm，自上而下依次增大。椎体的结构特点为周围是薄的致密的骨皮质，其内是骨松质。骨松质是柱状排列骨小梁，骨小梁间含有红骨髓、黄骨髓。椎体上下面轻度凹陷称为骨性终板，骨性终板的中央为软骨终板，软骨终板与椎间盘连接。椎体上方侧缘的钩突与相邻上位椎体的浅凹构成钩椎关节（Luschka关节），构成椎间孔的一部分。椎间孔由椎弓根、椎体头端、钩椎关节及关节突关节构成，神经根穿行于椎间孔内。颈椎横突中有横突孔，椎动脉于其内走行。颈$_7$棘突最长，呈横行；其他棘突短小，而且有分叉。椎管呈三角形，由椎体的背侧凹面、椎弓根内侧、椎板的腹侧组成；前后径向下越来越小，颈$_3$约17 mm，颈$_7$约15 mm。

椎体的信号主要由骨髓中的水、脂肪及椎体内缓慢流动的血液产生。骨皮质在磁共振各成像序列均呈低信号。黄骨髓在$T_1$WI呈高信号，在

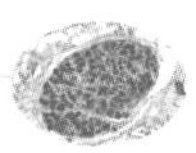

$T_2$WI 呈等信号；快速 SE $T_2$WI 呈高信号，在脂肪抑制序列为低信号；增强 MRI 检查黄骨髓不强化。脂肪信号强度与骨小梁数量有关，骨小梁数量越少，脂肪信号越强。红骨髓在 $T_1$WI 信号高于椎间盘、低于黄骨髓，在 SE $T_2$WI 信号低于黄骨髓，快速 SE $T_1$WI 信号也稍低于黄骨髓，在脂肪抑制序列、快速 SE $T_2$WI 和 STIR 序列为稍高信号；增强 MRI 检查成人红骨髓不强化，部分儿童和婴儿可见部分强化。人体内骨髓成分是随年龄增长而动态变化，黄骨髓逐渐替代红骨髓，因此椎体信号越来越高。椎间小关节软骨在 $T_1$WI 低信号，在 $T_2$WI 通常为中等信号，梯度回波序列为高信号。

颈椎椎间盘由上下的软骨终板、纤维环和髓核构成，前界是前纵韧带，后界是后纵韧带。软骨终板与纤维环将髓核控制在椎间盘中央。纤维环由胶原蛋白和弹性蛋白纤维构成，质地坚硬，富有弹性，是椎间盘最重要的负重结构。髓核由果冻状的含水量较高的黏蛋白凝胶组成，$T_1$WI 呈稍低信号，$T_2$WI 呈高信号；随着年龄的增长，髓核的水分逐渐变少，$T_2$WI 信号也随之减低。纤维环、椎体终板、软骨终板在 $T_1$WI 及 $T_2$WI 均呈低信号(图 2－10)。

颈脊髓位于椎管的中央，为扁圆柱状。颈髓向上与延髓延续，向下移行为胸髓，由静脉丛和硬膜外脂肪覆盖。颈膨大位于颈$_3$ 至胸$_2$ 之间。脊髓在 $T_1$WI 呈均匀中等信号，在 $T_2$WI 呈均匀中等低信号，矢状位显示最好。神经根位于椎间孔的上部，呈圆形，$T_1$WI 呈中等信号，周围为高信号的脂肪；$T_2$WI 中硬脊膜的低信号与神经根袖的脑脊液高信号容易分辨。脊髓中央管正常情况下在 MRI 上不能显示。

脊髓的背膜有 3 层：外层为结缔组织组成的硬脊膜，中层为透明的蛛网膜，内层为覆盖于脊髓表面的软脊膜。硬脊膜与椎管内壁之间的腔隙为硬膜外腔，其内含有脂肪、神经和血管，脂肪在 $T_1$WI 呈高信号，在 $T_2$WI 呈中等信号；硬脊膜与蛛网膜之间存在的潜在间隙为硬膜下腔，MRI 不能将其分辨；蛛网膜与软脊膜之间为蛛网膜下腔，其内为脑脊液，$T_1$WI 呈低信号，$T_2$WI 呈高信号。硬脊膜与蛛网膜在神经根层面共同构成神经根鞘。

颈髓的血供主要由椎动脉供应，还有咽升动脉、枕动脉和颈深动脉。脊髓前动脉、两支脊髓后动脉和脊髓节段动脉供应下脊椎脊髓。脊髓的静脉回流包括 3 条前静脉和 2 条后静脉。

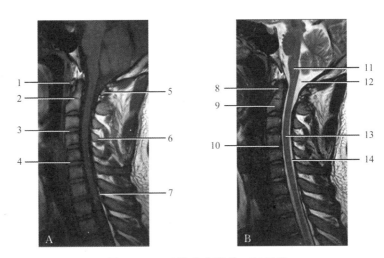

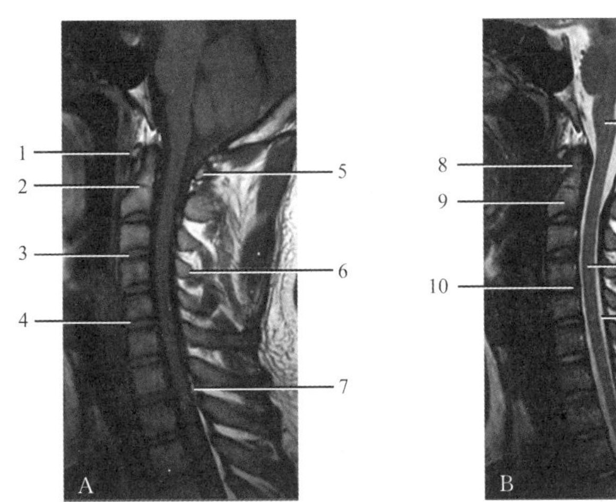


图 2－10　正常成人颈椎 MRI 图像

注：A. $T_1$WI 矢状面；B. $T_2$WI 矢状面。1. 寰椎前弓；2. 软骨联合；3. 颈$_3$/颈$_4$ 椎间盘；4. 第 5 椎体下关节面软骨板；5. 寰椎后弓；6. 第 4 颈椎棘突；7. 硬脊膜外脂肪；8. 枢椎齿状突；9. 第 2 颈椎椎体；10. 纤维环；11. 延髓；12. 小脑延髓池；13. 脊髓；14. 蛛网膜下腔。

颈动脉鞘位于胸锁乳突肌内后方，包括外侧的颈内静脉，背侧的迷走神经、内侧的颈总动脉和淋巴丛。椎动脉起源于锁骨下动脉的背侧，从斜角肌内侧进入颈$_6$横突孔。

韧带是由弹性蛋白和胶原蛋白组成的结构，脊柱韧带包括前纵韧带、后纵韧带、黄韧带、棘间韧带和棘上韧带，有维持脊柱序列、保持椎体间稳定性，保证脊柱正常活动的功能。前纵韧带附着于椎体腹侧和椎间盘表面，作用为抗过伸。后纵韧带位于椎体背侧及椎间盘表面，作用为抗过屈。项韧带由棘间韧带和棘上韧带组成，限制颈椎过度屈曲。韧带在$T_1WI$、$T_2WI$和梯度回波序列均呈低信号。黄韧带连接相邻节段两侧椎板，起于上方椎板的前下面，止于下方椎板后面，分段不连续。黄韧带因含有80%弹性硬蛋白，在$T_1WI$上信号高于其他韧带，在$T_2WI$上信号低于脑脊液而高于骨皮质。

颈部腹侧肌肉浅层为颈阔肌、胸锁乳突肌；深层为斜角肌群（前、中、后斜角肌）、颈长肌群（颈直肌前部、长头肌和颈长肌）、舌骨下肌群（胸骨舌骨肌、胸骨甲状肌、肩胛舌骨肌和甲状舌骨肌）。背部肌肉浅层包括斜方肌、颈夹肌和肩胛提肌；中间层包括竖脊肌群；深层为横突棘突肌群。

（2）胸椎解剖

胸椎椎体宽厚，椎体后缘向前凹陷，平均高度约25 mm，自上而下依次增大。椎板、横突、棘突均较长，椎弓根长且近于矢状。椎体两侧肋凹与肋骨小头构成椎肋关节；第1～10胸椎横突与肋骨结节构成椎肋关节，其中胸$_1$有一完整关节面包绕第1肋骨头，下面有半个关节面与第2肋骨头形成胸肋关节。上下位椎管呈三角形，中段近圆形。

胸段硬脊膜外脂肪相对较少，硬脊膜常与黄韧带和棘间韧带相贴，尤其是脊髓后方。由于胸椎生理性后突，胸髓的位置偏向椎管前方，在$T_1WI$呈等信号，周围脑脊液呈低信号；在$T_2WI$呈等低信号，周围脑脊液呈高信号。受心脏大血管搏动影响，胸椎蛛网膜下腔常出现圆形搏动伪影，不能误认为病变（图2-11）。

（3）腰椎解剖

腰椎椎体较大，宽而厚，呈椭圆形，横径大于前后径；棘突宽，呈近似水平位；椎弓根较大，朝向后方；没有横突孔及肋关节面。关节突的关节面呈矢状位，上关节突朝向背内侧，下关节突朝向侧前方，易发生骨折和脱位。关节软骨厚2～4 mm。关节软骨及关节内液体在$T_1WI$呈等低信号，关节软骨在$T_2WI$为中低信号，关节内液体为

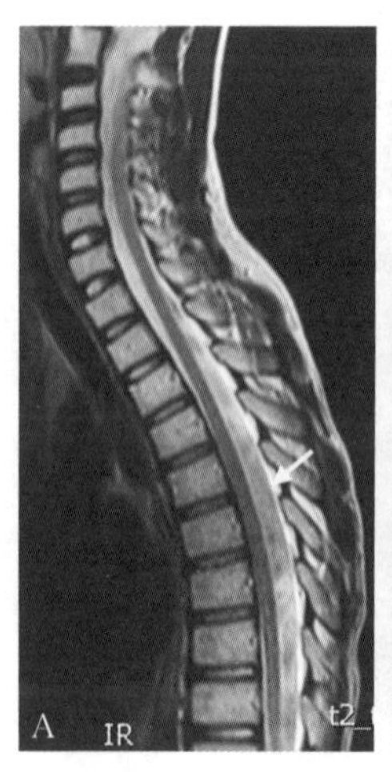

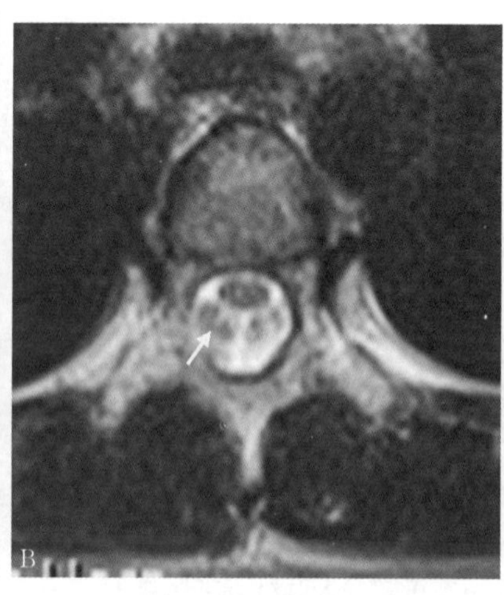

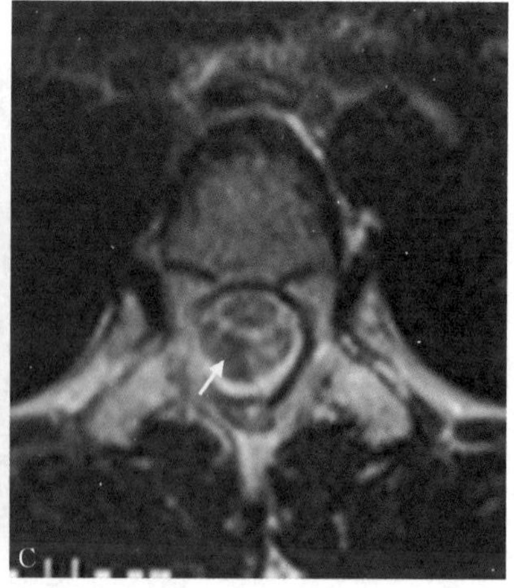


图2-11　胸椎硬脊膜囊内脑脊液搏动伪影

注：脊髓后方硬脊膜囊内见不规则性低信号伪影（箭头），似占位性病变，于心脏大血管部位明显。A. $T_2WI$矢状面；B、C. $T_2WI$横断面。

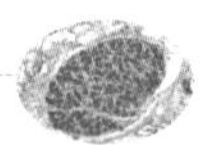

高信号。椎管为三角形。

腰椎间盘纤维环后缘稍向内凹陷，但腰$_4$/腰$_5$、腰$_5$/骶$_1$椎间盘后缘平直或稍后突。侧隐窝前面为椎体或椎间盘后缘，后面为上关节突前缘，外面为椎弓根内面。

脊髓圆锥位于椎管偏后方，约平胸$_{11}$至腰$_1$水平，$T_1$WI呈中等信号，下方为马尾。马尾较脊髓圆锥信号更低，$T_2$WI呈均匀中等低信号。腰$_5$至骶$_1$水平的硬膜外脂肪较多。腰段黄韧带在脊柱各节段中最厚，为3～5 mm(图2-12)。

(4) 骶尾椎解剖

骶骨由5块骶椎融合而成，形态呈倒三角形。骶骨内有骶管，第1骶椎水平椎管为三角形，与骶前孔、骶后孔相连。骶前孔位于骶管前外，其内走行神经根鞘。骶后孔位于骶管后内。骶前关节间隙正常宽度为2～3 mm。尾骨5块向前呈弧形排列，位于骶骨下方。

(5) 骶髂关节解剖

骶髂关节由弯曲的骶骨、髂骨关节面组成并包含以下结构：骶骨及髂骨关节面软骨；关节腔；2～3层的关节滑膜，主要分布于关节囊前部，小部分分布于关节囊后部；关节囊，由来自骨盆骨膜的纤维构成。

$T_1$WI序列上，骶髂关节后上方表现为高信号伴内部穿插点状、线状底信号，这信号特点代表着脂肪、富含血管的结缔组织内穿插着骶髂骨间韧带结构。骶髂关节前下方骶骨及髂骨的关节软骨在$T_1$WI表现为均质、光滑的中等信号，关节周围的黄骨髓因富含脂肪表现为中等、高信号。在软骨特异性梯度回波序列上，关节可以被识别为均匀高信号的平滑轮廓区域，与软骨下和关节旁骨髓区域形成鲜明对比。髂骨面纤维软骨和骶骨面透明软骨之间的线性低信号区是由两种软骨类型的磁化率分布不同引起的。与成人骶髂关节的MRI形态不同，儿童和青少年在骶椎椎间盘水平的骶髂关节和骶髂神经孔之间有软骨连接。正常的骶髂关节面软骨缺乏血管，由关节囊液营养；关节囊前部可有轻微的线状强化，可视为正常生理表现。熟悉骶髂关节的正常MRI解剖(图2-13)，在骨盆不对称或解剖变异的情况下尤其重要，以避免误诊。

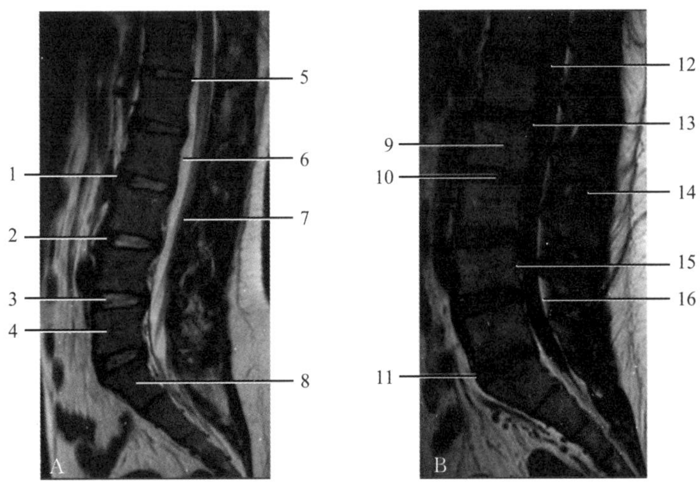


图2-12 正常成人腰椎MRI图像

注：A. $T_2$WI矢状面；B. $T_1$WI矢状面。1. 前纵韧带；2. 纤维环；3. 髓核；4. 腰$_5$椎体；5. 后纵韧带；6. 蛛网膜下腔；7. 黄韧带；8. 脊神经；9. 腰$_2$椎体；10. 腰$_2$/腰$_3$椎间盘；11. 前纵韧带；12. 脊髓；13. 后纵韧带；14. 棘间韧带；15. 椎基静脉；16. 硬脊膜外脂肪。

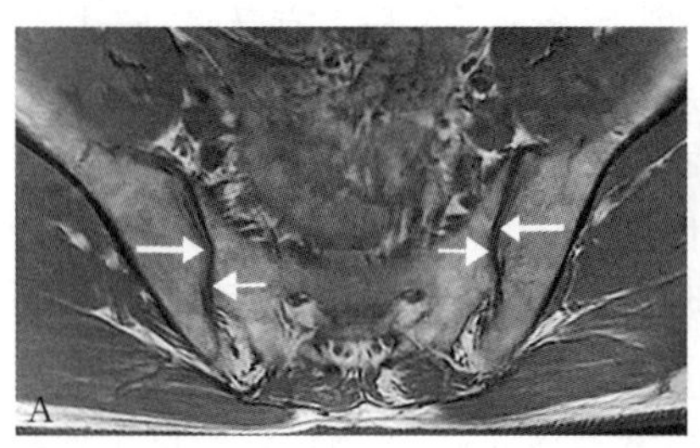
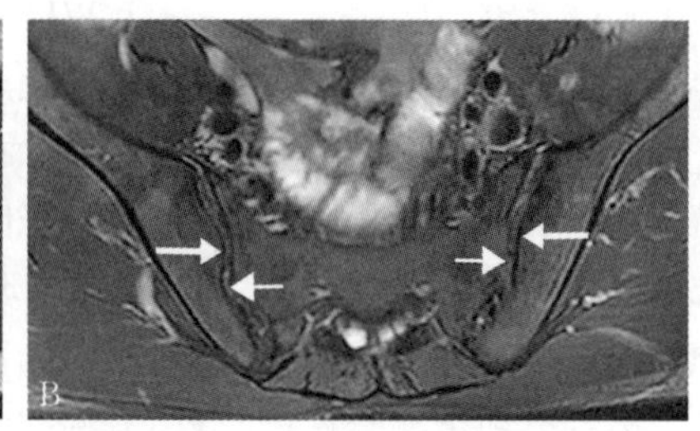
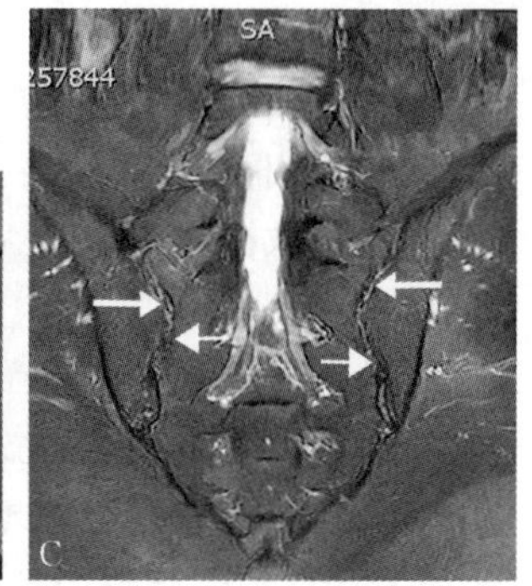

图 2-13　骶髂关节 MRI

注：A. 横断面 $T_1WI$；B. $T_2WI$；C. 冠状面 $T_2WI$。骶髂关节髂骨面（粗箭头）和骶骨面（细箭头）。

## 2.2　脊柱退行性疾病

脊柱退行性疾病是老年人常见的脊柱病变，70 岁以上人群患病率为 100%。脊柱退变是以椎间盘病变（包括髓核脱水、纤维环碎裂、椎间盘高度减低）、椎体终板病变和骨质反应性硬化等为特征的一组疾病，可以有多种不同的临床症状和影像学表现，如椎间盘膨出、椎间盘突出、韧带及小关节退变等。

### 2.2.1　椎间盘病

椎间盘主要由外部纤维环和中央髓核构成。髓核主要由蛋白多糖组成，富含水分；纤维环主要由纤维软骨束构成，并与椎体周边的环状软骨相附着，起到固定椎间盘的作用。生理状态下，位于中央的髓核被纤维环和软骨终板在正压力下包绕。随着年龄的增长，椎间盘的组织和生化结构发生一系列变化：椎间盘髓核变性、脱水，纤维环弹性降低，最后导致椎间盘膨出或突出，压迫邻近组织和结构，产生腰腿痛，甚至截瘫，导致患者的生活质量明显下降。

（1）病理

椎间盘病变的病理基础主要是椎间盘髓核脱水变性和纤维环玻璃样变性而撕裂。退变髓核脱水干裂最终被纤维软骨所替代，髓核逐渐和纤维环不能区分。椎间盘整体变性，韧性和强度下降，椎间隙变窄，椎间盘向周围均匀膨出，纤维环撕裂裂缝中可伴有髓核疝出，或出现渗液和肉芽组织。

（2）临床

椎间盘病变是最常见的颈肩痛或腰腿痛的原因之一。根据发病部位，椎间盘膨出或突出可引起慢性腰腿痛、坐骨神经痛、跛行、颈肩痛、手臂麻木疼痛、眩晕等症状。平躺可以减轻症状，严重者可引起脊柱畸形、躯体活动受限。神经根性或脊髓受压的症状、体征与影像学椎间盘突出或膨出平面相吻合。

（3）MRI 表现

1）椎间盘膨出：椎间盘膨出是指椎间盘组织移位、对称或不对称超出椎体骨性边缘，其范围大于椎间盘圆周的 50%（图 2-14）。轻度膨出在磁共振横断位表现为椎间盘后缘正常肾形凹陷消失，形态圆隆饱满；重度膨出表现为椎间盘移位组织均匀超过椎体边缘，压迫硬膜囊、导致椎管继发性狭窄；$T_2WI$ 信号可降低或不降低（图 2-15）。

2）椎间盘疝出：椎间盘疝出是指椎间盘髓核组织局限性移位，移位组织的范围小于椎间盘圆周的 50%，并局限于椎间盘间隙内。北美脊柱学会、美国脊柱放射学学会和美国神经放射学学会根据椎间盘移位组织的形态与最外层纤维环完整性关系分为 3 种类型：椎间盘突出、椎间盘脱出、椎间盘游离。

A. 椎间盘突出：椎间盘突出是指髓核组织没有突破最外层纤维环，移位范围通常超过椎间盘圆周的 25%～50%，突出部分的基底部宽度大于突出远端的宽度（图 2-16A）。

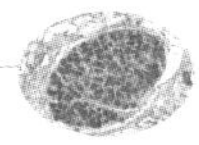

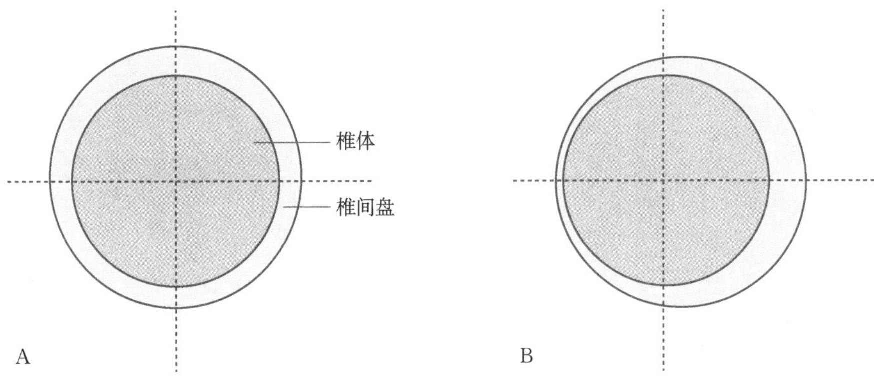


图 2-14　椎间盘膨出示意图

注：A. 椎间盘对称性超出椎体边缘，其范围大于椎间盘圆周的 50%；B. 椎间盘不对称性超出椎体边缘，其范围大于椎间盘圆周的 50%。

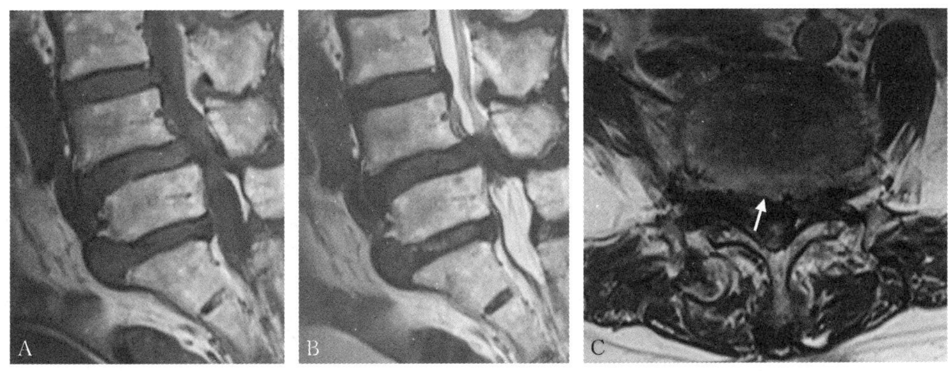


图 2-15　腰椎间盘膨出

注：A. $T_1$WI 矢状面；B. $T_2$WI 矢状面；C. $T_2$WI 横断面。腰$_4$ 椎体稍向前移位，$T_2$WI 椎间盘呈低信号，腰$_5$/骶$_1$ 椎间盘向周围膨出（箭头）。

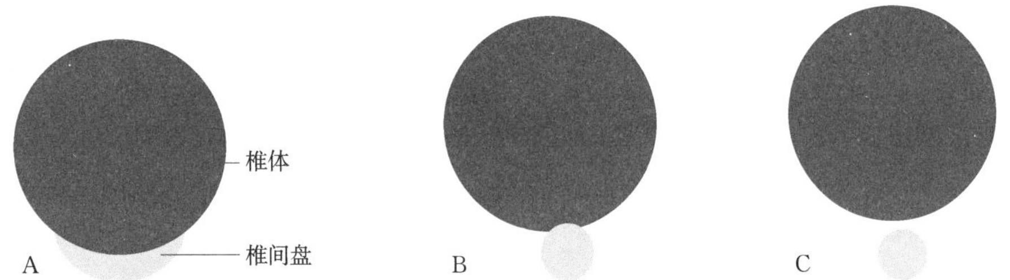


图 2-16　椎间盘突出示意图

注：A. 椎间盘突出：在任何方向的最大平面，椎间盘移位组织的基底部宽度大于突出远端的宽度；B. 椎间盘脱出：椎间盘移位组织基底部宽度小于突出远端的宽度，存在一个"颈部"；C. 椎间盘游离：椎间盘移位组织与母体椎间盘完全分离。

根据 $T_2$WI 横断位椎间盘突出的位置，可分为 4 个类型：①中央型、椎小关节下型、椎间孔型、椎间孔外型。中央型：椎间盘突出方向位于椎间盘后方较中央位置（图 2-17）。②旁侧型：突出物位于关节突偏内侧，因该区域后纵韧带较薄弱，此型发生率最高（图 2-18）。③椎间孔型：突出物位

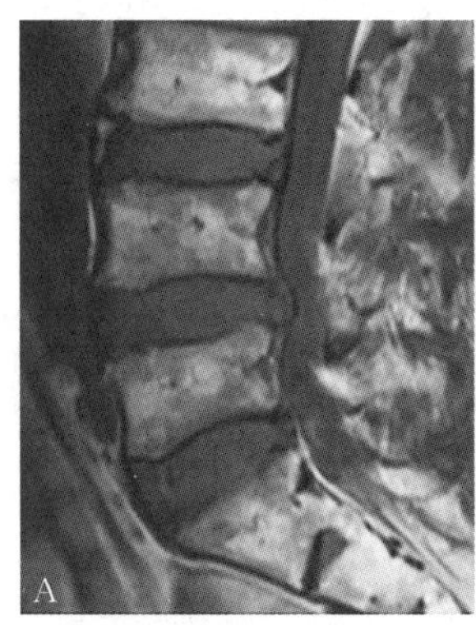
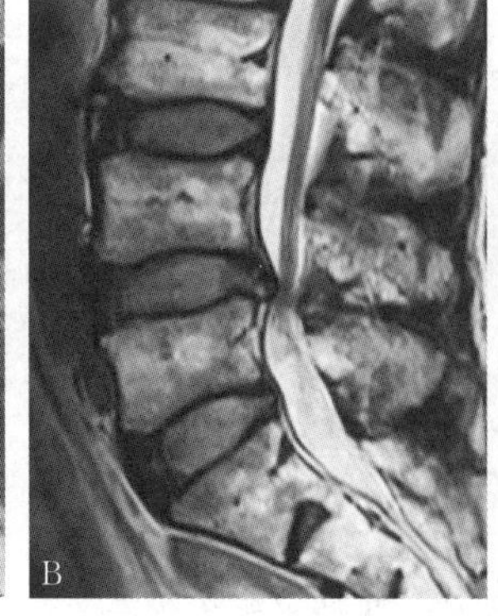
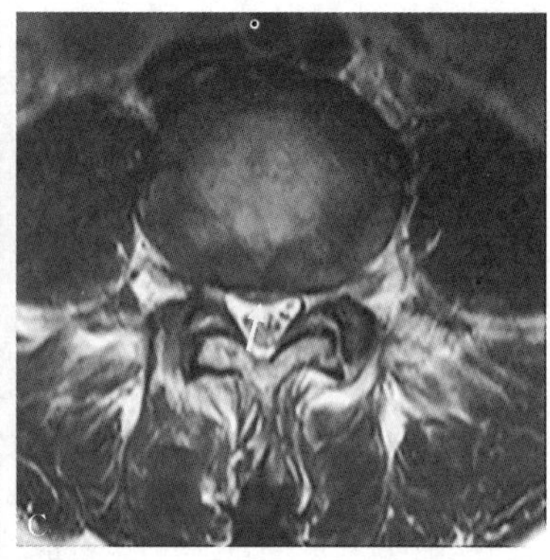

图 2-17 腰椎间盘突出(中央型)MRI

注:A. $T_1$WI 矢状面;B. $T_2$WI 矢状面;C. $T_2$WI 横断面。$T_2$WI 椎间盘呈低信号,腰$_4$/腰$_5$ 椎间盘向正后方突出(箭头)。

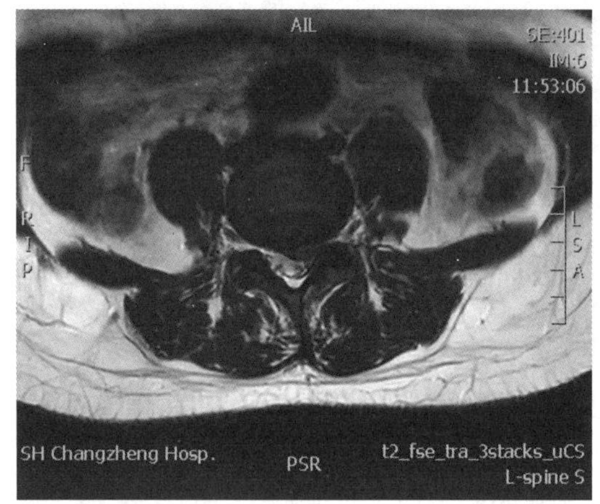


图 2-18 腰椎间盘突出(旁侧型)MRI

注:$T_2$WI 横断面。见腰$_5$/骶$_1$ 椎间盘向左后方突出,突出物位于椎小关节内侧,硬脊膜外脂肪、神经根受压。

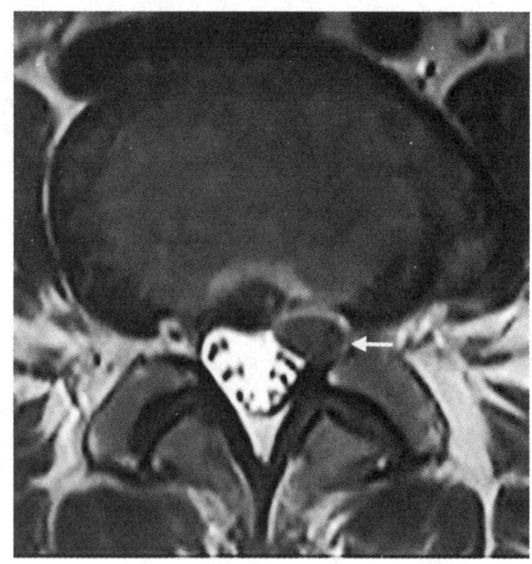

图 2-19 腰椎间盘突出(椎间孔型)MRI

注:$T_2$WI 横断面。椎间盘呈低信号,腰$_4$/腰$_5$ 椎间盘突出物位于左侧椎间孔(箭头)。

于椎间孔(管)区域,较少见,有 5%～10% 发生率;横断面或冠状面显示较好,突出物可挤压椎间孔内脂肪,导致脂肪缺如(图 2-19)。④椎间孔外型:椎间孔外型椎间盘突出通常发生在椎间盘前半部分,发生率低。

B. 椎间盘脱出:椎间盘脱出是指椎间盘突出部分穿破最外层纤维环或后纵韧带,通常小于椎间盘圆周的 25%,基底部宽度小于突出远端的宽度,在破裂口处形成"颈部"(图 2-16B、2-20),形成明显的"挤牙膏征"或"开口征"。

C. 椎间盘游离:椎间盘游离是指椎间盘的突出部分与椎间盘母体离断。游离块可位于同平面硬脊膜外,也可以远离椎间盘母体。游离块无血供,增强后不强化,但髓核周围常有纤维肉芽组织包裹,增强后可强化(图 2-16C、2-21)。

4) 椎间盘椎体内疝:椎间盘椎体内疝即施莫尔结节(Schmorl nodules),是指椎间盘组织通过终板裂隙疝入椎体内(图 2-22)。较短时间的施莫尔结节,周围骨髓可见水肿(图 2-23),而慢性者则无(图 2-22)。

(4) 诊断要点

包括椎间盘信号强度和形态改变、椎间盘形态改变和移位组织宽度(突出、脱出、椎体内疝出)、椎间盘移位组织位置(中央型、椎小关节下型、

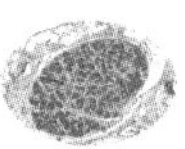

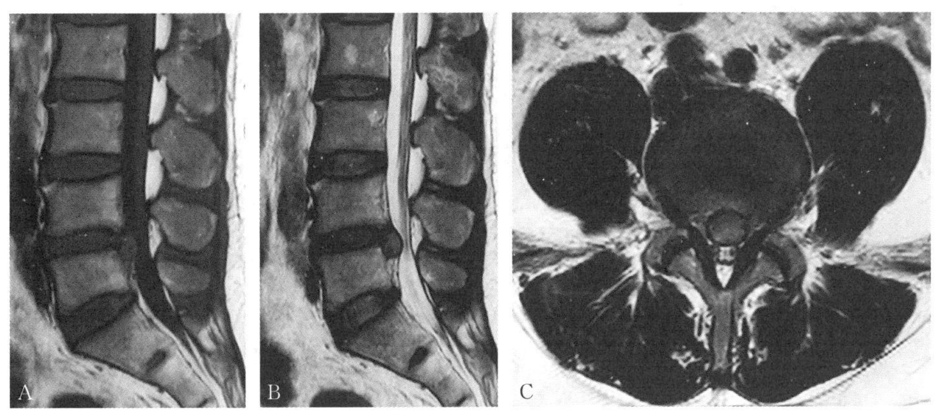

图 2-20　腰椎间盘脱出 MRI

注：A. $T_1$WI 矢状面；B. $T_2$WI 矢状面；C. $T_2$WI 横断面。$T_2$WI 椎间盘呈低信号，腰$_4$/腰$_5$ 椎间盘向正后方移位，呈“挤牙膏征”，最外层纤维环中断。

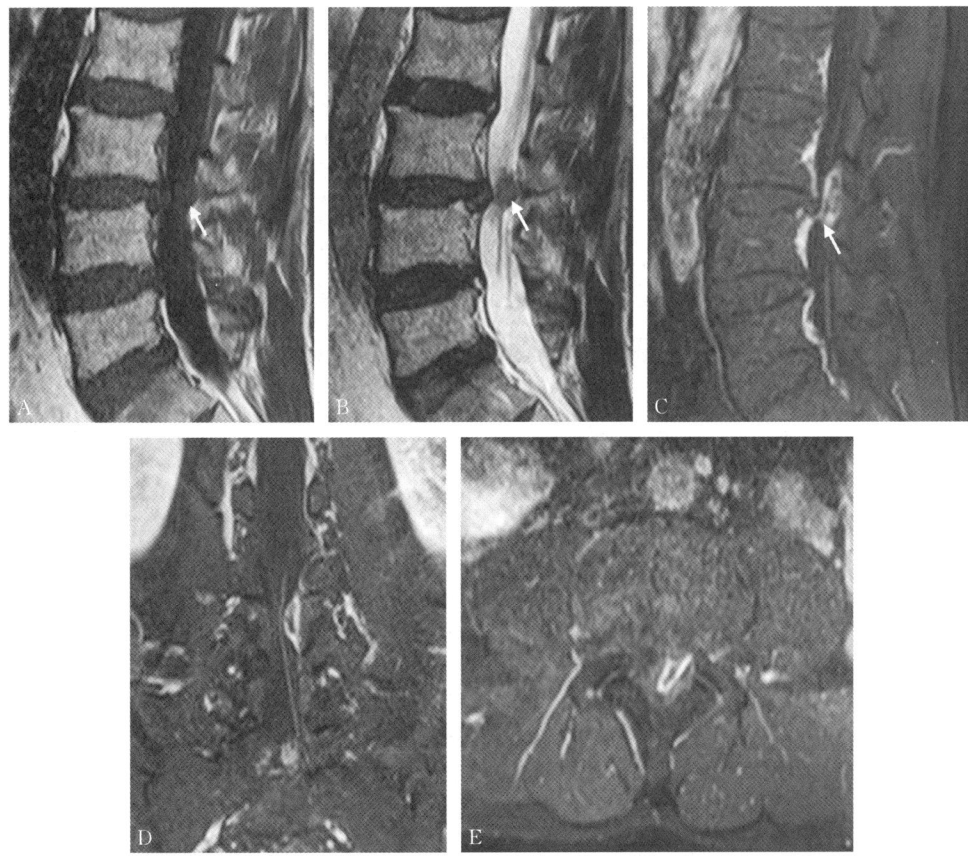

图 2-21　腰椎间盘突出游离块 MRI

注：A. $T_1$WI 矢状面；B. $T_2$WI 矢状面；C～E. 增强扫描。腰$_3$/腰$_4$ 椎间盘髓核游离块位于左后方硬脊膜外（A、B 箭头）；增强扫描髓核无强化，髓核周围环形强化为纤维肉芽组织（C 箭头）。

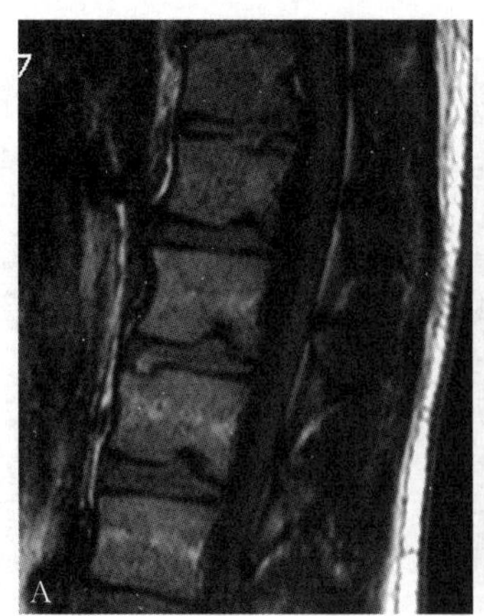
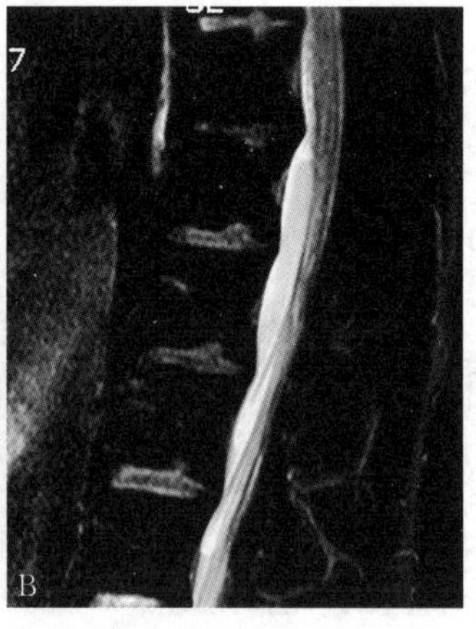

图 2-22　腰椎施莫尔结节 MRI(1)

注:A. $T_1$WI矢状面;B. $T_2$WI脂肪抑制矢状面。腰$_{1\sim3}$多个椎体终板局部凹陷,髓核突入部分与髓核信号相同,$T_1$WI低信号,$T_2$WI稍高信号,脂肪抑制序列周围骨髓正常。

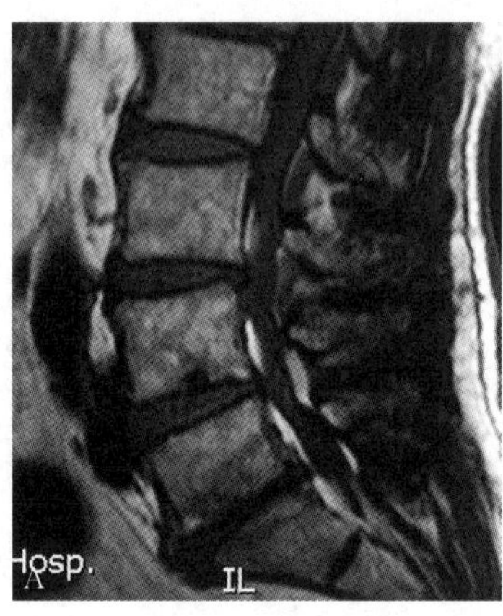
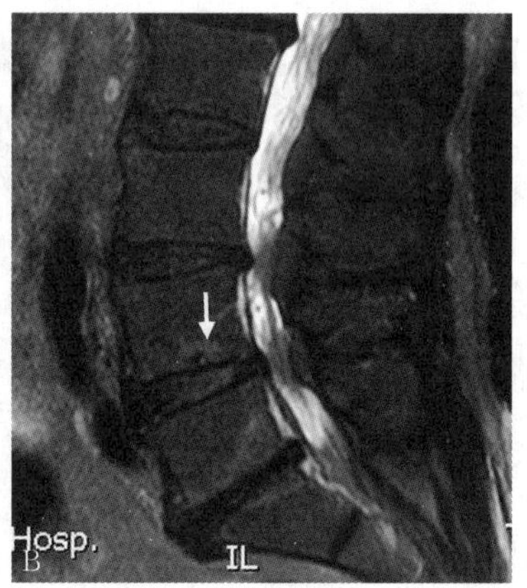

图 2-23　腰椎施莫尔结节 MRI(2)

注:A. $T_1$WI矢状面;B. $T_2$WI脂肪抑制矢状面。腰$_4$椎体下终板局部凹陷,髓核突入椎体,$T_1$WI低信号,$T_2$WI稍高信号,脂肪抑制序列周围骨髓见高信号水肿(箭头)。

椎间孔型等)、椎管是否狭窄和对脊髓神经根压迫情况。

(5) 鉴别诊断

1) 硬脊膜外血肿:液性信号或血性信号,$T_2$WI为边界清楚高信号改变。慢性血肿可出现含铁血黄素沉积,表现为$T_2$WI低信号,形态呈条形、半月形。增强扫描无强化。

2) 神经源肿瘤:多为跨椎管生长,病变为圆形或哑铃状,边界清楚,肿瘤体积增大可压迫周围骨质,导致神经孔增大。病变增强后有强化。

3) 硬膜外转移瘤:有原发病变。肿瘤硬脊膜外分布广泛,形态不规则,增强后可见明显强化。

### 2.2.2　小关节退变

椎小关节、椎间盘、韧带共同构成了脊柱功能单位,维持脊柱的正常功能和稳定性。椎小关节退变是引起腰腿痛的重要原因,但在临床工作中却容易被忽略。椎小关节是滑膜关节,其滑膜皱褶可以补偿关节表面的不协调,并延伸到关节内没有软骨覆盖的结构上,从而减少关节摩擦,平衡关节内压力。由退变、创伤所导致的滑膜皱褶之间的嵌顿可以引起局部疼痛和活动障碍。

(1) 病理

与任何滑膜关节一样,椎间小关节退行性变

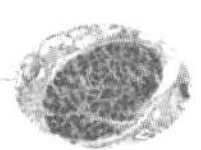

包括关节突、关节软骨和软骨下改变，伴反应性滑膜炎。慢性负荷过重导致软骨软化相关改变，包括软骨磨损、软骨下骨髓水肿、微出血和囊变、纤维化、关节内积气以及关节间隙狭窄。这种严重的损伤进一步导致滑膜积液和骨赘形成，加重关节变形和不稳，导致坐骨神经痛。例如，腰椎间盘突出症患者经常表现出椎小关节不对称和椎体不稳滑脱，尤其经常发生在慢性过度的单侧应力下，如腰椎旋转时。

（2）临床

中老年人普遍存在椎间小关节退变现象。据统计，中年人椎小关节退变的发生率达 57%，且与年龄呈正相关。椎间小关节退变可引起脊柱不稳、骨质增生及椎间孔狭窄，刺激椎小关节囊及其周围神经组织引起腰腿痛。

（3）MRI 表现

椎间小关节退变直接征象为：关节增生变形，软骨下骨髓水肿和囊变，关节间隙狭窄、积气等。椎间小关节囊滑膜可增厚。滑膜囊肿多表现为囊样含液性占位，可出现在关节突内侧、外侧或背侧。

1）关节突增生肥大：关节突体积增大、形态不规则，边缘骨赘形成，以上关节突较显著（图 2-24）。

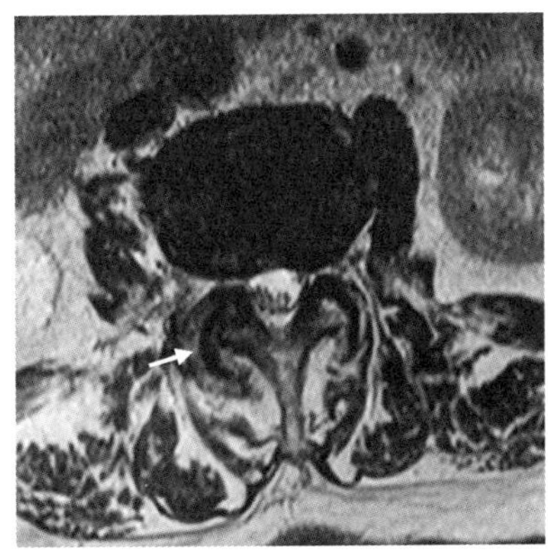

图 2-24　腰椎椎小关节退变 MRI

注：$T_2$WI 横断面。椎小关节面毛糙，小关节突骨质增生肥大（箭头）；关节间隙狭窄。

2）关节间隙变窄：单侧或双侧变窄。正常间隙宽度为 2～4 mm，如椎小关节间隙＜2 mm 可被定义为狭窄（图 2-24）。

3）关节面毛糙硬化：关节面毛糙、凹凸不平，关节面高信号软骨消失，骨皮质见低信号硬化带（图 2-24）。

4）关节内积气：双侧或单侧椎小关节腔内眉样或带状含气区，表现为线样低信号。关节囊积液也常见，偶尔可见小关节囊囊肿（图 2-25）。

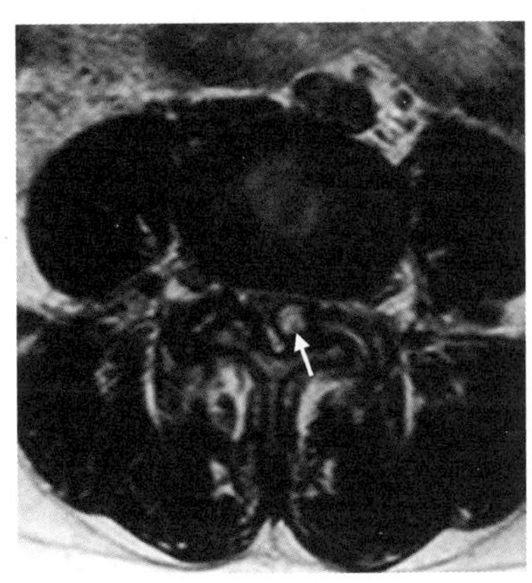

图 2-25　腰椎小关节囊肿 MRI

注：$T_2$WI 横断面。左侧小关节内侧可见囊性占位（箭头），与关节关系密切，囊内为液性信号。

5）软骨下骨髓水肿：在磁共振脂肪抑制序列表现明显，呈斑片状或带状 $T_2$WI 脂肪抑制序列高信号，边缘模糊不清（图 2-26）。

6）椎体滑脱：退变引起的椎体滑脱一般不超过 2 度，可见椎体前移和小关节突相对移位（图 2-27）。

椎间小关节退变的间接征象包括侧隐窝、椎间孔、椎管狭窄（图 2-28）。

### 2.2.3　椎体终板区退变

脊柱退变患者在 MRI 检查中，经常发现与椎间盘相连的椎体终板及终板下骨的信号改变。Modic 等根据磁共振信号改变，将终板病变分为 3 型，用来描述终板（包括邻近椎体）的退行性变和炎性改变。

（1）病理

Modic 改变Ⅰ型的病理基础为骨髓充血、水肿或纤维、血管增生，其病理过程可以是慢性的，也可以是急性的，与下腰痛关系密切。

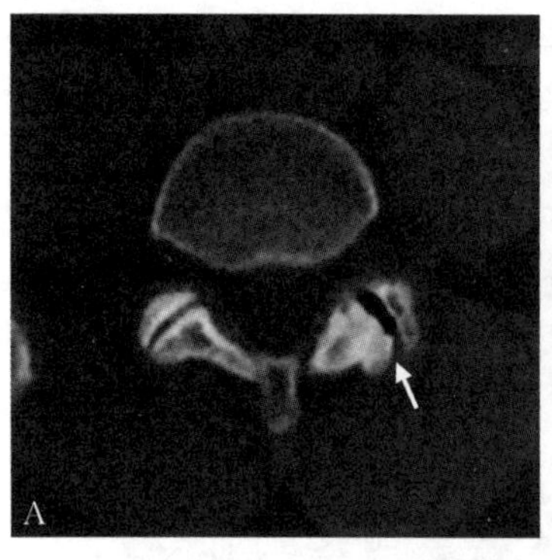
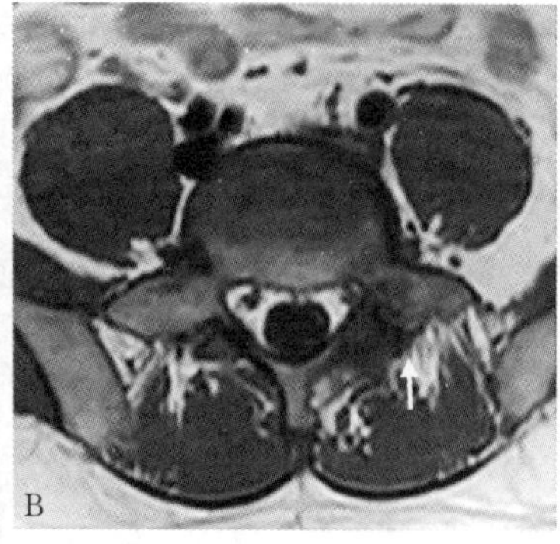
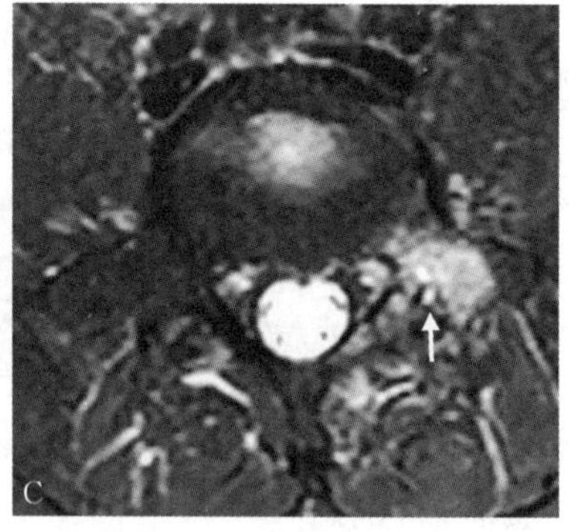

图 2-26　腰椎椎小关节退变 CT 及 MRI

注：A. CT 横断面；B. $T_1WI$ 横断面；C. $T_2WI$ 脂肪抑制横断面。左侧椎小关节面毛糙，关节面下骨质密度增高，见弧形"真空征"（A 箭头）。$T_1WI$ 左侧椎小关节面见斑片状水肿，$T_1WI$ 低信号，$T_2WI$ 脂肪抑制序列呈高信号（B，C 箭头）。

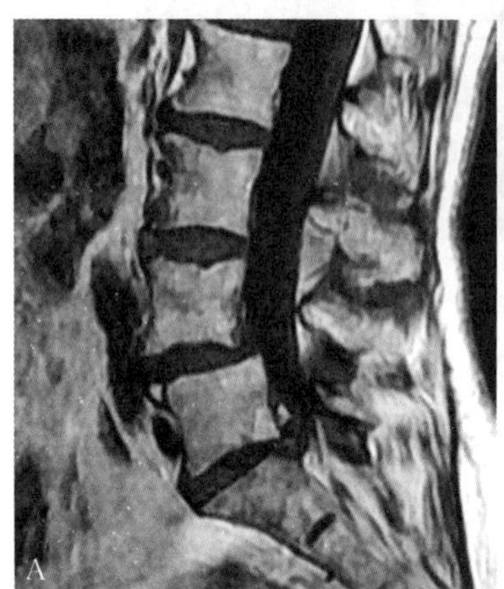
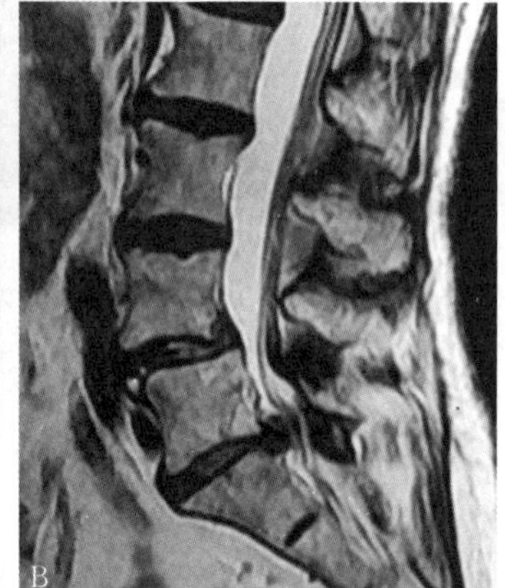
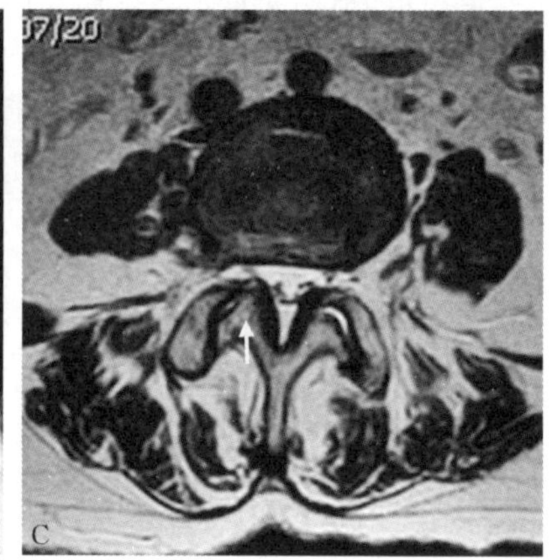

图 2-27　腰椎退变不稳 MRI

注：A. $T_1WI$ 矢状面；B. $T_2WI$ 矢状面；C. $T_2WI$ 横断面。腰$_4$ 椎体不稳前移，横断面可见腰$_4$ 椎骨下关节突前移。（C）

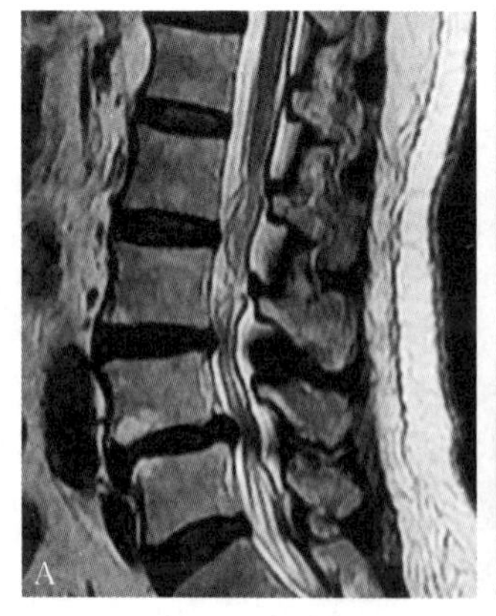
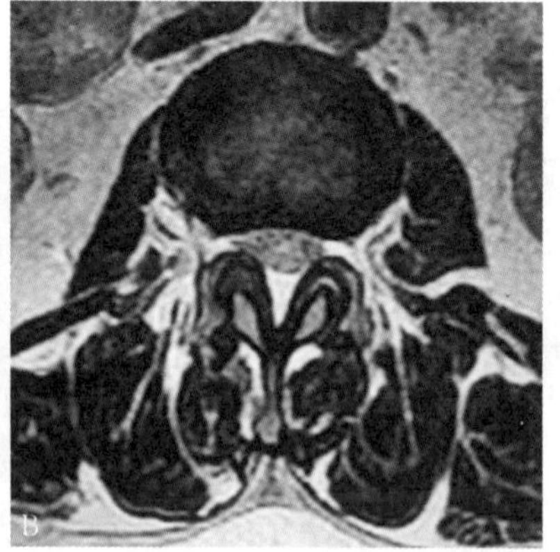

图 2-28　腰椎椎管狭窄 MRI

注：A. $T_2WI$ 矢状面；B. $T_2WI$ 横断面。腰$_{3\sim5}$ 水平椎间盘突出，腰$_3$/腰$_4$ 黄韧带肥厚，不同程度椎管狭窄，硬脊膜囊马尾受压，马尾漂浮冗余。

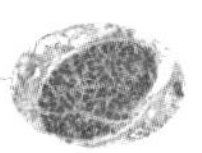

Modic 改变Ⅱ型的病理基础为终板下骨髓组织被脂肪取代。这种改变被认为是一种慢性的骨髓修复性反应，从 Modic 改变Ⅰ型发展到Ⅱ型至少需要 6～9 个月时间。

Modic 改变Ⅲ型的病理基础为终板及相邻松质骨骨质硬化，病程可能在一年到几年之间。

（2）临床

反复的力学负荷所导致的终板显微损伤是导致 Modic 改变的主要原因。Modic 改变可在 20%～50% 人群中发现，随年龄增长而增加，与椎间盘退变有关。Modic 改变Ⅰ型可能是椎间盘退变过程中对椎体骨髓损伤的急性或亚急性的修复反应，与下腰痛密切相关；Modic 改变Ⅱ/Ⅲ型在没有骨髓炎或恶性病变的情况下，可能是一种慢性或稳定的状态。

（3）MRI 表现

1）Modic 改变Ⅰ型：MRI 的 $T_1WI$ 上表现为终板带状或片状低信号，$T_2WI$ 及 STIR 序列上表现为高信号（图 2-29），增强扫描可见强化。CT 一般无阳性发现。Ⅰ型 Modic 改变可以完全消退，也可以转为Ⅱ型改变。

2）Modic 改变Ⅱ型：MRI 表现终板带状或斑片状 $T_1WI$ 高信号，$T_2WI$ 上等高信号，$T_2WI$ STIR 序列呈低信号，为终板骨髓的脂肪沉积（图 2-30）。CT 一般无阳性发现。

3）Modic 改变Ⅲ型：MRI 的 $T_1WI$ 及 $T_2WI$

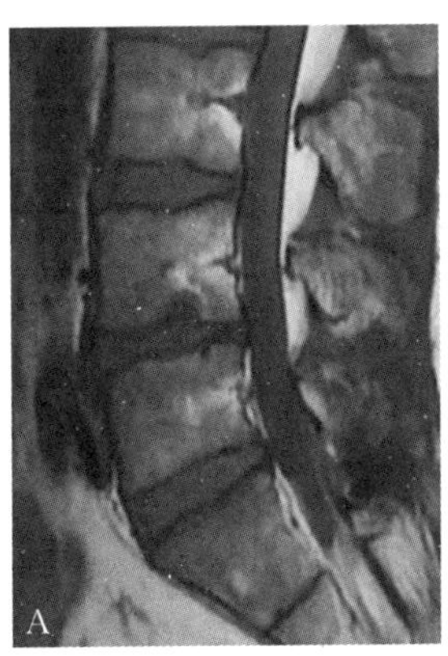


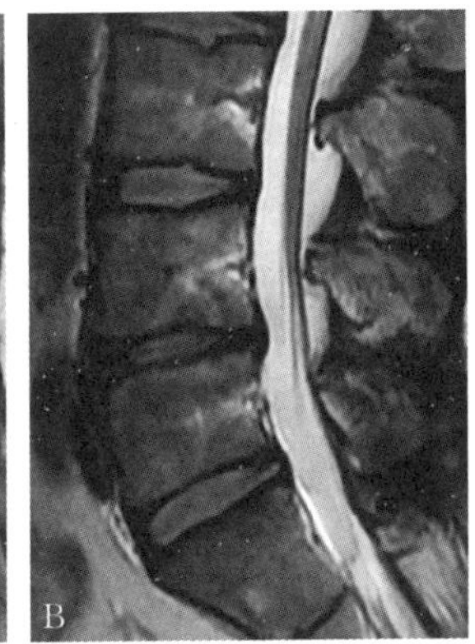


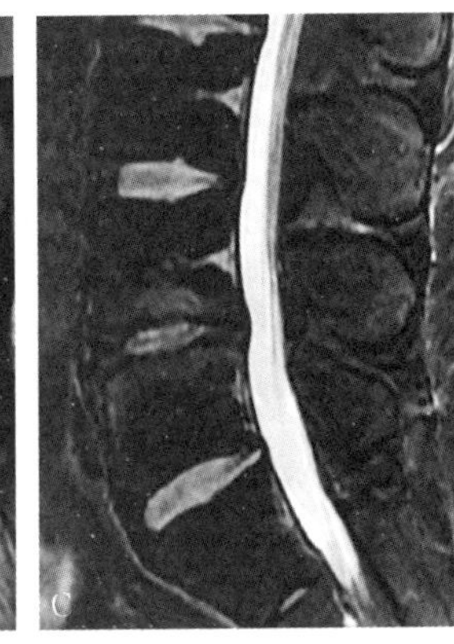


图 2-29　腰椎终板 Modic 改变Ⅰ型 MRI

注：A. $T_1WI$ 矢状面；B. $T_2WI$ 矢状面；C. $T_2WI$ 矢状面脂肪抑制。腰$_4$/腰$_5$ 终板见斑片状 $T_1WI$ 稍低信号，$T_2WI$ 稍高信号，$T_2WI$ 脂肪抑制序列呈高信号；腰$_4$ 下终板见施莫尔结节。

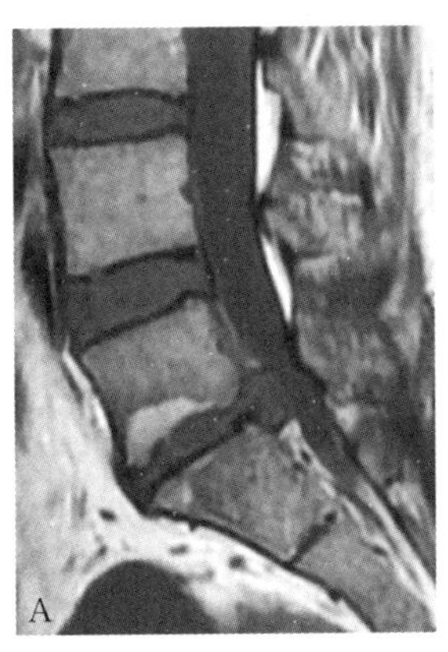


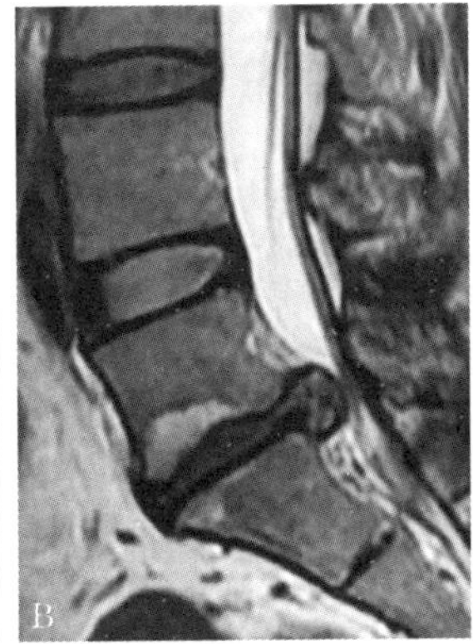


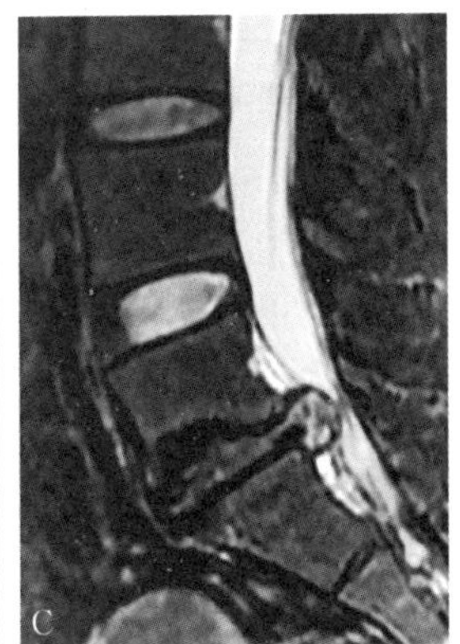


图 2-30　腰椎终板 Modic 改变Ⅱ型 MRI

注：A. $T_1WI$ 矢状面；B. $T_2WI$ 矢状面；C. $T_2WI$ 矢状面脂肪抑制。腰$_5$/骶$_1$ 终板见斑片状 $T_1WI$ 及 $T_2WI$ 高信号，$T_2WI$ 脂肪抑制序列呈低信号；另见腰$_5$/骶$_1$ 椎间盘脱出，相应水平神经根受压伴椎管继发性狭窄。

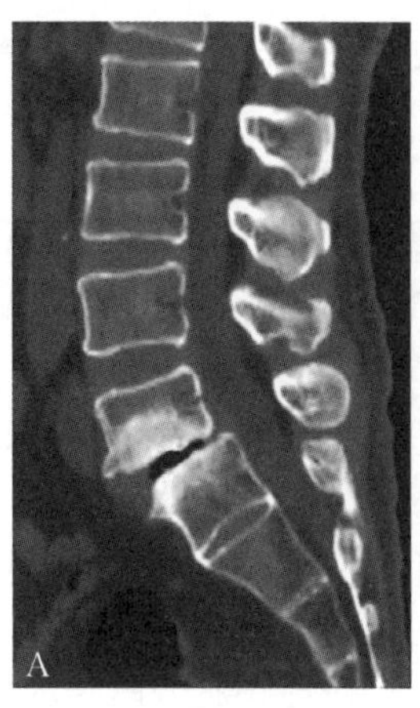
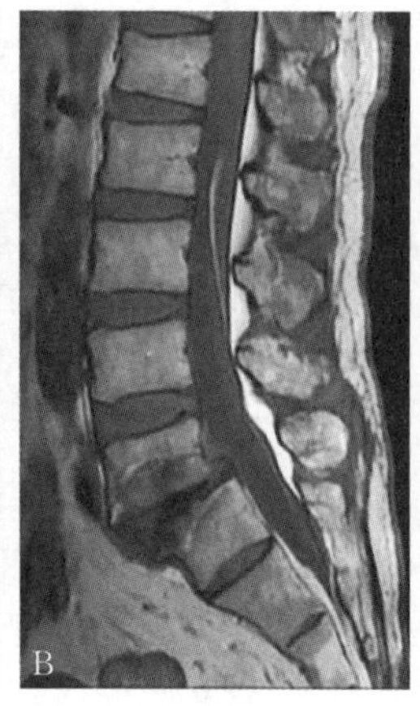
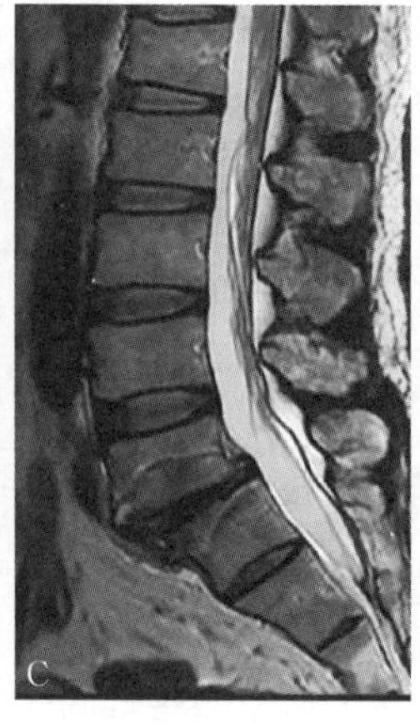
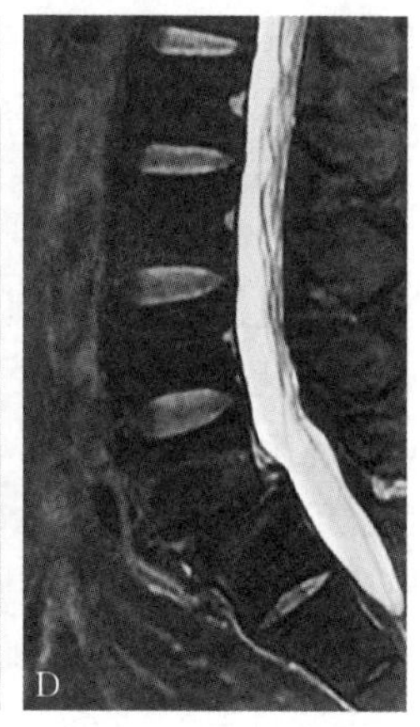

图 2-31　腰椎终板 Modic 改变Ⅲ型 CT 及 MRI

注：A. CT 矢状面重建；B. $T_1$WI 矢状面；C. $T_2$WI 矢状面；D. $T_2$WI 矢状面脂肪抑制。CT 示腰$_5$/骶$_1$ 终板密度增高，MRI 示腰$_5$/骶$_1$ 终板斑片状 $T_1$WI 及 $T_2$WI 低信号，$T_2$WI 脂肪抑制序列呈低信号。

上均表现为椎体终板区的带状低信号（图 2-31）。X 线及 CT 上表现为终板下骨质密度增高硬化。

4）混合型：3 种类型同时存在或处于某两种类型的过渡阶段。这一类型中，因为Ⅰ型常与腰痛密切相关，需要鉴别的是Ⅰ型和Ⅱ型的过渡时期，两者在 $T_1$WI 及 $T_2$WI 均表现为高信号，$T_2$WI STIR 序列可以用来区分。

（4）诊断要点

腰痛，实验室检查正常，局部椎体不稳，终板硬化，椎间盘无受累破坏。

（5）鉴别诊断

1）椎间盘感染：实验室检查炎症指标异常；椎间盘及相邻椎体终板破坏，椎间盘内可出现脓液；增强检查，椎间盘强化。

2）强直性脊柱炎：年轻男性多见，HLA-B27 阳性。骶髂关节或上颈椎首发破坏，方椎，韧带和小关节钙化，椎体前缘和椎体终板区水肿，增强后明显强化。

### 2.2.4　韧带退变

韧带退变与椎间盘退变相伴发生。当椎间盘退变，椎体失稳，韧带受力增加就会发生代偿性增生、肥厚、变性或钙化，主要涉及前纵韧带、后纵韧带和黄韧带。韧带退变，限制脊柱的活动，导致局部活动僵硬和椎管继发性狭窄，压迫脊髓和神经根，影响椎动脉供血。

（1）病理

韧带增生机制尚不清楚，与慢性损伤、退变、炎症有关，早期表现为纤维结构排列紊乱，胶原纤维增多，弹力纤维减少，后期出现钙盐沉着，或纤维软骨细胞增生。

（2）临床

根据韧带增生的部位与压迫结构不同出现不同的临床症状。颈、胸椎体黄韧带肥厚或后纵韧带肥厚多表现为脊髓压迫或神经根压迫症状，严重时出现截瘫症状。腰黄韧带增厚则多表现为腰部酸痛。

（3）影像学表现

主要表现为韧带增厚和钙化。后纵韧带肥厚钙化，表现为椎体后中央区与硬脊膜囊前缘不规则增宽，$T_1$WI、$T_2$WI 均呈低信号（图 2-32），连续性或间断性跨越椎间盘后方，脊髓硬脊膜囊受压，椎管狭窄。前纵韧带增生骨化与后纵韧带增生骨化信号相同，位于脊柱前方中央。前、后纵韧带的钙化要与椎体骨质增生相鉴别。

黄韧带的增厚和钙化表现为 $T_1$WI、$T_2$WI 低信号的局部隆起，硬脊膜囊和脊髓后方受压，硬脊膜外脂肪中断消失；可引起椎管继发性狭窄。横断面颈椎黄韧带＞3 mm、胸椎黄韧带＞2 mm、腰椎黄韧带＞6 mm 可诊断为黄韧带增厚（图 2-33、2-34）。

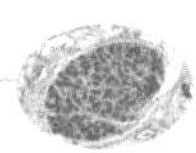

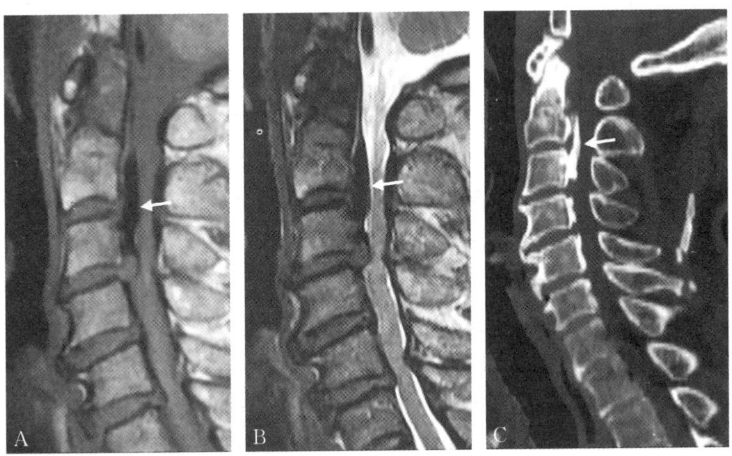

图 2-32 颈椎后纵韧带钙化 MRI 及 CT

注：A. $T_1$WI 矢状面；B. $T_2$WI 横断面；C. CT 矢状面重建；颈$_{2、3}$椎体后方见纵行低信号影（箭头），CT 呈条形高密度（箭头），局部椎管继发性狭窄。

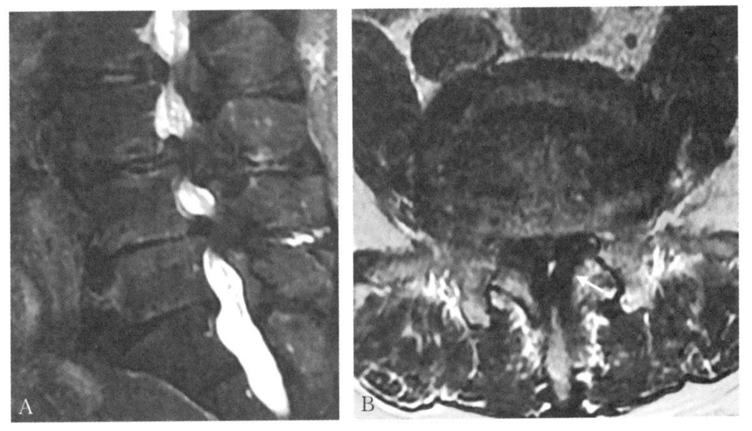

图 2-33 腰椎黄韧带增厚并局部椎管继发性狭窄 MRI

注：A. $T_2$WI 矢状面；B. $T_1$WI 横断面；腰$_{3\sim5}$水平黄韧带不同程度增厚（箭头），相应水平椎管继发性狭窄。

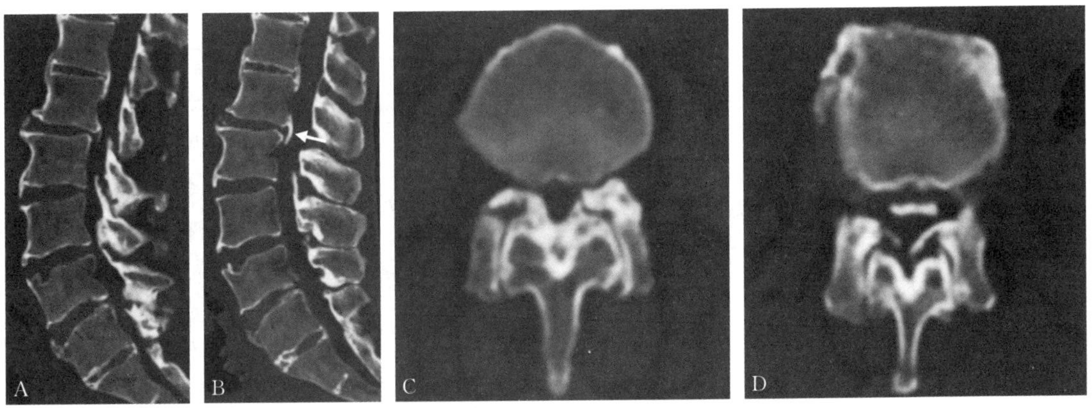

图 2-34 腰椎黄韧带钙化及前、后纵韧带钙化 CT

注：A、B. CT 矢状面重建；C、D. CT 横断面。腰椎椎体边缘不同程度骨质增生，前、后纵韧带走行区见条形致密影，不与椎体相连；黄韧带可见钙化，相应水平椎管继发性狭窄。

(4) 诊断要点

相应韧带区域增厚增宽，信号减低，邻近结构受压。

(5) 鉴别诊断

1) 椎间盘突出：位于椎间盘水平，髓核移位变形，信号大多为中等信号。

2) 神经源肿瘤：多为跨椎管生长，病变为圆形或哑铃状，边界清楚；肿瘤体积增大可压迫周围骨质，导致神经孔增大。病变增强后有强化。

3) 硬膜外转移瘤：有原发病变。肿瘤硬脊膜外分布广泛，形态不规则，增强后可见明显强化。

## 2.2.5 脊柱不稳

正常脊柱的稳定性是由椎间盘、椎小关节及韧带共同维持的，并受周围神经、肌肉及胸、腹压的影响。脊柱不稳是指在无新损伤的情况下，生理性负荷引起椎间关节异常活动，导致椎体移位的一种状态，是多种脊柱损伤因素(例如外伤、感染、肿瘤、退变、医源性等)某些共同临床表现及影像学所见。脊柱不稳，可导致疼痛、潜在的脊柱进行性畸形以及神经组织受压迫损伤。

(1) 临床

脊柱外伤、椎间盘退变、椎弓峡部裂、脊柱肿瘤、感染或医源性因素等都可以引起脊柱不稳。脊柱不稳的患者常感到颈腰背部沉重、僵硬、疼痛，脊柱活动度轻度受限。随疾病进展，临床表现为慢性颈腰背部疼痛、上肢或下肢麻木与疼痛、间歇跛行等。

(2) 影像学表现

脊柱滑脱根据椎体相对下位椎体移位的程度分为Ⅰ～Ⅳ度。Ⅰ度：椎体移位不超过椎体矢状径的1/4者；Ⅱ度：椎体移位超过椎体矢状径的1/4，但不超过1/2者；Ⅲ度：椎体移位超过椎体矢状径的1/2，但不超过3/4者；Ⅳ度：椎体移位超过椎体矢状径的3/4者。脊柱退变性不稳，一般不超过Ⅱ度滑脱，附件完整，多伴有滑脱椎体下方椎间盘退变或椎间小关节的退变。

脊柱不稳诊断通常基于异常椎体运动的间接和直接成像结果。间接征象包括骨质增生、椎间盘退变、韧带钙化等，在CT和MRI均可得到良好的显示。直接征象可根据拍摄正、侧位及过屈过伸位X线平片进行判断。

正位片可见椎体侧方移位或旋转(棘突不成直线)、两侧椎弓根影排列不对称；侧位片可见椎体移位(矢状位移位和成角移位)、椎间隙狭窄、椎间盘真空征、椎小关节退变等；过屈过伸位片见椎体向前或向后异常移位，椎体上下缘成角>11°(图2-35)。

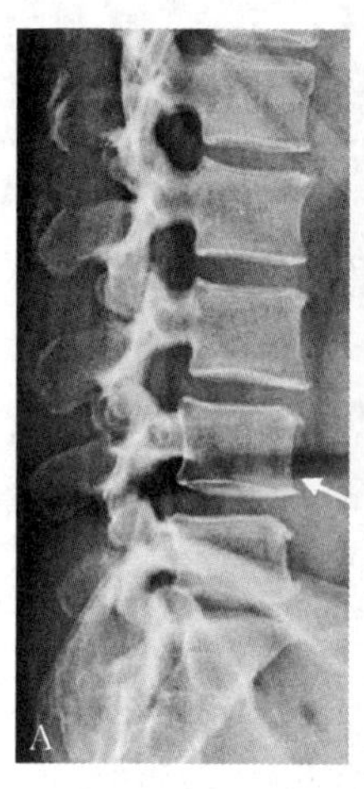
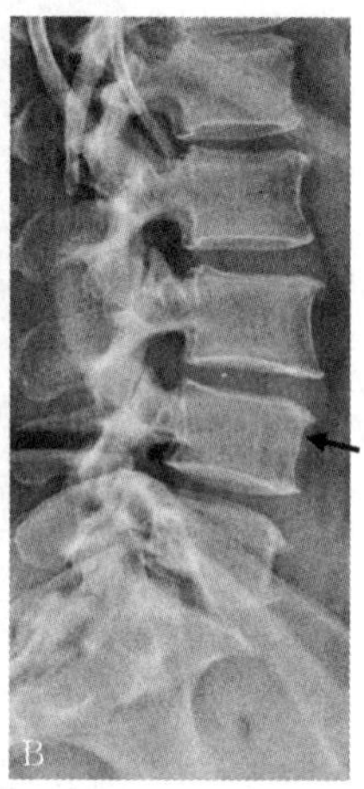

图2-35 腰椎不稳X线平片

注：A. 过屈侧位；B. 过伸侧位。腰$_4$椎体稍向前移位(箭头)。

CT、MRI可更直观、更详细提供椎小关节退变情况，如椎间小关节不对称、骨质增生、侧隐窝狭窄等(图2-28、2-36)；三维重建可直观显示椎体排列情况。

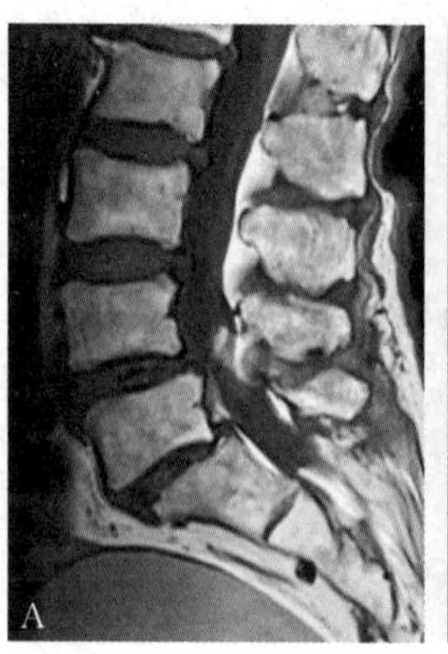
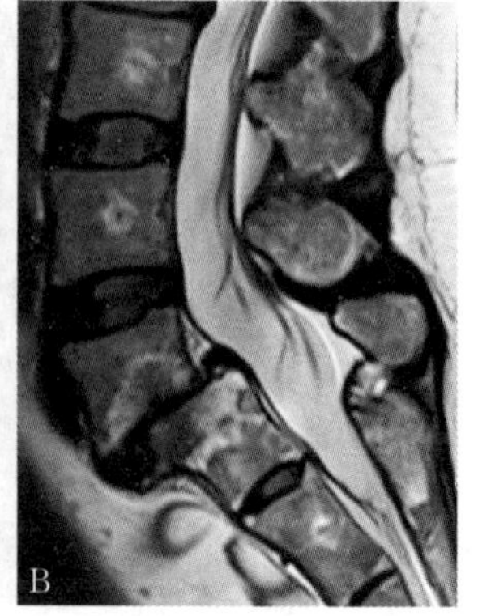

图2-36 椎体滑脱MRI

注：A. $T_1$WI矢状面；B. $T_2$WI矢状面。腰$_5$椎体向前移位<1/4椎体，硬脊膜囊受压。

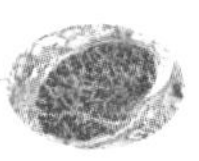

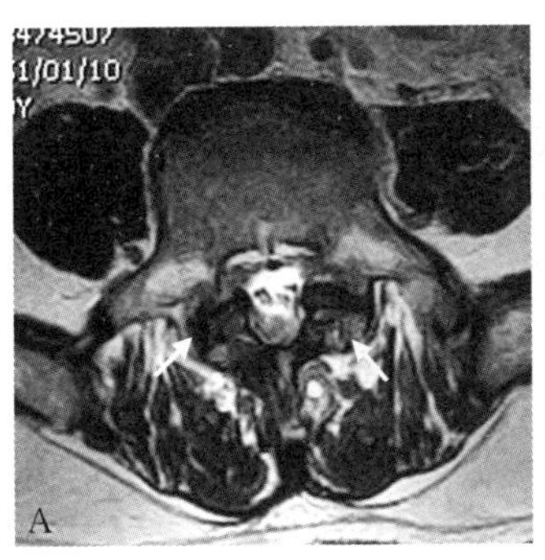
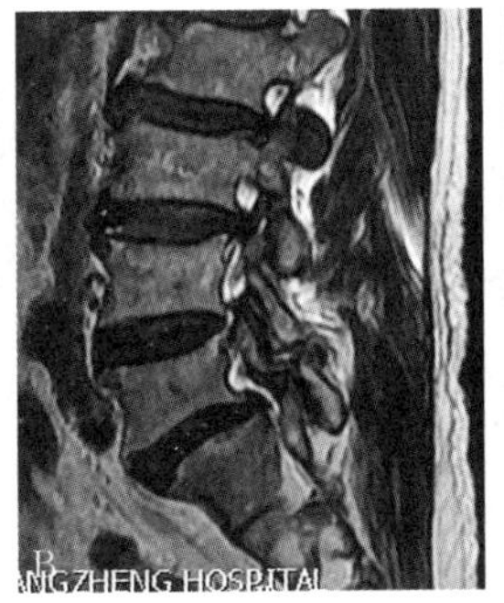
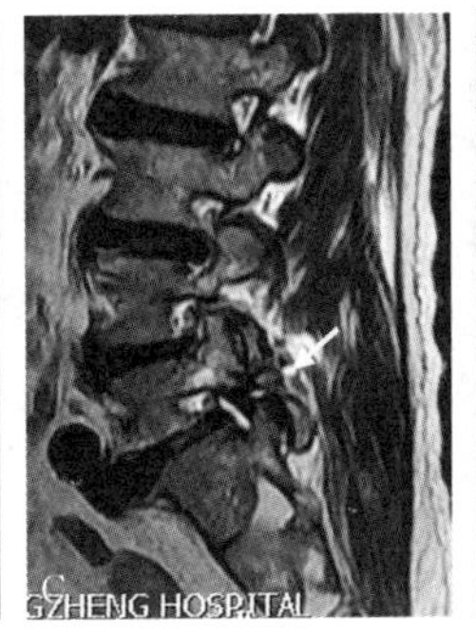
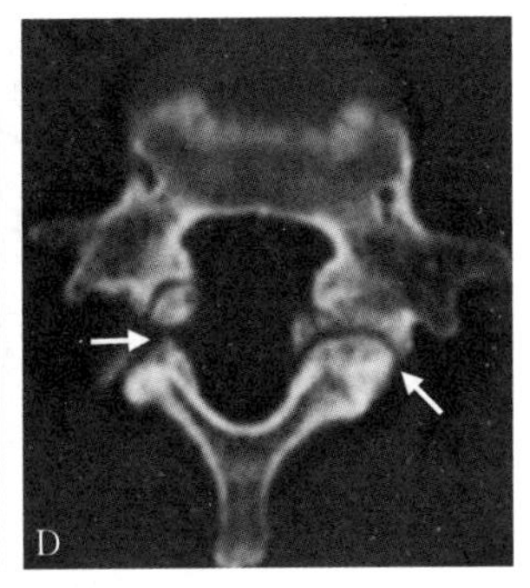

图 2-37　椎弓峡部裂 MRI 与 CT

注：A. $T_2$WI 横断面；B、C. $T_2$WI 双侧矢状面；D. CT 扫描。腰$_5$椎体向前移位约 1/3 椎体，双侧椎弓峡部连续性中断（箭头）。

椎弓峡部崩裂为椎弓峡部先天发育不良、软弱，在外力或腰椎应力作用下断裂，导致的椎体滑脱，一般大于Ⅱ度。椎体下沉，椎体上缘低于棘突连线。矢状面和横断面均可以显示椎弓峡部不连续（图 2-37），一般为双侧断裂，也可以是单侧。

椎体滑脱于矢状面显示为佳，可显示硬脊膜囊、脊髓和神经根受压情况和神经孔内神经、血管的受压情况。

## 2.3 脊柱炎症

### 2.3.1 化脓性脊柱炎

化脓性脊柱炎根据脊柱累及部位分为脊柱炎、椎间盘炎、椎体-椎间盘炎、小关节炎、硬脊膜外脓肿等，部分合并脊膜炎以及脊髓炎。近年来，化脓性脊柱炎发病率有上升趋势，文献报道表明与人口老龄化、免疫缺陷人群增多以及检查方法增多有关。化脓性脊柱炎致病菌比较广泛，以金黄色葡萄球菌及大肠埃希菌为主；感染途径包括血源性和非血源性。MRI 在化脓性脊柱炎诊断中具有十分重要的作用。

（1）病理

化脓性脊柱炎最常由血源性感染引起。椎间盘没有直接血管供应，但邻近软骨下椎体终板区具有丰富的终末动脉血管网，细菌栓子最初易在此发生驻留，引起相应区域化脓炎症反应，骨髓水肿、炎性渗出、脓液形成、骨质破坏，甚至出现死骨形成。化脓性细菌的蛋白水解酶降解椎间盘的蛋白质结构，累及并破坏邻近椎间盘（通常发生在感染后 1～3 周）和椎旁组织，造成椎旁和椎管内炎症蔓延。外科感染也是孤立性椎间盘炎的主要原因。

（2）临床

化脓性脊柱炎好发于 50 岁以上老年体弱人群。脊柱最易感顺序依次为腰椎、胸椎、颈椎、骶椎。依据化脓性脊柱炎的症状发作情况分为 3 种类型：急性（包括高热、剧烈疼痛和不适）、亚急性（低、中度发热，剧烈疼痛和轻微不适）和隐匿性（体温正常、局部疼痛）。神经损害罕见。实验室检查，急性期 C 反应蛋白升高、红细胞沉降率增加、白细胞计数升高；慢性期红细胞沉降率和白细胞计数可正常。组织活检和血培养有助于诊断及确定感染源。早期根据病原学检查结果，针对性地用抗生素治疗。大量脓肿和死骨形成则需要外科治疗。总体疗效较好。

（3）MRI 表现

MRI 检查是化脓性脊柱炎首选检查方法。感染最常累及的部位是椎体终板下骨质，早期以骨髓渗出水肿为主，这也是脊柱感染的早期特征性改变，STIR 序列显示更清楚。增强扫描，感染部位显示强化（图 2-38）。随着病变进展，可出现全椎骨广泛水肿和渗出，病变区在 $T_1$WI 为低信号，$T_2$WI 上为高信号；炎症累及椎间盘，则椎间盘髓核出现 $T_2$WI 信号增高，增强扫描可见椎间盘强

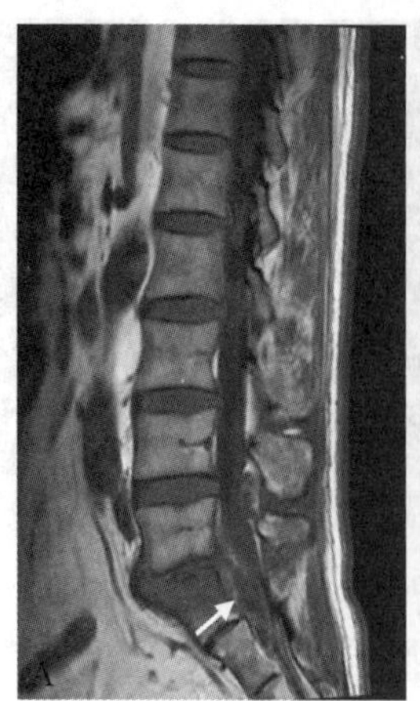

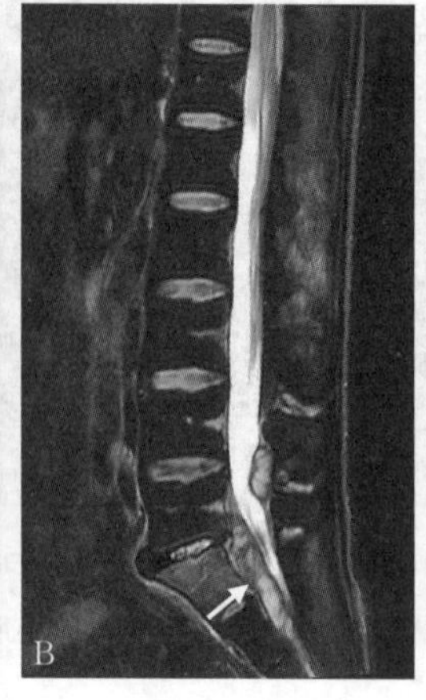

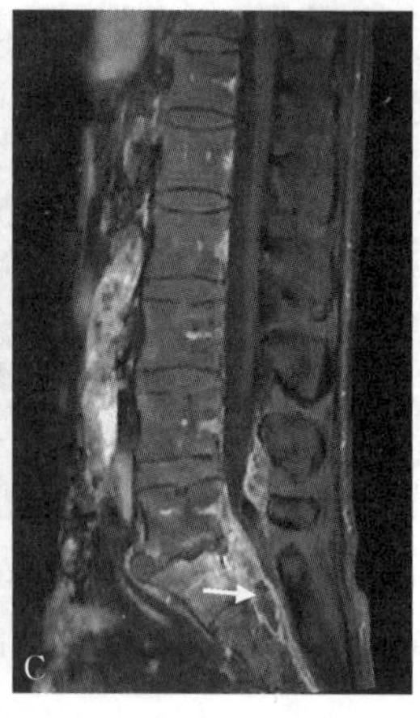


图 2-38 化脓性脊柱炎 MRI

注：A. $T_1$WI 矢状面；B. $T_2$WI FS 矢状面；C. 增强扫描。腰$_5$、骶$_1$ 椎体广泛骨髓水肿，椎管内见脓肿形成（箭头），腰$_5$/骶$_1$ 椎间盘受累，$T_2$WI 上信号增高；增强扫描，椎体及脓肿壁强化。

化；椎间盘脓肿表现为 $T_1$WI 低信号、$T_2$WI 高信号的不定型的无强化区。晚期椎间盘塌陷变扁，甚至椎间隙消失。蜂窝织炎表现为水肿信号特点，肌间隙广泛信号增高（$T_2$WI），皮下软组织呈蜂窝状 $T_2$WI 高信号改变；由于水分子弥散受阻，脓肿在 DWI 序列表现为高信号。MRI 能较好监测化脓性脊柱炎治疗效果，当水肿信号逐渐减低、增强扫描强化程度减弱，说明病变在逐渐恢复。

（4）诊断要点

急性发病，进展迅速；椎体及椎间盘破坏早且严重，MRI 增强扫描示椎间盘强化；终板下骨髓水肿。

（5）鉴别诊断

1）结核性脊柱炎：进展缓慢，有结核中毒症状，实验室检查结核菌素试验阳性；侵犯椎间盘比较晚，容易通过纵韧带扩散到相邻椎体；椎旁脓肿范围通常较大。

2）椎体转移瘤：常具有原发性肿瘤病史，易累及椎弓根，椎旁形成软组织肿块，不累及椎间盘。

### 2.3.2 脊柱结核

结核性脊柱炎，致病菌为结核分枝杆菌，约占骨骼结核感染的 50%，是最常见的肺外结核。随着结核病发病率在全球范围内快速上升，该病报道也逐渐增多。已知发病原因包括长期接触感染患者、免疫缺陷者（如艾滋病患者，酒精、药物滥用者）、人口快速增长、营养不良、贫穷和社会经济状况恶化。由于该病致残率较高，早期诊断治疗十分重要。

（1）病理

结核性脊柱炎通常为血行扩散所致，为最主要肺外继发性结核。最常见的椎骨受累部位是椎间盘相邻的软骨下骨，其他的受累部位包括椎体中央（主要是椎体受累）、椎骨后部（主要累及后部结构）和椎旁（表现为寒性脓肿）。病灶内出现结核病的特征，包括干酪样坏死、上皮样细胞肉芽肿和朗格汉斯巨细胞。结核性寒性脓肿通常外周为结核性肉芽组织，内部为干酪样坏死组织。结核分枝杆菌不产生蛋白水解酶，因此椎间盘累及较晚或不受累及。

（2）临床

脊柱结核有两个发病年龄高峰：一个高峰是 20～30 岁；另一个高峰是 60～70 岁。该病进展缓慢，症状隐匿性发展，从而导致症状发作和诊断之间的显著延迟。隐匿性腰背痛是主要症状。胸腰椎交界处及腰椎最易受累及。通常椎旁形成对称性脓肿，扩散范围较广，部分病例脓肿累及至腹股沟区。椎体破坏常引起驼背及后凸畸形。实验室检查常有结核菌素试验阳性，红细胞沉降率增

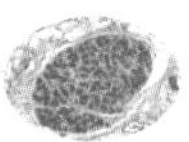

加，有助于诊断。

(3) MRI 表现

脊柱结核通常分为边缘型、中央型、边缘型和附件型，以边缘型最为多见。边缘型的典型表现包括相邻椎体上下边缘部分骨质破坏，$T_1$WI 低信号为主，$T_2$WI 高信号，相邻椎间盘受侵，椎间隙变窄，椎间盘水肿或脓液进入，增强后椎间盘可见强化(图 2－39)。中央型病变位于椎体中央，椎体破坏为主。前缘型位于椎体前缘前纵韧带下(图 2－40)，容易通过前纵韧带扩散至更多椎骨。中央型和前缘型结核通常不累及椎间盘。结核性椎旁脓肿通常范围较广，多超过受累的椎骨平面。表现脓肿壁薄而光滑，增强后囊壁可见环形强化(图 2－39)，脓肿内部脓液含蛋白质较多，于 $T_1$WI 上可呈中等信号。椎骨和椎旁软组织病灶内常见沙粒样钙化，因细小而难以为磁共振所识别。不典型脊柱结核也可表现为：单椎骨结核、非相邻椎体结核(即跳跃性病灶)、孤立附件受累、单独硬脊膜外脓肿脊髓受压以及单独的冷脓肿等。不累及椎间盘的全结核性脊柱炎也不少见(图 2－41)。

(4) 诊断要点

发病隐匿，病程长；骨质破坏以及椎间盘受侵犯较晚；椎旁脓肿累及范围广泛。

(5) 鉴别诊断

1) 化脓性脊柱炎：急性发病，椎骨骨髓水肿，增强扫描明显强化；椎间盘受侵犯比较早且严重。

2) 脊柱转移瘤：有原发性肿瘤病史，易累及椎弓根，侵犯脊柱具有多发跳跃性分布，椎旁软组织肿块形成，椎间盘不受侵犯，椎间隙无狭窄。

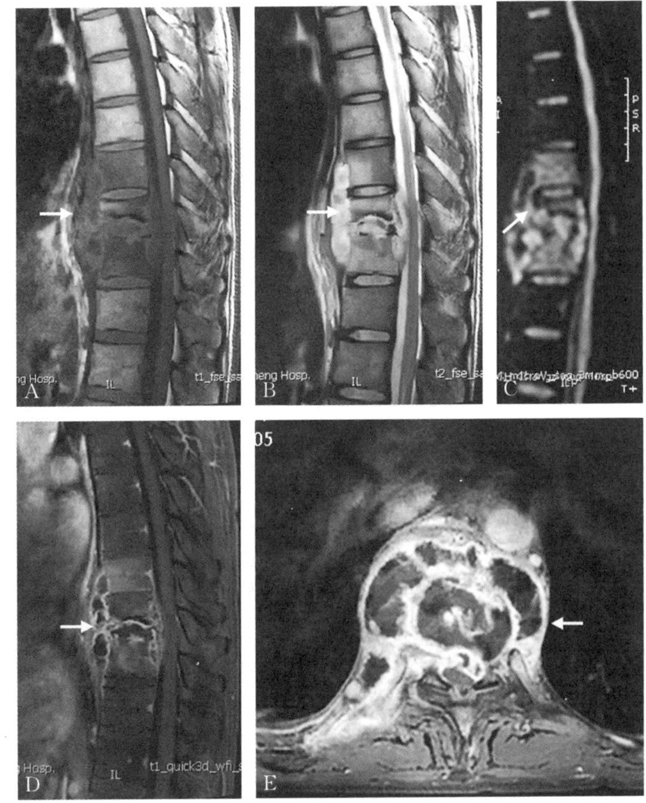


图 2－39 腰椎结核 MRI

注：A. $T_1$WI 矢状面；B. $T_2$WI 矢状面；C. DWI 序列矢状面($b$=800)；D、E. 增强扫描。胸$_{7\sim9}$ 结核，椎体骨髓水肿，胸$_{8\sim9}$ 椎体骨质破坏，椎间盘破坏，胸$_8$ 椎体楔形改变，椎旁软组织肿胀明显，椎旁冷脓肿形成(A、B、C 箭头)。脓肿在 $T_1$WI 呈中低信号，$T_2$WI 呈高信号；增强后冷脓肿呈边缘强化(D、E 箭头)，椎间盘内强化。

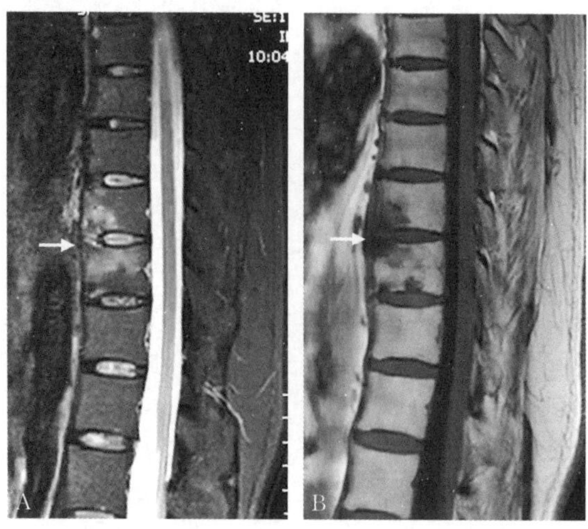

图 2-40　腰椎前缘型结核 MRI

注：A. $T_2$WI 脂肪抑制矢状面；B. $T_1$WI 矢状面。胸$_{9\sim10}$椎体前缘骨髓水肿（箭头），椎体前方软组织肿胀。椎间盘无破坏。

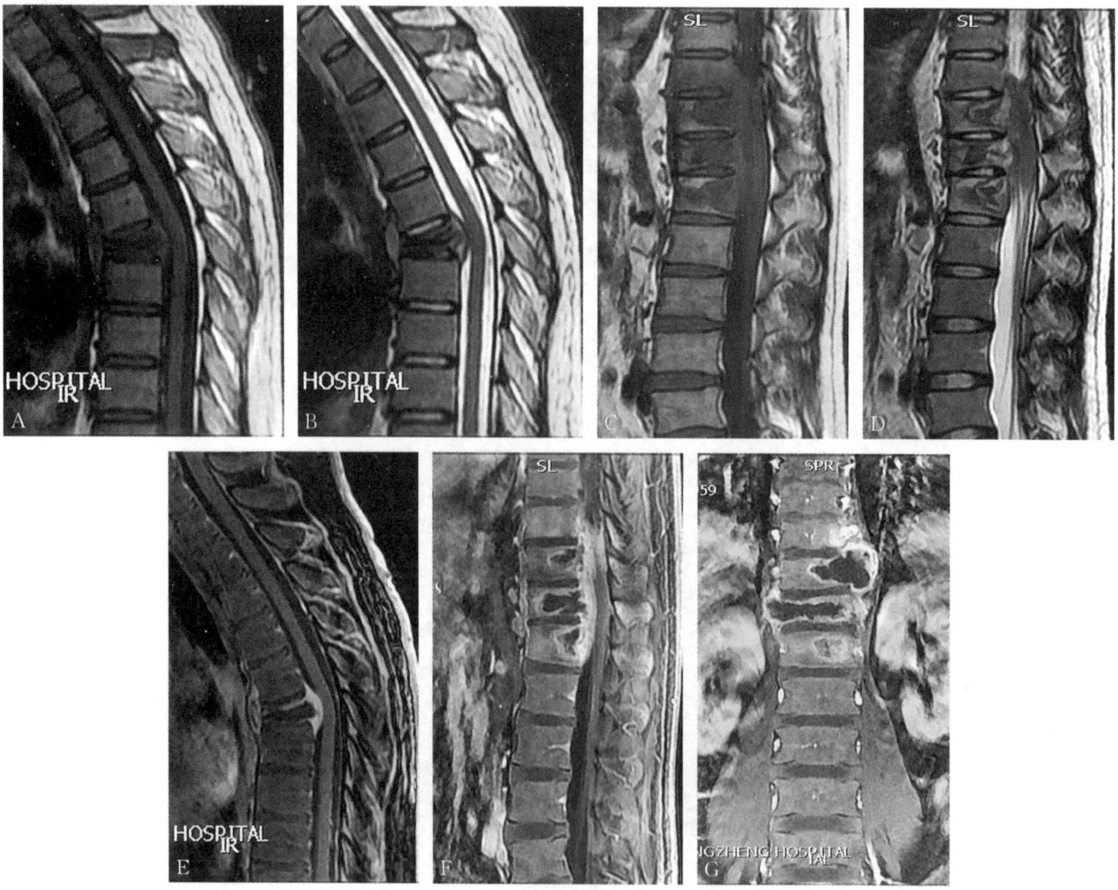

图 2-41　胸腰椎多发结核 MRI

注：A、C. $T_1$WI 矢状面；B、D. $T_2$WI 矢状面；E、F、G. 增强扫描。胸$_7$、胸$_{10}$～腰$_1$脊柱结核，胸$_7$椎体破坏伴病理骨折，胸$_{10}$～腰$_1$椎体骨质破坏，椎体内见无强化脓腔，骨髓水肿明显。胸$_{10}$～腰$_1$椎间盘无破坏。

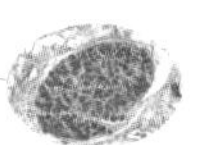

### 2.3.3 脊柱布鲁氏菌感染

布鲁氏菌病是由布鲁氏菌引起的传染病，人畜共患，在我国为法定乙类传染病。布鲁氏菌可以侵犯人体任何器官或组织。在骨骼肌肉系统中，最易侵犯脊柱，引起布鲁氏菌脊柱炎，约占脊柱感染性病变的0.3%。该病最先由Kulowski等在1932年首次报道。由于该病多发生在牧区，其他地区发病率低，并且其临床症状和影像学表现难以与其他感染性脊柱炎或肿瘤病变鉴别，因此容易造成误诊、误治。

（1）病理

布鲁氏菌脊柱炎的组织病理学特征包括死骨、新骨同时出现，上皮样肉芽肿和主要的淋巴细胞浸润，无干酪样坏死。Gimesa染色阳性提示布鲁氏菌。椎体上终板下骨质血供丰富，通常为首发部位。随着病程进展，炎症会侵犯整个椎体，可以累及椎间盘。

（2）临床

布鲁氏菌脊柱炎好发于中老年人，男性发病率高于女性。布鲁氏菌脊柱炎缺乏特异性症状；大部分患者以病变处疼痛和发热为主要症状，起病较慢；部分患者有牛、羊接触史。患者偶会出现坐骨神经痛，下肢活动受限。临床通常使用血液培养，明确诊断。聚合酶链反应（polymerase chain reaction，PCR）是检测血液和其他样品中布鲁氏菌的灵敏且特异的方法。其他血清学检查包括Wright染色和玫瑰红试验、Coombs试验以及酶联免疫吸附试验（enzyme linked immunosorbent assay，ELISA）。

（3）MRI表现

病变部位以腰椎为主，主要表现为相邻椎体连续性破坏，椎体形态变化少见。椎体破坏与增生并存，形成“花边椎”；椎体边缘骨质增生明显，出现“鹦鹉喙征”，部分形成骨桥（图2-42）。椎体MRI的表现依据病程变化：急性期病变局限，信号均匀，呈水肿样信号；亚急性期与慢性期，信号多不均匀。受累椎间盘与椎旁软组织，$T_1WI$呈低信号，$T_2WI$呈高信号。椎旁脓肿及硬膜外脓肿范围局限在受累椎体水平。

（4）诊断要点

疫区接触史，发病缓慢；病变部位疼痛明显；椎体出现“花边征”“鹦鹉喙征”；椎间盘受累，椎间隙狭窄少。椎旁脓肿及硬脊膜外脓肿范围局限在受累椎体水平。

（5）鉴别诊断

1）结核性脊柱炎：通常有肺部结核病史，以胸、腰椎多发，椎体破坏呈溶骨型破坏，增生硬化较轻，病灶内可见沙粒样死骨或点状钙化。椎体破坏明显脊柱可后突畸形；椎间隙常变窄、消失；

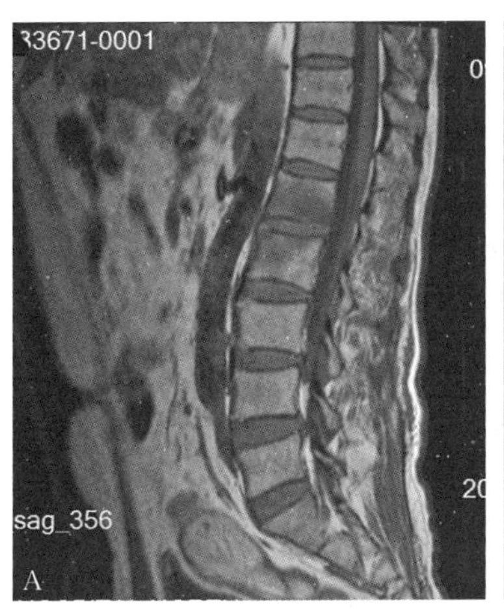


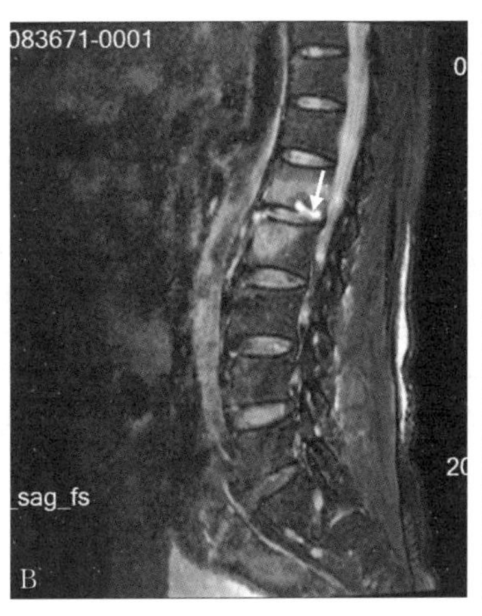


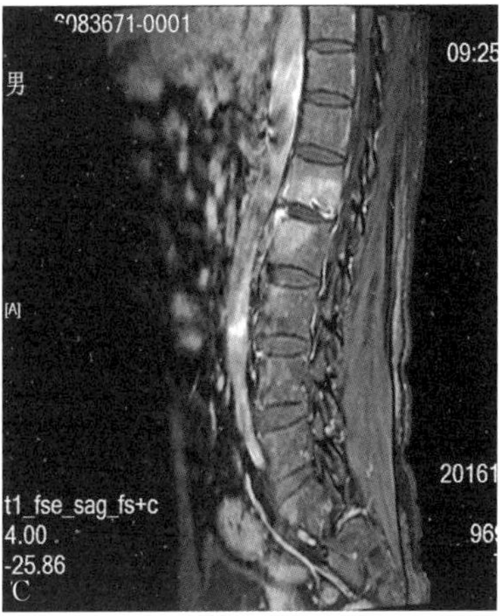


图2-42 腰椎布鲁氏菌感染MRI

注：A. $T_1WI$矢状面；B. $T_2WI$矢状面；C. 增强扫描。腰$_{1、2}$椎体内见斑片状异常信号，$T_1WI$呈低信号，$T_2WI$呈高信号，椎体边缘终板区见骨质破坏和脓液（箭头），两个椎体间有骨桥形成趋势。增强扫描，椎体骨髓呈明显均匀强化。

椎旁脓肿范围大，常跨越 1 个或多个椎体水平。

2）化脓性脊柱炎：起病急骤，临床症状明显。腰椎发病多见，骨质破坏和椎间盘破坏明显。软组织受累范围较小。

3）脊柱转移瘤：患者通常具有原发性肿瘤史，病灶多发、跳跃式分布，多伴附件受累，椎间盘不受侵犯，椎旁易形成软组织肿块。

### 2.3.4 脊柱霉菌感染

霉菌性脊柱炎是一种十分罕见的脊柱机会性感染，通常继发于人体其他部位的感染。近年来，随着免疫抑制人群及糖尿病发病的增加，对该病的报道逐渐增多。该病偶发于免疫功能正常人群，但仍远低于细菌性和结核性感染，占脊柱感染的 0.5%～1.6%。在诸多真菌感染脊柱中，念珠菌及曲霉菌是最常见的致病菌。由于霉菌性脊柱炎无特异性的临床症状及影像特点，该病常被误诊、误治。

（1）病理

病灶可见慢性肉芽肿样结构，伴有坏死；软骨广泛坏死；骨髓纤维化。使用 Schiff 染色的组织病理学显示，病灶存在坏死组织、肉芽肿和中性粒细胞炎症、以及多个存活和退化的真菌菌丝碎片。真菌染色包括 PAS 染色、六铵银染色均见霉菌团。血清曲霉菌半乳甘露聚糖检测（GM 试验）阳性。

（2）临床

根据已有文献数据，脊柱霉菌感染主要发生于 43～74 岁中老年人。危险因素包括抗生素滥用、霉菌血症、中心静脉导管置入和糖尿病。临床症状轻微且无特异性，主要包括腰背痛、发热以及下肢无力、严重者截瘫，以腰背痛最常见。C 反应蛋白及红细胞沉降率增加，但无特异性。血浆（1→3）- β - D -葡聚糖（β - D - glucan，BDG）和血清 GM 试验对于霉菌性脊柱炎的诊断有意义。确诊依靠病原学检查以及组织病理学检查。治疗方法以抗真菌药物为主，但在脓肿形成、脊柱不稳定、神经功能缺损或败血症的情况下，通常需要手术治疗。

（3）MRI 表现

病变早期局限于椎体终板骨质，随着病情进展，累及整个椎体及附件，形成椎旁及硬脊膜外肉芽肿或脓肿；$T_1$WI 呈低信号，$T_2$WI 呈低至稍高信号，脂肪抑制序列呈高信号，增强扫描明显强化，椎间盘较少累及（图 2 - 43 A～D）。病变累及相邻两个椎体并且 $T_2$WI 信号低具有一定特征性（原因可能是一些霉菌产生顺磁性物质）。CT 上具有硬化和溶骨破坏并存，PET/CT 上病灶代谢增高（图 2 - 43 E～G）。

（4）诊断要点

绝大部分发生在免疫抑制人群；腰背部疼痛；GM 实验阳性；病变累及相邻两个椎体并且 $T_2$WI 信号减低。

（5）鉴别诊断

1）化脓性脊柱炎：起病急骤，临床症状明显；腰椎多见，软组织受累范围较小。

2）结核性脊柱炎：脊柱胸腰段多发，椎体破坏呈溶骨型破坏，增生硬化轻微。病灶内可见点状钙化和死骨。脊柱可后突畸形。椎间隙常变窄、消失。椎旁脓肿范围大，常跨越 1 个或多个椎体水平。

3）布鲁氏菌脊柱炎：具有疫区接触史。椎体出现“花边征”“鹦鹉喙征”。椎间盘受累，椎间隙狭窄少见。椎旁脓肿及硬脊膜外脓肿范围局限在受累椎体水平。

4）脊柱转移瘤：患者通常具有原发性肿瘤史。病灶多发、跳跃式分布，多伴附件受累。椎间盘不受侵犯。椎旁易形成软组织肿块。

### 2.3.5 脊柱关节炎

（1）概述

脊柱关节炎（spondyloarthritis，SpA），既往又称血清阴性脊柱关节病（seronegative spondyloarthropathies）或脊柱关节病（spondyloarthropathy），是一组慢性炎症性疾病，具有特定的病理生理、临床、放射学和遗传特征，炎性腰背痛伴或不伴外周关节炎，加之一定特征的关节外表现是这类疾病特有的症状和体征。这一类疾病包括：强直性脊柱炎（ankylosing spondylitis，AS）、反应性关节炎（reactive arthritis，ReA）、银屑病关节炎（psoriatic arthritis，PsA）、炎性肠病性关节炎（arthropathy

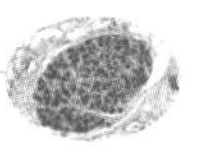

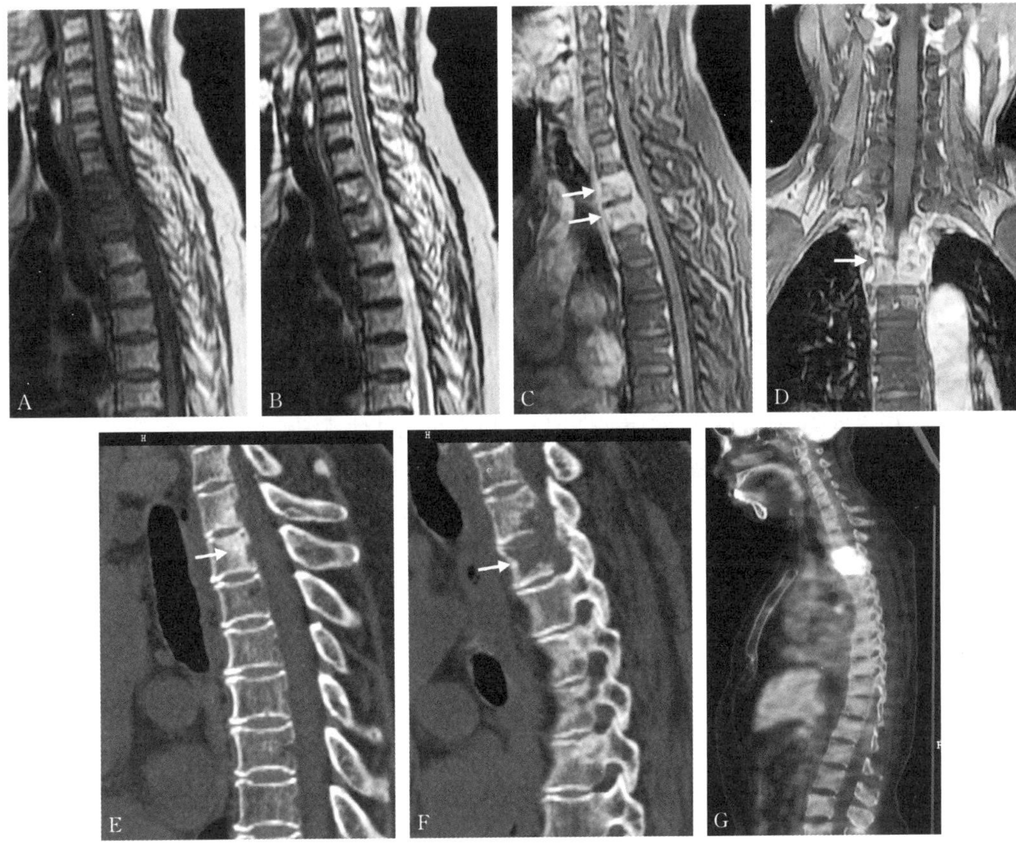

图 2－43　隐球菌脊柱炎 MRI、CT、PET/CT

注：A. 胸椎矢状面 $T_1$WI；B. 胸椎矢状面 $T_2$WI；C、D. 胸椎矢状面和冠状面 GD－DTPA 增强；E、F. CT 平扫矢状面重建；G. PET/CT。可见胸$_{2、3}$椎体骨质破坏，椎间盘较少受累；病变区强化明显，血供丰富（C、D 箭头）。CT 显示病灶硬化和溶骨均存在（E、F 箭头），病变代谢较高，PET CT 上呈高代谢状态。

of inflammatory bowel disease）、未分化脊柱关节炎和幼年慢性关节炎。该类疾病常在中青年发病；除银屑病关节炎发病无性别差异外，其他几种疾病男性均多于女性。该病以中轴关节受累为主，通常侵犯骶髂关节和脊柱，也可侵犯下肢关节（如髋关节、膝关节及踝关节）。

脊柱关节炎与 *HLA－B27* 基因有很强的相关性。一项研究中，83％的 *HLA－B27* 阳性患者存在骶髂关节炎。但 5％～10％正常高加索人群中 *HLA－B27* 呈阳性。70％～95％的脊柱关节病患者（尤其是强直性脊柱炎患者）*HLA－B27* 呈阳性。*HLA－B27* 是骶髂关节炎和脊椎关节炎慢性发作的危险因素。

脊柱关节炎的炎症过程发生在韧带附着于骨的位置。这不同于有许多临床和放射学表现的类风湿关节炎。脊柱关节炎最初的炎症靶点出现在韧带起止点、软骨和较小范围的滑膜，随着新骨在纤维瘢痕组织上的形成，炎症过程有自愈的倾向，导致关节强直和关节不可逆的骨化。

脊柱关节病表现为中轴骨骼、肌腱止点和关节区域内的炎症变化，以及在骨骼肌肉系统外的其他区域，如眼睛、皮肤、肠和血管的改变。炎症累及单侧或双侧的骶髂关节。骶髂关节炎是脊柱关节病的主要症状表现。中轴骨受累分早期和晚期，早期主要表现为炎性腰背痛，但影像学上还未表现出骶髂关节炎的表现，这部分患者通常在临床上容易被漏诊或误诊；晚期的临床表现非常明显，包括骶髂关节炎、脊柱部分或全部受累、患者体型与体态变化、活动受限、影像学变化，容易被临床确诊，但即使被临床正确地诊断，其治疗往往

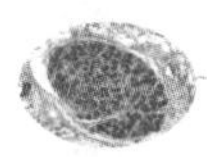



也错过了最佳的治疗期，或者患者已经出现了功能受限或残疾。

脊柱关节炎患者的腰背痛常常隐匿性起病，起始部位位于腰臀部区域，渐向背部发展，常在后半夜较为明显，并伴有明显僵硬感，可导致夜间翻身困难，且在清晨起床时腰背部明显僵硬，需活动后方改善。这种晨僵的持续时间与患者的病情轻重有关，轻者数分钟可缓解，重者持续时间长达数小时甚至全天。这种炎性腰背痛是脊柱椎小关节炎症、附着点炎的外在表现。炎性腰背痛是强直性脊柱炎最具有标志性的特点之一。疾病晚期都会出现脊柱强直，主要是由于椎体韧带、肋椎关节和胸肋关节的骨化所致，常常导致脊柱的活动度受损，并增加了骨折的风险。强直性脊柱炎的晚期，可见广泛的椎旁软组织钙化，韧带条状或带状骨化，椎体骨侵蚀常导致跨越于椎间盘边缘的骨质增生，称之为韧带骨赘，是椎间盘纤维环本身骨化的表现。广泛的韧带骨赘形成后，则呈现典型的“竹节状脊柱”。

附着点炎是脊柱关节炎的特征性病变，其他疾病较少出现。在脊柱，附着点炎可见于滑囊和韧带的附着处，也见于椎间盘、肋椎关节和肋横突关节。脊柱关节的疼痛、僵硬和活动度受限多源自附着点炎。附着点炎也累及很多中轴外部位，表现为相应部位的局部肿痛，常见部位有：足跟部（包括跟底或跟腱部位）、膝关节周边的局部肿痛、坐骨结节、髂前上嵴、耻骨联合以及肋骨软骨连接处。

（2）病理

起病早期表现为滑膜衬里细胞层增厚，疏松结缔组织增厚，内含少量淋巴细胞、浆细胞及巨噬细胞浸润；血管翳形成，软骨表面受侵，骨小梁边缘成骨细胞活跃；骨髓造血细胞减少，浆细胞以及淋巴细胞增多。病变中期出现关节软骨变性、破坏、骨化，软骨下骨质破坏、炎症细胞浸润以及钙盐沉着为主。病变晚期，软骨发生纤维化，软骨下骨质严重破坏，关节由分化成熟的小梁骨取代，关节腔消失，无炎症细胞浸润。

（3）临床

发病的高峰期是 15～45 岁。发病率在 0.2%～0.5%，男性多于女性。发病原因有一定遗传因素，*HLA-B27* 常为阳性，阴性结果并不是排除标准。初始发病部位以骶髂关节和上颈椎为主，可发生于髋关节和其他大关节。患者隐匿性发病，病程长，常会出现炎症性背痛，经常在深夜或清晨发生下腰背部疼痛，伴有晨僵，活动后缓解，对非甾体类抗炎药治疗敏感。除脊柱发病以外，其他部位也可以发病，主要包括下肢关节（主要是肌腱、韧带和关节囊附着点部位发炎），关节外表现包括葡萄膜炎、银屑病（牛皮癣）、结肠炎以及少见其他系统疾病。

（4）MRI 表现

X 线检查对脊柱关节炎具有诊断意义。脊柱关节炎最早的变化发生在骶髂关节，但骶髂关节炎常于脊柱关节炎发病后数月乃至数年后始能发现阳性 X 线征象。MRI 的优势在于可以早期发现和诊断强直性脊柱炎。因此，对可疑病例应选择骶髂关节 MRI 检查，有利于早期骶髂关节病变的检出。

典型骶髂关节 MRI 表现包括骨髓水肿、滑囊炎、滑膜炎、软骨下骨质受侵、骨质硬化、脂肪沉积以及关节附着点炎（图 2-44）。根据严重性，MRI 可分为 4 级：Ⅰ级，关节面下骨髓局限水肿，关节间隙无狭窄；Ⅱ级，关节软骨中断，骶骨、髂骨内小斑片状水肿，关节间隙无狭窄；Ⅲ级，关节面侵蚀、硬化，大面积骨髓水肿，关节间隙变窄；Ⅳ级，关节面硬化，关节间隙消失。DWI 对强直性脊柱炎亦较敏感。脊柱上病变主要累及韧带、滑膜、纤维环付着处骨骼，导致骨髓水肿，骨质破坏、增生、硬化。椎体上下角（Romanus 病变）和终板附近骨髓水肿侵蚀（Andesson 病变），具有特征性。急性期表现为 $T_1$WI 低信号、$T_2$WI 高信号（图 2-45），晚期局部骨质增生、硬化，骨髓脂肪化。小关节突、棘突、椎板等部位急性期可表现为骨髓水肿，晚期骨质硬化，小关节面破坏，关节间隙消失（图 2-46）。

（5）诊断要点

中青年患者，*HLA-B27* 阳性；炎症性腰背痛，晨僵，活动后缓解；骶髂关节软骨破坏，骨髓水肿；附着点炎症；关节间隙狭窄或消失。

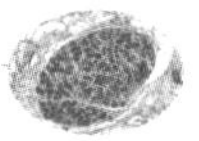

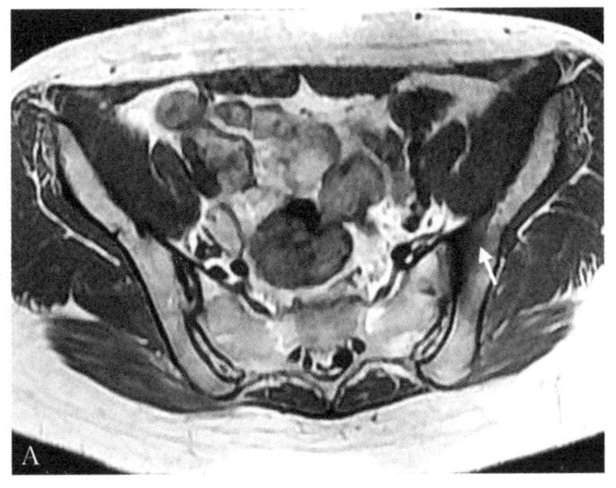

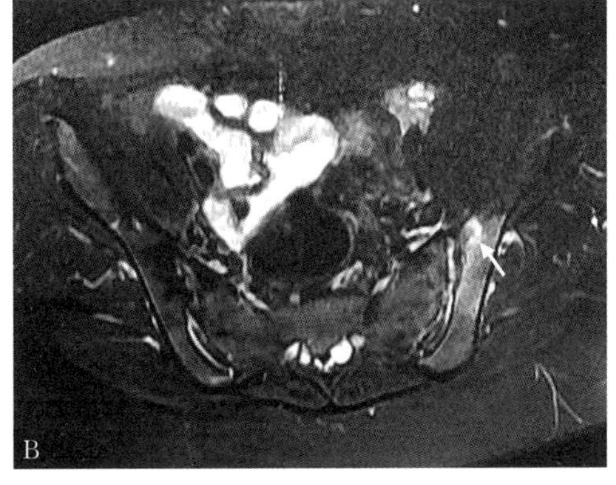

图 2-44　急性期强直性脊柱炎 MRI(1)

注：A. 骶髂关节横断面 $T_1$WI；B. 骶髂关节横断面 $T_2$WI 脂肪抑制序列。见双侧骶髂关节面不光整，关节面下骨髓水肿(箭头)，关节间隙部分狭窄。

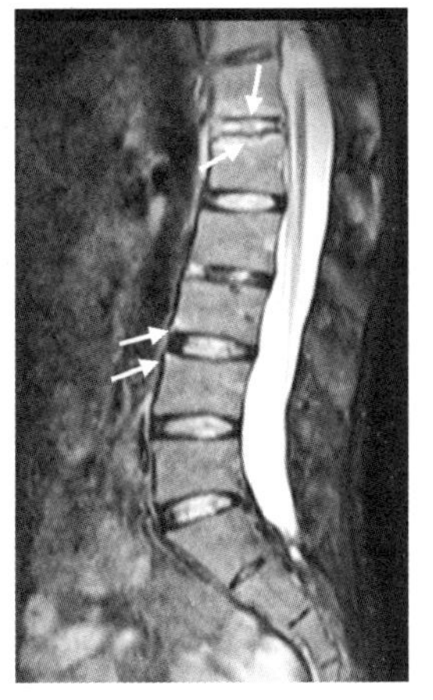

图 2-45　急性期强直性脊柱炎 MRI(2)

注：矢状面 $T_2$WI 脂肪抑制图像，腰$_3$椎体前下角和腰$_4$椎体前上角高信号，为 Romanus 病变(箭头)；腰$_1$椎体上终板和胸$_{12}$椎体下终板高信号为 Andesson 病变(箭头)。

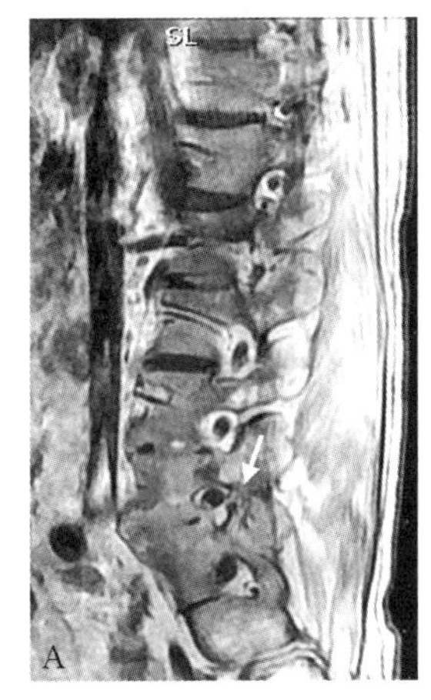

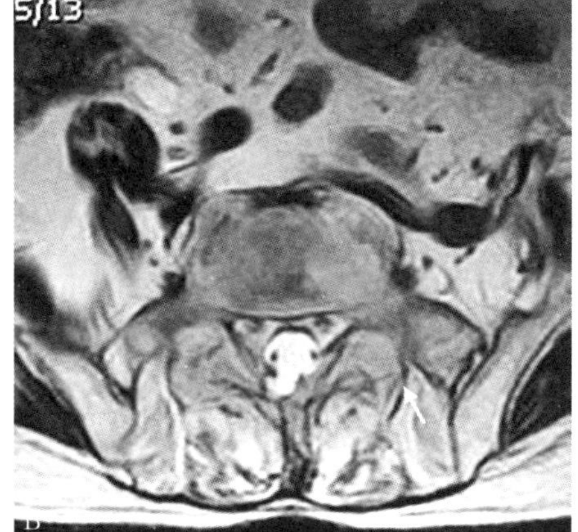

图 2-46　晚期强直性脊柱炎 MRI

注：A. 腰椎矢状面 $T_2$WI 脂肪抑制；B. 腰椎横断面 $T_2$WI 脂肪抑制。示椎间小关节间隙融合消失(箭头)。

(6) 鉴别诊断

1) 脊柱退行性病变：主要发生于中老年人，累及骶髂关节时主要表现为骨赘形成，关节间隙无狭窄；无晨僵表现。

2) 类风湿脊柱炎：主要发生于中老年人，女性好发；类风湿因子阳性；主要累及颈椎。

3) 其他血清阴性脊柱炎：鉴别困难，需结合临床资料。

## 2.4　脊柱创伤

### 2.4.1　颈椎骨折

颈椎损伤通常由外伤导致，最常见为交通事故、高处坠落伤以及运动损伤等，约占脊柱损伤的 20.8%。颈椎损伤易累及颈髓，导致高位截瘫。

CT检查对颈椎骨折能提供精准诊断，但对骨折导致的继发性损伤，如颈髓等，缺乏敏感性。MRI不仅软组织分辨率高，而且能多维角度判断颈椎受伤情况，并能判断患者预后情况。

（1）病理

由于解剖学特点，颈椎分为上段颈椎（包括寰椎、枢椎）及下段颈椎（第3～7颈椎），两者的创伤有显著不同。上颈椎创伤分为骨折及脱位。上颈椎骨折进一步分为枕骨髁骨折（包括非移位骨折及移位骨折）、寰椎骨折（包括寰椎前弓、后弓、侧块单独或联合发生骨折）、枢椎骨折（包括齿状突骨折、Hangman骨折以及枢椎椎体骨折）。上颈椎脱位进一步分为寰枕关节脱位或半脱位、寰枢关节脱位或半脱位、寰枢关节旋转固定或寰枢关节旋转性半脱位。通常上颈椎脱位合并上颈椎骨折。

（2）临床

依据颈椎受伤部位以及损伤椎管程度特点，临床症状表现不一。单纯骨折患者，仅表现为受伤部位疼痛，活动受限。累及神经或脊髓则出现神经系统功能障碍，如高位截瘫。

（3）MRI表现

在颈椎受伤患者中，MRI不仅能显示骨折，还可显示颈椎周围软组织（主要包括韧带、椎间盘以及脊髓等）损伤（图2-47）。椎体骨折多表现为压缩变形、碎裂，或断裂错位（图2-48）。骨小梁倒伏压紧的骨折线，在各序列为低信号，骨折邻近的骨髓腔存在广泛水肿信号。骨折线缝隙内出血则表现为$T_2$WI高信号（图2-48D）。骨挫伤多发生在椎体前部，表现为骨髓腔水肿，无椎体变形和骨折线。

（4）诊断要点

明确外伤病史，具有典型创伤MRI表现。

（5）鉴别诊断

1）陈旧性骨折：颈椎椎体呈楔形改变，但无骨髓水肿改变。

2）病理性骨折：可见椎骨骨质破坏和椎旁软组织肿块等。一些特殊检查序列[如DWI及动态增强（dynamic contrast-enhanced，DCE）-MRI]有鉴别作用。MRI对细微颈椎骨折显示不如CT，需要多种影像检查相结合。

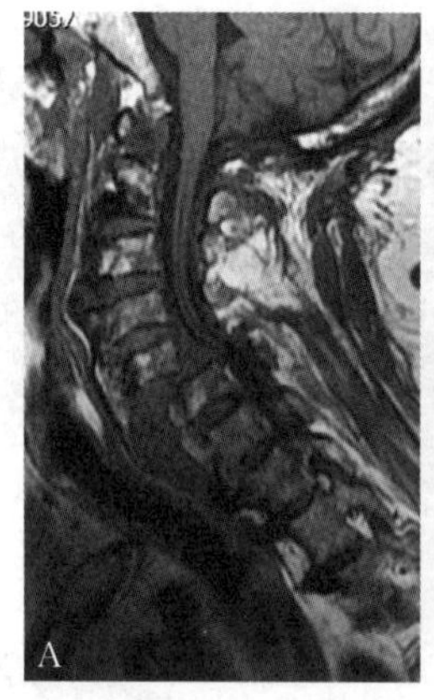
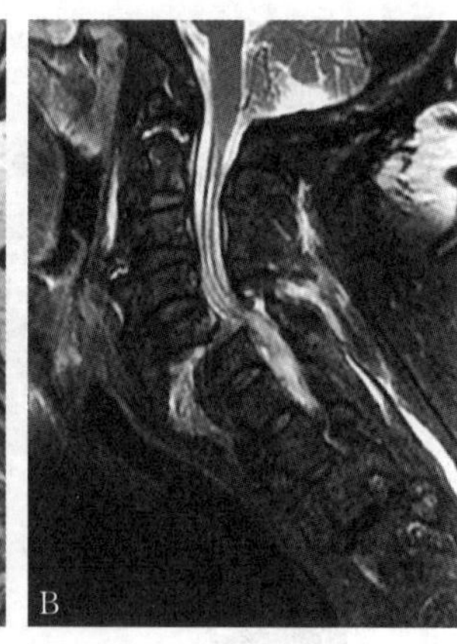

图2-47　颈椎附件骨折，椎体滑脱MRI

注：A. $T_1$WI矢状面；B. $T_2$WI矢状面。颈$_5$附件骨折，颈$_5$椎体前滑脱，颈背部肌肉间隙和皮下软组织广泛水肿，呈$T_1$WI低信号、$T_2$WI高信号。

## 2.4.2　胸椎骨折

胸椎骨折通常发生于高能量损伤，如交通事故以及高处坠落等；绝大多数由过屈及轴向承重引起，具有高致残率。由于胸椎生理曲度及与周围骨骼相连特点，下段胸椎骨折发生率高，胸腰段（胸$_{10}$～腰$_2$椎体）是脊柱骨折最常见的部位，约占50%。

（1）病理

胸椎骨折依据形态改变，分为如下4类：①压缩性骨折，累及脊柱前柱，以椎体压缩楔形变为特征，是胸椎骨折最常见类型；②爆裂性骨折，累及脊柱前中柱，椎体多块骨折块，属于不稳定型骨折，后部骨碎片常突入椎管引起脊髓受压损伤；③安全带骨折，较少见，累及脊柱三柱，表现为棘突、椎板、椎弓根和椎体的水平方向骨折；④脱位，关节突骨折脱位，椎体滑脱，大部分发生于第12胸椎与第1腰椎。

（2）临床

根据胸椎骨折累及范围，症状表现不一，轻症患者仅表现为受伤部位疼痛；重者则出现神经系统障碍，如截瘫、下肢麻木、感觉消失等。需要警惕的是内脏是否受累及。

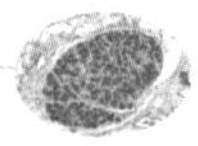

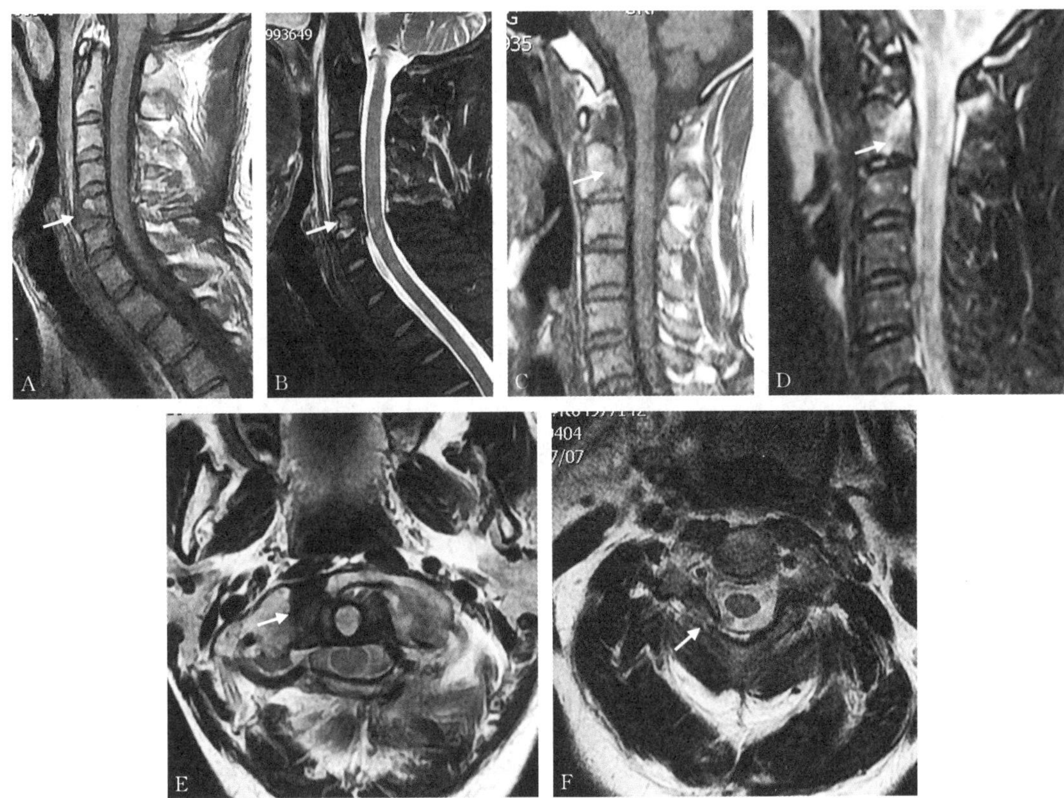

图 2-48　颈椎骨折 MRI

注：A、C. $T_1$WI 矢状面；B、D. $T_2$WI 矢状面；E、F. $T_2$WI 横断面。A、B 示颈$_5$ 椎体压缩楔形变，椎体内可见 $T_1$WI 低信号、$T_2$WI 高信号的异常信号区，为创伤性水肿（箭头）；C、D. 颈$_2$ 椎体斜行线样骨折线，骨折线于 $T_2$WI 呈高信号，为创伤性出血进入骨折线内（箭头）；E. 寰椎前弓骨折分离（箭头）；F. 右侧椎板断裂（箭头）。

（3）MRI 表现

大部分骨折椎体呈楔形改变，爆裂性骨折碎片可突向椎管内，导致脊髓挫裂伤。压缩椎体前后径常增大，骨折线为低信号（图 2-49）；血液进入骨折线，则在 $T_2$WI 呈高信号。骨折线周围可出现骨髓水肿。骨挫伤无椎体形变。胸椎多椎骨骨折不少见，$T_2$WI 高信号对骨折敏感（图 2-50）。

（4）诊断要点

明确的外伤病史，胸椎椎体楔形改变，明确的骨折线。

（5）鉴别诊断

1）陈旧性骨折：胸椎椎体变形，但无水肿信号改变。

2）病理性骨折：可见椎骨骨质破坏和椎旁软组织肿块等。一些特殊检查序列（如 DWI 及DCE-

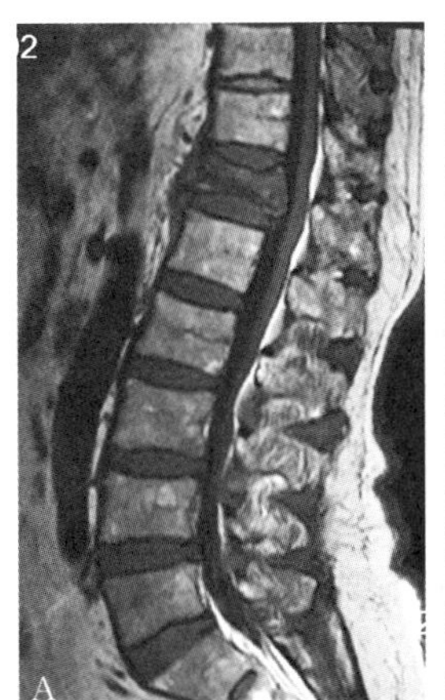

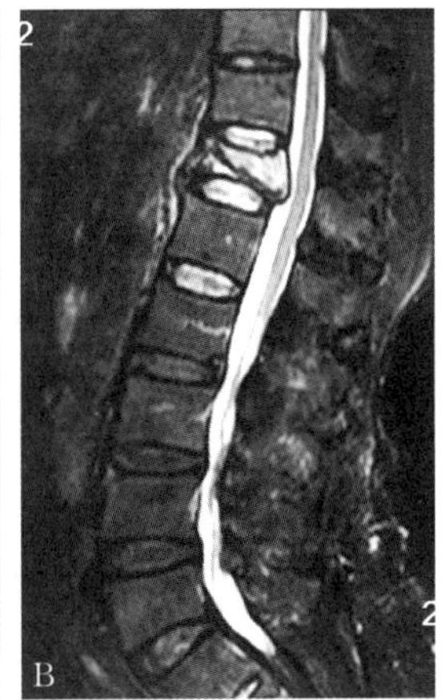

图 2-49　胸$_{12}$ 椎体急性骨折 MRI

注：A. $T_1$WI 矢状面；B. $T_2$WI 脂肪抑制矢状面。胸$_{12}$ 椎体楔形改变，线形低信号骨折线；胸$_{12}$ 椎体斑片状水肿信号；部分椎体突向椎管，致椎管狭窄。

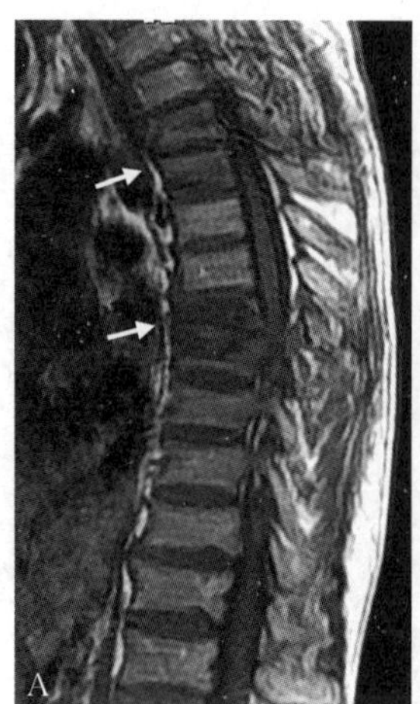
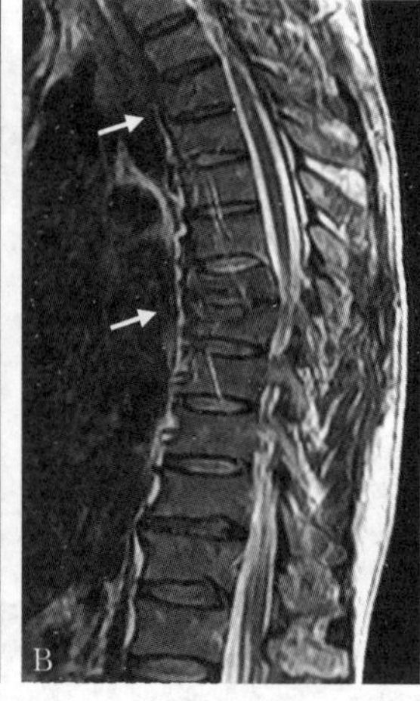
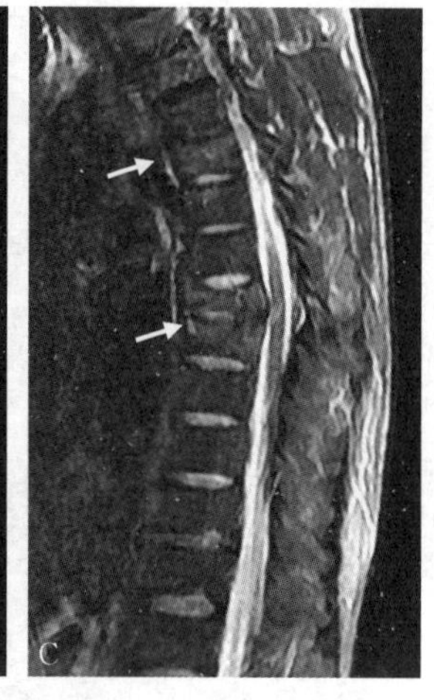

图 2-50　胸椎体多发骨折 MRI

注：A. $T_1$WI 矢状面；B. $T_2$WI 矢状面；C. $T_2$WI 脂肪抑制矢状面。胸$_{3、4、7、8}$ 椎体多个椎体压缩，骨髓水肿；脂肪抑制序列显示更清楚（箭头）。

MRI）有鉴别作用。MRI 对胸椎细微骨折显示不如 CT，需要结合多种影像检查。

### 2.4.3　腰椎骨折

由于腰椎活动幅度大，易于受伤。腰椎骨折主要由外伤导致腰椎椎体及附件骨折；除骨结构的损伤外，常伴有腰段脊髓、神经等的损伤，甚至截瘫。

（1）病理

脊柱骨折分型方法较多，目前为止，运用最多的是 Denis 分型。腰椎骨折分为：①压缩性骨折，为腰椎骨折中最常见类型，累及脊柱前柱，表现为椎体前部变扁；②爆裂性骨折，通常发生在轴向承重基础上，伴有过屈性损伤，累及脊柱前中柱，大部分骨折碎片后移，突向椎管，导致神经损伤；③安全带骨折，累及脊柱三柱，又称 Chance 骨折，典型的 Chance 骨折是由棘突，经椎弓根至椎体的水平劈裂形损伤，常累及多个椎体；④骨折性脱位，为关节突骨折，伴椎间小关节脱位、交锁。

（2）临床

腰椎骨折主要由外伤导致椎体受震荡爆裂，或受邻近椎体挤压变形。可发生于一个椎体或多个椎体。骨质疏松患者更易发生。常合并椎体向后移位，骨片碎裂突入后方椎管引起椎管内容的继发性损伤。临床主要表现为下肢瘫痪、马尾综合征、腰腿痛、间歇性跛行、肢体麻木等。

（3）MRI 表现

根据骨折线和骨挫伤信号特征可以对腰椎骨折类型进行仔细分型。新鲜骨折与颈胸椎骨折相同（图 2-51），椎旁软组织肿胀。愈合期骨折区仍可见出血或肉芽组织的高信号，周围骨髓水肿吸收（图 2-52）。骨折愈合后通常仅表现为椎体形变，骨髓表现为低信号硬化，或脂肪化（图 2-53），或与邻近椎体骨髓信号相同，无骨折线显示。此外，椎体滑脱还要考虑椎间小关节骨折（图 2-54）。

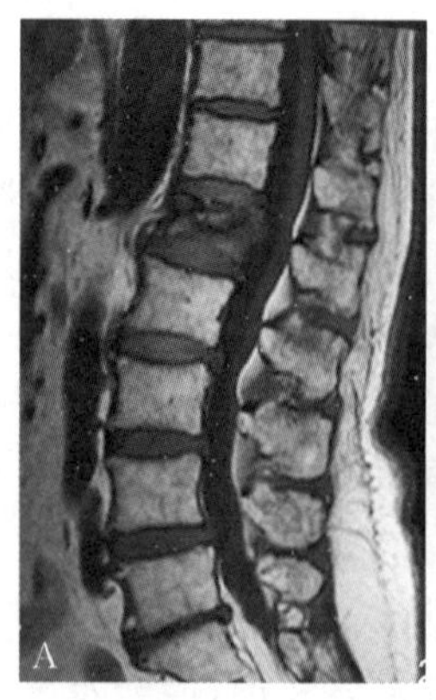
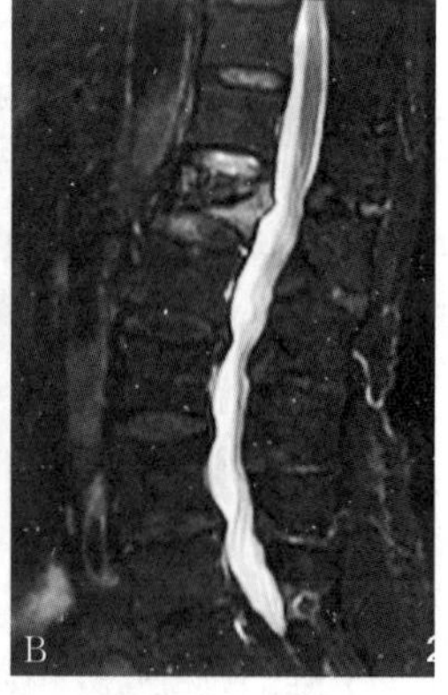

图 2-51　腰$_1$ 椎体急性骨折 MRI

注：A. $T_1$WI 矢状面；B. $T_2$WI 脂肪抑制矢状面。腰$_1$ 椎体楔形改变，椎体内见线形骨折线，骨折线周围骨髓水肿；同水平椎管轻度狭窄。

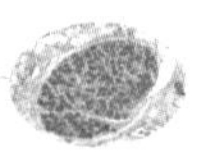

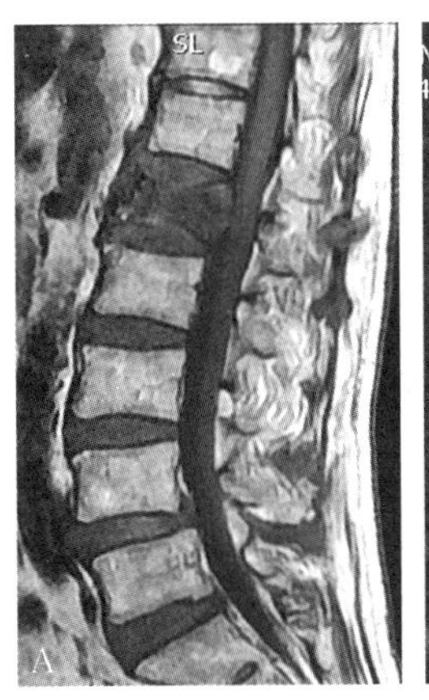


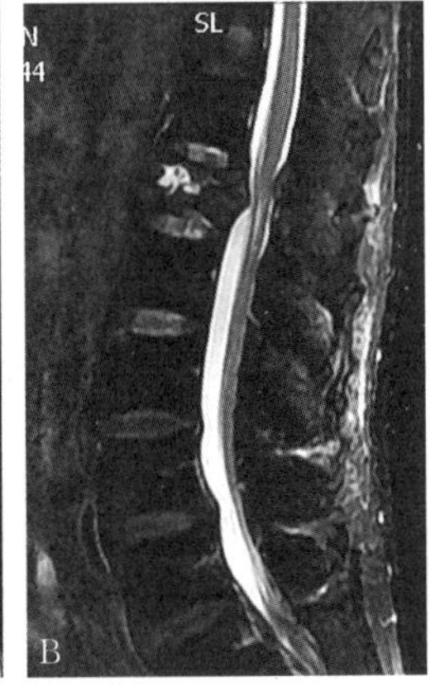


图 2－52　腰$_1$ 椎体愈合期骨折 MRI

注：A. $T_1$WI 矢状面；B. $T_2$WI 脂肪抑制矢状面。腰$_1$ 椎体压缩，椎体内见不规则骨折线区，呈 $T_1$WI 低信号、$T_2$WI 高信号，骨折线周围骨髓低信号（$T_1$WI/$T_2$WI）为骨质硬化。

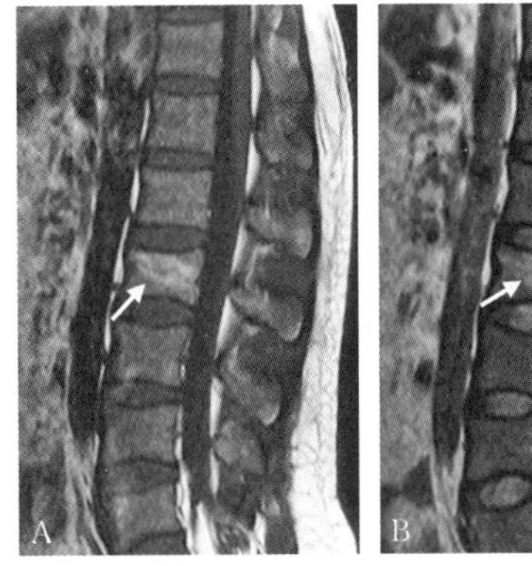

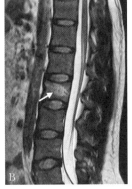

图 2－53　腰$_2$ 椎体骨折愈合后 MRI

注：A. $T_1$WI 矢状面；B. $T_2$WI 矢状面。腰$_2$ 椎体压缩，椎体内见脂肪化，呈 $T_1$WI 高信号、$T_2$WI 高信号（箭头）。

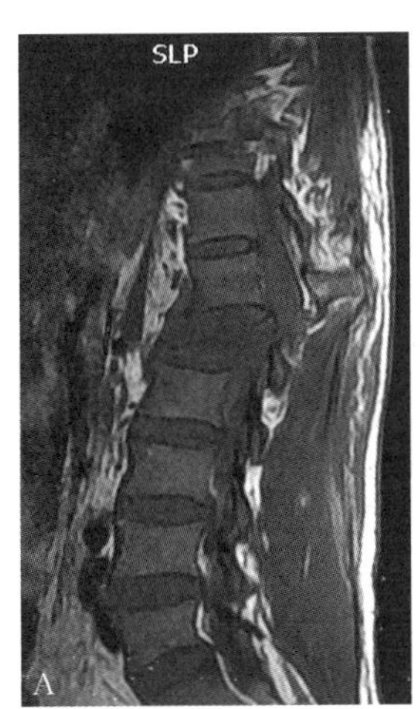


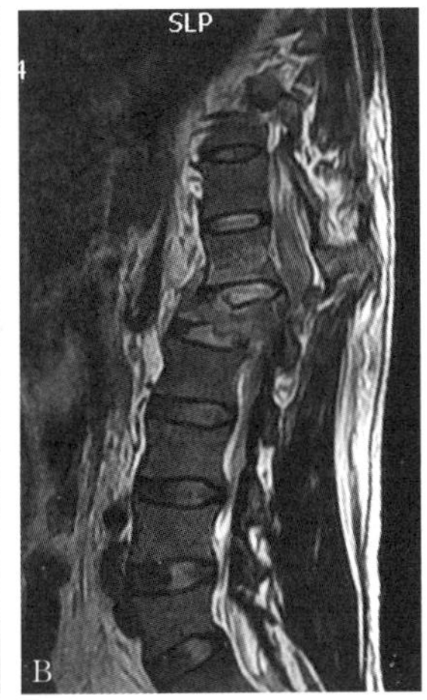


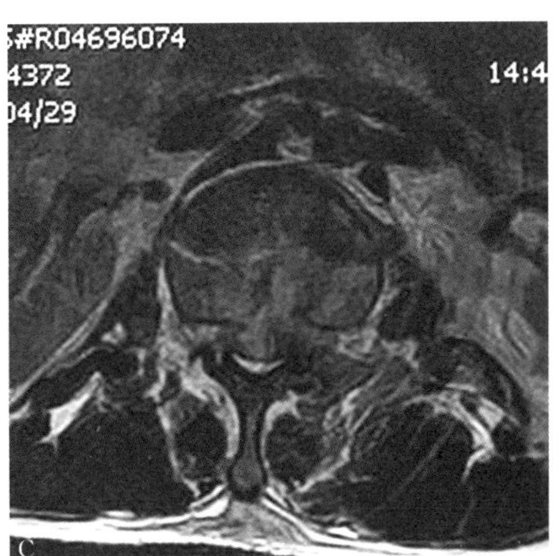


图 2－54　腰$_1$ 椎体骨折滑脱 MRI

注：A. $T_1$WI 矢状面；B. $T_2$WI 矢状面；C. $T_2$WI 横断面。腰$_1$ 椎体粉碎性骨折，小关节突骨折；腰$_1$ 椎体向前，胸$_{12}$ 椎体向后滑脱。

（4）诊断要点

有明确的外伤病史，腰椎椎体呈楔形改变，具有典型骨折线，相应椎体骨髓水肿。

（5）鉴别诊断

1）陈旧性骨折：腰椎椎体呈楔形改变，但无水肿信号改变。

2）病理性骨折：可见椎骨骨质破坏和椎旁软组织肿块等，一些特殊检查序列（如 DWI 及 DCE－MRI）有鉴别作用。MRI 对腰椎细微骨折显示不如 CT，需要结合多种影像检查。

### 2.4.4　骶尾骨骨折

骶尾椎骨折，主要发生在低水平跌落、摔倒等外伤事故中，原因是与臀部着地相关，约占低水平脊柱骨折中的 36%。在所有脊柱骨折中，骶尾椎骨占 2.39%。通常合并其他部位脊柱骨折和骶尾部神经的损伤。骶尾椎骨折以骶$_{4、5}$ 椎骨骨折最常见，尾骨骨折次之。

(1) 病理

骶尾椎骨折类型以横形及斜形骨折多见。骶尾椎骨折远端轻度向前或向后移位并两折端相嵌是骶尾椎骨折的特殊表现。尾椎脱位以尾椎向前脱位多见，尾椎前移，骶尾椎边缘的自然弧度消失。Denis 分型：Ⅰ型，骨折线在骶孔外侧；Ⅱ型，骨折线经过骶孔；Ⅲ型，骨折线在骶孔内侧(常累及骶管)。

(2) 临床

骶尾椎骨折主要以臀部跌伤常见，老年、更年期女性骨质疏松者多见。受伤后因疼痛惧坐，或是一侧臀部就座，查体可发现臀部挫伤淤血，受伤处压痛明显，累及神经系统患者，出现会阴部、下肢的运动、感觉障碍。

(3) MRI 表现

骶尾椎生理曲度失常，尾椎脱位常向前移位，失去骶尾椎弧形曲线。骨折线在各序列呈低信号，受伤椎体出现水肿信号，邻近软组织出现水肿(图 2-55)，或出现血肿。骶管可发生狭窄。神经根受压。

(4) 诊断要点

有明确的外伤病史及临床症状；骶尾椎生理曲度失常，出现骨折线以及骨髓水肿信号。

(5) 鉴别诊断

病理骨折：可见骨质破坏，骨旁软组织肿块，联合 X 线及 CT 检查能作出明确诊断。

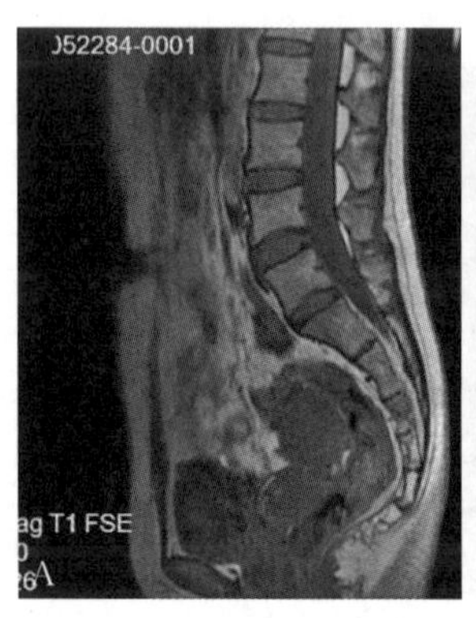


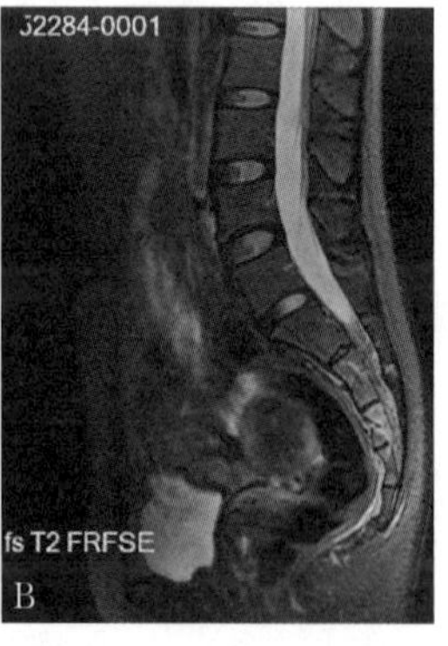


图 2-55　骶椎急性骨折 MRI

注：A. $T_1WI$ 矢状面；B. $T_2WI$ 脂肪抑制矢状面。骶$_3$椎体骨皮质不连续，内见线形低信号骨折线；骶$_{2\sim4}$椎体见骨髓水肿，提示均有损伤。

### 2.4.5　椎管内血肿

脊柱创伤常合并椎管内血肿。常见的创伤血肿是硬脊膜外血肿，其次是蛛网膜下腔血肿和硬脊膜下血肿，髓内血肿最少见。髓内出血是预测最终神经状态的最重要因素。

(1) 病理

椎管内血肿，根据发生部位的不同分为硬脊膜外血肿、硬脊膜下血肿、蛛网膜下血肿、髓内血肿等。随着时间推移，血肿出现红细胞悬液、血液浓缩、血凝块形成与收缩、红细胞降解、低蛋白血肿液等病理变化过程。血红蛋白从氧合血红蛋白到脱氧血红蛋白、正铁血红蛋白、含铁血黄素变化的过程。

(2) 临床

根据椎管内血肿发生部位及出血量大小不同，患者临床表现不一。主要表现为受伤部位疼痛，相应脊髓受压水平的神经系统功能障碍(如疼痛，运动、感觉障碍)，部分患者伴有二便失禁。蛛网膜下腔出血患者，出现脑膜刺激征。

(3) MRI 表现

根据血肿出现时间不同，椎管内血肿信号表现不同(表 2-1)。同个血肿中时相有交叉，因此常常具有不典型性。

表 2-1　椎管内血肿信号表现

| 血肿时相 | 出血时间 | $T_1WI$ | $T_2WI$ |
|---|---|---|---|
| 超急性血肿 | ＜24 h | 等信号 | 中高信号 |
| 急性血肿 | 1～3 d | 等信号 | 低信号 |
| 早期亚急性血肿 | 3～7 d | 高信号 | 低信号 |
| 晚期亚急性血肿 | 7～14 d | 高信号 | 高信号 |
| 慢性血肿 | ＞14 d | 低信号 | 低信号 |

急性血肿 $T_1WI$ 略高于脑脊液呈中等信号，$T_2WI$ 为低信号；亚急性血肿于 $T_1WI$ 表现为环形或斑驳样高信号；慢性血肿 $T_1WI$ 和 $T_2WI$ 均为低信号。发生部位不同各种血肿形态表现不一样：①椎管内硬脊膜外血肿表现为双凸状或长条状，通常发生于硬脊膜囊背侧，脊髓和硬脊膜囊受压

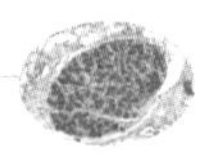

移位，蛛网膜下腔变窄（图 2－56），硬脊膜外脂肪消失；②椎管硬脊膜下血肿，硬脊膜和蛛网膜之间半月形异常信号，蛛网膜下腔存在，硬脊膜外脂肪存在（图 2－57）；③硬脊膜下血肿可见“奔驰征”（两侧传出的神经根和中心的丛状下位神经根形成三辐射）和“帽子”征（硬脊膜下血肿不能被流动至椎管的最背面，被硬脊膜外脂肪“帽”状覆盖），具有特征性；④椎管蛛网膜下腔出血常与脑脊液混合，不易形成血肿。

（4）诊断要点

具有明确外伤病变；明确的定位以及特征性的血肿信号。

（5）鉴别诊断

1）椎管内脂肪瘤：脂肪抑制序列可予以鉴别。

2）椎管内脓肿：有临床病史。病灶呈水样信号，周围粘连肉芽组织形成，邻近硬脊膜增厚，增强后囊壁强化。

## 2.4.6 脊髓损伤

脊髓损伤是一种高致残性疾病，通常导致完全或不完全性脊髓运动、感觉及其他神经功能障碍，严重者发生高位截瘫。颈髓损伤占绝大多数。MRI 能对绝大多数脊髓损伤进行早期明确诊断，对预后具有准确判断。

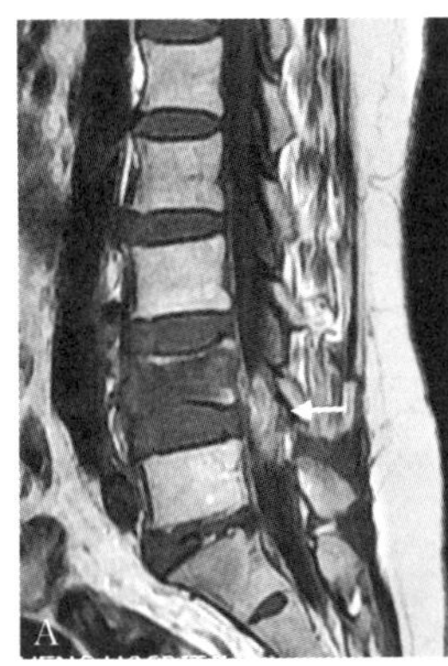


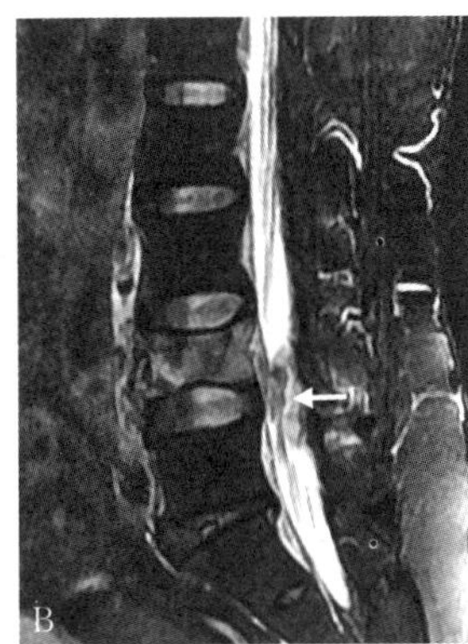


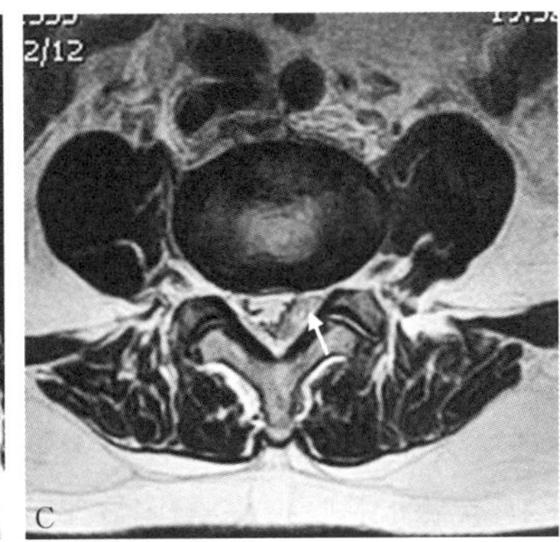


图 2－56 腰椎管亚急性硬脊膜外血肿 MRI

注：A. $T_1$WI 矢状面；B. $T_2$WI 脂肪抑制矢状面；C. $T_2$WI 横断面。腰$_4$ 椎体附件骨折。腰$_{4\sim5}$ 水平左侧后方硬脊膜外梭形亚急性期血肿信号，呈 $T_1$WI、$T_2$WI 高信号（箭头），硬脊膜囊受压。

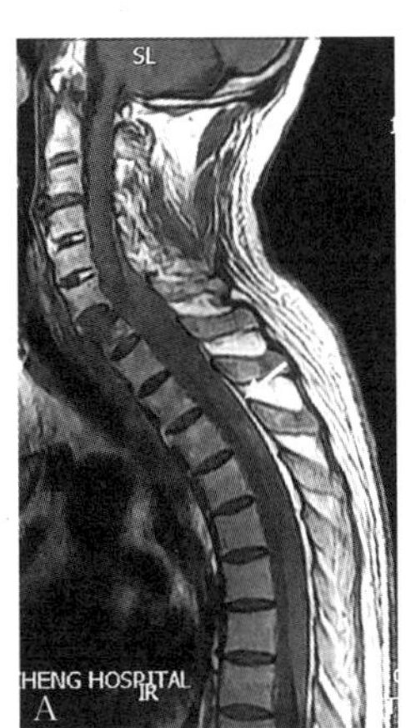


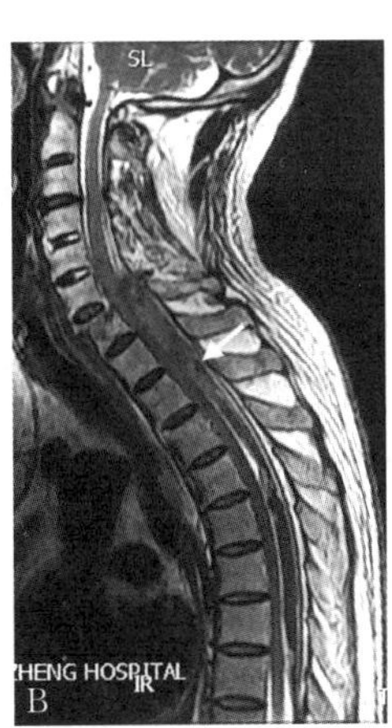


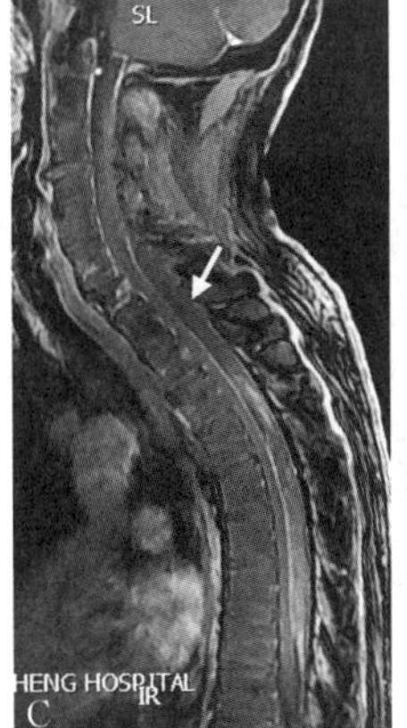


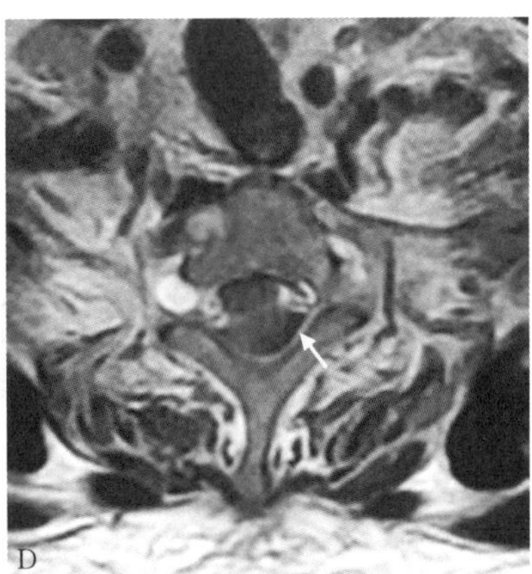


图 2－57 颈胸椎椎管亚急性硬脊膜下血肿 MRI

注：A. $T_1$WI 矢状面；B. $T_2$WI 脂肪抑制矢状面；C、D. 增强扫描。颈$_7$ 椎体骨折。颈$_6$ 至胸$_8$ 水平背侧后方硬脊膜下蛛网膜之间可见亚急性期血肿信号（箭头），呈 $T_1$WI、$T_2$WI 低信号，蛛网膜下腔受压变窄，脊髓前移，背侧硬脊膜外脂肪存在。增强扫描可见蛛网膜强化。

（1）病理

脊髓损伤分为原发性损伤和继发性损伤两类。原发性损伤是指在受伤瞬间形成，导致脊髓受压，神经元轴突、血管和细胞膜破裂。微血管破坏导致出血、水肿。血栓和血管痉挛导致脊髓缺血、坏死，则为继发损伤，慢性期脊髓创伤形成胶质增生和空洞。

（2）临床

脊髓损伤在时间上可分为急性（＜48 h）、亚急性（48 h 至 14 d）、中期（14 d 至 6 个月）和慢性（＞6 个月）阶段。脊髓损伤的临床表现取决于神经损伤程度和保存脊髓组织的数量。脊髓损伤可导致损伤平面以下感觉、运动功能的部分或全部丧失。根据损伤程度的不同，可能会导致呼吸功能受损。脊髓损伤还会影响交感神经系统，导致损伤平面以下的基础血管张力丧失。此外，高位胸部或颈部损伤可导致神经源性休克。

（3）MRI 表现

早期脊髓挫裂伤与脊髓内出血水肿不易鉴别，均表现为 $T_1$WI 低信号、$T_2$WI 高信号（图 2－58）；若形成髓内血肿，则有局限性异常信号区（图 2－59）。脊髓水肿吸收后，髓内异常信号多与脊髓变性坏死或出血相关。后期出现脊髓软化空洞，表现为边界清楚的水样信号。脊髓完全断裂则表现为脊髓中断或分离，脊髓断端水肿明显。

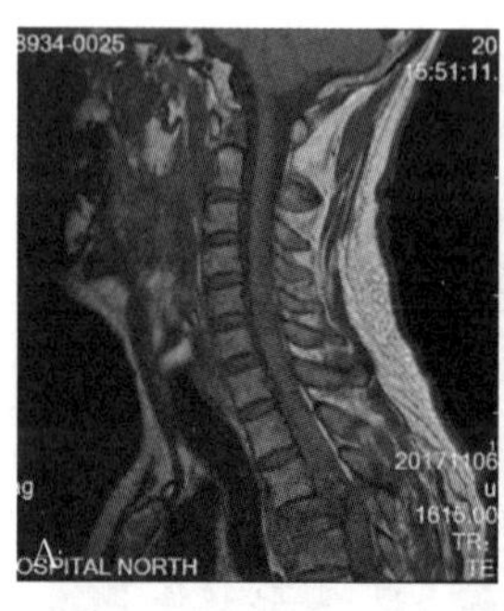
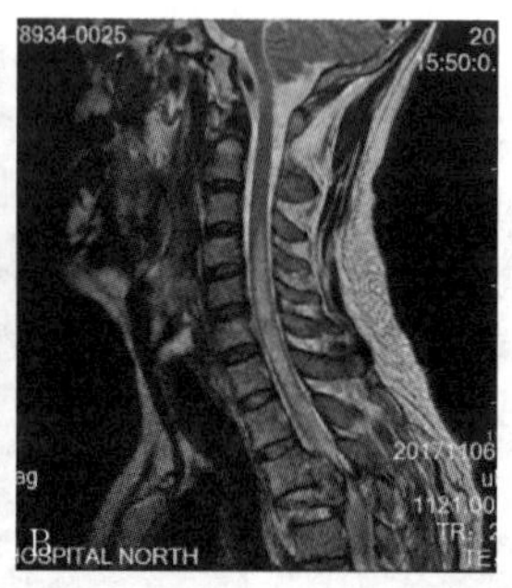

图 2－58　脊髓急性损伤 MRI

注：A. $T_1$WI 矢状面；B $T_2$WI 矢状面。颈$_4$ 至胸$_3$ 脊髓挫裂伤肿胀，脊髓广泛异常信号，为水肿、出血、坏死的混合。胸$_3$ 椎体压缩性骨折，脊髓受压中断。

（4）诊断要点

有明确的外伤病史；特征性脊髓中断、水肿、血肿等信号。

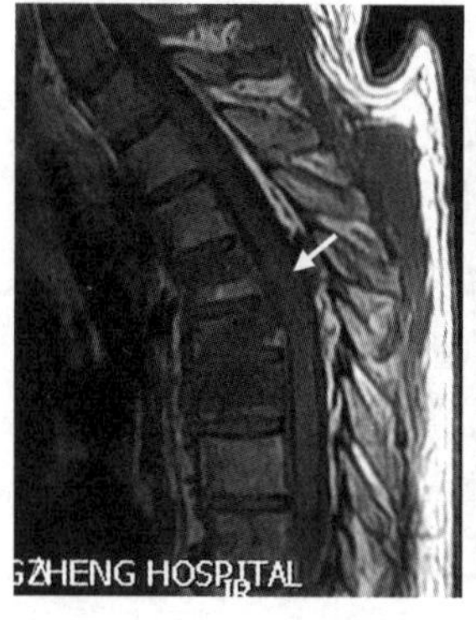
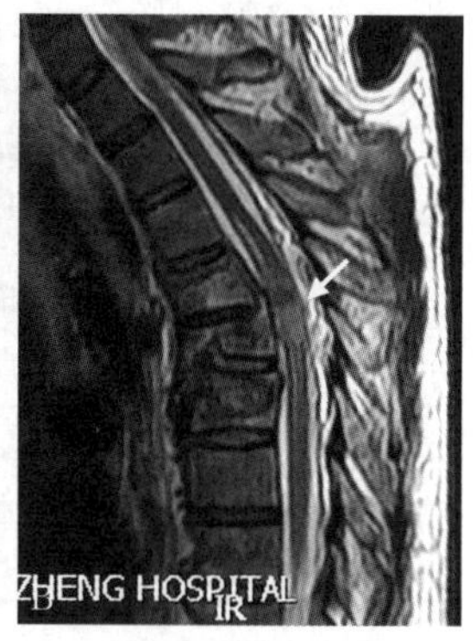

图 2－59　胸椎脊髓内急性血肿 MRI

注：A. $T_1$WI 矢状面；B $T_2$WI 矢状面。胸$_{6\sim8}$ 椎体骨折。胸$_{6\sim7}$ 脊髓内见类圆形急性血肿，呈 $T_1$WI、$T_2$WI 低信号（箭头），周围脊髓肿胀明显，呈 $T_1$WI 低信号、$T_2$WI 高信号，边界模糊。

（5）鉴别诊断

由于脊髓损伤具有明确病史，绝大多数诊断明确。病史不明时，脊髓损伤引起的水肿及出血，需要与脊髓肿瘤（如胶质瘤、血管瘤等）进行鉴别。髓内肿瘤多具有占位效应和血供，增强后强化明显。

## 2.5　脊柱肿瘤

### 2.5.1　脊柱骨样骨瘤

骨样骨瘤起源于成骨性间胚叶细胞的良性骨肿瘤，具有自限性。脊柱骨样骨瘤约占20％。

（1）病理

肿瘤体积小，由分化的骨母细胞和骨样基质组成，富血供。肿瘤周边有血管增生的骨硬化带包绕；肿瘤与这反应性骨硬化带交界明显。

（2）临床

好发于青少年和青年，男女比例为（2～4）：1，常常引起脊柱侧弯畸形、强直及夜间痛。服用水杨酸类药物（如阿司匹林）可缓解疼痛是其典型的临床特征。常常发生于腰椎，尤其是脊柱附件（椎板、椎弓根、关节突、棘突或横突等），位于椎体少见。

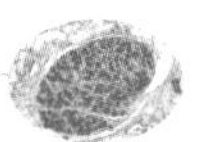

（3）MRI表现

肿瘤可发生于皮质骨（皮质型）、髓腔（松质型）、骨膜下（骨膜下型）或小关节内。瘤巢的典型MRI表现为$T_1$WI呈中等信号，$T_2$WI呈低或高信号；增强扫描呈明显均匀强化。瘤巢周围可见低信号骨质硬化带。瘤周骨髓腔、椎旁软组织水肿明显（图2-60），可见骨膜反应。

（4）诊断要点

青年男性，常见于脊柱附件，有瘤巢，直径<1.5 cm。瘤巢周围明显骨质硬化和骨髓水肿。常伴有夜间痛，水杨酸类药物可缓解疼痛。

（5）鉴别诊断

1）骨母细胞瘤：瘤巢直径>1.5 cm，周围可见薄层硬化，呈侵袭性生长，邻近骨髓及软组织水肿明显。无明显夜间痛。

2）骨脓肿：圆形或椭圆形透亮区，周围有硬化，病灶内可见小死骨碎片，增强后病灶内无强化。

### 2.5.2 脊柱骨母细胞瘤

骨母细胞瘤又称成骨细胞瘤，是一种良性骨肿瘤，是以骨母细胞增生并产生骨样组织或骨小梁为特点的肿瘤。骨母细胞瘤占原发性骨肿瘤的1%，约有40%发生于脊柱，占脊柱原发性肿瘤的10%。临床上良性和侵袭性骨母细胞瘤的概念常用。侵袭性骨母细胞瘤容易并发动脉瘤样骨囊肿，还可以发生恶变成骨肉瘤。

（1）病理

骨母细胞瘤呈圆形或卵圆形，膨胀的骨皮质变薄，组织学上与骨样骨瘤相似。由编织骨和骨小梁构成，覆以单层骨母细胞。骨母细胞可与巨细胞混杂存在。肿瘤内常见血腔存在。与骨肉瘤不同，骨母细胞不浸润和包埋已存在的板层骨。

（2）临床

骨母细胞瘤男女发病比率约为2.5∶1。发病年龄大多在10～30岁。颈、胸、腰椎发病率无显著差异。胸、腰椎的骨母细胞瘤常常引起脊柱侧弯。神经受损症状往往与骨母细胞瘤所发生的位置有关。侵袭性骨母细胞瘤血碱性磷酸酶可增高。

（3）MRI表现

骨母细胞瘤多发生于附件和椎体侧后部，尤以棘突、横突、椎板好发，膨胀性生长，瘤巢直径通常>1.5 cm；$T_1$WI呈等信号或稍低信号，$T_2$WI呈等、稍高或明显高信号。瘤巢边缘可见低信号骨质硬化，邻近骨髓及周围软组织水肿明显。瘤巢血供丰富，增强后可见明显强化（图2-61）。

（4）诊断要点

年轻男性，脊柱椎体附件病灶，瘤巢直径>1.5 cm，可以呈膨胀性骨质破坏，伴软组织肿块形成，钙化较少或不规则，复发率高，容易恶性变。

（5）鉴别诊断

1）骨样骨瘤：好发于脊柱附件，瘤巢直径<1.5 cm，周围可见明显反应性硬化，夜间痛明显，服用水杨酸可缓解疼痛。

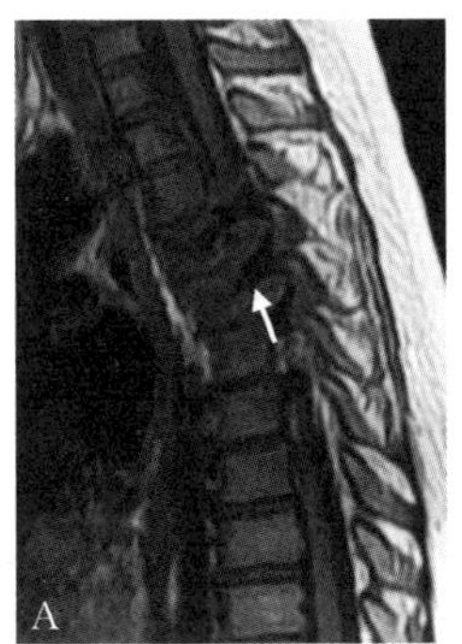


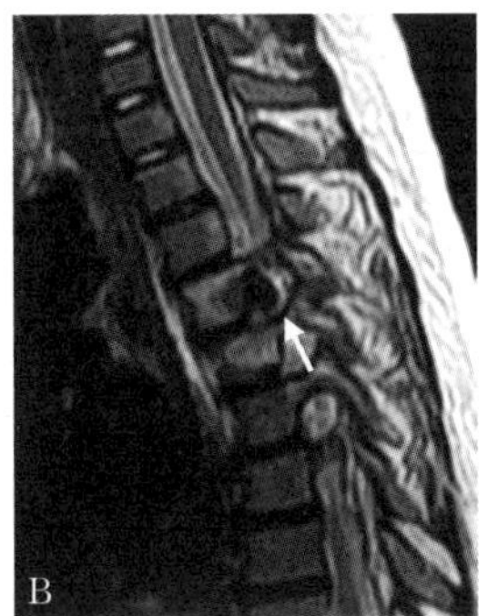


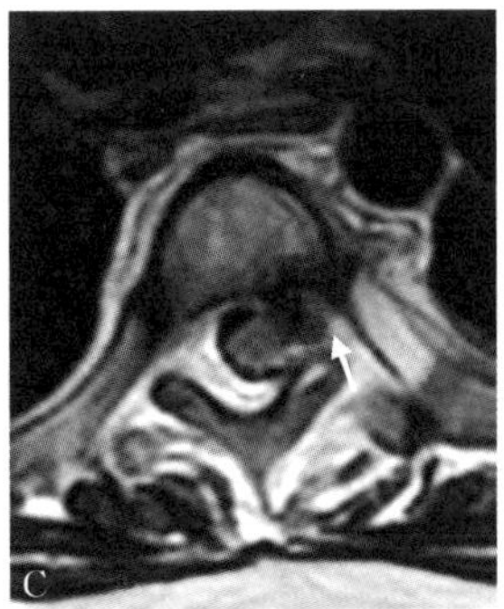


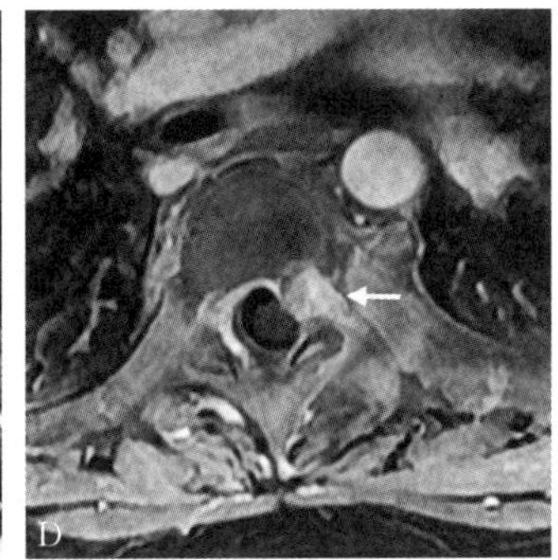


图2-60 胸椎骨样骨瘤MRI

注：A. $T_1$WI矢状面；B. $T_2$WI矢状面；C. $T_2$WI横断面；D. 增强扫描。胸$_4$椎体见瘤巢，呈类圆形骨质破坏，$T_1$WI呈中等信号，$T_2$WI呈高低混杂信号（箭头），周围见硬化带，上下邻近椎骨见骨髓水肿，周围软组织广泛水肿；增强后瘤巢强化明显（箭头），病灶边界清楚。

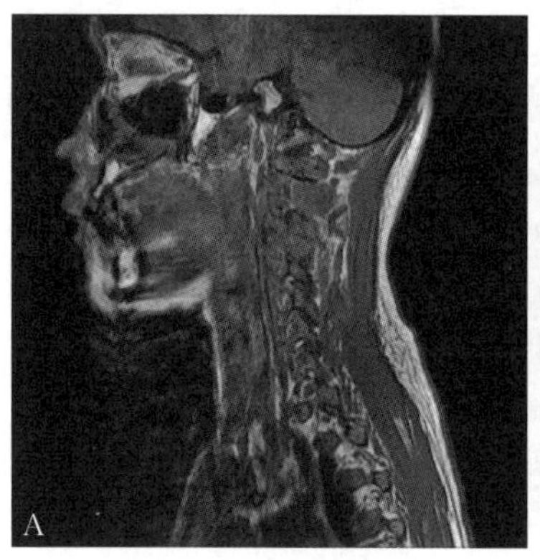

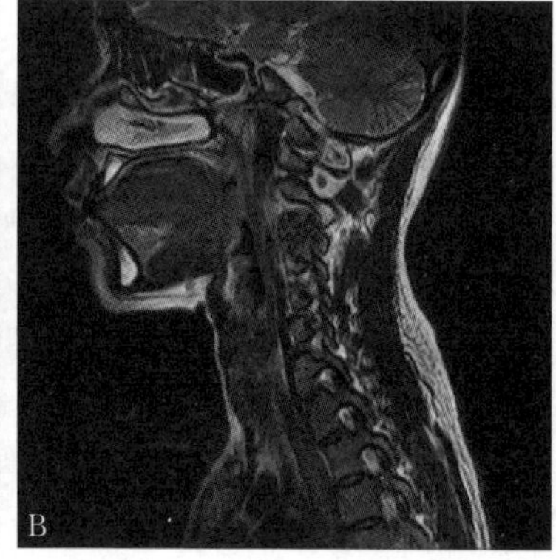

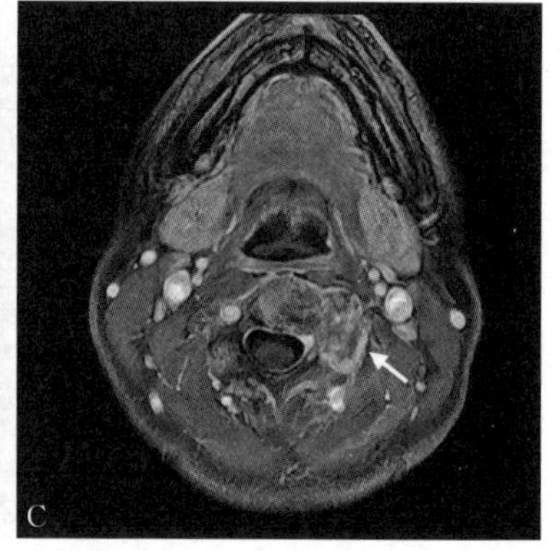


图 2-61　颈椎骨母细胞瘤 MRI

注：A. $T_1$WI 矢状面；B. $T_2$WI 矢状面；C. $T_1$WI 增强横断面。颈椎椎体左侧后部及附件呈类圆形骨质破坏，$T_1$WI 呈稍低信号，$T_2$WI 呈等信号，周围见低信号硬化带；增强扫描瘤巢明显强化（箭头），病灶较大，边界欠清楚。

2）软骨肉瘤：轻度膨胀性骨质破坏，边缘呈扇贝状分叶，周围见软组织肿块，内部可见斑点状钙化，其内信号不均。

### 2.5.3　脊柱骨肉瘤

骨肉瘤最常见于四肢骨，占所有病例的 90%，尤其是股骨远端和胫骨近端干骺端；原发性脊柱骨肉瘤比较少见，仅占所有骨肉瘤患者的 1%～4%，胸、腰椎多见，也可见于颈椎，骶椎很少受侵。脊柱原发性骨肉瘤常见于椎体，可能侵犯椎弓根及后方附件，也可能单独累及椎体附件或与椎体一同受累。

（1）病理

大体观肿瘤大小不等，境界不清，实体中常见坏死、黄色钙化区域和出血，有相互融合趋势。镜下病理，肿瘤呈浸润性生长方式，取代骨小梁间隙，破坏骨小梁和骨皮质。肿瘤中有大量粗糙的原始骨存在。肿瘤中常包含新生的软骨和成纤维细胞成分。

（2）临床

脊柱原发性骨肉瘤有两个发病高峰，15～25 岁青少年和 60 岁以上老年患者。早期症状隐匿，难以发现。所有患者均表现为局部疼痛，呈持续性、进行性加重。查体表现为局部压痛明显，晚期时疼痛常比较剧烈。60%～80% 的脊柱原发性骨肉瘤患者伴有不同程度的神经损害症状，尤其是肿瘤累及颈椎时。

（3）MRI 表现

肿瘤大部分起源于椎体，可累及附件。肿瘤边界不清，肿瘤邻近骨髓可见水肿。肿瘤信号与瘤内成分有关，一般情况下，肿瘤在 $T_1$WI 上为不均匀低信号，若有瘤内出血，$T_1$WI 也可以表现高低混杂信号。肿瘤在 $T_2$WI 上表现为不均匀等、低信号；若肿瘤坏死，$T_2$WI 上可见高信号改变。残余骨质、瘤骨在 $T_1$WI、$T_2$WI 上均为低信号。增强扫描肿瘤不均匀强化，非象牙样瘤骨也可见瘤骨内强化（图 2-62）。含纤维组织较多的骨肉瘤，即使不含瘤骨 $T_2$WI 上也可呈低信号改变（图 2-63）。绝大多数脊柱骨肉瘤侵及椎旁组织，形成软组织肿块，甚至累及椎管硬脊膜囊。弥散加权像上瘤体弥散受阻。瘤旁可见放射样骨膜反应。

（4）诊断要点

青少年或老年患者，椎体以溶骨性骨质破坏为主，也可见成骨性骨质破坏，周围可见软组织肿块和瘤骨形成，常常累及椎体附件。

（5）鉴别诊断

1）成骨性转移瘤：好发于老年患者，有原发性肿瘤病史，呈跳跃性的多个椎体致密性骨质破坏。成骨性转移应考虑前列腺癌或乳腺癌等转移。

2）孤立性骨髓瘤：膨胀性溶骨性骨质破坏，肿瘤边缘呈扇形，可见骨嵴。肿瘤侵犯椎管内可包绕硬脊膜囊生长，形成“袖套征”。肿瘤内偶可见钙化，增强扫描轻、中度强化。

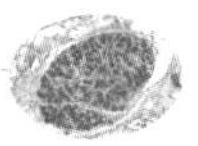

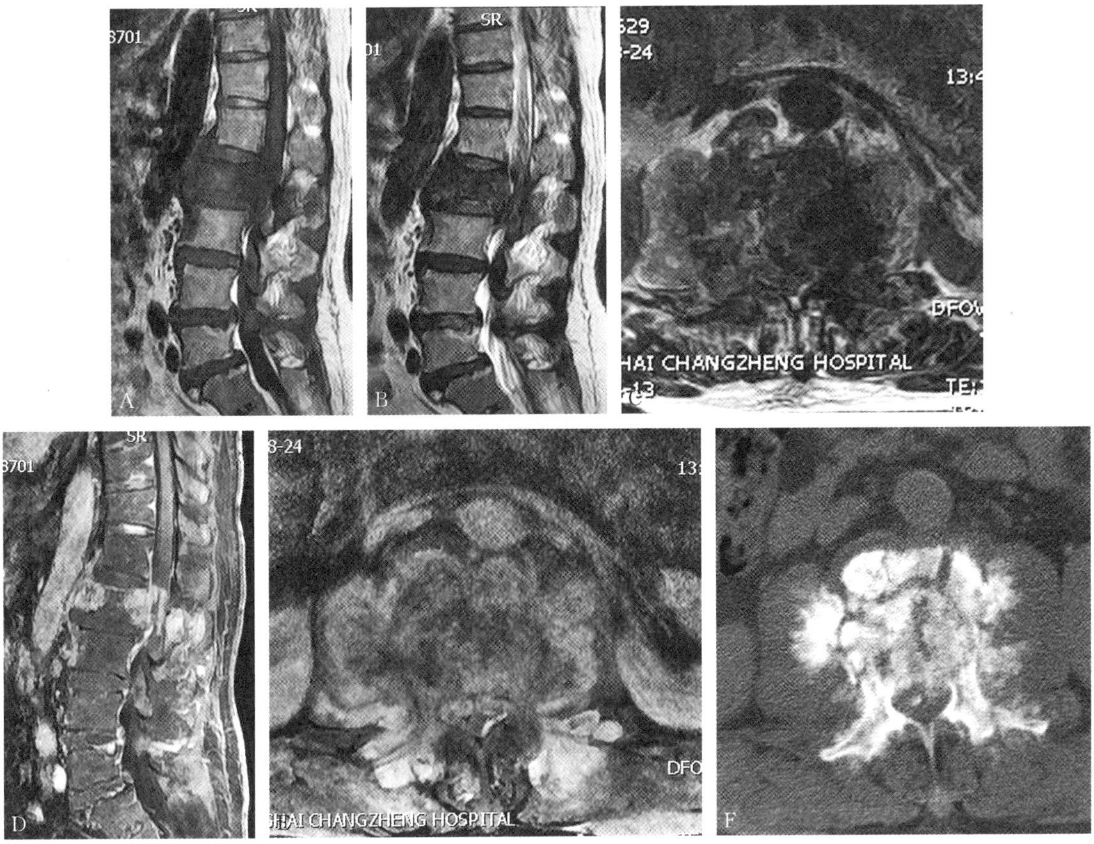

图 2-62 腰椎骨肉瘤 MRI 与 CT

注：A. $T_1$WI 矢状面；B. $T_2$WI 矢状面；C. $T_2$WI 横断面；D、E. 增强扫描矢状面、横断面；F. CT 横断面。腰$_2$椎骨骨质破坏，椎旁软组织肿块明显，病变呈 $T_1$WI 低信号，$T_2$WI 等、低信号；增强扫描病变呈不均匀强化。CT 见肿瘤内大量瘤骨。瘤骨内也可见强化，提示病变内血供丰富(D、E)。

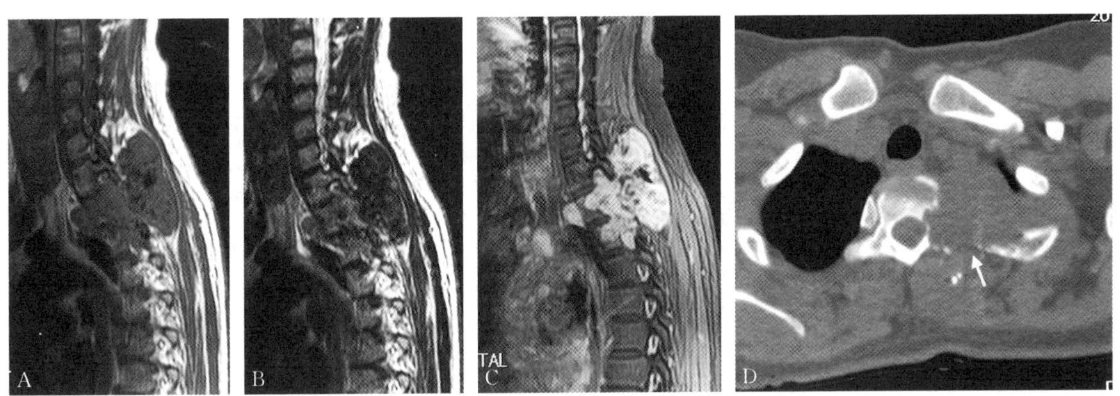

图 2-63 胸椎骨肉瘤 MRI 与 CT

注：A. $T_1$WI 矢状面；B. $T_2$WI 矢状面；C. 增强扫描矢状面；D. CT 横断面。胸$_2$左侧附件、椎体及左侧肋骨溶骨性骨质破坏，骨旁软组织肿块明显。病变呈 $T_1$WI、$T_2$WI 低信号，增强扫描呈不均匀强化；CT 见肿瘤无明显瘤骨(箭头)。

## 2.5.4 脊柱骨软骨瘤

骨软骨瘤又称骨软骨性外生骨疣或外生骨疣。骨软骨瘤不是真正意义上的骨肿瘤，而是一种骨质上的错构，发生于软骨内成骨处，一般不发生于膜内成骨处，如颅骨。发生于脊柱的骨软骨瘤相对少见，占脊柱原发性良性肿瘤的4%～7%。颈椎好发，多起源于椎骨的各次级骨化中心，如棘突、横突、小关节和椎体终板。骨软骨瘤可以表现为孤立性病变，也可以是遗传性多发性骨软骨瘤的一部分，有研究表明前者比后者更常见。

（1）病理

肿瘤呈广基底或者带蒂状突出，与骨皮质骨髓腔延续。组织学上由外向内分为3层：纤维性膜、透明软骨和骨。

（2）临床

脊柱骨软骨瘤生长隐匿，大部分无症状。后期会出现局部疼痛和神经压迫症状。大多数有症状的患者可以采取手术治疗，手术完全切除后复发率很低。不到3%的脊柱孤立性骨软骨瘤发生恶变，但遗传性多发性骨软骨瘤恶变概率较高，约占10%。

（3）MRI表现

脊柱骨软骨瘤表现为局部增宽变大或窄基底带蒂瘤样突起，可清楚显示肿瘤软骨帽和骨性成分。未钙化软骨帽表现为 $T_1$WI低信号、$T_2$WI高信号，钙化的软骨帽 $T_1$WI、$T_2$WI均为低信号。骨性成分与骨骼相似，与软骨帽之间有低信号骨皮质相隔。若骨性成分内部含有骨髓，则与骨髓腔信号相同（图2-64）。软骨帽厚度一般小于2 cm，如增厚则要考虑恶变。增强扫描骨软骨瘤无强化，若出现强化则要考虑恶变。

（4）诊断要点

发生于脊柱小关节突、附件的不规则突起，常常有蒂与椎骨相连。

（5）鉴别诊断

骨母细胞瘤：好发于年轻男性，脊柱附件多见，瘤巢通常为直径>1.5 cm单发圆形或卵圆形的骨质破坏区，瘤巢内见小片状钙化，周围反应性骨质硬化区范围较广，周围软组织肿胀。瘤巢血供丰富。

## 2.5.5 脊柱软骨肉瘤

软骨肉瘤生长缓慢。约10%软骨肉瘤原发于脊柱。

（1）病理

肿瘤透明软骨呈灰蓝色结节状生长，组织学为大小不等、形态不规则软骨小叶组成，小叶间由纤维条索分隔。肿瘤细胞浸润渗透骨皮质和骨小梁。肿瘤基质黏液样变和液化常见。

（2）临床

常见于中年人，发病高峰30～60岁，男女比例1.4∶1。60岁以上患者预后较差。胸椎和骶椎为脊柱原发软骨肉瘤的好发部位，临床表现为不

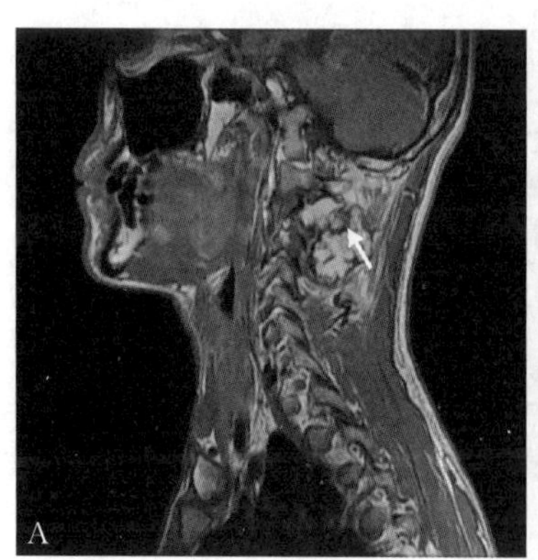

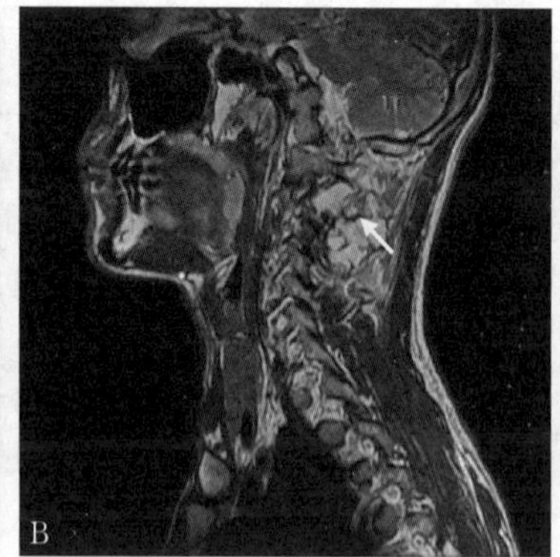

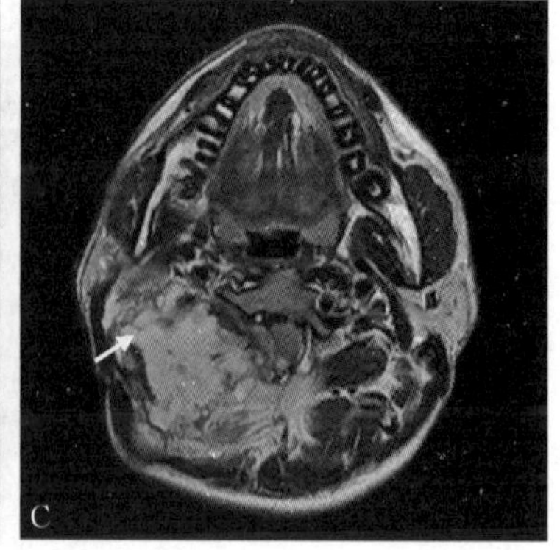


图2-64 枕骨及颈$_{1、2}$附件右侧骨软骨瘤MRI

注：A. $T_1$WI矢状面；B. $T_2$WI矢状面；C. $T_2$WI横断面。枕骨-颈$_2$右侧附件区局部增宽变大（箭头），$T_1$WI及$T_2$WI呈高低混杂信号，周围见低信号环绕。

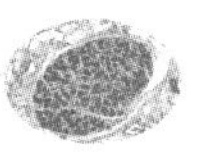

同程度的背部疼痛不适，与肿瘤所在部位和生长速度有关。45%的患者可出现神经系统症状。

（3）MRI表现

肿瘤呈溶骨性骨质破坏，边缘可见分叶，$T_1WI$ 呈低信号，$T_2WI$ 呈高信号，信号不均匀，肿瘤基质由软骨、黏液或坏死组织构成，增强扫描软骨基质强化不明显或轻、中度强化（图2-65）。肿瘤内部分隔强化自周边向中心伸展。软骨肉瘤突破骨皮质形成明显的骨旁软组织肿块。

（4）诊断要点

中年患者，分叶状肿块，溶骨性骨质破坏，增强扫描肿瘤边缘及内部分隔强化，软骨基质斑点状或弧形钙化。

（5）鉴别诊断

1）转移瘤：好发于老年患者，有原发性肿瘤病史，呈跳跃性的多个椎体骨质破坏，一般以溶骨性骨质破坏为主，增强扫描呈不均匀强化。

2）骨肉瘤：青少年或老年患者，多发生于椎体，溶骨性或成骨性骨质破坏，瘤骨形成。有骨膜反应。

### 2.5.6 脊柱骨巨细胞瘤

骨巨细胞瘤具有侵袭性，容易复发和转移，为中间型肿瘤。脊柱骨巨细胞瘤占骨巨细胞瘤的2.7%～6.5%。

（1）病理

膨胀性生长，可到达关节软骨深层，但很少穿透软骨。组织学上可见肿瘤内存在多形单核细胞，其间均匀分布多核巨细胞。破骨细胞性巨细胞不是肿瘤性的，肿瘤性成分为单核细胞。10%巨细胞瘤中出现继发性动脉瘤样骨囊肿。

（2）临床

好发于20～40岁，脊柱巨细胞瘤发病部位以骶椎最为常见，其后依次为胸椎、颈椎及腰椎。临床症状主要是以疼痛和活动受限为主，病灶发生

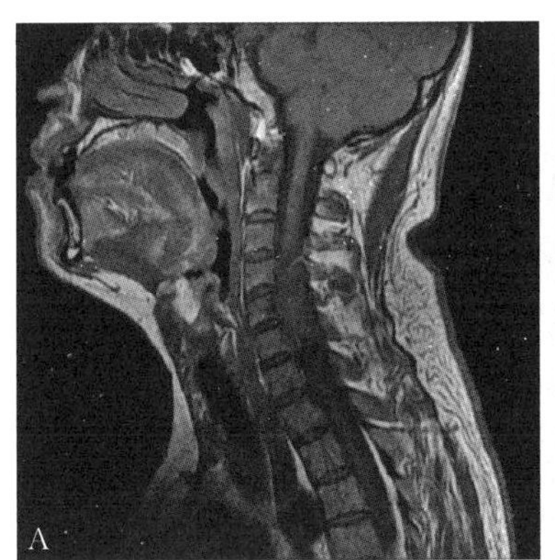

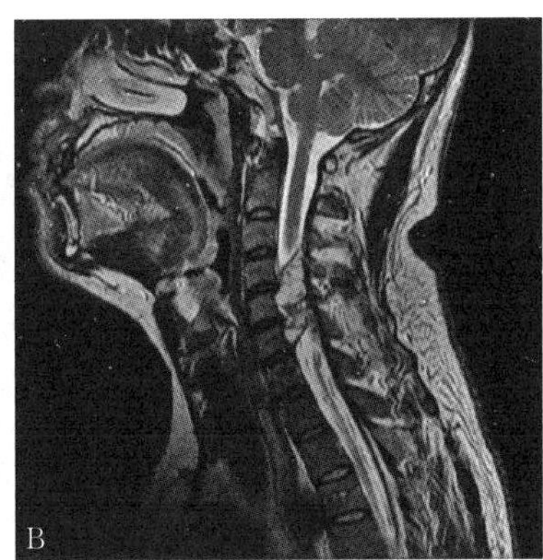

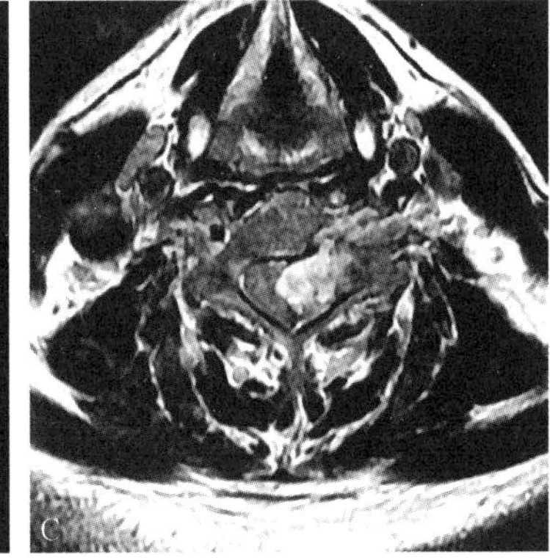

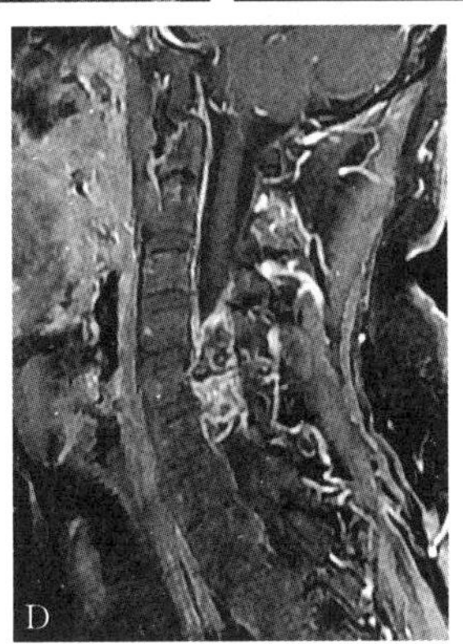

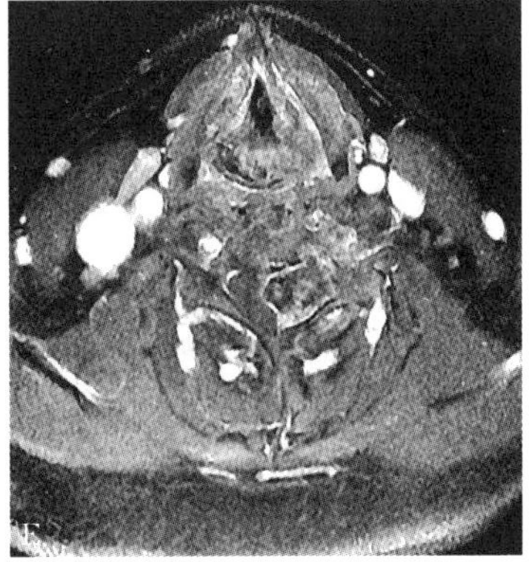

图2-65 颈$_{4、5}$椎体及左侧附件骨软骨肉瘤MRI

注：A. $T_1WI$ 矢状面；B. $T_2WI$ 矢状面；C. $T_2WI$ 横断面；D、E 增强扫描。颈 $C_{4、5}$ 椎体左侧及附件见骨质破坏，边缘可见分叶，$T_1WI$ 呈低信号，$T_2WI$ 呈高信号，信号不均匀；增强扫描呈不均匀强化。

在不同部位可出现相应的脊髓和神经根压迫症状。可累及椎旁和椎管，出现相应症状和体征。可出现术后复发和转移。

（3）MRI 表现

骶骨巨细胞瘤一般位于骶$_2$以上，偏心膨胀生长。发生于活动性脊柱的巨细胞瘤具有侵犯椎间盘的特点。肿瘤突破骨皮质可在椎旁形成软组织肿块。肿瘤在 $T_1$WI 呈等低信号，$T_2$WI 及 STIR 序列上多呈混杂高信号（图 2－66）。$T_2$WI 上病变内可见低信号间隔。$T_1$WI 和 $T_2$WI 等信号为肿瘤实质部分，高信号多为出血、囊变及坏死区。$T_1$WI 和 $T_2$WI 低信号多为含铁血黄素沉着所致。囊性巨细胞瘤内也可见实性成分。GD－DTPA 增强后肿瘤实性成分强化明显。

（4）诊断要点

骶$_2$以上，偏心性膨胀性骨质破坏，可累及附件，边缘较少骨质硬化，瘤内有骨嵴或骨性间隔，可以继发动脉瘤样骨囊肿。

（5）鉴别诊断

1）浆细胞瘤：多见于 40～60 岁，早期很少侵犯椎弓根，以单纯溶骨性膨胀性骨质破坏为主；骨质破坏区残留骨嵴较粗大，边缘呈扇形外观。MRI 信号常较均匀，$T_1$WI 低或等信号，$T_2$WI 中等信号；增强扫描明显强化。肿瘤软组织可包绕硬脊膜囊生长，呈“袖套状”。

2）转移瘤：老年患者，有原发性肿瘤病史，多个椎体骨质破坏，以椎体后部为主，累及椎体附件，一般不累及椎间盘，可伴软组织肿块形成。膨胀性骨质破坏应考虑甲状腺癌、肾癌转移可能。

3）脊索瘤：位于骶骨下部，居中生长。瘤信号不均匀，边缘见分叶，瘤内见蜂窝状、网格状的纤维分隔影。一般肿瘤 $T_1$WI 呈低信号，$T_2$WI 呈高信号，脂肪抑制 $T_2$WI 呈明显高信号。软组织肿块常较巨大。血供不丰富，呈渐进式强化。

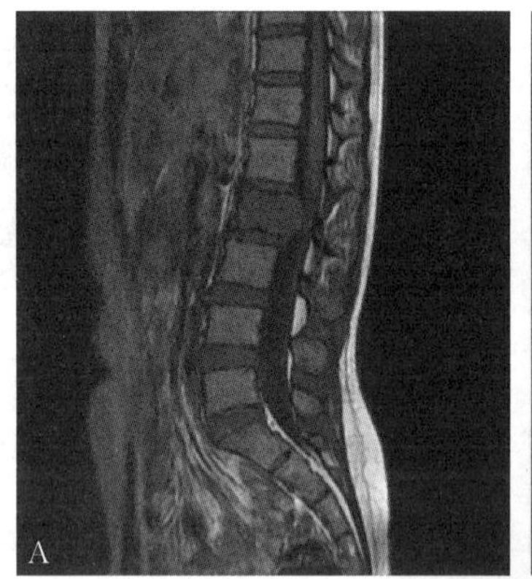

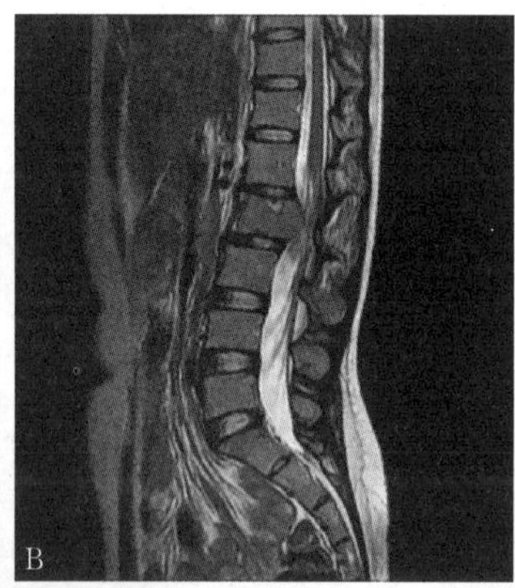

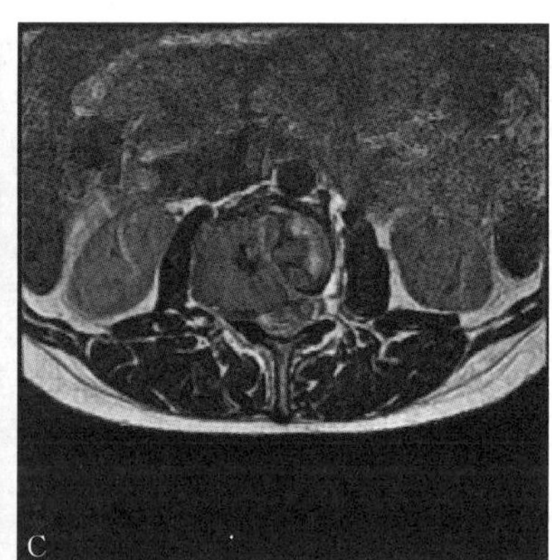

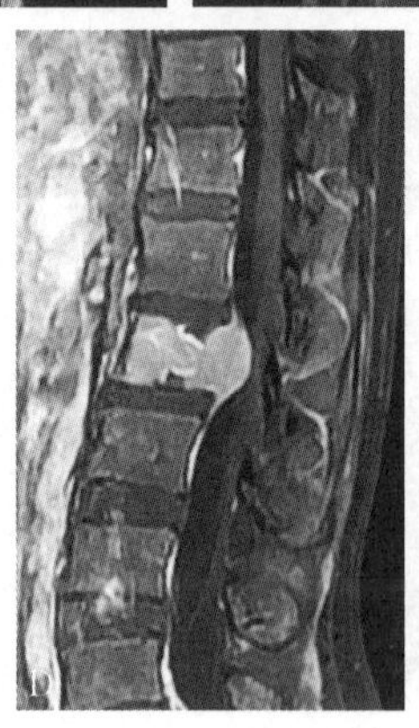
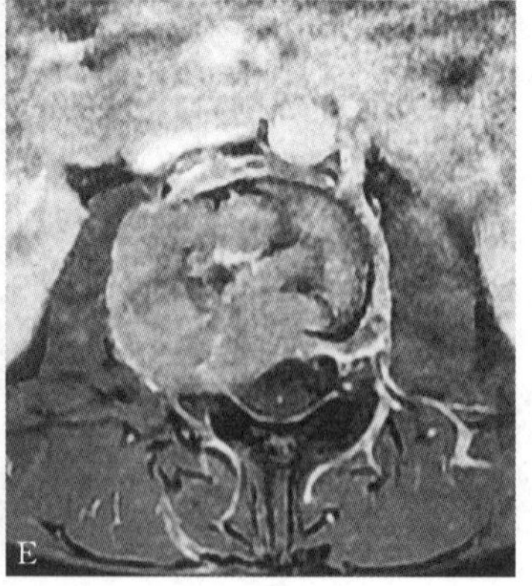


图 2－66　腰$_2$椎体骨巨细胞瘤 MRI

注：A. $T_1$WI 矢状面；B. $T_2$WI 矢状面；C. $T_2$WI 横断面；D、E. 增强扫描。腰$_2$椎体偏右侧见膨胀性溶骨性骨质破坏，$T_1$WI 呈等、低信号，$T_2$WI 上呈混杂高信号。$T_2$WI 上病变内可见低信号间隔。增强扫描病灶强化。

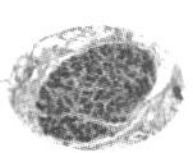

## 2.5.7 脊柱脊索瘤

脊索瘤起源于脊索的残余组织，占原发恶性骨肿瘤的1%～4%。脊索瘤主要发生于中轴线部位。最常见的发生部位包括骶尾部（50%～60%）、蝶枕骨（25%～35%）和活动脊柱（15%）。脊索瘤生长缓慢，局部具有侵袭性，很少发生转移，容易复发。

（1）病理

组织学分为3型：

1）经典型脊索瘤：小叶性细胞巢组成，其间有黏液基质和广泛的纤维组织。空泡细胞是脊索瘤的特征性细胞。其特征是体积大，泡状胞核，胞质空泡化。

2）软骨样脊索瘤：基质出现软骨样分化。2020 WHO病理学分类则认为此型为经典型的一种。

3）去分化型脊索瘤：肿瘤中出现高级别肉瘤变区域，有核分裂象，预后差。

4）低分化型脊索瘤：分化原始，上皮样细胞瘤巢为主，没有典型的脊索瘤细胞。

（2）临床

脊索瘤通常发生于脊柱两端，即颅底和上颈椎及骶尾部。30岁以后多见，但约有1%发生在20岁以前。男女发病比例约为1.8∶1。临床症状与病变的发生部位密切相关。骶尾骨脊索瘤主要表现为疼痛伴肢体无力。

（3）MRI表现

肿瘤居中生长，骶尾部脊索瘤多位于骶$_2$以下，斜坡脊索瘤可累及鞍区。肿瘤呈溶骨性骨质破坏，骨旁软组织肿块较大，$T_1$WI上表现为等或低信号，$T_2$WI上为中度或明显高信号，信号混杂（图2-67）。肿瘤内部的低信号提示钙化或纤维间隔。增强扫描肿瘤见轻度不均匀强化，呈“蜂房

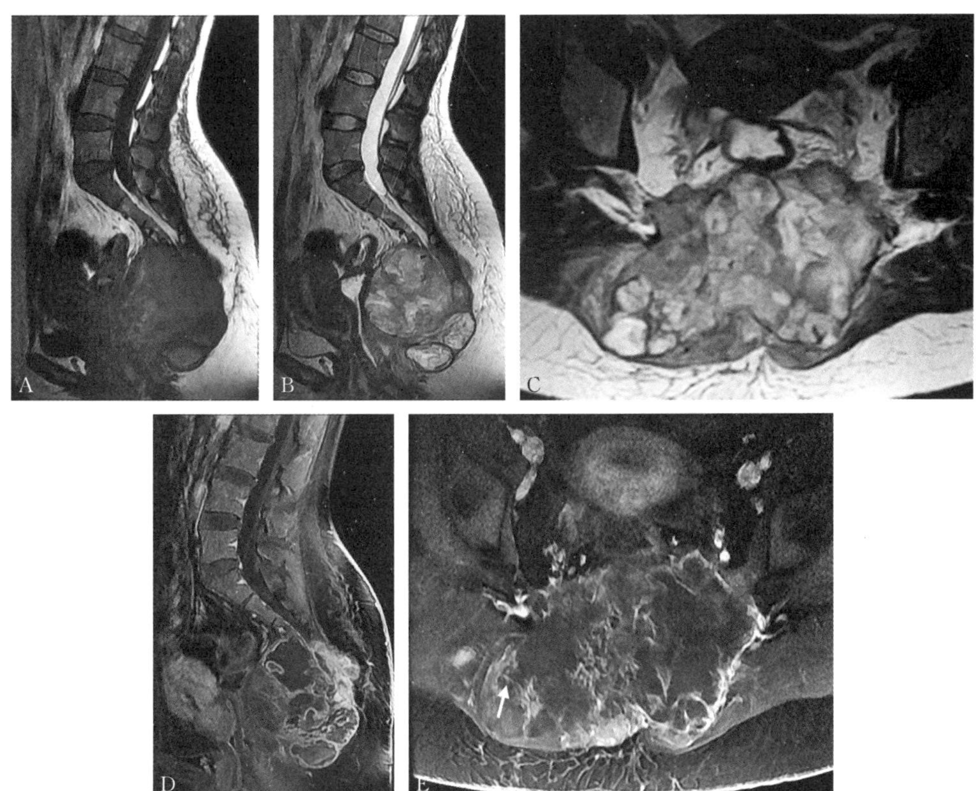


图2-67 骶尾部脊索瘤MRI

注：A. $T_1$WI矢状面；B. $T_2$WI矢状面；C. $T_2$WI横断面；D、E增强扫描。骶$_3$以下骶尾骨骨质破坏，骶前见巨大软组织肿块，$T_1$WI上表现为等或低信号；$T_2$WI上为高信号，信号混杂，内部可见低信号间隔。增强后可见肿瘤内不均匀强化。

样”或“颗粒样”。若肿瘤呈现明显大片状强化，要考虑去分化型脊索瘤，恶性程度较高。活动脊柱脊索瘤可穿越椎间盘生长(图 2-68)。

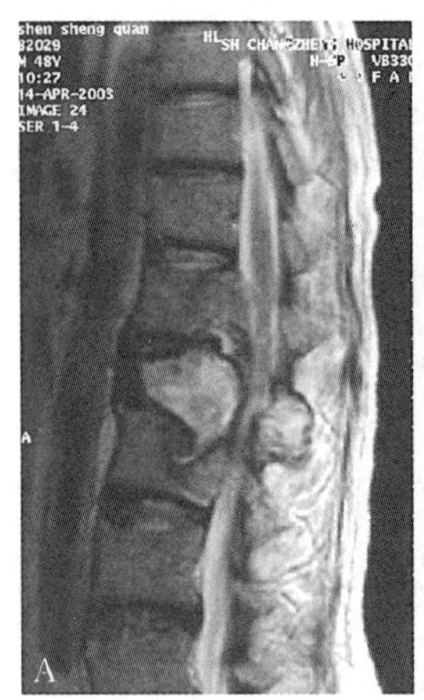
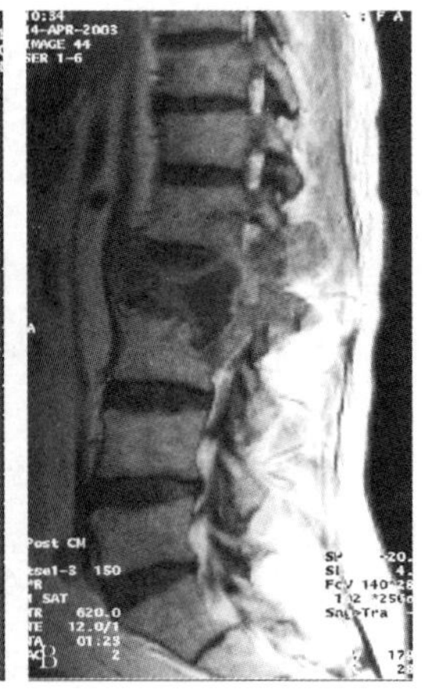

图 2-68　腰椎脊索瘤 MRI

注：A. $T_2$WI 矢状面；B. 增强扫描。腰$_2$ 肿瘤破坏椎间盘累及腰$_1$ 和腰$_3$ 椎体。

(4) 诊断要点

脊柱两端好发，软组织肿块明显，呈分叶状形态；$T_2$WI 上信号增高明显，病变内可见低信号纤维间隔；增强扫描可见“蜂房样”“颗粒样”强化。

(5) 鉴别诊断

1) 巨细胞瘤：青年多见。多发生于骶骨上部，偏心膨胀性生长，内部可见分隔，血供丰富，偶可见囊性和液性成分。

2) 软骨肉瘤：与脊索瘤鉴别较难。软骨肉瘤生长部位广泛，骶骨以外其他部位都可生长。肿瘤钙化呈点状或弧形，椎旁软组织肿块相对较小。

## 2.5.8　朗格汉斯细胞组织细胞增生症

朗格汉斯细胞组织细胞增生症(Langerhans cell histiocytosis, LCH)是一组与免疫功能异常有关的反应性增殖性疾病。在脊柱的发生率为 6.5%～25%。

(1) 病理

LCH 可累及全身多系统、多器官，以骨骼和肺部多见。组织学上见朗格汉斯细胞的异常增生、浸润和聚集于骨髓中，破坏骨质，并混杂数量不等的“旁观者”细胞，如嗜酸性粒细胞、淋巴细胞、浆细胞和中性粒细胞，以嗜酸性粒细胞为主。

病程早期以骨髓充血为主，中期大量朗格汉斯细胞的异常增生伴有嗜酸性粒细胞浸润，晚期大量纤维组织增生，纤维化骨化，朗格汉斯细胞减少。

(2) 临床

LCH 好发于 20 岁以下的青少年及儿童，男性多见。临床表现为疼痛、活动受限、神经功能障碍和畸形(侧弯和后凸)。儿童颈椎发病往往容易引起斜颈。部分病例的实验室检查可出现红细胞沉降率增加或嗜酸性粒细胞增高。

(3) MRI 表现

椎体溶骨性骨质破坏，椎体塌陷，甚至出现扁平椎改变，而椎间隙高度及椎间盘信号正常。病变在 $T_1$WI 呈低或稍低信号，$T_2$WI 呈高或稍高信号，脂肪抑制序列呈高信号。早期和进展期病变椎旁见软组织肿块，侵犯至椎管内，压迫神经根、硬脊膜囊或脊髓(图 2-69)，增强扫描大部分呈明显均匀强化。良性 LCH 具有自限性，愈合期椎旁软组织消失。增强后病灶强化渐不明显(图 2-70)，扁平椎可复原。

(4) 诊断要点

儿童、青少年多见，单椎体溶骨性骨质破坏，扁平椎，椎旁软组织肿块形成，很少累及椎体附件，晚期可见骨质硬化。

(5) 鉴别诊断

1) 脊柱结核：相邻椎体骨质破坏，砂粒样死骨，椎旁冷脓肿，邻近椎间盘受累。

2) 脊柱尤因(Ewing)肉瘤：好发于儿童，浸润性溶骨性骨质破坏，椎旁巨大软组织肿块常容易囊变坏死钙化，扁平椎少见。

3) 脊柱骨囊肿：膨胀性骨质破坏，囊内均匀一致液性成分，椎旁无软组织肿块，即使病理骨折，椎体压缩后椎旁软组织也较清楚。

## 2.5.9　脊柱动脉瘤性骨囊肿

动脉瘤性骨囊肿(aneurysmal bone cyst, ABC)病因尚不明确，发病机制可能与局部循环障

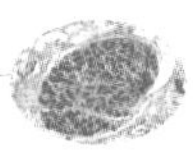

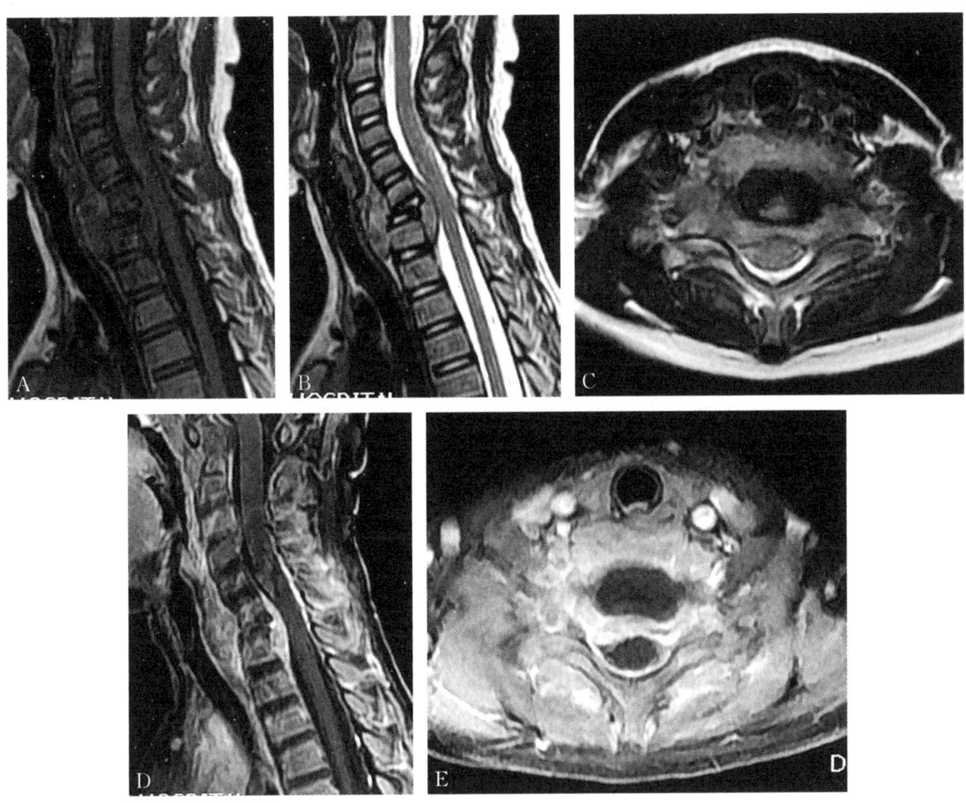

图 2-69 颈椎朗格汉斯细胞组织细胞增生症(进展期)MRI

注:A. $T_1$WI 矢状面;B. $T_2$WI 矢状面;C. $T_2$WI 横断面;D、E. 增强扫描。颈$_7$ 椎体压缩变扁,$T_1$WI 呈等低信号,$T_2$WI 呈稍高信号,病变椎旁软组织肿块形成,相应水平硬脊膜囊受压。增强后可见病变椎骨及椎旁软组织强化明显,硬脊膜囊受累,范围较广泛。

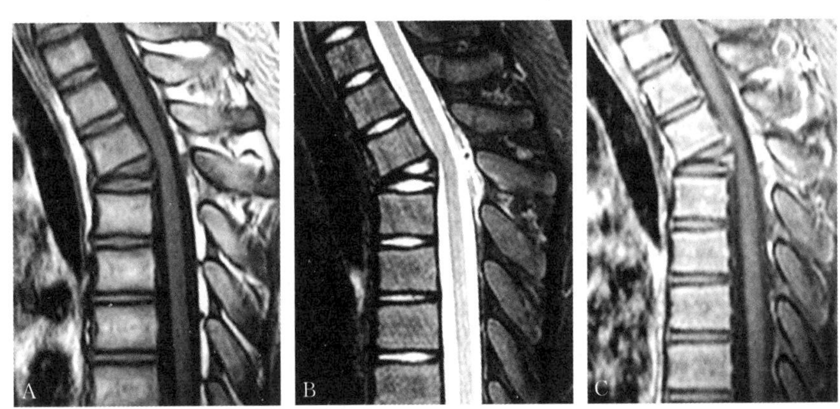

图 2-70 胸椎朗格汉斯细胞组织细胞增生症(愈合期)MRI

A. $T_1$WI 矢状面;B. $T_2$WI 矢状面;C. $T_1$WI 脂肪抑制增强扫描。胸$_4$ 扁平椎存在,椎旁无软组织肿块,增强后胸$_4$ 椎体及椎旁软组织无明显强化。

碍导致静脉压力增高、血管异常增生形成动静脉瘘有关，也可能和外伤有关。脊柱 ABC 约占脊柱原发性肿瘤的 15%，2/3 为原发 ABC，其余 1/3 为继发 ABC(继发于骨巨细胞瘤、血管瘤、骨母细胞瘤、孤立性骨囊肿、纤维结构不良，甚至是恶性骨肿瘤)。

(1) 病理

原发性 ABC 包含 17p13.2 染色体带上的 *USP6* 基因重排，而继发性 ABC 则没有。

原发 ABC 由充满血液的囊腔构成，囊腔之间由纤维间隔分隔，纤维间隔由反应性编织骨、成纤维细胞、巨细胞组成，内部有血管通过。间隔增厚明显者形成实性 ABC。

(2) 临床

脊柱 ABC 多见于胸腰段椎体，颈椎罕见，常侵犯椎体附件，表现为迅速扩大、可触及的肿块，可伴有病理性骨折和神经压迫，造成活动受限。超过 10%的患者出现脊柱侧凸和后凸畸形。

(3) MRI 表现

偏心性、膨胀性病变，囊内充满多发、大小不等液-液平面，具有特征性。可伴有骨膜反应。根据出血时间的长短其信号有所不同，$T_1$WI 可呈低信号或略高于肌肉的中等信号，$T_2$WI 呈多个高信号小囊或液-液平面(图 2-71)。增强后，囊壁间隔可强化。实性 ABC 缺乏或仅有少量囊腔，仔细观察囊内可见液-液平面。

(4) 诊断要点

膨胀性骨质破坏，多累及附件，囊腔内见液-液平面，增强后囊壁强化。

(5) 鉴别诊断

1) 脊柱单纯性骨囊肿：单纯囊性病灶，轻度膨胀。单囊有长嵴，内部为液性成分，一般无液-液平面。

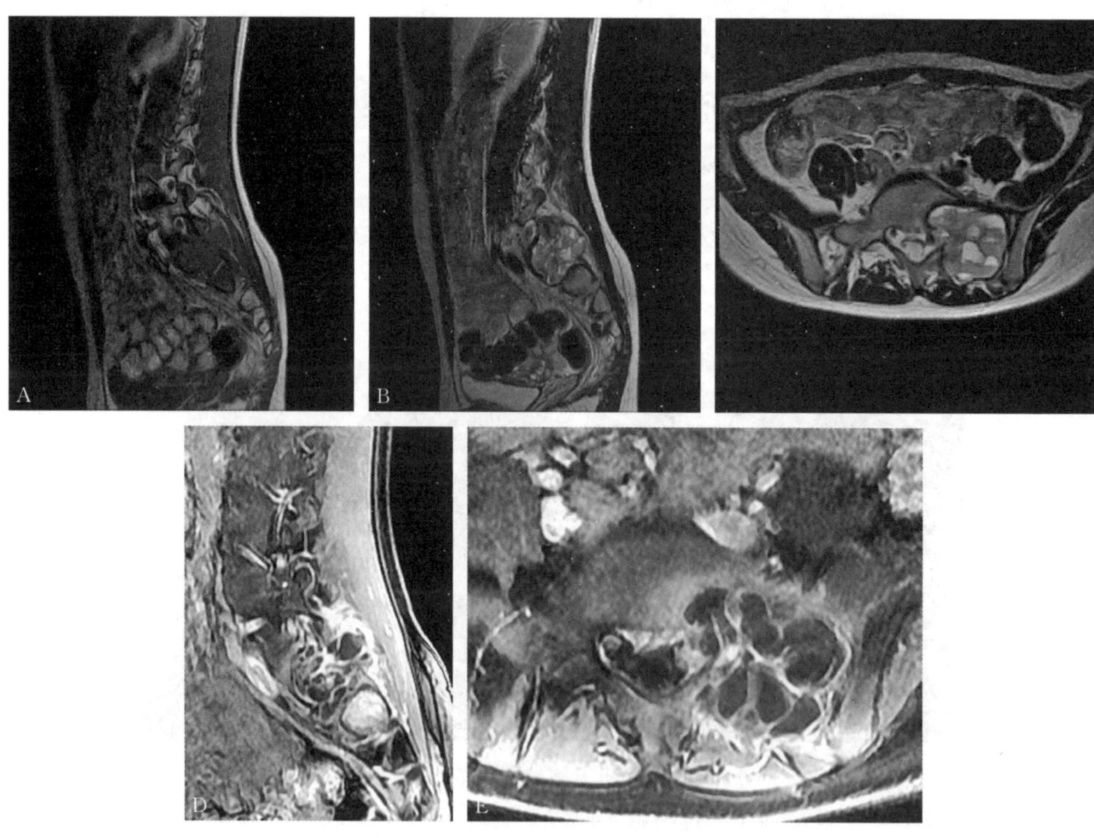


图 2-71 骶骨动脉瘤样骨囊肿 MRI

注：A. $T_1$WI 矢状面；B. $T_2$WI 矢状面；C. $T_2$WI 横断面；D、E. 增强扫描。骶$_1$ 椎体及左侧附件见膨胀性多囊性病变，囊内见液-液平面，$T_1$WI 呈低信号，$T_2$WI 呈高低混杂信号。增强扫描可见囊壁强化。

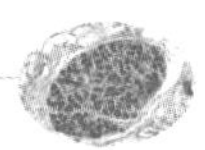

2）脊柱血管瘤：典型血管瘤 $T_1$WI 及 $T_2$WI 均呈高信号；具有巨大血窦的血管瘤可见囊腔和液-液平面，但实性部分呈充填式强化。

### 2.5.10　脊柱骨囊肿

单纯骨囊肿是一种孤立性充满清亮或淡黄色液体的囊性空腔，可以单房也可以有分隔多房。发生于脊柱的骨囊肿非常少见，约占原发性骨肿瘤的3%。

（1）病理

囊肿内为清亮或淡黄色液体，囊腔可由不完整骨嵴隔断。囊内壁由结缔组织组成，含新生骨、含铁血黄素和散在巨细胞。

（2）临床

脊柱单纯性骨囊肿症状隐匿，常为偶然检查发现。偶有隐痛或剧痛，要考虑感染或病理性骨折。

（3）MRI表现

MRI上为边界清楚锐利、轻度膨胀性病变，囊内部呈液性信号，$T_1$WI 为低信号，$T_2$WI 多为高信号，增强扫描无强化（图2-72）。病变内部可出现不规则的长短分隔。若囊内出血或感染，可出现液-液平面。

（4）诊断要点

囊性病变，内部为液性信号，低信号分隔，增强扫描病变无强化。

（5）鉴别诊断

动脉瘤性骨囊肿：为膨胀性、多囊病变，囊内见液-液平面，增强后囊隔可强化。

### 2.5.11　脊柱纤维结构不良

纤维结构不良分为单骨型和多骨型。多骨型与McCune-Albright综合征密切相关。发生于脊柱纤维结构不良比较少见，以多骨型为主。

（1）病理

受累骨膨胀，病变质韧，内部可见黏液。组织学上纤维结构不良由纤维性和骨性成分构成，两者比例不同。骨性成分为不规则的编织骨小梁构成，板层骨少见。

（2）临床

纤维结构不良可见于各个年龄段。临床缺乏典型表现，颈、胸、腰部疼痛是常见症状，严重者可有神经压迫症状。有0.5%～3.4%发生恶变，骨肉瘤是最常见的恶变之一。

（3）MRI表现

椎体和附件均可发生，病变边界清楚，轻度膨胀，内部信号均匀。根据病灶内骨性成分和纤维组织所占比例不同，MRI信号表现不同。病灶内骨性成分较高时，$T_1$WI 及 $T_2$WI 均呈低信号，增强扫描病灶可呈中等或明显强化（图2-73）。病灶内含有骨性成分少则 $T_1$WI 呈低信号，$T_2$WI 呈中等信号或高信号。周围硬化缘均表现为低信号。黏液变表现为液性信号。

（4）诊断要点

轻度膨胀性改变。边缘清晰有硬化带，内部信

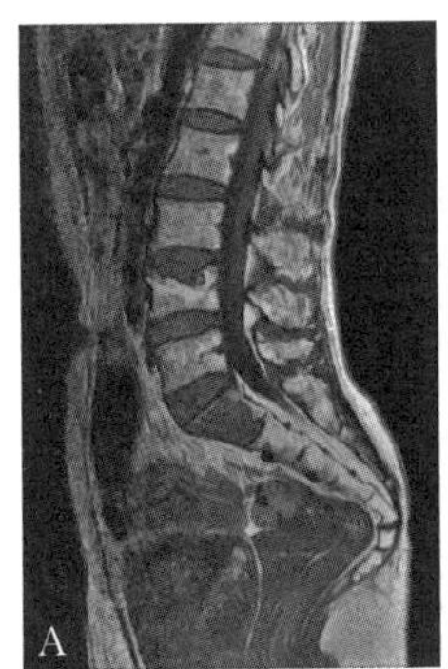


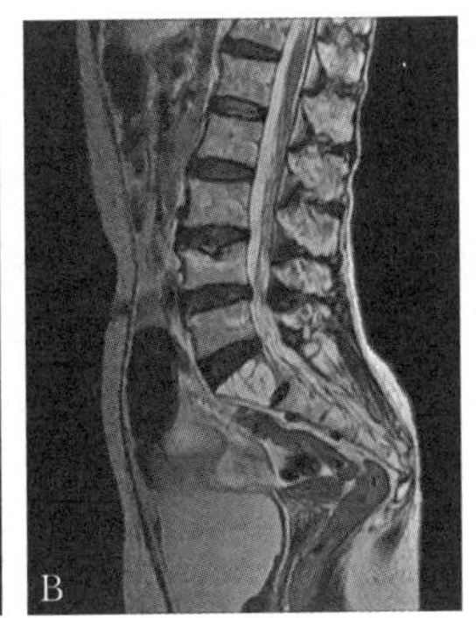


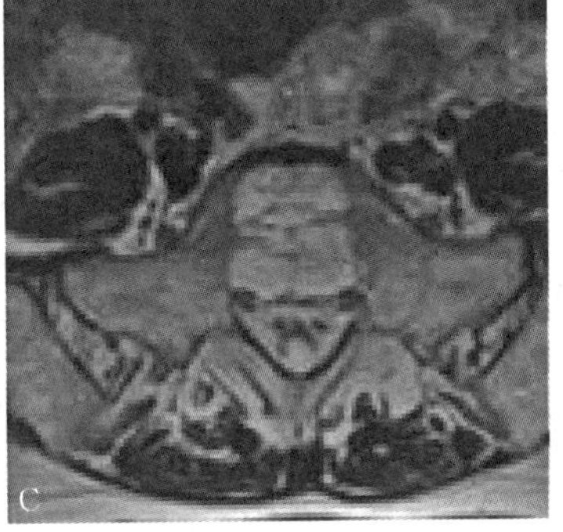


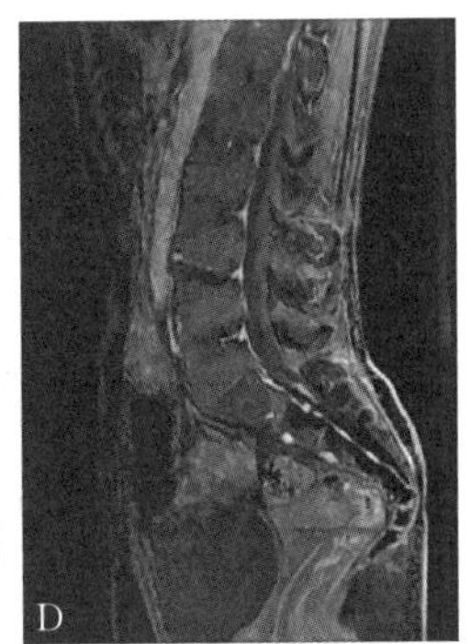


图2-72　骶$_1$椎体骨囊肿MRI

注：A. $T_1$WI矢状面；B. $T_2$WI矢状面；C. $T_2$WI横断面；D. 增强矢状面。骶$_1$椎体囊性病变，呈 $T_1$WI 低信号，$T_2$WI 高信号，病灶边缘清楚，内部可见低信号分隔；增强扫描病变无强化。

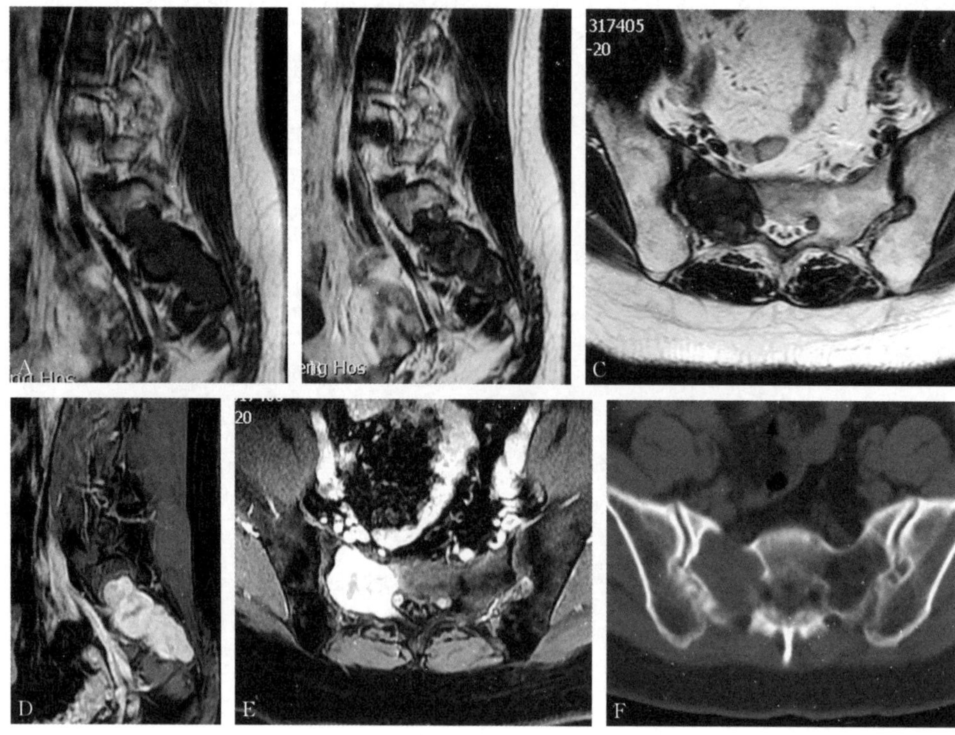

图 2-73　骶骨纤维结构不良 MRI 与 CT

注：A. $T_1$WI 矢状面；B. $T_2$WI 矢状面；C. $T_2$WI 横断面；D、E. 脂肪抑制 $T_1$WI 增强扫描；F. CT 横断面。骶$_1$ 附件呈膨胀性改变，$T_1$WI 及 $T_2$WI 均呈低信号，边缘见薄层硬化；增强扫描病灶不均匀强化。CT 示病变呈均匀毛玻璃密度。

号均匀，增强扫描强化明显。CT 或 X 线平片呈均匀的磨玻璃密度。

（5）鉴别诊断

1）动脉瘤性骨囊肿：膨胀性生长，病变内见多囊性液-液平面。

2）内生软骨瘤：肿瘤呈分叶生长，肿瘤内点状或弧形钙化，增强扫描强化不明显。

3）成骨性转移瘤：老年患者，有原发性肿瘤病史，多椎体受累，一般很少膨胀性改变；硬化明显。

## 2.5.12　脊柱血管瘤

血管瘤是血窦血管组成的良性肿瘤，病理学分类包括海绵状血管瘤、毛细血管瘤及血管瘤病。脊柱血管瘤常见于胸椎，其次是颈椎和腰椎，骶尾部少见。发生于胸椎者有 75% 发生于胸$_{4\sim10}$ 椎体。根据累及椎体的数目，又分为单发和多发。多发指累及 2 个或 2 个以上椎体的血管瘤。

（1）病理

由薄壁血窦组成，血窦血管穿越骨髓，包绕骨小梁。血管周围可见脂肪组织充填。

（2）临床

脊柱血管瘤可发生在任何年龄。多数血管瘤无症状，偶可出现局部疼痛等，可能伴有神经根或脊髓受压症状。

（3）MRI 表现

脊柱血管瘤可发生在椎体和附件，多发生于椎体，典型信号特征为 $T_1$WI 及 $T_2$WI 均呈高信号（图 2-74），瘤内脂肪缺如则 $T_1$WI 呈低信号、$T_2$WI 呈高信号（图 2-75）；若血管瘤内有较多脂肪，则表现为 $T_1$WI 高信号、$T_2$WI 高信号。瘤体内可见粗大低信号骨小梁具有特征性（图 2-76）。偶可见瘤内出现囊腔。椎体血管瘤增强扫描可不强化（图 2-75C），或呈轻度强化（图 2-74C），延迟扫描呈充填式均匀强化。侵袭性血管瘤发展较快，短期内可出现椎旁软组织肿块。非

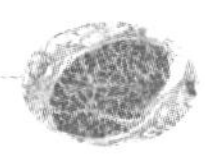

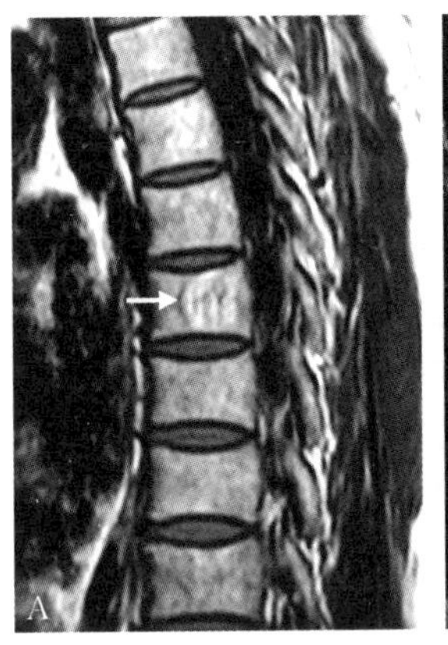
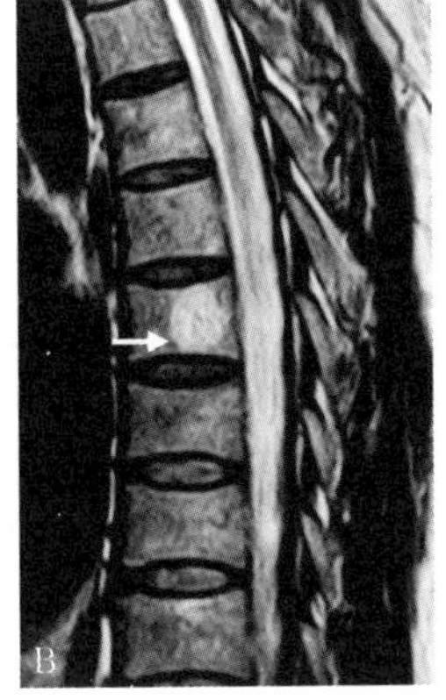
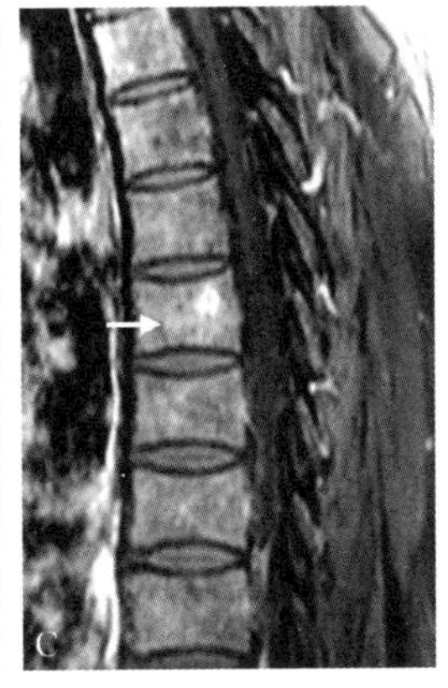

图 2-74　胸椎椎体血管瘤 MRI

注：A. $T_1$WI 矢状面；B. $T_2$WI 矢状面；C. $T_1$WI 脂肪抑制矢状面增强扫描。胸$_7$ 椎体血管瘤，$T_1$WI、$T_2$WI 均呈高信号，增强扫描轻微强化（箭头）。

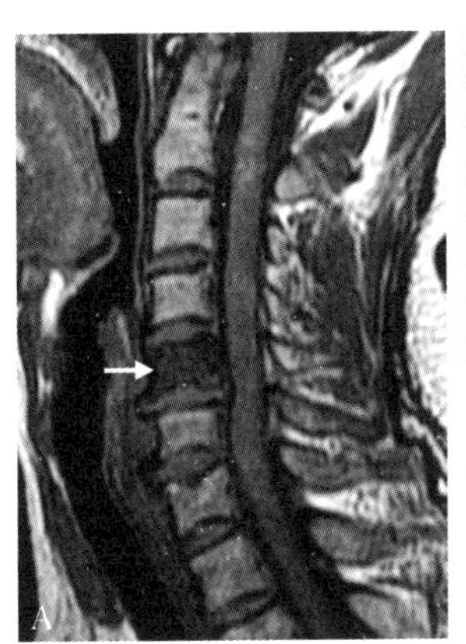
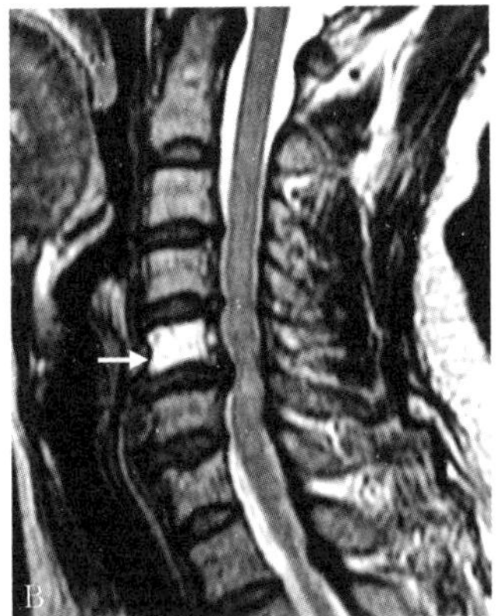
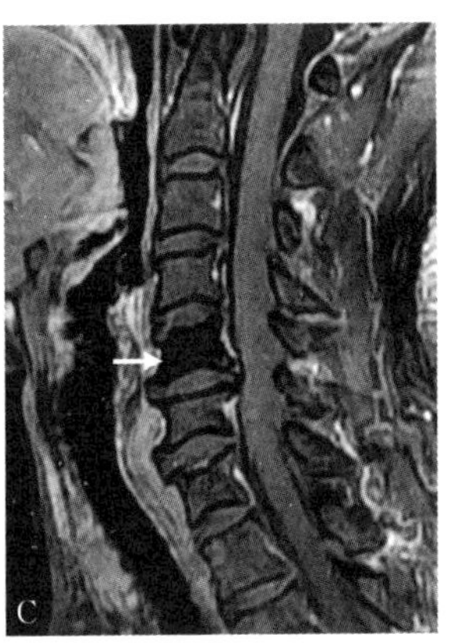

图 2-75　颈椎椎体血管瘤 MRI

注：A. $T_1$WI 矢状面；B. $T_2$WI 矢状面；C. $T_1$WI 脂肪抑制矢状面增强扫描。颈$_5$ 椎体血管瘤，$T_1$WI 为低信号，$T_2$WI 呈高信号，增强扫描无强化（箭头）。

侵袭性血管瘤可见椎旁软组织肿块（图 2-76）。

（4）诊断要点

单个椎体常见，血管瘤在 $T_1$WI 和 $T_2$WI 高信号，瘤内见粗大低信号骨小梁。

（5）鉴别诊断

骨质疏松：全身骨骼尤其是脊柱多发椎体受累，多呈楔形、双凹形改变。脂肪抑制序列无高信号存在。

## 2.5.13　脊柱骨髓瘤

多发性骨髓瘤和孤立性骨髓瘤（浆细胞瘤）均可发生于脊柱，以多发性骨髓瘤最常见。孤立性骨髓瘤较少，占总骨髓瘤的 5%～10%。

（1）病理

广泛弥散的骨髓结节，或骨膨胀性生长，组织学上成熟不同的浆细胞起源的圆形或卵圆形细胞，细胞间质很少。

（2）临床

脊柱多发性骨髓瘤，发病年龄多在 50～70 岁，平均 60 岁，起病缓慢。临床症状包括贫血、骨痛、肾功能不全、疲劳、高血钙，或体重下降。贫血最常见。血中 M 蛋白阳性。

（3）MRI 表现

脊柱孤立性浆细胞瘤多发生于椎体，表现为

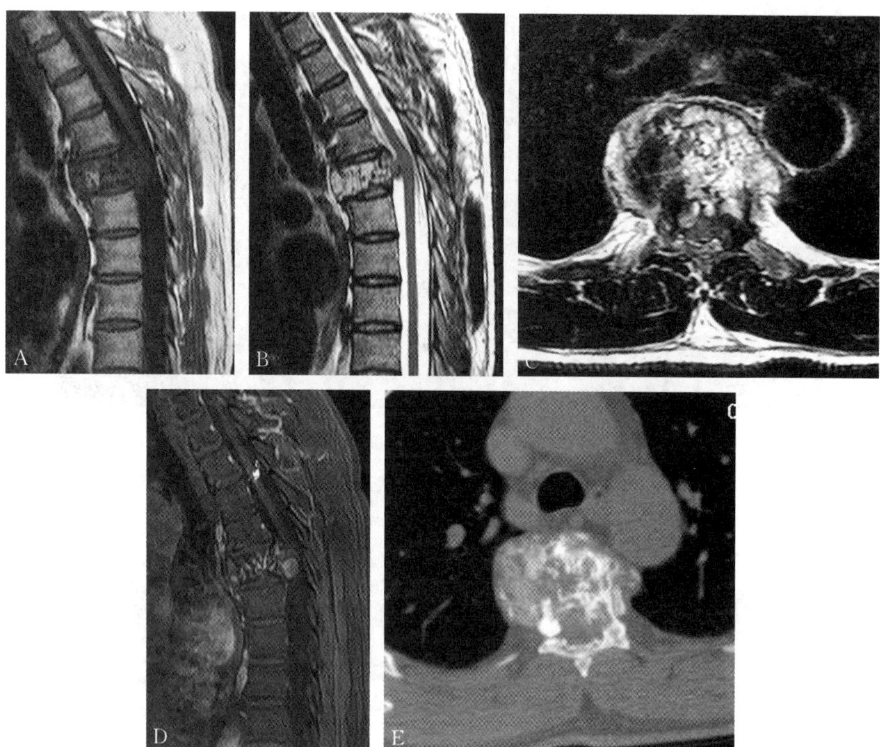

图 2-76　胸椎血管瘤 MRI 与 CT

注：A. $T_1$WI 矢状面；B. $T_2$WI 矢状面；C. $T_2$WI 横断面；D. $T_1$WI 脂肪抑制增强扫描；E. CT 横断面。胸$_7$椎体异常信号，$T_1$WI 为高、低信号，$T_2$WI 呈高信号，病变椎体内见低信号粗大骨小梁，CT 显示更加清楚。椎骨周围可见软组织肿块，增强后血管瘤强化明显。

单发性膨胀性骨质破坏，边缘清楚，也可模糊；病灶周边可出现短骨嵴，使呈扇形边缘。肿瘤 $T_1$WI 多呈较均匀的等或稍高信号，$T_2$WI 为高信号，椎旁软组织肿块常见，发生于椎管内软组织肿块可形成袖套样包绕硬脊膜囊(图 2-77)。

多发性骨髓瘤多发生于椎体，表现多为穿凿样骨质破坏，边界清楚无硬化。有时表现为广泛骨质疏松。根据磁共振表现分为以下 4 型。

1) 正常型：椎体为正常骨髓信号(图 2-78)。提示骨髓内少量肿瘤细胞浸润。

2) 灶型：病灶较大而局限，与正常骨髓形成清晰边界。病灶较大可形成明显骨质破坏和椎旁软组织肿块。表现为 $T_1$WI 低信号，$T_2$WI 高信号(图 2-79)。

3) 盐和胡椒型：细小异常浆细胞团混杂在正常骨髓之中。$T_1$WI 上表现为正常高信号骨髓中有多发的细小点状的低信号，似细小盐粒与胡椒粉相拌。$T_2$WI 为不均匀高信号，增强后细小病灶均强化(图 2-80)。

4) 弥漫型：病变骨髓内广泛浸润破坏，正常骨髓被替代，病灶大小不一，表现为 $T_1$WI 均匀低信号、$T_2$WI 均匀高信号，椎旁可见软组织肿块(图 2-81)。

骨髓瘤椎旁软组织可侵入椎管，包绕硬脊膜囊形成“袖套样”浸润，具有特征性。骨髓瘤一般无液化坏死。偶见硬化性骨髓瘤，肿瘤基质内见不均匀的低信号，增强扫描病灶均可见强化(图 2-82)，特别是脂肪抑制序列对细小病灶检出非常有利。硬化性骨髓瘤多见于 POEMS 综合征。

(4) *诊断要点*

中老年患者，多发溶骨性骨质破坏，“盐和胡椒征”“袖套征”具有特征性。血 M 蛋白阳性。

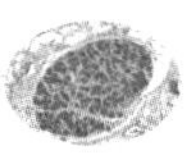

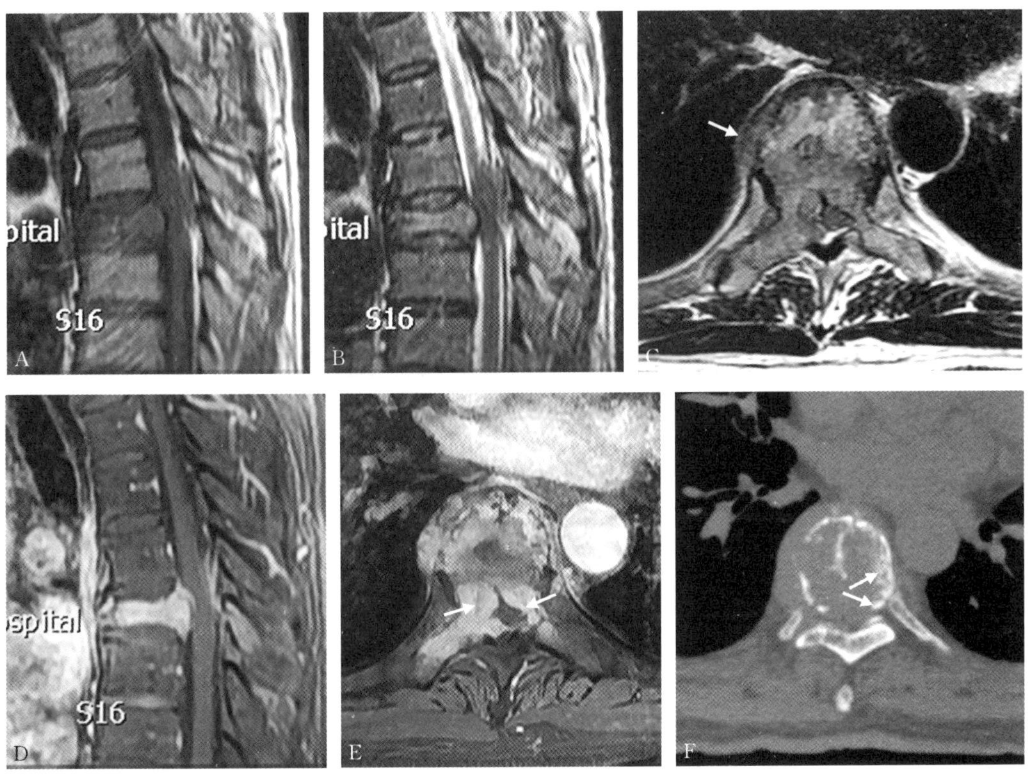


图 2-77 胸椎浆细胞瘤 MRI 与 CT

注：A. $T_1$WI 矢状面；B. $T_2$WI 矢状面；C. $T_2$WI 横断面；D、E. $T_1$WI 脂肪抑制增强扫描；F. CT 横断面。胸$_7$ 椎体异常信号，$T_1$WI 为高低信号，$T_2$WI 呈高信号，病变椎体压缩变扁，椎旁及硬脊膜外见软组织肿块影，硬脊膜外肿块呈袖套状包绕（E 箭头）。增强扫描肿瘤强化明显。CT 显示肿瘤呈溶骨样破坏，边缘无硬化，略呈扇形边缘（F 箭头）。

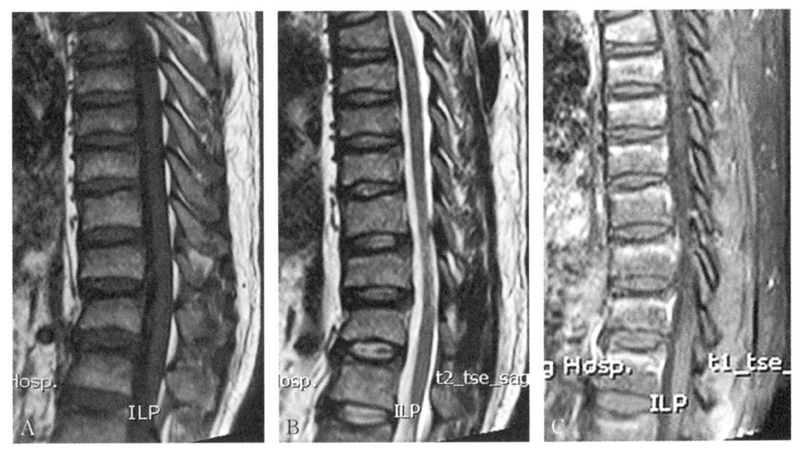


图 2-78 胸腰椎骨髓正常型骨髓瘤 MRI

注：A. $T_1$WI 矢状面；B. $T_2$WI 矢状面；C. $T_1$WI 增强矢状面。胸腰椎多个椎体压缩骨折，骨髓信号尚正常。病理证实为多发性骨髓瘤。

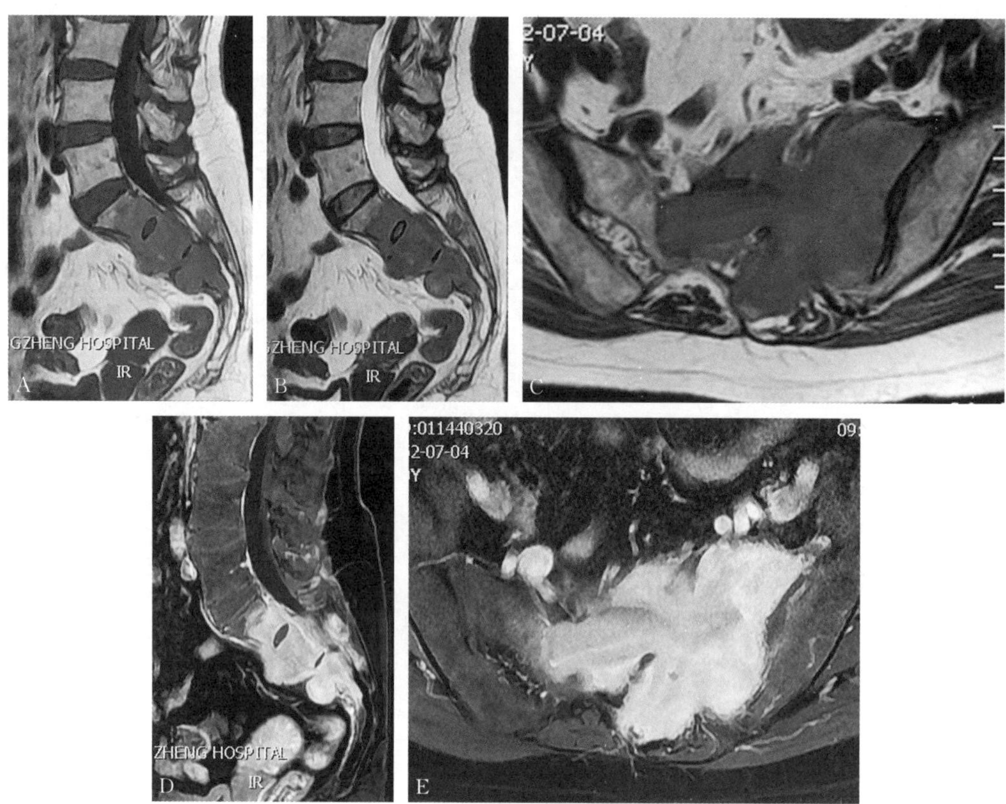


图 2-79 骶骨灶型骨髓瘤 MRI

注：A. $T_1$WI 矢状面；B. $T_2$WI 矢状面；C. $T_2$WI 横断面；D、E. 增强扫描。骶$_{1\sim3}$椎体骨质破坏，呈 $T_1$WI 低信号、$T_2$WI 低信号。增强后明显强化，椎旁软组织肿块明显。

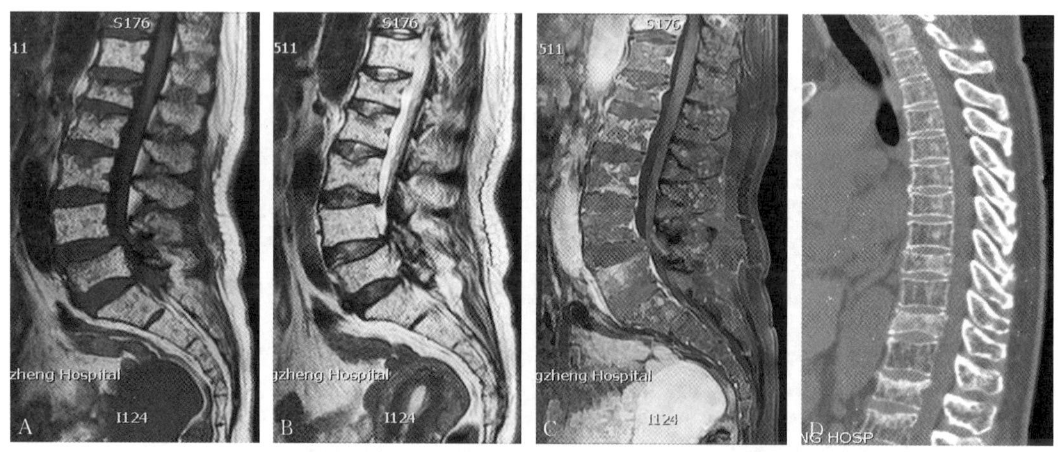


图 2-80 盐和胡椒型骨髓瘤 MRI 与 CT

注：A. $T_1$WI 矢状面；B. $T_2$WI 矢状面；C. 增强扫描；D. CT 矢状面重建　腰椎椎体骨髓内见弥漫细小沙粒样病灶，呈 $T_1$WI 低信号、$T_2$WI 高信号。增强后病灶强化，椎旁软组织肿块不明显。CT 上见骨质疏松而骨质破坏不明显。

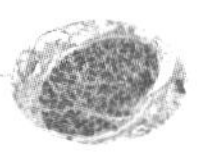

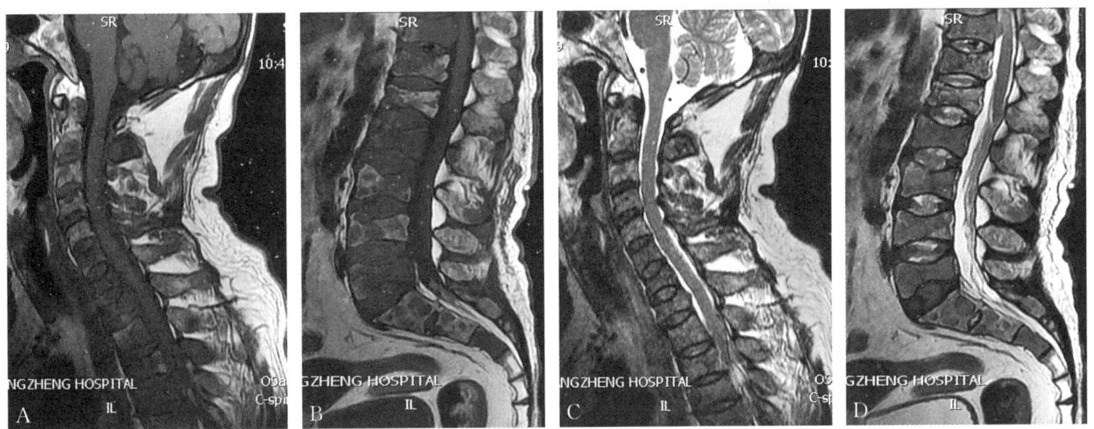


图 2-81 弥漫型骨髓瘤 MRI

注：A、B. $T_1$WI 矢状面；C、D. $T_2$WI 矢状面。颈、腰椎椎体及附件骨髓内见广泛大小不等的病灶。

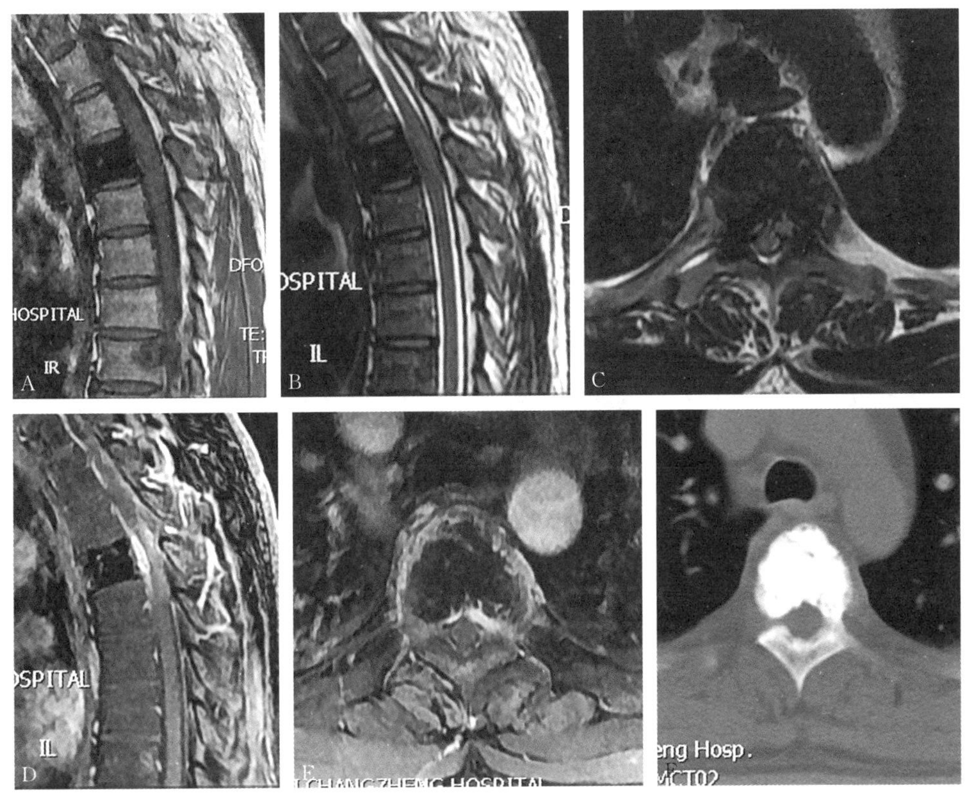


图 2-82 硬化型骨髓瘤 MRI 与 CT

注：A. $T_1$WI 矢状面；B. $T_2$WI 矢状面；C. $T_2$WI 横断面；D、E. 增强扫描；F. CT 横断面。胸$_7$ 椎体骨髓呈 $T_1$WI、$T_2$WI 低信号；增强后椎体低信号区内可见散在强化，椎旁软组织肿块存在。CT 显示肿瘤内高密度硬化。

(5) 鉴别诊断

1) 骨质疏松性椎体压缩骨折：椎体中部凹陷呈“鱼椎”样改变。“尖角征”，椎体后缘骨皮质向前折叠成角且骨折向椎管内突出。椎骨周围无软组织肿块。

2) 转移瘤：老年患者，有原发性肿瘤病史，椎体及附件多发同时受累，溶骨性或成骨性骨质破坏，伴软组织肿块形成。

## 2.5.14 脊柱转移瘤

转移性肿瘤是脊柱最常见的肿瘤，占骨转移瘤的 90%以上。脊柱转移瘤的高发可能与其解剖结构有关：成人脊柱椎骨富于红骨髓，其内血流丰富，适宜瘤栓留驻和生长。Batson 静脉丛使瘤栓直接经静脉转移至脊柱而不经过肺。

(1) 病理

多见腺癌，分化较好的转移癌在骨组织中可见原发癌的组织学特征。

(2) 临床

脊柱转移瘤常见于老年患者，可以发生在脊柱的任何部位，累及范围广泛，多表现为不同程度的脊柱疼痛、感觉和运动障碍。

(3) MRI 表现

多发椎骨病灶，呈不连续跳跃性分布。椎体易受累，可同时累及椎弓根。溶骨性骨质破坏多见，$T_1$WI 上呈低信号，$T_2$WI 上呈稍高信号。病灶边界不清，增强后病灶强化(图 2-83)。$T_2$WI "靶征"对转移瘤具有较高的诊断价值(图 2-84)。脂肪抑制序列病灶显示更清楚。溶骨转移瘤常伴椎旁软组织肿块形成。成骨性转移 $T_1$WI 和 $T_2$WI 呈低信号，骨旁软组织肿块较少，若见椎旁软组织肿块，则诊断可靠性较大(图 2-85)。早期脊柱转移瘤一般不会引起椎体变形，仅表现为椎体信号的异常。晚期椎体破坏严重，出现病理骨折，并可累及椎管内，肿瘤压迫脊髓。椎体转移瘤一般不累及椎间盘。弥散加权成像有利于转移瘤鉴别，转移瘤可见水分子弥散受阻(图 2-86)。

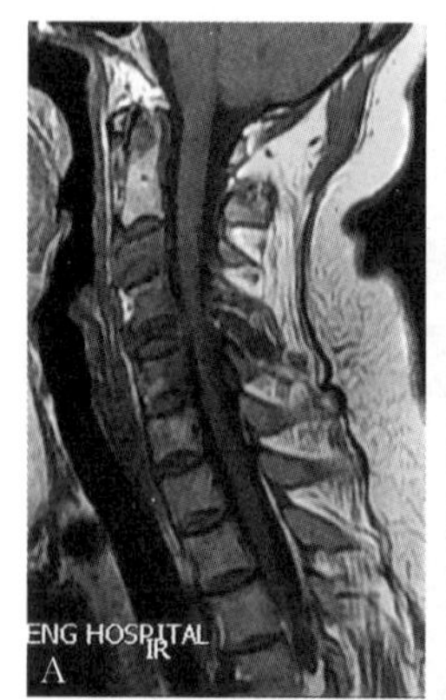

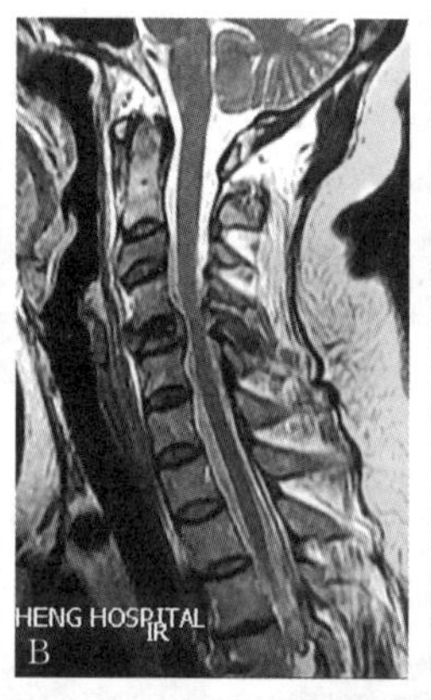

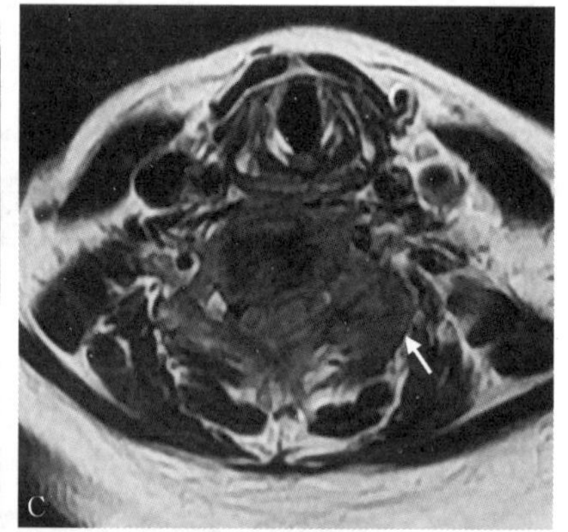

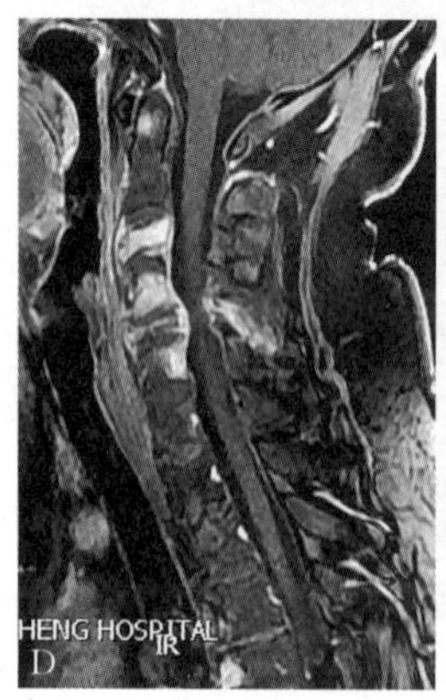

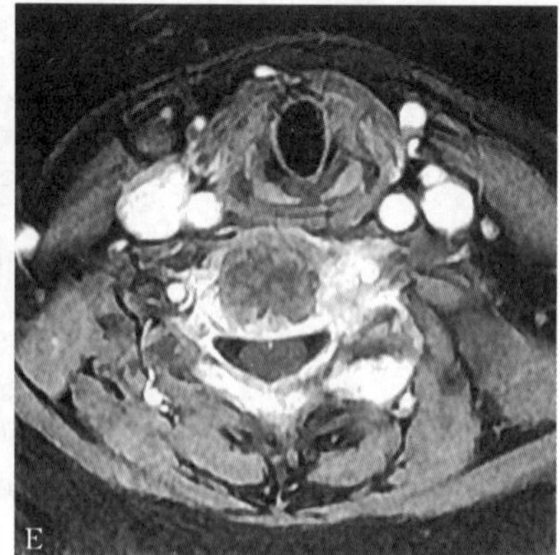


图 2-83 颈胸椎多发性转移瘤 MRI

注：A. $T_1$WI 矢状面；B. $T_2$WI 矢状面；C. $T_2$WI 横断面；D、E. 增强扫描。颈、胸椎多发椎体及部分附件见骨质破坏，骨旁软组织肿块形成。转移瘤灶 $T_1$WI 呈低信号，$T_2$WI 呈中等信号，增强扫描见病灶强化，椎管硬脊膜囊受累。

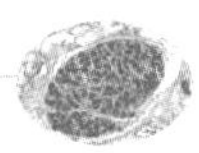

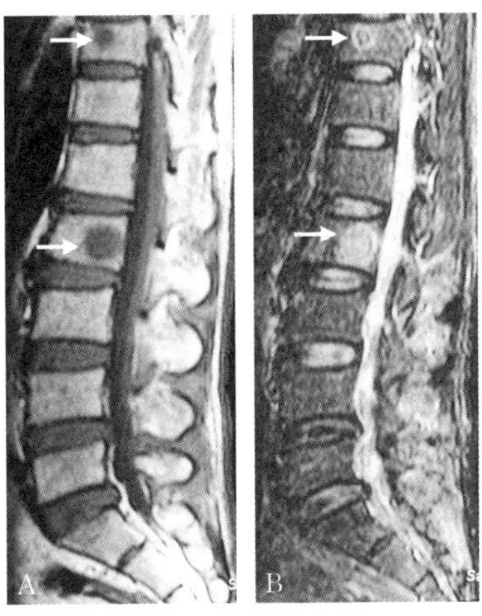

图 2-84 胸椎转移瘤靶征 MRI

注：A. $T_1$WI 矢状面；B. $T_2$WI 矢状面。胸$_{11}$、腰$_2$ 椎体内见类圆形病变，$T_1$WI 呈低信号；$T_2$WI 上呈多环形信号，中央区高信号为转移瘤，周边高信号为水肿，形成“靶征”（箭头）。

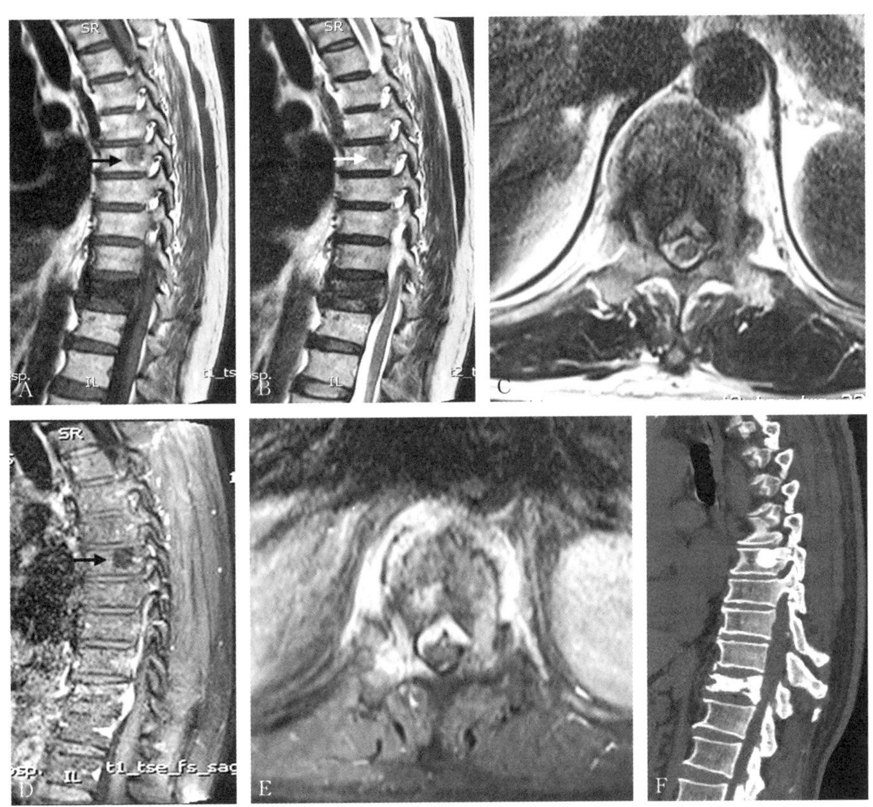

图 2-85 胸腰椎成骨性转移瘤 MRI 与 CT

注：A. $T_1$WI 矢状面；B. $T_2$WI 矢状面；C. $T_2$WI 横断面；D、E. 增强扫描；F. CT 矢状面重建。胸$_9$、腰$_1$ 椎体多发低信号（$T_1$/$T_2$WI）病灶，CT 显示病灶密度增高。腰$_1$ 椎体压缩骨折，可见其椎旁软组织肿块形成，增强扫描见强化。胸$_9$ 椎体病灶无强化（箭头）。腰$_1$ 椎体轻度不均匀强化，椎旁软组织肿块强化。

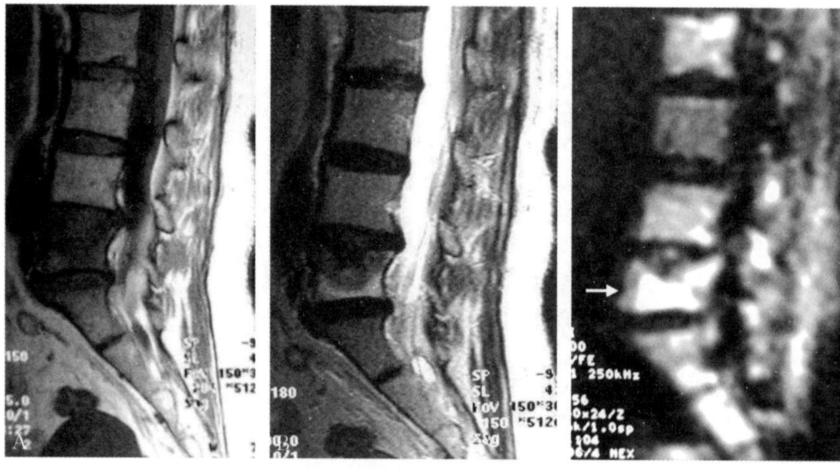

图 2-86　腰椎转移瘤 MRI

注：A. $T_1$WI 矢状面；B. $T_2$WI 矢状面；C. 弥散加权序列矢状面。腰$_5$ 椎体转移瘤，椎体上缘可见施莫尔结节。$T_1$/$T_2$WI 难以确定转移瘤，弥散加权序列见腰$_5$ 椎体弥散受阻，信号增高（箭头），符合恶性肿瘤表现。病理证实为肝癌转移。

（4）诊断要点

老年患者，有原发性肿瘤病史，溶骨性或成骨性骨质破坏，呈跳跃性。

（5）鉴别诊断

1）骨髓瘤：多发，呈穿凿样溶骨性骨质破坏，伴明显椎旁软组织肿块形成，病变主要发生于椎体，累及椎管则包绕硬脊膜囊生长形成"袖套"。

2）脊柱结核：相邻椎体骨质破坏，沙粒样死骨存在，椎间盘常常受累，伴椎旁冷脓肿形成。

（刘建宪　姜　松　胡嘉航　刘晓晟　组金燕　王胜裕　王　鹏）

## 主要参考文献

[1] AHUJA CS, WILSON JR, NORI S, et al. Traumatic spinal cord injury [J]. Nat Rev Dis Primers, 2017, 3:17018.

[2] BABU R, OWENS T R, KARIKARI I O, et al. Spinal cavernous and capillary hemangiomas in adults [J]. Spine (Phila Pa 1976), 2013, 38(7): E423 - E430.

[3] BAGHERI A B, AHMADI K, CHOKAN N M, et al. The diagnostic value of MRI in brucella spondylitis with comparison to clinical and laboratory findings [J]. Acta Inform Med, 2016, 24(2): 107 - 110.

[4] BEYER T, VAN RIJSWIJK C S P, VILLAGRÁN J M, et al. European multicentre study on technical success and long-term clinical outcome of radiofrequency ablation for the treatment of spinal osteoid osteomas and osteoblastomas [J]. Neuroradiology, 2019, 61(8): 935 - 942.

[5] BRAYDA-BRUNO M, TIBILETTI M, ITO K, et al. Advances in the diagnosis of degenerated lumbar discs and their possible clinical application [J]. Eur Spine J, 2012, 23(S3): 315 - 323.

[6] CHEN K, TIAN C, YANG S, et al. Typical and atypical radiographic features of symptomatic osteoblastoma in the spine [J]. World Neurosurg, 2021, 145: e209 - e215.

[7] EGEA-GÁMEZ R M, PONZ-LUEZA V, CENDRERO-TORRADO A, et al. Spinal osteosarcoma in the paediatric age group: case series and literature review [J]. Rev Esp Cir Ortop Traumatol, 2019, 63(2): 122 - 131.

[8] FUNAYAMA T, GASBARRINI A, GHERMANDI R, et al. Solitary bone cyst of a lumbar vertebra treated with percutaneous steroid injection: a case report and review of literature [J]. Eur Spine J, 2017, 26(Suppl 1): 58 - 62.

[9] GANESH D, GOTTLIEB J, CHAN S, et al. Fungal infections of the spine [J]. Spine (Phila Pa 1976), 2015, 40(12): E719 - E728.

[10] GIROLAMI M, CARAVELLI S, PERSIANI V, et

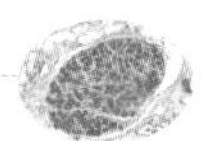

al. Do multiple fluid-fluid levels on MRI always reveal primary benign aneurysmal bone cyst [J]. J Neurosurg Sci, 2018,62(2):234-236.

[11] HUANG W D, YANG X H, WU Z P, et al. Langerhans cell histiocytosis of spine: a comparative study of clinical, imaging features, and diagnosis in children, adolescents, and adults [J]. Spine J, 2013, 13(9):1108-1117.

[12] TANG H, AHLAWAT S, FAYAD L M, et al. Multiparametric MR imaging of benign and malignant bone lesions [J]. Magn Reson Imaging Clin N Am, 2018,26(4):559-569.

[13] IZZO R, POPOLIZIO T, BALZANO RF, et al. Imaging of cervical spine traumas [J]. Eur J Radiol, 2019,117:75-88.

[14] KRISHNAN P, BANERJEE T K. Classical imaging findings in spinal subdural hematoma — "Mercedes-Benz" and "Cap" signs [J]. Br J Neurosurg, 2016,30 (1):99-100.

[15] LASOCKI A, GAILLARD F, HARRISON S J. Multiple myeloma of the spine [J]. Neuroradiol J, 2017, 30(3):259-268.

[16] MAGNUSSON E, SPINA N, FERNANDO N D. Classifications In brief: the thoracolumbar injury classification [J]. Clin Orthop Relat Res, 2018,476 (1):160-166.

[17] MIYAMOTO H, AKAGI M. Usefulness of dynamic contrast-enhanced magnetic resonance images for distinguishing between pyogenic spondylitis and tuberculous spondylitis [J]. Eur Spine J, 2019, 28 (12):3011-3017.

[18] MORAIS D F, DE MELO NETO J S, MEGUINS L C, et al. Clinical applicability of magnetic resonance imaging in acute spinal cord trauma [J]. Eur Spine J, 2014,23(7):1457-1463.

[19] PARK C, LEE J W, KIM Y, et al. Diagnosis of spinal metastasis: are MR images without contrast medium application sufficient? [J]. Clin Imaging, 2019,55:165-173.

[20] JERBAN S, MA Y, WEI Z, et al. Quantitative magnetic resonance imaging of cortical and trabecular bone [J]. Semin Musculoskelet Radiol, 2020,24(4): 386-401.

[21] SHANECHI A M, KICZEK M, KHAN M, et al. Spine anatomy imaging: an update [J]. Neuroimaging Clin N Am, 2019,29(4):461-480.

[22] SHI L S, LI Y Q, WU W J, et al. Imaging appearance of giant cell tumour of the spine above the sacrum [J]. Br J Radiol, 2015,88(1051):20140566.

[23] SINELNIKOV A, KALE H. Osteochondromas of the spine [J]. Clin Radiol, 2014,69(12):e584-e590.

[24] VAHLENSIECK M, REISER M, GENANT H K. MRI of the Musculoskeletal system [M]. 2nd ed. New York: Thieme Publishers, 2015:41-49.

[25] WALCOTT B P, NAHED B V, MOHYELDIN A, et al. Chordoma: current concepts, management, and future directions [J]. Lancet Oncol, 2012,13(2):e69-e76.

[26] ZHANG M, ZHOU L, HUANG N, et al. Assessment of active and inactive sacroiliitis in patients with ankylosing spondylitis using quantitative dynamic contrast-enhanced MRI [J]. J Magn Reson Imaging, 2017,46(1):71-78.

[27] ZHANG Y, ZHANG C, WANG S, et al. Computed tomography and magnetic resonance imaging manifestations of spinal monostotic fibrous dysplasia [J]. J Clin Imaging Sci, 2018,8:23.

[28] ZILS K, BIELACK S, WILHELM M, et al. Osteosarcoma of the mobile spine [J]. Ann Oncol, 2013,24(8):2190-2195.

# 3 肩 关 节



肩关节由骨、关节软骨、韧带、肌肉肌腱、关节囊及相关的血管、神经等组成，将上肢与躯干连接在一起。狭义的肩关节即盂肱关节，是所有关节中活动度最大的关节，同时其稳定性差，容易发生半脱位或脱位。磁共振检查是肩关节疼痛或不稳的最好的影像学检查方法。

## 3.1 肩关节MRI技术

(1) 检查体位

仰卧，头先进，手臂放置于身旁并与之平行，一般大拇指向上的中立位或轻度外旋5°～20°，避免内旋。可用垫片保证肱骨于水平位置，尽量放置患肩于扫描中心，使水平及垂直定位线通过肩关节。

鼓励患者腹式呼吸，可以用沙袋固定肩部和手臂以避免运动伪影。

(2) 检查技术

1）线圈：多通道肩关节线圈或表面线圈。

2）定位像：3平面定位像，以横轴位为基本定位像。

3）成像方向、范围：自上向下从肩锁关节到肱骨外科颈(关节盂下缘)。

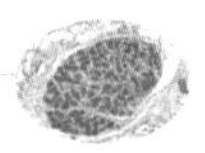

(3) 检查方位

1) 基本检查方位：①横断位(Axi)，根据冠状面定位像定位，垂直于肱骨头干扫描；②斜冠状位(Cor)，根据横断位定位像定位，平行于冈上肌腱扫描；③斜矢状位(Sag)，根据横断位定位像定位，平行于关节盂表面扫描。

2) 特殊方位：外展外旋位(ABER)。

(4) 检查序列及参数

1) 平扫 MRI 检查：

斜冠状位：FSE $T_1$WI、FSE $T_2$WI 脂肪抑制或 FSE 质子密度脂肪抑制，根据需要可增加 FSE $T_2$WI(FSE 质子密度序列：重复时间(repetition time，TR)推荐 3000～4000 ms，回波时间(TE)推荐 30～40 ms)(图 3-1)。

斜矢状位：FSE $T_2$WI、FSE 质子密度脂肪抑制(图 3-2)。

横断位：FSE 质子密度脂肪抑制，根据需要可增加 $T_2{}^*$ GRE 序列(对盂唇内病变敏感)(图 3-3)。

2) 增强 MRI 检查：

直接造影：关节内直接注射盐水或稀释对比剂，扩张关节囊以增加关节内结构的对比清晰度，增加诊断敏感性。属有创检查，有一定的感染概率。

间接造影：往静脉注射对比剂，短暂延迟(期间患者需活动患肩 20～30 min)后扫描。

通常使用 3 个成像方向：横断位、斜冠状位 $T_1$W 脂肪抑制、矢状位的 $T_1$W 序列。扫描技术及参数基本同平扫(图 3-4)。

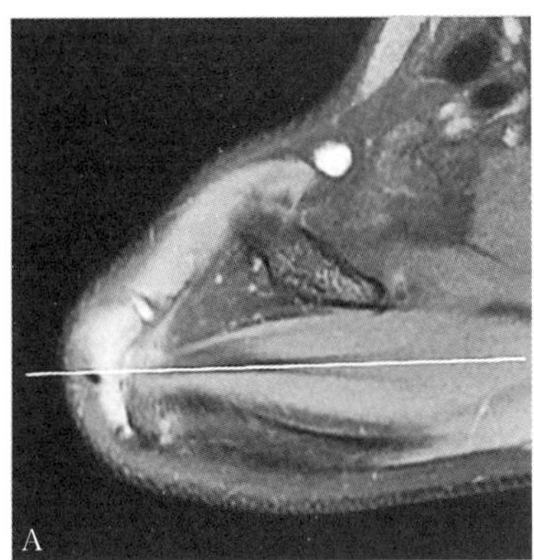

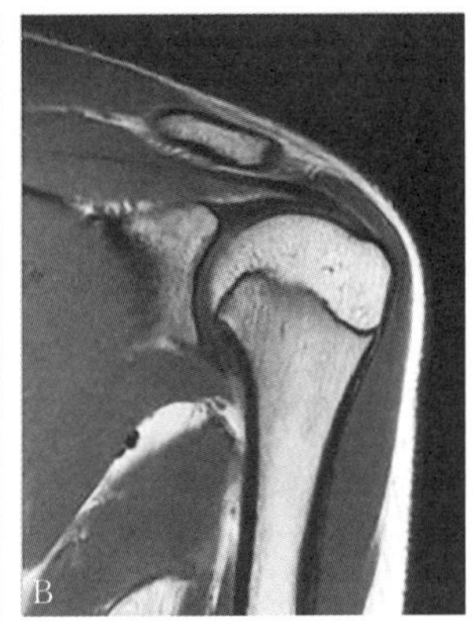

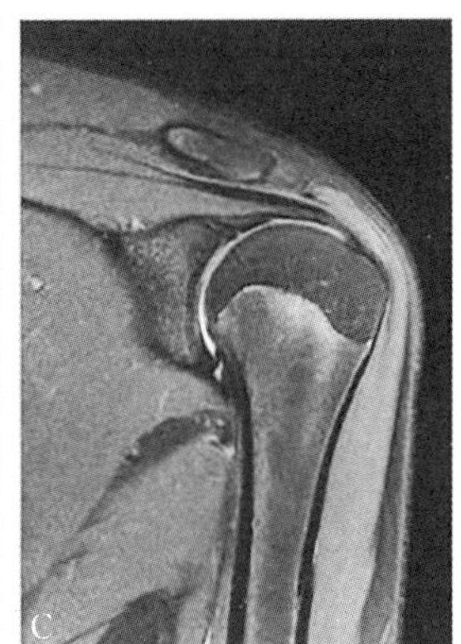


图 3-1 肩关节斜冠状位 MRI 平扫

注：A. 定位相；B. $T_1$WI；C. $T_2$WI 脂肪抑制。

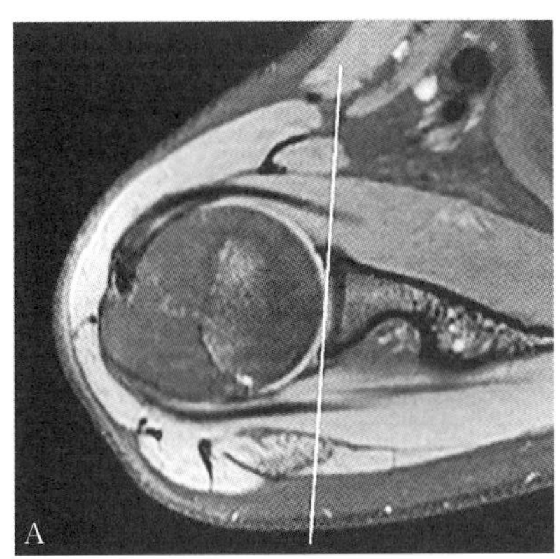

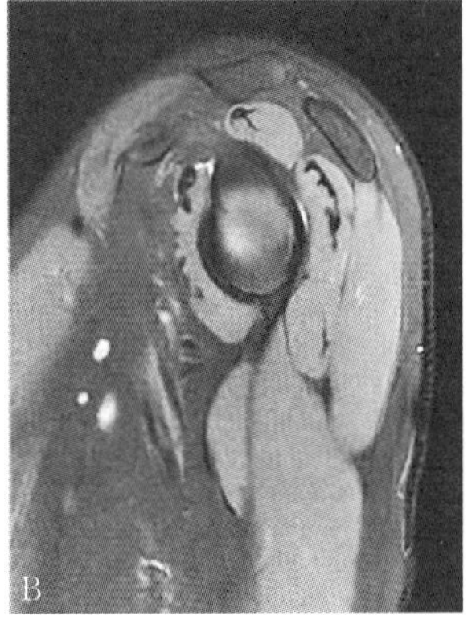


图 3-2 肩关节斜矢状位 MRI 平扫

注：A. 定位相；B. $T_2$WI 脂肪抑制。

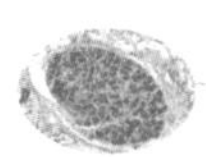

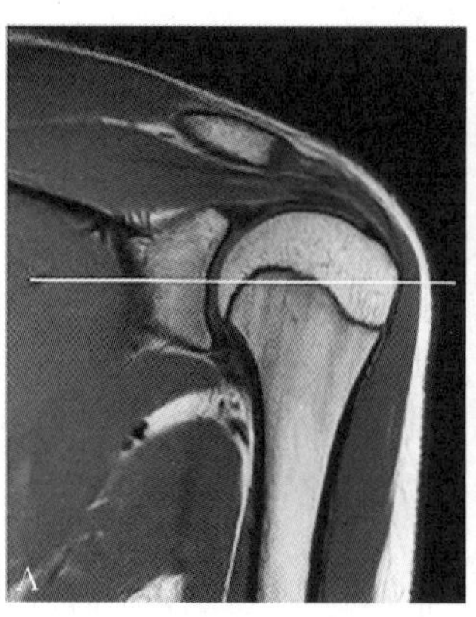
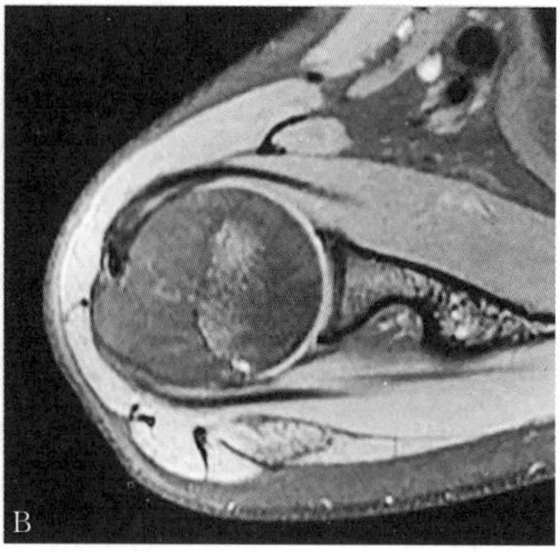

图 3-3　肩关节横断位 MRI 平扫

注：A. 定位相；B. $T_2$WI 脂肪抑制。

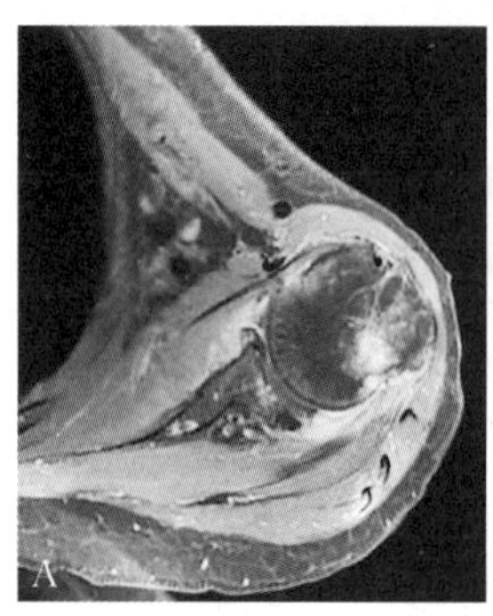
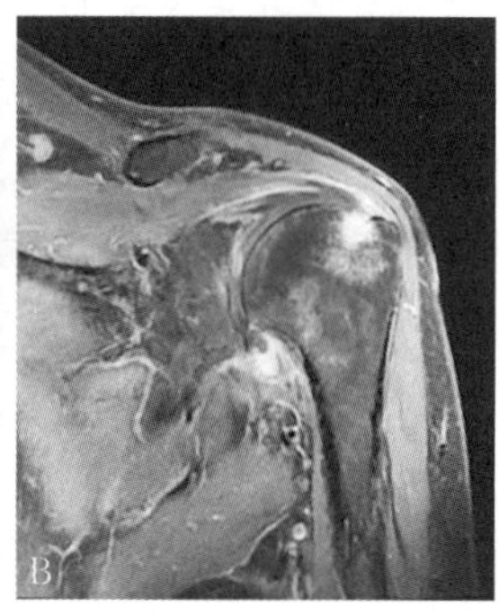

图 3-4　肩关节 MRI 增强扫描

注：A. 横断位；B. 斜冠状位。

(5) 层厚/层间距

层厚一般小于 4 mm，以 3 mm 较为合适；层间距一般≤0.5 mm。

(6) 视野和矩阵

视野(field of view，FOV)需适应患者体型及检查部位，一般 15～20 cm。矩阵一般为 256×256。

## 3.2　肩关节解剖

肩关节的 MRI 解剖见图 3-5、3-6。

### 3.2.1　骨性关节

肩关节相关关节包括盂肱关节、肩锁关节、胸锁关节、肩胛胸壁关节，其中盂肱关节最为复杂。

盂肱关节由肩胛骨的关节盂和肱骨头构成，属球窝关节，是所有关节中活动度最大的关节，可做前屈、后伸、内收、外展、内旋、外旋以及环转等运动。肱骨头覆盖的软骨中央较厚，外周较薄；而关节盂覆盖的软骨中央较薄，外周较厚。肱骨头大而关节盂较为表浅，关节囊薄而松弛，因此肩关节稳定性差，容易发生半脱位或脱位；周围的肌肉、韧带可增加其稳定性。关节盂边缘附有盂唇，可扩大盂肱关节接触面积，增加关节稳定性与灵活性。关节囊的前下部没有肌肉、肌腱的增强，是肩关节的一个薄弱区，因此最常见的肩关节脱位是前下脱位。

肩锁关节是由锁骨远端和肩胛骨肩峰形成的微动关节，可使手臂举过头顶。关节囊、肩锁韧带维持关节的稳定性，限制锁骨远端前后方向移位。肩胛骨喙突与锁骨远端之间的喙锁韧带加强了肩锁关节在垂直方向上的稳定。肩锁关节的损伤往往表现为关节分离，引起肩关节上部疼痛。

肩胛胸壁关节由肩胛骨和胸廓后壁组成，并不是真正的关节，也没有关节囊存在，但在功能上也应视为肩关节的一部分，与肩锁关节和/或胸锁关节联动。肩胛胸壁关节主要协调肩关节活动平面使其具有较大的活动范围，由互相协同而又相互拮抗的肌肉共同完成。

胸锁关节是由锁骨的胸骨端关节面和胸骨柄的锁骨切迹组成的微动关节，关节面似鞍状，有独立坚韧的关节囊，周围还有韧带加固。关节腔内有一近似圆形的关节盘，将关节腔分为内下和外上两部分。

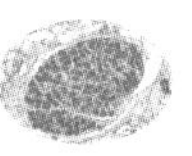

A
肩峰
冈下肌
三角肌
小圆肌
背阔肌
肱三头肌

B
冈下肌
斜方肌
肩胛骨
三角肌
冈下肌腱
肱骨头
背阔肌

C
肩胛冈
斜方肌
肩锁关节
冈上肌
冈上肌腱
关节盂
背阔肌

D
斜方肌
冈上肌
肩锁关节
肩峰下/三角肌滑囊
冈上肌腱
三角肌
上盂唇
下盂唇
肩胛骨

E
肩胛冈
斜方肌
锁骨
肩峰下滑囊
肩峰
三角肌
冈上肌
上盂唇
盂唇-下盂肱韧带复合体
肩胛下肌

F
斜方肌
肩胛冈
锁骨
冈上肌
关节盂
三角肌
肱二头肌长头腱
肩胛下肌

G
斜方肌
锁骨
喙锁韧带
喙突
肱骨
三角肌
肩胛下肌

H
冈上肌
锁骨
喙锁韧带
喙突
三角肌
肱二头肌短头腱
肩胛下肌

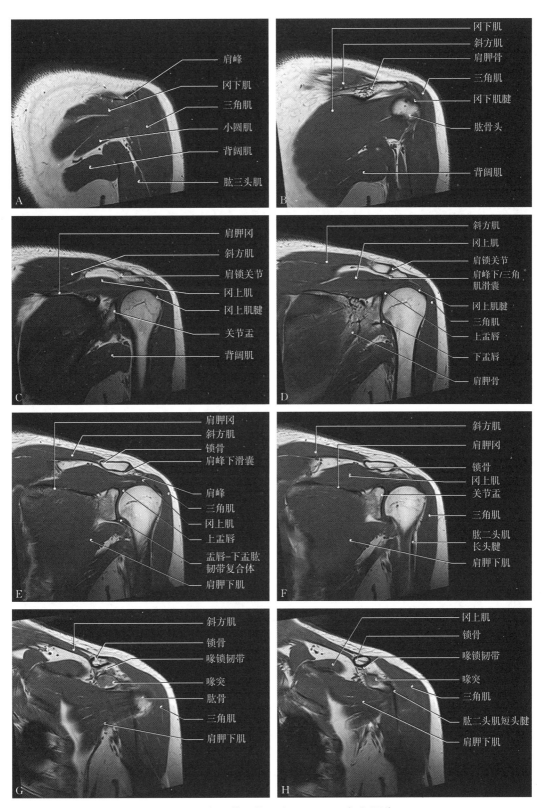

图 3-5 肩关节冠状位各层面 $T_1$WI 解剖图像

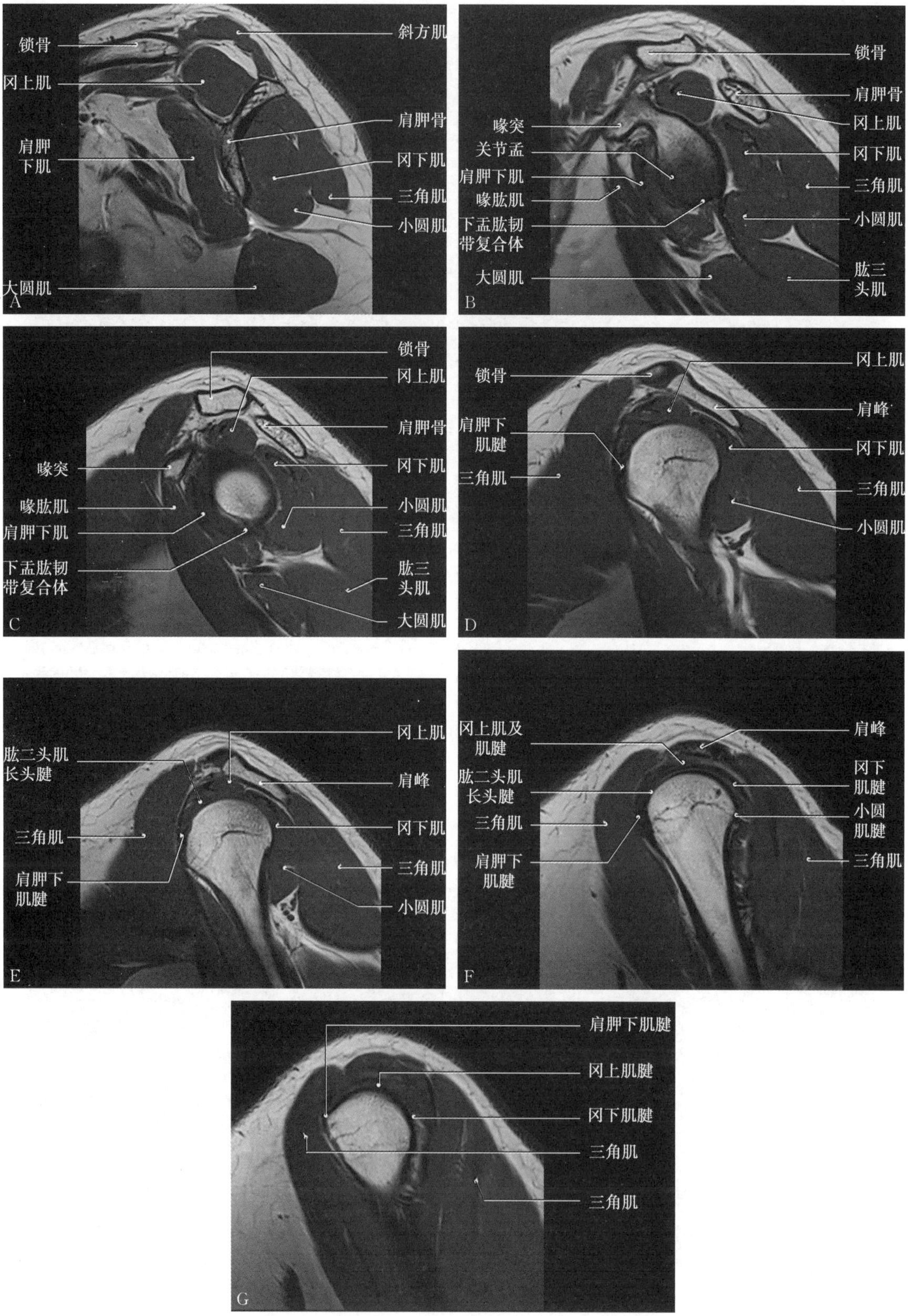

锁骨
冈上肌
肩胛下肌
大圆肌
斜方肌
肩胛骨
冈下肌
三角肌
小圆肌
A

锁骨
肩胛骨
冈上肌
冈下肌
三角肌
小圆肌
肱三头肌
喙突
关节盂
肩胛下肌
喙肱肌
下盂肱韧带复合体
大圆肌
B

锁骨
冈上肌
肩胛骨
冈下肌
小圆肌
三角肌
肱三头肌
大圆肌
喙突
喙肱肌
肩胛下肌
下盂肱韧带复合体
C

锁骨
肩胛下肌腱
三角肌
冈上肌
肩峰
冈下肌
三角肌
小圆肌
D

肱二头肌长头腱
三角肌
肩胛下肌腱
冈上肌
肩峰
冈下肌
三角肌
小圆肌
E

冈上肌及肌腱
肱二头肌长头腱
三角肌
肩胛下肌腱
肩峰
冈下肌腱
小圆肌腱
三角肌
F

肩胛下肌腱
冈上肌腱
冈下肌腱
三角肌
三角肌
G

图 3-6　肩关节矢状位各层面 $T_1$WI 解剖图像

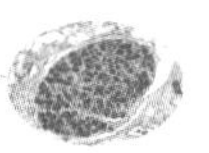

### 3.2.2 韧带

肩关节韧带在肩关节的完整性和功能性上非常重要，肩关节的静态稳定性主要与盂肱韧带相关。

上盂肱韧带发自前上关节盂唇，从肱骨头前上方绕行，终止于肱骨外科颈，用以限制前臂的下移。上盂肱韧带与喙肱韧带形成吊索样结构包围肱二头肌长头腱限制其异常滑动。

中盂肱韧带位置偏下，连接关节盂前唇与肱骨，它的作用是限制肩关节在正常活动范围，内旋或外展时前后平移。

下盂肱韧带是一种复合体结构，是稳定盂肱关节最重要的韧带结构，分为前、后、下三束分别连接关节下盂唇和肱骨。前束用于限制肩关节90°外旋外展或投掷运动后期时手臂的前后平移，其与肩关节的 Bankart 损伤最为密切；后束主要的功能是限制肩关节外展活动过程中向后脱位。下盂肱韧带的前后束围成的 U 形结构称为腋囊，是粘连性肩关节囊炎容易累及的地方。

喙肱韧带连接喙突基底部外侧面与肱骨头，属于肩袖间隙的一部分，是肩关节的强力支持结构，主要的功能是在肩关节内旋弯曲时限制其后移，以及在肩关节外旋后自然内收时限制其下移。

肩锁关节分别由上、下、前、后韧带连接，其中上、后肩锁韧带最为重要，限制了肩锁关节前后平面上的水平移位。

喙锁韧带为连接锁骨与肩胛骨喙突的韧带，分为斜方韧带及锥状韧带。锥状韧带相对较粗，起源于锁骨中段距离锁骨外缘端约 4.5 cm 范围；斜方韧带起源于锁骨中远段距离外缘 2.5 cm 处，有助于防止肩锁关节向上的脱位。

喙肩韧带是连接喙突外侧缘与肩峰内侧缘之间的三角形束状纤维，与喙突、肩峰构成喙肩弓，位于肩峰下滑囊及盂肱关节上方，通常在肩峰下压力释放时变得松弛，功能是限制肱骨头向上移位。

### 3.2.3 肌肉与肌腱

肩关节最主要的肌肉肌腱结构为肩袖，主要由冈上肌、冈下肌、小圆肌以及肩胛下肌的肌腱组成，附着于肱骨大、小结节和肱骨解剖颈，使肩关节产生旋内、旋外和上举活动，收缩时使得肱骨头与关节盂接触从而加强肩关节稳定性。肩袖的肌肉肌腱连接区至肱骨附着处之间为乏血管区，肱骨附着处也是容易撕裂的危险区。

冈上肌起源于肩胛骨的冈上窝，肌腱止于肱骨大结节上部。冈上肌引发手臂的外展，在整个肩关节外展运动弧平面中至关重要。冈上肌在肩关节外展大约 30°时可作为肩袖发挥最大的作用为肱骨头减压。

冈下肌起源于肩胛骨的冈下窝，止于肱骨大结节中部，主要功能是与小圆肌一起外旋及伸展肱骨。冈下肌呈双羽状，分为较粗的斜束和较细的横束，在肱骨大结节附着处与冈上肌腱分界不清。冈下肌在手臂内收位时更活跃，占外旋转力的 60%。冈下肌也作为肩袖参与了肱骨头的减压。

小圆肌起源于肩胛骨后外侧缘，位于冈下肌下方，肌腱相对较细，止于肱骨大结节下部，是盂肱关节下方四边孔的上缘，受腋神经分支支配。主要功能是协同冈下肌外旋及伸展肱骨，在肱骨抬高 90°时为主动肌。

肩胛下肌起源于肩胛下窝，呈三角形，前 2/3 为肌腹呈扇形分散，后 1/3 最终汇聚成肌腱止于肱骨小结节，是肩袖中最大和最强壮的肌群。部分肩胛下肌腱向外侧向后延伸覆盖结节间沟与冈上肌腱止点融合。肩胛下滑囊与喙突下滑囊积液可起到润滑作用。肩胛下肌受肩胛下神经支配，可以使肩关节内收和内旋，有助于盂肱关节前方动态稳定。

肩袖间隙是一个三角形解剖区域，喙突位于基底部，冈上肌前缘构成了其上界，肩胛下肌的上缘构成了其下界，结节间沟近端和其上的肱骨横韧带构成其外侧界。肩袖间隙关节囊被关节外的喙肱韧带和关节内的盂肱上韧带加强，而肱二头肌长头腱横穿此区域，因此该区域对盂肱关节和肱二头肌长头腱的稳定性都起到重要的作用。肩袖间隙是粘连性肩关节囊炎容易累及的部位；肩袖的外科闭合手术可能会导致该结构失去调节机制，影响肩关节活动功能。

其他重要的肌肉包括肱二头肌、三角肌、大圆肌、斜方肌、背阔肌、胸大肌。肱二头肌长头腱与上盂肱韧带共同起源于关节盂上唇，这个联合的部分也被称为肱二头肌腱盂唇复合体，或肱二头肌腱锚，然后再穿越盂肱关节在冈上肌腱和肩胛下肌腱之间通过肩袖间隙。在离开肩袖间隙进入结节间沟之前，肱二头肌长头腱存在 30°～40°的转角，并形成稳定的软组织吊索结构，即滑车系统，其由喙肱韧带、上盂肱韧带和肩胛下肌腱远端组成。离开关节内间隙后，肱二头肌长头腱进入肱骨结节间沟。结节间沟主要由近端的冈上肌腱和喙肱韧带以及来自远端的肩胛下肌腱纤维所覆盖，共同构成了一个基本的约束结构即肱骨横韧带，横向连接肱骨大、小结节。肱二头肌腱鞘内附滑囊面，与关节囊交通，因此肱二头肌长头腱腱鞘内常含有少量液体。肱二头肌长头腱主要功能包括屈肩、屈肘与前臂旋后，同时能下压肱骨头，限制其向前上移位，且在屈肘关节或肩关节外展、外旋时，起到稳定肩关节前方的作用。肱二头肌短头腱在肱骨头前方走行，与喙肱肌共同附着于喙突。三角肌呈前束、中束、后束的三角形分布，分别起源于外侧锁骨、肩峰、肩胛冈，并附着于肱骨体三角肌粗隆上。前部肌束使肩关节前屈和旋内，中束主要是外展肩关节，而后部肌束在肩关节后伸、外旋中发挥作用，协同肩袖保持肩关节的稳定。大圆肌起源于肩胛骨外下缘，并附着于内缘肱骨结节间沟上。斜方肌位于项部和背上部皮下，一侧呈三角形，双侧呈斜方形，肌束分为上、中、下三部分，分别附着于锁骨远端、肩峰和肩胛冈。背阔肌起源于胸$_6$至腰$_5$棘突，髂嵴外侧唇后 1/3，附着于肱骨结节间沟内缘。胸大肌起源于锁骨内侧、胸骨和肋软骨连接处，附着于肱骨结节间沟外缘。

### 3.2.4 盂唇

肩关节盂唇是一种纤维软骨结构，附着在肩胛骨关节盂边缘，增加了关节盂的深度。它限制了肱骨头的前后移位，从而增加了盂肱关节的稳定性。一般来说上盂唇比下盂唇大，而上盂唇与肱二头肌长头腱紧密连接，即肱二头肌腱盂唇复合体。盂唇在大小、厚度以及形态上存在许多变异，截面呈三角形者最为常见，另可见圆形盂唇、分裂盂唇、缺口盂唇、扁平盂唇以及盂唇缺如等。盂唇凹（也叫上盂唇隐窝）是最常见的一种变异，是指肱二头肌腱盂唇复合体在时钟面 11 点至 1 点位置存在小于 2 mm 的生理性沟槽，且并不往肱二头肌锚后延伸。上盂唇下孔是相对少见的一种变异，是指上盂唇在关节盂时钟面 1～3 点位置（在肱二头肌锚之前）正常分离，宽度小于 1.5 mm，它使得盂肱关节腔与肩胛下隐窝相通，见于约 11%的人群。盂唇凹和盂唇孔需要与上盂唇前后位（superior labrum anterior and posterior，SLAP）损伤鉴别。Buford 复合体是非常少见的变异，见于 1.5%～2%的人群，表现为时钟面 1～3 点位置前上盂唇的缺如伴中盂肱韧带增厚。

## 3.3 肩袖损伤

肩袖损伤多见于＞40 岁人群，男性多于女性。除了极少数由外伤引起外，大多是因喙肩弓对冈上肌腱的慢性撞击。常见病因为肩峰下撞击以及运动方式不当如过度重复的肩关节旋转活动（投掷、游泳、技巧等长期进行过顶运动）。大多数肩袖撕裂发生于冈上肌腱远端距肱骨大结节附着处 1 cm 的乏血管区。按损伤程度分为部分撕裂，全层撕裂。部分撕裂按部位分为关节面、肌腱内、滑囊面部分撕裂；按撕裂深度和厚度分：Ⅰ度，＜3 mm；Ⅱ度，3～6 mm；Ⅲ度，＞6 mm。全层撕裂按裂口大小分：＜2 cm 为轻度撕裂；2～4 cm 为中度撕裂；4～5 cm 为重度撕裂；＞5 cm 为巨大撕裂（至少 2 根肌腱完全撕裂）。X 线平片肩峰与肱骨头间距离＜7 mm，提示肩袖撕裂。

（1）病理

1）水肿出血期：关节镜下肌腱表面毛糙，喙肩韧带表面磨损。通常见于 25 岁以下的患者。

2）纤维变性及肌腱滑膜炎期：肌腱表面部分撕裂。通常见于 25～40 岁患者。

3）肩袖撕裂期：肩袖出现全层撕裂。主要见于 40 岁以上者。

（2）临床

肩袖损伤常见的临床症状为肩关节疼痛和活

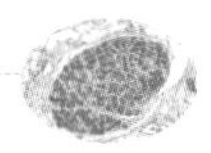

动障碍，大多为起病隐匿的慢性疼痛，少数为创伤引起的急性疼痛。体检有肩峰前外缘压痛，上肢外展时痛弧征阳性。Neer 撞击试验阳性（前屈上举试验：检查者抓住患者手臂先进行内旋，使患者拇指尖向下，将患者手臂在肩胛骨平面内被动地上抬过顶时出现肩关节疼痛）。Hawkins 撞击试验、Jobe 试验等检查也可阳性。

（3）MRI 表现

根据不同的病理表现和损伤程度，MRI 表现为：

Ⅰ级（变性）：$T_1$WI 或 PDWI、$T_2$WI 脂肪抑制序列显示肌腱形态正常，内见线样或散在小片高信号（图 3－7）。

Ⅱ级（部分撕裂）：$T_1$WI 或 PDWI、$T_2$WI 脂肪抑制序列显示肌腱变细或表面不规则（滑囊面或关节面），信号增高。肌腱内撕裂在 PDWI、$T_2$WI 脂肪抑制序列上表现为肌腱内液性高信号未达到关节面或滑囊面（图 3－8）。

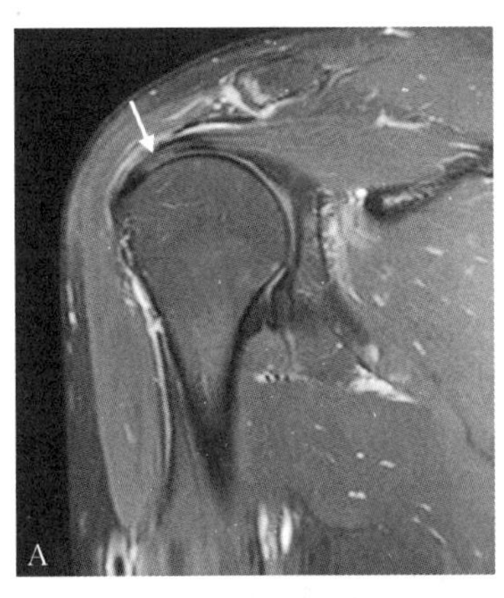


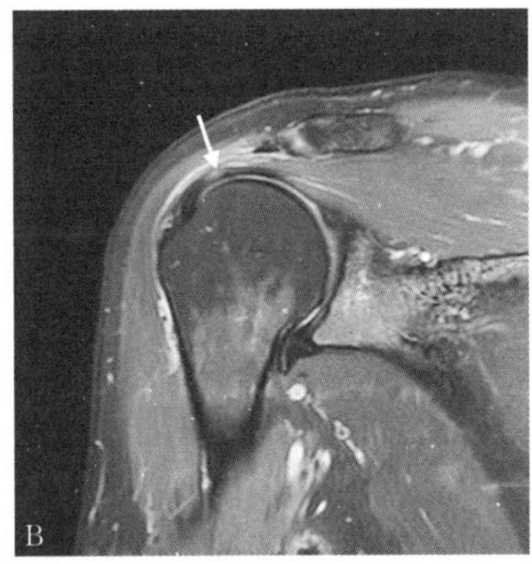


图 3－7　冈上肌腱变性 MRI

注：斜冠状面脂肪抑制 PDWI（A、B）示冈上肌腱信号局部增高（箭头），连续性存在。

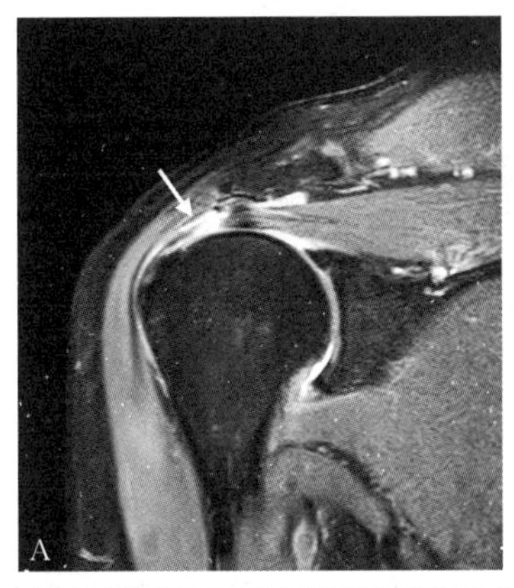


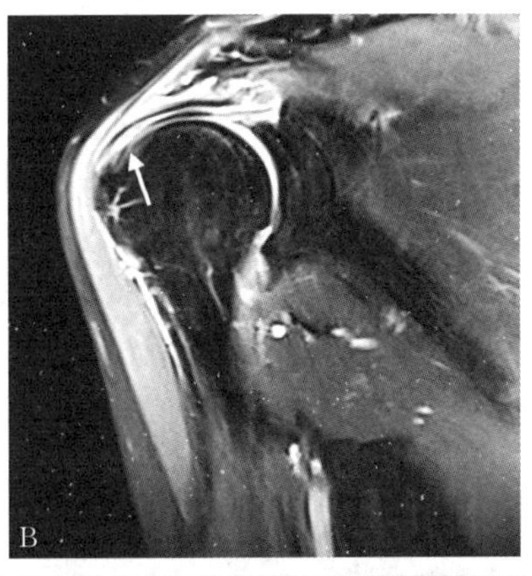


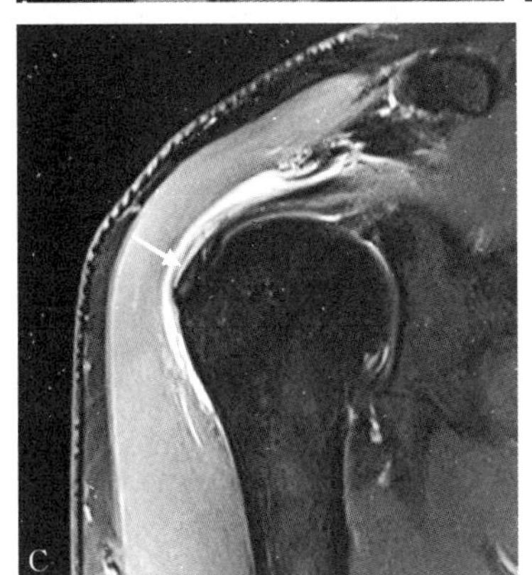


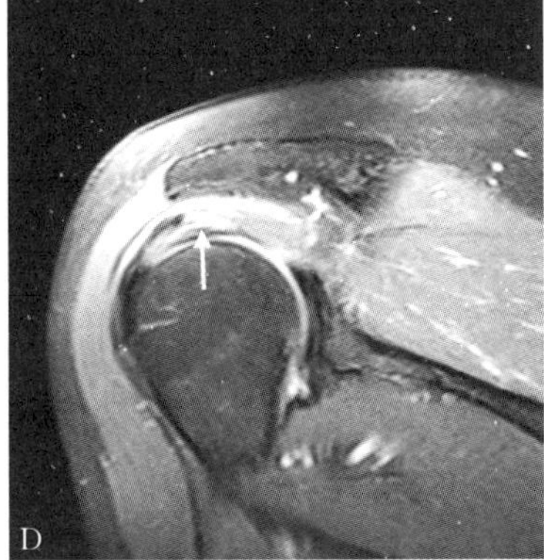


图 3－8　冈上肌腱部分撕裂 MRI

注：斜冠状面脂肪抑制 PDWI 序列。A. 冈上肌腱部分撕裂（箭头）；B. 冈上肌腱关节面部分撕裂（箭头）；C. 冈上肌腱滑囊面部分撕裂（箭头）；D. 冈上肌腱内撕裂（箭头），液性高信号未达到关节面或滑囊面。

Ⅲ级(全层撕裂):PDWI、$T_2$WI脂肪抑制序列显示肌腱连续性中断,高信号累及肌腱全层至关节面和滑囊面(图3-9、3-10),肩峰下滑囊积液并与关节腔相通。完全撕裂时肌腱可回缩(图3-11)。

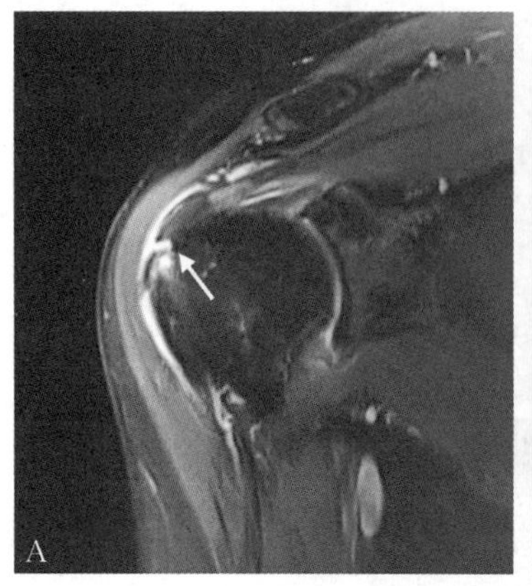
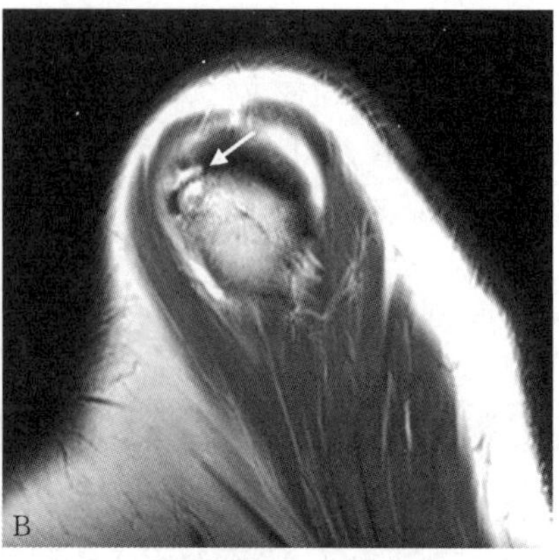

图3-9　冈上肌腱全层撕裂MRI(1)

注:斜冠状面脂肪抑制PDWI(A)及斜矢状面$T_1$WI(B)示冈上肌腱止点连续性中断,高信号累及肌腱全层,达关节面(箭头)。

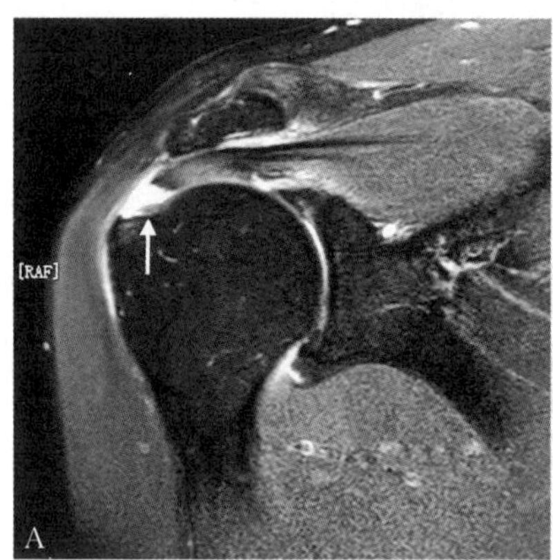

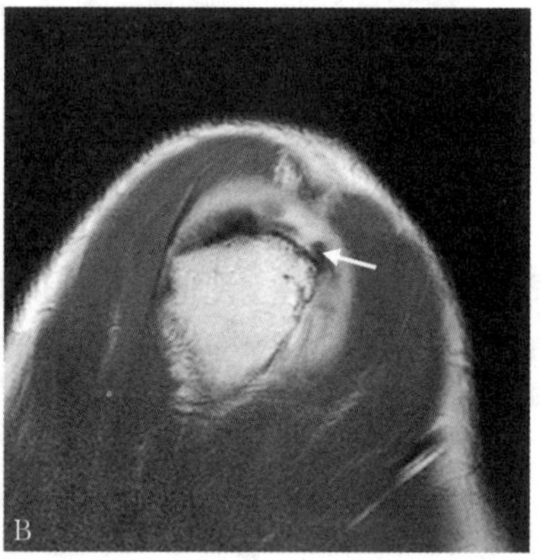

图3-10　冈上肌腱全层撕裂MRI(2)

注:斜冠状面脂肪抑制PDWI(A)及斜矢状面$T_1$WI(B)示冈上肌腱止点连续性中断,高信号累及肌腱全层,达关节面(箭头)。

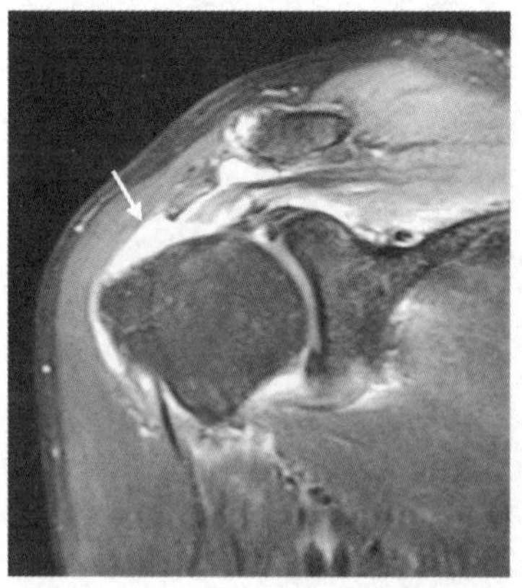

图3-11　冈上肌腱全层撕裂MRI(3)

注:斜冠状面脂肪抑制PDWI示冈上肌腱连续性中断,断端回缩(箭头)。

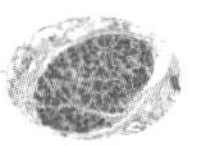

(4) 诊断要点

肌腱部分或全层连续性中断，信号增高，肩峰下间隙狭窄及肩峰-三角肌下滑囊积液，可提示肩袖损伤。

(5) 鉴别诊断

1) 肩袖黏液样变性：与年龄和微创伤有关，可导致肩袖撕裂。MRI 显示肩袖有或无增厚，$T_2$WI/PDWI 肌腱内线样或小片状高信号。

2) 钙化性肌腱炎：羟基磷灰石沉积在肌腱内，可引起肩关节疼痛。MRI 显示肌腱内斑片状低信号影，急性期周围有明显反应性炎症、水肿。

## 3.4 肱二头肌近端肌腱病变

肱二头肌腱分为长头和短头，短头的起点位于喙突，长头起自盂上结节或上盂唇。肱二头肌长头腱主要功能包括屈肩、屈肘与前臂旋后，同时能下压肱骨头，限制其向前上移位，且在屈肘关节或肩关节外展、外旋时，起到稳定肩关节前方的作用。肱二头肌长头腱近端疾病与损伤是造成患者肩部功能异常和产生疼痛的主要原因之一，按病理分为 5 类：肌腱炎(41%)、半脱位(8%)、完全脱位(19%)、部分撕裂(23%)和完全断裂(5%)。

### 3.4.1 肱二头肌长头腱炎

肱二头肌长头腱炎是一种慢性的炎症反应，通常为一种退行性改变，部分与外伤有关。原发性肌腱炎为单独结节间沟段累及，而无肩袖损伤；继发性肌腱炎为合并肩袖病变的肌腱炎，较原发性更为常见，可能由关节外撞击引起。肱二头肌长头腱在运动过程中受到牵拉、压力、摩擦力及剪切力的作用，长期反复活动会导致该处肌腱与腱鞘摩擦增加，导致腱鞘管壁增厚、鞘腔变窄，进而引起腱鞘滑膜层急性水肿或慢性损伤性炎症。

(1) 病理

腱鞘充血、水肿、纤维化增厚，囊鞘内积液及肌腱增厚。

(2) 临床

发病率最高的年龄在 40～60 岁。通常是单侧受累，但也可以是双侧同时受累。临床症状缺乏特异性，急性期不能取患侧卧位，穿脱衣服困难，患手不能触及对侧肩胛骨下角。慢性炎症损伤可导致肌腱肥大等宏观结构的改变，表现为漏斗样肌腱。体格检查主要包括 Yergason 试验、Speed 试验、O'Brien 试验等。

(3) MRI 表现

肱二头肌长头腱炎在 MRI 上常表现为肌腱增粗、内部信号增高，尤其在 SE－$T_2$WI/PDWI 序列上(图 3－12)，但无液体样明显高信号，可表现为节段性或弥漫性累及，受累肌腱区内部信号增高，呈"靶状"改变；同时常伴有腱鞘内大量积液及滑膜增生。

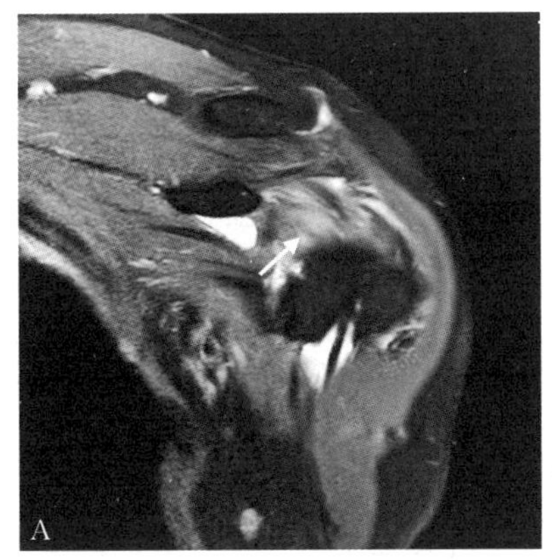


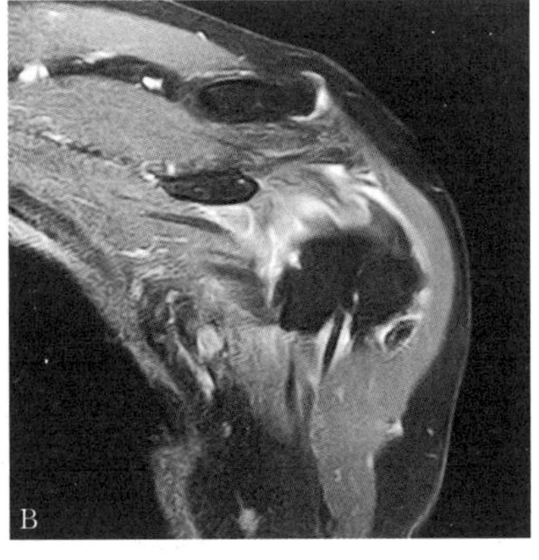


图 3－12 肱二头肌长头腱近端变性 MRI

注：斜冠状面脂肪抑制 PDWI(A)示肱二头肌长头腱近端增粗，信号增高(箭头)；斜冠状面脂肪抑制 $T_1$W 增强(B)示腱鞘强化。

(4) 诊断要点

MRI 上肌腱增粗，信号增高，伴有腱鞘内积液或滑膜炎。

(5) 鉴别诊断

肱二头肌长头腱炎有时需与肌腱撕裂相鉴别，严重的肌腱炎由于肌腱显示不清易被误诊为肌腱撕裂。肩关节 MRI 造影可对两者进行区分，肌腱炎造影时无对比剂进入。

### 3.4.2 肱二头肌长头腱撕裂

肱二头肌长头腱撕裂好发部位在肌腱起始下 1.2～3.0 cm 处的血管下区或靠近肌腱肌肉联合的结节间沟处。肱二头肌长头腱的部分和完全撕裂通常与潜在的肌腱病变有关，例如肌腱变性、撞击综合征、肩袖撕裂、SLAP 撕裂及肌腱不稳定等。在临床上，大多数肱二头肌腱撕裂源自肩关节撞击综合征，在肱骨头与喙肩弓长期撞击摩擦的基础上，肱二头肌长头腱发生退行变，进而发生肌腱病理性撕裂。一般致伤暴力小，患者往往无明显疼痛感或感觉轻微，局部无出血及皮下瘀斑。当肘关节屈曲、前臂旋后位，外力突然作用于前臂使肱二头肌处于高度紧张状态，可致急性损伤性撕裂，如举重物或引体向上时；这种情况多见于青壮年。

(1) 病理

肱二头肌长头腱连续性中断，根据撕裂程度可将其分为部分撕裂和完全撕裂。部分撕裂指长头腱连续性部分中断；完全撕裂指长头腱关节内部分消失或连续性中断，或结节间沟空虚。

(2) 临床

以中老年患者多见，青壮年亦可见。肱二头肌长头腱的完全撕裂可伴有响声，而后出现淤斑和上臂软组织轮廓的改变。急性创伤性肱二头肌长头腱撕裂多见于运动员，有明确的受伤因素。肌腱撕裂导致肱二头肌不能正常收缩，前臂肱二头肌肌腹异常隆起畸形，出现典型的"大力水手"征，并伴有屈肘、旋后力量减弱。慢性肱二头肌长头腱病变在发生断裂前的临床表现为肩关节前方疼痛，而撕裂后其肩痛常表现为突如其来的改善。结节间沟压痛具有很高的诊断意义。而肱二头肌长头腱的部分撕裂常缺乏特征性的临床表现。

(3) MRI 表现

1) 部分撕裂：MRI 上表现为肌腱在 PDWI 上信号明显增高或不均匀增高、显影尚连续，肌腱纤细或粗细不均，中断部位变细并液体样信号，或肌腱增粗并内部局限性明显高信号(图 3－13)。冠状面上可见肌腱形态局部变细，或肌腱周围出现团状低信号影，横断位上可发现肌腱表面失去光滑的边缘。其特征性表现为韧带内的纵向裂隙(图 3－14)，裂隙同时累及关节囊内和囊外段较为常见，有时可局限于其中一段；近侧端的部分撕裂可合并前上盂唇的损伤(图 3－15)。肩关节磁共振造影可见对比剂进入肌腱内部。

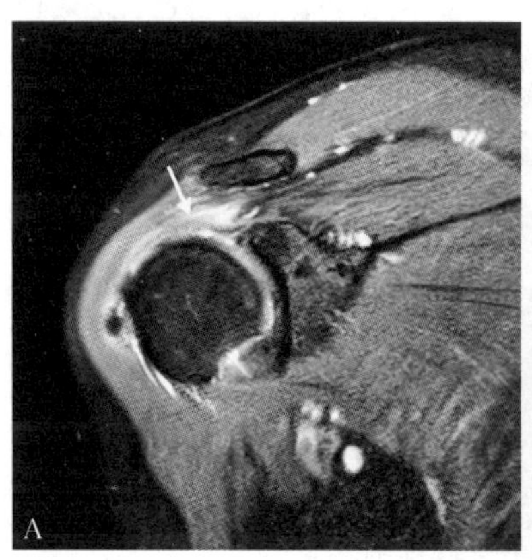


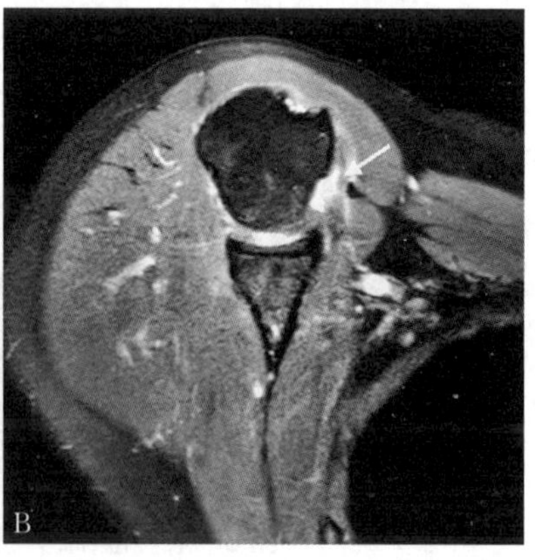


图 3－13 肱二头肌长头腱近端部分撕裂 MRI

注：斜冠状面(A)及横断面(B)脂肪抑制 PDWI 示肱二头肌长头腱近端信号增高，肌腱粗细不均、表面毛糙(箭头)。

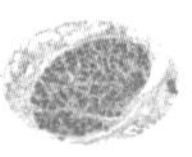

2）完全撕裂：MRI 上表现为肌腱关节内部分的连续性中断或消失（图 3－16），横断位上结节间沟空虚，未见连续低信号肌腱影，向下的层面可见肱二头肌短头腱；横断位多个层面结节间沟内不能发现肱二头肌长头腱，充满高信号的积液（图 3－17）；斜冠状面示撕裂的肱二头肌长头腱呈波浪状回缩（图 3－18），局部高信号，肌腹下移、回缩，表现为“大力水手”征（图 3－19），肱二头肌长头腱区正常肌腱信号被液体取代；少数肱二头肌长头腱完全撕裂表现为游离的残端。

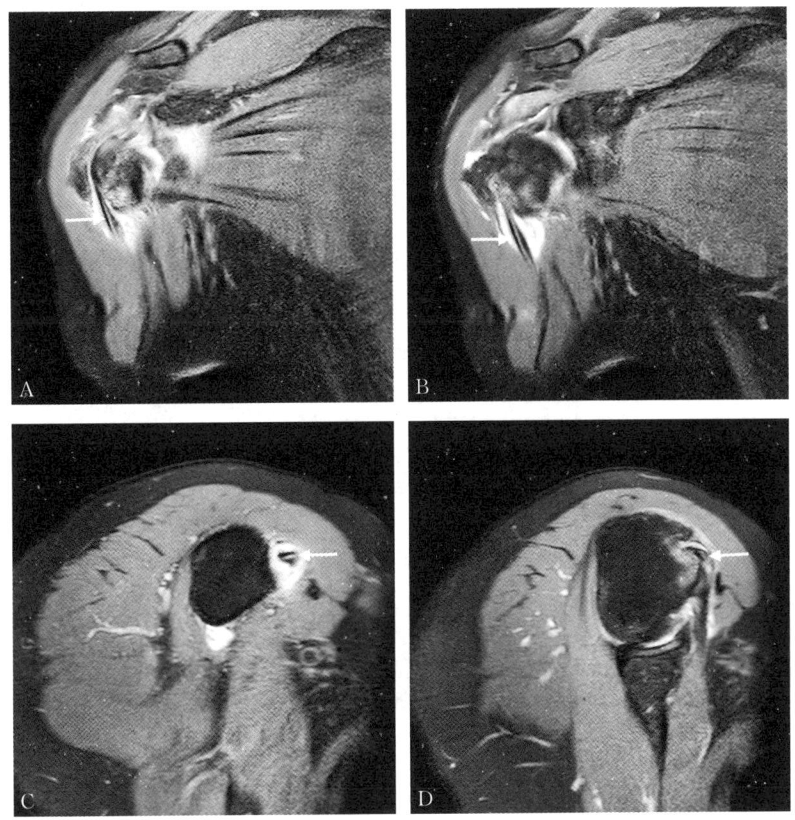


图 3－14　肱二头肌长头腱部分撕裂 MRI

注：斜冠状面脂肪抑制 PDWI（A、B）示肱二头肌长头腱内纵向裂隙（箭头）；横断面脂肪抑制 PDWI（C、D）示肌腱内撕裂（箭头），周围腱鞘积液。

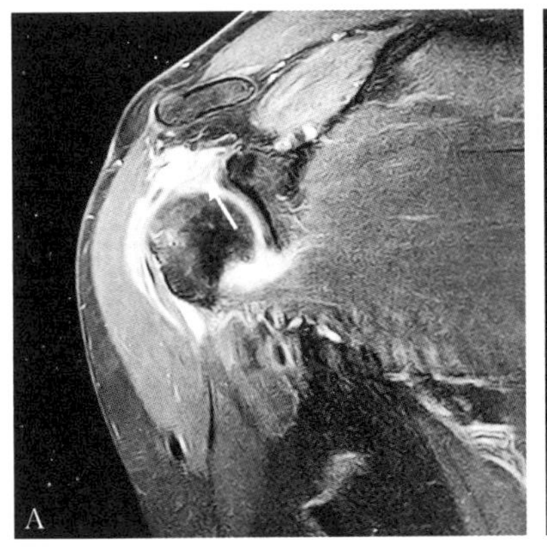

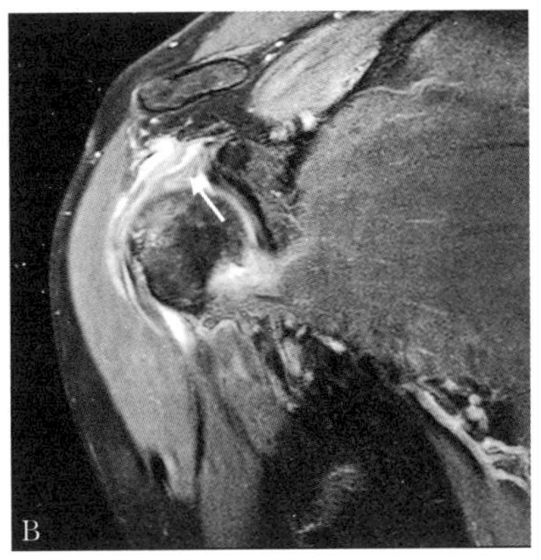

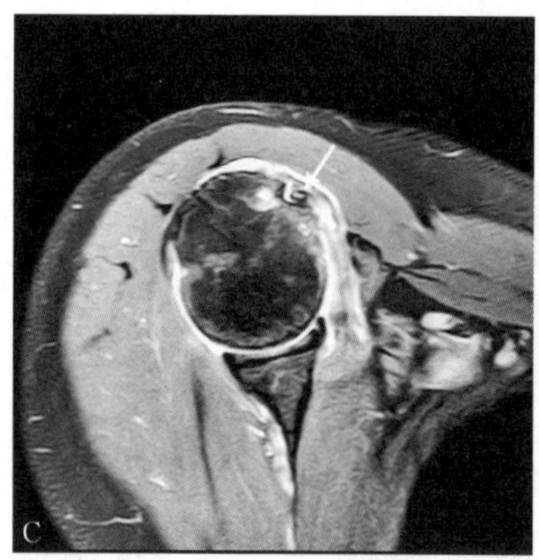
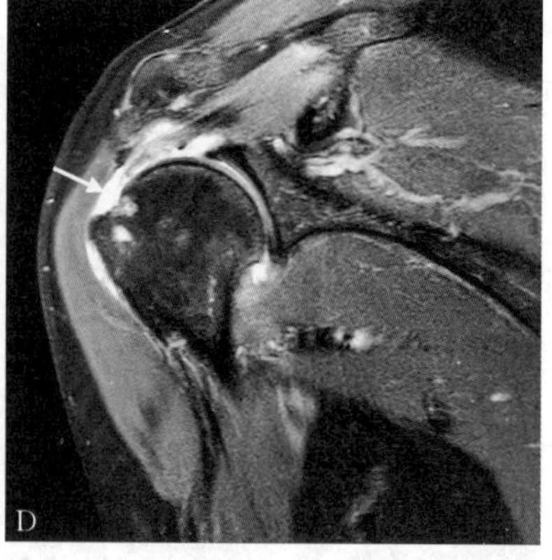

图 3-15　肱二头肌长头腱部分撕裂伴前上盂唇损伤、冈上肌腱全层撕裂 MRI

注：斜冠状面脂肪抑制 PDWI(A、B)示肱二头肌长头腱信号增高，表面毛糙，前上盂唇连续性欠佳(箭头)；横断面脂肪抑制 PDWI(C)示肌腱内高信号纵向裂隙(箭头)；斜冠状面脂肪抑制 PDWI(D)示冈上肌腱全层撕裂(箭头)。

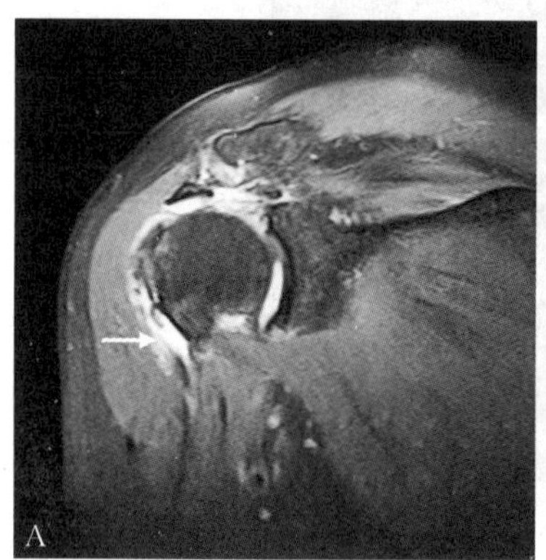
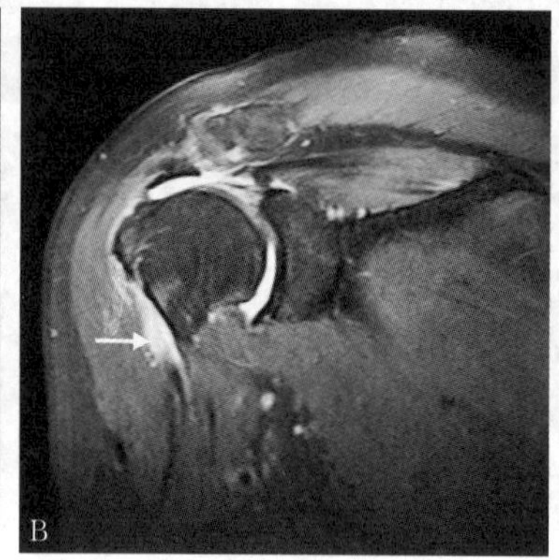
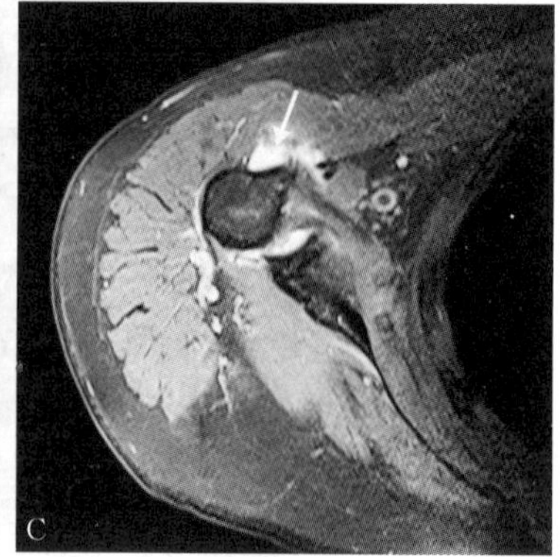

图 3-16　肱二头肌长头腱完全撕裂 MRI(1)

注：斜冠状面脂肪抑制 PDWI(A、B)示肱二头肌长头腱走形消失(箭头)；横断面脂肪抑制 PDWI(C)示结节间沟空虚，内充满积液(箭头)。

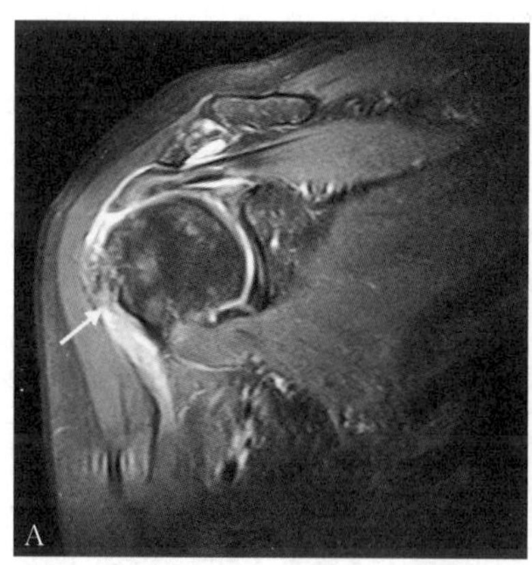
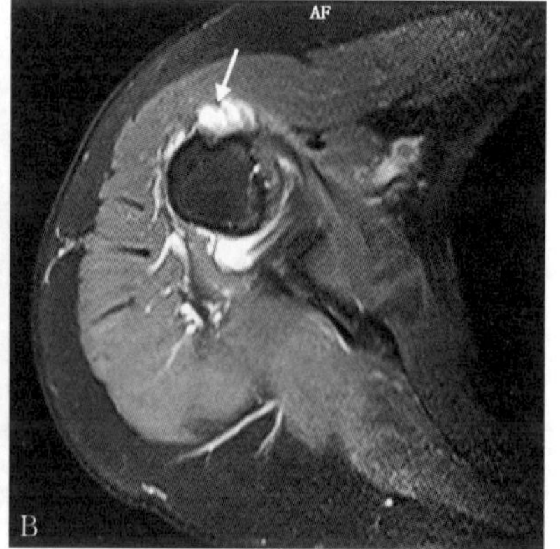


图 3-17　肱二头肌长头腱完全撕裂 MRI(2)

注：斜冠状面(A)、横断面(B)脂肪抑制 PDWI 示肱二头肌长头腱连续性中断，结节间沟内积液(箭头)。

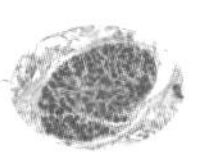

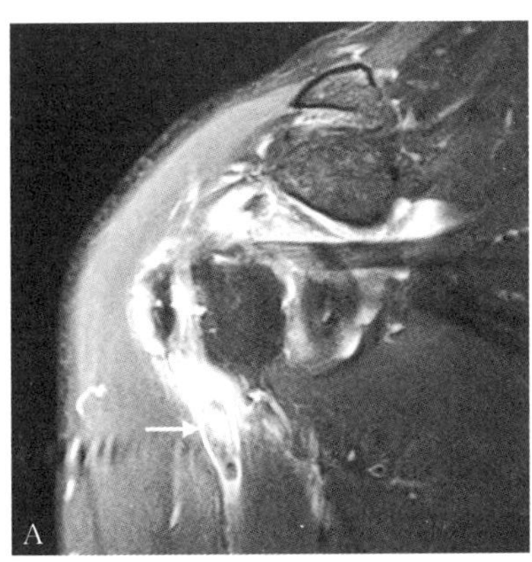

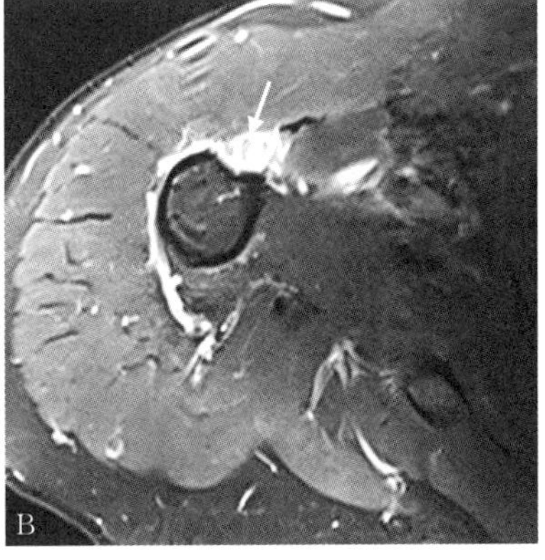

图 3－18 肱二头肌长头腱完全撕裂 MRI

注：斜冠状面(A)、横断面(B)脂肪抑制 PDWI 示肱二头肌长头腱连续性中断、断端回缩(箭头)。

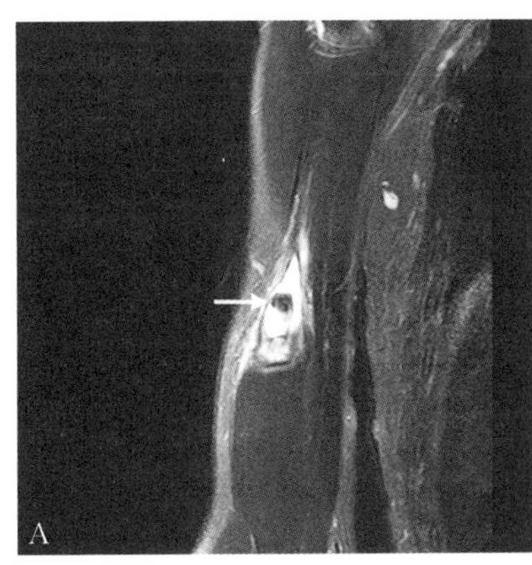

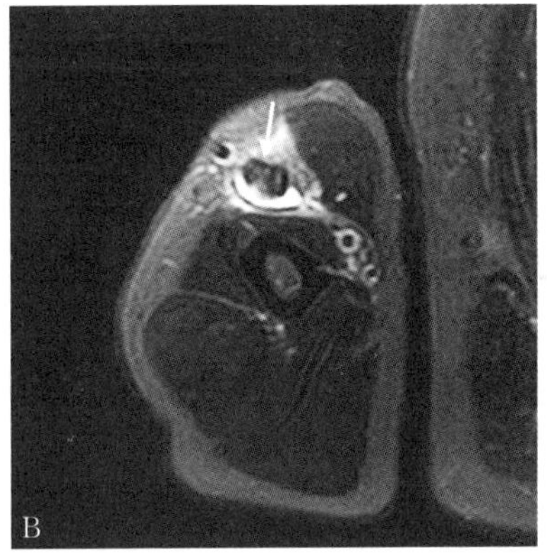

图 3－19 "大力水手"征 MRI

注：斜冠状面(A)、横断面(B)脂肪抑制 PDWI 示肱二头肌及其长头腱回缩(箭头)，局部隆起。

(4) 诊断要点

肱二头肌长头腱部分撕裂 MRI 表现为肌腱内局部高信号影，肌腱形态正常；完全撕裂时结节间沟内不能发现肱二头肌长头腱，斜冠状面上可见近端或远端断裂肌腱的回缩。

(5) 鉴别诊断

肱二头肌长头腱部分撕裂的 MRI 表现与肌腱充血、炎性损伤的表现较为相似，主要依靠肌腱的形态改变，即肌腱纤细或粗细不均、PDWI 上信号更高等特征进行鉴别。完全撕裂诊断并不困难，但当患者肩关节外旋不够充分时，位于关节囊内的那部分肌腱显示不清，容易造成漏诊。

### 3.4.3 肱二头肌长头腱脱位

肱二头肌长头腱不稳又称滑车损伤。滑车系统能稳定肩关节，因此这种吊索结构损伤可能导致肱二头肌长头腱慢性半脱位和脱位，并会增加慢性肱二头肌长头腱炎的风险。肱二头肌长头腱不稳包括半脱位和完全脱位，可作为单独的损伤出现，但一般观察到的是与肩袖巨大撕裂合并发生。肱二头肌长头腱的内侧脱位也可以与肩胛下肌或肌腱的撕裂或撕脱合并出现。脱位后肌腱可自行回位，但由于结节间沟内瘢痕组织形成，更为多见的是肌腱维持在内侧脱位的位置上。

(1) 病理

肱二头肌长头腱脱离结节间沟，向内侧或外侧移位。根据脱位程度可分为半脱位和完全脱位，完全脱位指肌腱完全脱离结节间沟；半脱位指肌腱的一部分仍与结节间沟关系密切。在完全脱位中，根据肱二头肌长头腱脱位的方向可将其分为内侧脱位及外侧脱位。根据脱位的方式，又可将肱二头肌长头腱内侧脱位分成4种，包括：①肩胛下肌腱部分或完全撕裂；②肩胛下肌腱从小结节处剥离；③肩胛下肌腱完整；④肩胛下肌腱表面撕裂或剥离。其中①、②为关节内脱位，③、④为关节外脱位。在第①种脱位方式中，肩胛下肌腱部分或完全撕裂，从而造成关节开放；第②种类型中，肩胛下肌腱从肱骨小结节处剥离，但由于一些腱性纤维延续至大结节，所以其作用仍得以保留，肱二头肌长头腱脱位至肩胛下肌的深面。第③种类型中，肌腱的稳定结构破裂，使得肌腱脱位至内侧而位于完好的肩胛下肌的前方。第④种脱位是肩胛下肌腱表层纤维的部分撕裂伴肱二头肌长头腱脱入已撕裂的肩胛下肌内。

(2) 临床

伤后局部疼痛、肿胀，上臂呈内旋位，肘关节屈曲，患者常用健手托扶伤肢前臂，保持肘关节屈曲位以使疼痛减轻，当伸肘、外旋前臂时肩部疼痛加重。将上臂外展、外旋时，可触及该肌腱偏离结节间沟(多位于小结节内侧)，压痛明显；上臂由前屈位至外展外旋位时，可触摸到肱二头肌长头腱在小结节上滑动并闻弹响声，肩部疼痛亦加重。

(3) MRI表现

1) 肱二头肌长头腱半脱位：在MRI上表现为结节间沟空虚，肌腱脱出结节间沟以外，向内移位至肱骨小结节前方，肌腱可受压变扁，并可伴有肌腱变性(图3-20、3-21)，斜冠状面上可见肌腱走行异常(图3-22)。

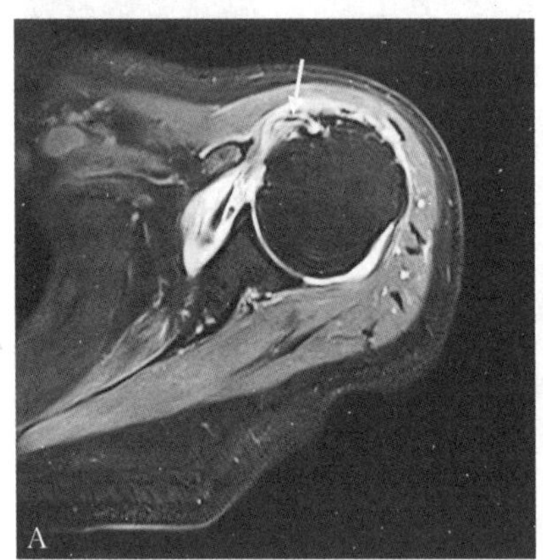

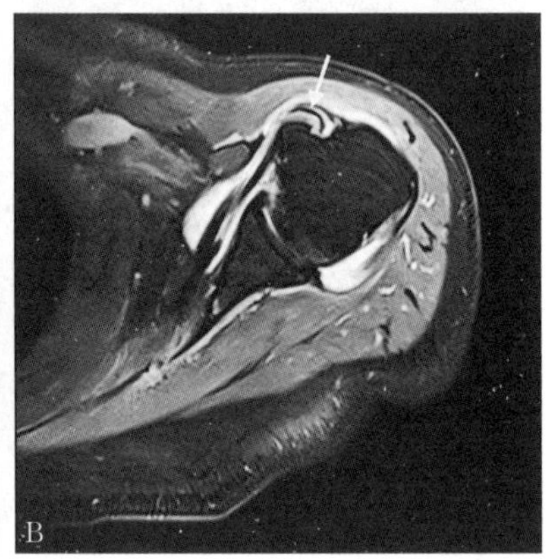


图3-20　肱二头肌长头腱半脱位MRI(1)

注：横断面脂肪抑制PDWI(A、B)示肩胛下肌腱连续性中断，肱二头肌长头腱向内移位，位于肩胛下肌腱内、肱骨小结节前方，肌腱受压变扁、信号增高(箭头)。

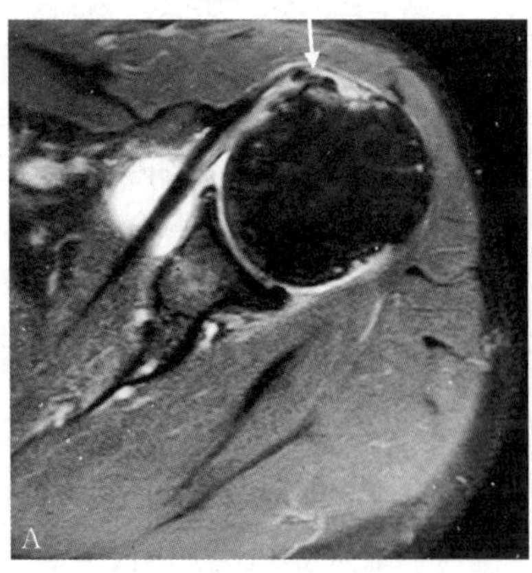

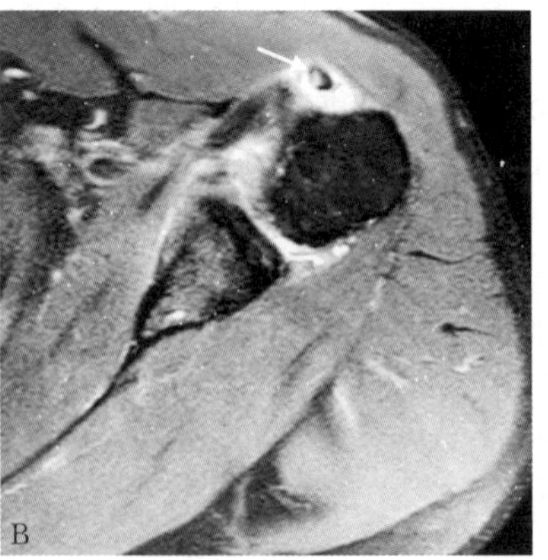


图3-21　肱二头肌长头腱半脱位伴变性MRI

注：横断面脂肪抑制PDWI(A、B)示肱二头肌长头腱向内移位至肱骨小结节前方，肌腱信号明显增高(箭头)，结节间沟内积液(箭头)。

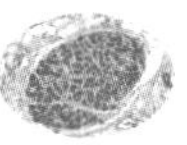

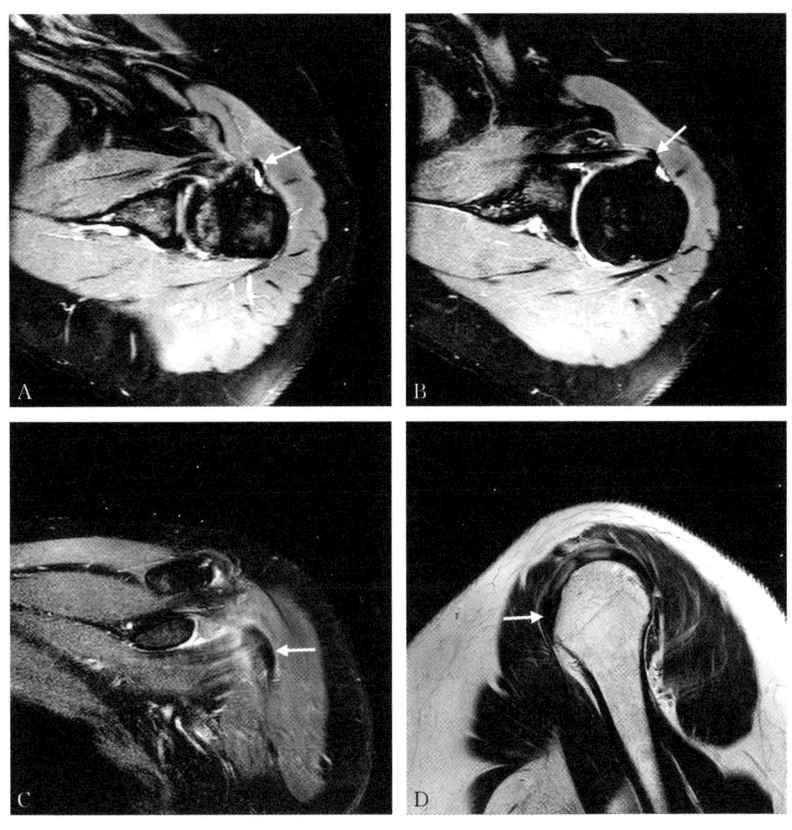

图 3-22 肱二头肌长头腱半脱位 MRI(2)

注：横断面脂肪抑制 PDWI(A、B)示肱二头肌长头腱位于小结节前方(箭头)；斜冠状面脂肪抑制 PDWI(C)及斜矢状面 $T_1$WI(D)示肌腱异常走行(箭头)。

2）肱二头肌长头腱完全脱位：

关节外侧脱位：外侧脱位表现为肱二头肌长头腱向外侧移位至结节间沟外侧。外侧脱位较为少见，一般多并发于肩关节脱位、肱骨大结节骨折等(图 3-23)。

关节内脱位：①肩胛下肌腱部分或完全撕裂。

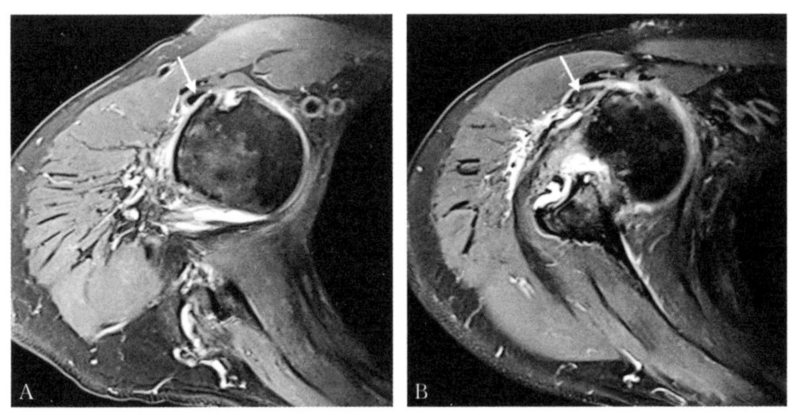

图 3-23 肩关节前下脱位伴肱二头肌长头腱外侧脱位 MRI

注：横断面脂肪抑制 PDWI(A、B)示肩关节前下脱位，肱二头肌长头腱向外侧移位至结节间沟外侧(箭头)。

此类型常伴有肩袖的巨大撕裂，造成关节的开放，使得脱位的肱二头肌长头腱滑至关节内(图 3-24)。②肩胛下肌腱从小结节处剥离。肱二头肌长头腱滑向内侧位于剥离的肩胛下肌下方(图 3-25)。

关节外脱位：①肩胛下肌腱完整。为罕见类型，脱位的肱二头肌长头腱位于肩胛下肌前方，冈上肌腱往往被撕裂(图 3-26)。②肩胛下肌腱表面撕裂或剥离，使得肱二头肌长头腱向内侧移位至关节外(图 3-27、3-28)。

(4) 诊断要点

肌腱脱出结节间沟以外，斜冠状面上可见肌腱走行异常。

(5) 鉴别诊断

肱二头肌长头腱脱位应注意与中盂肱韧带鉴别。一般通过在下方层面找到肱二头肌短头腱，其外后方即为长头腱，然后再向上方层面追溯，就可以确定关节囊内的低信号影是否为肱二头肌长头腱。

## 3.5 神经卡压综合征

肩胛上神经卡压综合征是指肩胛上神经在肩胛切迹或冈盂切迹处受到压迫而产生的一系列临床症状和体征。相关病因包括外伤、腱鞘囊肿、韧带钙化、肿瘤、骨内囊肿等。肩部前屈，特别是肩胛骨固定时的前屈，使肩胛上神经活动度下降，易

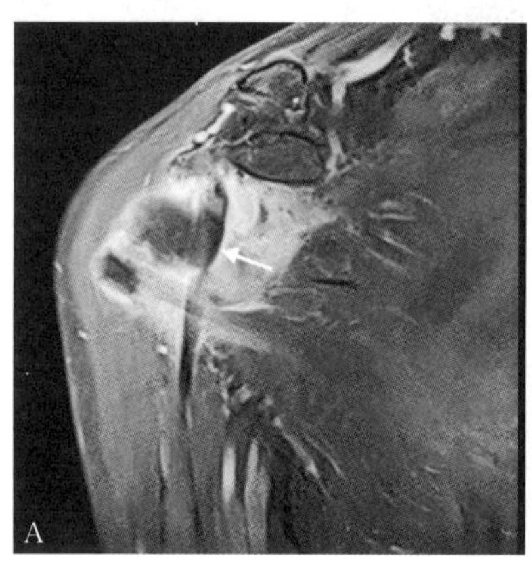


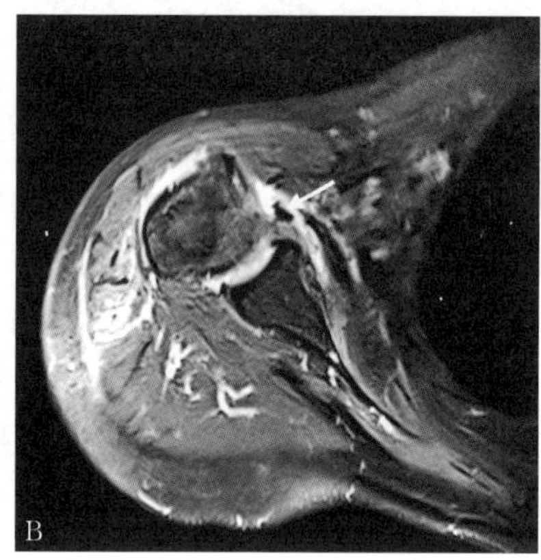


图 3-24 肩胛下肌腱撕裂伴肱二头肌长头腱关节内脱位 MRI

注：斜冠状面脂肪抑制 PDWI(A)示肱二头肌长头腱走行异常，向内侧移位(箭头)；横断面脂肪抑制 PDWI(B)示肩胛下肌腱完全撕裂，肱二头肌长头腱向内侧移位至关节内(箭头)。

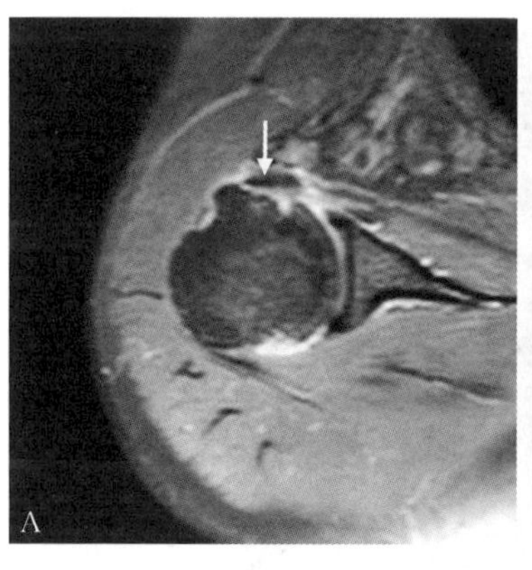


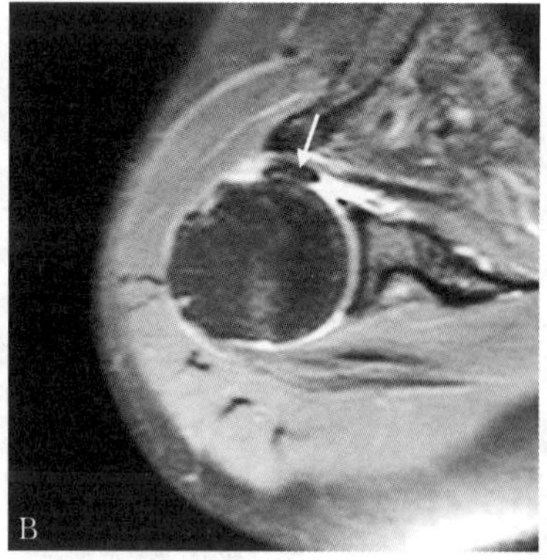


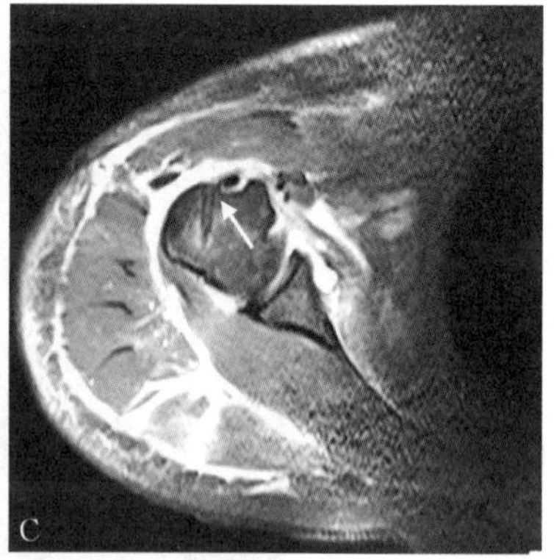


图 3-25 肩胛下肌腱小结节处剥离伴肱二头肌长头腱关节内脱位 MRI

注：横断面脂肪抑制 PDWI(A、B)示肩胛下肌腱小结节处剥离，肱二头肌长头腱向关节内脱位(箭头)；横断面脂肪抑制 PDWI(C)示肱二头肌长头腱脱位术后(箭头)。

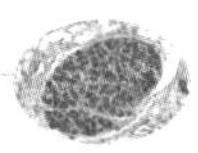

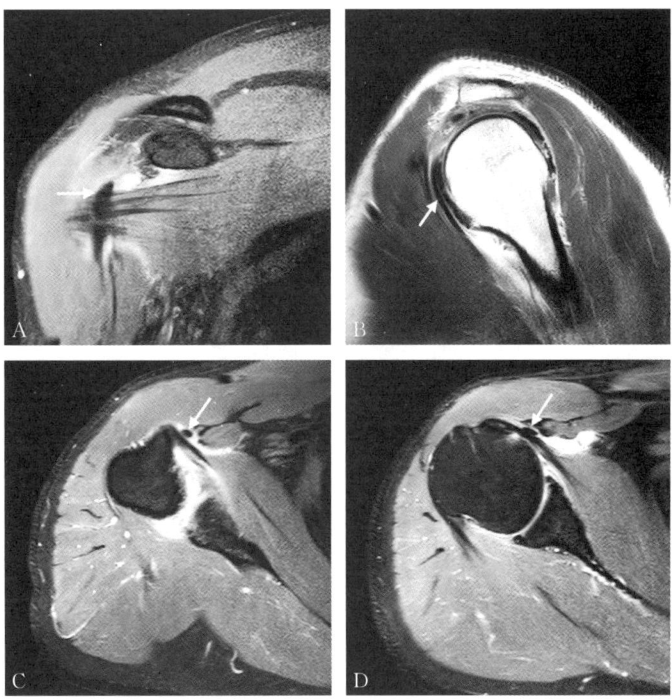

图 3-26 肩胛下肌腱完整，肱二头肌长头腱关节外脱位 MRI

注：斜冠状面脂肪抑制 PDWI(A)示肱二头肌长头腱走形异常、向内侧移位(箭头)；斜矢状面 $T_1$WI(B)及横断面脂肪抑制 PDWI(C、D)示肩胛下肌腱信号均匀，肱二头肌长头腱向内侧移位至肩胛下肌腱前方(箭头)。

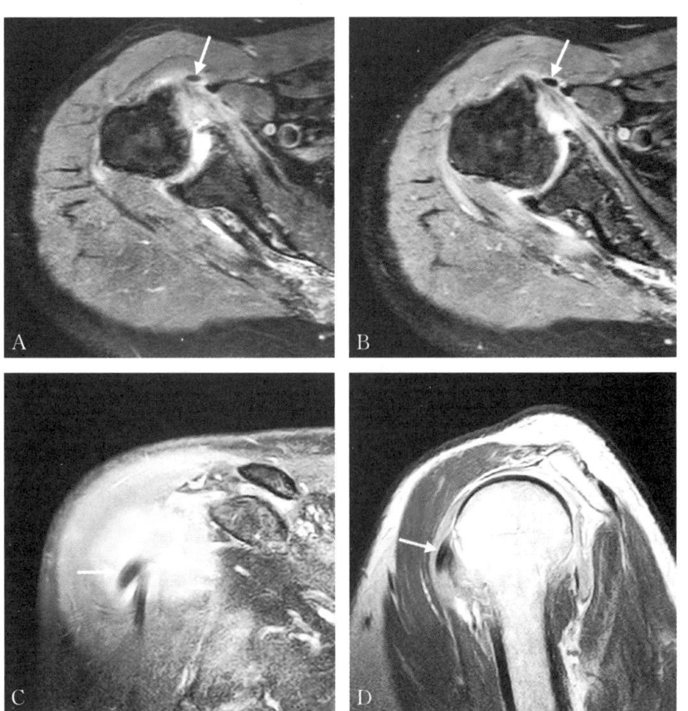

图 3-27 肩胛下肌腱部分撕裂，肱二头肌长头腱关节外脱位 MRI

注：横断面脂肪抑制 PDWI(A、B)示肩胛下肌腱信号增高，部分连续性中断，肱二头肌长头腱向内移位至肩胛下肌腱前方(箭头)；斜冠状面脂肪抑制 PDWI(C)及斜矢状面 $T_1$WI(D)示肱二头肌长头腱走行于肩胛下肌腱前方(箭头)。

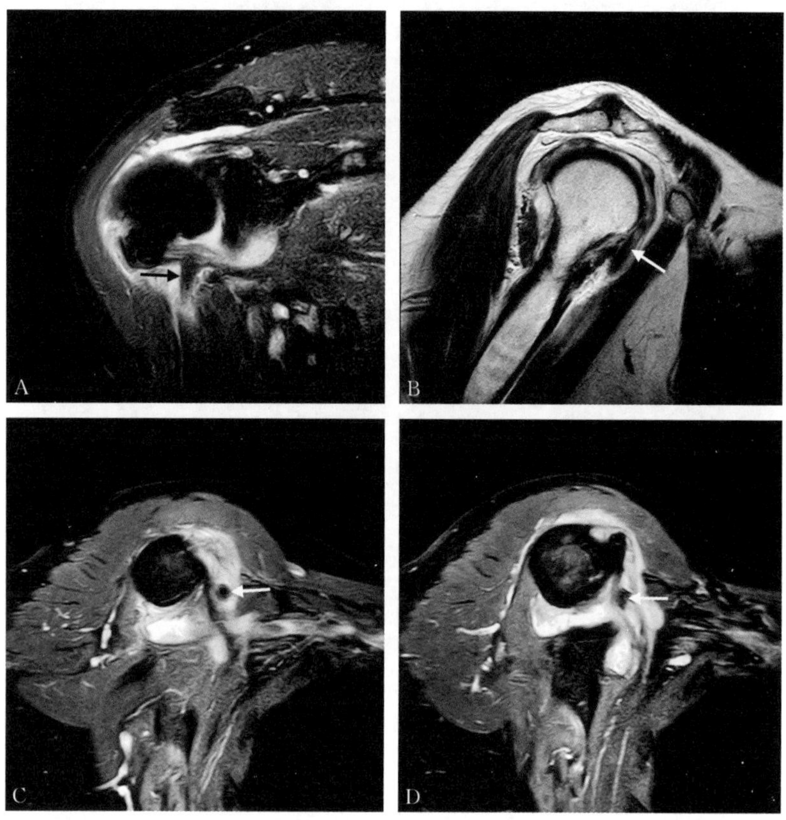


图 3-28　肩胛下肌腱部分撕裂伴肱二头肌长头腱关节外脱位 MRI

注：斜冠状面脂肪抑制 PDWI(A)示肱二头肌长头腱走形于肱骨内侧（箭头）；斜矢状面 $T_1$WI(B)示肌腱走形异常（箭头）；横断面脂肪抑制 PDWI(C、D)示肩胛下肌腱部分撕裂，肱二头肌长头腱位于撕裂的肩胛下肌内（箭头）。

于损伤。

（1）病理

表现为神经水肿，周围渗出、粘连、纤维增厚。

（2）临床

本病男性多于女性，优势手多见。常有直接或间接的肩部外伤史，颈肩部不适，呈酸胀钝痛，疼痛部位患者常不能明确指出，可有夜间痛醒史。疼痛可向肩肱后侧放射至手部，亦可向肩胛下部放射。疼痛和肩部主动活动有关，被动活动多不产生疼痛，颈部活动对疼痛无明显影响。逐渐出现肩外展无力，上举受限。

（3）MRI 表现

在斜矢状位 PDWI 上可见受压的肩胛上神经血管束呈条带状高信号（图 3-29），同时常伴有肌肉的改变。肩胛上神经受压较重时，神经对肌肉的营养作用受损，急性期可见肌肉水肿，而肌肉体积无明显变化，PDWI 上表现为肌肉信号增高；慢性期可见受累神经所支配的肌肉明显萎缩，并伴随脂肪浸润，$T_1$WI 表现为肌肉体积减小、信号弥漫性增高。

（4）诊断要点

肩胛上神经血管束呈条带状高信号，支配的肌肉萎缩、脂肪浸润。

（5）鉴别诊断

需与肩峰下撞击综合征、肩袖损伤、粘连性肩关节囊炎等鉴别。肩峰下撞击及肩袖损伤可见肌腱损伤撕裂及关节囊积液。粘连性肩关节囊炎好发于 50 岁以上患者，女性较多见，MRI 及造影显示肩袖间隙模糊消失、喙肱韧带增粗、腋隐窝内滑囊增厚水肿、关节腔容积减小。

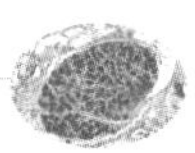

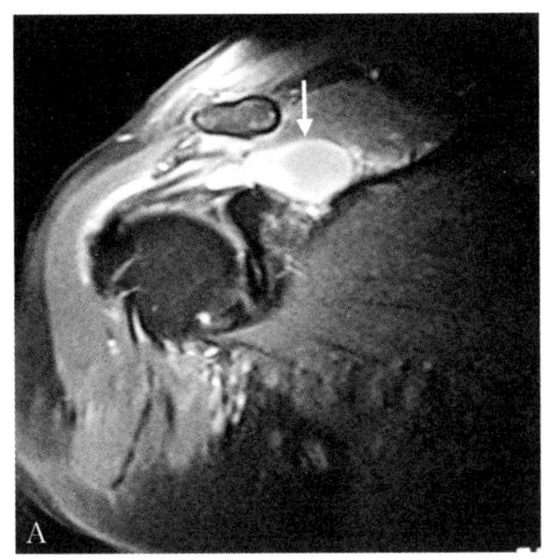


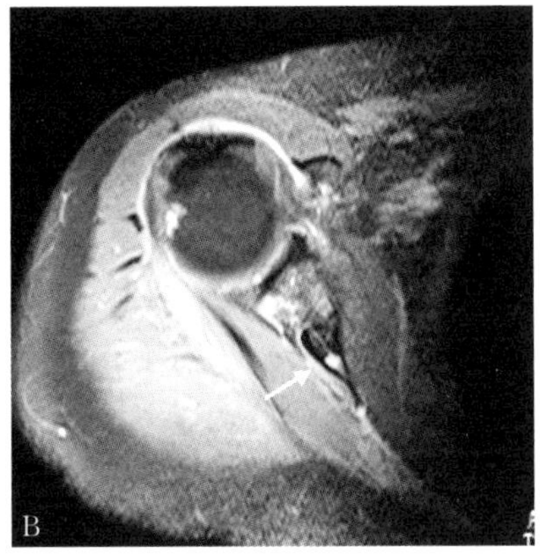


图 3-29 肩胛上切迹囊肿伴肩胛上神经卡压 MRI

注：斜冠状面脂肪抑制 PDWI(A)示肩胛上切迹囊肿(箭头)；横断面脂肪抑制 PDWI(B)示肩胛上神经血管束呈条带状高信号(箭头)。

## 3.6 盂唇和关节囊韧带的病变和不稳

肩关节是最不稳定、最易脱位的关节，占关节脱位 50%。肩关节不稳定(shoulder instability，SI)一词最早由 Bankart 于 1923 年提出，首次脱位的创伤越大，脱位复发率越高。肩关节不稳包括前方不稳(95%)、后方不稳(2%～4%)、多方位不稳。肩关节前方不稳常合并肱骨后外侧骨质病变(Hill-Sachs 损伤)、上盂唇病变(SLAP 损伤)、前下盂唇病变(Bankart 损伤)、纤维囊撕裂及盂肱韧带损伤等。肩关节后方不稳常合并肱骨头前内侧骨质改变(反 Hill-Sachs 损伤)、后下关节盂前缘损伤及小圆肌损伤等。

### 3.6.1 盂唇损伤

肩关节盂唇是关节盂边缘上起加深关节盂作用的纤维软骨盘，可增加盂肱关节的稳定性。肩关节急性损伤或反复肩关节磨损易引起盂唇撕裂，其损伤病理分型非常复杂，包括盂唇横裂、纵裂、纤维磨损以及 SLAP 损伤。以 SLAP 损伤和 Bankart 损伤最常见。SLAP 损伤是指上盂唇自前向后的撕脱，累及肱二头肌长头腱附着处。Bankart 损伤是指肩关节盂唇前下方在前下盂肱韧带复合体附着处的撕脱性损伤。其他发生在肩关节前下盂唇的损伤类型还有前盂唇骨膜套袖状撕裂(anterior labral periosteal sleeve avulsion，ALPSA)损伤、佩尔特斯(Perthes)损伤和前下盂缘损伤(glenolabral articular disruption，GLAD)损伤。本书将主要介绍 SLAP 损伤及 Bankart 损伤。

(1) SLAP 损伤

SLAP 损伤是肩关节盂唇损伤最常见的类型之一，常累及肱二头肌长头腱附着区，是引起患者慢性肩部疼痛和不稳的常见原因，常常合并肩关节其他病变，如肩袖损伤等。随着对肩部疾病的不断研究，SLAP 损伤逐渐受到重视。有学者根据损伤机制将 SLAP 分为创伤性、磨损性和退变性。Snyder 等首先提出将 SLAP 损伤分为 4 种类型，为经典 SLAP 分型，目前仍广泛运用；Maffet 在此基础上进一步扩展，提出了Ⅴ～Ⅶ型；Powell 等进一步完善，扩充了Ⅷ～Ⅹ型。

1) 病理：肩胛盂缘上唇自前向后的撕脱，并累及肱二头肌长头腱附着处。

2) 临床：SLAP 损伤主要表现为非特异性的肩前疼痛，过头运动时加重，可出现绞锁、弹响及不稳等机械症状。如过头运动员投掷时肩后上疼痛，投手投掷速度下降和在举手后期时弹响和卡顿感，网球或排球运动员在手高举时疼痛。研磨(压缩-旋转，compression-rotation)试验、O'Brien

试验（主动压缩试验）、Speed试验等阳性可帮助诊断，但仅凭症状、体征很难确诊，合并其他损伤时更易混淆。诊断需要依据患者的症状、体征，并结合影像学检查。

3）MRI表现：主要表现为于肱二头肌长头腱附着处从前方延伸到其后方的上盂唇撕裂，上盂唇内见液性信号（图3-30）。

Ⅰ型：肩胛上盂唇磨损、变性，在PDWI脂肪抑制上信号增高，但尚未撕脱，有完整的盂唇缘和肱二头肌长头腱锚。

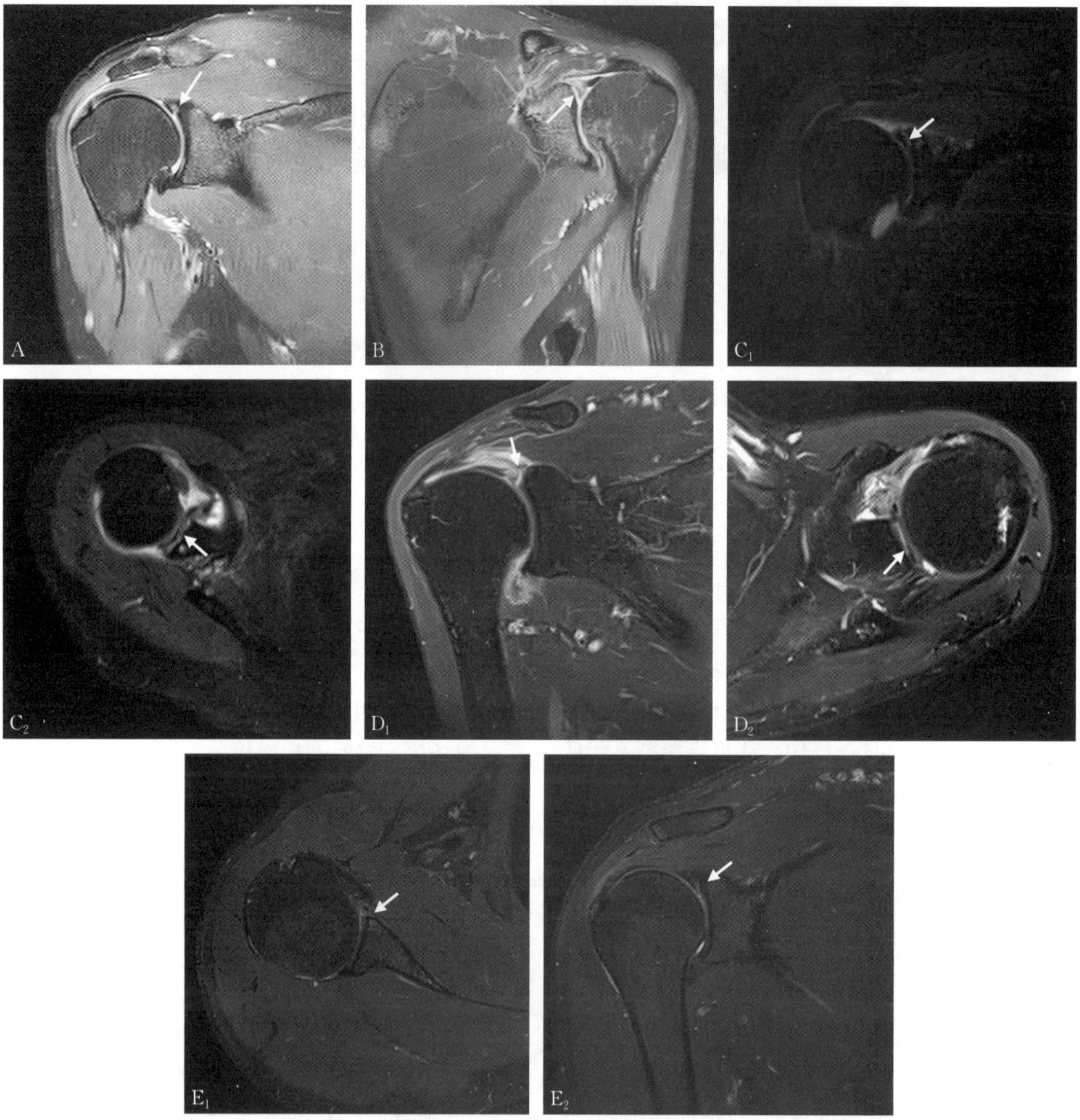

图3-30　Ⅰ～Ⅴ型SLAP损伤MRI

注：Ⅰ型，斜冠状面脂肪抑制PDWI（A）示前上盂唇信号增高，形态完整（箭头）；Ⅱ型，斜冠状面脂肪抑制PDWI（B）示前上盂唇信号增高，自肩胛盂撕脱（箭头）；Ⅲ型，同一患者，斜冠状面和横断面脂肪抑制PDWI（$C_{1、2}$）示上盂唇桶柄样撕脱（箭头）；Ⅳ型，同一患者，斜冠状面和横断面脂肪抑制PDWI（$D_{1、2}$）示上盂唇桶柄样撕脱，并累及肱二头肌长头腱（箭头）；Ⅴ型，同一患者，横断面脂肪抑制PDWI（$E_{1、2}$）示前下Bankart损伤（箭头），斜冠状面脂肪抑制PDWI示上盂唇损伤（箭头）。

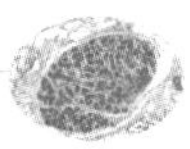

Ⅱ型：上盂唇及肱二头肌长头腱自肩胛盂撕脱。此型最为常见，占 SLAP 病变的 50%左右，包括 3 个亚型：Ⅱa，前上型（单次暴力损伤的非运动员多见）；Ⅱb，后上型；Ⅱc，前后位联合型（投掷运动员多见）。

Ⅲ型：上盂唇桶柄样撕脱，但部分上盂唇及肱二头肌长头腱仍紧密附着于肩胛盂上。

Ⅳ型：上盂唇桶柄样撕脱，病变延伸至肱二头肌长头腱，部分上盂唇仍附着于肩胛盂上，撕脱部分可移行至盂肱关节；有时肱二头肌长头腱可完全撕脱。

Ⅴ型：前下 Bankart 损伤继续向上延伸，累及上盂唇及肱二头肌长头腱附着处。

Ⅵ型：上盂唇前或后的不稳定瓣状撕裂和肱二头肌长头腱分离。

Ⅶ型：上盂唇及肱二头肌长头腱向前分离累及至中盂肱韧带。

Ⅷ型：为Ⅱ型 SLAP 损伤延伸至后盂唇时钟面 6 点方向，与肩关节后向不稳有关。

Ⅸ型：广泛向前后延伸的环周撕裂，盂唇几乎完全剥离，可引起肩关节多向不稳。

Ⅹ型：上盂唇伴后下盂唇撕裂（反向 Bankart 损伤）。

磁共振造影可见对比剂填充关节盂唇撕裂口，表现为对比剂沿撕裂口漏出至盂唇外或者经撕裂口进入盂唇内。

4）诊断要点：上盂唇自前向后的损伤，可伴有肱二头肌长头腱的损伤。

5）鉴别诊断：与盂唇凹、上盂唇下孔、Buford 复合体相鉴别，详见 3.2.4。

(2) Bankart 损伤

Bankart 损伤是复发性肩关节脱位最常见的病理性损伤之一。经典的 Bankart 损伤，即关节囊前下盂肱韧带-盂唇复合体损伤，属于纤维性损伤，为前下盂肱韧带复合体连同附着的关节盂唇从关节盂上撕脱，前侧肩胛骨骨膜破裂，最常发生于肩关节前脱位，占创伤性肩关节前脱位的 85%。当合并关节盂前下方的撕脱性骨折时，为骨性 Bankart 损伤。由于关节盂前下方的骨质缺损，可以导致梨形的肩盂变为“倒梨形”结构，引起关节不稳。

1）病理：肩关节前下盂唇的急性撕裂或慢性纤维磨损导致的撕裂伴前下盂肱韧带复合体骨膜附着处破裂。骨性 Bankart 损伤则合并关节盂前下方的骨折。

2）临床：发病年龄多<40 岁，临床症状包括肩关节的疼痛（以外展、外旋时为著）、交锁及易复发脱位倾向，旋转压力试验阳性。若初发时治疗不当，可造成复发性肩关节前脱位。

3）MRI 表现：纤维性 Bankart 损伤：肩关节前下盂唇边缘模糊、变钝，$T_1$WI 显示低信号水肿（急性期）或硬化（慢性期），$T_2$WI 显示前下盂唇和盂缘中间可见线状高信号影并延续到关节面下（图 3-31）；磁共振造影中，盂唇撕裂可显示为高信号对比剂延伸入盂唇或盂唇基底从肩胛盂分离，对比剂填充此裂隙，盂唇缺如、变形且表面不光整。

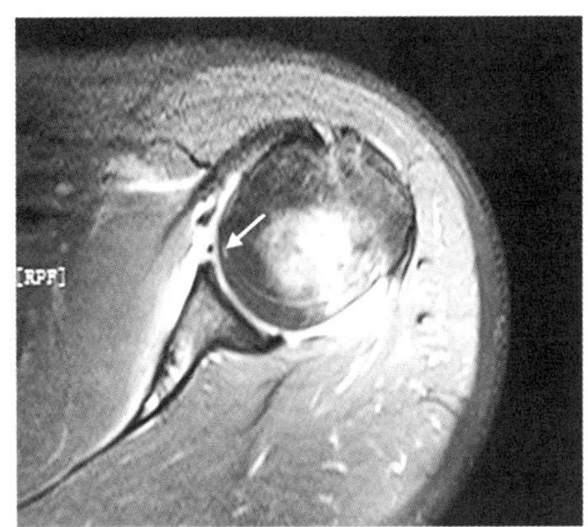


图 3-31　Bankart 损伤 MRI

注：横断面脂肪抑制 PDWI 示前下盂唇和盂缘间线状高信号影并延续到关节面下（箭头），关节囊肿胀。

骨性 Bankart 损伤：盂唇损伤合并前下关节盂的撕脱性骨折（图 3-32）。

4）诊断要点：肩关节前下盂唇边缘模糊、变钝，$T_1$WI 呈低信号水肿（急性期）或硬化（慢性期），$T_2$WI 前下盂唇与盂缘线状高信号。

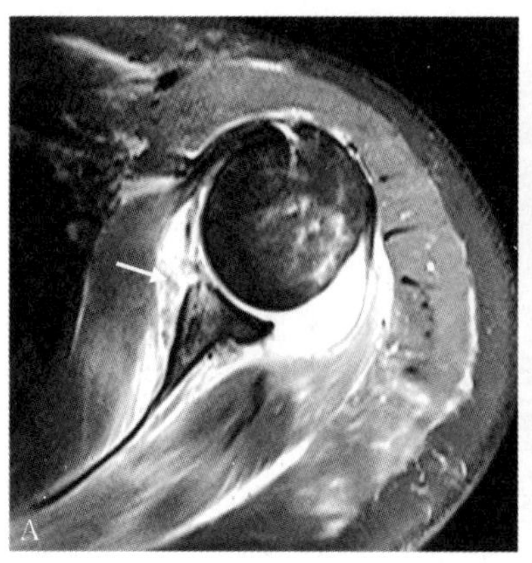
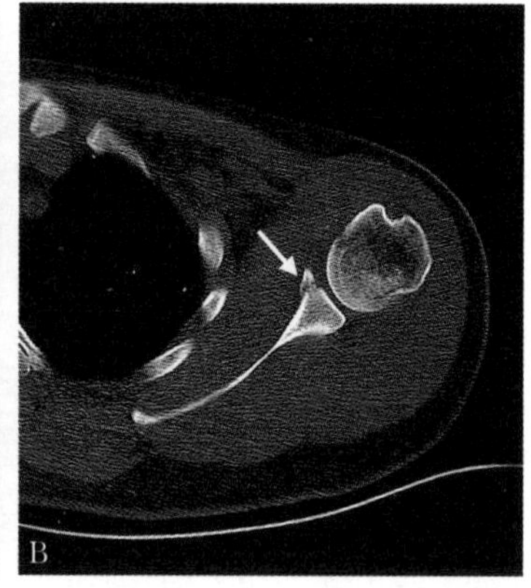

图 3-32　骨性 Bankart 损伤 MRI 与 CT

注：A. 横断面脂肪抑制 PDWI 示前下盂肱韧带复合体、盂唇撕裂伴前下关节盂皮质不连续及骨髓水肿（箭头），关节腔积液；B. 同一患者横断位 CT 示前下关节盂骨折（箭头）。

5）鉴别诊断：

ALPSA 损伤：下盂肱韧带及前下盂唇复合体骨膜剥脱、移位，但仍然与肩胛骨相连，关节囊完整。

Perthes 损伤：盂唇和下盂肱韧带从关节盂附着处撕脱，关节囊骨膜从肩胛骨剥离，但仍与肩胛骨相连，关节囊完整。

下盂肱韧带肱骨止点撕脱（humaeral avulsion of the inferior glenohumeral ligament，HAGL）损伤：下盂肱韧带于肱骨附着处撕裂。

### 3.6.2　关节囊韧带损伤

肩关节韧带包括喙肩韧带、盂肱韧带、喙肱韧带及喙锁韧带。其中盂肱韧带是肩关节重要的静态稳定结构，分为上盂肱韧带、中盂肱韧带和下盂肱韧带。盂下肱韧带是力量最大的韧带，分为前、后两束，形成吊床样结构，当肩关节外展、外旋时，下盂肱韧带的前束成为唯一的前向稳定因素。下盂肱韧带的损伤常见于前下盂唇的连接处，也可见于实质部及肱骨止点。

HAGL 损伤通常是指下盂肱韧带前束发生于肱骨止点处的撕脱损伤，常发生于肩关节前脱位，伴有持续肩部疼痛，可以合并 Bankart 损伤、Hill-Sachs 损伤及肱骨头/颈骨质损伤等。下盂肱韧带后束肱骨侧的撕脱称为反 HAGL（reverse HAGL，RHAGL）损伤，可见于肩关节后脱位，常伴有反 Hill-Sachs、反 Bankart 损伤、SLAP 损伤、后上肩袖撕裂以及骨软骨损伤。

（1）病理

下盂肱韧带在肱骨附着处撕裂，以及关节囊撕裂。

（2）临床

常发生于肩关节前脱位，部分患者有肩关节反复前脱位，常伴有持续肩部疼痛，恐惧试验阳性。

（3）MRI 表现

$T_1$WI 显示关节囊信号减低，$T_2$WI 显示下盂肱韧带于肱骨附着处连续性中断，周围水肿/出血显示信号增高，冠状面下盂肱韧带呈“J”形的变长的狭长结构（图 3-33）；当下盂肱韧带肱骨侧部分撕裂时可见低信号纤维束回缩，完全撕裂时断端回缩下移，关节积液沿着肱骨干向关节囊外渗出（图 3-34）。

（4）诊断要点

肩关节前脱位后，$T_1$WI 示关节囊信号减低，$T_2$WI 示下盂肱韧带于肱骨附着处撕裂，信号增高；冠状面下盂肱韧带呈“J”形的变长的狭长结构。关节囊破裂时可显示关节液外渗。

（5）鉴别诊断

1）Bankart 损伤：肩关节前下盂唇软骨与盂缘线状高信号，盂唇完全消失或盂唇明显移位。

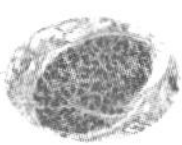

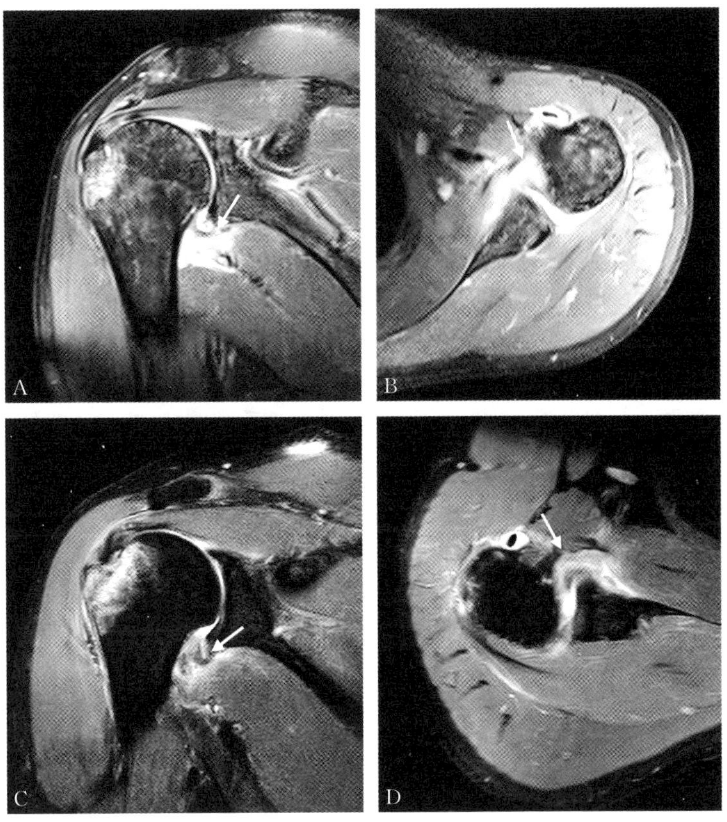

图 3－33　HAGL 损伤 MRI

注：斜冠状面(A、C)、横断面脂肪抑制 PDWI(B、D)示下盂肱韧带增粗(箭头)、于肱骨附着处连续性欠佳；冠状面下盂肱韧带呈“J”形结构(箭头)，周围软组织肿胀。

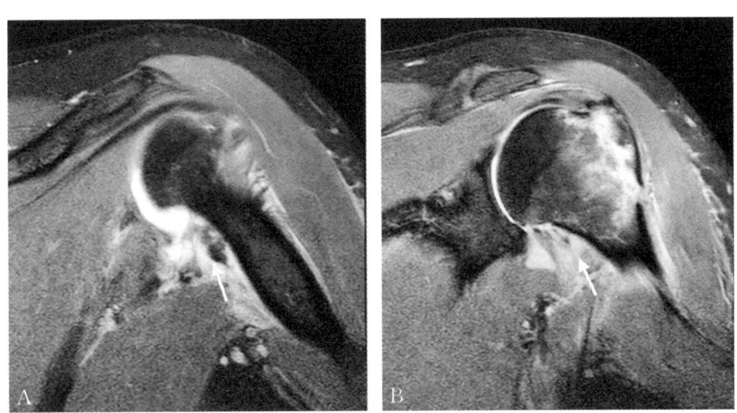

图 3－34　反 HAGL 损伤 MRI

注：斜冠状面脂肪抑制 PDWI(A、B)示下盂肱韧带后束增粗，肱骨侧连续性中断、回缩，关节液外渗(箭头)，同时伴有肱骨大结节骨折。

2）Perthes 损伤：盂肱韧带与盂唇从关节盂附着处撕脱呈高信号，关节囊骨膜从肩胛骨剥离，但仍与肩胛骨相连，关节囊完整。

3）ALPSA 损伤：前下盂肱韧带于关节盂附着处撕脱，同时伴有骨膜套剥脱，关节囊完整。

### 3.6.3 Hill-Sachs 损伤合并 Bankart 损伤

Hill-Sachs 损伤是指外伤导致肩关节前脱位时，肱骨头撞向前下关节盂缘导致肱骨头后外侧压缩骨折。该损伤最早由 Hill 和 Sachs 于 1940 年报道描述，因此得名。因缺损位于关节腔内，可导致关节的稳定性下降。当 Hill-Sachs 损伤合并 Bankart 损伤时，进一步影响肩关节的稳定性，常导致复发性肩关节不稳，同时，反复肩关节脱位加剧了 Hill-Sachs 损伤的程度，缺损面积常随再脱位次数增加而增大。

Burkhart 等提出了啮合性 Hill-Sachs 损伤（engaging Hill-Sachs lesion）的概念用以描述与复发性肩关节不稳高度相关的损伤类型，即关节镜监视下，肩关节外展外旋位时，Hill-Sachs 损伤处与关节盂缘平行或接触。当损伤处与关节盂缘不平行，功能位不接触时称为非啮合性 Hill-Sachs 损伤（non-engaging Hill-Sachs lesion），通常不直接导致习惯性肩关节脱位。近来 Di Giacomo 等又提出了轨迹内 Hill-Sachs 损伤（on-track Hill-Sachs lesion）和轨迹外 Hill-Sachs 损伤（off-track Hill-Sachs lesion）的新理论，使外科医生在术前评估中客观量化双极骨缺损（肱骨头的 Hill-Sachs 损伤和肩胛盂的骨缺失），根据患者不同情况选择不同术式治疗。

（1）病理

肩关节前方脱位时，肱骨头后外侧撞击关节盂前下缘而导致的压缩骨折，常合并前下盂唇的撕裂即 Bankart 损伤。

（2）临床

Hill-Sachs 损伤是肩关节不稳定最常见的病理类型之一，在复发性肩关节脱位中尤为多见，常伴有疼痛、关节弹响或上臂外展、外旋时肱骨头强烈滑脱感。体格检查以骨性脱位恐惧症（bony apprehension）最具意义。患者的不稳定感及恐惧感较疼痛更具阳性意义。

（3）MRI 表现

肩关节前脱位，肱骨头后外侧局部骨质缺损、凹陷，可伴有骨髓水肿（急性）；$T_2$WI 显示前下盂唇软骨与盂缘线状高信号影并连续到关节面下（图 3－35）。

（4）诊断要点

肱骨头后外侧局部骨质缺损、凹陷，可伴有骨髓水肿，合并前下盂唇软骨与盂缘间线状高信号影并连续到关节面下。

（5）鉴别诊断

肩关节后脱位伴反 Hill-Sachs 损伤：肩关节后

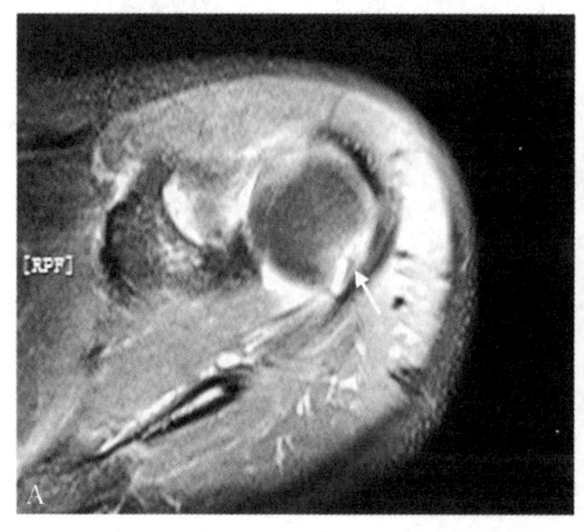


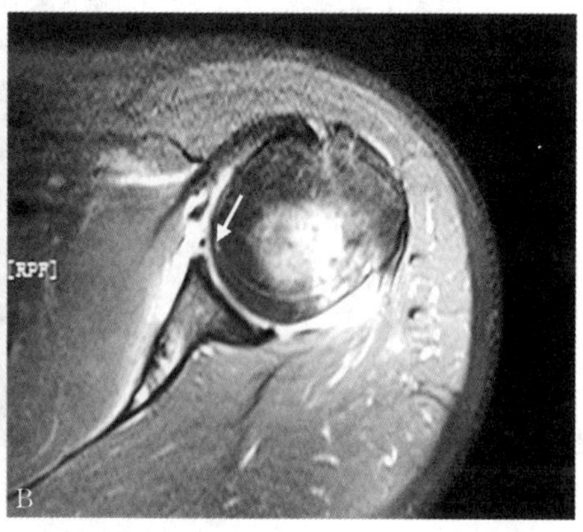


图 3－35　Hill-Sachs 损伤合并 Bankart 损伤 MRI

注：Hill-Sachs 损伤，横断面脂肪抑制 PDWI(A)示肱骨头后外侧骨质凹陷伴骨髓水肿（箭头）；Bankart 损伤，横断面脂肪抑制 PDWI(B)示前下盂唇和盂缘间见线状高信号影并延续到关节面下（箭头）。

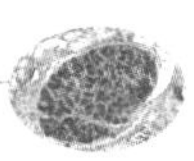

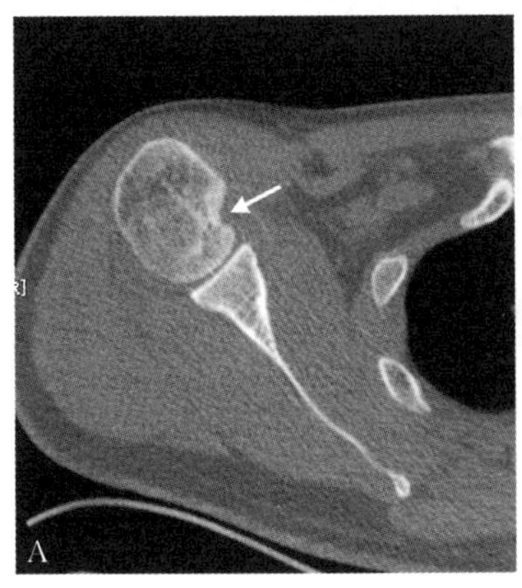


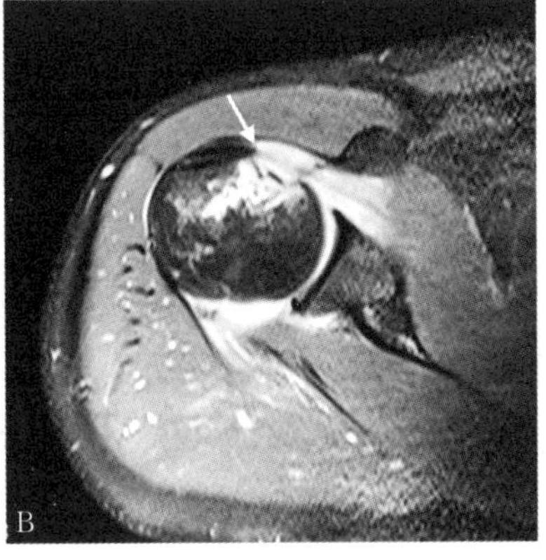


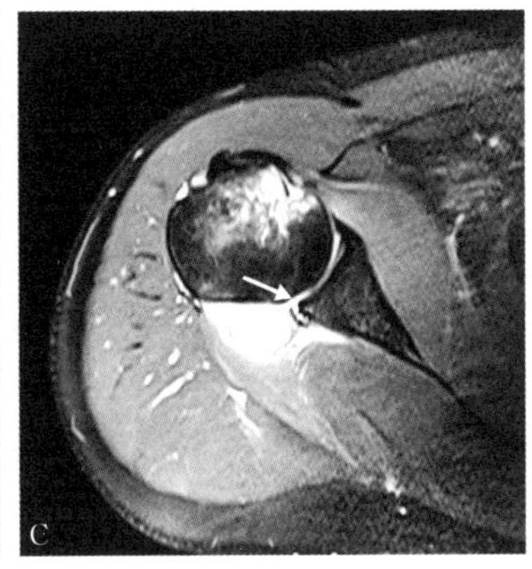


图 3-36 反 Hill-Sachs 损伤合并反 Bankart 损伤 CT 与 MRI

注：横断面 CT(A)示肱骨头前内侧骨质凹陷(箭头)；横断面脂肪抑制 PDWI(B、C)示肱骨头前内侧骨质凹陷伴骨髓水肿(箭头)，后下盂唇形态异常，与盂缘间见线状高信号影并延续到关节面下(箭头)。

脱位时肱骨头与后下关节盂唇碰撞产生肱骨头前内侧的压缩性骨折。临床少见，畸形常不明显(图 3-36)。

## 3.7 滑膜和关节囊的病变

肩关节囊是由结缔组织构成的滑囊，分为外层的纤维层和内层的滑膜层，滑膜向关节腔分泌滑液，可减少摩擦起润滑作用。肩关节滑膜及关节囊在受到内在和/或外在因素影响时，可引起滑膜及滑囊的病变，包括非特异性滑膜炎、特异性滑膜炎及滑囊病变等。其中以粘连性肩关节囊炎最为常见，可引起肩部疼痛、活动受限，影响日常生活。肩关节结核、类风湿性肩关节炎及肩关节滑膜软骨瘤等在临床上较为少见，且临床症状较为隐匿，不及时治疗可导致严重并发症。MRI 检查对这些疾病的早期诊断及后续治疗、改善预后具有关键性作用。

### 3.7.1 粘连性肩关节囊炎

粘连性肩关节囊炎是引起肩关节疼痛的常见原因之一。该病是一类引起盂肱关节僵硬的关节囊炎，以肩关节周围疼痛，主动、被动活动受限，中年女性多见为临床特点，影像学显示肩关节腔容积变小、喙肱韧带增粗等。

(1) 病理

肩关节囊的炎症与纤维反应，导致非细菌性炎症充血和滑膜异常增厚，引起肩关节囊腔狭窄、粘连。

(2) 临床

多发生于 40～70 岁人群，女性多于男性，临床表现以肩关节周围疼痛，肩关节主动、被动活动受限，外旋、外展时为著为特点，常具有自限性。临床分为 3 期：疼痛期、僵硬期和缓解期。根据病因可分为原发型和继发型，后者多与糖尿病、手术、创伤、代谢疾病等有关。

(3) MRI 表现

MRI 显示喙肱韧带、下盂肱韧带复合体肿胀增厚，呈高信号；肩袖间隙模糊、消失；腋隐窝内滑囊增厚、水肿；肩胛下肌上隐窝积液(图 3-37)。磁共振造影显示关节腔容积减小，小于 10 mL(正常肩关节囊可容纳 15～18 mL 关节液)。

(4) 诊断要点

MRI 及造影显示肩袖间隙模糊消失、喙肱韧带增粗、盂肱下韧带复合体肿胀(腋囊增厚)以及关节腔容积减小。

(5) 鉴别诊断

1) 肩峰下撞击综合征：MRI 显示肩峰下间隙狭窄，冈上肌腱异常高信号，部分或全层撕裂，肩峰下-三角肌下滑囊积液等可间接提示。

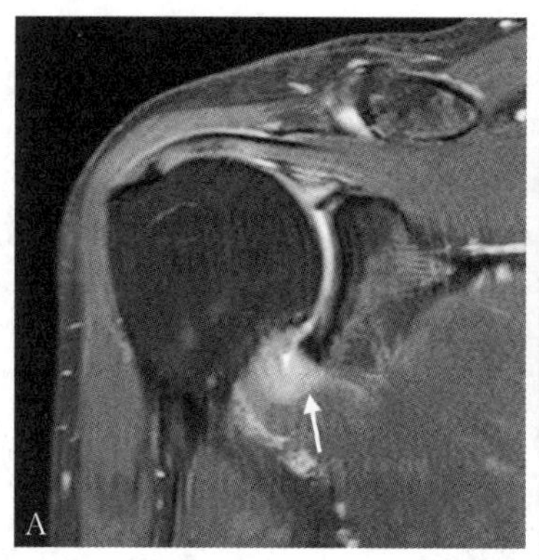

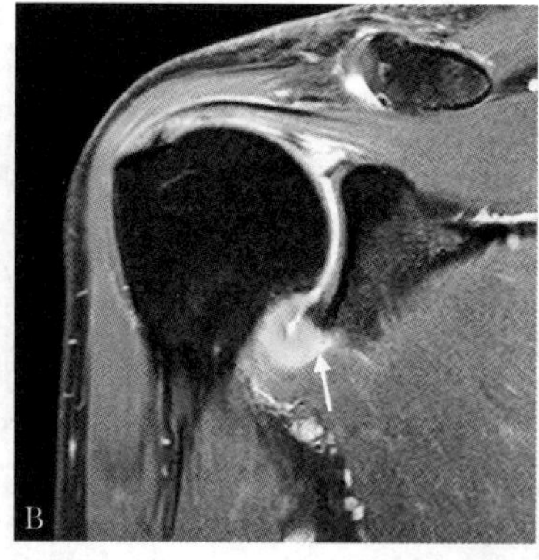

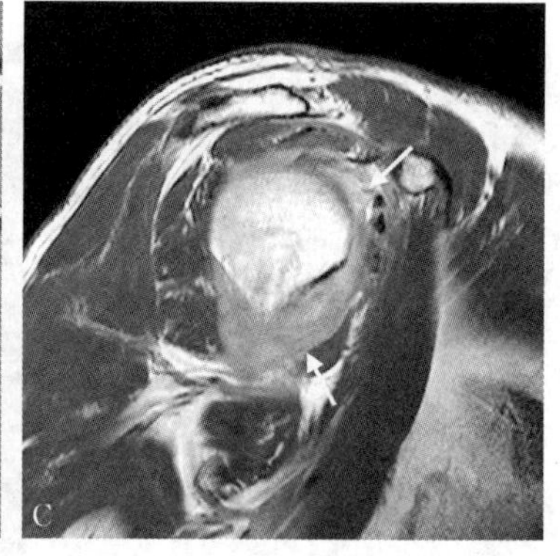


图 3-37　粘连性关节囊炎 MRI

注：斜冠状面脂肪抑制 PDWI(A)示盂下肱韧带复合体增厚、信号增高(箭头)；斜冠状面脂肪抑制 $T_1$WI 增强(B)示盂下肱韧带复合体增厚且明显强化(箭头)；斜矢状面 $T_1$WI 增强(C)示盂下肱韧带复合体明显肿胀、信号增高，肩袖间隙模糊(箭头)。

2）肩袖损伤：MRI 显示肌腱部分或全层连续性中断，信号增高，肩峰下间隙狭窄及肩峰-三角肌下滑囊积液。

3）退行性骨关节病：患者多为 50 岁以上老年人。MRI 显示骨质增生，关节面硬化、关节间隙狭窄，滑膜增厚，软骨变薄，局灶性或弥漫性软骨缺损。

### 3.7.2　肩关节结核

肩关节结核是指结核分枝杆菌定植于肩关节造成的感染和破坏，多继发于肺结核，可分为单纯骨结核、单纯滑膜结核和全关节结核。肩关节结核发生率较低，以青壮年居多。结核分枝杆菌可经血行滞留于关节滑膜或骨骺干骺端；若病变进一步发展，结核病灶可穿破关节面进入关节腔，使关节软骨面受到不同程度损害，进展为全关节结核。该病起病隐匿，早期诊断困难，致残率较高，因此 MRI 检查用于早期诊断对治疗及改善该病预后、减少致残率非常重要。

（1）病理

表现为渗出、增殖、干酪样变性 3 种基本病变。滑膜型结核感染始于关节滑膜，早期滑膜充血、水肿，关节囊肿胀、关节腔渗液，滑膜增生形成结核性肉芽肿，关节软骨破坏较化脓性关节炎晚。骨型结核常始于骨骺、干骺端结核，因关节软骨及骨骺软骨板对结核感染无抵御作用，因此骨骺、干骺端结核易侵及关节。两者皆可进展为全关节结核。

（2）临床

肩关节结核发生率较低，成人较儿童多见，尤以青壮年最为多见，如无合并症通常全身症状较轻。单纯肩关节结核在早期多无明显症状，全身症状也不明显，患者常偶感肩部隐痛不适，外展、外旋时加重，常在出现肩关节活动受限、功能障碍时才就诊，延误诊断和治疗。因肩关节系非负重关节，其周围又有肥厚的肌肉所包绕，血供丰富，使局部脓液与坏死组织吸收较快，故肿胀也多不明显。随着病变的进展局部症状渐次加重，主要表现为疼痛、功能障碍、肌萎缩及脓肿、瘘管。

（3）MRI 表现

早期滑膜充血增厚，在 $T_1$WI 呈低信号，$T_2$WI 呈稍高信号，关节腔积液；增厚的滑膜可形成团块状、结节状肉芽组织，在 $T_1$WI 呈低信号，$T_2$WI 呈不均匀高信号；干酪样坏死在 $T_2$WI 上为中等信号，STIR 序列上为高信号；关节软骨受累在 $T_1$WI 表现为软骨正常层次模糊、变薄、毛糙，信号减低，软骨不连续甚至消失；软骨下骨质破坏表现为 $T_1$WI 低信号，$T_2$WI 高信号，且信号不均；邻近骨端常有骨髓水肿表现；周围软组织肿胀，脓肿形成表现为单发或多发 $T_1$WI 低信号、$T_2$WI 高信号病灶，增强后显示环形强化(图 3-38)。由骨型结核发展为全关节结核者，骨质破坏明显，骨质疏松

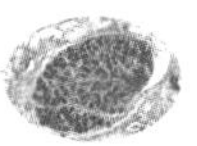

较轻；由滑膜型结核发展为全关节结核者，骨质破坏轻，且仅限于滑膜附着处，但骨质疏松明显。

(4) 诊断要点

青壮年患者，病程隐匿，常继发于肺结核；MRI 显示关节囊肿胀、积液，关节软骨及软骨下骨质侵蚀，周围软组织肿胀，冷脓肿形成。

(5) 鉴别诊断

1) 粘连性肩关节囊炎：好发于 50 岁以上患者，女性较多见，疼痛与关节活动障碍逐渐加重。MRI 及造影检查显示肩袖间隙模糊消失、喙肱韧带增粗、腋囊增厚水肿、关节腔容积减小。

2) 类风湿性关节炎：女性多于男性，一般不单独侵犯一侧肩关节，常对称性累及全身多个关节。类风湿因子(RF)可为阳性。MRI 检查显示肩关节滑膜增厚、关节腔积液，骨髓水肿，软骨及软骨下骨侵蚀。

3) 急性化脓性肩关节炎：影像学表现也可有骨质破坏、骨质疏松及关节周围软组织肿胀(图 3-39)，但临床上常有发病急骤，伴有红、肿、热、痛表现，白细胞显著增高，且常同时有其他化脓性感染病灶存在，全身中毒症状和局部炎症明显，迅速形成脓肿并破溃形成瘘管。

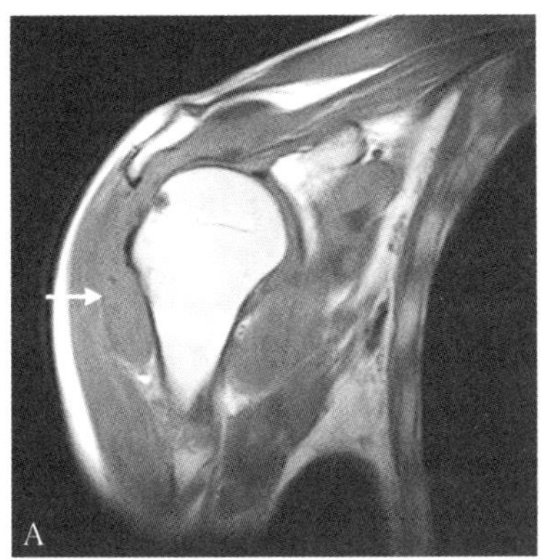

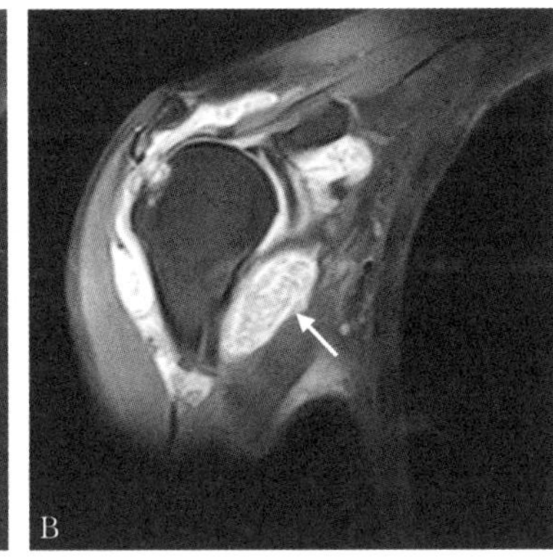

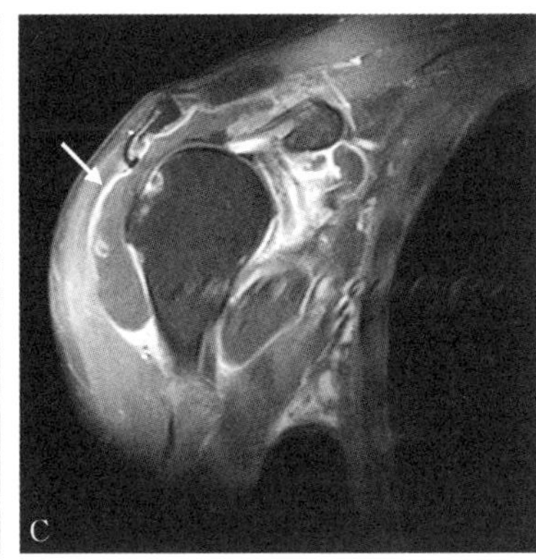


图 3-38 肩关节结核 MRI

注：冠状面 $T_1$WI(A)及脂肪抑制 PDWI(B)示关节囊肿胀，滑膜明显增生(箭头)，PDWI 上信号不均，肱骨头局部骨质侵蚀、毛糙；冠状面脂肪抑制 $T_1$WI 增强(C)示滑膜明显强化，呈环形强化(箭头)。

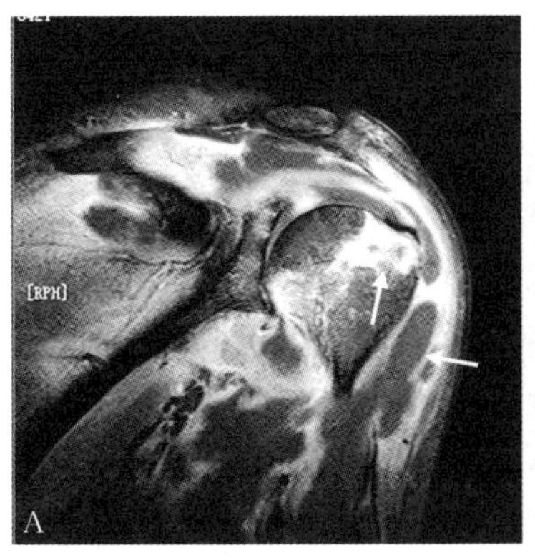

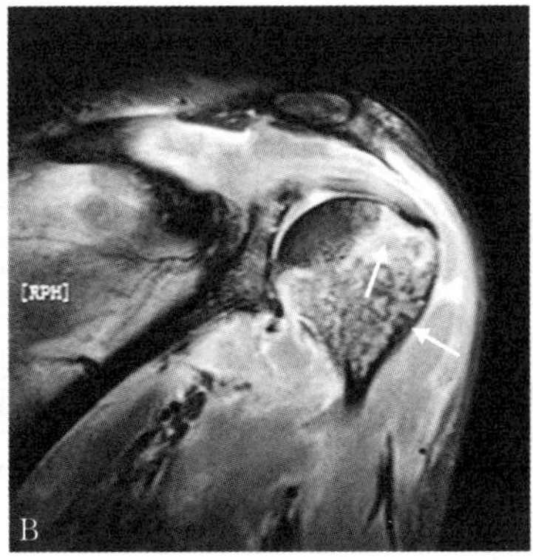

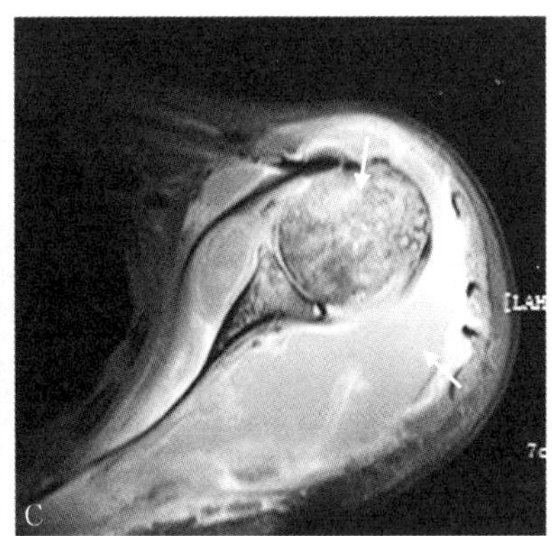


图 3-39 化脓性肩关节炎 MRI

注：斜冠状面脂肪抑制 $T_1$WI 增强(A)、PDWI(B)及横断面脂肪抑制 PDWI(C)示盂肱关节间隙狭窄，关节面软骨磨损，肱骨头骨髓水肿，呈斑片状强化(箭头)，周围肌群及皮下软组织明显肿胀，低信号脓液周边呈环形强化(箭头)。

### 3.7.3 肩关节类风湿性关节炎

类风湿性关节炎是一种以侵犯关节滑膜为主要特征的炎症性、系统性结缔组织病。肩关节是类风湿性关节炎经常侵犯的部位，且较早出现病变；女性多于男性；一般不单独侵犯一侧肩关节，常对称性累及全身多个关节；关节的肿胀、疼痛，以及肩关节囊、周围滑囊、肌腱等组织炎症反应均可引起肩关节粘连及活动受限，严重影响患者的生活质量。

（1）病理

主要病变在滑膜，急性期滑膜充血、水肿及渗出，白细胞浸润，关节腔积液，关节囊肿胀；慢性期炎症渗出逐渐被吸收，增生的滑膜内产生富含毛细血管的肉芽组织，即形成血管翳，侵蚀破坏关节软骨及软骨下骨质，纤维软骨、韧带、肌腱可受累，最终关节强直、畸形、脱位。

（2）临床

患者女性多于男性，25～50 岁；一般不单独侵犯一侧肩关节，常对称性累及全身多个关节。临床表现包括关节僵硬、肿胀，交替性关节疼痛及功能障碍，严重影响患者的生活质量。除关节有病理性改变外，还可涉及心、肺、脾脏及血管、淋巴、浆膜等脏器组织。肩关节严重破坏以致产生脱位或强直的很少见。

（3）MRI 表现

1）滑膜增厚、关节腔积液：增厚的滑膜血管翳在 MRI 上显示 $T_1WI$ 低信号，$T_2WI$ 及 STIR 序列上根据血管翳组成不同可表现为低、高或高低混杂信号；增强时可见细线样强化；关节腔积液表现为关节肿胀，关节间隙增宽，$T_1WI$ 为低信号、$T_2WI$ 为高信号。

2）骨髓水肿：骨髓在 $T_1WI$、$T_2WI$ 上信号分别呈“斑片”样降低和增高。

3）软骨破坏：早期表现为关节软骨层次模糊和信号改变，继而表现毛糙，局部变薄、缺损，增生的滑膜或血管翳侵入，$T_1WI$ 上呈中等强度信号，$T_2WI$ 上为高信号。

4）骨侵蚀：可见肱骨头边缘骨侵蚀，在 MRI 上呈 $T_1WI$ 低信号、$T_2WI$ 高信号，增强后骨侵蚀区内因有炎性滑膜组织可强化，显示信号增高（图 3－40）。

（4）诊断要点

女性多于男性，25～50 岁；一般不单独侵犯一侧肩关节，常对称性累及全身多个关节；类风湿因子（RF）可为阳性；MRI 显示肩关节滑膜增厚、关节腔积液，骨髓水肿，软骨及软骨下骨侵蚀。

（5）鉴别诊断

1）肩关节结核：青壮年患者，病程隐匿，常继发于肺结核；MRI 显示关节囊肿胀、积液，关节软骨及软骨下骨质侵蚀，周围软组织肿胀，冷脓肿形成。

2）退行性骨关节病：多为 50 岁以上老年人，

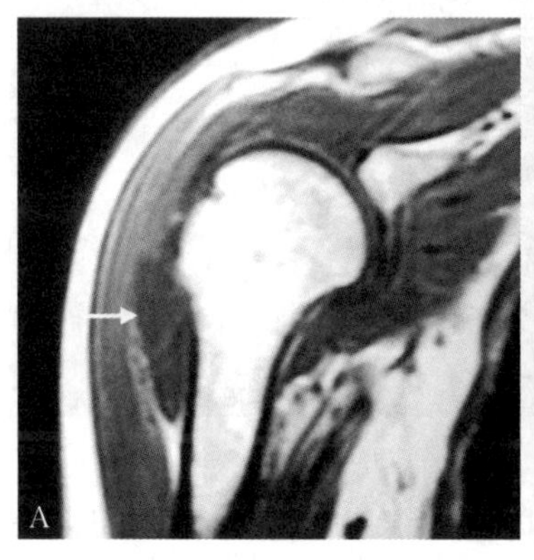

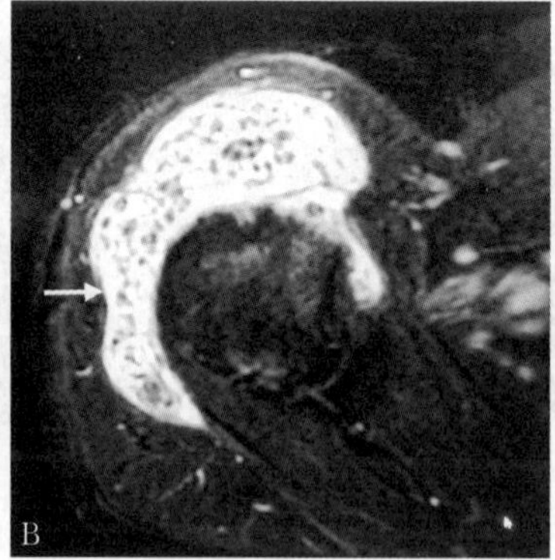

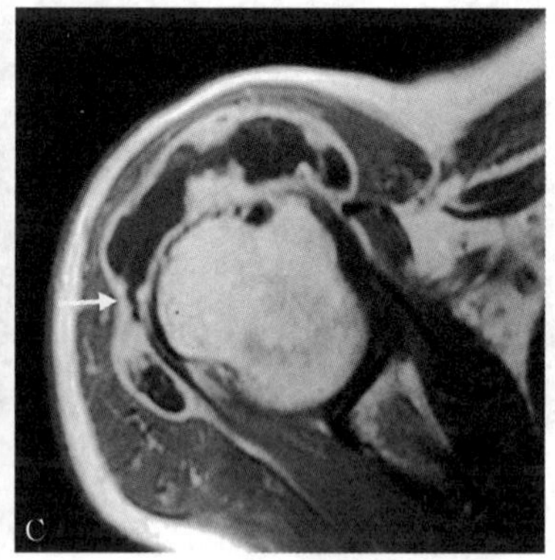


图 3－40　类风湿性关节炎 MRI

注：冠状面 $T_1WI$（A）示关节囊肿胀（箭头）、肩峰下间隙增宽；横断面脂肪抑制 PDWI（B）示关节滑膜增厚，可见低信号滑膜血管翳（箭头），肱骨头皮质毛糙；横断面 $T_1WI$ 增强（C）示增厚的滑膜明显强化，部分呈结节状（箭头）。

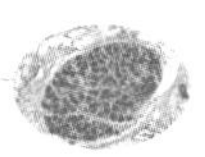

MRI 显示骨质增生，关节面硬化，关节间隙狭窄，滑膜增厚，软骨变薄，局灶性或弥漫性软骨缺损。

### 3.7.4 肩关节滑膜软骨瘤病

滑膜软骨瘤病又称滑膜软骨化生，好发于30～50 岁，男性发病率是女性的 3 倍，是一种病因不明的特发性疾病，目前多认为系因外伤、炎症、迷走的胚胎组织或滑膜网状细胞异常化生所致。滑膜软骨瘤病多发生于髋关节、膝关节，肩关节极为少见。其主要特点是滑膜或滑膜囊、腱鞘结缔组织化生导致滑膜增厚，形成形态不一、大小不等的结节，结节不断生长或脱落于关节腔内并逐渐长大，亦可发生钙化或骨化，形成关节游离体或悬垂体；其形态、大小、数目及钙化或骨化程度与形成时间及病程有关，病程越长则游离体和悬垂体的数目越多、钙化或骨化越明显、累及范围也越广。

（1）病理

滑膜纤维组织增生，关节滑膜内软骨基质钙化或骨化。Milgram 等在病理学上将本病分为 3 期：Ⅰ期，为活动性滑膜内病变期，滑膜下的软骨化生活跃或软骨小体突出于滑膜表面但没有脱离，腔内无游离体；Ⅱ期，为过渡性病变，滑膜内骨软骨结节，伴有关节腔内骨软骨性游离体形成；Ⅲ期，为滑膜病变静止期，腔内形成多数游离体。

（2）临床

表现为肩关节肿胀、慢性疼痛、活动受限、功能障碍等。由于该病症状少见且不典型，临床常误诊或漏诊。若不及时治疗，晚期会导致关节炎甚至关节畸形。

（3）MRI 表现

滑膜明显增厚，关节腔积液，关节腔内多发结节状异常信号，$T_1$WI 呈低信号，$T_2$WI 信号不均：钙化部分呈低信号，未钙化部分呈中等或高信号改变（图 3－41）。

（4）诊断要点

MRI 显示滑膜增厚、关节积液、关节内游离体，游离体 $T_1$WI 呈低信号，$T_2$WI 上可因钙化程度不同显示低、中、高信号。

（5）鉴别诊断

1）退行性骨关节病：多见于老年人，MRI 显示关节面增生，骨赘常见，关节间隙变窄；虽骨赘脱落时可形成关节内游离体，但体积较小、数目较少，也无硬化环围绕。

2）剥脱性骨软骨炎：常为单个游离体，关节面有部分骨缺损区。

3）色素沉着绒毛结节性滑膜炎：MRI 显示受累关节进行性肿胀、血性关节积液，低信号增生结节，无钙化、骨化等。

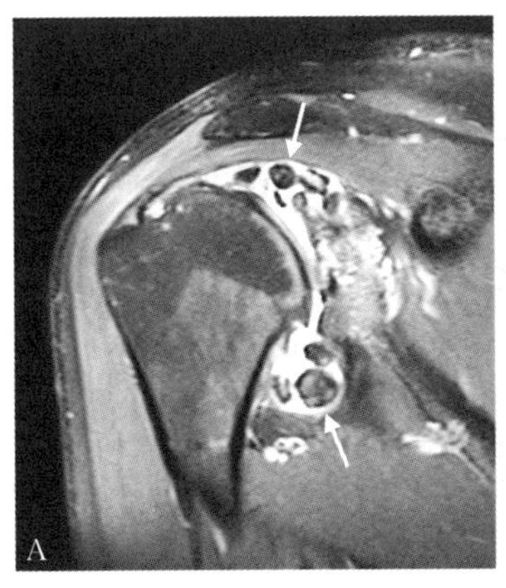


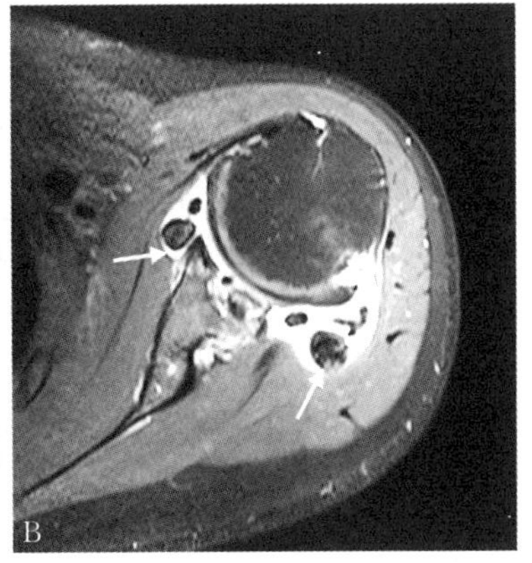


图 3－41 滑膜软骨瘤病 MRI

注：斜冠状面（A）、横断面脂肪抑制 PDWI（B）示盂肱关节间隙狭窄，关节盂骨与软骨磨损，关节腔内多发异常信号影（箭头），信号不均，呈低、中、高信号，滑膜增厚，关节腔积液。

## 3.8 骨质结构疾病

肩关节骨质结构的异常可影响肩关节功能，引起肩部撞击综合征（shoulder impingement syndrome，SIS）。肩部撞击综合征是指肩袖、肱二头肌长头腱等结构在病理状态下受到摩擦、挤压、撞击，引起炎症、损伤等的一种病理改变，以慢性肩关节疼痛和活动障碍为主要临床表现。

广义的肩部撞击症状包括：①肩峰下撞击综合征，发生于肩峰下间隙，即由喙肩弓和肱骨头上部、肱骨头大结节形成的间隙，以冈上肌腱损伤为主；②喙突下撞击综合征，发生于喙突下间隙（由喙突和肱骨小结节形成），可损伤肩胛下肌腱、喙肱韧带和肱二头肌长头腱等结构；③内撞击综合征，发生于冈上肌腱、冈下肌腱和关节盂（唇）后上方之间。

狭义的肩部撞击综合征单指肩峰下撞击综合征。肩关节骨质结构异常以引起肩峰下撞击综合征为多见，后文将主要介绍肩峰下撞击综合征。

（1）病因

肩峰下撞击综合征最常见的病因是各种外部原因导致冈上肌出口的狭窄，包括肩峰形态异常、肩锁关节病变（骨质增生、骨痂形成等）、肩峰下骨赘形成、喙肩弓增厚等。

1）肩峰形态异常：Neer根据尸体解剖的结果将肩峰解剖形态分为4型：Ⅰ型，为扁平型，即肩峰下部平直；Ⅱ型，为弧型，即肩峰下表面的弧度与肱骨头表面大致平行（图3-42）；Ⅲ型，为钩型，肩峰前部有突起的钩状结构；Ⅳ型，为凸出型，即凸面向下的反弓型。其中Ⅲ型最易发生对冈上肌腱的撞击，从而导致肩袖损伤。

2）肩锁关节：肩锁关节的退行性改变导致肩锁关节下方产生骨赘，从而与冈上肌撞击（图3-43），但因骨赘位置靠内不常引起间隙出口狭窄，因此肩锁关节退变不常引起撞击综合征，而多见于无症状人群。

3）肩峰下骨赘：因反复撞击而导致骨质增生硬化形成。有学者认为其既是导致肩峰下间隙狭窄的原因，也是撞击造成的结果。有无肩峰下缘骨赘形成是诊断撞击综合征的重要依据。

4）肩峰小骨：指肩峰骨化中心未愈合，未愈合的部分称为“肩峰小骨”，经常由于三角肌的收缩而向下移位，直接施加压力导致肩袖损伤，引起撞击综合征（图3-44）。

5）喙肩弓增厚：喙肩弓由肩峰下缘、喙肩韧带和喙突组成。根据尸检和手术观察，Neer发现肩袖损伤者多有肩峰骨赘形成、喙肩韧带缩短、横断面积增大等肩峰下间隙减小表现。但因考虑到动态肌肉力学不能重现的因素，肩部撞击综合征的发病机理是否与喙肩韧带有关目前仍存在争议。

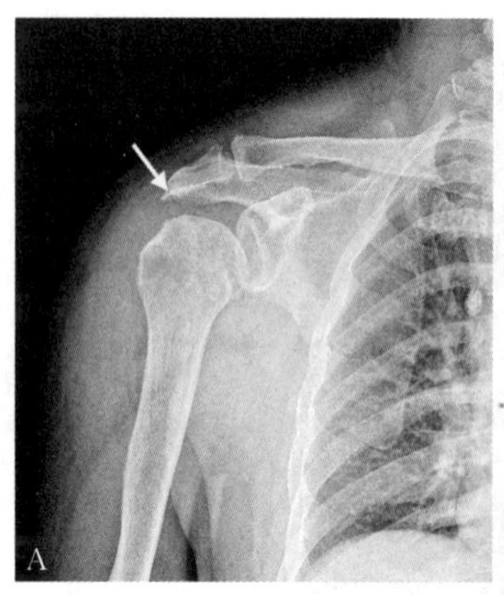


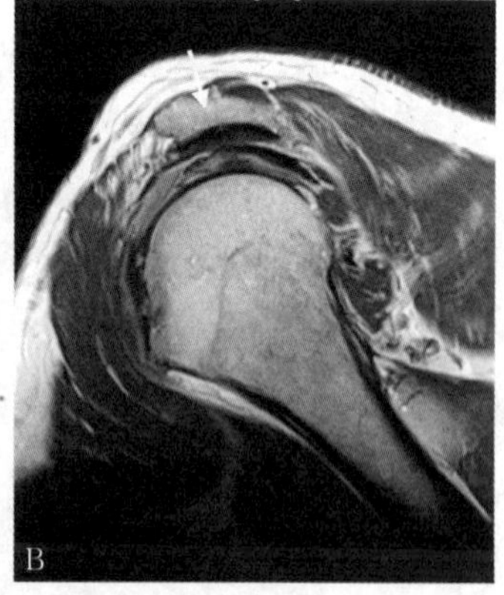


图3-42　弧形肩峰X线与MRI

注：X线片（A）及斜矢状面 $T_1$WI（B）示肩峰下表面的弧度与肱骨头表面大致平行（箭头）。

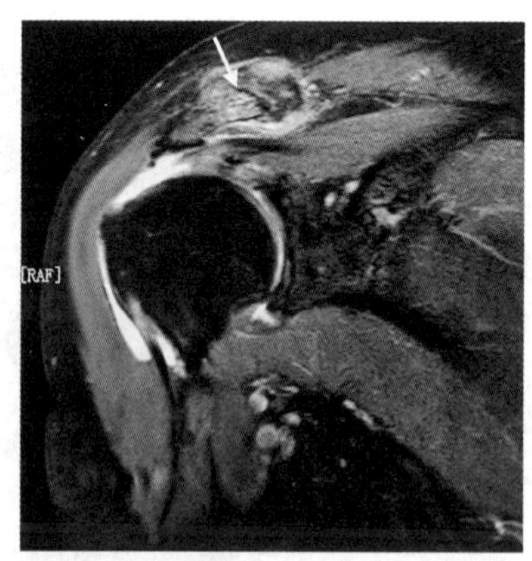


图3-43　肩锁关节骨性关节炎MRI

注：斜冠状面脂肪抑制PDWI示肩锁关节间隙狭窄、骨质增生（箭头），压迫冈上肌肌腹肌腱移行处；肩峰下间隙变窄，冈上肌腱撕裂。

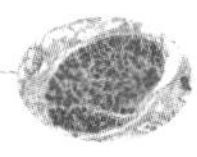

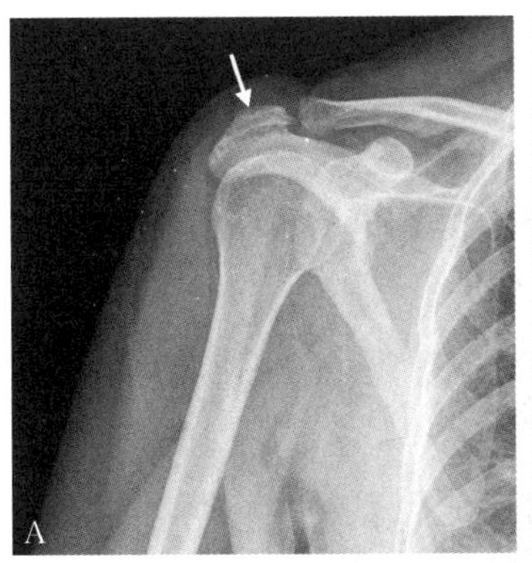


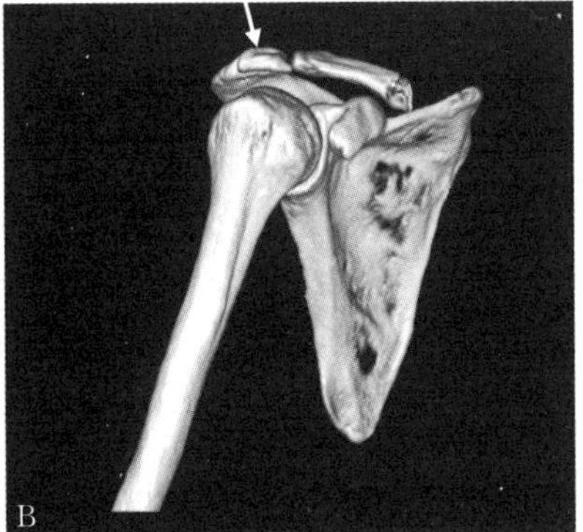


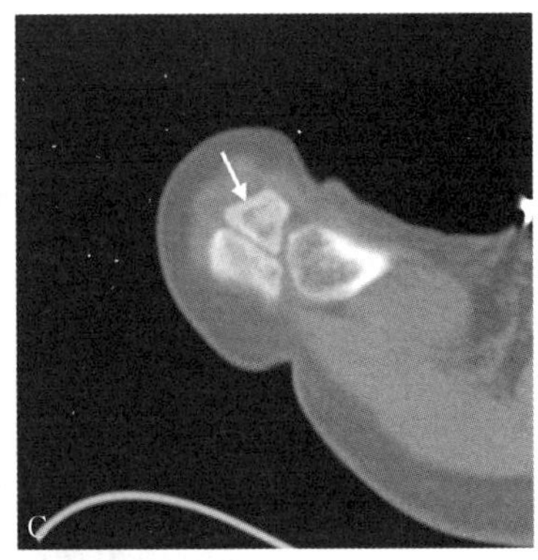


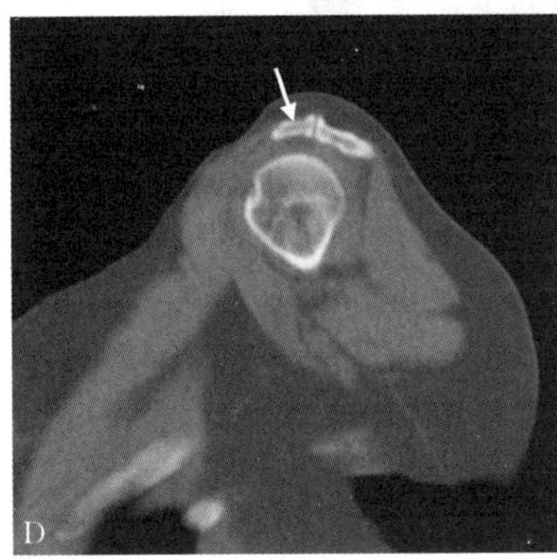


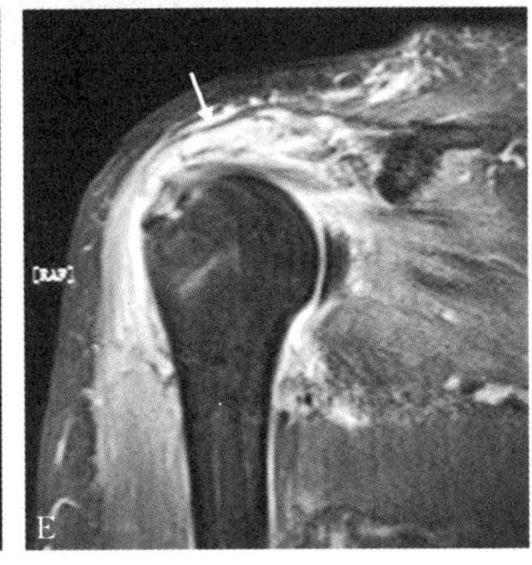


图 3-44 肩峰小骨 X 线、CT 与 MRI

注：X 线片(A)、CT 三维重建(B)、横断面 CT(C)及斜矢状面 CT 重建(D)示肩峰小骨(箭头)；斜冠状面脂肪抑制 PDWI(E)示肩峰小骨骨髓水肿(箭头)，肩峰下间隙狭窄，冈上肌腱撕裂。

(2) 病理

肩峰下撞击综合征主要指肩峰下间隙狭窄，肩部在上举外展过程中，肩袖等软组织结构被反复卡压，引起炎性损伤的病理改变。早期引起的病理变化为肩峰下滑囊炎、肩袖肌腱炎，进而发展为肩袖的不全撕裂、完全撕裂。根据肩袖组织的损伤情况，Neer 将撞击综合征分为 3 期：Ⅰ期，肩袖尤其冈上肌腱及肩峰下滑囊水肿和出血，多见于 25 岁以下青年；Ⅱ期，肩袖纤维化和肌腱炎，多见于 25～40 岁；Ⅲ期，病变发展为不可逆改变，表现为肩袖撕裂，多见于 40 岁以上。

(3) 临床

本病可发生于 10 岁以上任何年龄，以中老年人为主，是慢性肩痛的主要病因。多数患者有反复上臂上举过头动作病史，临床症状一般为肩部疼痛、肩关节乏力、活动受限等。阳性体征有肩峰下间隙压痛、痛弧征、撞击征、利多卡因试验阳性及恐惧试验和再复位征阳性。

(4) MRI 表现

1) 肩峰下间隙狭窄：肩峰下间隙指肩峰最低点到肱骨头连线的最短距离，正常为 1.0～1.5 cm，小于 1.0 cm 即为狭窄，小于 0.7 cm 几乎均发生撞击损伤。

2) 冈上肌腱损伤：冈上肌腱形态及信号异常是诊断撞击综合征的直接征象。Seeger 等依据 MRI 表现将肩峰下撞击综合征描述为 3 型：Ⅰ型，肩峰下滑囊炎，滑囊增厚而冈上肌及其肌腱信号正常，MRI 表现为 $T_1$WI 肩峰下脂肪垫高信号消失，$T_2$WI 及脂肪抑制序列可见肩峰下-三角肌滑囊的线样高信号或滑囊内积液。Ⅱa 型，仅 $T_2$WI 见冈上肌腱内异常高信号，冈上肌信号正常；Ⅱb 型，冈上肌腱在 $T_2$WI 呈线样高信号，但无冈上肌回缩，表示肩袖部分撕裂。Ⅲ型，冈上肌腱全层在 $T_2$WI 上呈高信号(滑膜面-关节面)，冈上肌回缩，表示肩袖完全断裂(图 3-45)。间接征象：肩峰下-三角肌滑囊增厚、积液，冈上肌体积减

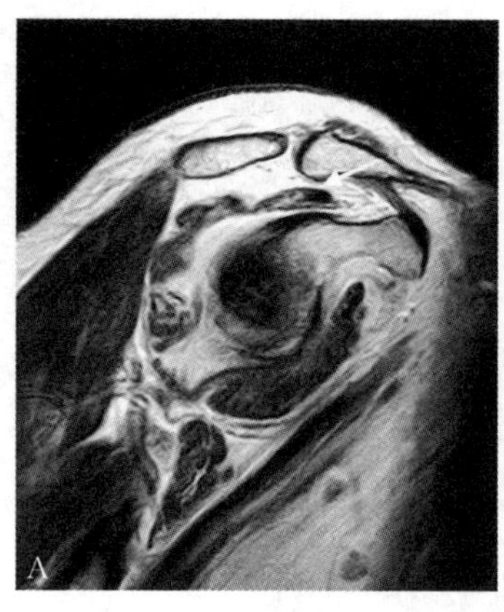

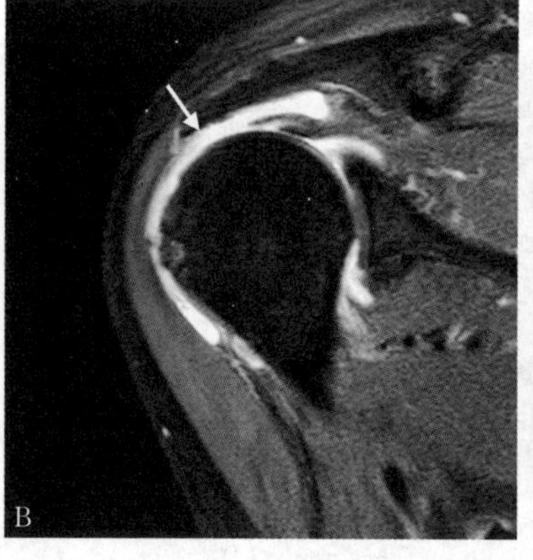

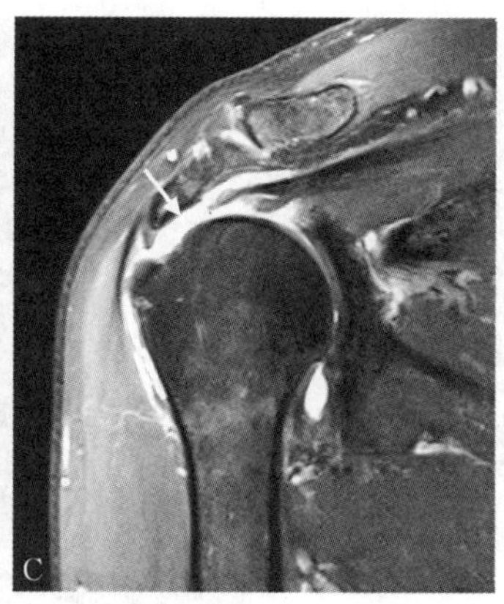


图 3－45 肩峰下撞击综合征 MRI

注：斜矢状面 $T_1$WI 增强(A)及斜冠状面脂肪抑制 PDWI(B、C)示肩峰下间隙狭窄，冈上肌腱连续性中断，断端回缩(箭头)，肌肉萎缩，肩峰下-三角肌滑囊积液。

小，脂肪浸润，提示冈上肌腱陈旧性断裂。

3）肩袖周围结构改变：肩峰下-三角肌滑囊不同程度增厚、积液。

4）肩峰形态异常：扁平型、弧型、钩型及凸出型肩峰，以钩型肩峰最易导致肩峰下撞击综合征。

5）其他：肩锁关节骨性关节炎、肩峰下骨赘、肩峰小骨等。

（5）诊断要点

肩峰下间隙狭窄、冈上肌腱的形态及信号改变可直接提示肩峰下撞击综合征，肩峰形态异常、肩锁关节病变、肩峰小骨等亦可帮助诊断，肩峰下-三角肌滑囊积液、冈上肌体积减小等可间接提示诊断。

（6）鉴别诊断

1）喙突下撞击综合征：指由于喙突和肱骨小结节间隙狭窄，发生撞击导致肩胛下肌腱、喙肱韧带及肱二头肌长头腱等结构退变、损伤甚至断裂。任何使喙突下间隙变窄的原因都可能增加喙突下间隙内结构的挤压和撞击机会，常见病因包括：①特发性，由于喙突颈发育较长或肩胛下肌腱的肥厚、钙化或腱鞘囊肿等所致；②创伤性，由于肱骨头、颈骨折，肩胛骨骨折或畸形愈合，胸锁关节脱位等引起喙突下间隙受限；③医源性，肩部外科手术可能导致喙突与肱骨小结节之间的关系异常，从而导致撞击综合征的发生。

主要临床表现为前肩部慢性疼痛，患者常有长期慢性的前臂内收、内旋位的过顶运动史，疼痛常于上肢前屈、内旋时加重，可伴有夜间痛，有时可出现疼痛性弹响。

MRI 表现：横断面正常喙肱间距约 11 mm，当间距变窄，$<7$ mm 时可能导致肩胛下肌受压撕裂，MRI 显示肩胛下肌腱异常高信号(图 3－46、3－47)。

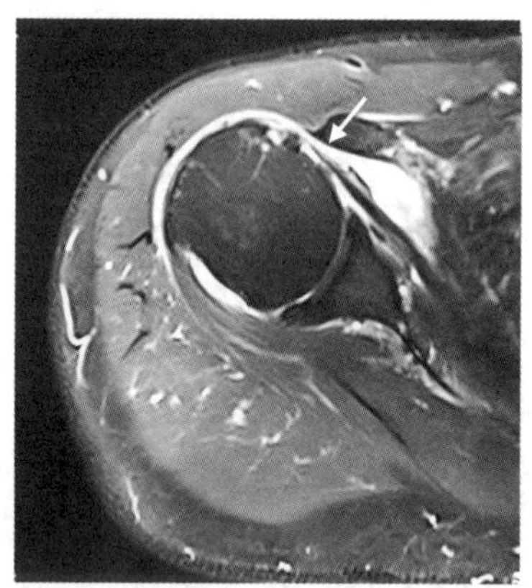

图 3－46 喙突下撞击伴肩胛下肌腱部分撕裂 MRI

注：横断面脂肪抑制 PDWI 示喙突尖部骨质增生，喙肱间距变窄，肩胛下肌腱纤细，信号增高，连续性欠佳；关节腔积液(箭头)。

2）内撞击综合征：又称后上关节盂撞击。常见于手臂过顶投掷运动的运动员及长期从事上臂外展、外旋动作职业的成人，是指在上臂处于外展、外旋位时后上肩袖、关节盂唇和肱骨头之间摩

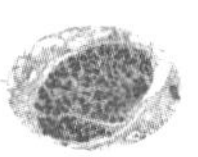

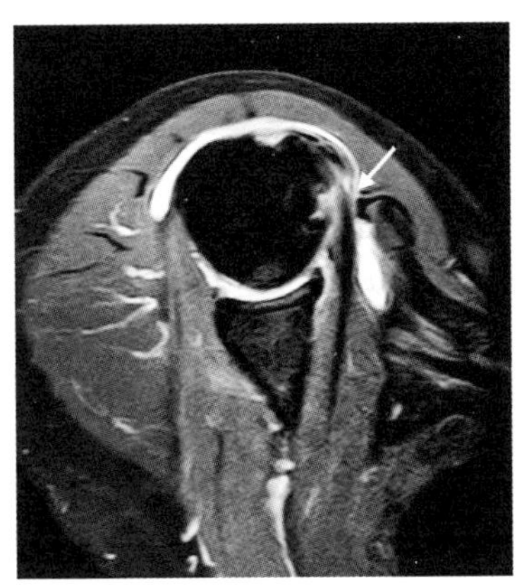

图 3－47　喙突下撞击伴肩胛下肌腱部分撕裂、肱二头肌腱脱位 MRI

注：横断面脂肪抑制 PDWI 示喙肱间距变窄，肩胛下肌腱信号增高、连续性欠佳，肱二头肌长头腱脱位（箭头）。

擦所引起的一系列症状。

病理：冈下肌、冈上肌的肌腱病及撕裂，关节盂唇的后上部退行性磨损和/或撕裂，以及肱骨头后上部软骨软化、变薄、囊肿形成。

MRI 表现：有特征性三联征——后上部肩袖撕裂、后上关节盂唇磨损及撕裂以及肱骨头后上部损伤。肩袖损伤主要发生于冈下肌及冈上肌的肌腱关节面缘，$T_1$WI、$T_2$WI 显示冈下肌腱前部和冈上肌腱后部增厚、信号增高；后上关节盂磨损表现为表面不规则、信号强度增高；后上盂唇撕裂表现为盂唇信号增高并撕脱；肱骨头损伤表现为肱骨头后上部关节面不规则，肱骨头后上部软骨下骨质硬化呈低信号影，肱骨头后上部软骨关节面下囊变呈 $T_1$WI 低信号，$T_2$WI 高信号影。

## 3.9　肩锁关节紊乱

肩锁关节是可动滑膜关节，伴纤维软骨盘、肩锁韧带及喙锁韧带固定。当外力直接或间接作用于肩锁关节，可引起肩锁韧带、喙锁韧带损伤伴或不伴肩锁关节半脱位、脱位，常合并有锁骨及肩峰的损伤、骨折，造成肩锁关节紊乱。

肩锁关节脱位的最主要原因是直接暴力，肩关节处于内收位直接着地，暴力将肩峰向下、向内推挤，造成肩锁韧带、喙锁韧带损伤，严重者引起三角肌和斜方肌在锁骨的止点处撕脱，造成锁骨完全脱位。间接暴力多由上肢伸展位摔倒，手部着地，外力传导，肩胛骨上移牵拉损伤肩锁韧带，此时喙锁韧带可正常，但可出现肩峰骨折及肩袖损伤。临床上常用 Rockwood 分型将肩锁关节脱位分为 6 型。

（1）病理

肩锁韧带、喙锁韧带的撕裂，可伴有三角肌和斜方肌在锁骨的止点处撕脱。

（2）临床

肩部疼痛、肿胀，肩锁关节周围压痛；站立检查患者，常可发现双侧不对称。轻微损伤时患者可主诉精确疼痛部位，不影响完整运动。重度损伤时，功能丧失更严重，可表现为畸形。Rockwood 分型如下：

Ⅰ型：肩锁韧带扭伤或部分撕裂，喙锁韧带完整，肩锁关节保持稳定。

Ⅱ型：肩锁韧带发生完全断裂，喙锁韧带损伤，肩锁关节半脱位，X 线检查显示喙锁间隙较正常增加小于 25%。

Ⅲ型：肩锁韧带及喙锁韧带均完全断裂，三角肌和斜方肌附着点撕裂，肩锁关节全脱位，X 线检查显示喙锁间隙较正常增加 25%～100%。

Ⅳ型：肩锁韧带及喙锁韧带均完全断裂，三角肌-斜方肌筋膜破裂，伴有锁骨远端后移穿入斜方肌，固定于斜方肌内。

Ⅴ型：肩锁韧带及喙锁韧带均完全断裂，三角肌-斜方肌筋膜破裂，肩锁关节全脱位，锁骨远端明显向上移位可位于皮下。X 线检查显示喙锁间隙较正常增加 100%～300%。

Ⅵ型：肩锁韧带及喙锁韧带均完全断裂，三角肌-斜方肌筋膜破裂，肩锁关节全脱位，锁骨远端移位至喙突下、联合腱后。X 线检查显示喙锁间隙小于正常侧。

（3）MRI 表现

肩锁关节脱位的 MRI 表现分为肩锁韧带和喙锁韧带损伤、肩锁关节对位异常、三角肌和斜方肌损伤及周围骨质的改变，如骨髓水肿、骨折等。

1）肩锁韧带、喙锁韧带部分撕裂：$T_1$WI、$T_2$WI 上韧带内部呈均匀或不均匀高信号，可延伸至一侧表面，可伴有韧带肿胀或变细，表面不规则或模糊，邻近组织水肿或积液。

2）肩锁韧带、喙锁韧带完全撕裂：韧带连续性中断，在 $T_1WI$、$T_2WI$ 上呈高信号可跨过全层，边缘不规则，韧带增粗、移位，周围组织水肿或积液。

3）肩锁关节间隙、喙锁间距：增宽可提示脱位、半脱位，根据喙锁间距可帮助判断分型。

4）三角肌和斜方肌附着点部分撕裂：$T_1WI$、$T_2WI$ 上三角肌腱、斜方肌腱内部信号均匀或不均增高，可延伸至一侧表面，肌腱增粗或变细，可合并腱鞘积液和邻近组织水肿。

5）三角肌和斜方肌附着点完全撕裂：肌腱与锁骨的止点处或肌腱本身连续性中断，在 $T_1WI$、$T_2WI$ 上呈高信号，近肌腹端回缩，腱鞘内积液，多合并邻近组织水肿。

6）喙突、锁骨远端及肩峰骨质损伤：肩锁关节脱位可累及喙突、锁骨远端及肩峰，MRI 显示 $T_1WI$ 低信号，$T_2WI$ 及脂肪抑制序列高信号，提示存在骨挫伤、骨髓水肿；若发生骨折，$T_1WI$ 可见低信号骨折线（图 3－48、3－49）。

（4）诊断要点

肩锁韧带和喙锁韧带信号增高、连续性中断提示韧带损伤、撕裂，肩锁关节间隙、喙锁间距增宽均可提示肩锁关节脱位。

（5）鉴别诊断

1）肩锁关节变性：肩锁关节变性是损伤的结果。单纯的关节变性包括关节盘的膨出或脱水、关节囊增厚、骨赘形成和软骨下囊肿。早期的变性与Ⅰ型、Ⅱ型陈旧性损伤难以鉴别，两者都表现为单独的关节囊增厚。

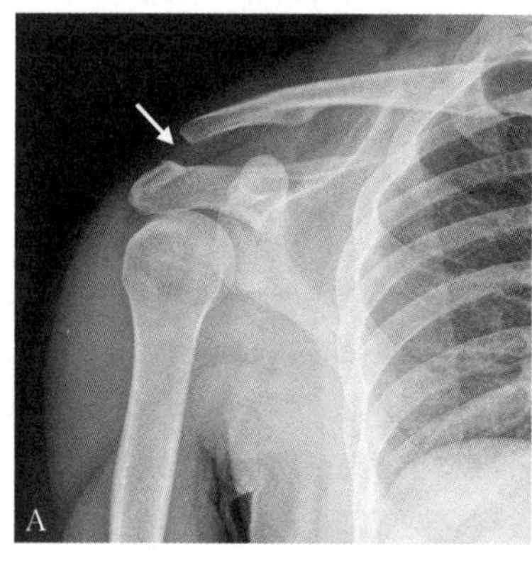


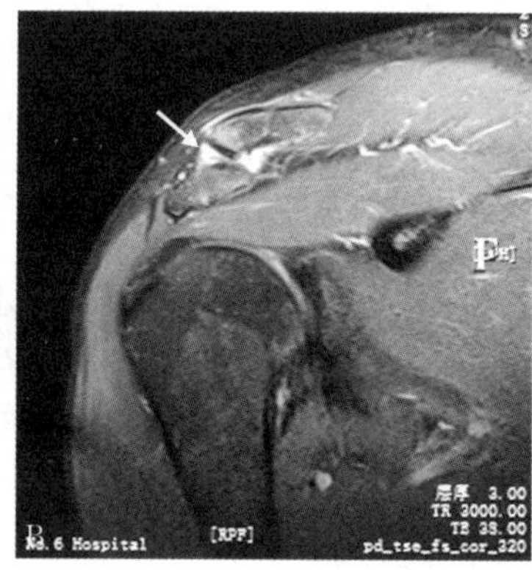


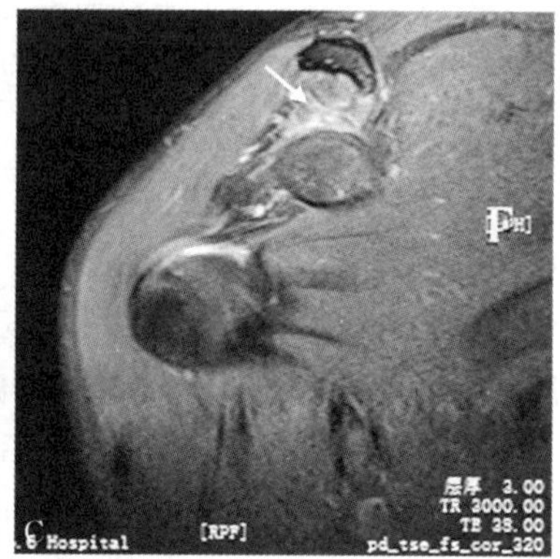


图 3－48　肩锁关节脱位伴肩锁韧带、喙锁韧带撕裂 X 线与 MRI

注：X 线片（A）示肩锁关节脱位（箭头）；斜冠状面脂肪抑制 PDWI（B、C）示肩锁韧带（B）及喙锁韧带（C）撕裂（箭头）。

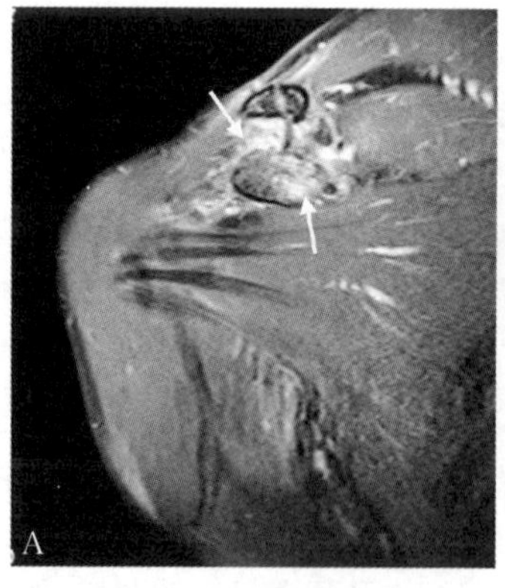


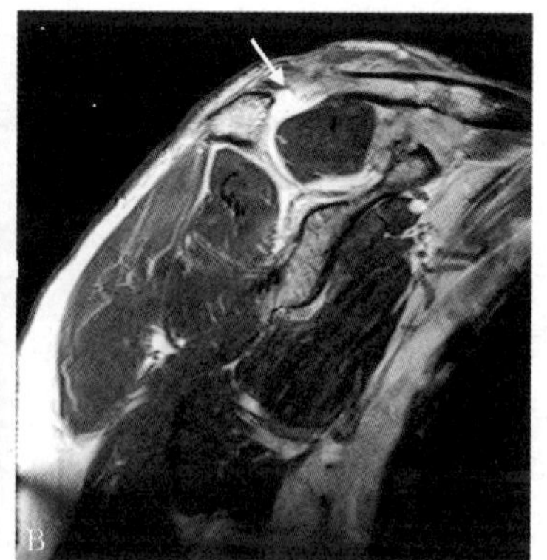


图 3－49　喙锁韧带撕裂，喙突骨折；肩锁韧带撕裂 MRI

注：喙锁韧带撕裂，喙突骨折。斜冠状面脂肪抑制 PDWI（A）示喙突骨折、骨髓水肿，伴喙锁韧带信号增高、连续性欠佳（箭头）；肩锁韧带撕裂。斜矢状面 $T_1WI$（B）示肩锁韧带显示不清（箭头）。

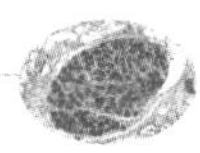

2）锁骨骨折：发生于肩峰端的锁骨骨折需与肩锁关节脱位鉴别，两者可同时发生。锁骨骨折体检可发现骨擦音和骨擦感，X片显示锁骨皮质连续性中断。

## 3.10 胸锁关节紊乱

胸锁关节是滑膜和纤维软骨的半活动关节，是上肢带骨与躯干之间唯一真正的关节，胸骨侧关节腔较浅，锁骨胸骨端轻微外凸，有时内凹，两者构成的关节不甚匹配，使胸锁关节缺乏骨性稳定性，但因受强大的关节囊及韧带结构——胸锁、肋锁及锁骨间韧带固定，胸锁关节紊乱少见，加上关节腔内软骨盘的缓冲作用，可减少通过锁骨传至胸骨的振动，使胸锁关节成为人体最稳定的关节之一。如外力使胸锁韧带断裂，可引起胸锁关节半脱位，如胸锁韧带和肋锁韧带同时断裂，则引起全脱位。除稳定性改变外，胸锁关节的骨质、滑膜等也可发生病变，如 SAPHO 综合征常累及胸锁关节，引起胸锁关节的滑膜炎、骨硬化肥厚、骨融合等病变。

### 3.10.1 胸锁关节脱位、半脱位

胸锁关节创伤性脱位约占所有关节脱位的1%，常由相对较大的暴力作用于胸锁关节直接引起或间接作用于肩关节所致，常见为前脱位，后脱位较少见，但后脱位的锁骨可压迫大血管、气管、食管等结构而引起严重临床并发症。

（1）病理

Allman 根据韧带不同病理损伤程度将胸锁关节脱位分为：

Ⅰ型：单纯胸锁韧带及关节囊扭伤，不伴脱位。

Ⅱ型：胸锁韧带及关节囊扭伤伴内侧锁骨半脱位。

Ⅲ型：创伤造成所有支持韧带断裂及完全的脱位（前或后）。

（2）临床

胸锁关节疼痛、肿胀、局部触痛，前脱位时锁骨内侧头查体可触及，上臂外展抬高时更明显。后脱位时由于锁骨近端移位于胸骨后方，所以畸形不明显，查体可发现胸锁关节前侧空虚；由于锁骨内侧端移位，肩胛骨被牵拉内旋，平卧时肩部不能接触床面，可有呼吸困难、吞咽困难、感觉异常等临床并发症。

（3）MRI 表现

Ⅰ型：$T_1$WI、$T_2$WI 显示胸锁韧带内部局部信号轻度增高，不伴脱位。

Ⅱ型：$T_1$WI、$T_2$WI 显示胸锁韧带内部局部信号增高伴内侧锁骨半脱位。

Ⅲ型：$T_1$WI、$T_2$WI 显示所有支持韧带连续性中断，边缘不规则，全层高信号，周围可见水肿或积液，及胸锁关节完全的脱位（前或后）（图 3－50）。

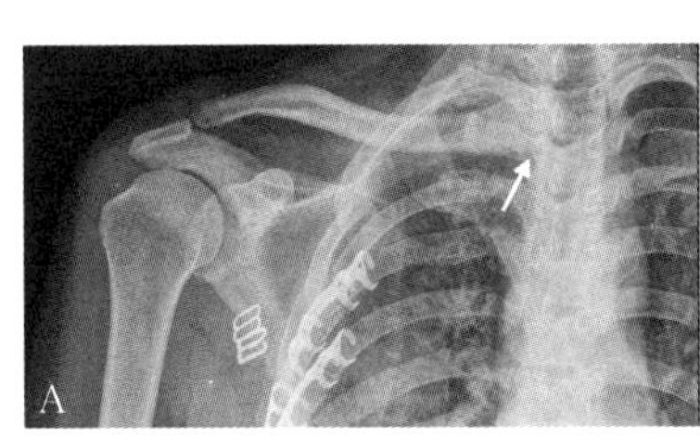

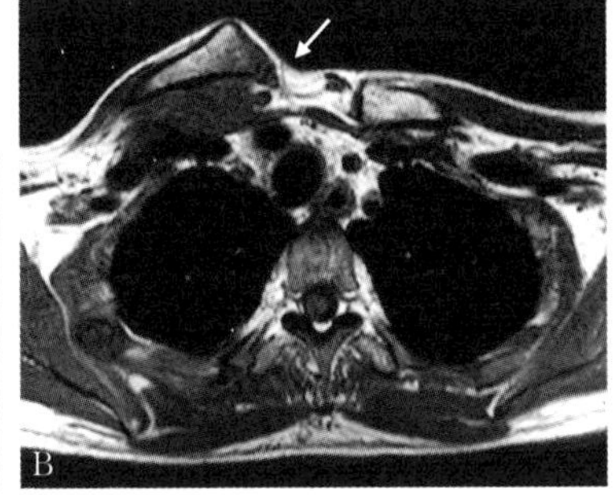

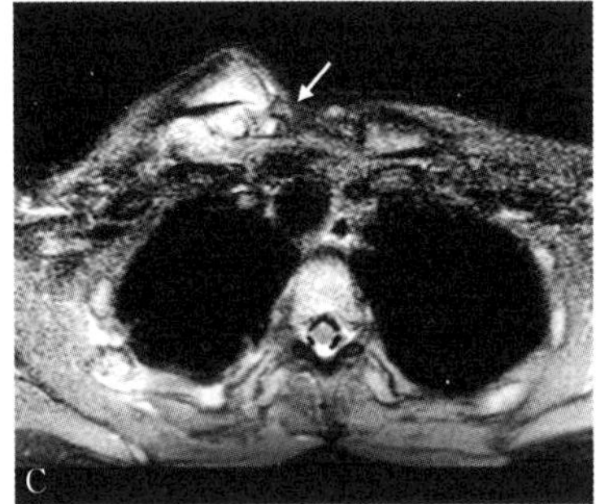


图 3－50 胸锁关节前脱位 X 线与 MRI

注：X 线片（A）示胸锁关节脱位（箭头）；横断面 $T_1$WI、脂肪抑制 PDWI（B、C）示胸锁关节前脱位伴骨髓水肿，周边韧带断裂，周围软组织肿胀（箭头）。

（4）诊断要点

根据胸锁韧带等支持韧带的形态、信号异常及胸锁关节对位情况可诊断。后脱位时还应评估胸锁关节后部软组织情况。

（5）鉴别诊断

1）Salter Harris Ⅰ型骨骺损伤：即锁骨体与骨骺分离。因锁骨近端生长板是全身最后闭合的骨骺，个别人甚至可以到25岁才融合，因此年轻人的锁骨骨骺分离在X线、CT上与胸锁关节脱位难以鉴别，MRI可显示骨骺损伤，锁骨内侧骨骺仍与胸骨相连。

2）胸锁关节骨关节炎：关节腔内软骨盘变薄，$T_2WI$显示软骨盘内高信号，表面毛糙、局灶性缺损或碎裂，晚期可见软骨下骨质硬化，骨赘形成。

### 3.10.2 SAPHO综合征

SAPHO综合征是一种以皮肤和骨关节受累为特征的慢性无菌性炎症。1987年，Chamot等首次提出将5种病变首字母的缩写作为疾病名称，包括滑膜炎（synovitis）、痤疮（acne）、脓疱病（pustulosis）、骨肥厚（hyperostosis）和骨炎（osteitis）。皮肤典型表现为手足掌对称性脓疱疮和/或面部和胸前痤疮，脓疱型银屑病、聚合性痤疮等。特征性骨关节改变是骨炎和骨肥厚，常累及中轴骨，也可累及外周骨。成人主要以前胸壁受累为主，此病变最早出现也是最具特征性的表现。核素扫描显示双侧胸锁关节、胸肋关节浓聚区（牛头征）MRI检查对诊断本病的骨炎及滑膜炎敏感性较高，有利于疾病的早期发现和早期诊断。

（1）病理

急性期：骨无菌性炎症改变，骨活检以骨髓水肿为主要特征，伴有非感染性炎症细胞（淋巴细胞和浆细胞）浸润，并有显著滑膜炎。

慢性期：炎症细胞减少，以骨髓硬化、纤维化为特征。

皮肤活检：以假性脓肿为特征。

（2）临床

成人发病年龄多为40～60岁，罕见60岁以上患者，女性多于男性，HLA-B27阳性率较高，故较多学者认为这是一种自身免疫性疾病。皮肤典型表现为掌跖脓疱病和严重痤疮，当缺乏皮肤损害改变，或骨关节病变不典型时，诊断较为困难。特征性骨关节改变是骨炎和骨肥厚，常累及中轴骨，也可累及外周骨。成人主要以前胸壁受累为主，其次是脊柱、骨盆、长骨、扁骨。前胸壁病变最早出现也是最具特征性的表现，出现概率高达60%～95%，病变部位以包括胸锁关节、胸肋关节、肋软骨关节及胸骨柄体联合关节。早期表现为前上胸壁及锁骨部位对称性炎症，局部皮温升高、压痛、肿胀，长期病程可导致骨肥厚、骨融合，压迫邻近血管、神经结构，可出现胸廓出口综合征。

（3）MRI表现

胸-肋-锁关节受累，骨增粗，骨皮质肥厚，不规则骨侵蚀破坏，以及$T_1WI$呈低信号、$T_2WI$及脂肪抑制序列呈高信号的骨髓水肿及滑膜炎表现，其中以脂肪抑制序列信号增高为著，伴周围软组织肿胀，关节间隙变窄、消失（图3-51）。

（4）诊断要点

胸-肋-锁关节的骨炎和滑膜炎，对称出现，MRI显示$T_1WI$低、$T_2WI$及脂肪抑制序列高信号，伴有周围软组织肿胀，关节间隙变窄。

（5）鉴别诊断

1）骨感染性疾病：破坏区内有死骨呈低信号，常有骨内和软组织脓肿形成。锁骨感染性疾病罕有双侧分布，无明显上部肋软骨骨化、肥厚。

2）弥漫性特发性骨质增生症：累及的椎体及椎肋关节、关节突关节无破坏，椎间隙无明显狭窄。

3）强直性脊柱炎：首先发生于骶髂关节，然后逐渐向上进展累及全脊柱，椎体病变局限于椎角，韧带骨化较弥漫，且多发生于前纵韧带，临床上多发生于青年男性，HLA-B27呈阳性，多无皮肤改变。

## 3.11 治疗后随访

肩关节常见运动损伤手术主要包括肩袖损伤修补术及肩关节脱位修补术等，其术后改变是评价手术质量的重要指标。

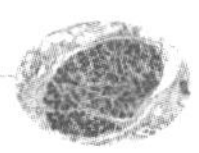

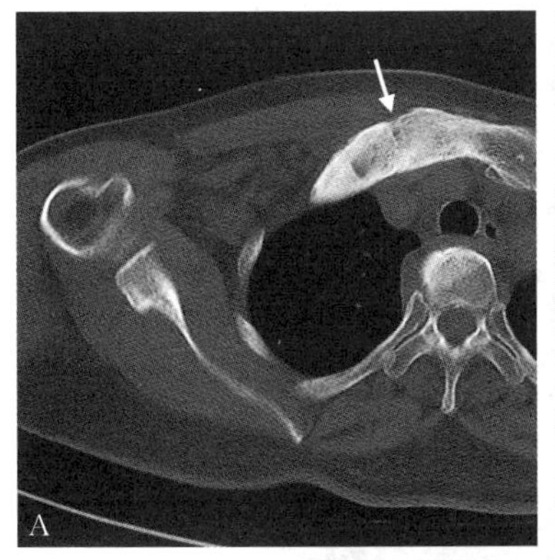


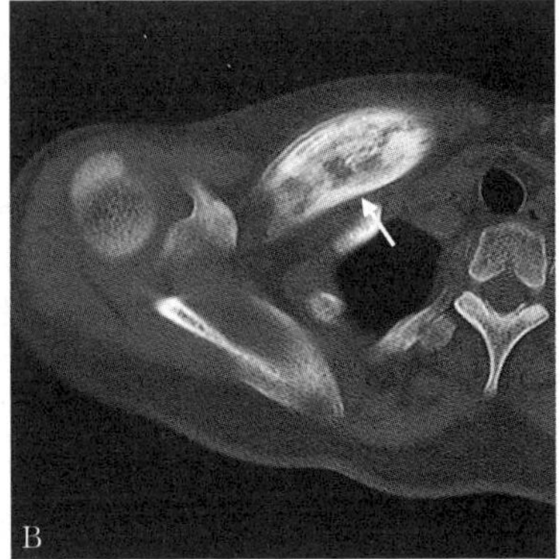


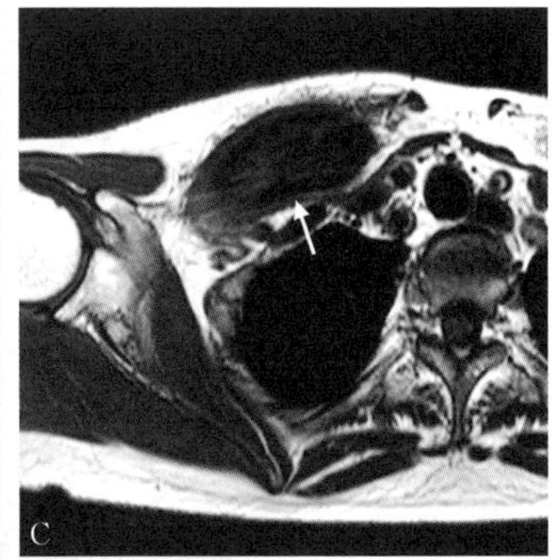


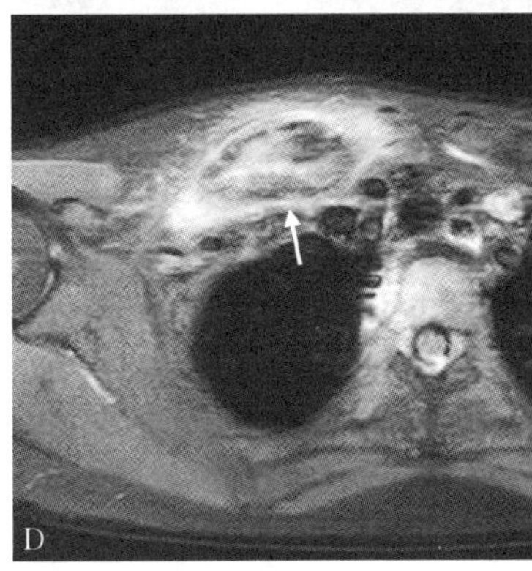


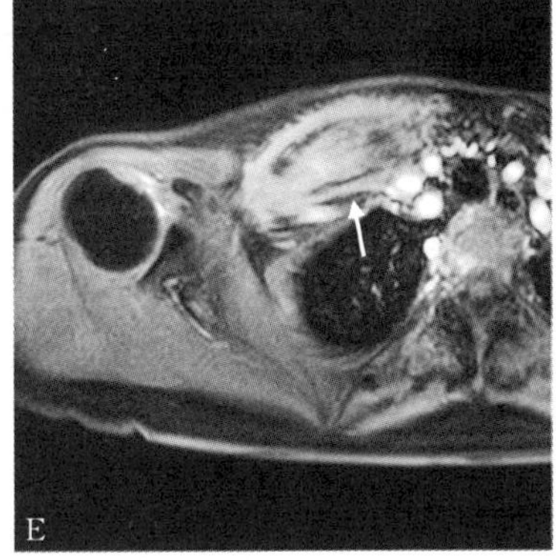


图 3-51 SAPHO 综合征 CT 与 MRI

注：横断面 CT 平扫(A、B)示右侧胸锁关节间隙消失、骨性融合，锁骨膨胀性骨质破坏、骨皮质增厚硬化(箭头)；横断面 $T_1$WI(C)示锁骨近端骨皮质增粗，髓腔呈低信号(箭头)；横断面脂肪抑制 $T_2$WI(D)示锁骨髓腔呈高信号，可见周围软组织肿胀(箭头)；横断面脂肪抑制 $T_1$WI 增强(E)示病灶不均匀强化(箭头)。

### 3.11.1 肩袖损伤修补术后

肩袖损伤的治疗方法分为保守治疗、手术治疗、关节镜治疗。手术中固定、缝合肌腱的方法有单排锚钉固定、双排锚钉固定及缝线桥技术等，对于肩袖的巨大撕裂可用移植物来修补。肩袖修补术后会出现周围肌肉脂肪浸润、肌肉萎缩、关节滑囊炎及肌腱再次撕裂等并发症。

(1) 病理

肩袖修补后经过炎症细胞浸润、毛细血管增生、胶原蛋白增生、瘢痕组织增生、肌腱完整性重建及肌腱功能重建等过程。

(2) 临床

肩袖修补术可有效修复撕裂部位，实现腱骨愈合，减轻疼痛，进而恢复肩关节正常功能。但术后的修复失败率可达到 20%～90%，表现为顽固性的肩关节僵硬、持续性疼痛、再次撕裂、功能活动丧失等。

(3) MRI 表现

MRI 能够对肩袖修补术后肌腱修复情况、脂肪浸润及肌肉萎缩程度进行系统评估。

1) 肌腱修复：根据修复后的肌腱的完整性将其分为 5 型：1 型，修补后的肌腱具有足够的厚度且在每幅图像上具有相同的紧张度(图 3-52)；2 型，修补后的肌腱具有足够的厚度，但局部紧张度增高；3 型，肌腱的厚度不充足但其连续性尚存在；4 型，肌腱在一幅以上图像上有较小的不连续，提示小的撕裂；5 型，每幅图像上均可见肌腱大的不连续，提示中等到巨大撕裂(图 3-53)。

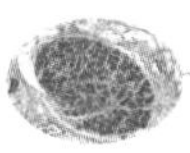


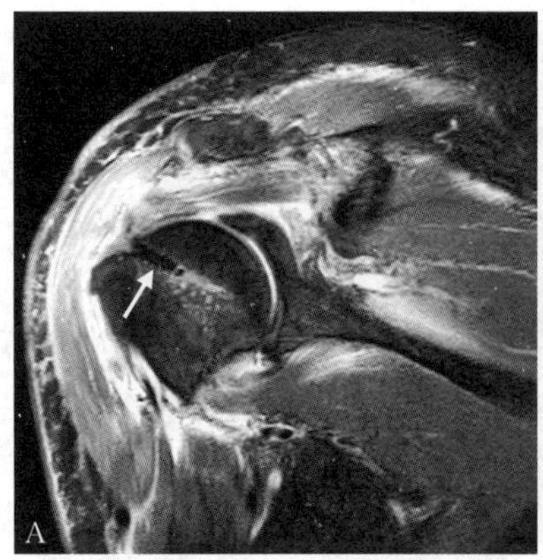
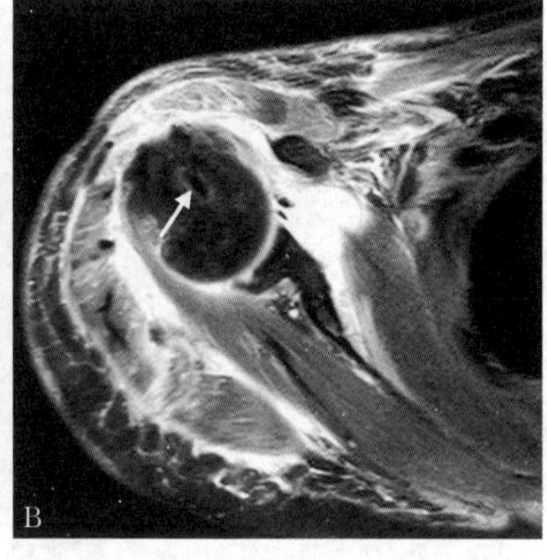

图 3-52　肩袖修补术后 MRI

注：斜冠状面(A)、横断面脂肪抑制 PDWI(B)示肩袖内固定中(箭头)，冈上肌腱信号稍高，连续性存在。

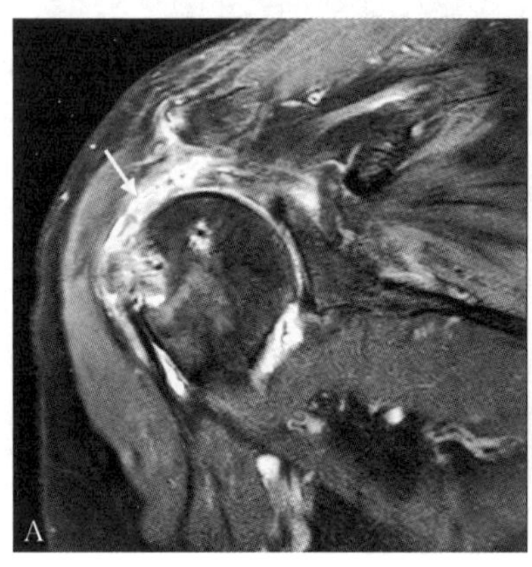
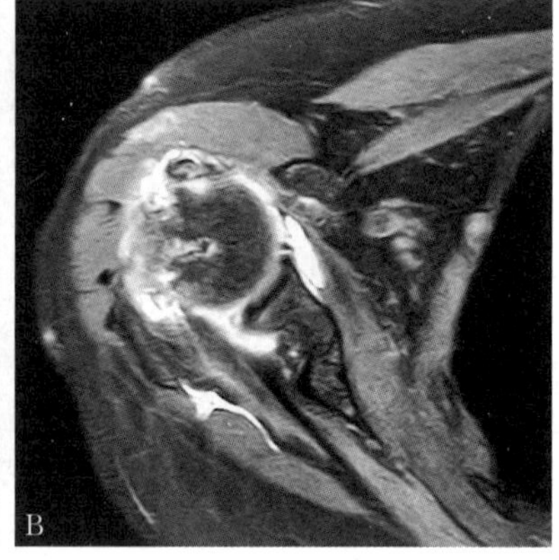

图 3-53　肩袖修补术后再撕裂 MRI

注：斜冠状面(A)、横断面脂肪抑制 PDWI(B)示修补后的冈上肌腱信号增高、连续性中断(箭头)。

2）脂肪浸润：0 级，肌肉没有脂肪条纹，代表完全正常的肌肉；1 级，肩袖肌肉包含一些脂肪条纹，但多数为正常的肌肉组织；2 级，肌肉出现脂肪浸润，但存在的肌肉要比脂肪多；3 级，脂肪和肌肉的数量相等；4 级，大部分为脂肪而不是肌肉组织。0 级和 1 级代表正常的肌肉，2 级和 3 级代表中度的肌肉退变，4 级和 5 级代表肌肉退变。

3）肌肉萎缩：指横截面区域具有生理功能的肌肉减少，导致产力能力降低。常用占有率、切线征、肩袖肌肉的横截面积来评估。

(4) 诊断要点

对术后肩袖的评估宜选择适当的成像序列及层面，并结合随访资料进行连续的对比观察，同时要结合临床症状，以提高评估的准确性。

(5) 鉴别诊断

术后肩关节周围组织的水肿、伪影及关节内积液等会导致肩袖结构显示不清。瘢痕组织与有功能的、变薄的肌腱在 MRI 上很难区分，即使是在肌腱全层缺陷时也可能由于无功能的瘢痕组织局部覆盖导致关节液不能进入肩峰下滑囊，从而导致对肌腱情况的误判。

### 3.11.2　肩关节脱位修补术后

肩关节不稳以前方不稳为主，可合并前下关节

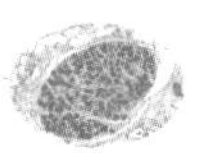

囊韧带盂唇复合体损伤(Bankart损伤)、关节盂骨缺损(骨性Bankart损伤)以及Hill-Sachs损伤。对于Bankart损伤,可选择关节镜下修复或者联合喙突截骨转位术、移植物行骨性重建。对于Hill-Sachs损伤,根据骨性缺损范围选择保守、软组织修复或骨性重建等。对于双极损伤(肩胛盂以及肱骨头骨缺损),可根据骨缺损范围选择Bankart术、Remplissage术或肱骨头置换等。

(1) 病理

修复撕脱的前下盂唇韧带复合体结构,以恢复肩关节稳定性。

(2) 临床

患者运动功能恢复、疼痛症状缓解、肩关节前向稳定性增高。

(3) MRI表现

Bankart损伤关节镜下修复术可见肩胛骨关节盂锚钉内固定影(图3-54),骨性重建则可见关节盂前下方骨性补片(图3-55),使重建后的关节盂深度及面积增加。Hill-Sachs损伤软组织修复术可见冈下肌腱及后方关节囊被固定于肱骨头缺损处(图3-56)。

(4) 诊断要点

肩胛骨关节盂及肱骨头见内固定影,关节盂前下方骨性补片。

(5) 鉴别诊断

修复术后肌腱信号增高,需与肌腱变性、损伤鉴别。关节盂前下方骨性补片需与关节盂骨折相鉴别。术后肩袖间隙及下盂肱韧带复合体肿胀,需注意与粘连性关节囊炎鉴别。

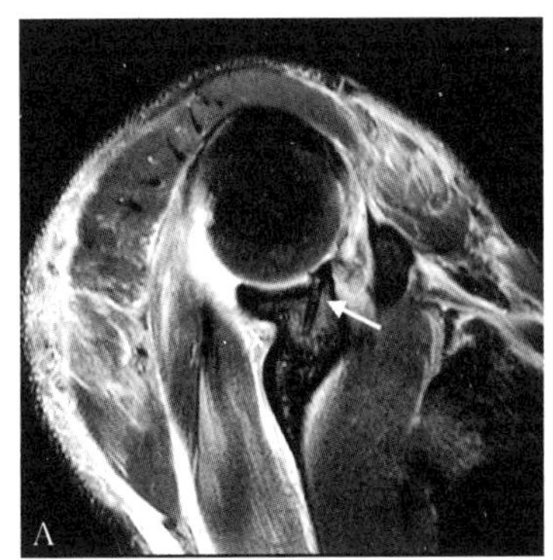


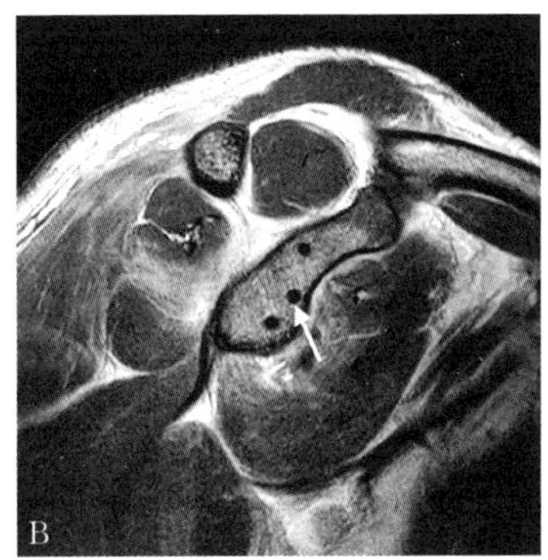


图3-54　Bankart损伤修复术后MRI

注:横断面脂肪抑制PDWI(A)、斜矢状面$T_1$WI(B)示前下盂唇内固定中(箭头)。

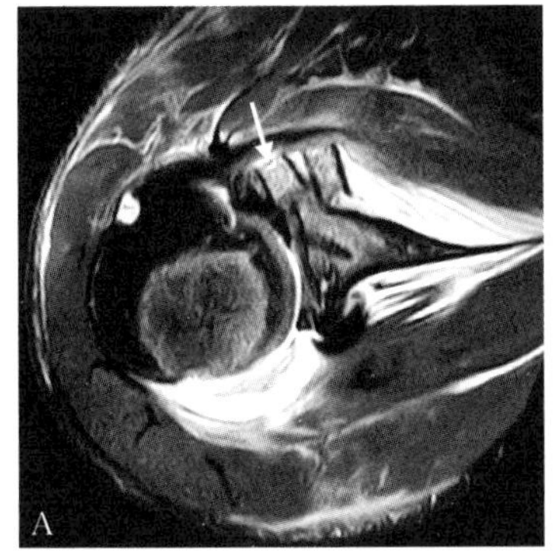


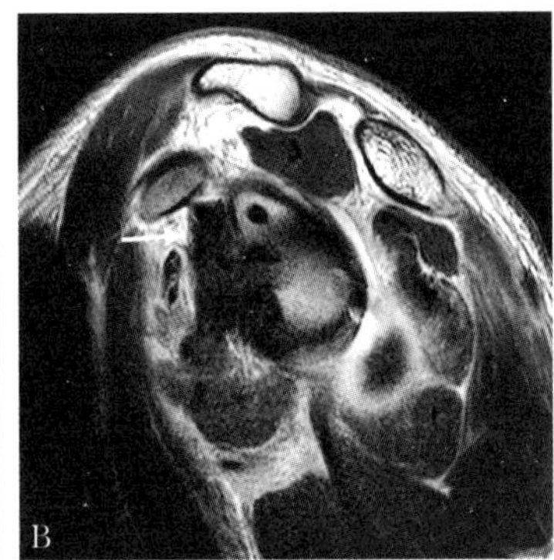


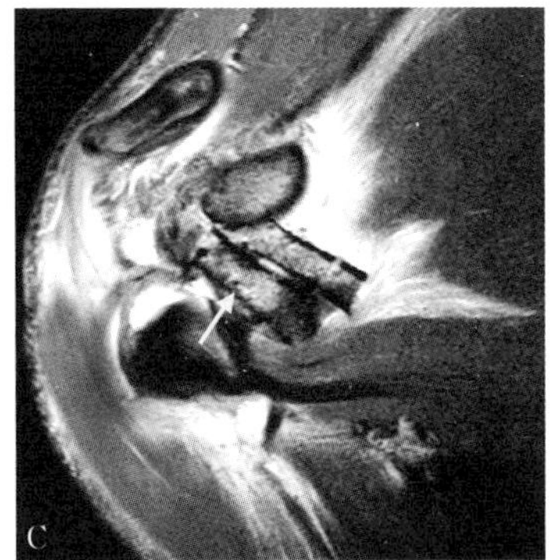


图3-55　Bankart损伤骨性重建术后MRI

注:横断面脂肪抑制PDWI(A)、斜矢状面$T_1$WI(B)、斜冠状面脂肪抑制PDWI(C)示前关节盂旁骨性补片固定中(箭头)。

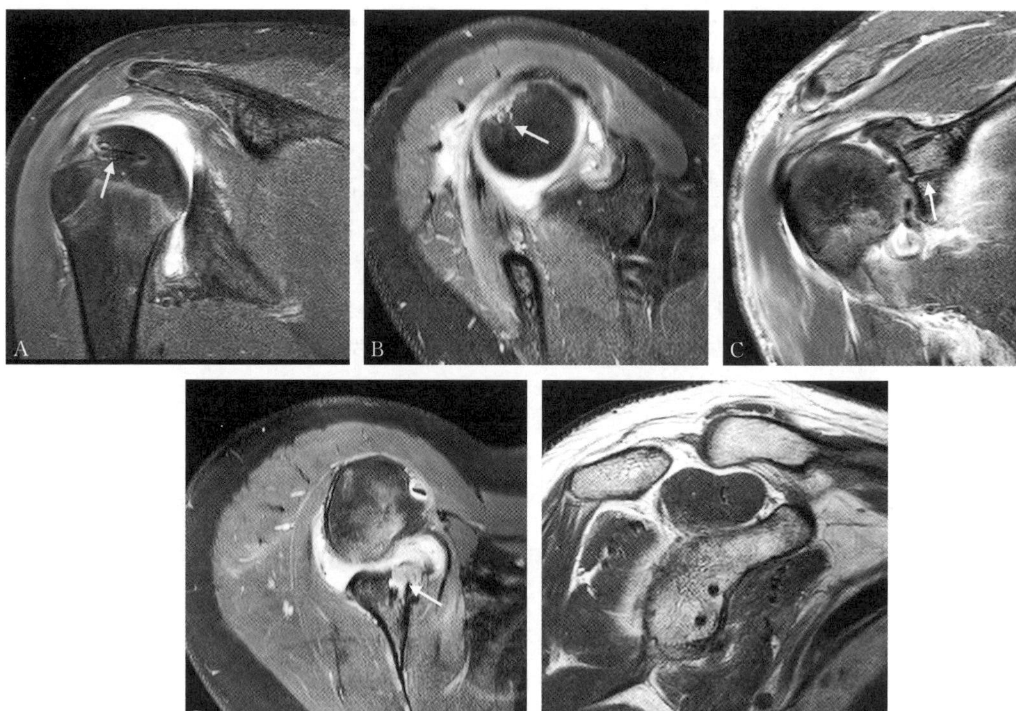

图 3－56　Bankart 损伤、Hill-Sachs 损伤术后 MRI

注：斜冠状面、横断面脂肪抑制 PDWI(A、B)示冈下肌腱及后方关节囊被固定于肱骨头缺损处(箭头)；斜冠状面(C)、横断面脂肪抑制 PDWI(D)、斜矢状面 $T_1$WI(E)示前关节盂内固定中(箭头)。

(李　梅　颜方方　徐海芸)

## 主要参考文献

[1] 李海燕，张红，马晓文，等. 磁共振与超声在肱二头肌长头腱损伤的诊断价值比较[J]. 实用放射学杂志，2017，33(8)：1241－1243.

[2] 刘世同，王绍华，李绍科，等. MRI 诊断冈盂切迹囊肿所致肩胛上神经卡压初探[J]. 临床放射学杂志，2019. 38：1730－1733.

[3] 田春艳，郑卓肇，李选，等. 肱二头肌长头腱撕裂的肩关节 MRI 评价[J]. 中华放射学杂志，2010，44(1)：70－73.

[4] 王慧，李梅. MRI 在肩袖损伤修补术后和随访中的应用研究[J]. 放射学实践，2014. 29：196－198.

[5] 张红，霍晓明，康汇，等. 高频超声与 MRI 检查在肩袖撕裂诊断中的比较研究[J]. 实用放射学杂志，2016，32(3)：400－402，410.

[6] 郑屹峰，姚伟武，何碧媛，等. 肩关节肱二头肌肌腱损伤的 MRI 表现[J]. 医学影像学杂志，2011，21(6)：914－917.

[7] ALLEN H, CHAN B Y, DAVIS K W, et al. Overuse Injuries of the Shoulder [J]. Radiol Clin N AM, 2019, 57(5)：897－909.

[8] ALLMAN F L. Fractures and ligamentous injuries of the clavicle and its articulation [J]. J Bone Joint Surg Am, 1967, 49(4)：774－784.

[9] ARAI R, MOCHIZUKI T, YAMAGUCHI K, et al. Functional anatomy of the superior glenohumeral and coracohumeral ligaments and the subscapularis tendon in view of stabilization of the long head of the biceps tendon [J]. J Shoulder Elbow Surg, 2010, 19(1)：58－64.

[10] BURKE C J, MAHANTY S R, PHAM H, et al. MRI, arthroscopic and histopathologic cross correlation in biceps tenodesis specimens with emphasis on the normal appearing proximal tendon [J]. Clinical Imaging, 2019, 54：126－132.

[11] BURKHART S S, DE BEER J F. Traumatic

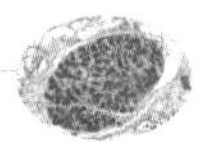

glenohumeral bone defects and their relationship to failure of arthroscopic Bankart repairs: significance of the inverted-pear glenoid and the humeral engaging Hill-Sachs lesion [J]. Arthroscopy, 2000, 16(7): 677 - 694.

[12] CHRISTOPH S, SIMONE W, KONSTANTIN H, et al. Lesions of the biceps pulley: diagnostic accuracy of MR arthrography of the shoulder and evaluation of previously described and new diagnostic signs [J]. Radiology, 2012, 264(2): 504 - 513.

[13] CORPUS K T, CAMP C L, DINES D M, et al. Evaluation and treatment of internal impingement of the shoulder in overhead athletes [J]. World J Orthop, 2016, 7(12): 776 - 784.

[14] DI GIACOMO G, ITOI E, BURKHART S S. Evolving concept of bipolar bone loss and the Hill-Sachs lesion: from "engaging/non-engaging" lesion to "on-track/off-track" lesion [J]. Arthroscopy, 2014, 30(1): 90 - 98.

[15] JUNG J Y, YOON Y C, YI S K, et al. Comparison study of indirect MR arthrography and direct MR arthrography of the shoulder [J]. Skeletal Radiol, 2009, 38(7): 659 - 667.

[16] KAPLAN P A, BRYANS K C, DAVICK J P, et al. MR imaging of the normal shoulder: variants and pitfalls [J]. Radiology, 1992, 184(2): 519 - 524.

[17] LUDIG T, WALTER F, CHAPUIS D, et al. MR imaging evaluation of suprascapular nerve entrapment [J]. Eur Radiol, 2001, 11(11): 2161 - 2169.

[18] MAFFET M W, GARTSMAN G M, MOSELEY B. Superior labrum-biceps tendon complex lesions of the shoulder [J]. Am J Sports Med, 1995, 23(1): 93 - 98.

[19] MCNALLY E G, REES J L. Imaging in shoulder disorders [J]. Skeletal Radiol, 2007, 36(11): 1013 - 1016.

[20] MILGRAM J W. Synovial osteochondromatosis: a histopathological study of thirty cases [J]. J Bone Joint Surg Am, 1977, 59(6): 792 - 801.

[21] OSTI L, SOLDATI F, DEL BUONO A, et al. Subcoracoid impingement and subscapularis tendon: is there any truth? [J]. Muscles Ligaments Tendons J, 2013, 3(2): 101 - 105.

[22] PIERCE J L, NACEY N C, JONES S, et al. Postoperative shoulder imaging: rotator cuff, labrum, and biceps tendon [J]. Radiographics, 2016, 36(6): 1648 - 1671.

[23] POWELL S E, NORD K D, RYU R K N. The diagnosis, classification, and treatment of SLAP lesions [J]. Oper Tech Sports Med, 2012, 20(1): 46 - 56.

[24] ROKITO S E, MYERS K R, RYU R K. SLAP lesions in the overhead athlete [J]. Sports Med Arthrosc Rev, 2014, 22(2): 110 - 116.

[25] SEEGER L L, GOLD R H, BASSETT L W, et al. Shoulder impingement syndrome: MR findings in 53 shoulders [J]. Am J Roentgenol, 1988, 150(2): 343 - 347.

[26] SIPOLA P, NIEMITUKIA L, KROGER H, et al. Detection and quantification of rotator cuff tears with ultrasonography and magnetic resonance imaging — a prospective study in 77 consecutive patients with a surgical reference [J]. Ultrasound Med Biol, 2010, 36(12): 1981 - 1989.

[27] WOON L R, SOO-JUNG C, HO L M, et al. Diagnostic accuracy of 3T conventional shoulder MRI in the detection of the long head of the biceps tendon tears associated with rotator cuff tendon tears [J]. Skeletal Radiol, 2016, 45(12): 1705 - 1715.

[28] YUSUHN K, WOO L J, MO A J, et al. Instability of the long head of the biceps tendon in patients with rotator cuff tear: evaluation on magnetic resonance arthrography of the shoulder with arthroscopic correlation [J]. Skeletal Radiol, 2017, 46(10): 1335 - 1342.

# 4 肘 关 节

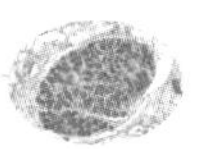

肘关节解剖较为复杂，常规X线片及CT对肘关节骨皮质、钙化、骨化等的显示较好，但对肘部细微结构及周围软组织改变的显示有所欠缺。MRI能很好地显示肘部的神经、肌肉、肌腱、韧带、软骨、关节囊等结构，对解剖结构、病变范围和组织特点显示更为清晰准确，对骨髓内信号的改变也十分敏感，有利于对骨髓内病变的显示。随着磁共振成像技术及成像设备的快速发展和完善，MRI的组织分辨率越来越好，运用范围越来越广，对肘关节病变的临床价值越显突出，在肘关节病变的诊治过程中发挥不可替代的作用。

## 4.1 肘关节MRI技术

对肘关节行MRI检查时，应根据受检者配合程度、临床需要综合考虑，通常受检者采取仰卧位，肘部伸直自然置于身体的一侧，掌面向上，呈解剖学姿势状态，这是最为舒适的状态。用海绵垫等适当地垫高肢体并用沙袋等良好固定肢体，使受检者易于配合、减少运动性伪影。但有时受检者无法配合，如体型较大，也可以选择俯卧位或侧卧位，上肢外展上举置于头上方使肘关节移至磁体中心。需要注意，上肢上举过头易造成受检者的不适而产生运动伪影，使图像质量下降，甚至影响诊断，可以考虑在肩部和头部放置软垫以减轻不适，从而减少运动伪影。另外，有时还需要根据临床需要调整体位，如需要显示肱二头肌附着处的病变，则在肘关节屈曲时显示最佳。受检者可以将肘关节屈曲置于身体一侧，且身体向该侧略倾斜；对于体型较大的受检者可能还需要侧卧将肘关节外展。必须注意的是，不论何种体位都可能导致前臂相对于解剖学姿势而言稍旋前，因为这是最舒适的状态。如扫描时间较长，受检者维持解剖学姿势会较为不适而产生运动伪影，所以这种稍旋前的姿势是有利于MRI检查的。前臂旋前会使得桡骨结节向中间旋转，远侧肱二头肌腱相应弯曲，但这并不影响诊断。

线圈则建议使用肘关节专用线圈，也可以使用柔性线圈包裹肘关节；若没有上述线圈也可以使用扁平或环形表面线圈。定位线则对准线圈中心或肘关节中心(内上髁、外上髁连线水平)。

肘关节扫描常用到自旋回波(SE)、快速自旋回波(FSE)序列，SE序列主要用于$T_1$WI，FSE主要用于$T_2$WI和PDWI。$T_1$WI-SE易于显示解剖结构，对骨髓信号改变也较为敏感。$T_2$WI和PDWI一般加用脂肪抑制，以便于显示病变情况。除此之外，短时反转恢复(STIR)序列也常常应用到肘关节的扫描中，具有极高的对比，有利于细微病变和骨髓内病变的显示。梯度回波(GRE)序列可以用于快速动态成像、血管成像和软骨的显示，并且减小翻转角和缩短重复时间(TR)的3D GRE序列适合用于观察肘关节韧带及肘关节伸、展、旋前、旋后及解剖改变，但手术后关节内含有金属假体者，应避免使用GRE序列。

肘关节的解剖结构复杂细微，扫描所得图像应有较高空间分辨力，所以扫描参数应该采用小视野(FOV)、薄层、高分辨率扫描。层厚：3.0～4.0 mm；层间隔：≤层厚×10%；FOV：(120～160)mm×(120～160)mm；矩阵：≥256×224。

通常先采取肘关节的冠状面定位像，采用SE序列$T_1$WI，FOV 320～400 mm，矩阵256×128，激励次数(number of excitation，NEX)=1，层厚10 mm，获取3层定位图像。在冠状面定位像上，肱骨、尺骨及桡骨应同时出现，根据肘的提携角来确定横断面图像的扫描定位。首先进行横断面成像，常采用SE序列PDWI和$T_1$WI图像，扫描范围自肱骨干骺端到桡骨粗隆。在横断面图像的基础上按病变的部位、大小及临床所需，适当调整扫描参数，进行横断面、冠状面和矢状面$T_1$WI、PDWI、$T_2$WI及脂肪抑制图像的扫描(图4-1、4-2)。冠状位扫描应平行于肱骨内上髁、外上髁连线，矢状位扫描应垂直于肱骨内上髁、外上髁连线。病灶较大时可适当增加层厚、层距，小病灶则需要减小层厚、层距。扫描野的大小依扫描方位不同而有所变化，横断面扫描野的大小应尽量接近被扫描部位的横断面直径，冠状面及矢状面扫描野应大于横断面的扫描野，以最大限度包括肘关节两端的组织结构，利于发现肘关节附近的病变。

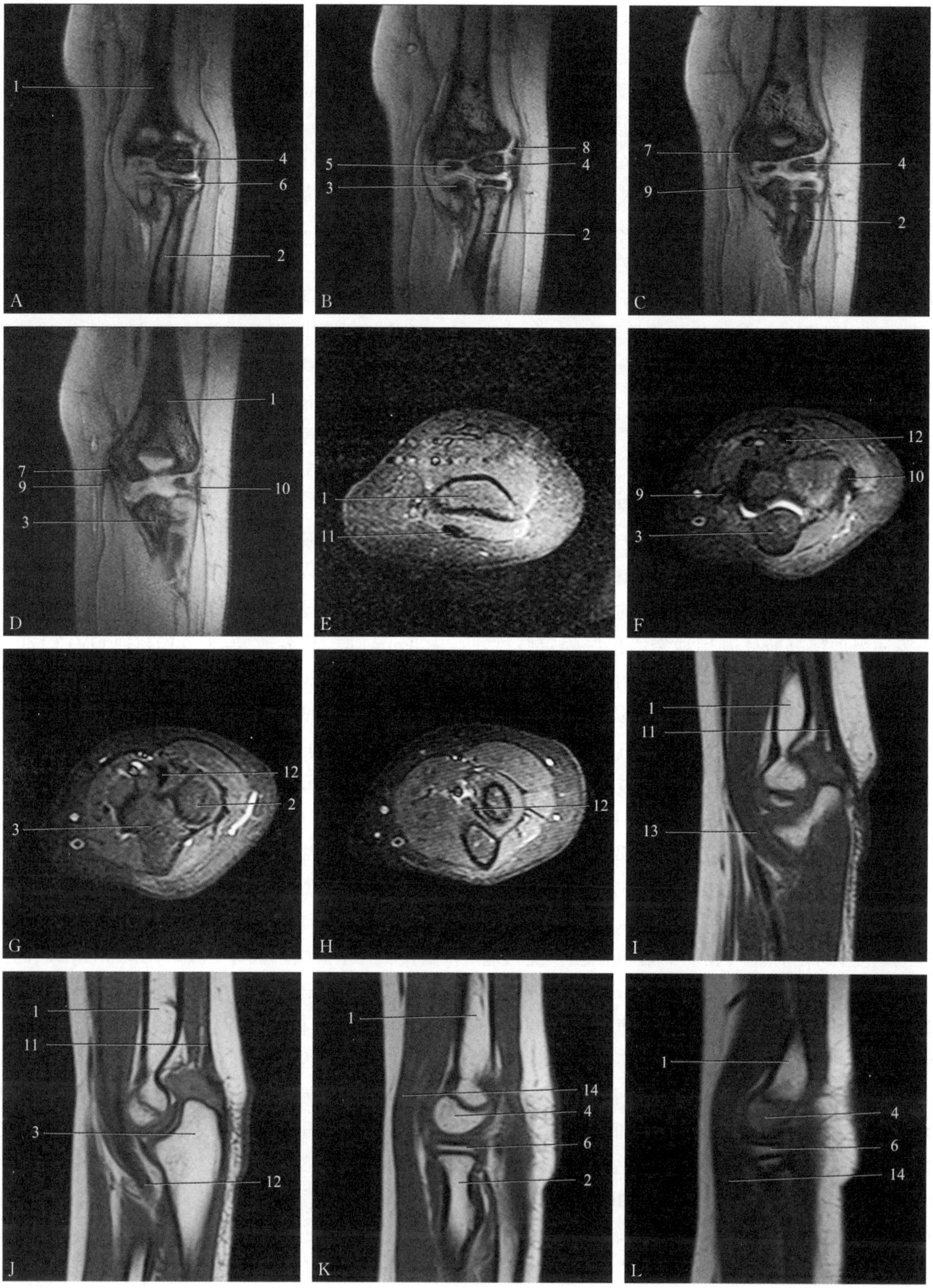

图 4－1　正常儿童肘关节 MRI

注：A～D. 冠状面 $T_2$WI-多回波 2D(ME2D)技术；E～H. 横断面 $T_2$WI 脂肪抑制；I～L. 矢状面 $T_1$WI。

1. 肱骨；2. 桡骨；3. 尺骨；4. 肱骨小头骨骺；5. 肱骨滑车骨骺；6. 桡骨小头骨骺；7. 肱骨内上髁骨骺；8. 肱骨外上髁骨骺；9. 屈肌总腱；10. 伸肌总腱；11. 肱三头肌腱；12. 肱二头肌腱；13. 肱肌；14. 肱桡肌。

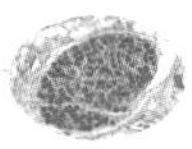

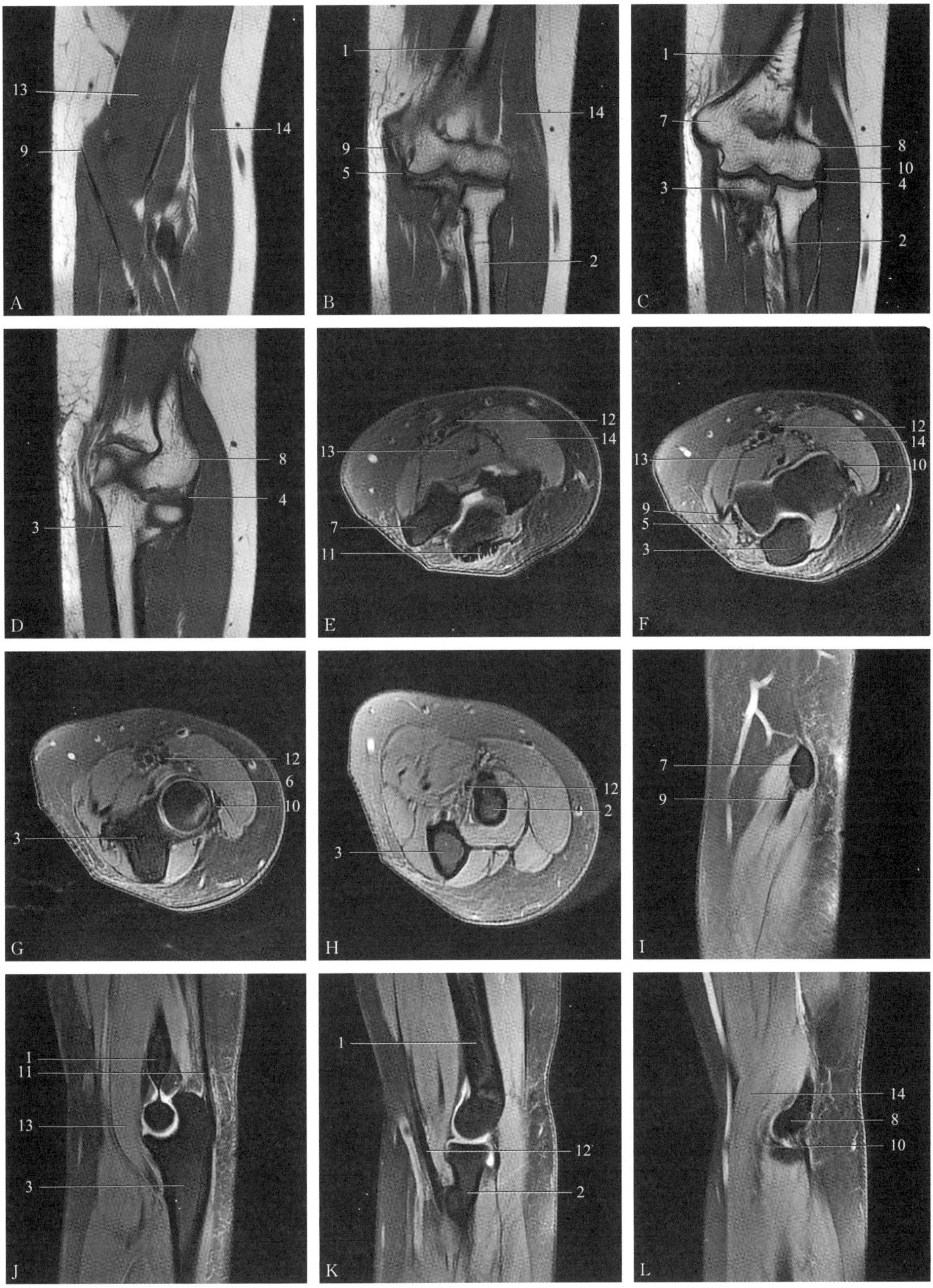

图 4-2 正常成人肘关节 MRI

注：A～D. 冠状面 $T_1$WI；E～H. 横断面 $T_2$WI；I～L. 矢状面 $T_2$WI。

1. 肱骨；2. 桡骨；3. 尺骨；4. 外侧副韧带；5. 内侧副韧带；6. 环状韧带；7. 肱骨内上髁；8. 肱骨外上髁；9. 屈肌总腱；10. 伸肌总腱；11. 肱三头肌腱；12. 肱二头肌腱；13. 肱肌；14. 肱桡肌。

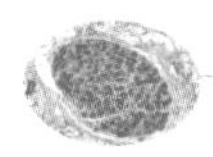



在肘关节疾病诊断中，有时需要增强扫描。静脉注射顺磁性对比剂后可明显缩短组织的 $T_1$ 弛豫时间，有利于病变的鉴别诊断。对比剂的注射可以用快速手推注射，也可以用磁共振注射器注射。采用横断面、冠状面及矢状面 $T_1$WI 脂肪抑制。增强扫描的成像参数一般与增强前 $T_1$WI 的扫描相同。

肘关节磁共振造影临床上已较少应用，主要应用于对关节内游离体、软骨病变、滑膜病变及侧副韧带深层结构的显示等。一般采用直接造影法，从肘外侧三角穿刺肘关节注入 10 mL Gd-DTPA 稀释溶液（浓度为 2～6 mmol/L），也可以注入 7 mL Gd-DTPA 稀释溶液与 3 mL 碘造影剂的混合液，后者可以获得传统的 X 线关节造影图像。也可以使用间接造影法，静脉注射 Gd-DTPA，嘱受检者活动肢体促进对比剂进入关节液后延迟扫描。

## 4.2 肘关节解剖

肘关节是位于肩关节和腕关节之间的铰链滑膜关节，有着铰链单轴旋转功能，又在前臂旋转功能中发挥着十分重要的作用。肘关节连接上臂与前臂，控制手的空间活动和传递负荷，有助于发挥腕关节和肩关节的功能，是全身重要的关节之一，其功能的优劣将直接影响着整个上肢功能的完成。

### 4.2.1 骨性结构

肘关节是由肱骨远端和尺、桡骨近端组成复关节。肱骨远端有两个关节面，内侧部是半圆状的肱骨滑车，表面略凹陷，中央嵴样稍凸起，与尺骨滑车切迹形成肱尺关节；外侧部前面有半球状的肱骨小头，与桡骨头的关节凹形成肱桡关节。矢状位观察，肱骨关节面相对于肱骨长轴向前倾斜约 30°。滑车关节面略低于肱骨小头，两者以滑车外侧唇为界限。滑车以中间的滑车沟为界，分内侧部和外侧部。滑车内侧部相比外侧部更大、更向前下突出，超过约 6 mm，其轴线与冠状面形成 4°～8°的夹角，且滑车比肱骨小头更突向后方，这就使得前臂略偏向桡侧，前臂的轴线（尺骨近段长轴）与上臂轴线（肱骨长轴）有一定夹角，即肘关节的提携角，为 10°～15°。角度增大为肘外翻，反之则为肘内翻。滑车上方肱骨前后有两个凹陷，前侧为冠突窝，屈肘时容纳尺骨冠突；后侧为鹰嘴窝，伸肘时容纳尺骨鹰嘴；两窝之间骨质菲薄，部分人群此间隔为一薄层纤维膜或缺如使两窝直接相通，称滑车上孔。肱骨干后方偏内侧有一自内上斜向外下的浅沟称桡神经沟，容纳桡神经和肱深动脉通过。肱骨小头前上方有一凹陷称桡窝，屈肘时容纳桡骨头前缘。滑车内侧和小头外侧各有一突起分别称内上髁和外上髁。肱骨内上髁是屈肌总腱和旋前圆肌浅头的附着点，前下方是尺侧副韧带起点，后方有一光滑浅沟称尺神经沟，容纳尺神经通过。外上髁较内上髁小，是伸肌总腱、桡侧副韧带起点。内上髁、外上髁上方骨皮质略增厚形成髁上嵴。

桡骨位于前臂外侧部，近端膨大称桡骨头，呈椭圆形。桡骨头关节面侧的关节凹与肱骨小头形成关节；周围为环状关节面，与尺骨桡切迹形成桡尺近侧关节，为车轴关节。桡骨头前外侧 1/3 面无软骨覆盖，且该部位骨强度较有软骨面覆盖的桡骨头其他部位稍弱，故桡骨头的骨折多发生于此。桡骨头下方略细的部分称桡骨颈，桡骨头-桡骨颈-桡骨粗隆连线与桡骨干成 15°的夹角，桡骨颈部的骨折常与此成角有关。桡骨颈内下侧的粗糙隆起称桡骨粗隆，为肱二头肌腱附着点，属关节外结构。

尺骨位于前臂内侧，近端前面有一半圆形深凹称滑车切迹，与肱骨滑车形成关节。切迹前下缘的突起称冠突；后上缘的突起称鹰嘴，鹰嘴后侧为肱三头肌止点。冠突外侧面有垂直于尺骨长轴的桡切迹，与桡骨头形成关节。冠突下方的粗糙隆起称尺骨粗隆，为肱肌止点。尺骨粗隆外侧皮质增厚形成突出的嵴，称旋后肌嵴，为旋后肌起点和外尺侧副韧带止点。

肱尺关节、肱桡关节和桡尺近侧关节组成肘关节。肱尺关节由肱骨滑车与尺骨滑车切迹组成，为屈戌关节，具有屈伸运动，肘关节的运动以肱尺关节为主。肱尺关节是肘关节内翻应力下最重要的稳定结构，肘关节完全伸展时，肱尺关节对

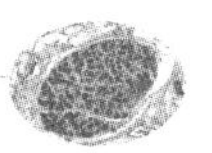

内翻应力产生 55%的抵抗力；当肘关节屈曲 90°时，肱尺关节对内翻应力产生 75%的抵抗力。肱桡关节由肱骨小头与桡骨头组成，参与肘关节屈伸运动。桡尺近侧关节由尺骨桡切迹与桡骨环状关节面组成，为车轴关节，参与前臂旋转运动；桡尺近侧关节与桡尺远侧关节联动可以使前臂发生将近 90°的旋前或旋后。关节表面均有软骨覆盖，GRE 序列或脂肪抑制 PDWI 是观察关节软骨的较好选择。

### 4.2.2 关节囊

肘关节囊近端附着于肱骨滑车内侧缘、肱骨小头的外侧缘和冠突窝、桡窝及鹰嘴窝的上缘，远端附着于尺骨滑车切迹关节面、鹰嘴及冠突的边缘和桡骨环状韧带。在冠突窝、鹰嘴窝及桡窝内有脂肪充填。关节囊分两层，外层为纤维层，内层为滑膜层。肘关节囊纤维层的前、后方薄而松弛，后方最为薄弱，但有前方的肱肌、后方的肱三头肌起支持作用。两侧壁厚而紧张，并有尺侧副韧带和桡侧副韧带加强，有利于关节稳定。通常采用 MRI 横断面和冠状面来观察肘关节囊。

肘关节的滑膜由肱骨、尺骨冠突、桡骨及尺骨鹰嘴的关节面延伸出来，返折止于关节囊深面，形成 5 个主要的滑膜隐窝。鹰嘴隐窝为 5 个滑膜隐窝中的最大者，可分为上、内、外侧鹰嘴隐窝；肱骨前隐窝又分为冠突隐窝和桡隐窝；环状隐窝包绕桡骨颈；尺侧副韧带隐窝与桡侧副韧带隐窝分别位于尺侧副韧带和桡侧副韧带的深部。在两个滑膜隐窝的汇合处或关节边缘出现的三角形“弯月样”结构，为滑膜褶皱，MRI 可以显示，尤其是在关节积液时。

有时滑膜可从关节囊纤维膜的薄弱或缺如处成囊状膨出，充填于肌腱与骨面之间，形成滑膜囊，可减少肌肉活动时与骨面之间的摩擦。肘关节的滑膜囊分为浅层滑膜囊和深层滑膜囊。浅层滑膜囊包括尺骨鹰嘴滑膜囊和内、外上髁滑膜囊。鹰嘴滑膜囊包括鹰嘴皮下囊、鹰嘴腱内囊和鹰嘴腱下囊。深层滑膜囊包括肱桡滑膜囊、旋后肌滑膜囊、肱二头肌桡侧滑膜囊、桡侧腕短伸肌下滑膜囊、肘肌下滑膜囊和尺神经滑膜囊。肘关节滑膜囊在横断面、矢状面 MRI 图像上显示最佳。滑膜囊正常情况下在 MRI 上不易显示，积液时可在液体信号的衬托下清晰显示滑膜囊。

### 4.2.3 韧带

肘关节韧带主要有尺侧副韧带、外侧副韧带复合体（桡侧副韧带、外尺侧副韧带、桡骨环状韧带）和方形韧带。

尺侧副韧带位于肘关节的尺侧，起自肱骨内上髁向下呈扇形扩展，止于尺骨滑车切迹内侧缘。尺侧副韧带是一条厚的三角形韧带，分为三束：①前束，起自肱骨髁的前下面，附着于尺骨冠突的内侧缘，对抵抗肘关节外翻应力起主要作用；②后束，纤细，呈扇形，起自肱骨内上髁后部稍靠后走行，附着于尺骨鹰嘴的内侧面，有加强关节囊后壁、防止过度屈曲的作用，屈曲 90°显示较好；③横束，纤细，连接于鹰嘴和冠突之间，起着加深肱骨滑车的作用。冠状面显示尺侧副韧带最佳。

桡侧副韧带位于肘关节的桡侧，起自肱骨外上髁的前下面，在伸肌总腱深部向远端扩展，止于桡骨环状韧带，有防止肘关节内翻的作用。外尺侧副韧带起自肱骨外上髁，在伸肌总腱深部沿桡骨头后方向远端扩展，与部分环状韧带纤维融合，弓形跨过环状韧带表面，向内侧倾斜走行，附着于尺骨旋后肌嵴。副侧副韧带由环状韧带的一束形成，也附着于旋后肌嵴，辅助环状韧带受内翻应力时的稳定性。冠状面显示桡侧副韧带最佳。桡骨环状韧带环绕桡骨头环状关节面，起自尺骨桡切迹的前缘，止于尺骨桡切迹的后缘，其内面有一层薄的软骨，与尺骨桡切迹共同构成一个上口大、下口小的骨纤维环支撑着桡骨头，防止桡骨头脱出，稳定桡尺近侧关节，对防止肘关节内翻也有作用。另有部分纤维紧贴桡骨切迹下方环绕桡骨形成完整的纤维环。横断位显示桡骨环状韧带最佳。

方形韧带起于尺骨、桡骨切迹的下缘，止于桡骨颈，薄而松弛，覆盖肘下方滑膜层，其前部纤维限制桡骨的过度旋后，后部纤维限制桡骨的过度旋前。

尺侧副韧带和桡侧副韧带复合体是肘关节内外侧的支持结构，尺侧副韧带较桡侧副韧带要厚。

肘关节内、外翻可导致桡侧副韧带、尺侧副韧带和关节囊损伤。

### 4.2.4 肌肉

肘关节处肌肉较多，解剖较为复杂。按位置可分为前群和后群，前群主要功能是屈肘，包括肱肌、肱二头肌、肱桡肌、前臂前区浅层肌群、指浅屈肌和指深屈肌；后群主要功能是伸肘，包括肱三头肌、肘肌、旋后肌和前臂后区浅层肌群。

肱肌位于深面，起自肱骨下 2/3 前侧，部分纤维加入关节囊以支持肘关节囊前壁，止于尺骨粗隆。功能是屈肘关节。该肌损伤与肘关节脱位密切相关。

肱二头肌位于肱肌浅面，长头起自肩胛骨的盂上结节，短头位于内侧，起自肩胛骨的喙突，两头在臂下部合并为一个肌腹向下走行，在肘窝处移行为肌腱止于桡骨粗隆，其腱膜向内下移行为前臂深筋膜。主要功能为屈肘、旋后。

肱桡肌起自肱骨外上髁的上方，向下止于桡骨茎突。功能是屈肘。

前臂浅层肌群包括由内向外排列的尺侧腕屈肌、掌长肌、桡侧腕屈肌和旋前圆肌，它们以屈肌总腱共同起自肱骨内上髁前下部以及前臂深筋膜，主要支配腕部及手部运动，有一定的屈肘功能。尺侧腕屈肌止于豌豆骨。掌长肌肌腹小而肌腱细长，连于掌腱膜。桡侧腕屈肌止于第二掌骨底。旋前圆肌深头起源于尺骨冠突，走行于肱肌深面，止于桡骨中部后外侧面，功能是屈肘、旋前，这是前臂浅层肌群中主要的屈肘力量。一般来讲，在肘部没有必要具体区分这 4 块肌肉。

指浅屈肌起自屈肌总腱内侧和尺、桡骨上端前侧，扁平宽大，上端位于屈肌总腱 4 块肌肉深面，向下移行为四条肌腱，通过腕管和手掌分别止于第 2～5 指中节指骨体的两侧。有屈肘的功能。

指深屈肌位于指浅屈肌深部，起自尺骨近端和骨间膜，沿尺骨稍向外下走行，分成 4 条肌腱经腕管入手掌止于远节指骨底。功能为屈腕、屈指。

肱三头肌长头以长腱起自肩胛骨的盂下结节，向下走行于大、小圆肌之间，外侧头与内侧头分别起自肱骨后面桡神经沟的外上方和内下方的骨面，3 个头向下合为 1 个肌腱止于尺骨鹰嘴。功能是伸肘，长头可使肩关节后伸和内收。

肘肌位于肘关节的后方，起自肱骨外上髁和桡侧副韧带，止于尺骨近端后外侧和鹰嘴后方，呈三角形覆盖于环状韧带和桡骨头。功能是伸肘。

旋后肌位置较深，起自肱骨外上髁和尺骨近侧，斜向下外走形并向前包绕桡骨，止于桡骨上 1/3 的前面。功能是旋后。

前臂后区浅层肌群包括由内向外排列的尺侧腕伸肌、小指伸肌、指伸肌、桡侧腕短伸肌和桡侧腕长伸肌，它们位于旋后肌表面，以伸肌总腱共同起自肱骨的外上髁及邻近深筋膜，主要支配腕部及手部运动，有一定的伸肘功能。尺侧腕伸肌止于第 5 掌骨底。小指伸肌细长，肌腱移行为指背腱膜止于小指的中节和远节指骨底。指伸肌肌腹向下移行为四条肌腱到达指背时向两侧扩展指背腱膜，向远侧分为三束分别止于中节和远节指骨底。桡侧腕短伸肌止于第 3 掌骨底。桡侧腕长伸肌位于桡侧腕短伸肌前外侧，向下移行为长腱至手背止于第 2 掌骨底。

### 4.2.5 血管及淋巴结

肘部的局部血管及神经解剖复杂，动脉常与神经伴行。随着磁共振成像技术的发展，这些结构可以清晰显示，在横断面易于连续观察到相关解剖。

肱动脉伴随在静脉前内侧，沿肱二头肌内侧缘、正中神经外侧走行，在桡骨颈处分为内侧的尺动脉和外侧的桡动脉。肱动脉分支肱深动脉在肱骨肌管（肱三头肌与桡神经沟围成的供血管、神经通行的管道，也叫桡神经管）内形成桡侧副动脉（前分支）、中副动脉（后分支），分别下行至外上髁前方和后方，分别与桡侧返动脉和骨间返动脉吻合。肱动脉分支尺侧上副动脉伴随在尺神经后方沿内侧肌间隔下行，在内上髁与鹰嘴间与尺侧返动脉后支吻合。肱动脉分支尺侧下副动脉经肱肌前面行向内侧穿过臂内侧肌间隔，在内上髁前方与尺侧返动脉前支吻合。桡动脉发出后在旋前圆肌和肱桡肌之间下行，在其起始约 1 cm 内从外侧发出桡侧返动脉与桡侧副动脉吻合。尺动脉发

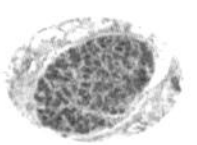

出后经过旋前圆肌深、浅头之间走行于指浅屈肌与指深屈肌间，在其起始约 2 cm 内发出尺返动脉和骨间总动脉。骨间总动脉在骨间膜近端发出骨间前动脉和骨间返动脉。骨间返动脉发出骨间后动脉上行至肘肌深面，过鹰嘴与外上髁之间与中副动脉吻合。

肘部深静脉多为与同名动脉伴行的两条较细的静脉，MRI 不易清晰显示。肘部浅静脉主要包括头静脉、贵要静脉、肘正中静脉和前臂正中静脉。头静脉沿前臂上部稍偏桡侧、肘部前面及肱二头肌外侧走行，在肘窝处通过肘正中静脉与贵要静脉相通。贵要静脉沿前臂尺侧上行，至肘部转至前面，在肘窝处接受肘正中静脉，再经肱二头肌内侧沟上行。肘正中静脉位于肱二头肌腱膜下，通常在肘窝处连接头静脉和贵要静脉。前臂正中静脉沿前臂前面上行，注入肘正中静脉。前臂正中静脉有时分叉，分别注入头静脉和贵要静脉。

肘淋巴结分深、浅两群，深群位于肱动脉分叉处；浅群又称滑车上淋巴结，位于肱骨内上髁上方、贵要静脉附近。肘淋巴结通过浅、深淋巴管引流手尺侧半和前臂尺侧半的淋巴，其输出淋巴管沿肱血管上行注入腋淋巴结。

### 4.2.6 神经

通过肘部的神经为臂丛的终末支，可分为皮神经及深层神经。深层神经主要包括正中神经、尺神经和桡神经，较为粗大，易于在 MRI 上显示。

正中神经在肘部走行于肱动脉内侧，在尺动脉前方穿过旋前圆肌深、浅头之间进入前臂。

尺神经伴随在尺侧上副动脉后方，向后穿过内侧肌间隔沿肱三头肌内侧头前面下行至肱骨内上髁后下部的尺神经沟内，向前穿过尺侧腕屈肌起点走行于前臂前内侧。尺神经在尺神经沟内走行处又称肘管，是位于内侧髁后方的纤维骨性管道，其前壁为尺侧副韧带，外侧为滑车及鹰嘴内侧缘，内侧壁是肱骨内上髁，后壁为连接尺侧腕屈肌两头的三角韧带。尺神经在肘管内与尺侧返动脉后支伴行。

桡神经伴桡侧副动脉向后进入肱骨肌管，紧贴骨面走形，穿过外侧肌间隔，经肱肌与肱桡肌之间向肘前外侧走行，至肱骨外上髁前方分深、浅两支，浅支位于桡侧腕长伸肌的前部，深支向桡骨后方走行。桡神经的分支在 MRI 上不易清晰显示。

## 4.3 上髁炎

### 4.3.1 肱骨外上髁炎

肘关节外侧肌腱病又称肱骨外上髁炎，是发生于肱骨外上髁伸肌总腱起点周围的一种急、慢性损伤性改变，以慢性损伤性退变多见。共有尺侧腕伸肌、小指伸肌、指伸肌、桡侧腕短伸肌和桡侧腕长伸肌 5 块肌肉以伸肌总腱起源于肱骨外上髁，此外还有旋后肌也起源于肱骨外上髁，这些肌肉主要起着伸肘、伸腕、伸指及前臂旋后等功能，因此在主动收缩这些肌肉，如伸肘、伸腕、伸指及前臂旋后时，和被动牵拉这些肌肉，如屈腕、屈指，尤其在用力屈腕、屈指时，使肱骨外上髁处的肌腱产生较大张力，引起局部微小创伤。并且肌腱附着处血管分布较少，长期反复做这些动作使得肌腱反复遭受微小创伤且未能及时彻底修复，两者互为因果，最终导致肌腱的慢性损伤、退变。因此，凡需反复做这些动作的职业均可导致这种损伤，如球类运动员，尤其是需要频繁用力做反手挥动动作的球类，还有砖瓦工、厨师、搅拌工人和家庭妇女等手工劳动者。因最早发现网球运动员易患此病，50%大于 30 岁的网球运动员有相关症状，所以俗称“网球肘”，目前研究表明这个称谓并不准确。另外还有部分患者可能与遗传因素、高血糖有关。肱骨外上髁炎首先累及桡侧腕短伸肌起始部，随后累及指伸肌(约 35%)，还常常有桡侧副韧带损伤。其特点是肱骨外上髁周围疼痛。

(1) 病理

肱骨外上髁炎主要病理变化是以退变为特征的肌腱变性。大体病理及手术所见为肌腱增厚，局部充血、水肿，肌腱表浅或深部部分撕裂或肌腱撕裂，病程长者可有局部肌腱粘连、钙化，外上髁可有骨赘形成。

镜下可见肌腱的微小撕裂，凋亡细胞明显增

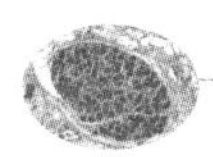


多，分化不成熟成纤维细胞及血管组织增生，肉芽组织长入，排列紊乱的胶原纤维取代正常的肌腱组织，黏液、玻璃样和脂肪样变性，瘢痕组织的形成和钙化；急性期可见炎症细胞，慢性期少见。反复微小损伤和过度负重可导致桡侧副韧带撕裂、退变等，有的病例可以在瘢痕组织中看到微小的撕脱性骨碎片，可有肘关节囊滑膜炎。

（2）临床

本病为常见的肘部慢性损伤性病变，多见于30～55岁长期进行腕部活动的患者，无明显性别差异，起病缓慢，逐渐出现肘关节外侧疼痛。急性期肘关节外侧活动痛，休息或抗炎药物能缓解疼痛。慢性期出现静息痛，疼痛向前臂桡侧放射，在做屈指、伸腕动作时加重以致不能持物，严重者因疼痛难以完成旋转门把手、扫地、拧毛巾等动作，更有甚者作执笔动作时即可引起外上髁部剧烈疼痛，对休息、药物治疗不敏感。检查时可在肱骨外上髁、桡骨头及两者之间有局限性、敏锐的压痛，桡侧腕短伸肌起点压痛明显；握力减弱，被动牵拉试验、Mill试验、Thompson试验可呈阳性；对肘关节的伸屈运动影响小，外观无明显异常。一般无明显的肘外伤史，少数可有多次肘外上髁部的损伤。肱骨外上髁炎是自限性疾病，超过80%的患者1年内可自愈，90%的患者可通过休息、理疗、局部封闭注射、康复训练等治疗好转，极少数患者需要手术等方案治疗。

（3）MRI表现

横断位和冠状位的脂肪抑制$T_2$WI、PDWI显示肌腱最佳。正常附着于肱骨外上髁处的伸肌总腱在MRI上表现为低信号影，其边界清晰，尤其在冠状位$T_2$WI上显示较清晰。肱骨外上髁炎时，在$T_1$WI、$T_2$WI上均可见肌腱增粗或变细，表面不光滑平整，其内信号不均匀增高，在脂肪抑制$T_2$WI、PDWI上呈高信号（图4-3、4-4）；肌腱部分或完全撕裂，断端可回缩。常常是桡侧腕短伸肌最先受累。肘关节组成骨有不同程度的骨挫伤、骨髓水肿改变，肱骨外上髁撕脱骨折，骨质增生、硬化，部分病变周围软组织可见水肿。

根据伸肌总腱损伤的程度可分为轻度、中度、重度。①轻度：表现为肌腱增粗，信号增高，也可出现肌腱的轻度撕裂，撕裂程度不超过伸肌总腱起始处宽度的20%；②中度：表现为肌腱部分撕裂，撕裂程度为伸肌总腱起始处宽度的20%～80%，肌腱变细，局部断裂不连续但未超过肌腱的全层，肌腱内及周围可见水样高信号；③重度：肌腱的撕裂程度大于伸肌总腱起始处宽度的80%，断端回缩。

中、重度的肱骨外上髁炎往往伴有桡侧副韧带的损伤，桡侧副韧带在脂肪抑制$T_2$WI、PDWI上有类似的信号改变；有时桡侧副韧带的损伤可以在关节囊外看见关节液信号，在肘关节造影时造影剂外漏显示尤为清楚。

（4）诊断要点

多见于长期进行腕部活动的中年人。肱骨外上髁处伸肌总腱不均匀增厚、变细，其内$T_2$信号不均匀增高，肌腱纤维连续性中断，断端有液体信号充填。

肱骨外上髁炎的诊断可以通过病史及体格检查作出，可不依赖影像。MRI的主要作用是对病情严重程度的评估以及对那些治疗效果不佳的患者进行全面评估以排除其他造成肘关节外侧疼痛的疾患，从而指导进一步的治疗。

（5）鉴别诊断

桡侧副韧带撕裂：表现为栖息肘，桡侧副韧带内$T_2$信号不均匀增高，纤维连续性中断，伸肌总腱信号可以正常。

### 4.3.2 肱骨内上髁炎

肘关节内侧肌腱病又称肱骨内上髁炎，是发生于肱骨内上髁屈肌总腱起点周围的一种急、慢性损伤性改变，以慢性损伤性退变多见。共有尺侧腕屈肌、掌长肌、桡侧腕屈肌和旋前圆肌4块肌肉以屈肌总腱起源于肱骨内上髁，这些肌肉主要起着屈肘、屈腕、前臂旋前等功能，同肱骨外上髁炎相似，长期反复强力屈肘、肘外翻、前臂旋前、屈腕活动导致屈肌总腱慢性损伤、退变。肱骨内上髁炎多见于高尔夫球运动员等，故又称“高尔夫球肘”。肱骨内上髁炎常伴有尺侧副韧带损伤，并且尺侧副韧带损伤使屈肌总腱负荷增大而加剧了肌腱的退变。同时，肱骨内上髁炎也常导致尺神

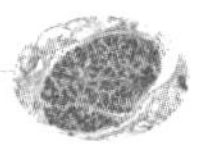

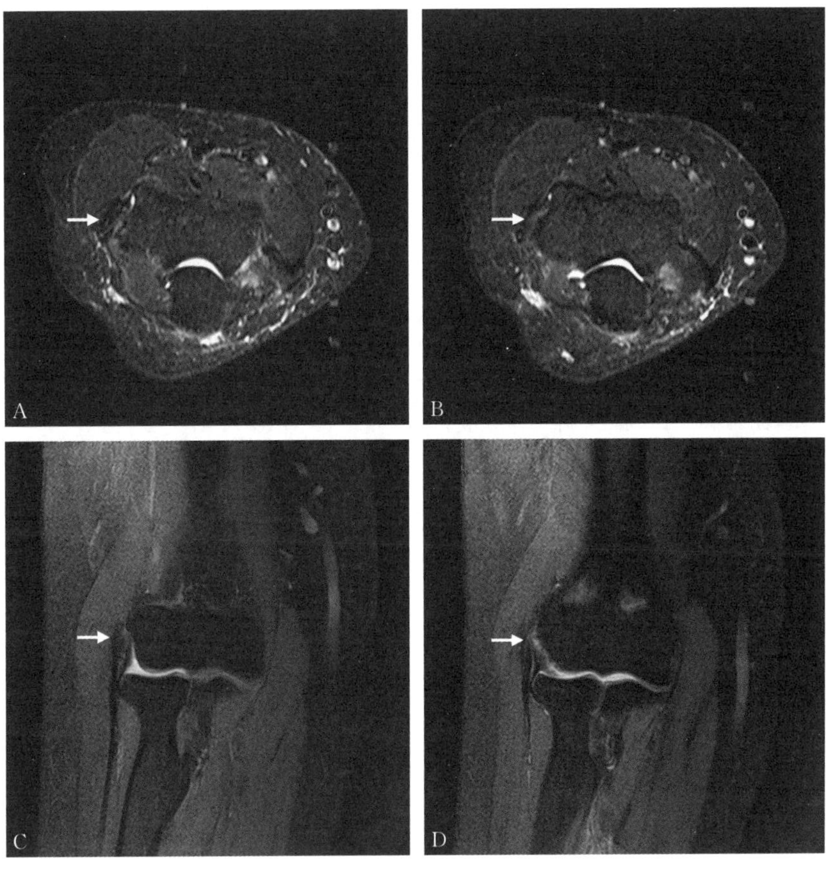

图 4-3 右肘肱骨外上髁炎 MRI(1)

注:患者 48 岁,右肘关节疼痛 9 个月。横断面 $T_2$WI 脂肪抑制(A、B)和冠状面 $T_2$WI(C、D)示伸肌总腱附着处信号增高(箭头),周围软组织肿胀,关节囊积液。

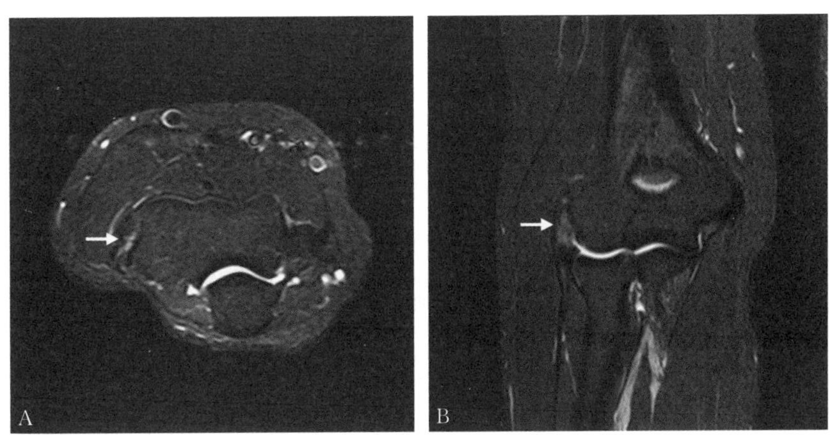

图 4-4 右肘肱骨外上髁炎 MRI(2)

注:患者 44 岁,右肘外侧疼痛 3 年。横断面 $T_2$WI 脂肪抑制(A)和冠状面 $T_2$WI(B)示外上髁欠规则,伸肌总腱起点处 $T_2$ 信号增高(箭头)。

经病变等改变。肱骨内上髁炎通常累及桡侧屈肌腱和旋前圆肌腱起始处。其特点是肱骨内上髁周围疼痛，并于屈肘、屈腕、前臂旋前时加重。

(1) 病理

肱骨内上髁炎主要病理变化也是以退变为特征的肌腱变性。起初可表现为急性炎症，随病程延长出现肌腱撕裂、变性，随后发展为周围相关病变。大体病理及手术所见肌腱增厚，局部充血、水肿，肌腱表浅或深部部分撕裂甚至断裂，病程长者可有局部肌腱粘连、钙化，内上髁可有骨质增生、硬化。可有尺侧副韧带损伤、尺神经病变等改变。

镜下可见肌腱的微小撕裂、凋亡细胞明显增多、分化不成熟成纤维细胞及血管组织增生、肉芽组织长入、排列紊乱的胶原纤维取代正常的肌腱组织、黏液和脂肪样变性、瘢痕组织的形成和钙化；急性期可见炎症细胞、损伤周围出血，慢性期少见。有的病例可以在瘢痕组织中看到微小的撕脱性骨碎片，可有肘关节囊滑膜炎、尺侧副韧带的炎症和钙化。

(2) 临床

本病发病率为肱骨外上髁炎的 1/9～1/4，是引起肘关节内侧疼痛最常见的疾病。本病主要见于高尔夫球运动员、投掷手、举重运动员和游泳运动员等，无明显性别差异。起病缓慢，逐渐出现肘关节、前臂内侧疼痛，屈腕和前臂旋前时加重。约 50%的患者合并其他病变，如肱骨外上髁炎、尺神经病变、尺侧副韧带损伤等。检查时可在肱骨内上髁周围 1～2 cm 内有局限性的压痛，肌腱起点处压痛明显，抗前臂旋前试验阳性，抗腕部掌屈试验阳性。可有因尺神经病变导致前臂内侧压痛、麻木、肌肉萎缩及 Tinel 征阳性等。局部肿胀多不明显。关节活动范围减少提示关节内病变，例如关节炎。少数患者可有外伤史。临床处理也与肱骨外上髁炎相仿，许多患者可通过保守治疗好转；但与肱骨外上髁炎比较，本病患者需要手术治疗的比例更高。

(3) MRI 表现

横断位和冠状位的脂肪抑制 $T_2$WI、PDWI 显示肌腱最佳。常常累及桡侧屈肌腱和旋前圆肌腱。在 $T_1$WI、$T_2$WI 上均可见肌腱增粗，表面不光滑平整，其内信号不均匀增高；在脂肪抑制 $T_2$WI、PDWI 上呈高信号(图 4－5、4－6)；肌腱部分撕裂或完全断裂，断端可回缩，肌腱周围炎症，部分病变周围软组织可见水肿。病程长者或可见高信号的黏液样变、低信号的钙化等，有肱骨内上髁骨挫伤、骨髓水肿改变，还可有骨质增生、硬化等慢性牵拉损伤改变。此外，还可以伴有尺侧副韧带的损伤，导致外侧撞击表现，如肱骨小头骨髓水肿、软骨损伤、关节内游离体、软骨下骨硬化和囊变。损伤程度分级与肱骨外上髁炎一样。

(4) 诊断要点

多见于长期做外翻屈肘动作的运动员。肱骨

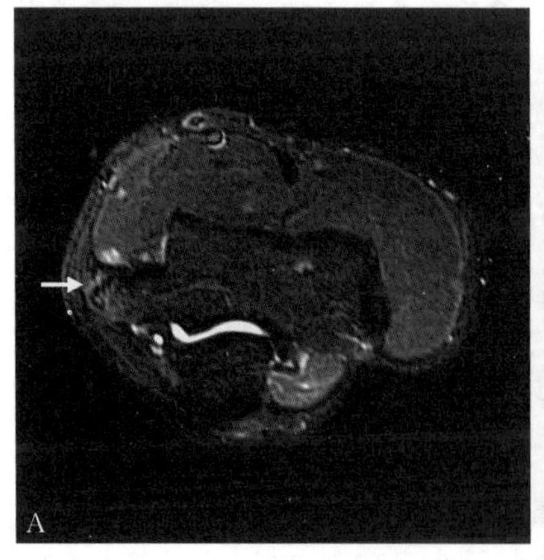

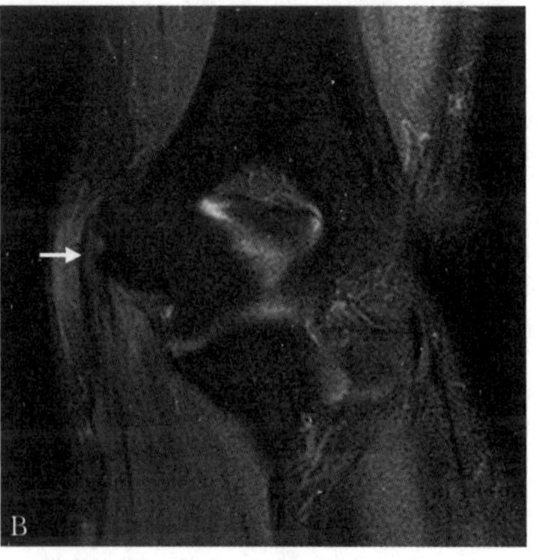


图 4－5　左肘肱骨内上髁炎 MRI

注：患者 33 岁，左肘内侧疼痛活动受限，劳累后加重，封闭治疗后复发。横断面(A)及冠状面(B)$T_2$WI 示内上髁韧带肌腱增粗，局部 $T_2$ 信号增高(箭头)，周围软组织肿胀。

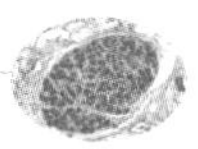

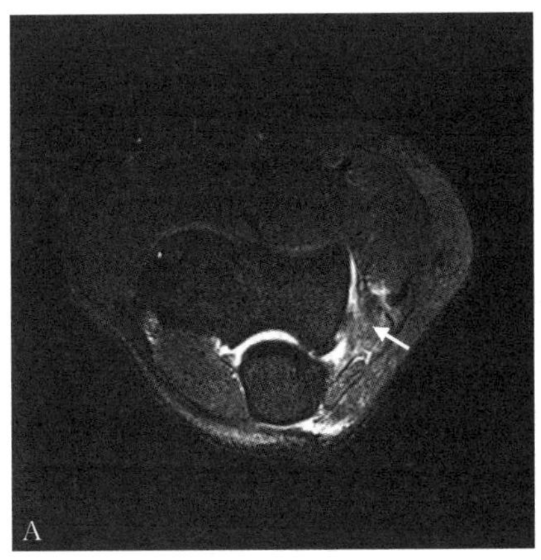


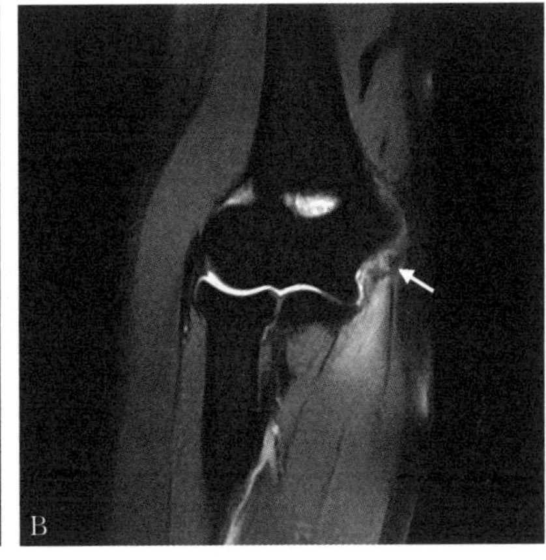


图 4-6 右肘肱骨内上髁炎 MRI

注：患者 24 岁，右肘内侧疼痛伴活动受限。横断面(A)及冠状面(B)$T_2$WI 示屈肌总腱结构紊乱、信号增高(箭头)，临近屈肌肌束水肿。

内上髁炎屈肌总腱不均匀增厚、变细，其内 $T_2$ 信号不均匀增高，肌腱纤维连续性中断，断端有液体信号充填。

肱骨内上髁炎的诊断主要通过病史及体格检查作出诊断。MRI 的主要作用是对病情严重程度的评估和排除其他疾病。

(5) 鉴别诊断

1) 尺侧副韧带损伤：尺侧副韧带损伤表现为其内 $T_2$WI 信号增高，连续性中断，部分撕裂可有"T"征；完全撕裂断端回缩、扭曲，周围液体信号积聚。常不伴有屈肌总腱损伤。冠状面 $T_2$WI 有助于鉴别。

2) 尺神经病变、肘管综合征：神经增粗或受压变形，$T_2$WI 信号增高，周围炎症。

3) 内上髁骨折：直接暴力可导致内上髁骨折，临床可有屈肌总腱完全撕裂的表现。但一般屈肌总腱信号正常，可以此鉴别。

## 4.4 侧韧带损伤

### 4.4.1 尺侧副韧带损伤

尺侧副韧带分前、后、横三束，前束是肘关节外翻应力下的主要稳定结构。当肘关节伸直时，尺侧副韧带前束呈紧张状态，此时作高强度的肘外翻动作，应力将集中于前束上，过度外翻应力导致韧带的损伤，故尺侧副韧带损伤常发生于前束。多见于外伤或投掷运动人员，可伴有屈肌总腱、肱尺关节、肱桡关节的损伤。

(1) 病理

主要病理变化是急性的暴力创伤和反复微小创伤引起的韧带撕裂、变性和退变。大体病理及手术见内侧副韧带前束增厚、部分撕裂或完全撕裂，内侧关节囊松弛。镜下见韧带变性、部分撕裂或完全撕裂，不同程度出血和炎症细胞浸润；慢性损伤可有瘢痕、钙化形成。

(2) 临床

急性损伤多见于受伤时肘关节呈伸直外展位的暴力外伤患者；慢性损伤更多见，多为从事投掷性运动的人员反复的微小创伤而未能及时修复者，最常见于棒球投手。主要表现为肘外翻时肘关节后内侧疼痛、叩击痛、弹响，尤其在投掷运动的早期加重。可有程度不同的肿胀，以关节的内侧为著。查体时患者的肘关节内侧有明显压痛，肘外翻时明显，活动度无明显异常；尺侧副韧带激惹试验阳性；外翻应力试验阳性。急性损伤的患者可以合并肱骨内上髁、尺骨冠突撕脱骨折；慢性损伤患者可以合并肱骨内上髁炎、尺神经病变、肱桡关节撞击及肱尺关节后内侧撞击，甚至发生肱桡关节对应关系异常。许多患者可通过保守治疗

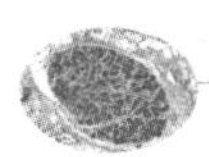



好转，部分手术患者需要注意尺神经病变等并发症，出现前臂尺侧的疼痛、麻木以及 Tinel 征阳性等。

(3) MRI 表现

MRI 可清晰显示尺侧副韧带的损伤部位及程度，冠状面和横断面脂肪抑制 $T_2$WI、PDWI 显示韧带最佳，尺侧副韧带前束在肘关节屈曲 20°～30°时肱骨干的冠状面显示最佳。尺侧副韧带正常表现为低信号，儿童尺侧副韧带的起点、止点在 $T_1$WI、$T_2$WI 上均呈高信号，注意正常尺侧副韧带前束在肱骨内上髁附着处因滑膜内陷可以有局限线样长 $T_2$ 信号。损伤多发生在韧带附着处，主要累及尺侧副韧带前束，投掷运动员的撕裂多见于韧带前束的中部(占 87%)。损伤时的尺侧副韧带不均匀增厚或变细，连续性欠佳，部分撕裂或完全断裂，断端回缩、扭曲，$T_1$WI 呈稍低信号、$T_2$WI 呈高信号，脂肪抑制序列呈高信号(图 4-7、4-8)。长期慢性受损可造成韧带的退行性改变，出现瘢痕、钙化等，表现为长 $T_1$ 和长 $T_2$ 信号。肱骨内上髁和尺骨冠突附着处可有撕脱骨折、反应性骨髓水肿、骨质硬化与增生。周围软组织肿胀，急性损伤明显。邻近的指浅屈肌起始点往往也同时受累，表现为长 $T_1$ 和长 $T_2$ 信号。可有外侧撞击表现，局部骨髓水肿，骨质增生、硬化，关节内游离体，周围软组织肿胀等。

尺侧副韧带部分撕裂，常发生于尺骨冠突附着处的深层，采用常规 MRI 检查方法容易造成假阴性结果，关节造影能显著提高诊断率。正常情况下前束应紧贴尺骨冠突内侧，损伤时对比剂进入前束与尺骨冠突之间，在冠状面图像上形成明

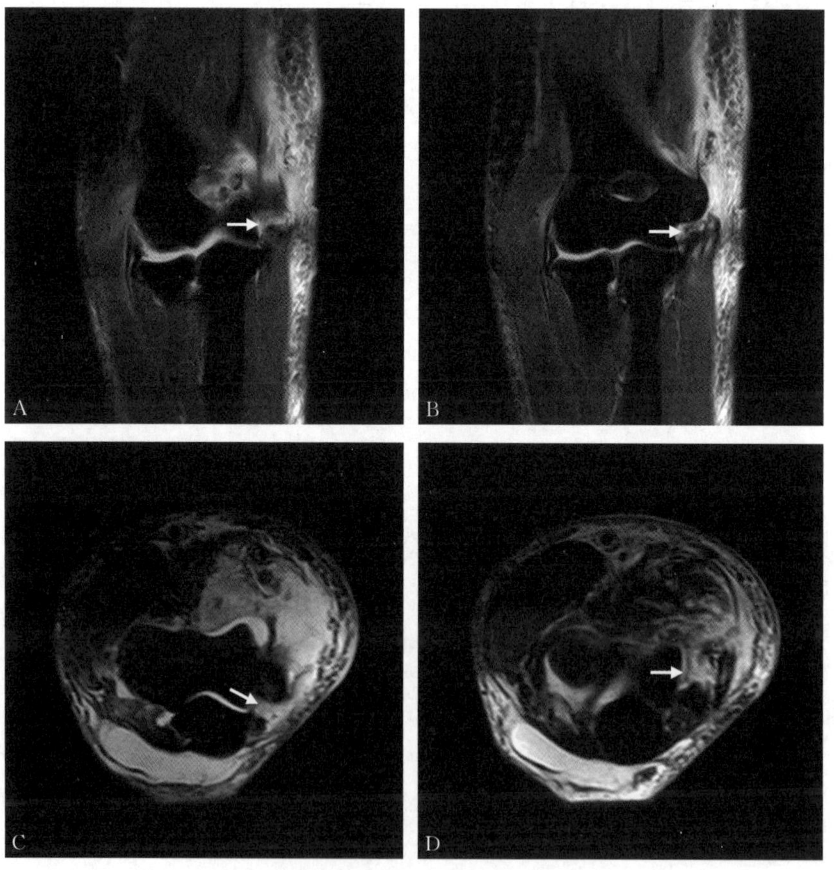


图 4-7　右肘尺侧副韧带损伤 MRI(1)

注：患者 23 岁，右肘外伤。冠状面(A、B)和横断面(C、D)$T_2$WI 示屈肌总腱、尺侧副韧带(箭头)连续性中断，断端挛缩，断端间及周围见液体信号充填，周围软组织水肿。

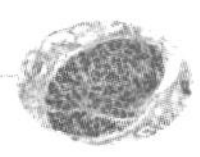

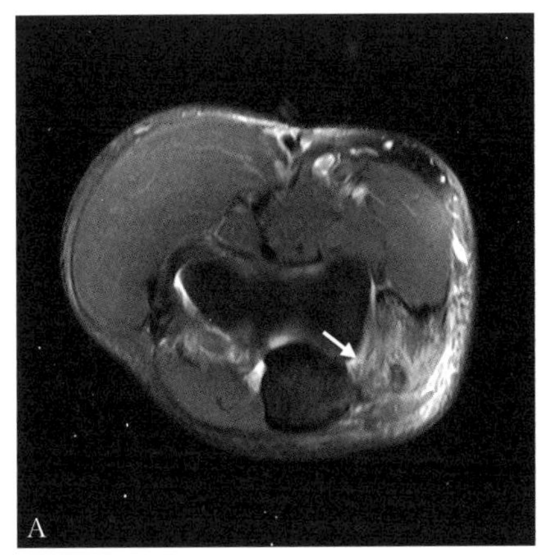


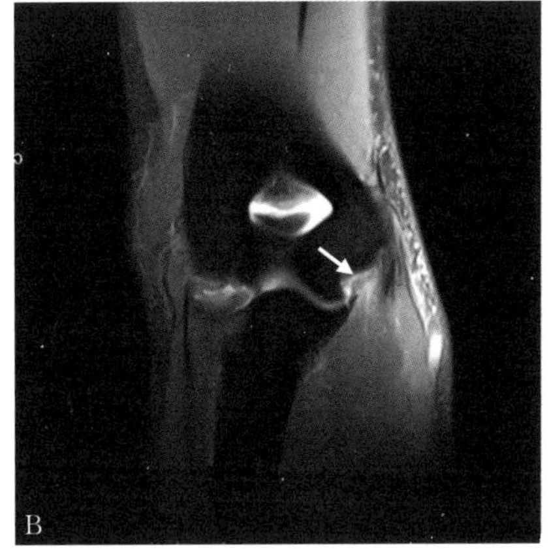


图 4-8　右肘尺侧副韧带损伤 MRI(2)

注：患者 38 岁，右肘疼痛 2 个月。横断面(A)和冠状面(B)$T_2$WI 示内侧副韧带不连续(箭头)，$T_2$ 信号增高，周围软组织肿胀明显。

显的"T"征。韧带内或关节外出现对比剂也提示韧带损伤。尺骨冠突可有撕脱骨折，出现骨碎片、尺骨冠突长 $T_1$、长 $T_2$ 信号的骨髓水肿。

(4) 诊断要点

主要发生于尺侧副韧带前束附着点，韧带不均匀增厚或变细，其内 $T_2$WI 信号增高，连续性中断，部分撕裂的"T"征可明确诊断；完全撕裂断端回缩、扭曲，周围液体信号积聚。

(5) 鉴别诊断

肱骨内上髁炎：屈肌总腱信号增高，肌纤维不连续，伴或不伴尺侧副韧带信号异常，常见于高尔夫运动员。

## 4.4.2　桡侧副韧带损伤

桡侧副韧带是外侧副韧带复合体的一部分，是肘关节内翻应力下的重要稳定结构。桡侧副韧带损伤较为少见，最常见于以关节脱位为主的肘关节创伤。

(1) 病理

主要病理变化是急性的暴力创伤和反复微小创伤引起的韧带撕裂、变性和退变。大体病理及手术见桡侧副韧带起始部的撕裂或断裂，常伴肱骨外上髁炎，有时可见尺、桡骨脱位。镜下见韧带变性、部分或完全断裂，不同程度出血和炎症细胞浸润。

(2) 临床

本病多见于青年患者，多因肘关节脱位导致韧带损伤，极少数因长期反复的过度内翻应力导致韧带微小创伤累积引起，部分患者为医源性损伤。主要表现为肘关节疼痛，过伸运动时加重。急性损伤常有局部肿胀，而慢性损伤则不明显。部分患者可有因外尺侧副韧带同时损伤导致后外侧旋转不稳定，出现肘关节伸展时的脱位感、旋后外侧轴移实验阳性、尺桡骨脱位而尺桡近侧关节关系正常——"栖息肘"。肘关节绞锁、捻发音提示可能有游离体存在。

(3) MRI 表现

冠状面和横断面脂肪抑制 $T_2$WI、PDWI 显示韧带及病变最佳。损伤大多发生在肱骨外上髁附着处，表现为正常低信号的桡侧副韧带不均匀增厚，连续性欠佳，部分撕裂(图 4-9)或完全断裂(图 4-10)，断端回缩、扭曲，$T_1$WI 呈稍低信号、$T_2$WI 呈高信号，脂肪抑制序列呈高信号。慢性受损可造成韧带的退行性改变，出现瘢痕、钙化等，表现为长 $T_1$ 和短 $T_2$ 信号。

MRI 可分 3 级：Ⅰ级，仅表现韧带增粗，有时可见韧带信号增高；Ⅱ级，韧带部分撕裂，韧带变细，韧带内及周围可见水样 $T_2$WI 高信号；Ⅲ级，韧带完全撕裂，韧带中断，断端移位，其间可见水样 $T_2$WI 高信号。

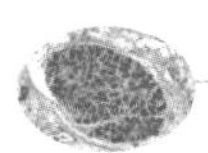


肱骨外上髁附着处、肱骨小头、尺骨冠突和桡骨头可有骨折、反应性骨髓水肿、软骨损伤等。急性损伤周围可见出血、软组织肿胀，慢性损伤则较少见。可以出现肘关节对应关系欠佳甚至脱位。关节囊外看见关节液信号提示外侧副韧带复合体有损伤，在肘关节造影时显示尤为清楚。中、重度伸肌腱病常合并桡侧副韧带损伤，注意观察是否合并表面的伸肌总腱病变；桡侧副韧带损伤常累及外尺侧副韧带，注意是否有外尺侧副韧带损伤导致后外侧旋转不稳定征象，如肱骨小头后方骨髓水肿。

（4）诊断要点

绝大多数桡侧副韧带撕裂是发生在肱骨起点的完全撕裂。在 MRI 上显示 $T_2$ 信号增高，纤维撕裂，并有软组织水肿。关节造影显示对比剂外溢。同样慢性撕裂将显示韧带增厚，信号增加。

（5）鉴别诊断

肱骨外上髁炎：伸肌总腱不均匀增厚、变细，其内 $T_2$ 信号不均匀增高，肌腱纤维连续性中断，断端有液体信号充填，外侧副韧带信号正常或异常。

### 4.4.3 环状韧带损伤

本病多见于 2～5 岁儿童，多因肘关节处于伸直位、前臂旋前时突然受到牵拉所致，俗称保姆肘、牵拉肘。也见于成人，多因肘关节脱位所致。

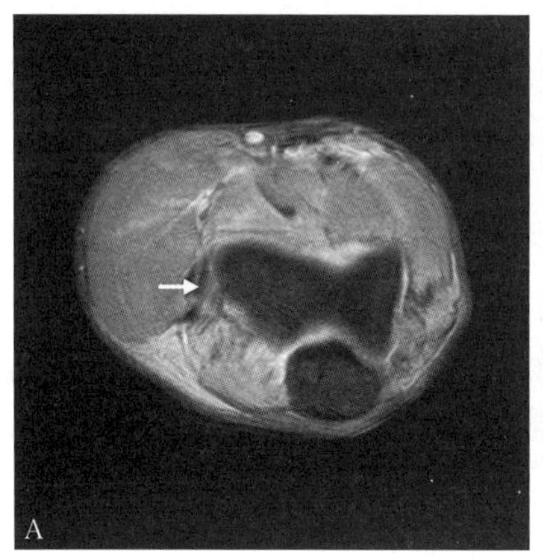

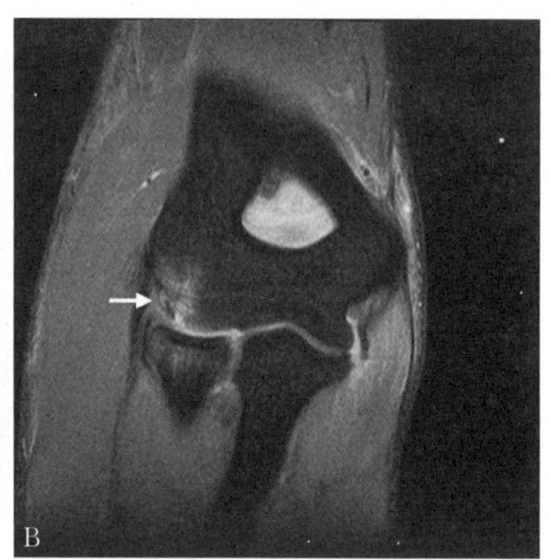


图 4－9 右肘桡侧副韧带损伤 MRI

注：患者 20 岁，右肘外伤 3 d。横断面（A）和冠状面（B）$T_2$WI 示桡侧副韧带增宽（箭头），$T_2$ 信号增高。

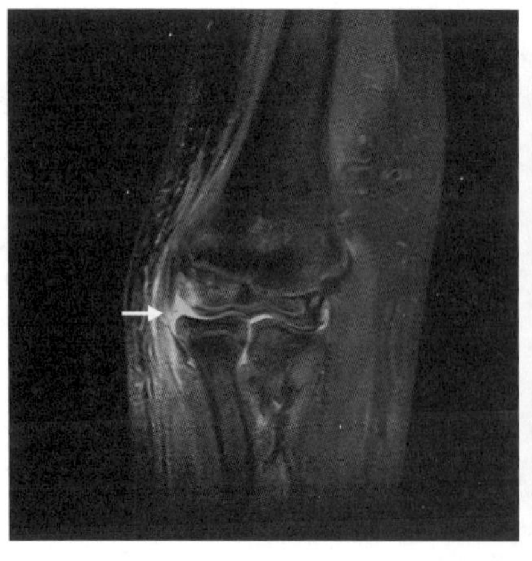
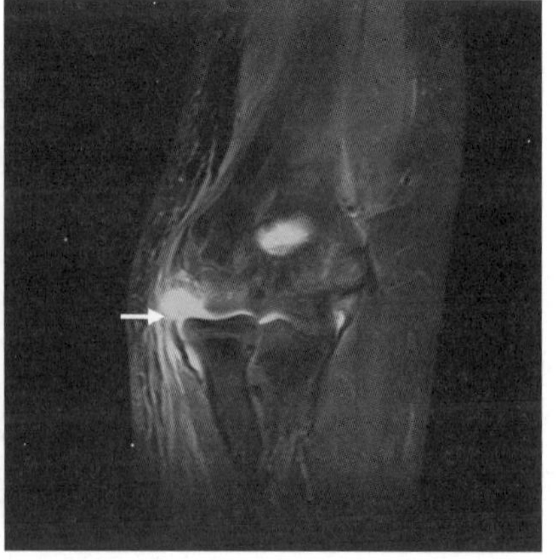

图 4－10 右肘桡侧副韧带完全断裂 MRI

注：患者 11 岁，外伤后肘部疼痛 8 d。冠状面 $T_2$WI 示桡侧副韧带完全断裂（箭头）。

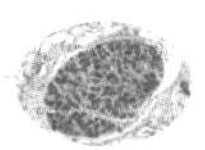

（1）病理

本病多为急性损伤。对儿童来说，在 4 岁以前，桡骨头发育不成熟，环状韧带前下方薄弱，在肘关节伸直位、前臂旋前时猛力牵拉前臂，桡骨头易脱出，环状韧带近侧部分夹在肱、桡骨之间，从而发生桡骨小头半脱位。在成人，常因肘关节急性创伤关节脱位导致环状韧带撕裂、水肿等，常伴有桡侧副韧带的损伤。未及时治疗者随病程延长会出现瘢痕。

（2）临床

本病多见于 2～5 岁儿童，女性多见，多有前臂的轴向牵拉病史，患儿突然出现肘部的疼痛，拒绝使用患肢。检查时多呈肘关节半屈、前臂旋前的保护位，桡骨头处可有压痛，旋后活动受限，肿胀和畸形不明显。成人损伤则多有肘关节创伤史，多为肘关节脱位、孟氏骨折，常表现为疼痛、肿胀及桡侧副韧带损伤症状，桡骨头位置压痛等。

（3）MRI 表现

环状韧带较薄，厚度 1.0～1.3 mm，在横断面图像上显示最佳。儿童多显示桡骨头脱出，环状韧带完整、部分位于肱桡关节间隙，冠、矢状面显示韧带卡压较好；韧带增厚、水肿，韧带远端横行撕裂，$T_2$WI 呈不均匀高信号；周围可有积液；桡骨头、颈可有骨髓水肿，出现长 $T_1$ 长 $T_2$ 信号。成人多显示桡骨头脱位，环状韧带水肿、部分撕裂或完全撕裂（图 4 - 11），常伴有关节囊、桡侧副韧带、外尺侧副韧带损伤，周围软组织肿胀。未及时治疗者随病程延长会出现瘢痕，表现为长 $T_1$ 短 $T_2$ 信号。

（4）诊断要点

多见于儿童，有患肢轴向牵拉史，韧带远端横行撕裂，$T_2$WI 呈不均匀高信号。成人则多有外伤史，环状韧带水肿、部分撕裂或完全撕裂。

（5）鉴别诊断

因外伤所致环状韧带损伤在临床中常见，如孟氏骨折，注意与外伤所致环状韧带损伤鉴别。

## 4.5 肱二头肌远端肌腱断裂

肱二头肌远端肌腱是肘关节最常损伤的肌腱，可以分为急性暴力外伤和慢性退行性变所致。急性损伤以举重运动员居多，多因前臂屈曲突然伸肘时的偏心收缩所致。慢性退行性变很少见，因肌腱反复微小损伤积累、纤维化、黏液变性等，造成肌腱撕裂。

（1）病理

肌腱活动度下降，部分撕裂或完全断裂，断端不同程度回缩，伴或不伴肱二头肌腱膜损伤。桡骨粗隆形态欠规则，骨质增生、硬化。远端肌腱或桡骨粗隆周围滑囊炎。显微镜下见肌腱纤维断裂，病程长者可有肌腱纤维化、黏液样变、钙化，临近肱肌可以有纤维化。

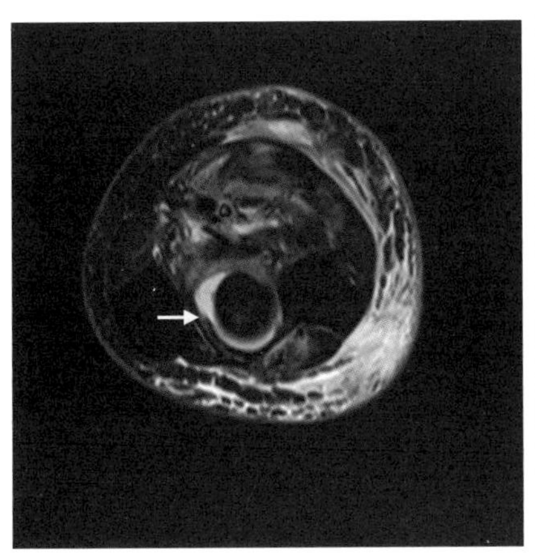
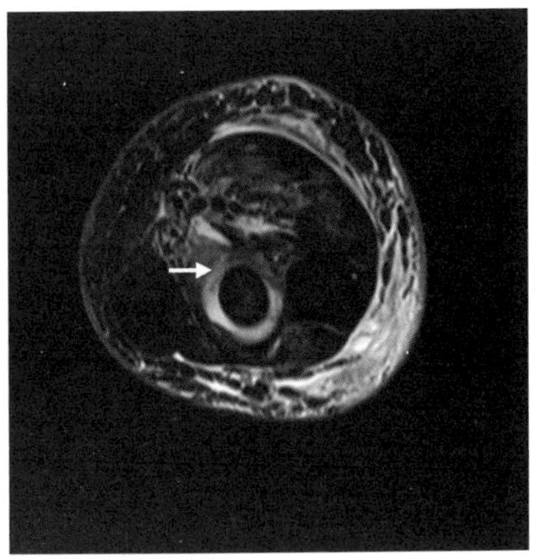

图 4 - 11　环状韧带损伤 MRI

注：患者 61 岁，摔伤致左肘肿痛、活动受限 6 d。横断面 $T_2$WI 示环状韧带局部增粗，$T_2$ 信号增高（箭头），周围肌肉及皮下脂肪弥漫性水肿。

（2）临床

肱二头肌远端肌腱的损伤占整个肱二头肌腱损伤的3%～10%，急性撕裂可发生在任何年龄，慢性损伤则绝大多数见于40～50岁，多发生于男性的着力惯用手，完全断裂比部分撕裂多见。

急性损伤者多由于屈肘、前臂旋后的超负荷运动或此时受到伸肘运动的外力，所以肱二头肌腱损伤绝大多数发生于桡骨粗隆肌腱附着处或其邻近部位。患者常有突然断裂的感觉，出现患侧肘窝剧烈锐痛，局部肿胀、皮肤出现瘀斑；若肱二头肌腱膜也断裂，则断裂的肌腱回缩到上臂，臂中部前方出现明显的球样肿块——“突眼征”，屈肘肌力明显减弱。体检时患肘前臂旋后肌力明显减退，腱膜未损伤时屈肘肌力减弱可以不明显，肘窝有压痛，抗阻力屈曲和旋后时出现疼痛等。

肌腱慢性损伤可导致肱二头肌腱附着处部分撕裂或完全断裂，肌腱纤维化、黏液样变，肱二头肌桡骨滑囊炎，腱鞘囊肿形成以及桡骨粗隆慢性应力性改变。肘关节旋前、旋后时，可引起肘关节疼痛和肌腱弹响，疼痛较轻，肌力减退也较轻。

（3）MRI表现

MRI是目前评价肱二头肌腱病变的最佳影像方法，横断面和矢状面脂肪抑制$T_2$WI和PDWI对显示肱二头肌远端肌腱较好，扫描范围应包括肌腹-肌腱移行点和桡骨粗隆。也常常需要结合$T_1$WI观察，在经桡骨粗隆的矢状面$T_1$WI可显示肱二头肌远端肌腱及肌腱的附着点，将肘关节作屈曲45°、前臂作旋前或旋后位时显示肱二头肌远端肌腱也较好。

急性损伤时，肌腱多为完全断裂，表现为肌腱连续性中断，断端回缩，周围积液及血肿信号，桡骨粗隆可有撕脱骨折、骨髓水肿，邻近的软组织肿胀，关节腔可有积液。

慢性损伤时可表现为肱二头肌远端肌腱部分撕裂、完全断裂。部分撕裂多见，表现为肌腱不规则增厚、局部变细，肌纤维不连续，$T_2$WI上肌腱内见条形高信号，也可见肌腱表面撕裂，撕裂处及肌腱周围见高信号积液（图4-12、4-13）。完全断裂表现为肌腱连续性中断，断端扭曲、回缩，断端周围液体信号积聚，肌腱内可有大范围长$T_2$信号。病程长者可能会有$T_2$WI低信号的肌腱纤维化、高信号的黏液样变。桡骨粗隆可能有慢性牵拉改变，表现为形态欠规则，骨髓水肿，骨质增生、硬化等。远端肌腱或桡骨粗隆周围滑囊炎，滑囊增大、$T_2$WI高信号，周围软组织可能有肿胀。

（4）诊断要点

病变位于桡骨粗隆肌腱附着处或附近。部分撕裂表现为肌腱纤维部分不连续，肌腱内$T_2$WI不均匀高信号。完全断裂表现为肌腱纤维完全中断，断端周围液体信号积聚。

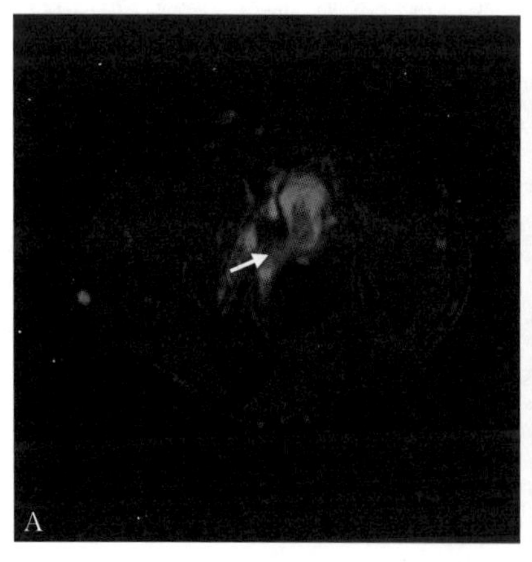


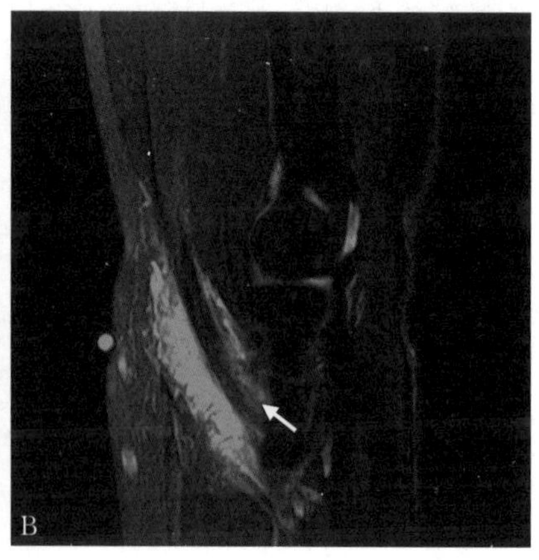


图4-12　左侧肱二头肌肌腱损伤MRI

注：横断面（A）及矢状面（B）$T_2$WI示肱二头肌局部增粗，呈长$T_2$信号（箭头），周围见液体信号。

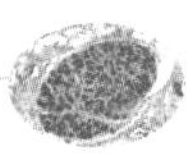

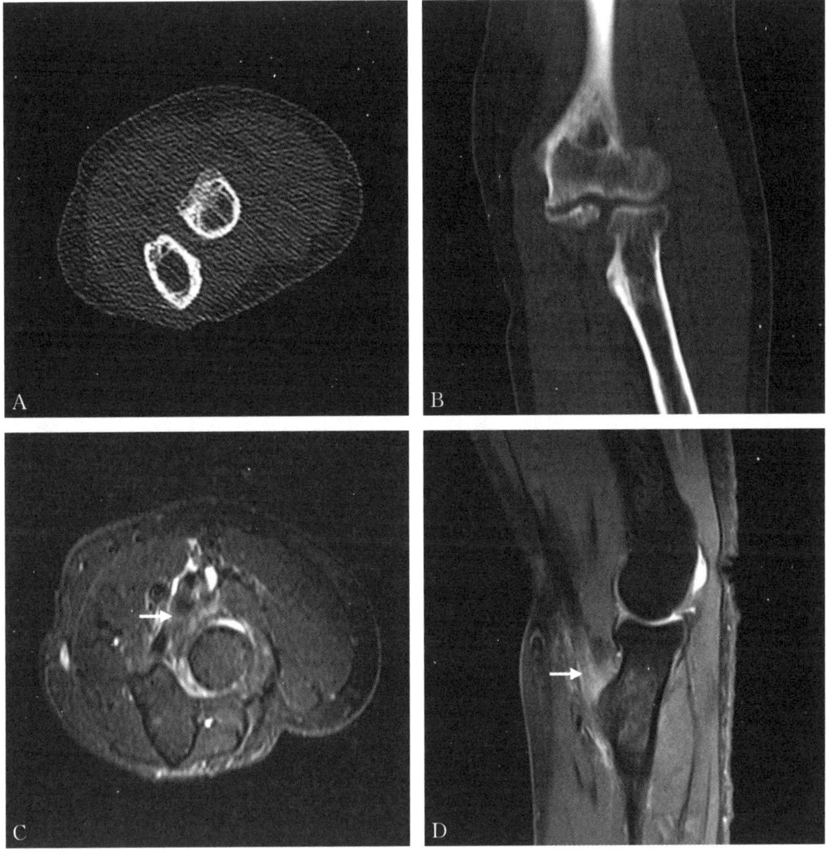


图 4-13 左侧肱二头肌肌腱损伤 CT 与 MRI

注：患者 60 岁，左前臂疼痛 3 年，加重 1 个月。CT 横断面(A)及冠状面(B)示桡骨粗隆形态欠规则，密度欠均匀，邻近髓腔内见稍高密度影；横断面 $T_2$WI 脂肪抑制(C)及矢状面(D)$T_2$WI 示肱二头肌肌腱信号增高(箭头)，周围片状液体信号，桡骨粗隆皮质变薄，见局限性稍长 $T_1$、$T_2$ 信号，邻近髓腔片状长 $T_1$、长 $T_2$ 信号。

(5) 鉴别诊断

1) 肱肌及肌腱损伤：矢状位图像可能把肱肌误认为是肱二头肌。肱肌位于肱二头肌深处，止于冠突。

2) 头静脉：头静脉位于肱二头肌腱外侧，可能被误认为是肱二头肌，静脉的属支是鉴别点。

3) 肱二头肌桡骨滑囊炎：在远端肌腱周围或肌腱与桡骨粗隆间形成囊内局限的液体，边界清；囊壁可强化，囊内积液不强化。

4) 肌腱病：肌腱病的黏液样变性在短 TE 序列中也表现为肌腱内高信号，与肌腱部分撕裂难于鉴别。横断面脂肪抑制 $T_2$WI 示肌腱撕裂的比例最为准确，可能有助于鉴别。

## 4.6 肱三头肌腱断裂

肱三头肌腱断裂基本只发生于远端。肱三头肌远端肌腱断裂是所有肌腱断裂里最少见的一种，约占所有肌腱损伤的 2%，部分撕裂的发生率远低于完全断裂。造成肱三头肌远端肌腱撕裂的因素多为暴力外伤。肱三头肌远端肌腱撕裂多发生于鹰嘴附着点处的肌腱部或邻近部位。

(1) 病理

大体病理及手术见肌腱部分撕裂或完全撕裂，断端不同程度回缩伴不同程度增厚、硬化。

显微镜下见不同程度出血和炎症细胞浸润，肌腱变性；慢性期可见脂肪浸润。

（2）临床

Anzel 等报道的 856 例上肢肌腱撕裂病例中，有 8 例肱三头肌腱撕裂，占 0.93%。常发生在肱三头肌收缩时遭到使肘关节屈曲的暴力，如上肢屈曲时摔倒，80%以上的患者伴有尺骨鹰嘴撕脱骨折。也见于尺骨鹰嘴部的直接创伤。此外，肌腱本身的慢性损伤、退行性改变、全身性疾病、全身或局部类固醇激素的应用、肌腱止点处邻近病变也可能使肱三头肌远端肌腱损伤，但罕见。临床上可表现为患肘伸肘肌力减退，完全断裂时抗重力伸肘不能，肘部后方疼痛和局部肿胀。查体可见肘后部凹陷，鹰嘴窝部可触及空虚感，改良 Thompson 试验可判断肱三头肌腱是否完全断裂。

（3）MRI 表现

横断面和矢状面脂肪抑制 $T_2$WI 显示和评估肱三头肌远端肌腱最为理想。注意正常肱三头肌腱远端肌腱纤维间可有条纹状高信号影，不要误诊为肌腱撕裂。肱三头肌远端肌腱损伤主要发生在鹰嘴附着点处的肌腱部或邻近部位。部分撕裂常合并肌腱病，在脂肪抑制 $T_2$WI 上表现为低信号的肌腱不规则增粗、局部变细，内见线样、不规则 $T_2$ 高信号影，肌腱撕裂的裂口被高信号的积液、血液等充填，周围仍可见呈低信号的正常肌腱存在（图 4－14）；鹰嘴可有慢性牵拉改变，周围软组织水肿。

肱三头肌远端肌腱完全断裂时，在脂肪抑制 $T_2$WI 上表现为肱三头肌腱连续性中断，矢状面图像上可见肌腱扭曲、回缩，鹰嘴与肱三头肌腱之间和周围被高信号的液体或血液成分隔开，周围软组织水肿明显（图 4－15）。常常合并尺骨鹰嘴撕脱骨折，急性期可见骨髓水肿、周围软组织明显肿胀。

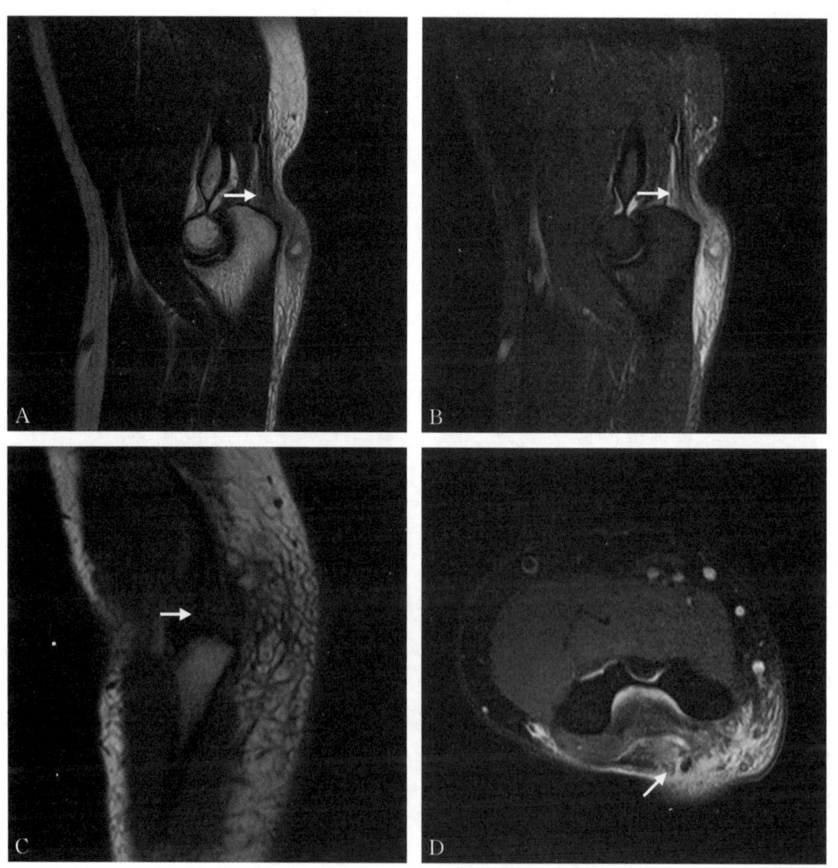


图 4－14　右侧肱三头肌完全断裂 MRI

注：患者 29 岁，临床诊断右肱骨外上髁炎。矢状面 $T_1$WI（A）、矢状面 $T_2$WI 脂肪抑制（B）、冠状面 $T_1$WI（C）及横断面 PDWI 脂肪抑制（D）示肱三头肌附着处 $T_2$ 信号增高（箭头），周围软组织肿胀。

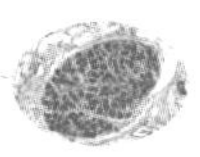

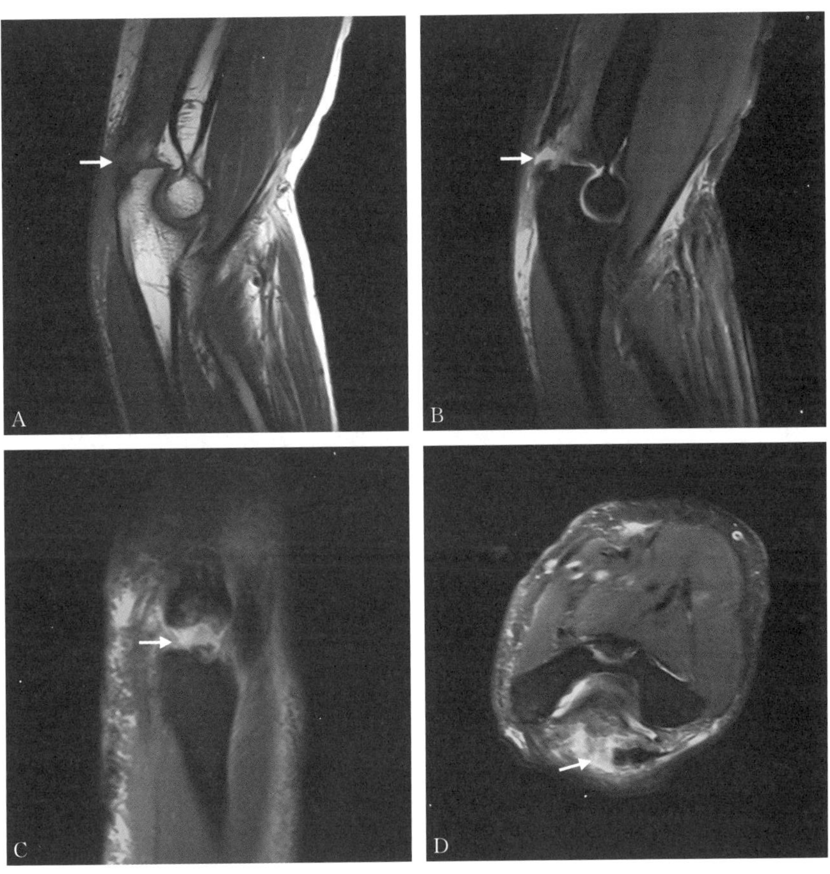

图 4-15　左侧肱三头肌完全断裂 MRI

注：患者 57 岁，跌倒致左肘外伤。矢状面 $T_1$WI(A)、矢状面 $T_2$WI(B)、冠状面 $T_2$WI(C)及横断面 $T_2$WI(D)示肱三头肌腱不连续（箭头），断端及周围液体信号充填，周围软组织水肿。

（4）诊断要点

常发生于尺骨鹰嘴处，肌腱纤维不连续，断端回缩，空隙被出血、积液充填。常伴尺骨鹰嘴撕脱骨折、骨髓水肿。

（5）鉴别诊断

1）尺骨鹰嘴骨折：直接外伤，可见尺骨鹰嘴骨折线，肱三头肌腱完整、信号可正常。

2）鹰嘴滑囊炎：鹰嘴后方滑囊增大、积液，肌腱可有慢性损伤改变。

## 4.7　骨创伤性病变

肘关节骨创伤性病变包括骨折、脱位、挫伤、隐匿性骨折等，常规仅需要摄 X 线片、CT 检查即可，但对于骨挫伤及隐匿性骨折患者，需要进行MRI 检查。

### 4.7.1　肱骨远端骨折

肱骨远端骨折，指任何包含肱骨骨干远端和/或一侧、双侧肱骨髁的骨折，包括髁上骨折、经髁骨折、髁间骨折等。

（1）病因

髁间骨折常由手臂外展时摔倒引起，可由直接打击伤引起，可能引起内翻或外翻压迫，可能引起过伸或过屈。

（2）临床

肘部局部疼痛和肿胀，手臂远端或肘部畸形。常见于老年人，肱骨远端骨折占所有成年人骨折的 0.5%。“T”形或“Y”形骨折在老年人中更常见，儿童的髁上和经髁骨折更常见；女性髁间骨折更常见，可能是由于骨质疏松引起。桡神经损伤可见于肱骨远端螺旋形骨折，出现“垂腕征”；正中神经损伤可见于髁上骨折导致骨块移位引起的牵拉伤，出现“祝福手征”。

（3）MRI表现

肱骨远端见骨髓水肿和骨折线，关节软骨损伤，关节内见骨或软骨组织，肘关节积血，肘部韧带常完整，损伤的桡神经或正中神经出现为信号截断或增强。需结合摄X线片及CT检查（图4-16）。

（4）诊断要点

结合CT检查，准确评价骨折类型、累及范围及周围肌腱、韧带、血管、神经等的损伤，为临床诊疗提供重要参考。

（5）鉴别诊断

1）肘部关节脱位：肱骨与尺骨和桡骨的连接处错位，大多数脱位为前臂骨相对于肱骨向侧后移位。

2）儿童“髁上”损伤：多见于儿童，常见经髁（髁间）骨折而不是真正的髁上骨折，不累及关节面。

3）浮肘：肱骨远端及前臂近端骨折使肘关节孤立。

### 4.7.2 肱骨经髁骨折

肱骨远端骨折穿过内、外侧髁，水平方向，不累及肱骨关节面，骨折延伸入关节囊。一般为手臂外展位时摔倒所致。

（1）病因

伸直型：儿童及老年人常见，儿童多向后及内侧移位；老年人通常无移位。屈曲型：移位明显，尺骨冠突位于移位的肱骨髁部及肱骨干之间，可呈粉碎性。大多发生于干骺端，未累及关节面。

（2）临床

肘部疼痛及肿胀，如果伴移位可见畸形；可伴发神经、血管并发症，通常发生于有移位的骨折，出现暂时性神经损伤（发生率10%～16%）。多见于儿童和老年人，儿童多小于10岁，好发年龄为6岁，男性多见，占儿童肘部骨折的60%。患者在上肢伸展位跌倒、过度伸展。

（3）MRI表现

骨折线横穿内、外侧髁，不累及肱骨远端关节面（图4-17、4-18）；累及肱骨远侧骺部少见，骺板内脂肪抑制$T_2WI$呈高信号，骺增宽；骨髓水肿及软组织水肿；关节内损伤；屈曲型骨折有髁部明显前移；肘关节渗出；冠状位和矢状位$T_1WI$和$T_2WI$脂肪抑制显示骨折及水肿最佳。

（4）诊断要点

儿童可仅表现为肱骨掌侧骨皮质中断，关节积液渗出提示骨折线延伸至关节内；如果关节囊破坏，“脂肪垫”征可能消失。常见于严重的骨折移位。

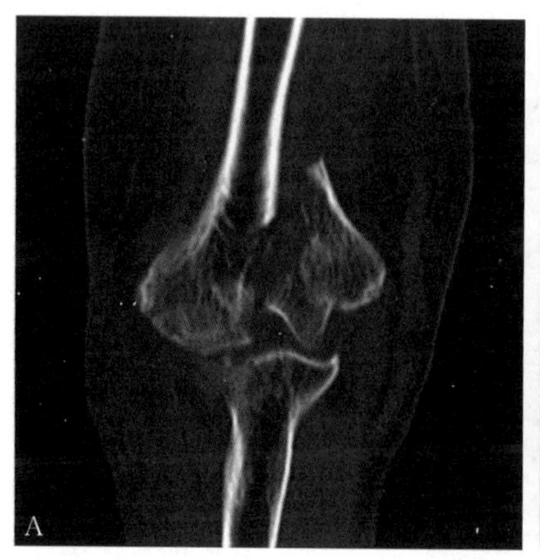


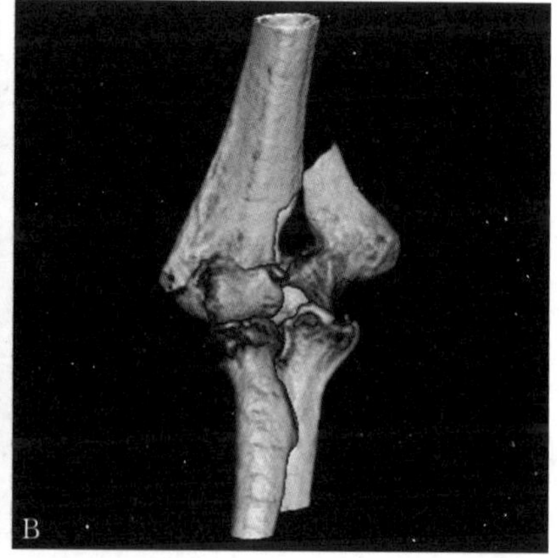


图4-16 肱骨髁间骨折CT

注：患者89岁，右肘外伤。CT冠状面（A）、三维重建（B）示肱骨远端“T”形骨质断裂，骨折线累及关节面，关节面错位，周围软组织肿胀。

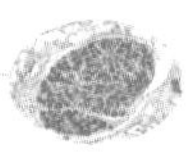

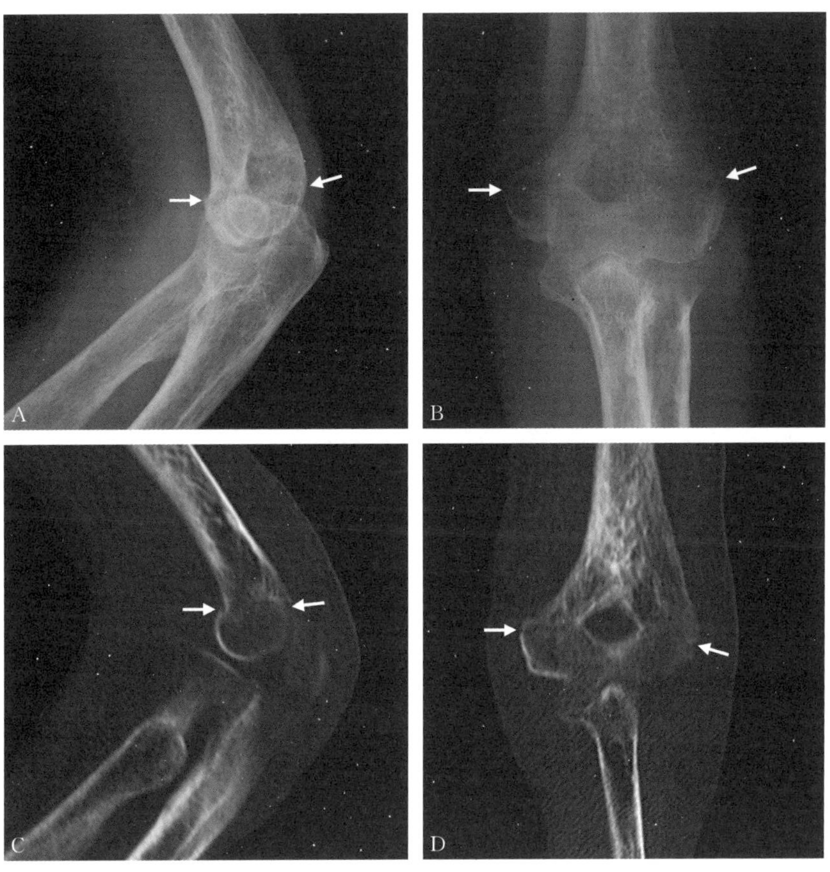

图 4－17 肱骨经髁骨折 X 线与 CT

注：患者 82 岁，左肘外伤。X 线片（A、B）、CT 矢状面（C）与冠状面（D）示肱骨远端横行骨质断裂，骨折线连通肱骨内、外髁（箭头），未见明显错位及成角，周围软组织肿胀。

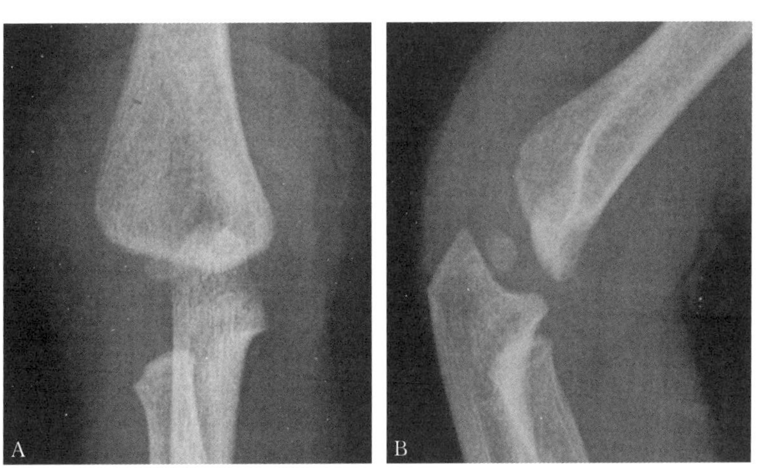

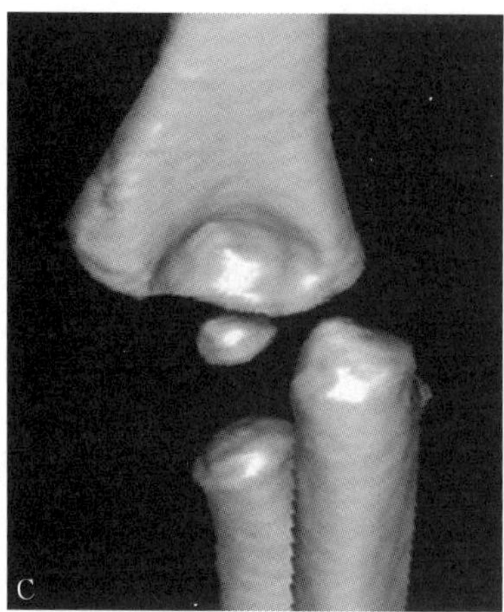

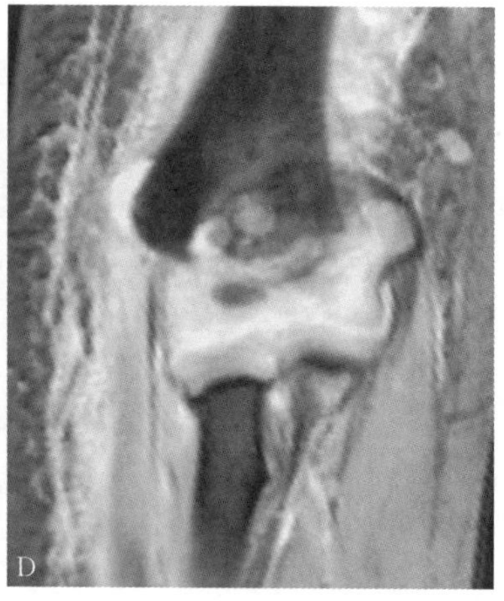


图 4－18　肱骨经髁骨折 X 线、CT 与 MRI

注：X 线片（A、B）、CT 三维（C）示肱骨小头骨骺与尺桡骨一起向尺侧移位，肱骨干骺端可见弧形骨片，周围软组织肿胀；MRI $T_2$WI 冠状面（D）显示肱骨远侧干骺端与骨骺分离，明显错位，周围软组织肿胀。

（5）鉴别诊断

1）真性髁上骨折：关节外，移位，老年人。

2）髁间骨折：骨折线位于肱骨髁间，骨折累及关节面。

3）内侧髁骨折：骨折不累及外侧髁，骨折累及关节面。

4）外侧髁骨折：骨折不累及内侧髁，骨折累及关节面。

5）肘部关节脱位：尺骨相对于肱骨远端移位，桡肱关节破坏，肘三角消失，可能合并肱骨远端骨折。

### 4.7.3　肱骨外侧髁骨折

儿童多见，累及关节面的肱骨外侧髁骨折，排除仅累及关节外的外侧髁的骨折，排除累及双侧髁的骨折。

（1）病因

常因肘部内翻应力所致，常为上肢伸展位跌倒所致，桡骨近端插入外侧髁。

（2）临床

常见于儿童，4～10 岁，6 岁多见；为儿童肘部骨折第二常见类型，占儿童肘部骨折的 17%，占成人肘部骨折不到 5%。

（3）MRI 表现

儿童：MRI 被用于发现累及未骨化的肱骨远端骨骺的骨折。X 线片上的表现可能低估损伤的严重程度，可发现骺板是否受累。$T_2$ 脂肪抑制序列冠状位及矢状位扫描，评价肱骨远端骨骺是否受累，以及复杂骨折面（图 4－19、4－20）。

（4）诊断要点

儿童，累及关节软骨，根据是否累及外侧滑车嵴，区分稳定骨折及不稳定骨折。MRI 可以清楚观察关节软骨的受累情况。

（5）鉴别诊断

1）髁间骨折：骨折线通常累及双侧髁并延伸至肱骨干，呈“Y”或“T”形，常见于成人。

2）经髁骨折：累及双侧髁上份的横形骨折，未累及关节面，常见于儿童。

3）髁上骨折：累及肱骨干的横形骨折，关节外。

4）肘关节脱位：肱尺韧带及肱桡韧带断裂，可能合并其他部位骨折。

5）肱骨小头骨折：肱骨外侧髁关节面分离及旋转。

6）外上髁撕裂：由于内翻应力导致的关节外损伤，骨折块可能很小。

### 4.7.4　肱骨内侧髁骨折

累及肱骨内侧髁并延伸至肱骨远端关节面的关节内骨折，排除仅累及关节外的内侧髁骨折，排除累及双侧髁的骨折。

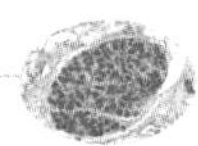

界不清。

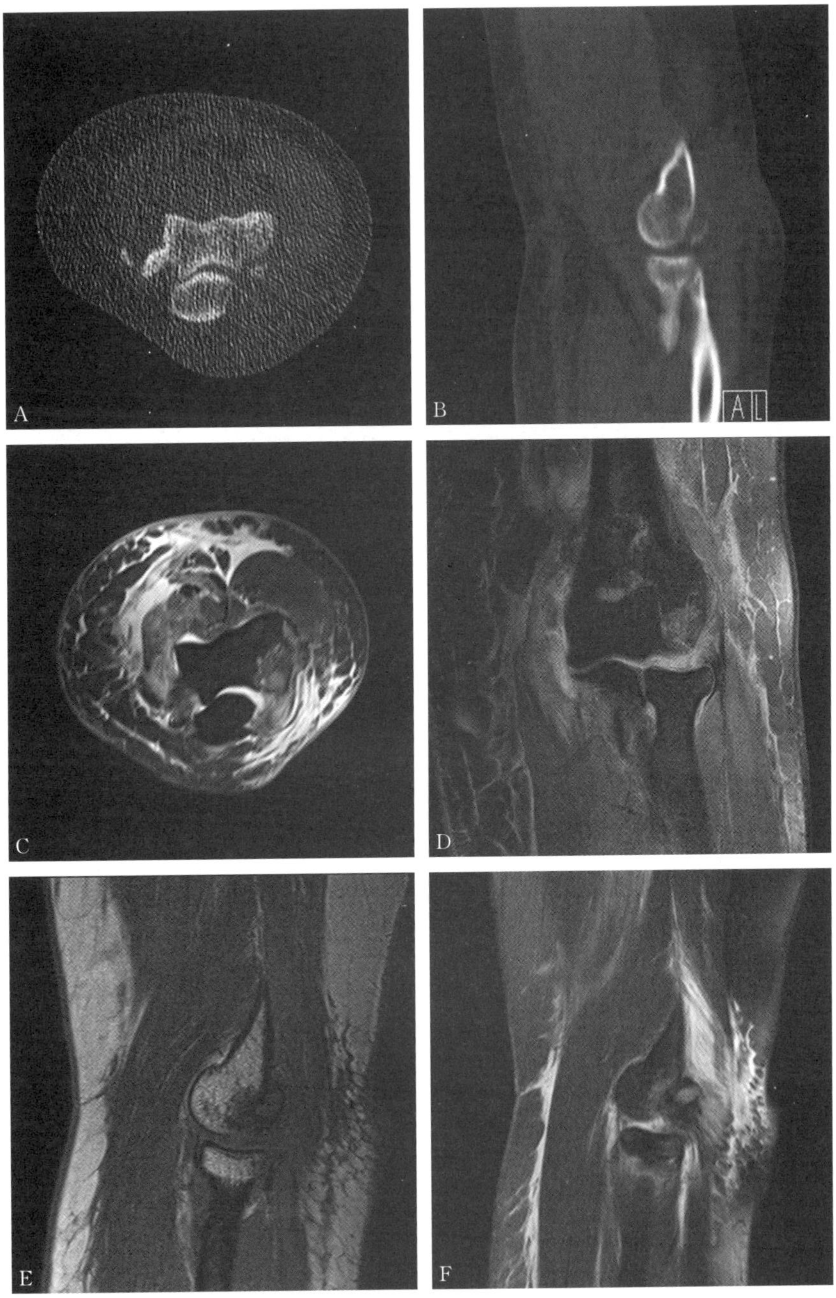

图 4－19　左侧肱骨外侧髁骨折 CT 与 MRI

注：患者 59 岁，左肘外伤。CT 横断面(A)及矢状面(B)示左肱骨外髁骨片影；横断面脂肪抑制 $T_2WI$(C)、冠状面脂肪抑制 $T_2WI$(D)、矢状面 $T_1WI$(E)及矢状面脂肪抑制 $T_2WI$(F)示左肱骨外侧髁骨质不连续，其内片状长 $T_1$、长 $T_2$ 信号，边界不清。

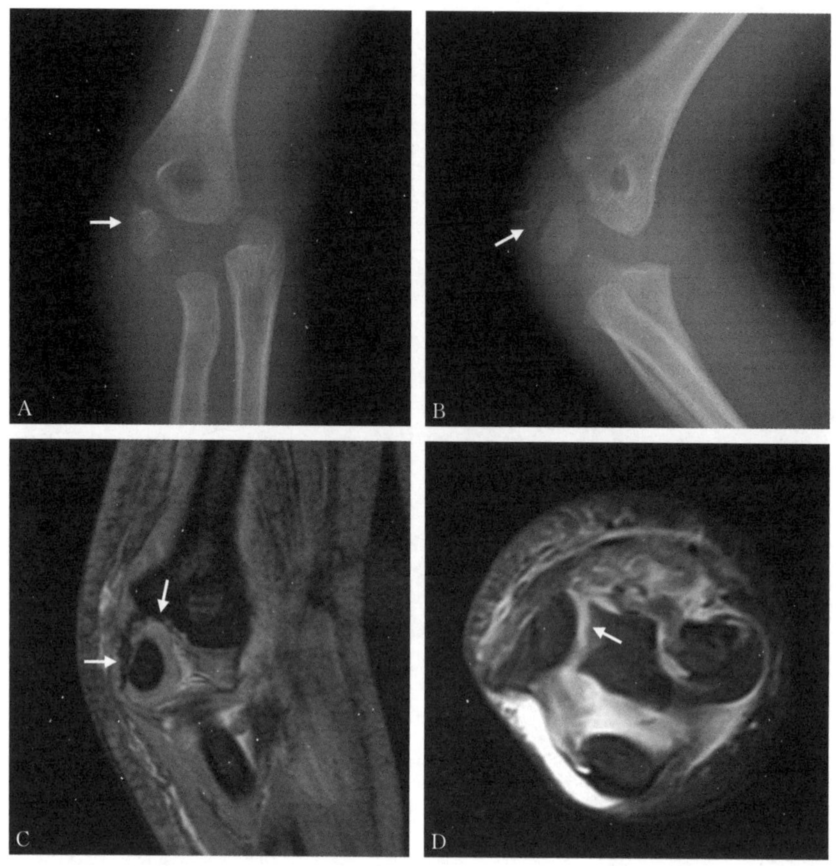


图 4-20　左侧肱骨外侧髁骨折

注：患儿 6 岁，右肘外伤。X线片(A、B)显示肱骨小头骨骺分离伴有干骺端骨折(箭头)，肱骨小头向外侧旋转约 90°，周围软组织肿胀。磁共振冠状面脂肪抑制 $T_2$WI(C)、横断面脂肪抑制 $T_2$WI(D)示肱骨小头骨骺分离，骨骺向外侧旋转，干骺端(箭头)断裂分离，随骨骺旋转，肱骨滑车骨骺未见明显异常，周围软组织肿胀。

(1) 病因

常因上肢伸展位跌倒所致，鹰嘴插入内侧髁，由于屈肌及旋前肌牵拉导致骨髁撕脱。

(2) 临床

肘关节肿胀、疼痛，尤其是肱骨内侧髁处；好发年龄 7～14 岁，占儿童肘部骨折不到 1%。可发生于成人。

(3) MRI 表现

位于肱骨内侧髁的骨折线：骨折线在所有 MRI 序列上均为低信号，周围骨髓水肿表现为长 $T_1$、长 $T_2$ 信号。MRI 对于发现儿童未骨化的肱骨远端骨骺的损伤程度有重要作用，X 线片上的表现可能低估损伤的严重程度，可发现骺板是否受累(图 4-21、4-22)。

(4) 诊断要点

多见于儿童，肱骨内髁见皮质不连续，MRI 利于评价软骨损伤。注意评估肘内翻情况。

(5) 鉴别诊断

1) 髁间骨折：骨折线通常累及双侧髁并延伸至肱骨干，呈“Y”或“T”形，常见于成人。

2) 髁上骨折：累及肱骨干的横形骨折，关节外，不常见。

3) 肘关节脱位：肱尺韧带及肱桡韧带断裂，可能合并其他部位骨折，肘三角消失。

## 4.7.5　桡骨头、颈骨折

桡骨头、颈骨折又称肘关节侧柱损伤。

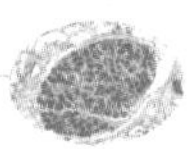

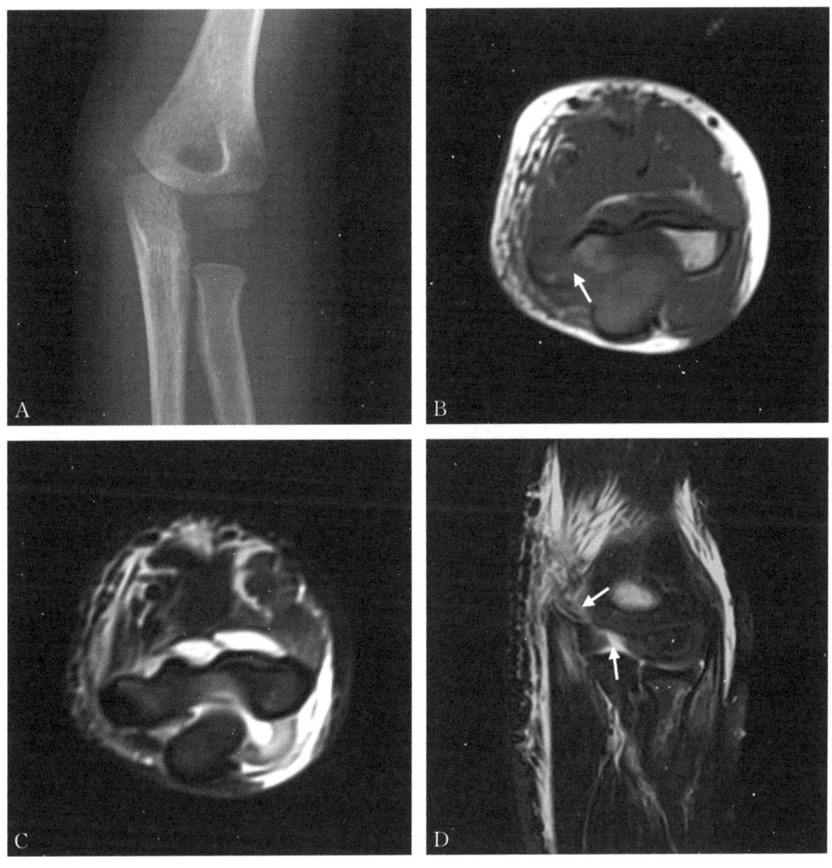


图 4-21 左肱骨内侧髁骨折 X 线与 MRI

注：患儿 4 岁，摔伤 4 h。X 线片(A)示左肘内侧游离骨性密度影；横断面 $T_1$WI(B)、$T_2$WI(C)及冠状面脂肪抑制 $T_2$WI(D)示滑车及内髁骨骺骨质断裂(箭头)，骨骺骨折块向内侧移位。

(1) 病因

冲击损伤是由于降落手的外侧肘关节轴位过载所致；肘外翻提携角诱发侧边损伤；Mason Johnston 分型：1 型，移位＜2 mm；2 型，移位＞2 mm；3 型，粉碎骨折；4 型，粉碎骨折＋脱位。

(2) 临床

常见体征/症状：桡骨头压痛，肘关节疼痛并功能障碍；如合并腕关节骨折或远侧桡尺关节损伤会有腕关节压痛。桡骨头骨折好发于成年人，桡骨颈骨折好发于成年及儿童；男性多见，50%是成人肘关节骨折，15%是小儿肘关节骨折，通常发生于桡骨颈。

(3) MRI 表现

桡骨头及颈的骨折线，骨折周围的骨髓水肿，肘关节积液，伴或不伴有肘关节尺侧副韧带的水肿或损伤，伴或不伴有肱桡关节紊乱，伴或不伴有环状韧带撕裂(图 4-23、4-24)。

(4) 诊断要点

桡骨短缩，严重的桡骨头粉碎骨折应注意评价腕关节；其他的骨折，桡尺远侧关节的损伤(Essex-Lopresti 损伤)。

(5) 鉴别诊断

1) 肱骨小头骨折：位于肱骨远端与桡骨头之间的移位骨块，桡骨头的骨块很少向近端移位。

2) 肘关节骨关节炎：桡骨颈环状骨质增生，与嵌插骨折类似。

3) 肘关节脱位：合并鹰嘴骨折与韧带损伤。

4) 浮肘：肱骨远端骨折合并前臂近端骨折。

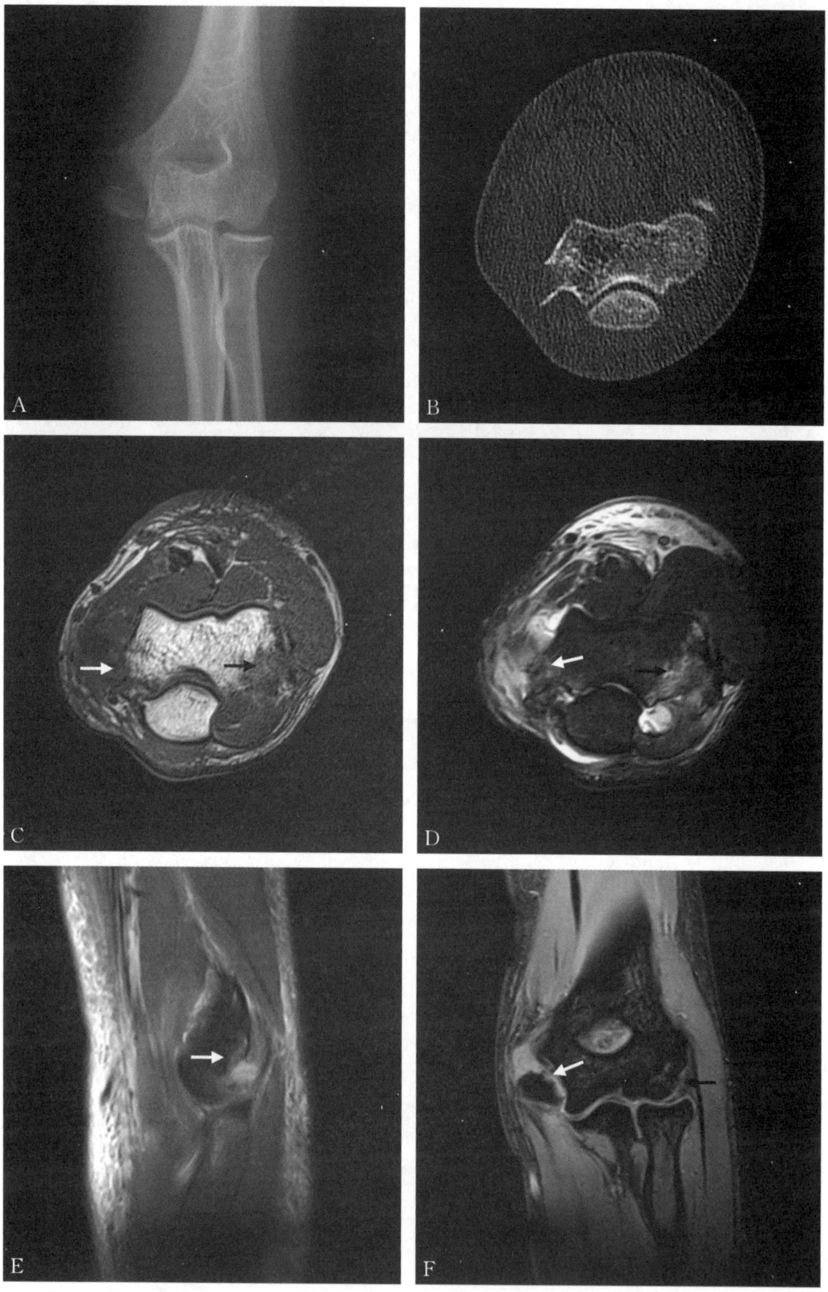

图 4-22　左肱骨内上髁骨折 X 线、CT 与 MRI

注：患者 18 岁，左肘外伤 1 d。X 线片(A)示肱骨内上髁骨折，断端分离错位；CT 横断面(B)示肱骨内上髁骨质不连续；磁共振横断面 $T_1$WI(C)、横断面 $T_2$WI 脂肪抑制(D)、矢状面 $T_2$WI(E)及冠状面 $T_2$-多回波 2D(F)示左肱骨内上髁连续性中断，骨片分离，向内下移位(白箭头)，肱骨外髁骨髓水肿(黑箭头)，周围软组织肿胀。

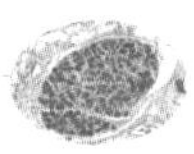

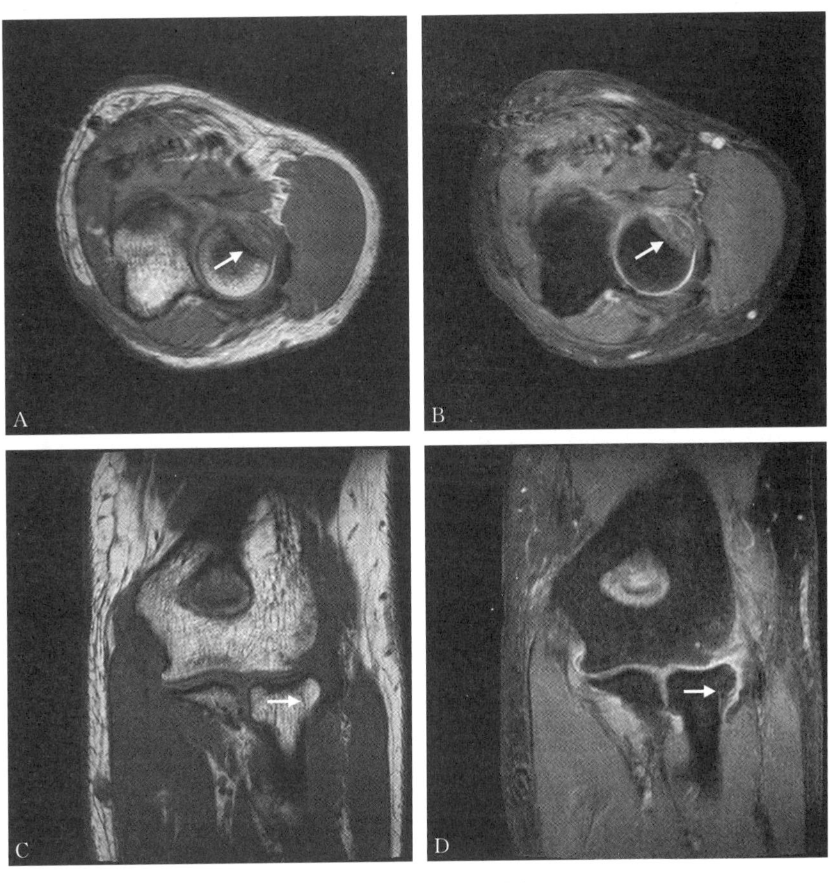

图 4-23 左侧桡骨头骨折 MRI

注：患者 38 岁，左肘外伤 3 个月。横断面 $T_1WI$、$T_2WI$(A、B)和矢状面 $T_1WI$、$T_2WI$(C、D)示桡骨头前外缘劈裂骨折(箭头)，可见骨折线，骨折块稍分离，邻近骨髓水肿。

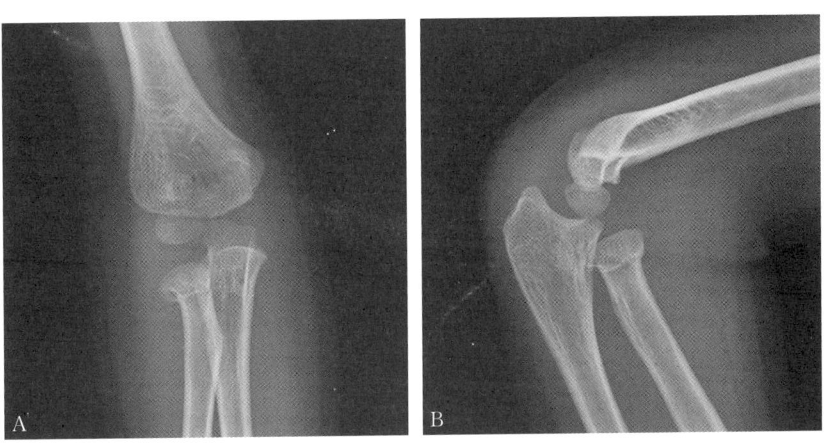

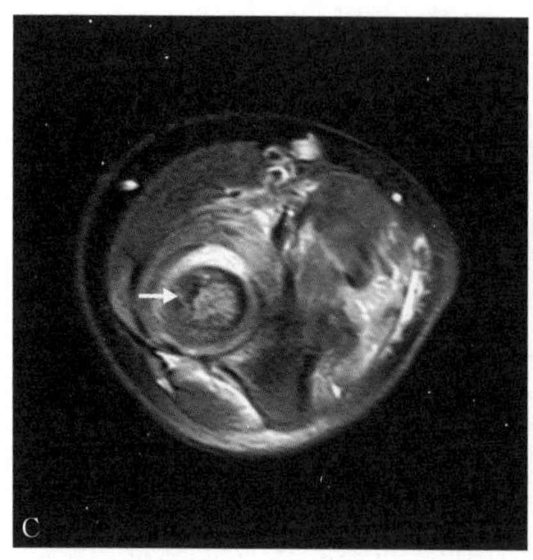

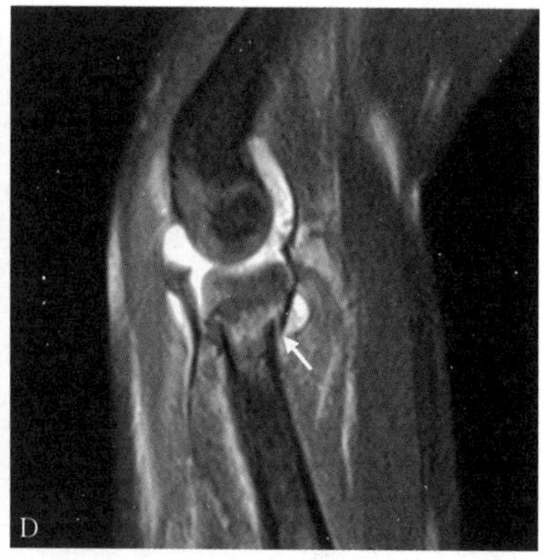


图 4-24 右侧桡骨颈骨折 X 线与 MRI

注：患儿 6 岁，右肘摔伤后肿痛 1 d。X 线片(A、B)示桡骨颈骨折，断端稍嵌插，错位成角；MRI 横断面 $T_2$WI(C)、矢状面 $T_2$WI(D)示桡骨颈骨质断裂，断端稍嵌插(箭头)，周围骨髓水肿，关节积液，周围软组织肿胀。

### 4.7.6 尺骨鹰嘴骨折

造成贯通尺骨鹰嘴的横形骨折的因素有直接暴力打击、肱三头肌止点处拉伤。

(1) 病因

直接撞击伤，尺骨鹰嘴着地，物体直接撞击；牵拉，屈曲位手部着地，抗阻力伸肘；过伸肘关节，尺骨鹰嘴影响后滑车沟；外翻应力，过顶投掷运动，多累及内侧。

(2) 临床

成人多于儿童，男性多于女性，占成人肘部骨折的 20%，占儿童肘部骨折的 6%；无移位骨折行保守治疗，骨折移位≥2 mm 需外科手术治疗。

(3) MRI 表现

冠状位和矢状位脂肪抑制 $T_1$WI 和 $T_2$WI 显示骨折线最佳，应激损伤仅可显示骨髓水肿(图 4-25、4-26)，尺骨鹰嘴顶端的小骨折线可能漏诊；MRI 可评价肱三头肌的完整性。

(4) 诊断要点

尺骨鹰嘴见骨质不连续。注意观察骨髓水肿以鉴别解剖变异或骨折线不易显示的骨折，评估肱三头肌受累情况。

(5) 鉴别诊断

1) 单纯肱三头肌断裂(罕见)：尺骨鹰嘴顶端疼痛、肿胀，伸肘关节功能受限，X 线检查骨质无异常。

2) 滑车切迹：正常解剖沟。

3) 正常骨化中心：骨性硬化边缘，14～18 岁，滑车未融合。

4) 肘髌骨：肱三头肌末端细长籽骨，皮质平滑，同义词：双尺骨鹰嘴。

5) 孟氏骨折：尺骨近端骨干骨折(关节外)，肱桡关节脱位。

6) 尺骨鹰嘴滑囊炎：局部压痛不局限于尺骨鹰嘴，X 线检查无异常。

### 4.7.7 尺骨冠突骨折

尺骨冠突骨折，通常合并肘关节后脱位，有“损伤三联征”：冠突骨折，桡骨头骨折，肘关节脱位。

(1) 病因

单纯骨折少见，通常由于肘关节后脱位伴发。

(2) 临床

通常由于肘关节后脱位后伴发，单纯冠突骨折罕见。Regan/Morry 分型：Ⅰ型，冠突尖部骨折；Ⅱ型，冠突中部骨折；Ⅲ型，冠突基底骨折；Ⅳ型，Ⅱ型/Ⅲ型并向内侧延伸。肱肌腱断裂插入，直接嵌插入滑车无移位。

(3) MRI 表现

伴有脱位时要查找肘部相关韧带的断裂，尺侧副韧带前部，关节囊前部断裂；伴有肱肌腱损伤(图 4-27、4-28)。

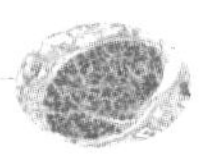

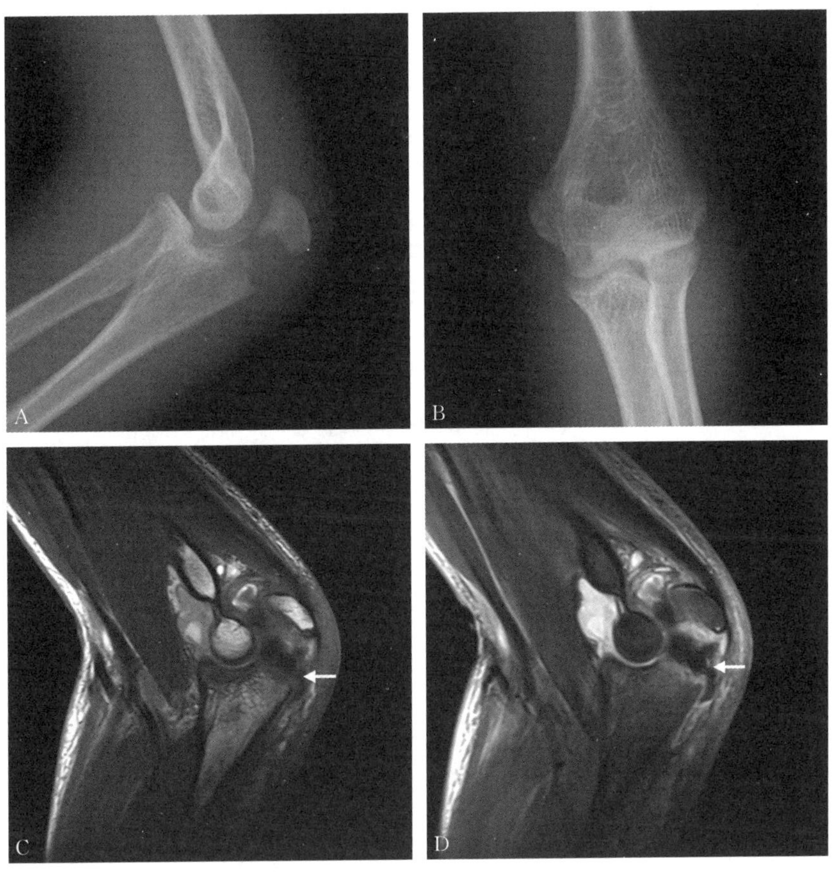

图 4-25 左尺骨鹰嘴骨折 X 线与 MRI

注：患者 13 岁，左肘外伤。X 线片(A、B)示鹰嘴骨折，断端分离错位，桡骨小头对应欠佳；矢状面 $T_1$WI(C)、$T_2$WI(D)示鹰嘴不连续，断端分离错位(箭头)，周围软组织结构紊乱，信号增高，周围积液。

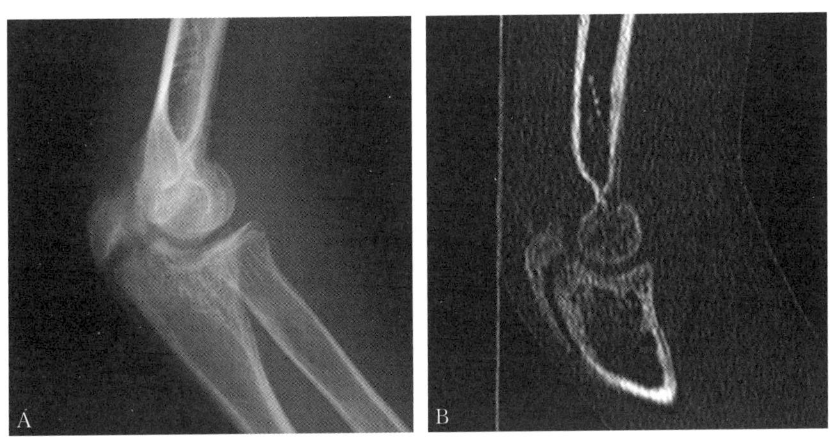

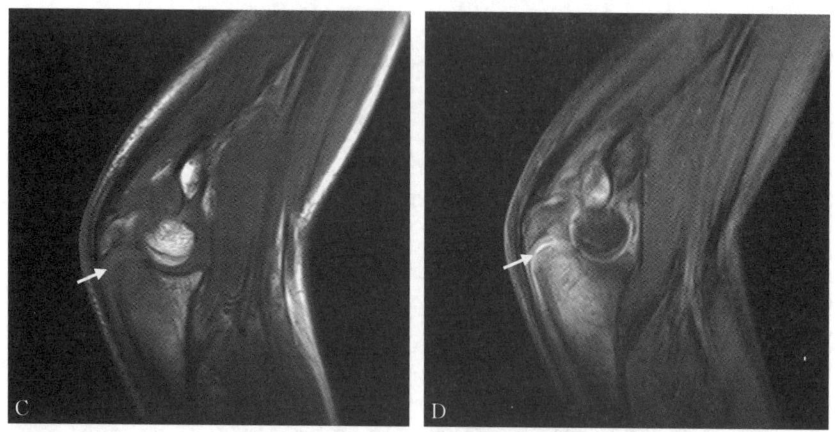

图 4-26 尺骨鹰嘴骨折 X 线、CT 与 MRI

注：患者 13 岁，肘关节外伤。X 线片(A)及 CT 矢状面(B)示鹰嘴骨质断裂，局部见骨痂影；矢状面 $T_1$WI(C)、$T_2$WI(D)示鹰嘴断端错位(箭头)，髓腔内片状长 $T_1$、长 $T_2$ 信号，周围软组织肿胀。

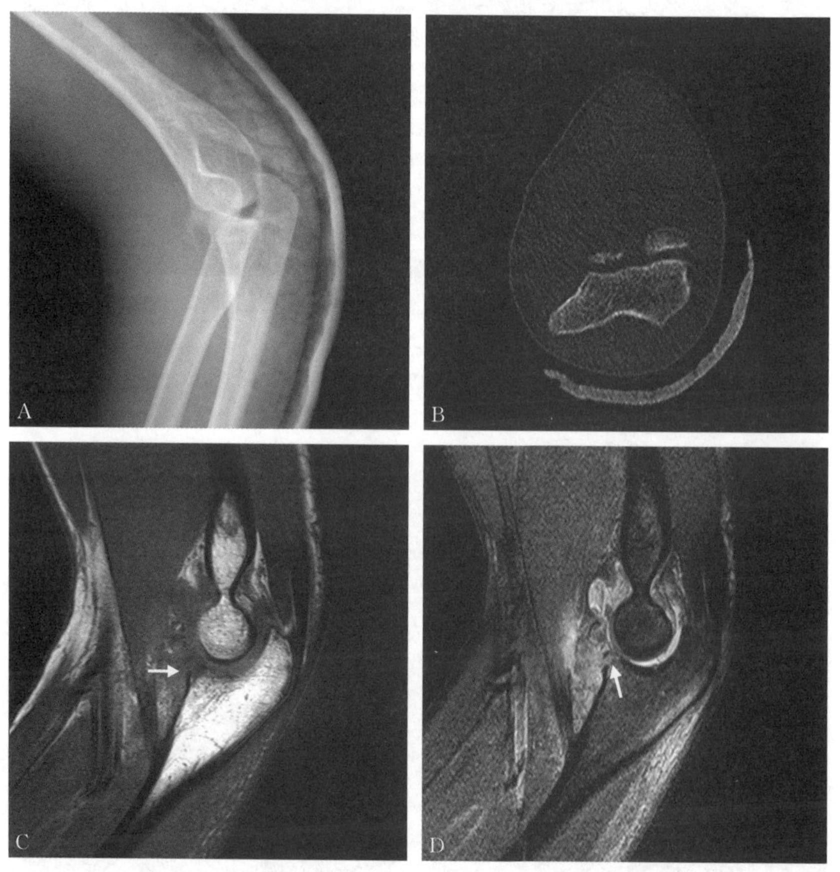

图 4-27 左尺骨冠突骨折 X 线、CT 与 MRI

注：患者 20 岁，左肘外伤。X 线片(A)及 CT 横断面(B)示冠突骨质断裂，断端分离错位；矢状面 $T_1$WI(C)、$T_2$WI(D)示冠突骨质不连续，骨折片错位(箭头)，肱骨远端及尺骨近端骨髓水肿，关节囊及软组织水肿。

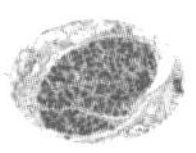

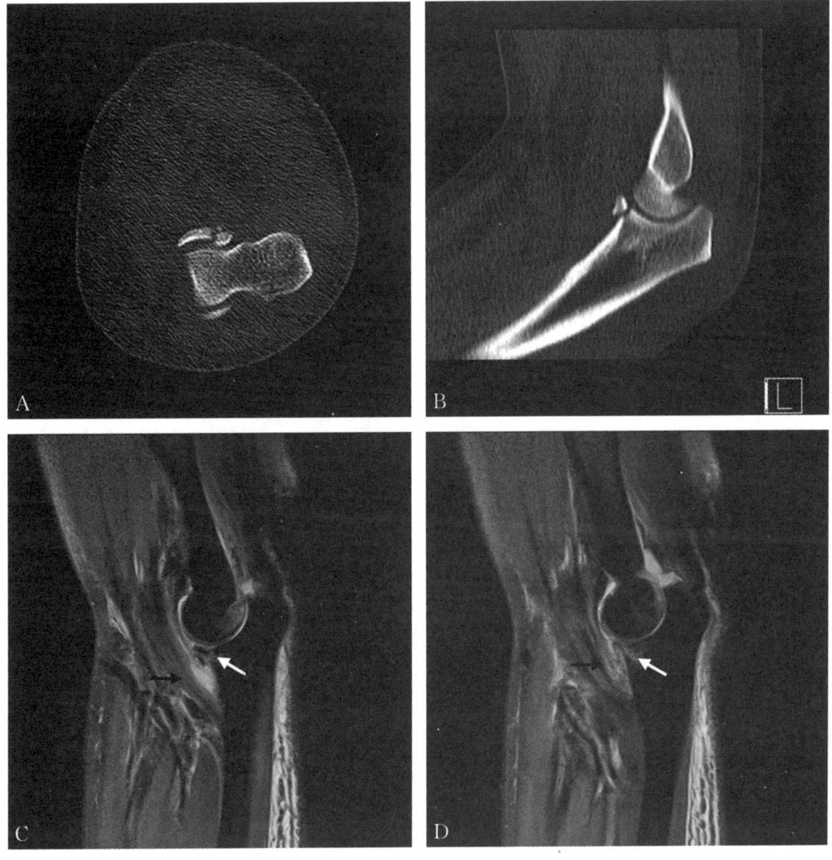

图 4-28 左尺骨冠突骨折 CT 与 MRI

注：患者 38 岁，左冠突骨折 3 d。CT 横断面(A)及矢状面(B)示尺骨冠突骨折，断端稍分离错位；矢状面脂肪抑制 PDWI(C、D)示冠突骨质断裂，轻度错位(白箭头)，周围骨髓片状长 $T_1$、长 $T_2$ 信号，边缘模糊，肱肌腱明显增粗，$T_2$ 信号增高(黑箭头)，周围软组织水肿。

(4) 诊断要点

肘关节脱位作为前提，相关的肘关节不稳定迹象，桡骨小头骨折(损伤三联征)，描述骨块大小(Regan/Morry 分型)，寻找相关韧带损伤。

(5) 鉴别诊断

1) 冠状窝关节游离体：冠突形态、大小正常。

2) 肱骨小头骨折：半圆形骨块，不是三角形。

### 4.7.8 孟氏骨折

尺骨干骨折＋肱桡关节脱位，第 1 次由 Monteggia 于 1814 年描述，最早特定用于描述肱桡关节前脱位，现在包括任意方向的脱位。

(1) 病因

前臂功能受限；垂直暴力作用于伸展的前臂合并暴力旋前，也许可以解释大部分 1 型损伤；垂直暴力作用于屈曲的肘关节，可以解释 2 型与 3 型损伤；直接冲击前臂，可以解释合并尺骨损伤；并发症有环状韧带撕裂(肱桡关节损伤可以引起)、前臂骨间膜损伤。

Bado 分型：1 型，肱桡关节前脱位，尺骨干骨折并向前成角，占 65%的病例；2 型，肱桡关节后或后外侧脱位，尺骨干骨折并向后成角，占 18%的病例；3 型，肱桡关节外侧脱位，近端尺骨干骨折，发生于 5～9 岁儿童，占 16%的病例；4 型，肱桡关节前脱位，尺骨干骨折，桡骨干近 1/3 段骨折，占 1%～5%的病例。

(2) 临床

常见症状/体征：肘关节及前臂近段疼痛及肿

胀，尺骨骨折部位畸形；肱桡关节活动受限，影响旋前、旋后及肘关节屈曲/伸展。其他症状/体征：骨间背侧神经麻痹，如果肱桡关节未复位可能延迟出现，最常见于 Bado 2 型损伤；骨间背侧神经麻痹综合征，疼痛伴前臂旋前、旋后受限，从手掌向下并屈曲的姿势旋后会激发本综合征，限制中指伸直伴有疼痛。成人多于儿童，男性多于女性，1%～2%有前臂骨折。

(3) MRI 表现

肱桡关节前脱位合并尺骨干骨折，尺骨干骨折多位于近段骨干，可以是冠突到骨干中点间的任意部位；尺骨骨折可能是简单骨折也可能是复杂骨折，通常是横断骨折或者轻度的斜形骨折，通常伴有蝶状骨片；尺骨骨折的成角角度随着肱桡关节移位的角度变化(图 4－29)。

(4) 诊断要点

肱桡关节线紊乱，桡骨干中点与桡骨头的连线应该和肱骨小头相交，任何位置的投射都应该这样；肱尺关节脱位的方向应该和尺骨骨折的方向一致；尺骨骨折可能包括尺骨中段。

(5) 鉴别诊断

1) 单纯尺骨干骨折：为直接的冲击损伤，一般成角不明显，骨折伴有软组织损伤。

2) 单纯肱桡关节脱位：可能是先天的。

3) 肘关节前脱位：尺骨骨折通常位于近端与冠突间，冠突及尺骨干通常向前移位。

### 4.7.9 肘关节脱位

尺骨相对肱骨脱位，尺骨脱位往往与肱桡关节脱位相关，单独的尺骨脱位较少见，单独的肱桡

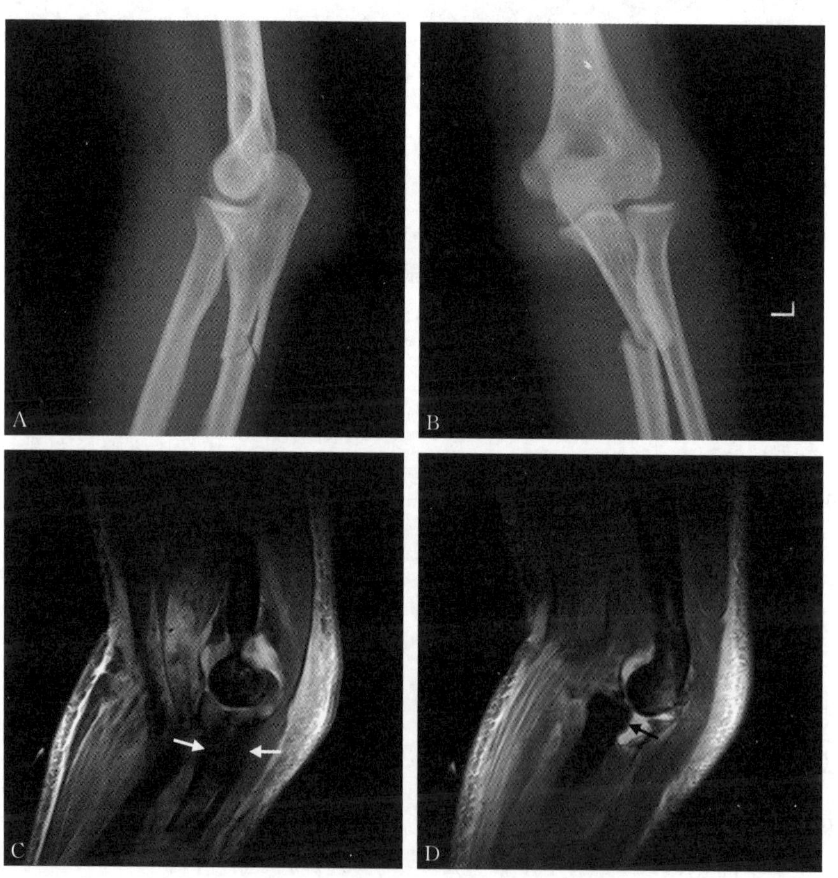


图 4－29 左侧孟氏骨折 X 线、MRI

注：患者 29 岁，左肘外伤。X 线片(A、B)及矢状面 $T_2$WI(C、D)示左尺骨上端骨质断裂，断端错位(白箭头)，桡骨小头向前外方移位(黑箭头)，周围软组织水肿。

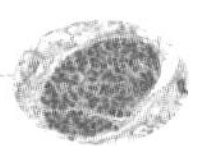

关节脱位并不是真正的肘关节脱位。可以发生于儿童，保姆肘，即肱桡关节半脱位；成人少见，常与尺骨近段骨折（孟氏骨折）相关。

（1）病因

伸手接降落物伴肘关节过伸；肘过度外翻导致，外侧轴位压缩，内侧分离；前脱位可能是因为力直接作用于屈曲肘关节的后方。20%～56%肘关节脱位伴有骨折，肱骨内侧髁骨折最常见，桡骨头和颈骨折其次，冠突骨折多见于成人；韧带撕裂，尺侧副韧带撕裂最常见。

（2）临床

疼痛、肿胀与肘关节变形；后脱位：肘关节屈曲，鹰嘴明显后突；前脱位：肘关节完全伸直，前臂旋后；多见于年轻人，平均30岁；男∶女为(2～2.5)∶1；发生率为6/10万；10%～50%与运动相关，并以儿童多见。

（3）MRI表现

对相关韧带损伤的诊断有价值，如外侧尺副韧带、桡侧副韧带、尺侧副韧带；可以确认骨软骨损伤，如果延迟复位则更常见（图4-30、4-31）。

（4）诊断要点

合并骨折时，复位前或复位后仔细评价冠突骨折的大小及位置；如果复位不满意，CT有助于确定骨片的位置；MRI可以辨别韧带与肌腱的损伤；仔细寻找关节腔内影响完全复位的骨片；描述脱位的方向和/或肱桡关节分离。

（5）鉴别诊断

1）儿童肱骨远端骨骺完全分离：肱尺骨骺正常对应关系仍存在，前臂骨相对肱骨向内侧移位。

2）先天性桡骨头脱位。

3）成人孟氏骨折：肱桡脱位＋尺骨近段成角骨折。

## 4.8 关节内游离体

关节内游离体又称松散碎片、关节鼠。关节腔内有一个或多个软骨、骨或骨软骨碎片，可与滑膜相连或游离于关节内。

（1）病理

急性骨折碎片：正常透明软骨±软骨下骨；慢性碎片：通常骨化，由于矿物质沉积出现片状影（像牡蛎中的珍珠），可附着于滑膜，活动性低，可见增强的滑膜相邻或包绕碎片。

（2）临床

男性多见，最常见的症状是疼痛、活动受限、摩擦音、渗出物、炎症，其他症状包括由于长期摩擦引起的相邻骨的侵蚀。肘关节是关节内碎片第二常见的部位。

（3）MRI表现

$T_1$WI：游离体若含骨髓，中心高信号，边缘低信号；若无骨髓，通常为低信号；除非有大的骨性缺失，否则很难确定供体部位。

$T_2$WI：游离体若含骨髓，中心信号和正常黄骨髓相同；若无骨髓，低信号。

脂肪抑制$T_2$WI：一般在所有序列中都是低信号。

质子密度-脂肪抑制：可识别骨软骨碎片中的软骨部分（图4-32、4-33）。

$T_2^*$GRE：由于皮质骨的伪影，关节内游离体表现得比实际更大，除非有明显的黄骨髓，否则通常为低信号。

$T_1$WI增强＋脂肪抑制：关节内游离体未见增强，可见滑膜明显增强；可识别碎片的滑膜连接点。

磁共振关节造影在以下情况下可以利用：未见明显的关节渗出物，可见大量小碎片。碎片表现取决于其物质组成。

（4）诊断要点

如果是界限清楚的骨软骨缺损，可观察到供体部位，应大体测量缺失和碎片的大小。

（5）鉴别诊断

1）肘髌骨脱位：肱三头肌远端出现籽骨。

2）急性骨折：常伴有关节内碎片。

3）滑膜骨软骨瘤：X线平片上关节内碎片不一定能被看到，在MRI中碎片可能为无黄骨髓信号。

4）滑膜血管瘤：呈管状结构，而不是圆形的。

5）局灶性结节性滑膜炎：一般为一个结节，在膝关节最常见，通常在髌下脂肪。

6）局灶性色素沉着绒毛结节性滑膜炎：含有

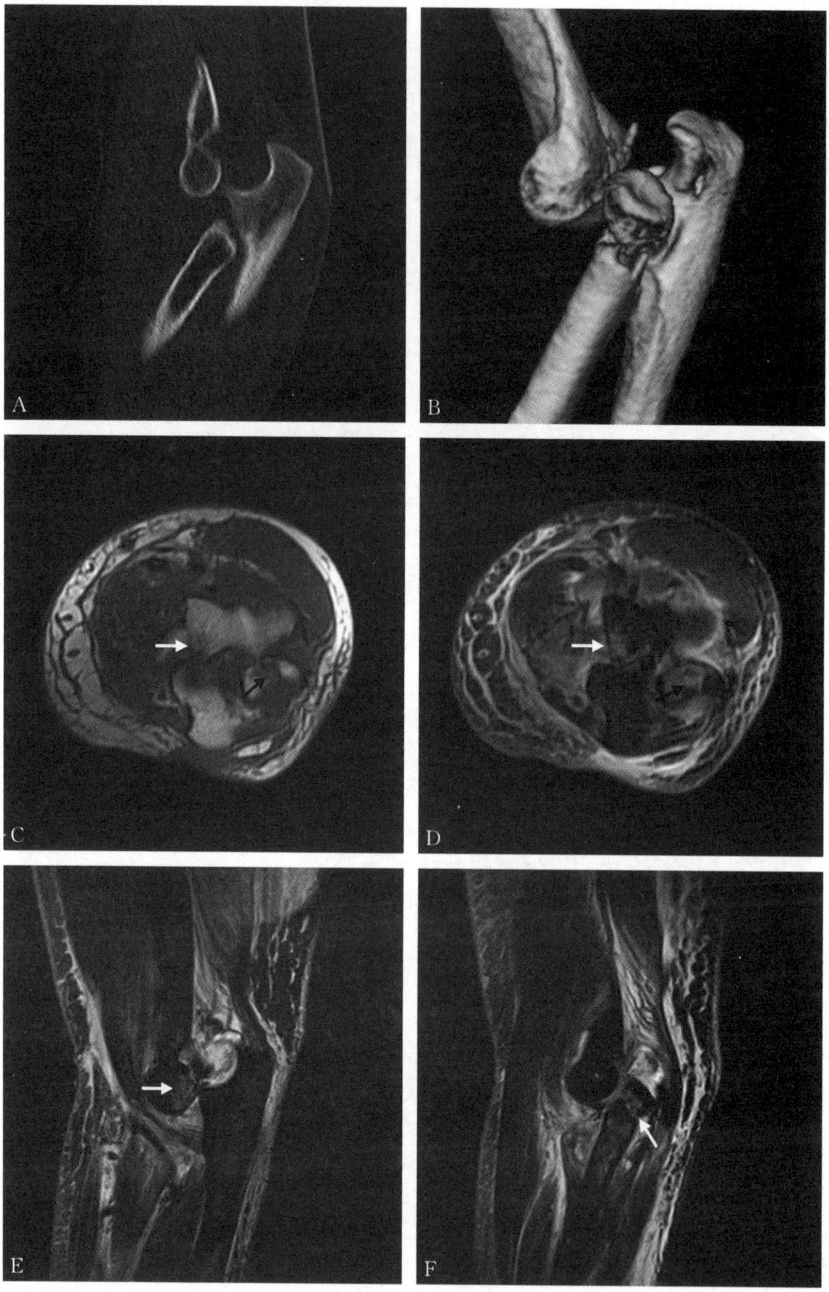

图 4-30　左肘关节后脱位 CT 与 MRI

注：患者 57 岁，肘外伤后。CT 矢状面(A)及三维重建(B)示肘关节失去正常对应关系，尺、桡骨向后方移位，桡骨颈骨质断裂；MRI 横断面 $T_1$WI、质子密度-脂肪抑制(C、D)及矢状面质子密度-脂肪抑制(E、F)示尺、桡骨向后方移位，肱骨滑车后缘骨髓水肿(白箭头)，桡骨颈骨质断裂(黑箭头)，周围骨髓水肿，肱肌腱增粗，$T_2$ 信号增高，周围软组织弥漫肿胀。

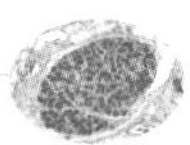

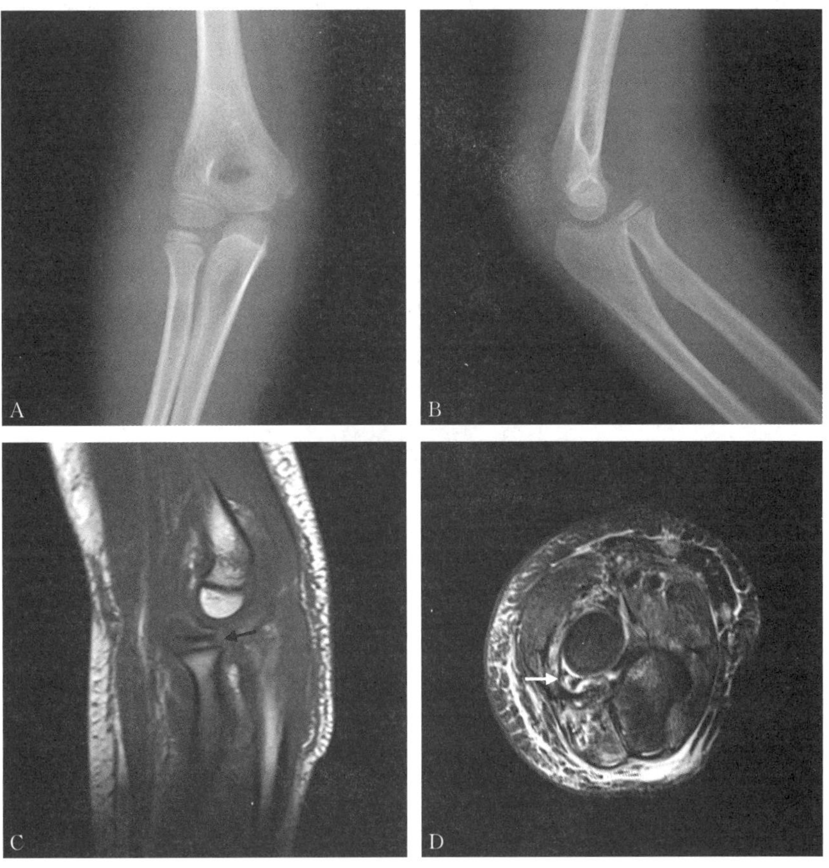

图 4-31 左桡骨小头半脱位 X 线与 MRI

注：患者 8 岁，右肘外伤肿痛 1 d。X 线片（A、B）示桡骨小头与肱骨小头失去正常对应关系，桡骨小头前移；MRI 矢状面 $T_1$WI（A）及横断面质子密度-脂肪抑制（B）示桡骨小头前移（黑箭头），环状韧带后缘不连续（白箭头），关节积液，软组织弥漫性肿胀。

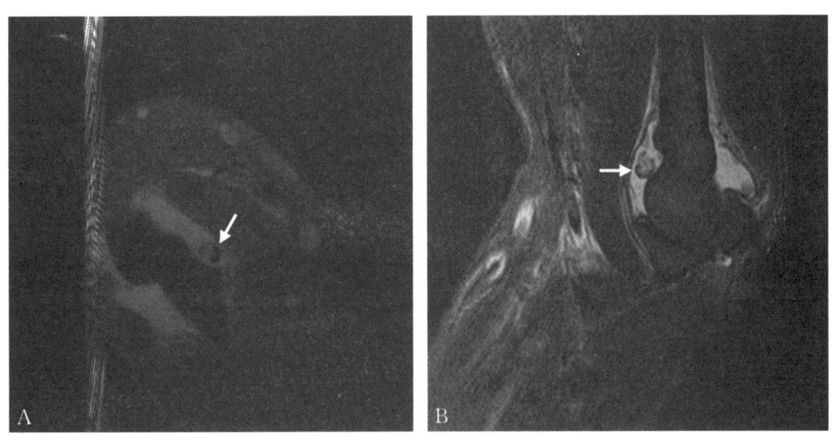

图 4-32 右肘关节游离体 MRI

注：患者 53 岁，右肘疼痛。横断位 $T_2$WI（A）、矢状面质子密度-脂肪抑制（B）示右肘各骨见骨赘，关节积液，关节内游离体呈类圆形短 $T_2$ 信号（箭头）。

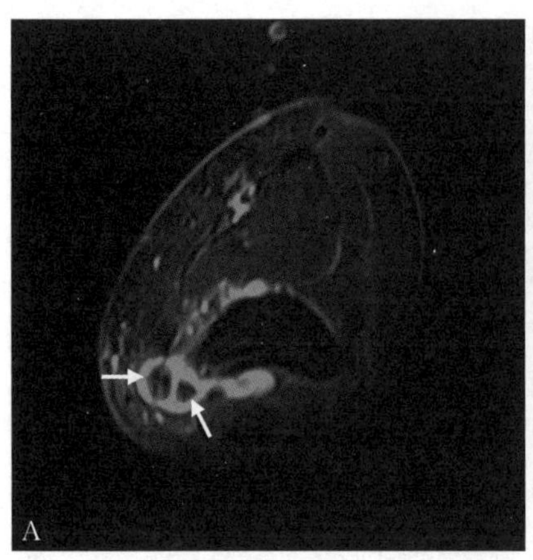
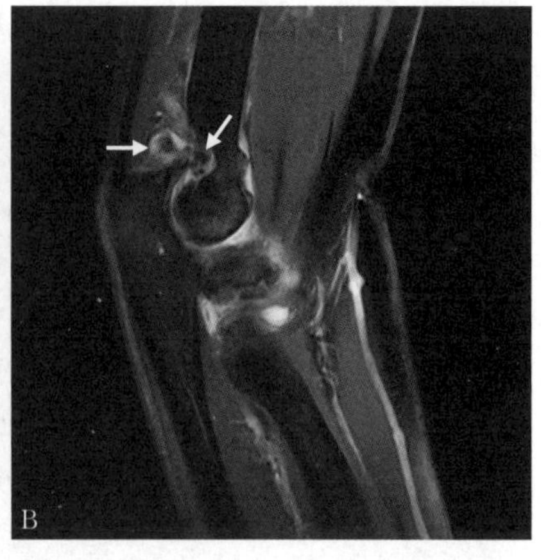

图 4-33　左肘关节游离体 MRI

注：患者 75 岁，左肘疼痛。横断面 $T_2$WI(A)、矢状面质子密度-脂肪抑制(B)示左肘关节诸骨骨赘形成，关节间隙窄，多发类圆形低信号影(箭头)。

含铁血黄素，易与 MRI 中的骨化相混淆，在 X 线平片或 CT 中无矿化表现，常有大量渗出物。

7）树枝状脂肪瘤：叶样滑膜影像处可见明显的滑膜脂肪。

8）滑膜皱襞综合征：线型，与滑膜相连，通常多于一处。

9）气泡(磁共振关节造影)：所有序列都无信号，聚集在关节非依赖部位。

## 4.9　骨关节炎

### 4.9.1　概述

肘关节骨关节炎的影像诊断多应用 X 线和 CT 检查，但是 MRI 检查对骨关节炎的诊断有其自身的特点，包括骨质改变、关节软骨病变、韧带病变、关节腔积液、滑囊及纤维囊病变和关节游离体等。骨质改变包括骨质增生及局部骨赘的形成，软骨下囊变的定位及形态，关节间隙狭窄的程度；关节软骨病变包括关节软骨损伤程度的判定及发生或伴发关节软骨病变的诊断；韧带病变包括肘关节周围韧带的形态、走行、信号的异常；明确关节腔积液、滑膜增厚及滑膜皱襞的形成；游离体形态及数目的显示(图 4-33)等。对于一些发生在肘关节的特殊类型的病变，MRI 具有很好的诊断价值，比如色素绒毛结节性滑膜炎和血友病性关节病等。

### 4.9.2　色素绒毛结节性滑膜炎

色素绒毛结节性滑膜炎(pigmented villonodular synovitis)是一种原因不明的滑膜、肌腱鞘呈黏液囊绒毛样和/或结节状增生性良性病变，以青少年为多见，肘关节少见发生。色素绒毛结节性滑膜炎又称为肌腱鞘巨细胞瘤、黄色肉芽肿、纤维黄色瘤、慢性出血性绒毛滑膜炎等。病因不明，有争论，有认为是滑膜血管或纤维组织源性的良性肿瘤，或是一种非创伤性刺激的炎性反应，可能是脂肪代谢障碍或对血液或血液制品的一种反应。

(1) 病理

滑膜细胞增生，其间有多核细胞和泡沫细胞，增厚滑膜是纤维性基质，含有内皮样细胞和巨细胞，细胞外可见含铁血黄素和脂肪沉积。滑膜增厚可成绒毛样或结节状，其特点是侵及骨软骨下，扩展到血管孔，增加关节内压力引起局限性骨质疏松。

(2) 临床

多见于青少年，肘关节较少发生。

(3) MRI 表现

由于增生的滑膜含有含铁血黄素和脂肪，$T_1$WI 呈低信号，$T_2$WI 信号较 $T_1$WI 信号减低，含脂肪区

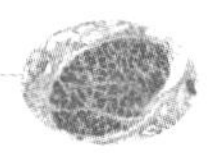

域呈高信号改变；关节内病变区呈斑片状。对于含铁血黄素成分的诊断 $T_2^*$ WI 或磁敏感加权成像(SWI)敏感，呈低信号改变(图 4－34、4－35)。

(4) 诊断要点

影像表现严重而临床症状轻微，关节间隙正常。MRI 示病灶内具有特征性的含铁血黄素沉着。

(5) 鉴别诊断

1) 如软组织肿胀时需与滑膜瘤、滑膜血管瘤、树状脂肪瘤区别。①滑膜瘤：多位于关节囊旁，向关节外扩展，不向关节内生长，钙化常见。②滑膜血管瘤：少见的关节内肿瘤，好发儿童和青少年；关节肿胀，触之柔软，局部骨生长障碍，骨膜新骨形成，关节旁骨质疏松，伴有皮肤血管瘤和软组织静脉炎。③树状脂肪瘤：其特征是滑膜层下脂肪积聚，含有成熟的脂肪组织和纤维成分，呈多发绒毛状突起改变。

2) 如多发骨软骨下囊肿，需与退行性骨关节病、结核性关节病、血友病性关节病鉴别。①退行性骨关节病：骨软骨下囊肿多发生于关节负重面。②结核性关节病：表现为非负重面骨质破坏，早期是关节间隙未见明显狭窄，关节旁骨质疏松显著，骨软骨下囊肿不常见。③血友病性关节病：关节周围软组织密度增高，多发软骨下囊肿破坏，关节间隙狭窄，髁间窝变深、变宽，骨端常增大。

## 4.10 骨软骨炎

### 4.10.1 概述

骨软骨炎(osteochondritis)亦称骨软骨病，它

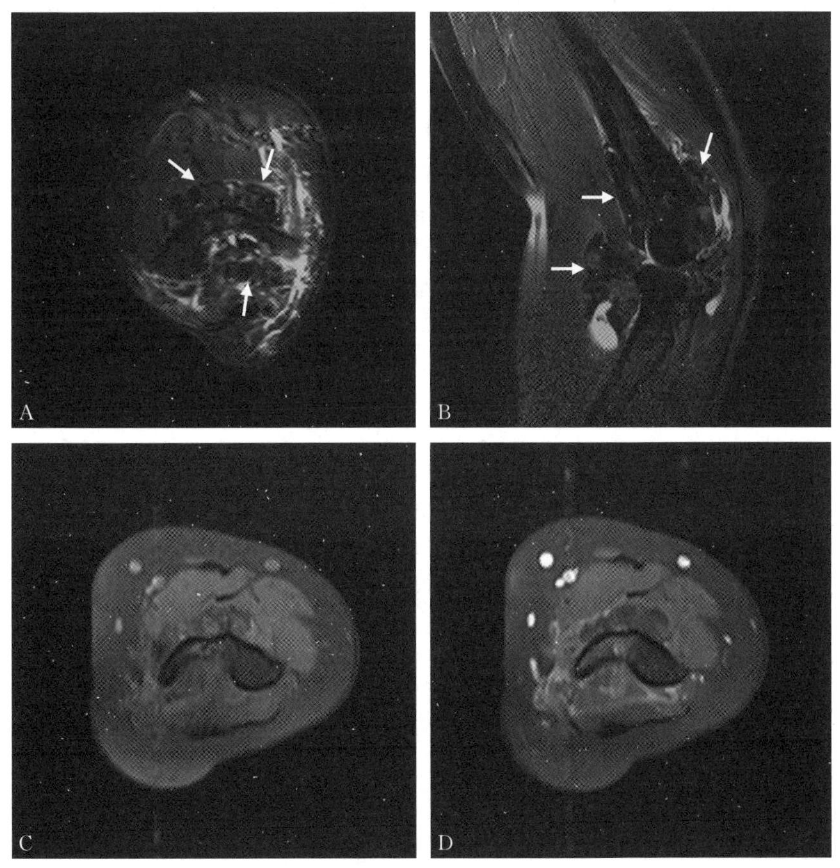


图 4－34 左肘色素绒毛结节性滑膜炎 MRI(1)

注：患者 51 岁，左肘肿痛 5 年。脂肪抑制横断面 $T_2$-多回波 2D(A)、矢状面 $T_2$-多回波 2D(B)显示肘关节内多发不规则团状结节状混杂信号(箭头)，可见明显的 $T_2$ 低信号肌腱，边缘不规则；平扫横断面脂肪抑制 $T_1$WI(C)及增强横断面 $T_1$WI(D)示关节内不规则团状结节呈不均匀强化，部分呈边缘强化。

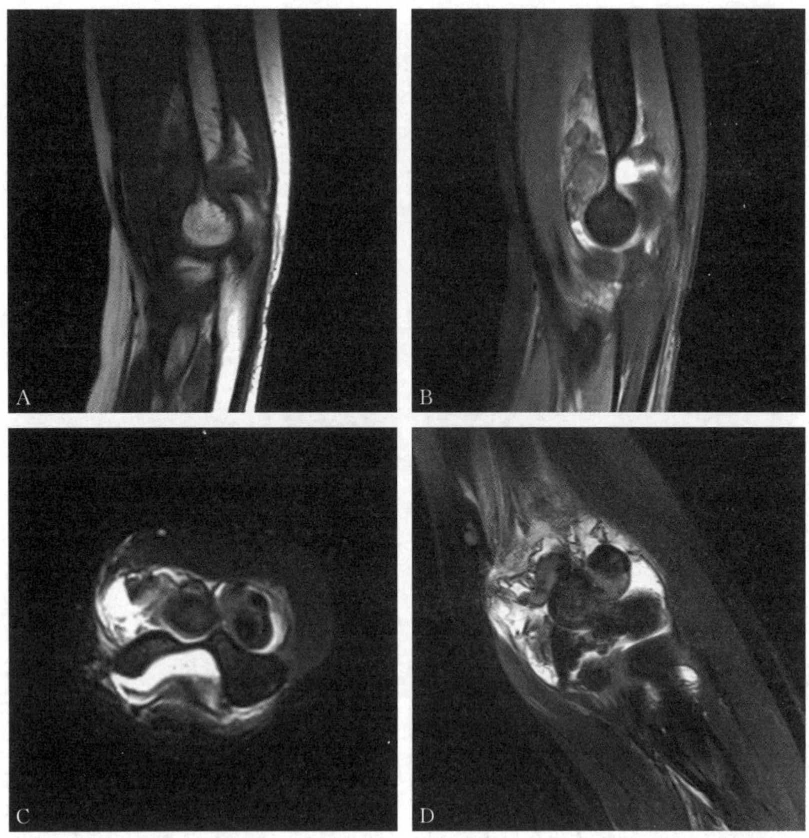


图 4-35　左肘色素绒毛结节性滑膜炎 MRI(2)

注:患者 12 岁,左肘关节肿胀 1 个月。矢状面 $T_1$WI(A)、矢状面 $T_2$WI(B)显示肘关节囊内多发团块状软组织信号影,$T_1$WI 呈等信号,$T_2$WI 呈高低混杂信号;横断面 $T_2$-多回波 2D(C)及冠状面 $T_2$-多回波 2D(D)示关节呈多发结节样 $T_2$ 低信号。

以骨和软骨组织的退变、坏死以及继发的修复和变形为特点。好发于儿童、青少年发育中的骨端和不规则骨的骨化中心。在成年人则常见于肘、足、膝、髋、腕等持重和活动度较大的关节。由外伤、栓塞造成供血中断而引起,此类又称骨缺血坏死;由代谢性疾病、发育障碍或物理、化学因素引起的损害又称无菌性坏死。由于病变中由肉芽组织对坏死的骨、软骨组织进行吸收、清除、修复、机化等炎症反应性骨增生,故仍较广泛称之为骨软骨炎。本病在肱骨小头、肱骨滑车、桡骨小头及尺骨鹰嘴均可发生,肱骨小头骨软骨炎(osteochondrosis of the humeral capitellum)相对常见。

### 4.10.2　肱骨小头骨软骨炎

本病由 Panner 于 1927 年首先报道,又名 Panner 病,临床较少见,投掷运动员和体操运动员易发,患者多为 5～11 岁男孩的惯用手,大多有相应运动外伤史,多为单侧发病,双侧者极少见。

(1) 病理

发病原因目前不十分清楚,外伤、遗传因素、内分泌因素等可能是其病因。目前大多认为外伤所致营养障碍是其重要原因;投掷类动作的外翻应力及体操运动的轴向负荷增加,桡骨小头与肱骨小头之间猛烈冲击、不断冲撞与摩擦造成慢性损伤导致该病发生。

病变主要是肱骨小头缺血坏死性改变,表现为肱骨小头骨骺不规则,表面粗糙、软骨剥落,可形成关节内游离体。镜下见软骨细胞肥大,细胞核碎裂,结缔组织增生并进入坏死区域,成骨细胞逐渐修复坏死区。

(2) 临床

主要是肘关节无力、疼痛、活动受限,肘关节

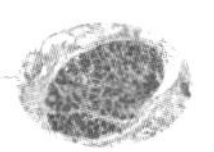

伸直时疼痛明显，旋前、旋后疼痛加重，局部肿胀，关节绞锁。早期可能只限于活动前后痛，活动中不痛。体格检查肱骨小头处肿胀、压痛明显。本病远期预后较好，大多不遗留畸形。

(3) MRI 表现

矢状位及冠状位易于显示。$T_1$WI 示肱骨小头前部凹陷性骨质缺损，信号减低，可有低信号骨碎片充填。$T_2$WI 示骨质内高信号(图 4－36)，在

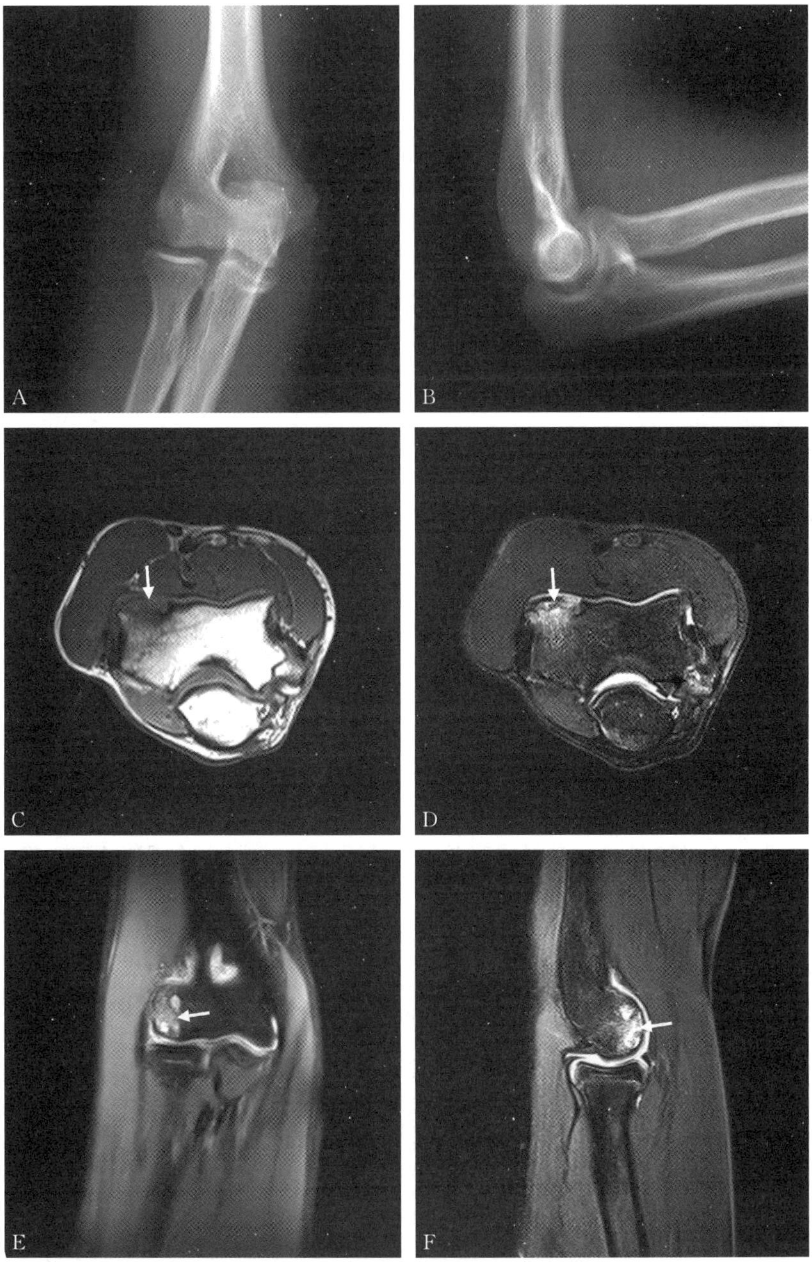

图 4－36 右肘骨软骨炎 X 线与 MRI

注：患者 15 岁，右肘疼痛 1 年。肘关节 X 线正侧位(A、B)示肱骨外髁不规则囊状低密度影，边界不清，密度欠均匀；MRI 横断面 $T_1$WI(C)、横断面质子密度-脂肪抑制(D)、矢状面质子密度-脂肪抑制(E)、$T_2$WI 冠状面(F)示肱骨外髁前缘局部软骨不连续，关节软骨下可见不规则长 $T_1$、长 $T_2$ 信号(白箭头)，$T_2$ 脂肪抑制序列高信号，周围水肿明显。右肱骨内上髁片状长 $T_1$、长 $T_2$ 信号，内侧副韧带增粗(黑箭头)，$T_2$ 信号增高。

骨碎片和肱骨小头之间可见曲线样高信号的液体或肉芽组织，其在矢状位脂肪抑制 $T_2WI$ 显示明显。关节腔内中等量积液。关节旁软组织肿胀。Gd-DTPA 增强病变区呈均匀强化。随诊复查，病变区可显示脂肪高信号及低信号骨硬化环。

（4）诊断要点

矢状面及冠状面观测到肱骨小头形态不规则，周围骨髓水肿，关节内游离体，结合临床病史易于诊断。观测本病，宜与对侧对比。

（5）鉴别诊断

本病主要应与剥脱性骨软骨炎鉴别。本病多发生于 10 岁之前，即发生在未融合的骨化中心，1～3 年影像上即恢复较好；而剥脱性骨软骨炎发生于较大的青少年或成人。

## 4.11 软骨损伤

### 4.11.1 概述

软骨损伤包括骨软骨剥脱、骨软骨炎、骨软骨骨折、软骨骨折、骺分离、软骨退变等。

（1）病理

肉眼观察可有下列改变：关节软骨面凹凸不平，有时呈蟹肉丝（crabmeat fibrillation）样；或坏死软骨塌陷，失去正常的光泽，变为黄色或棕褐色。轻者关节软骨局部粗糙、裂隙、增厚或变薄；中度者坏死软骨脱落，形成软骨溃疡；重者的全层软骨坏死、剥脱直达骨面。软骨损伤主要是关节软骨退行性变或坏死。坏死变性为软骨基质原纤维显现。软骨坏死有凝固性坏死和黏液样变性或液化性坏死。

软骨坏死后继发病理改变有：坏死周围存活的软骨细胞呈巢状增生，在一个软骨囊内形成软骨细胞团。软骨坏死物是由来自骨髓的新生血管和肉芽组织对坏死物吸收、移除，而后钙化和骨化。

（2）MRI 表现

MRI 可以清晰地显示骨软骨骨折、软骨骨折及骺的分离、错位情况（图 4-37、4-38）。MRI 也可显示出关节软骨坏死的原发病理改变。凝固性软骨坏死时，$T_1WI$ 显示较差，呈低信号改变，在脂肪抑制 GRE 序列关节软骨呈高信号，坏死组织呈中低或低信号。软骨黏液样变性或液化坏死 $T_2WI$ 呈高信号。GRE 序列关节软骨呈高信号，黏液样变性或液化坏死以及关节积液均为高信号。关节软骨下囊肿 $T_2WI$ 和 GRE 序列均呈高信号改变；软骨坏死经常伴有关节积液或滑膜增厚。

### 4.11.2 肘关节剥脱性软骨炎

临床上肘关节剥脱性软骨炎多见于青年男性，从事投掷、网球、羽毛球等项目的运动员及体育爱好者，由于反复用力屈伸、旋转肱桡关节，过

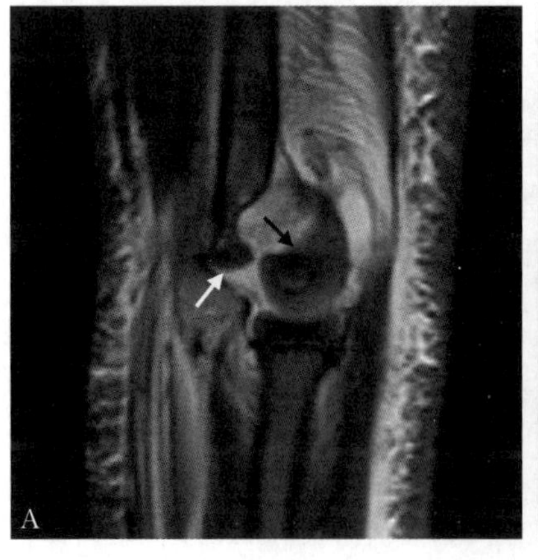


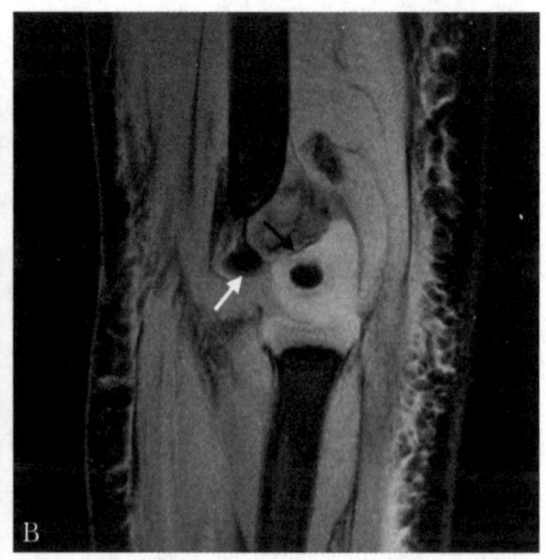


图 4-37 肱骨小头骨骺软骨分离 MRI

注：患者 2 岁。矢状面质子密度-脂肪抑制（A）、矢状面 $T_2$-多回波 2D（B）示肱骨小头骨骺软骨（黑箭头）与干骺端（白箭头）分离，骨骺软骨向背侧移位，周围软组织弥漫性肿胀。

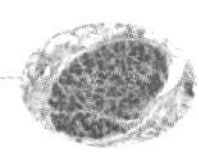

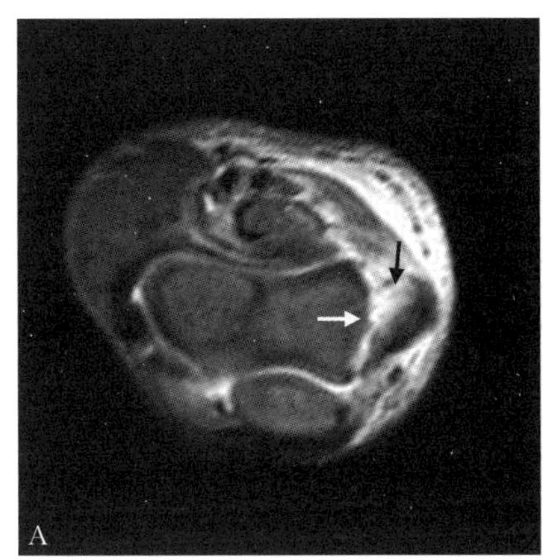

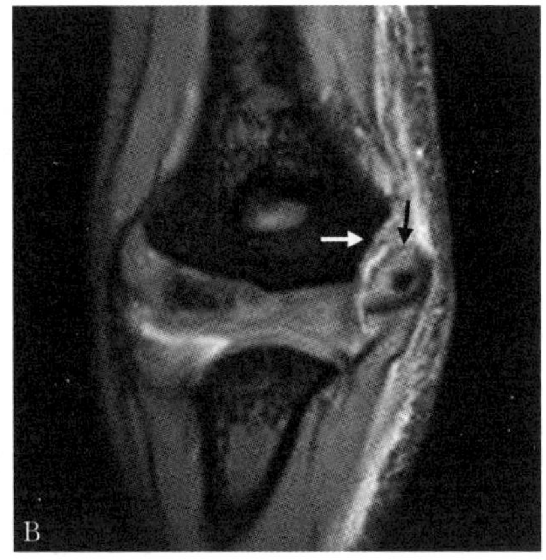

图 4-38 肱骨内上髁骨骺软骨分离 MRI

注：患者 10 岁。横断面(A)与冠状面(B)质子密度-脂肪抑制示肱骨内上髁骨骺软骨(黑箭头)与干骺端(白箭头)分离，骨骺软骨向内下移位，周围软组织弥漫性肿胀。

度压力、剪切力导致肱桡、肱尺关节软骨缺血性坏死，病变部位与周缘正常组织分离，软骨瓣松动自软骨下骨表面剥脱，最终形成关节内游离体，一般约 0.5 cm 厚，宽度不超过 1 cm。

(1) 病理

病理上坏死的骨被周围的肉芽组织清除及修复，使坏死的骨块与其覆盖的关节软骨一起脱落，变成骨性游离体。游离体在关节内可以变小、消失，也可以被滑膜包绕并供血再生而增大和光滑。缺损的关节面由纤维软骨填充。当死骨周围被清除，由纤维结缔组织相连时，死骨块并不从骨巢脱落，形成一个不游离的，但在 X 线影像上表现为“游离”的骨片。

(2) 临床

肘关节剥脱性软骨炎常见于肱骨小头。临床表现为关节外侧钝性疼痛、屈伸障碍，尤以伸肘功能受限为主，伴有绞锁等机械症状。部分患者保守治疗(避免负重)可获痊愈，如无效需手术治疗。肱骨小头剥脱性骨软骨炎的发生机制是桡骨和尺骨反复撞击肱骨远端而发生局灶性骨与软骨坏死。当骨髓生长的肉芽组织在坏死骨周围进行吸收移除时，可发生死骨片脱落，游离在关节内。

(3) MRI 表现

MRI 可以准确的显示软骨剥脱的部位，表现局限性骨软骨缺损，矢状位和冠状位显示佳，可以很好地显示关节面软骨的缺失或不完整、是否有骨折线、是否有软骨下骨髓水肿。如遇儿童剥脱性软骨炎，需观察骨骺的信号特点(图 4-39)。

MRI 早期显示为肱骨远端局限性骨坏死，其周围 $T_1$WI 呈低信号，$T_2$WI 呈稍高信号；不稳定期 $T_2$WI 表现死骨周围呈高信号，形成骨折片与骨分离。因死骨片周围有肉芽组织吸收带，故经静脉注射 Gd-DTPA 后有明显强化。

(4) 诊断要点

多发生于青春期，男性较多。注意评估软骨受损程度及移位情况。

(5) 鉴别诊断

肱骨小头骨坏死：常见于成年人，偶见于幼小儿童，无剥脱性骨折片；增强扫描肱骨小头骨坏死表现为均匀强化。

## 4.12 滑膜皱襞病变

主要为肘部滑膜皱襞综合征(滑膜皱襞、滑膜棚架、肱桡半月板)。

(1) 病理

由于反复创伤，导致局限性滑膜增厚，可能伴有肱骨小头和/或桡骨头软骨变薄。大体病理与手术可见从关节滑膜内面开始的三角形或搁架样

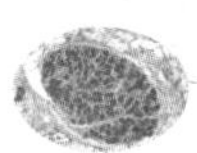

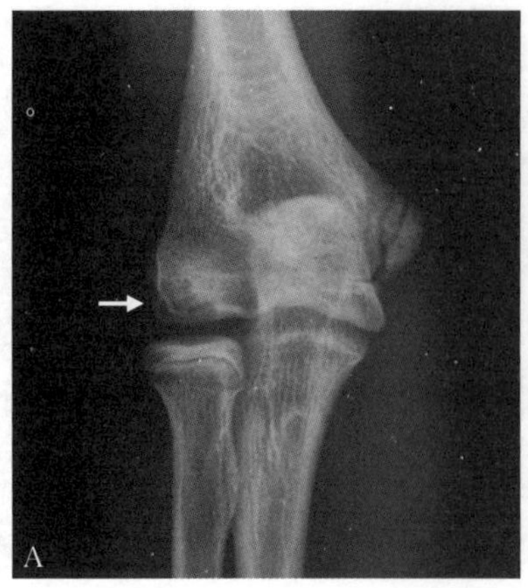

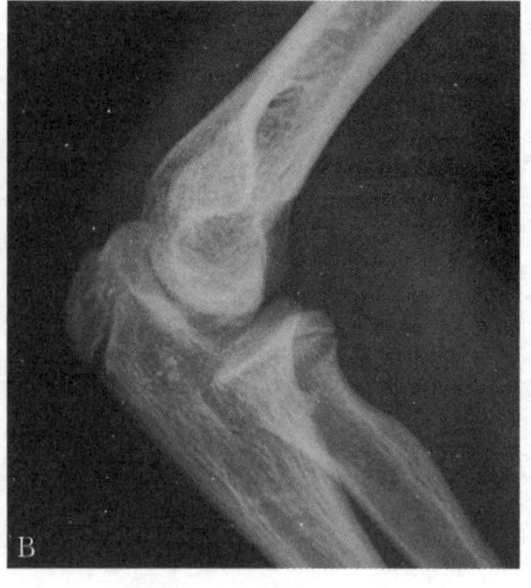

图 4－39　肱骨小头剥脱性软骨炎 X 线

注：患者 12 岁。肘关节正位平片(A)显示肱骨小头软骨下骨塌陷(箭头)，局部密度不均，结构紊乱；肘关节侧位平片(B)显示肱骨小头与肱骨滑车重叠，局部密度不均、骨小梁紊乱。

增厚的纤维滑膜，三角形皱襞邻近滑膜的增厚部分变薄，部分突入关节。

(2) 临床

肘侧部疼痛，伸展时加重；肘部屈曲/内旋时发出响声，活动受限。病变切除后预后常较好，若切除前有肱桡关节处骨性关节炎，切除后可有骨性关节炎残余。轻微患者予保守治疗(休息、非甾体类抗炎药)，后期需手术切除。

(3) MRI 表现

位于肱桡关节滑膜侧后部，三角形、带状或环形滑膜影突入肱桡关节，厚度 1～5 mm，直径多变(图 4－40)。可伴有肱骨小头或桡骨头部位的软骨变薄。

(4) 诊断要点

与关节内游离体的鉴别，注意滑膜皱襞的厚度，邻近关节的软骨损伤，骨髓水肿。

(5) 鉴别诊断

关节内游离体，更圆；正常多余滑膜，不做磁共振关节造影很难被观察到；局限性滑膜炎，可有 $T_2$WI 高信号和增强后强化。

## 4.13　滑囊炎

### 4.13.1　概述

由于滑囊在 MRI 上可能与囊肿或其他病变

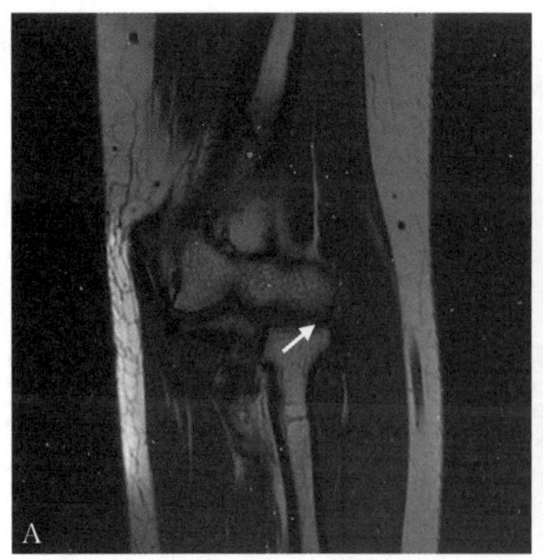

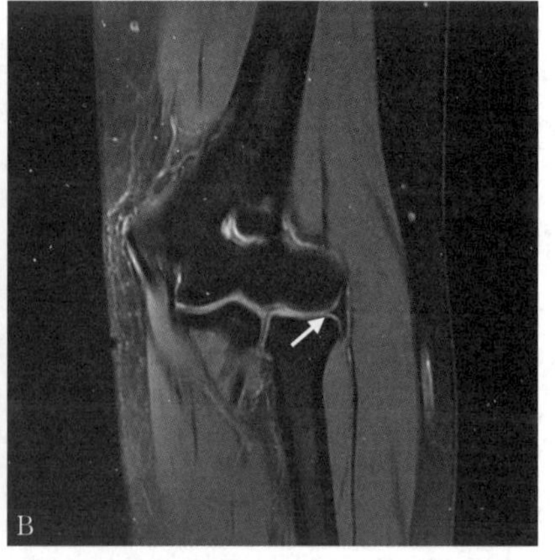

图 4－40　左肘滑膜皱襞综合征

注：患者 32 岁。MR 冠状面 $T_1$WI(A)、冠状面 $T_2$WI 压脂(B)示：肱桡关节滑膜呈三角形突入肱桡关节间隙，呈低信号(箭头)。

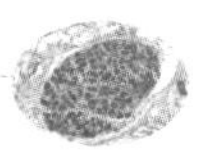

混淆，所以在此重点阐明肘关节周围几个重要的深、浅层滑囊。浅层滑囊包括鹰嘴滑囊和肱骨内、外上髁滑囊。鹰嘴滑囊可能见于 3 种位置，最常见的是皮下鹰嘴滑囊。尺骨鹰嘴区还有腱膜内滑囊和腱膜下滑囊。肱二头肌桡侧腱处的腱膜下滑囊在横断面、矢状面 MRI 上显示最好，不应与肘关节积液混淆。单纯肘关节积液时，由于肘关节前间隙内并无液体积聚，可以鉴别感染性滑囊与单纯性关节积液。另外，两个浅层滑囊（肱骨内、外上髁滑囊）不应与内、外侧副韧带的断裂或撕裂混淆。

（1）病理

滑囊外层为致密结缔组织，内层为滑膜，生理情况下滑囊内含少许滑液，以其增加肌肉与骨骼间的润滑，减少摩擦，促进其运动的灵活性。当滑囊受到过量的摩擦、压迫、感染、关节病变等，滑囊壁出现炎症反应，造成滑膜水肿、充血，一般渗出液增多以致滑液增多，即形成滑囊炎，并可形成囊肿。囊壁水肿、厚薄不一，可见梭形纤维细胞、淋巴细胞、浆细胞及单核细胞浸润等炎症细胞浸润。

（2）临床

患者临床表现为肘部缓慢增大的肿物，质韧，伴有不同程度的疼痛，部分可因压迫等原因导致前臂、手部感觉与运动障碍。

（3）MRI 表现

滑囊积液，边界清晰，呈长 $T_1$、长 $T_2$ 信号（图 4－41）。滑囊正常情况下在 MRI 上不显示，发生炎症或有积液充填时，$T_2$WI 或 GRE 序列图像上才能够清晰显示。此时滑囊表现为边缘清晰的均匀高信号结构。滑囊炎或积液可由外伤、感染、滑膜炎或痛风引起。

### 4.13.2 鹰嘴滑囊炎

（1）临床

好发于学生、飞镖投掷者、矿工的肘部。常见鹰嘴后局限性膨胀，常无疼痛，境界清楚。

（2）MRI 表现

鹰嘴后皮下组织局灶性积液，典型征象符合简单流体表现（图 4－41、4－42），当发生出血、感染、晶体性关节炎时，为复杂流体表现。

（3）诊断要点

结合临床有无外伤、感染、关节炎、滑膜炎或痛风等疾病，滑囊积液，边界清晰；滑膜外周可见强化，积液中央区无强化。

（4）鉴别诊断

1）肱三头肌腱病/撕裂：肱三头肌异常信号延伸到相邻软组织。

2）血肿：在 MRI 上为特征性血液信号。

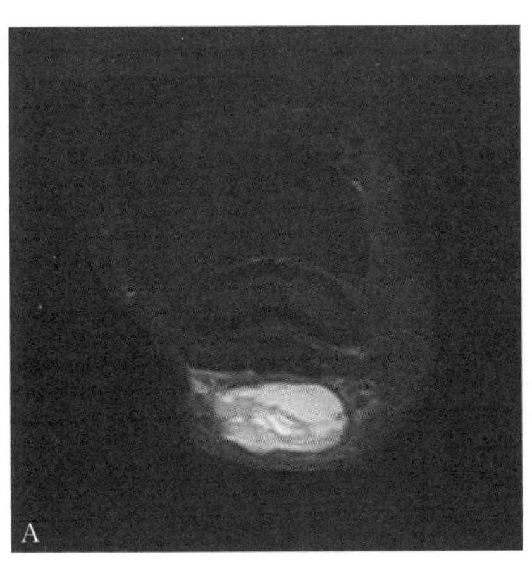

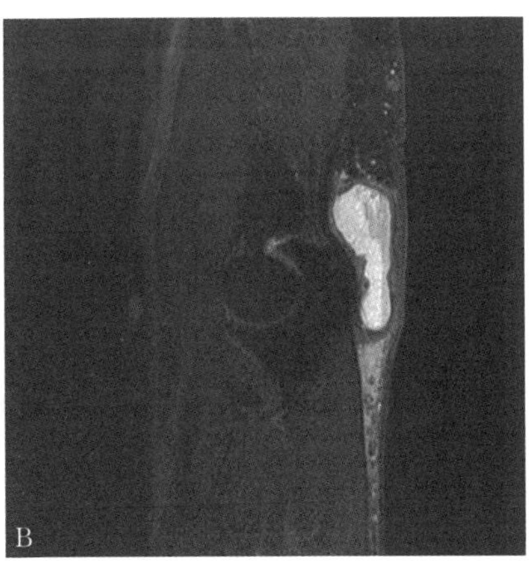

图 4－41 鹰嘴皮下滑囊炎 MRI

注：患者 64 岁，右肘后肿物 2 年，肘后常摩擦。横断面（A）及矢状面（B）$T_2$WI 示鹰嘴皮下囊积液，滑囊囊壁局部增厚。

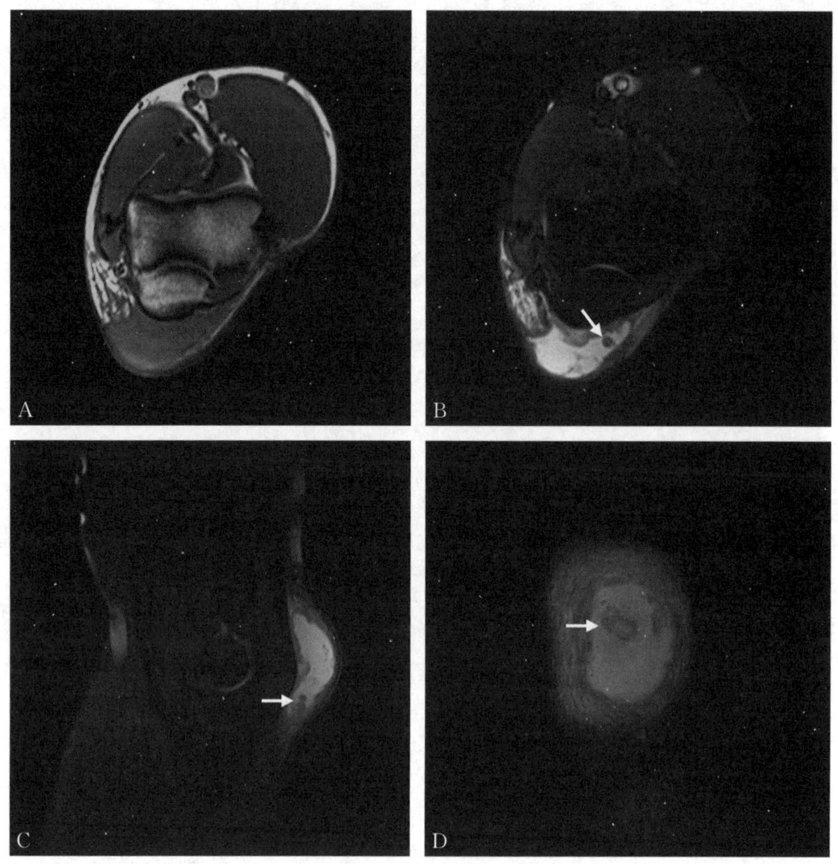


图 4－42　右肘鹰嘴皮下滑囊炎 MRI

注：患者 34 岁，右肘关节疼痛 15 d，发现肘关节肿物 7 d。横断面 $T_1$WI(A)、横断面 $T_2$WI(B)、矢状面 $T_2$WI(C)及冠状面 $T_2$WI(D)示鹰嘴皮下滑囊等 $T_1$、长 $T_2$ 信号，滑囊囊壁增厚，囊腔内信号不均匀，$T_2$ 脂肪抑制囊腔内可见斑点样低信号（箭头）。

## 4.14　神经性病变

### 4.14.1　尺神经损伤

尺神经纤维起自 $C_8$、$T_1$ 神经根。臂丛内侧束在发出正中神经的内侧头和臂内侧皮神经、前臂内侧皮神经后即延续为尺神经。在肱骨内上髁上方 8 cm 水平，尺神经穿过 Struthers 弓，至尺神经沟，其浅面有尺侧腕屈肌的纤维膜，形成肘管。出肘管至前臂时，先行于尺侧腕屈肌肱骨头和尺骨头之间，后经指深屈肌浅面、尺侧腕屈肌深面下行至腕部。在前臂尺神经与尺动、静脉伴行，在腕部于豌豆骨桡侧，尺神经位于腕横韧带浅侧，分为深、浅两支。肘管内侧壁是肱骨内上髁，外侧壁是鹰嘴，下壁是尺侧副韧带后方的肘关节囊，顶壁是 Osborne 韧带。尺神经在肘管内受卡压可导致肘管综合征。

（1）病因

1）使用过度：反复的外翻压力（如投掷运动员），对神经有牵引和摩擦损伤；尺侧腕屈肌肥厚。

2）半脱位：肘部屈曲时，尺神经突然跳出鹰嘴内侧槽，可能和 Osborne 韧带纤维不足或鹰嘴槽过浅有关。

3）外来压力：手术期或围手术期、睡眠性麻痹、Osborne 韧带原发性增厚。

4）创伤：比如操作电钻者。

5）骨化异常：骨赘、骨折或畸形愈合、关节内

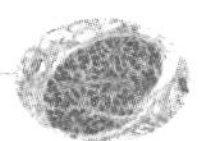

游离体。

6）肌肉异常：包括滑车上肌和肱三头肌形态及走行的异常。

7）肿块性病变；淋巴结病变、尺侧返动脉动脉瘤、腱鞘囊肿、骨软骨瘤、肿瘤等。

8）感染性病变等。

（2）临床表现

常为成年人，多见于从事投掷运动者；多表现肘内侧痛，屈肘时加重，伴有掌指内侧麻木和感觉异常；可伴有掌内侧肌、第二横向蚓状肌、拇对掌肌、拇短屈肌浅头肌力减弱；爪形手畸形；可出现尺神经半脱位，屈肘时患者听到肘内侧弹响声。多采用保守治疗，如治疗无效，采用手术治疗。

（3）MRI 表现

尺神经正常时在肘管内呈圆形，尺神经受压时变扁，肿胀时较正常增粗、体积增大，于 $T_2$WI 信号增高（图 4－43、4－44）；注射钆剂，病变明显增强，如有神经肿瘤时增强更明显；可引起肘管内尺侧返动脉或静脉的增粗，以及周围淋巴结的改变；由于横向支持韧带纤维化，导致其不规则增厚；可引起指深屈肌、尺侧腕屈肌、掌内肌的水肿，严重者导致其脂肪变性、萎缩。屈肘成像有利于判定尺神经是否存在半脱位。

（4）诊断要点

仔细观察尺神经的走行及形态，以及周围的组织结构。

（5）鉴别诊断

1）尺侧返动、静脉：可出现在肘管内，常被误认为是异常神经。

2）淋巴结：多呈圆形或椭圆形，孤立，无连续性。

3）腱鞘囊肿：多呈圆形或椭圆形，无强化。

### 4.14.2 正中神经损伤

正中神经起自臂丛（$C_6$～$T_1$）外侧束的外侧根与来自内侧束的内侧根合并而成。两根呈叉状夹持腋动脉的下部。正中神经沿肱二头肌内侧沟伴肱动脉下降至肘窝，穿过旋前圆肌，在前臂正中于指浅、深屈肌之间下行至腕部。然后自桡侧腕屈肌腱和掌长肌腱之间进入腕管，在掌腱膜深面达手掌。正中神经在臂部一般不发分支，在前臂发出肌支，支配除肱桡肌、尺侧腕屈肌和指深屈肌尺侧半以外的前臂其他屈肌。在手掌近侧部发以短粗的肌支即正中神经返支，在手掌发出数支指掌侧总神经，每一指掌侧总神经下行至掌骨头附近，又分为两支指掌侧固有神经。正中神经干在肘部以上损伤，运动障碍表现为前臂不能旋前，屈腕力减弱，拇指、示指不能屈曲，拇指不能对掌。鱼际萎缩，手掌变平坦。感觉障碍以拇指、示指和中指的远节为甚。

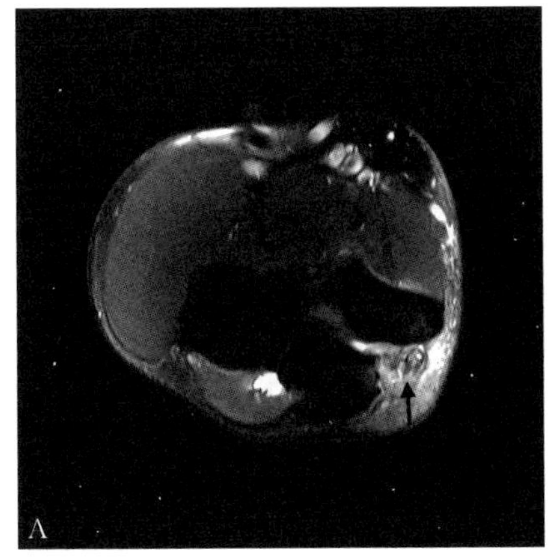

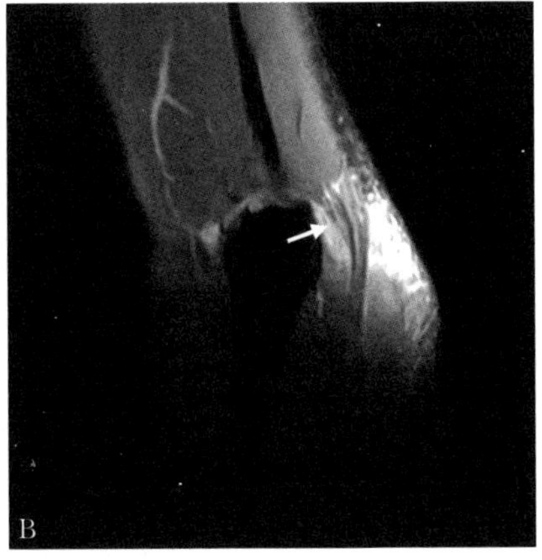


图 4－43 右肘尺神经损伤 MRI（1）

注：患者 38 岁，右肘疼痛 2 个月。横断面（A）及冠状面（B）$T_2$WI 示尺神经增粗，信号增高（箭头），周围软组织水肿。

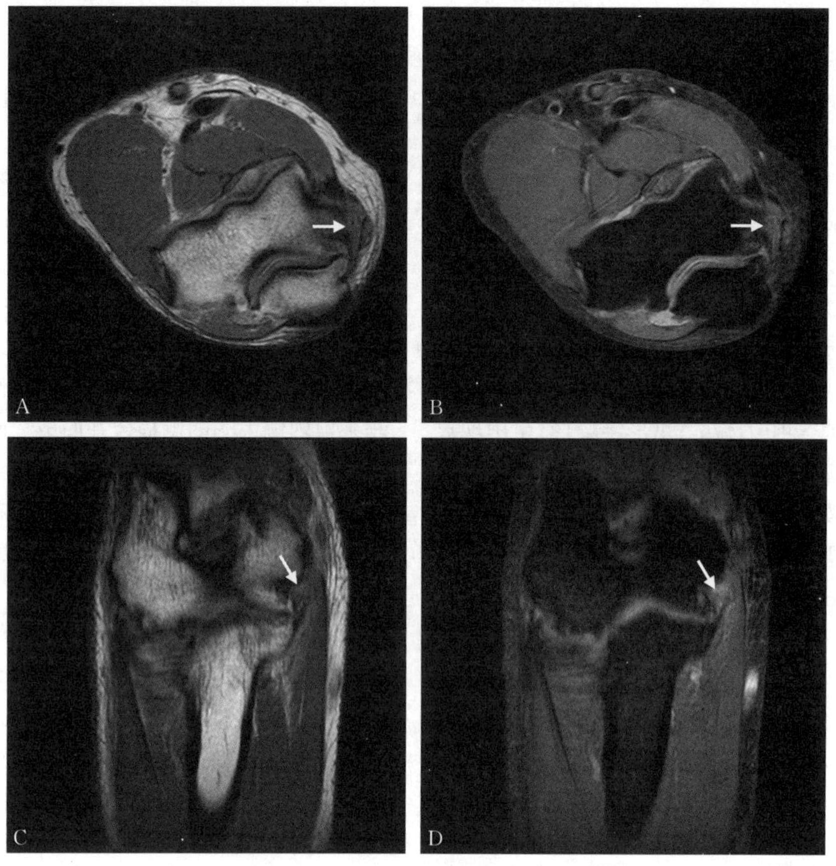


图 4-44　右肘尺神经损伤 MRI(2)

注：患者 58 岁，右手环指、小指麻木伴握力减弱 4 个月。横断面 $T_1$WI(A)及脂肪抑制 PDWI(B)、冠状面 $T_1$WI(C)及脂肪抑制 PDWI(D)示肱骨滑车内缘骨赘明显，尺神经沟变窄，尺神经受压外移，局部增粗，$T_2$ 信号增高(箭头)。

(1) 病因

1) 肘关节长期受压，如创伤、挤压伤、蜜月麻痹症等。

2) 过度使用，长期从事肘关节、胳膊使用的运动员、工人、演奏家等。

(2) 临床

正中神经损伤，如发生于儿童，多与创伤有关；如发生于成人，多与长期反复过度运动有关。其会引起骨间前神经综合征、旋前圆肌综合征、髁上走行综合征等。骨间前神经综合征是指拇长屈肌和第二、三指指深屈肌失神经支配，伴或不伴有旋前圆肌受累；旋前圆肌综合征是指正中神经受挤压，导致其支配部位出现疼痛，伴或不伴有感觉的异常；髁上走行综合征是由于 Sttuthers 韧带的压迫所致，其韧带起自髁上，也见于髁上骨折。

(3) MRI 表现

早期 $T_1$WI 无异常，$T_2$WI 可见周围肌肉肿胀，出现高信号；晚期可见肌肉萎缩、脂肪信号浸润，残余肌肉信号内可见 $T_2$WI 高信号。

(4) 诊断要点

注意观察正中神经支配区肌肉的形态及是否出现肌肉萎缩。

(5) 鉴别诊断

创伤性肌肉水肿，其不在正中神经支配的肌肉内出现；臂丛神经炎等。

### 4.14.3　桡神经损伤

桡神经损伤为桡神经或其肘部分支的压迫性神经病，又称桡管综合征、旋前肌桡侧综合征、骨间后神经综合征。桡神经起自臂丛后束

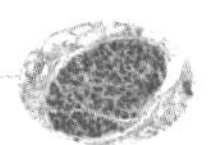

($C_5$～$T_1$)；在肘窝桡神经从肱肌和肱桡肌之间通过，桡神经在旋后肌处分为桡神经感觉支和深部运动支；运动支在桡腕关节近端进入桡管；深入筋膜，与桡腕关节囊相邻；通过 Henry 结节(桡侧返动脉及并行静脉)，深入桡侧腕短伸肌纤维边缘；人群中 30%～50%可见通过 Frohse 弓(旋后肌的肌腱起始部)，从旋后肌深头和浅头之间通过。

(1) 病因

1) 桡神经受压，如创伤、挤压伤，肿瘤或肿瘤样病变等。

2) 过度使用，长期从事肘关节活动的工人、演奏家等。

(2) 临床

临床中桡神经损伤多见于儿童或成年人，男性多于女性；多见于肘关节过度使用或各种原因导致的桡神经受挤压。根据桡神经常见受挤压的部分，分别可以发生桡神经近端损伤、桡管综合征、Wartenberg 综合征。

(3) MRI 表现

早期 $T_1$WI 无异常，$T_2$WI 可见桡神经及其分支支配区肌肉肿胀、出现高信号；晚期可见肌肉萎缩、脂肪信号浸润，残余肌肉信号内可见 $T_2$WI 高信号。

(4) 诊断要点

桡神经或骨间后神经支配肌肉的失神经支配改变，注意其支配肌肉的形态及信号改变。

(5) 鉴别诊断

1) 伸肌腱病：肱骨外上髁水平疼痛，而不是其远端，MRI 上可见伸肌腱形态及走行异常。

2) 局限性肌肉损伤：常由创伤引起，并不与桡神经及其分支支配的肌肉一致。

## 4.15 治疗后改变

肘关节治疗后改变在临床上主要是骨损伤后改变常见，常规应用 X 线片或 CT 观察即可，但肌腱、韧带损伤，X 线检查无法较好观察，MRI 是其最合适的影像方法。

### 4.15.1 肱骨上髁炎术后改变

肱骨外上髁炎较肱骨内上髁炎更为常见，发病比率为(3～8)∶1，多发生于青中年人群，男女发病率相近。多数人有特殊职业史，青年患者多见于网球运动员、高尔夫球运动员等，中年患者多见于砖瓦工、厨师、搅拌工人和家庭妇女等手工劳动者。

(1) 病理

肱骨内上髁炎通常累及桡侧屈肌腱和旋前圆肌腱起始处，常伴有尺侧副韧带、尺神经病变。肱骨外上髁炎首先累及桡侧腕短伸肌起始部，随后累及指伸肌(约 35%)，还常常有桡侧副韧带损伤。

早期改变为术后反应性炎症改变，随后肉芽组织增生、肉芽组织成熟老化为瘢痕组织。

(2) 临床

除了急性损伤的肌腱损伤，大多数肱骨上髁炎患者通过制动、理疗、抗炎药物、局部封闭治疗等非手术疗法，治疗成功率约为 90%。部分经非手术疗法症状无法缓解的患者可以采用手术疗法，包括修复或减压、切除病变肌腱，采取开放性手术或关节镜手术，也有经皮伸肌腱切除术。肱骨外上髁炎切除及修复术后结果较好，成功率可达 90%；肱骨内上髁炎则有约 50%的成功率。手术后由于肌腱松解可有相应肌肉乏力。

(3) MRI 表现

术后早期伸肌总腱和屈肌总腱连续性完整，形态增粗、欠规则，手术区域炎症改变，$T_2$WI 信号增高。病程延长，可见肌腱增粗，所有序列均为低信号，可见少许手术瘢痕。病变组织切除不完全可能会有类似肌腱撕裂的表现。

(4) 诊断要点

注意肌腱连续性是否中断等再撕裂表现。注意肱骨上髁炎是否伴有韧带病变，尤其是对于某些术后仍有疼痛的患者尤为重要，韧带病变会进一步破坏术后患者肘关节的稳定性。

(5) 鉴别诊断

注意手术区域存在的金属伪影干扰 MRI，尤其是 GRE 序列成像。注意术后炎症改变与感染的鉴别。

### 4.15.2 肘关节外侧副韧带重建

肘关节外侧韧带主要是由桡侧副韧带、外尺侧副韧带、环状韧带组成的外侧副韧带复合体，因桡侧副韧带、外尺侧副韧带对肘关节稳定性起主要作用，故临床上以桡侧副韧带、外尺侧副韧带修复重建常见。

(1) 病理

大体可见尺、桡骨近端向肱骨远端后方移位，外侧韧带松弛，内侧韧带挛缩，关节囊继而发生损伤。镜下见韧带重建早期改变为术后反应性炎症，随后肉芽组织增生、瘢痕形成。

(2) 临床

桡侧副韧带、外尺侧副韧带损伤可导致肘关节疼痛、弹响等不适，尤其在伸肘时，严重者出现后外侧及后内侧旋转不稳定、一过性肱尺关节旋转半脱位以及继发性桡肱关节脱位，有症状的旋转不稳定即可考虑手术治疗，有缝合锚定术、移植术。

(3) MRI 表现

冠状位易于显示，外尺侧副韧带可能需要矢状位 20°后斜成像更有利于显示。早期韧带信号不均匀，但随着时间的推移，韧带增厚、信号逐渐减低。相应附着点可能有骨隧道样缺损及金属内固定影。肘关节周围可能有异位骨化形成。

(4) 诊断要点

注意观察术后韧带是否发生松弛、脱位复发、再损伤，在完全伸展位时外尺侧副韧带是否有轻度内旋挛缩。

(5) 鉴别诊断

注意鉴别伸肌总腱肌腱病。

### 4.15.3 肘关节尺侧副韧带重建

如前所述，尺侧副韧带前束是对抗肘关节外翻应力最主要的稳定关节的结构，故尺侧副韧带损伤常发生于前束，多见于外伤或投掷运动人员，尤其是长期运动导致慢性损伤的运动员。恢复不佳的部分撕裂、尺侧副韧带完全断裂等需要手术治疗以恢复其功能。

(1) 病理

早期改变为术后反应性炎症改变，随后肉芽组织增生、肉芽组织成熟老化为瘢痕组织。

(2) 临床

第 1 例尺侧副韧带重建术完成于 1974 年，随后经过“8”字修复、肌肉分割修正、缝合锚定术、对接术、移植术等发展，主要特征是减少屈曲、旋前肌群的切除以及减少尺神经的碰触。手术过程中尺神经可能会被移位到肌肉下或者皮下。目前该手术较为成熟，重建成功率较高，有报道称可达 67%～95%，并发症发生率<10%。

(3) MRI 表现

MRI 可以评估韧带的完整性。早期阶段，由于韧带内的缝合材料及肉芽组织增生，韧带在 MRI 上表现为局部高信号。随病程延长(约半年后)，在所有序列上韧带增厚、信号减低，少部分在重建韧带的近端表现为中间信号。肱骨远端及尺骨近端常有隧道样缺损，部分可见金属伪影。韧带内或周围软组织可见异位骨化信号。尺神经损伤是肘关节手术的并发症，注意参照尺神经的其他部分或肘部其他神经评估其直径是否增粗、信号是否增高。

(4) 诊断要点

注意评估肘关节是否存在外翻、金属结构有无移位。评估肌腱或移植物有无不连续、松弛、变薄、不规则及信号是否异常增高。注意观察神经是否受压，其信号强度和粗细改变情况。

(5) 鉴别诊断

肱骨远端及尺骨近端常有隧道样缺损，注意与尺侧副韧带部分撕裂的“T 征”相鉴别。

### 4.15.4 肱二头肌腱撕裂术后改变

肱二头肌腱撕裂以急性多见，多见于运动员，尤其是举重运动员；因肌腱反复微小损伤积累、纤维化、黏液变性等造成肱二头肌腱慢性损伤很少见。

(1) 病理

大部分撕裂位于桡骨粗隆上缘 1～2 cm 肌腱组织移行区。早期改变为术后反应性炎症改变，随后肉芽组织增生、肉芽组织成熟老化为瘢痕组织。

(2) 临床

肱二头肌腱撕裂以急性多见，多采用手术治

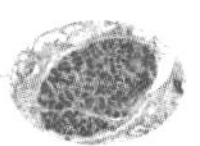

疗。一般通过前入路使用缝合锚钉将损伤肌腱重新附着在桡骨粗隆；病程延长、肌肉瘢痕形成时肌腱重新附着于桡骨粗隆将较为困难，此时可以将肱二头肌腱附着于肱肌或取跟腱行自体移植术。

（3）MRI表现

术后早期肱二头肌腱连续性完整附着于桡骨粗隆或肱肌，肌腱形态增粗、欠规则，手术区域炎症改变，$T_2$WI信号增高，周围软组织肿胀。病程延长，可见肌腱增粗，所有序列均为低信号，可见少许手术瘢痕。桡骨粗隆处有可能存在缝合锚钉或骨性缺损。病变组织切除不完全可能会有类似肌腱撕裂的表现。

（4）诊断要点

注意观察肱二头肌腱连续性是否完整，是否存在再断裂，内固定是否有移位或断裂；正中神经、桡神经及其分支、后骨间神经是否有损伤；周围是否有异位骨化。

（5）鉴别诊断

注意手术区域存在的金属伪影干扰MRI。注意术后炎症改变与感染的鉴别。

### 4.15.5　肱三头肌腱断裂术后改变

肱三头肌腱断裂非常少见，且多为完全断裂，多因后臂的直接打击所致，常发生于鹰嘴附着处的肌腱部或邻近部位。

（1）病理

早期改变为术后反应性炎症改变，随后肉芽组织增生、肉芽组织成熟老化为瘢痕组织。

（2）临床

肱三头肌腱完全断裂常见，保守治疗会导致伸肘功能不全，故常采用手术治疗。常常是通过在尺骨上打孔使肌腱重新附着在尺骨上，也可应用肌腱移植。

（3）MRI表现

术后早期肱三头肌腱连续性完整附着于桡骨粗隆或肱肌，肌腱形态增粗、欠规则，手术区域炎症改变，$T_2$WI信号增高，周围软组织肿胀，尺骨鹰嘴处可见孔道影。病程延长，可见肌腱增粗，所有序列均为低信号，可见少许手术瘢痕。手术修复后再断裂表现为肌腱不连续、$T_2$WI信号增高，鹰嘴撕脱性骨折；还有可能发生鹰嘴滑囊炎。

（4）诊断要点

注意观察肱三头肌腱连续性是否完整，是否存在再断裂，内固定是否有移位或断裂。尺神经是否有损伤。周围是否有异位骨化。

（5）鉴别诊断

注意手术区域存在的金属伪影干扰MRI。注意术后炎症改变与感染的鉴别。

### 4.15.6　鹰嘴滑囊炎术后改变

创伤、感染、关节病变（如痛风、类风湿关节炎、焦磷酸钙盐沉积病）、肱三头肌腱病，都可以导致鹰嘴滑囊炎。

（1）病理

早期改变为术后反应性炎症改变，随后肉芽组织增生、肉芽组织成熟老化为瘢痕组织。

（2）临床

大多数非感染性鹰嘴滑囊炎可以采取抽吸及皮质激素注射治疗，若无效且疼痛及不适感持续存在，则需要采取手术治疗。可以选择开放性手术切开引流或者在关节镜下操作。

（3）MRI表现

术后早期示术区炎症改变，随病程延长，鹰嘴滑囊区域少量或明显液体信号，可见少许瘢痕形成，可能为骨骼粘连。部分患者可能出现伤口不愈合、窦道形成。

（4）诊断要点

结合原有病史多能明确诊断。

（5）鉴别诊断

注意早期与术区感染鉴别。

### 4.15.7　尺神经解压术

肘关节处尺神经卡压是第二常见的外周神经压迫性病变。在肘关节处尺神经走行于肘管内，卡压常发生在此处。

（1）病理

病理改变无特殊，早期改变为术后反应性炎症改变，随后肉芽组织增生、肉芽组织成熟老化为瘢痕组织。

（2）临床

患者存在明确的感觉缺失、疼痛、乏力，或肌电图提示显著失神经改变即可考虑手术治疗。尺神经减压术可分为不伴有尺神经移位的减压术和伴有尺神经移位的减压术。不伴有尺神经移位的减压术通常是切除肱骨内侧髁及连接尺侧腕屈肌两头的三角韧带。伴有尺神经移位的减压术是将尺神经移向皮下、肌肉下或肌间，皮下移位因其技术简单、成功率高且并发症发生率低，是尺神经移位术应用最为普遍的方法。

（3）MRI 表现

若行伴有尺神经移位的减压术，尺神经则被移位到前方的肌间隙或皮下软组织内。大小一般正常，$T_2$WI 尺神经表现为中等信号；若有内侧髁切除的病例则可见内侧髁部分缺失。术后早期术区 $T_2$WI 信号可因术后炎症改变而升高，随后信号减低，可见低信号的手术瘢痕。

（4）诊断要点

注意观察尺神经位置。在行不伴尺神经移位的减压术或内侧髁切除的病例中，尺神经可能从肘管内部分或全部脱出。

（5）鉴别诊断

术后早期反应性炎症改变与感染病变 $T_2$WI 信号均增高，注意鉴别。

## 4.16 肘关节 MRI 解读的陷阱

在分析肘关节图像时，易犯的错误通常与局部正常解剖变异、技术失误、线圈选择不当或流动及其他图像伪影等有关。

肱骨髁上突是经常遇到的解剖变异。这种钩状的骨性突起为胚胎残留所致，通常见于肱骨内上髁上 2.54～5.08 cm（1～2 in）处。此变异亦见于鸟类。通常不引起临床症状。不过，有一韧带结构（Struthers 韧带）可自肱骨髁上突延伸至肱骨内上髁，压迫正中神经或桡动脉。常规 X 线片可较易辨认肱骨髁上突，而 Struthers 韧带与神经、血管结构的关系则在冠状位及横断位 MRI 上较易观察。

肱骨小头与外上髁交界处的假性缺损，不要误认为是剥脱性骨软骨性炎或骨软骨骨折。在横断面和冠状面 $T_2$WI，这种假性缺损由此区正常骨间沟产生的骨软骨异常样外观造成。层面越靠外侧，这种假性缺损越深。偶尔可见一条或多条纤细低信号线自假性缺损伸入骨髓，不应误诊为骨折。

肱骨滑车下方尺骨鹰嘴部的一正常小骨沟，不应误诊为软骨缺损。多数情况下，这种滑车沟被尺骨鹰嘴和冠突交界处的无软骨覆盖的骨嵴所横贯。

桡骨小头的假囊性缺损：这是位于桡骨小头和外侧肱骨髁之间的沟。在磁共振矢状位图像上很像骨软骨的缺损。

横向滑车神经嵴：这是一个横向穿过尺骨滑车切迹的正常骨性嵴，位于冠状突和鹰嘴接合处。由于无被覆软骨，在矢状位 MRI 上像软骨缺损或骨赘。

滑车沟：临近横向滑车神经嵴、位于滑车切迹中份的内、外侧压痕。在矢状位 MRI 上这些关节面的缺损可能像骨折。

软组织异常包括肌腹联合、多起点时辅助起点或一侧头缺如及肌完全缺如等，这些变异并不少见，如掌长肌缺如发病率达 12.9%。这些变异通常无临床意义。有关正常解剖变异的更详细讨论可查阅相关资料。

MRI 其他误判由脉冲序列、扫描层面、线圈选择及患者体位选择不当造成。很多误判可通过仔细回顾临床病史和体格检查来避免。

图像伪影包括运动伪影和/或流动伪影。流动伪影抑制技术可减少这种伪影，改变相位编码方向可减轻伪影，这样对防止重要解剖区域的 MRI 质量下降十分有用。

（陈永忠　张欲翔　张泽坤）

## 主要参考文献

［1］白荣杰，张恒，钱占华，等. 肘关节肌腱磁共振成像技术及临床应用［J］. 中华医学杂志，2019，99（45）：3558－3563.

［2］鲍飞龙，赵志慧，亢世杰，等. 肘关节后内侧旋转不稳

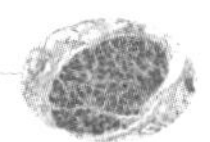

定损伤的影像学特征及临床意义[J]. 中国骨与关节杂志,2020,9(10):794-800.

[3] 韩钦一,程连杰. 肘关节色素沉着绒毛结节性滑膜炎一例及文献回顾[J]. 临床医药文献电子杂志,2019,6(77):178-179.

[4] 王树锋,李峰,栗鹏程,等. 重建外侧副韧带复合体治疗产瘫继发肘关节尺侧脱位的疗效[J]. 骨科临床与研究杂志,2019,4(2):69-73.

[5] 王自方,明立功,王新德,等. 儿童肱骨外髁骨折的临床治疗[J]. 实用手外科杂志,2019,33(3):291-293,308.

[6] ADHISH A, CHRIS P. Fractures of the proximal radius and ulna [J]. Orthop Trauma, 2019,33(5):322-329.

[7] AGARWAL A, CHANDRA A, JAIPAL U, et al. Imaging in the diagnosis of ulnar nerve pathologies — a neoteric approach [J]. Insights Imaging, 2019, 10(1):37.

[8] ANGELOS A, KHAN A M, SANKEY A R, et al. Elbow dislocations [J]. Br J Hosp Med, 2019, 80(7): C98-C102.

[9] BALDWIN K D, HOSSEINZADEH P, MILBRANDT T A, et al. Monteggia fracture-dislocations in children: history and current concepts and management schemes [J]. Instr Course Lectures, 2019,68:407-414.

[10] BHATTACHARYA A K, AWAN O A, FENERTY S, et al. Repetitive strain injuries of the upper extremity: imaging of tendon pathology and compressive neuropathies [J]. Curr Probl Diagn Radiol, 2020,1(11):1-12.

[11] BRUNS J, WERNER M, HABERMANN C R. Osteochondritis dissecans of smaller joints: the elbow [J]. Cartilage, 2019:1947603519847735.

[12] CICCOTTI M C, CICCOTTI M G. Ulnar collateral ligament evaluation and diagnostics [J]. Clin Sports Med, 2020,39(3):503-522.

[13] DANIELS S P, MINTZ D N, ENDO Y, et al. Imaging of the post-operative medial elbow in the overhead thrower: common and abnormal findings after ulnar collateral ligament reconstruction and ulnar nerve transposition [J]. Skeletal Radiol, 2019,48(12):1843-1860.

[14] GAUL C E, RICH A F, RESSEL L, et al. Evaluation of the olecranon bursa: an anatomical structure in the normal horse [J]. J Equine Vet Sci, 2020, 93: 103207.

[15] GAVRILĂ T M, CRISTEA Ş. Arthroscopic treatment for elbow intraarticular loose bodies [J]. J Clin Invest Surg, 2018,3(2):100-104.

[16] JOHNS N, SHRIDHAR V. Lateral epicondylitis: current concepts [J]. Aust J Gen Pract, 2020,49(11):707-709.

[17] KHAN A Z, ZARDAD S, ADEEL M, et al. Median nerve injury in children aged 2-11 years presenting with closed supracondylar fracture of humerus [J]. J Ayub Medical College, Abbottabad, 2019, 31(4): S656-S659.

[18] KIM K Y, CONAWAY W, SCHELL R, et al. Prevalence of ulnar nerve palsy with flexion-type supracondylar fractures of the humerus [J]. J Pediatr Orthop, 2020,29(2):133-136.

[19] LUOKKALA T, TEMPERLEY D, BASU S, et al. Analysis of magnetic resonance imaging-confirmed soft tissue injury pattern in simple elbow dislocations [J]. 2019,28(2):341-348.

[20] MEUNIER M. Lateral Epicondylitis/Extensor Tendon Injury [J]. Clin Sports Med, 2020, 39(3): 657-660.

[21] NGUYEN J C, DEGNAN A J, BARRERA C A, et al. Osteochondritis dissecans of the elbow in Children: MRI findings of instability [J]. Am J Roentgenal, 2019, 213(5):1145-1151.

[22] OKUBO H, NAKASONE M, KINJO M. Epidemiology of paediatric elbow fractures: a retrospective multi-centre study of 488 fractures [J]. J Child Orthop, 2019,13(5):516-521.

[23] O'CALLAGHAN P K, FREEMAN K, DAVIS L C, et al. A rare case of type 2 entrapment of the median nerve after posterior elbow dislocation with MRI and ultrasound correlation [J]. Skeletal Radiol, 2019,48(10):1629-1636.

[24] RHODES N G, HOWE B M, FRICK M A, et al. MR imaging of the postsurgical cubital tunnel: an imaging review of the cubital tunnel, cubital tunnel syndrome, and associated surgical techniques [J]. Skeletal Radiol, 2019,48(10):1541-1554.

[25] ROSSI F, BIGNOTTI B, BIANCHI L, et al. Radiomics of peripheral nerves MRI in mild carpal and cubital tunnel syndrome [J]. La Radiologia Medica, 2020,125(2):197-203.

[26] SCHICKENDANTZ M S, YALCIN S. Conditions and

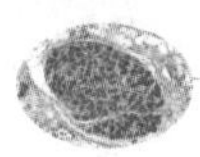



injuries affecting the nerves around the elbow [J]. Clin Sports Med, 2020,39(3):597-621.

[27] SRINIVASAN R C, PEDERSON W C, MORREY B F. Distal biceps tendon repair and reconstruction [J]. J Hand Surg, 2020,45(1):48-56.

[28] VÖLK C, SIEBENLIST S, KIRCHHOFF C, et al. Rupture of the distal biceps tendon [J]. Der Unfallchirurg, 2019,122(10):799-811.

# 5 手和腕关节

5.1 检查技术
- 5.1.1 患者体位
- 5.1.2 线圈的选择
- 5.1.3 序列及参数

5.2 解剖
- 5.2.1 手和腕解剖
- 5.2.2 磁共振解剖成像

5.3 自发性缺血坏死
- 5.3.1 月骨缺血坏死
- 5.3.2 手舟骨自发性缺血坏死

5.4 腕关节撞击综合征

5.5 尺侧撞击综合征

5.6 钩骨月骨撞击综合征

5.7 骨性关节炎(退化性关节炎)

5.8 腕骨联合

5.9 腕骨创伤性病变
- 5.9.1 骨挫伤和隐匿性骨折
- 5.9.2 骨折
- 5.9.3 脱位和半脱位
- 5.9.4 手舟骨创伤性病变及术后改变

5.10 韧带损伤
- 5.10.1 腕骨间韧带(固有韧带)损伤
- 5.10.2 腕关节囊韧带(外侧韧带或非固有韧带)损伤
- 5.10.3 手指侧副韧带及环状韧带损伤
- 5.10.4 三角纤维软骨复合体损伤

5.11 神经压迫综合征
- 5.11.1 腕管综合征
- 5.11.2 尺管综合征
- 5.11.3 保龄球手拇指
- 5.11.4 Wartenberg 综合征

5.12 肿瘤
- 5.12.1 甲下区肿瘤
- 5.12.2 腱鞘巨细胞瘤
- 5.12.3 类风湿结节

5.13 腱鞘囊肿及其他囊肿
- 5.13.1 腱鞘囊肿
- 5.13.2 单纯性囊肿

5.14 滑膜病变(慢性多关节炎)

5.15 肌腱病变
- 5.15.1 桡侧肌腱病变
- 5.15.2 桡背侧肌腱病变
- 5.15.3 远端桡背侧前臂肌腱病变
- 5.15.4 尺侧肌腱病变
- 5.15.5 屈肌腱病变

5.16 掌腱膜挛缩

5.17 血管疾病

5.18 阅片时的常见误区

## 5.1 检查技术

### 5.1.1 患者体位

行腕关节或手磁共振检查时，一般采取俯卧位，嘱患者被检手臂前伸。该体位的优点在于可将手腕放置于磁场中心，使得脂肪饱和序列成像效果更好，但这种姿势会引起患者不适，偶可见因患者坚持不住而产生的运动伪影。另一种体位则是仰卧位，前臂位于身体两侧，这样患者舒适度增加，但手腕偏离磁场中心会存在压脂不均的现象。

### 5.1.2 线圈的选择

最常用的线圈是小型表面线圈及体线圈。体线圈可提供更高的信噪比，但其价格略贵；一般来说，这并不是常规磁共振必备的线圈，需要医疗机构额外单独购买。

### 5.1.3 序列及参数

目前较为认可的腕部序列包括：冠状位 $T_1W$ FSE、STIR 或 PDW 脂肪抑制序列，矢状位及轴位 PDW 序列。现代化的磁共振设备可达到层厚 2～3 mm，层间距 0.5～0.7 mm。为获得较好的图像质量，在对手腕进行 MRI 检查时通常选择较小的 FOV。从诊断角度出发，有些时候需要对整个手部进行成像，比如类风湿性关节炎的患者，此时需要选择较大的 FOV 以及大圆形线圈来达到较好的效果。手指成像要选择最大合理图像分辨率，合适的序列包括矢状位 $T_1W$、PDW 脂肪抑制序列，以及轴位和冠状位 PDW 脂肪抑制序列。GRE 序列通常不用于手部检查，因为它容易产生伪影。平扫磁共振检查可以解决大部分常见诊断问题。注射对比剂有利于显示炎性病变及肿瘤性病变的一些征象。磁共振关节造影，无论是直接造影或者间接造影，对腕部疾病的诊断意义并不大，但对于诊断骨间韧带损伤及三角纤维软骨复合体（triangular fibrocartilage complex，TFCC）损伤有一定作用。

## 5.2 解剖

### 5.2.1 手和腕解剖

（1）腕骨排列的大体解剖

8 块腕骨按照位置和功能分为两排：近排腕骨包括手舟骨、月骨、三角骨，远排腕骨包括大多角骨、小多角骨、头状骨及钩骨。豌豆骨被认为是尺侧腕屈肌腱内的籽骨，与三角骨形成豌豆三角骨关节，不参与腕部应力的直接传递。

桡骨远端、尺骨远端及三角纤维软骨与近排腕骨所形成的关节被称为桡腕关节，在 15%的人群中，桡腕关节与豌豆三角关节相交通。中腕关节由近排腕骨与远排腕骨构成。腕掌关节由掌骨基底部与远排腕骨构成。由于存在结实的韧带连接，第 2、3 掌骨与远排腕骨间几乎没有相对运动，被称为微动关节，第 4 腕掌关节可以有一定程度的屈曲和伸展运动，第 5 腕掌关节活动度明显增加。掌骨基底部之间所形成的关节，称为掌骨间关节。第 1 腕掌关节属于马鞍状关节，与桡尺远侧关节类似，有独立的关节腔，正常情况下不与桡腕关节交通。在桡尺远侧关节中，桡骨尺侧与尺骨头形成关节面的部位存在轻微凹陷，形成一个小切迹，称为尺切迹或乙状切迹。

桡腕关节及中腕关节负责腕部屈曲、伸展及尺、桡侧外展运动。屈曲运动时桡腕关节活动最显著，伸展运动时中腕关节活动显著。在腕关节内收或外展时，手舟骨的体位改变最显著。正常情况下，手舟骨与桡骨长轴存在 45°～50°掌侧倾斜角度，当桡侧外展时，手舟骨向掌侧旋转至垂直方向，填充桡骨远端与大、小多角骨之间的间隙。

（2）韧带

腕关节韧带数量众多、结构复杂，可简单地分为两大类，一类是骨间韧带，又称为固有韧带、腕关节内韧带；另一类是腕关节外韧带，又称为非固有韧带，起到多重加固稳定关节的作用。

1）固有韧带：近排腕骨直接由固有韧带相连接，形成独立的功能单元。舟月韧带位于手舟骨、月骨之间，位于月骨、三角骨之间的韧带为月三角

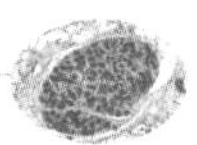

韧带。固有韧带可有效阻止桡腕关节及中腕关节的交通。这两个韧带均可分为3个部分：背侧部、膜部及掌侧部；其中膜部最薄，背侧部较强韧，在关节稳定中的作用最大。这些韧带半包饶近排腕骨近端，形成"U"形或"C"形结构。与人体其他部位所有的纤维和韧带结构一样，此类韧带也容易受到退行性改变的影响。

远排腕骨之间同样也有骨间韧带相连接。腕部由于这些骨间韧带及三角软骨盘的存在，形成了不同的关节腔。掌握这些关节腔的解剖特点对行关节腔造影及阅片都至关重要。正常情况下，关节腔内不存在积液，当某处积液增多时，则强烈提示相应位置可能存在病变。

2）非固有韧带：

A. 掌侧韧带：整个腕关节区域由结实的结缔组织构成的关节囊包饶，局部由韧带再次加强。在掌侧，较重要的两条韧带为桡头韧带和桡三角韧带。桡头韧带是桡腕掌侧韧带的一部分，起自桡骨茎突经过手舟骨腰部走形至头骨，形成类似对角线的走形结构。掌侧桡三角韧带也是桡腕掌侧韧带的一部分，起自桡骨茎突尺侧、止于三角骨，中间经行月骨，有纤维束将其与月骨连接。尺腕掌侧韧带由尺骨茎突放射状走形至腕部，与桡腕掌侧韧带形成倒"V"形结构，故又被称V形韧带。

B. 背侧韧带：在腕背侧存在两条尤其强壮的交叉走形的韧带束，分别为背侧桡三角韧带和背侧腕骨间韧带。前者由桡骨背侧发出，经月骨到达三角骨，也被称为腕部吊索结构，三角骨则是吊索结构的基石。背侧腕骨间韧带是由三角骨扇形发出的纤维延伸至远排腕骨。桡侧和尺侧副韧带分别位于腕部内侧和外侧。

(3) 三角软骨盘

三角软骨盘由纤维软骨构成，位于尺骨远端与三角骨及月骨之间，是扁平的三角形结构。桡侧辐射状止于桡骨远端关节面透明软骨上，在尺侧，与位于尺骨茎突和近排腕骨之间的一个纤维韧带复合体结构融合，融合处称为三角韧带，分为两束，一束延伸至尺骨茎突，一束延伸至尺骨窝，形成骨性附着，对桡尺远侧关节的稳定至关重要。

三角软骨盘下缘覆盖在远端尺骨头的关节软骨上。中央部和桡侧部没有血供，因此损伤后很难自发愈合；尺侧部由于存在一定血供，在MRI上信号更高一些。即使在影像上，也很难清楚地区分三角软骨盘与尺侧部位多个韧带结构的准确界限，因此，软骨盘和尺侧的韧带复合体又被称为三角纤维软骨复合体，后者包括三角软骨盘、掌侧及背侧桡尺韧带、尺侧副韧带、尺月韧带、尺三角韧带以及尺腕半月板（或称为半月板同系物）。半月板同系物是一个变化不定的韧带结构，存在于三角骨和尺骨之间，其内偶尔会有籽骨形成。

尺骨茎突旁隐窝又称为尺侧隐窝，其开口位于软骨盘和半月板同系物之间，属于关节囊的延伸，只有几毫米大小，其形态存在诸多变异，38%为囊状的，18%为管状，13%为锥形，不应误诊为损伤或腱鞘囊肿。

(4) 肌腱腱鞘

腕部肌腱由前臂经过腕管或筋膜室等结构到达手掌，被不同的腱鞘包绕，分散位于不同的腱鞘室。

手指屈曲主要由位于深层的指深屈肌腱及位于浅层的指浅屈肌腱负责。指深屈肌腱止于远节指骨基底部，指浅屈肌腱在近节指骨水平分成两束，止于中节指骨基底、指深屈肌腱的两侧。屈肌腱主要由环状韧带及交叉韧带固定于指骨下缘。手指伸展主要由指伸肌腱和骨间肌、蚓状肌配合完成。指伸肌腱止于中节指骨及远节指骨基底的背侧。在走行过程中，指伸肌腱在近节指骨水平逐渐分成多条束状结构，形成手指背侧腱膜复合体。示指和小指的伸展运动由指伸肌腱、示指伸肌和小指伸肌负责。

### 5.2.2 磁共振解剖成像

(1) 冠状面

冠状面是显示腕关节的标准平面（图5-1）。可以非常清晰得显示腕部诸骨的髓腔信号，尤其是手舟骨和月骨，表现为信号均一的 $T_1W$ SE序列高信号。髓腔内散在的斑点状低信号，可能是骨岛、小囊变或者滋养血管的走行通道。均一的高信号反映了肢体远端髓腔内红骨髓消失、黄骨髓长期存在。

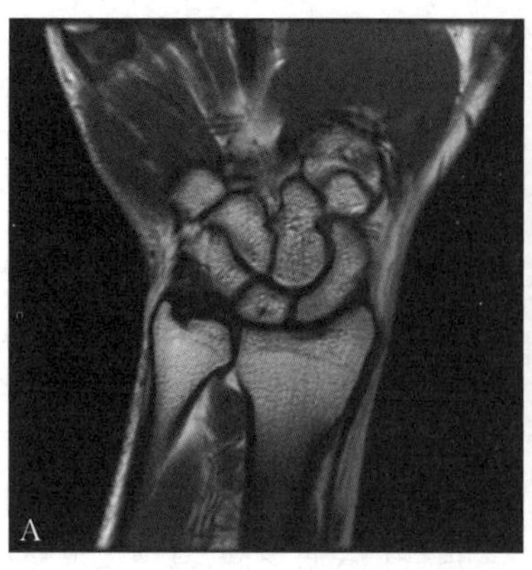

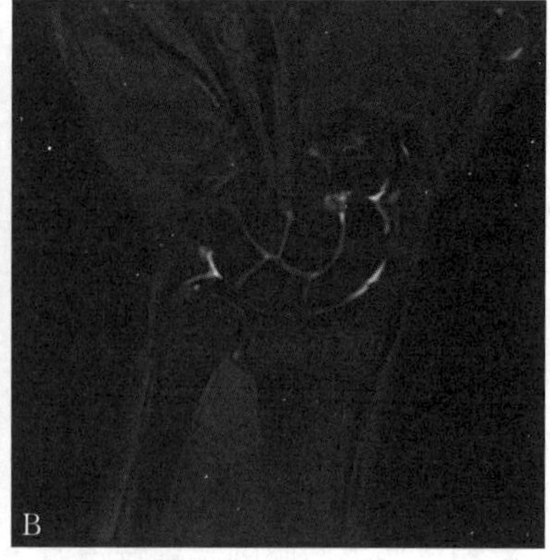

图 5-1　正常腕关节冠状面 MRI

注：A. $T_1W$ 序列；B. $T_2W$ 序列。

舟月韧带及月三角韧带只在冠状位上才可以得到较好显示。月三角韧带比舟月韧带要小一些，因此更难分辨。在其他中腕关节，每个相邻的腕骨之间都有透明软骨的存在。舟月韧带较结实，它通常以一个较宽的带状结构附着于透明软骨关节面上。与关节囊韧带及三角软骨盘一样，骨间韧带的信号在各个序列均为低信号。然而，当关节处于某个特定的位置时，这些纤维软骨会产生化学位移伪影，使得其在 $T_1W$、$T_2{}^*W$、PDW 等序列的信号增高，类似于魔角效应；需要注意不能误诊为病理性改变。最近几年关于无症状人群骨间韧带信号增高的报道越来越多，合理的解释是：这是一种退行性改变，归因于薄层扫描的普及。这些增高的信号可以是斑点状或线样，沿着韧带走行的方向，或局限在附着端。此外，骨间韧带形态变异，如三角形、线形或者不规则形，也可以在薄层 MRI 上观察到。

冠状面还可用来评估三角软骨盘，在 3 mm 层厚扫描时，软骨盘可能只有 1～2 个层面可以完整地显示，因此，1.5～2.0 mm 的扫描层厚更适合观察软骨盘的解剖和病变。在腕关节尺侧，低信号的纤维软骨盘辐射状进入桡骨远端关节面的透明软骨，形成一个宽基底的附着结构，分隔桡腕关节和桡尺远侧关节。三角软骨盘的退行性改变发生较早，最早可见于 30 岁人群；退行性改变会引起软骨盘内信号增高，不要误诊为急性撕裂或者炎性改变。组织学上，这些退变的区域显示软骨细胞数量减少以及纤维基底成分改变。在 MRI 上，表现为 $T_1W$ 和 $T_2W$ 序列局部或线样高信号。当线样的高信号延伸至表面时，提示存在慢性全层撕裂。这些退行性改变随着年龄逐渐加重，但通常并没有显著的临床症状。

大多数正常腕关节关节腔或隐窝几乎没有积液，$T_2W$ 序列观察到很少的液体姑且可以算正常；当积液厚度超过 1～1.5 mm 时，则提示病变存在。

（2）矢状面

矢状面成像可以显示腕骨之间的轴向关系（图 5-2），尤其是桡骨长轴，月骨、头骨、手舟骨的长轴，并可以对其进行测量，类似于腕关节侧位 X 线平片，且没有重叠干扰。矢状面可以准确判断关节有无掌侧或背侧半脱位，即使很小的半脱位或散在的软骨损伤都可以被观察到。因此，矢状位对诊断关节稳定及骨软骨损伤很重要。矢状位同时可以显示月骨结构改变，对评估月骨缺血坏死的程度有帮助。

（3）横断面

横断面成像可以显示腕管及内容物（图 5-3）。屈肌支持带在手舟骨远极、大多角骨结节及钩骨钩之间，显示为低信号结构，紧挨着的是正中神经，后者由于含水和脂肪成分，所以在各个序列的信号都要比肌腱高一些。正中神经位置变异可以在横断面很好显示，注意不要误诊为病理性脱位。横断面还可以评估尺神经管、指深屈肌腱、指

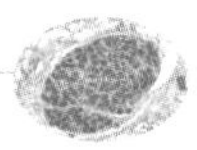

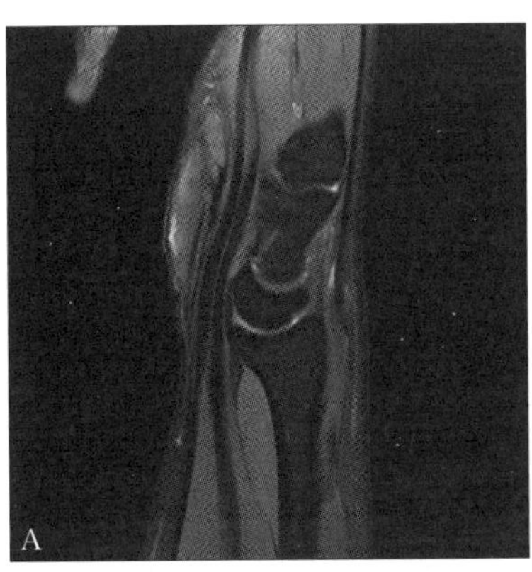

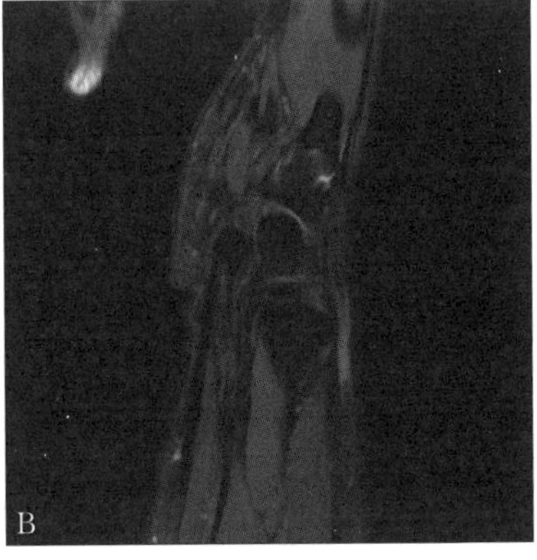

图 5-2 正常腕关节 MRI 矢状面 PDW 序列

注：A. 经月骨正中平面；B. 经三角软骨。

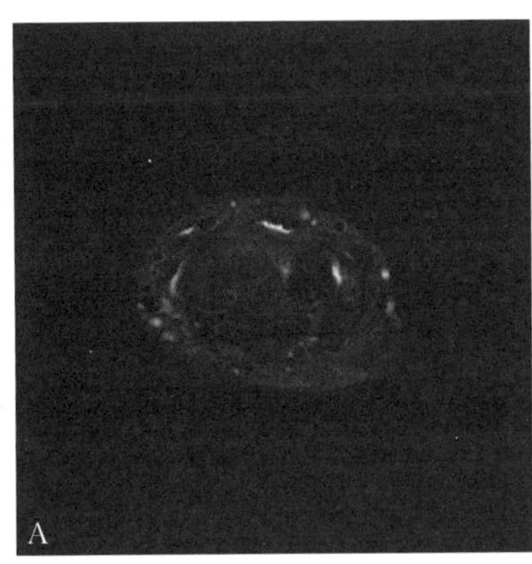

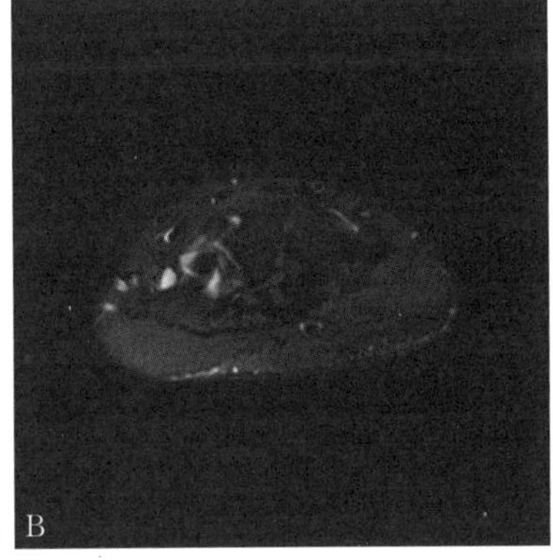

图 5-3 正常腕关节 MRI 横断面 PDW 序列

注：A. 经豌豆骨；B. 经钩骨。

浅屈肌腱的情况。每根肌腱都显示得很清晰，可以鉴别有无炎症改变或有无腱鞘积液。同样的，背侧和掌侧腕关节韧带及肌腱也可以显示，尤其是对病变更加敏感。横断面还可以评估桡尺远侧关节静息状态下的解剖位置，即使很小的掌侧或桡侧半脱位都能被检出。

（4）手指磁共振解剖

手指的韧带结构和肌腱结构，比如侧副韧带、屈肌腱、伸肌腱、环状韧带，都是低信号，磁共振三切面成像可较理想地用于显示手指复杂的细节及病理改变。

## 5.3 自发性缺血坏死

磁共振是评价骨缺血坏死最敏感的检查方法，可直接反映髓腔内疾病的病理改变过程，有助于早期诊断。相反，X 线平片和 CT 很难发现早期的缺血坏死改变。腕关节常见的缺血坏死类型中，月骨自发性缺血坏死最常见，又称为月骨坏死、Kienböck 病；其次为手舟骨自发性缺血坏死，也叫做 Preiser 病。其他腕骨自发性缺血坏死也有报道，但相对少见，包括小多角骨缺血坏死（Agati 病），豌豆骨剥脱性骨软骨炎（Schmier 病），同时累及大多角骨、头状骨、钩骨的多部位缺血坏死（Brainard 病）。

### 5.3.1 月骨缺血坏死

月骨缺血坏死是月骨骨髓缺血性病变，后期引起月骨形态改变、骨质塌陷，继发关节不稳及骨性关节炎。20～40 岁年轻人多见，男性发病率是女性的 3～4 倍，多为单侧发病，也可累及双侧，双侧病变分期可不同步。

（1）发病机制和病理生理改变

月骨缺血坏死的确切病因尚不清楚，可能与月骨血供障碍有关。理论认为，月骨内压力的增加导致供应骨骼的血管堵塞，继发骨细胞死亡。一些学者认为可能是由创伤引起，尽管在许多情况下本病并不与特定的创伤事件相关。尺骨短缩与本病有显著相关性，据报道，75%的月骨缺血坏死患者合并尺骨征阴性；尺骨短缩状态下，腕关节活动时月骨所受压力负荷增加，引起骨内压力增高。桡骨缩短术或尺骨延长术可缓解该病引起的疼痛感，从侧面反应出尺骨征阴性对月骨的影响。

（2）临床

本病发病隐匿，临床表现为腕关节放射痛，活动受限，抓握无力。病程时间因人而异，可数月，亦可数年。体格检查可发现手掌背侧局部压痛，中指被动背伸时疼痛加剧，晚期可见局部软组织肿胀。

（3）MRI 表现

MRI 对早期病变非常敏感，X 线平片或 CT 多在Ⅱ期硬化出现时才能检测到异常。根据病程特点，本病可分为 4 期。

Ⅰ期（早期）：整个月骨或仅仅月骨近端在 $T_1W$ 序列成稍低信号，$T_2W$ 序列呈高信号，增强扫描呈均匀中度或显著强化，脂肪抑制序列显示更明显。此期 X 线平片上月骨无任何异常表现。

Ⅱ期：在月骨桡侧缘及近端软骨下区域逐渐出现硬化及小囊样坏死改变。X 线平片表现为完全或局部骨质密度增加，及散在孤立的小囊变。MRI 则表现为月骨信号在各个序列均有所减低（图 5－4），同时可以观察到囊变；增强扫描强化程度减低或仅见斑片样强化。

Ⅲ期（晚期）：月骨结构发生改变，主要表现为高度减低、出现小碎片，小碎片最早发生在近端桡侧软骨下区域。随后月骨完全塌陷，并向背侧、掌侧延展。此期，MRI 信号以低信号为主（图 5－5），增强扫描无强化。但坏死骨之间可出现 $T_2W$ 高信号的裂隙，坏死骨周围或者间隙因肉芽组织的存在可显示出一定程度强化。当存在因舟月韧带松弛导致的手舟骨旋转半脱位时，又被称为Ⅲb 期。

Ⅳ期（慢性月骨缺血坏死）：月骨塌陷碎裂、手舟骨半脱位引起关节不稳，进而导致关节退行性改变，起初主要影响桡骨茎突，随后可累及中腕关节，引起继发性骨关节炎。

（4）诊断要点

早期表现为月骨弥漫性骨髓水肿或近端桡侧局部骨髓水肿，中期出现硬化及小囊变，晚期骨质塌陷、碎裂，慢性期可继发舟月关节半脱位，桡腕关节、中腕关节骨性关节炎。

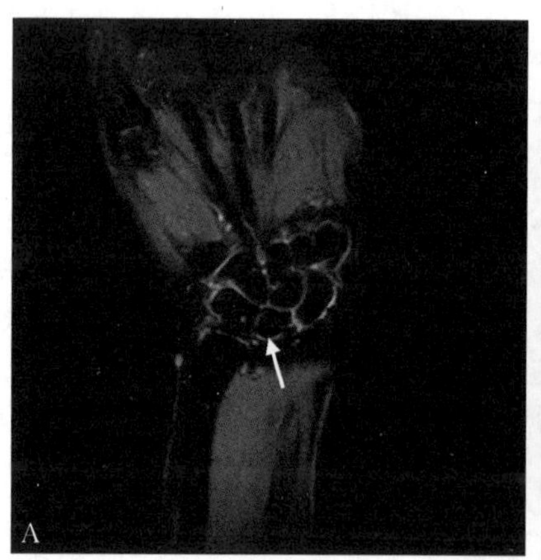


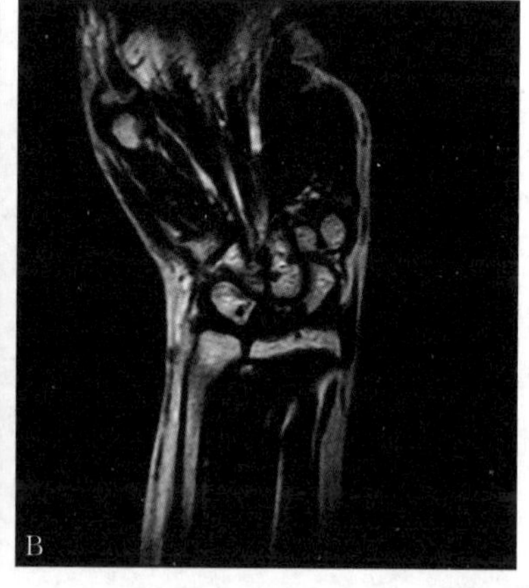


图 5－4　月骨缺血坏死Ⅱ期 MRI

注：A. 冠状面 $T_2W$ 序列，月骨内见片状 $T_2W$ 混杂高信号（箭头），舟月间隙增宽，舟月韧带撕裂；B. 冠状面 $T_1W$ 序列，月骨形态略扁，内见片状低信号。

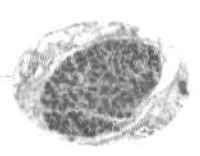

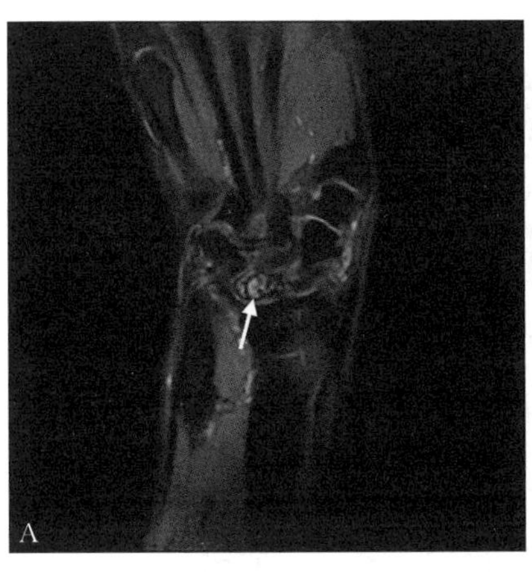


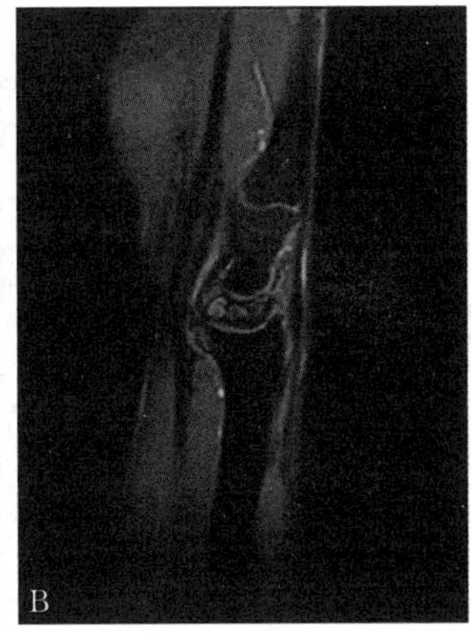


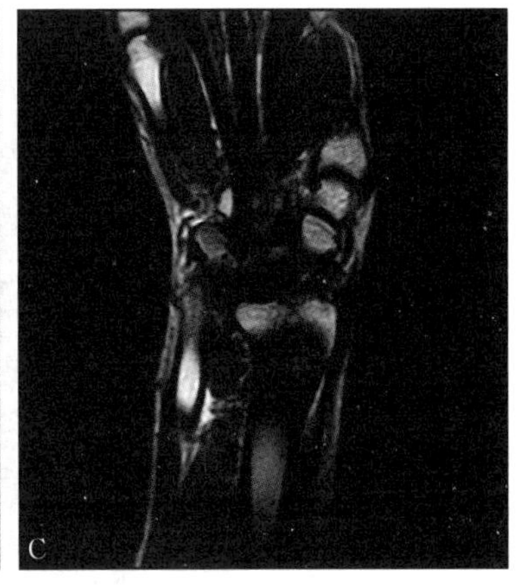


图 5-5 月骨缺血坏死Ⅲ期 MRI

注：A、B. 冠状面及矢状面 $T_2W$ 序列，月骨内见多发囊性灶，月骨形态变扁(箭头)；C. 冠状面 $T_1W$ 序列，月骨内黄骨髓信号消失，髓腔呈低信号。

(5) 鉴别诊断

本病应与尺骨撞击综合征及骨内腱鞘囊肿鉴别。前者病变多位于月骨尺侧，可合并尺骨征阳性，而本病多为弥漫性或桡侧多见，可伴有尺骨征阴性；骨内腱鞘囊肿仅以囊性病灶为主，罕见硬化及骨质塌陷。

### 5.3.2 手舟骨自发性缺血坏死

在 1910 年，Preiser 第一次描述手舟骨的这种病变，类似月骨缺血坏死，导致腕骨自发性塌陷。该病多发生于成年人，临床症状为渐进性疼痛及腕关节无力，鼻烟窝处压痛阳性，多累及主力手。

与月骨缺血坏死类似，该病病因不明，可能是因为骨内压力增加引起缺血改变。很多患者存在近期或既往外伤病史。

早期 X 线平片可见骨内硬化、裂隙及囊变。随着疾病进展，手舟骨发生变形、高度减低，最终完全碎裂。最初，MRI 表现为多灶性骨髓水肿，$T_1W$ 低信号，$T_2W$ 序列及脂肪抑制增强序列高信号；随着病程进展，整个手舟骨信号逐渐减低，最终表现为不连续的碎片样低信号。

## 5.4 腕关节撞击综合征

腕关节撞击综合征，是指由于相对略长的尺骨小头撞击三角软骨、月骨、三角骨引起的骨软骨损伤。多发生于先天性尺骨征阳性患者、桡骨骨折后或老年人群。

(1) 发病机制与病理生理改变

在老年人群，桡骨小头关节面软骨退变变薄，导致尺骨远端相对过长，间接引起腕关节撞击。18%的桡骨远端骨折后患者存在腕关节撞击，这类患者即使骨折愈合后仍存在腕部疼痛。当撞击发生时，三角软骨及月骨尺侧反复暴露于撞击高压之下，久而久之则形成关节软骨的破坏以及三角软骨损伤，最终导致三角软骨破裂，尺骨远端、月骨近端尺侧缘及三角骨桡侧骨质退行性改变，病理表现为尺腕关节软骨磨损，渐进性软骨下骨质硬化、囊变以及周围骨髓水肿。

(2) 临床

首发症状多为尺侧腕痛。患者预后良好，对于轻微尺骨征阳性患者，撞击引起三角软骨及关节软骨变薄、骨骼塑形，使得尺腕间隙增宽，局部压力减小，临床症状会得到一定缓解。严重的病例需要手术治疗。

(3) MRI 表现

大部分病例可见三角软骨穿孔，冠状位 $T_2W$ 或 PDW 序列上三角软骨内呈现出局限性的高信号，80%左右的患者月骨撞击处存有囊变及骨髓水肿，呈 $T_2WI$ 皮质下高信号囊性灶或模糊影(图 5-6)，40%左右存在三角骨桡侧的信号改变，严

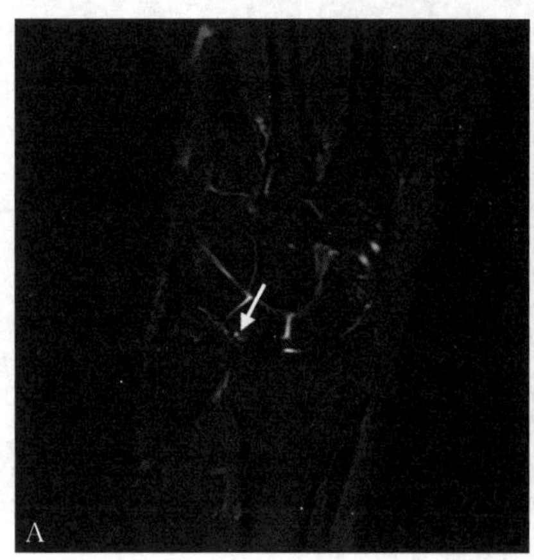
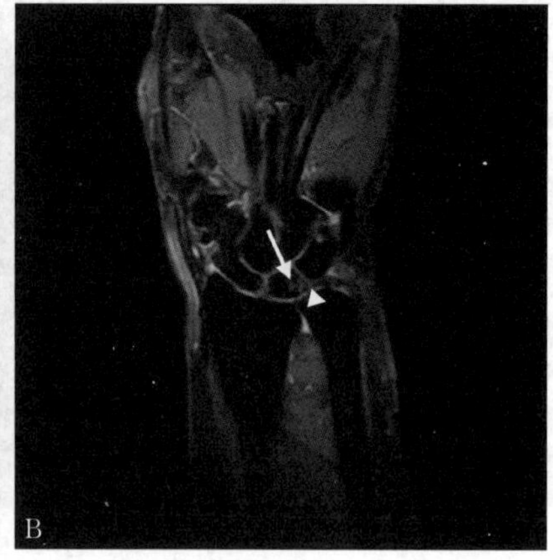

图 5-6 腕关节撞击综合征冠状面 $T_2W$ 序列

注：A. 月骨尺侧关节面下可见少许小囊性灶(白箭头)，三角软骨桡侧连续性中断，尺骨征可疑阳性；B. 月骨尺侧关节面下可见片状高信号(白箭头)，三角软骨桡侧断裂(三角箭头)，尺骨征可疑阳性。

重的病例可见月三角韧带损伤及尺骨小头硬化。随着病情进展，尺腕间隙增宽，局部压力减小，复查 MRI 可发现软骨下骨髓水肿吸收。

(4) 诊断要点

月骨尺侧软骨下囊性变及骨髓水肿，伴有三角软骨穿孔改变，大部分病例存在尺骨征阳性表现。

(5) 鉴别诊断

囊变是尺腕撞击综合征的典型表现，属于软骨下囊性灶，需要和腱鞘囊肿鉴别。后者有完整的关节软骨。月骨局部骨髓水肿形成不要误认为是月骨缺血坏死，前者水肿多位于尺侧，后者则多位于中央。此外，该病还要与纤维月三角骨融合鉴别。

## 5.5 尺侧撞击综合征

尺侧撞击综合征是尺骨远端桡侧与桡骨尺切迹的反复撞击所引起的临床表现，多由创伤或手术引起的尺骨相对较短所致；与尺腕关节撞击综合征相反，后者多由尺骨过长所致。

(1) 病因

正常情况下，桡尺远侧关节掌侧及背侧韧带垂直于尺桡关节旋转轴，当尺骨短缩后，这些韧带由桡骨斜行至尺骨，呈相对较短状态，从而限制桡尺远侧关节的旋前、旋后运动。在转动过程中，相对短的腕关节韧带牵拉尺骨远端，导致其对桡骨尺侧形成撞击或摩擦。这种类型的撞击综合征也可以由先天性的尺骨短缩引起，如马德隆畸形，但这仅仅是该复杂畸形中的一项表现。

(2) 病理

该病为慢性过程，病理改变为桡骨远端尺切迹区域骨质吸收，晚期可见尺骨及桡骨撞击区域骨质硬化。

(3) 临床

患者可有尺侧疼痛等症状，尤以手掌旋前或旋后时疼痛加重。

(4) MRI 表现

MRI 冠状位显示尺骨较短，尺骨长轴向桡侧倾斜，早期可见桡骨尺切迹骨质缺损及周围骨髓水肿，呈 $T_2W$ 高信号(图 5-7)；晚期表现为尺骨及桡骨接触区域骨质硬化，呈 $T_1W$ 低信号、$T_2W$ 低信号。

(5) 诊断要点

尺骨征阴性伴桡尺远侧接触区域骨质信号异常。

(6) 鉴别诊断

鉴别诊断包括几种引起尺侧疼痛的常见病变，如尺腕关节撞击综合征、尺侧腕屈肌腱鞘炎等。

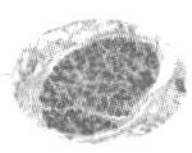

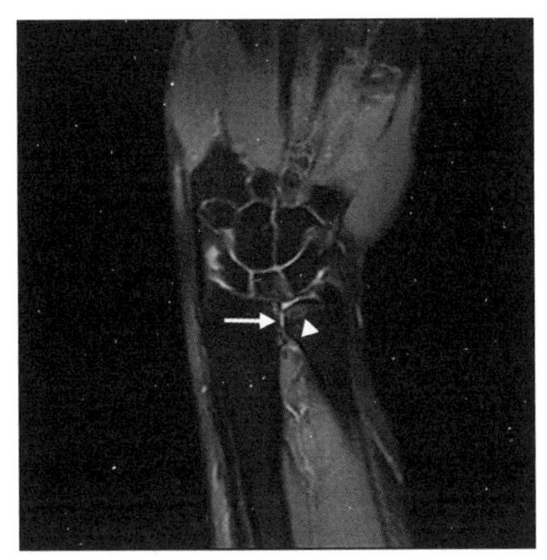

图 5-7　尺侧撞击综合征 MRI

注：冠状面 $T_2W$ 序列，尺骨征阴性，尺骨轻度桡侧倾斜，桡骨尺侧切迹（白箭头）、尺骨远端骨髓水肿（三角箭头），同时伴有三角软骨变薄，月骨尺侧骨髓水肿。

## 5.6　钩骨月骨撞击综合征

钩骨月骨撞击综合征是指中腕关节月骨尺侧远端与钩骨桡侧近端反复撞击引起的临床表现，是引起中腕关节炎的病因之一。

（1）病因

解剖学上，月骨分为两型，其中Ⅰ型较多见。Ⅰ型月骨与钩骨之间不存在关节面，两者无直接接触；Ⅱ型月骨与钩骨之间存在独立的关节，表面覆盖关节软骨，范围 1～6 mm。随着中腕关节的相对运动，两者之间发生撞击，长期后容易形成骨软骨损伤及关节炎改变。

（2）临床

患者主诉中腕关节区域疼痛。

（3）MRI 表现

在早期阶段，MRI 可以显示月钩关节存在，关节周围可见骨髓水肿；晚期可见关节间隙狭窄、软骨磨损消失、关节面硬化、周围骨赘形成等关节炎表现。

（4）诊断要点

Ⅱ型月骨、月钩关节面骨软骨损伤。

（5）鉴别诊断

需要与月骨缺血坏死、钩骨骨折等鉴别。

## 5.7　骨性关节炎（退化性关节炎）

骨性关节炎又称退化性关节炎，是手部常见的病变，发病率约为 5%；根据病变的部位可以有多种不同形式及命名，比如舟月骨进行性塌陷（scapholunate advanced collapse，SLAC），手舟骨-大多角骨-小多角骨（scaphoid-trapezium-trapezoid，STT）关节炎，舟骨骨折不愈合进行性塌陷（scaphoid nonunion advanced collapse，SNAC）关节炎，豌豆三角关节炎，中腕关节炎，桡腕、桡尺远侧关节炎等，其中 SLAC 关节炎占 55%，STT 关节炎约占 20%，同时合并 SLAC 及 STT 关节炎患者约占 10%。

（1）病因

长期存在于小关节面的较大剪切力引起关节周围骨软骨损伤，也可见于骨间韧带损伤及其他创伤或骨折后改变。

（2）临床

临床表现主要是腕关节活动性疼痛、局部压痛、背屈及桡偏时关节僵硬。STT 还可伴有腕管综合征、桡掌侧腱鞘囊肿、拇长屈肌腱腱鞘炎等。

关节炎伴随腕关节不稳，最终会导致腕部弓状结构的损伤及破坏，同时伴有腕部塌陷及骨骼变形。最终导致的腕关节塌陷，如果舟月韧带撕裂了，即称为 SLAC；如果手舟骨假关节形成，则称为 SNAC 腕。

（3）诊断

总的来说，诊断主要依照 X 线平片检查。但对于某些病例，有时候很难判断是关节炎引起的临床症状，抑或存在其他潜在疾病。此时，MRI 检查可区分软骨损伤、滑膜炎，其他疾病引起的骨髓水肿，如缺血坏死等。

（4）MRI 表现

骨性关节炎相应的磁共振信号特点和其他区域炎症类似。在某些少见的情况下，慢性关节炎伴随滑膜炎，可见滑膜增生及关节腔游离体形成。游离体好发于关节囊隐窝，如豌豆三角关节近侧及远侧。

## 5.8 腕骨联合

腕骨联合是由于腕部骨骼分化障碍所致的一种少见的腕骨发育畸形，多发生于同一排邻近的两枚腕骨之间，不跨越中腕关节，多为双侧发生，可伴随身体其他部位发育异常，此时，腕骨联合的形态多较为复杂。

（1）病因

腕骨联合的病因尚不清楚，按照 Swanson 分类，归属于分化障碍类畸形，发生于人体胚胎期，正常情况下腕骨软骨雏形之间的间充质细胞逐渐分化消失，使相邻软骨之间出现裂隙，由此形成腕骨间关节，软骨间细胞的分化过程若受到干扰，骨间关节则无法形成或形成不全，相邻软骨无法将关节腔彻底分离，则会形成一个软骨联合体。胚胎解剖曾证实软骨联合体的存在。

（2）临床

腕骨联合最多见的类型是月骨三角骨联合，偶可见钩骨头状骨联合，其他部位如豌豆骨钩骨联合、头状骨小多角骨联合、月骨大多角骨联合较为少见。月骨三角骨联合在非洲人群较为常见，发病率约 10%。根据联合的程度及连接成分可分为不同类型，包括完全骨性联合、不完全骨性联合、软骨性及纤维性联合，后两者又称为假关节性联合。一部分患者存在临床表现，如外观改变、关节疼痛或神经嵌压等。

（3）MRI 表现

完全性骨性联合，MRI 显示病变累及的两枚骨骼之间关节间隙消失，骨髓结构相连续；不完全性病变，有深浅不一的间隙存在，可位于结合部的近侧或远侧，间隙宽度可正常也可稍窄，内为软骨信号；假关节性联合，无骨性连接，关节间隙可与其他关节间隙等宽或较窄，骨面欠光滑，邻近骨内可见小囊变，成 $T_2W$ 或 PDW 序列高信号。

（4）诊断要点

对称性腕关节间隙狭窄、毛糙，或关节间隙部分或完全消失。

（5）鉴别诊断

该病需要与创伤或炎症引起的关节融合鉴别。腕骨联合多为对称性，创伤性关节融合多为单侧，炎症引起的关节融合多伴有周围骨质信号改变。仔细的询问病史和详细的体格检查亦有助于区别腕骨联合与腕骨间融合。

## 5.9 腕骨创伤性病变

### 5.9.1 骨挫伤和隐匿性骨折

通常情况下，确诊有无骨折主要通过 X 线平片或 CT 检查，MRI 并不是首选的影像检查方法。但对于骨挫伤及隐匿性骨折这类不存在骨皮质显著不连续的情况，MRI 有无可取代的价值，同时还可以明确有无伴随的周围软组织损伤。

（1）骨挫伤

骨挫伤是外伤所致的骨髓出血、水肿及骨小梁微骨折，但尚未形成骨折线及骨皮质形态改变。由于髓腔内大量组织间液和血液成分的增加，挫伤处骨髓成分由脂肪组织变为水样物质，表现为弥漫性骨髓水肿。磁共振检测创伤后弥漫性骨髓水肿具有高度敏感性，能有效识别包括腕关节在内的各个部位的骨挫伤，表现为边界模糊的弥漫性 PDW 高信号（图 5－8）及 $T_1W$ 低信号。

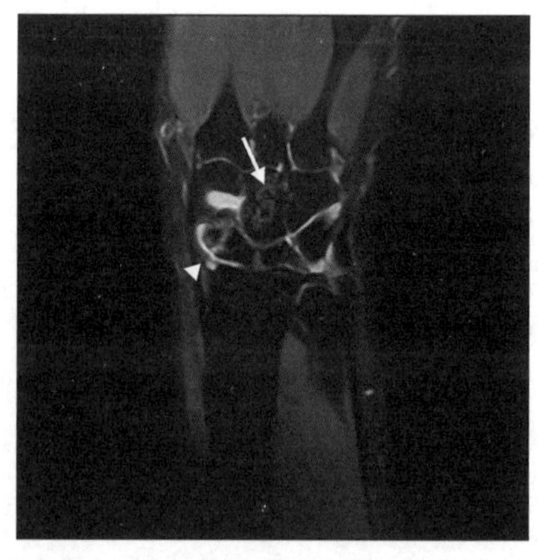

图 5－8 头状骨骨挫伤、手舟骨骨折 MRI

注：冠状面 $T_2W$ 序列，头状骨内见片状不规则 $T_2W$ 高信号（白箭头），边界不清，周围皮质尚连续；手舟骨可见数枚高信号骨折线，皮质中断（三角箭头）；中腕关节间隙积液。

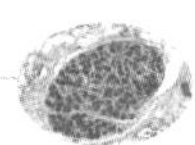

(2) 隐匿性骨折

隐匿性骨折是指在 MRI 可见而 X 线平片不可见的一类骨折。在没有 MRI 的时期，这类骨折主要通过复查 X 线平片以确诊。在骨折发生后 2～5 d，由于骨质吸收改变引起骨折线增宽，在 X 线平片上病变方可得以显现。随着技术革新及 MRI 出现，目前，MRI 可在创伤产生后即刻诊断出隐匿性骨折。典型的征象为线样骨髓水肿，$T_1W$ 信号减低，$T_2W$ 信号增高，增强后呈高信号，中央骨折线区域在各个序列均表现为低信号（图 5-9、5-10）。隐匿性骨折不应该和骨挫伤混淆，后者仅表现为骨髓水肿，而不存在均低信号的骨折线。

### 5.9.2 骨折

在众多腕骨骨折中，以手舟骨骨折最常见。腕部骨折通常会伴随三角骨背侧韧带牵拉引起撕脱性骨折，一般不引起显著骨髓水肿，因此 MRI 上很容易漏诊，而 CT 检查诊断撕脱性骨折的敏感性要高很多。钩骨钩骨折在 X 线平片上容易漏诊，而 MRI 横断面可明确显示钩骨钩的形态及信号改变。

### 5.9.3 脱位和半脱位

MRI 检查由于具有多平面成像的优势，因此可以比 X 线平片更有效显示腕骨半脱位，主要表

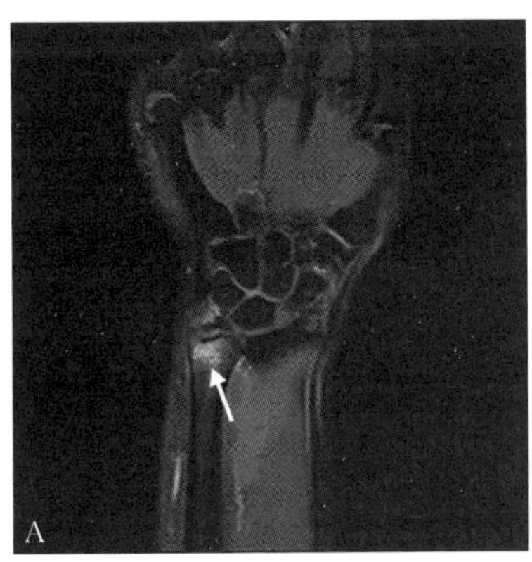


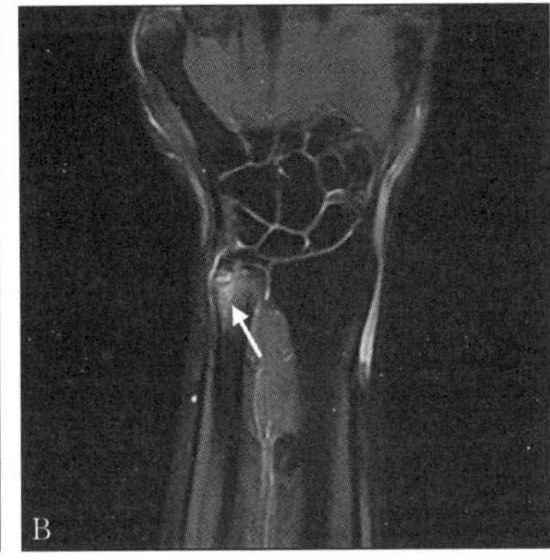


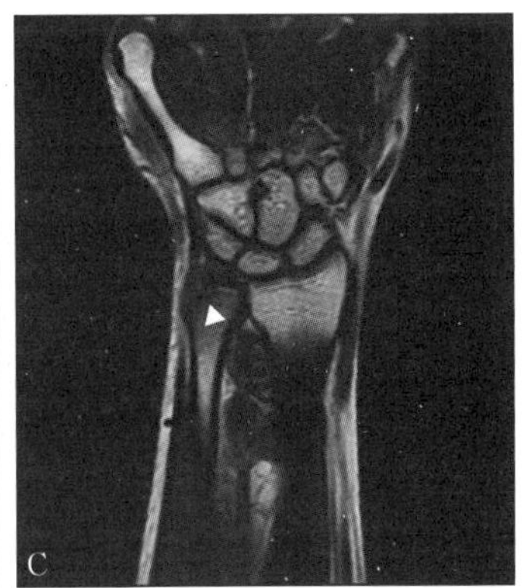


图 5-9　尺骨茎突下缘隐匿性骨折 MRI

注：A、B. 冠状面 $T_2W$ 序列，尺骨茎突下缘可见片状高信号（白箭头）；C. 冠状面 $T_1W$ 序列，尺骨茎突下缘可见条状低信号（三角箭头），周围骨皮质连续性尚可。

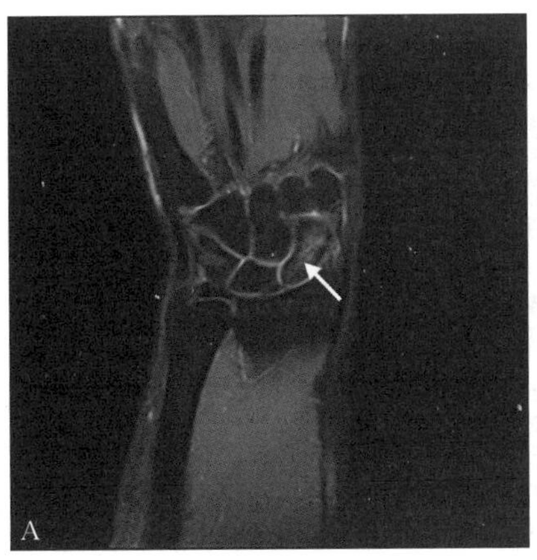


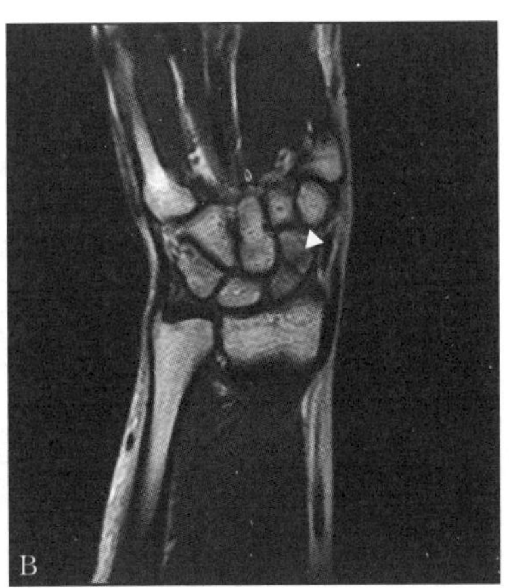


图 5-10　手舟骨隐匿性骨折 MRI

注：A. 冠状面 $T_2W$ 序列，手舟骨内见片状高信号（白箭头）；B. 冠状面 $T_1W$ 序列，手舟骨腰部可见低信号骨折线（三角箭头）。本例曾行 CT 检查提示无骨折线。

现为临近关节面相对移位。腕骨脱位通常伴有腕骨骨折，几种不同形式的脱位表现不一样，CT 显示腕关节脱位更直观，在此不作详细介绍。对长期存在的慢性豌豆骨半脱位，MRI 可以显示其继发的周围反应性滑膜炎。

### 5.9.4 手舟骨创伤性病变及术后改变

由于手舟骨骨折的高发病率以及存在较多并发症，比如假关节形成、骨折碎片坏死等，在此将重点阐述手舟骨创伤、创伤后并发症以及术后改变的影像表现。

（1）手舟骨骨折

60%～70%的手舟骨骨折发生在中间 1/3 处，即手舟骨腰部，其他部位较少累及，结节处发生率为 5%～10%，远极发生率为 5%～10%，近极发生率为 15%～20%。骨折线可以是水平方向，也可以是垂直方向。MRI 征象包括：手舟骨骨髓水肿，低信号或无信号的骨折线，周围软组织水肿以及手舟骨旁脂肪垫水肿性浸润改变（图 5－11）。但 MRI 显示骨折线的宽度不如 CT 可靠。当存在以下征象时，则提示骨折属于不稳定型：①骨折开口处宽度超过 1 mm；②变形范围超过皮质厚度；③骨折线增宽；④伴随腕部韧带损伤。依照 Herbert 分型，不稳定骨折是手术适应证。

（2）假关节

骨折断端在创伤发生后 3 个月左右没有融合，即称为延迟愈合；若超过 6 个月断端仍然没有融合，则称为骨不连或假关节形成。骨折线越靠近近端、骨折片移位程度越大，则延迟愈合的概率越大，主要原因在于手舟骨特殊的血供特点。其他导致假关节形成的因素包括：最初没有及时诊断出手舟骨骨折、骨折后没能充分制动等。骨折后假关节发生率为 5%～10%。在 X 线平片上，假关节表现为持续存在的骨折线，断端硬化、囊变。在 X 线平片的基础上，手舟骨假关节被分为 4 个阶段，不同阶段对应不同的治疗方案。

Ⅰ期：骨折线增宽、断端骨质吸收。

Ⅱ期：囊变形成。

Ⅲ期：骨折片硬化、骨质增生或少许骨赘形成。

Ⅳ期：桡骨茎突继发性关节炎，腕关节脱位加剧、关节不稳，甚至腕部塌陷。

在 MRI 上，假关节间隙为信号不均匀线样结构，$T_2W$ 信号稍增高；相邻的碎片表现为不同程度骨髓水肿，呈 $T_2W$ 高信号，$T_1W$ 低信号（图 5－12）。随着病程进展可出现囊变，囊变表现为类圆形的结构，呈 $T_1W$ 低信号，$T_2W$ 显著高信号。慢性期断端骨质硬化则表现为所有序列均低信号。增强扫描后根据碎片的信号强度可大概判断碎片是否还具有活性。

（3）纤维融合

骨折纤维融合不同于假关节形成，前者的特点是断端有稳定性纤维连接，依靠此非骨化的纤维组织，手舟骨负重能力得到有效恢复。此纤维

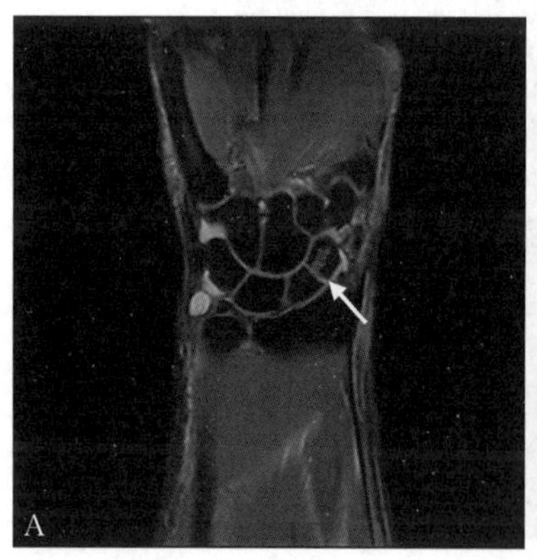

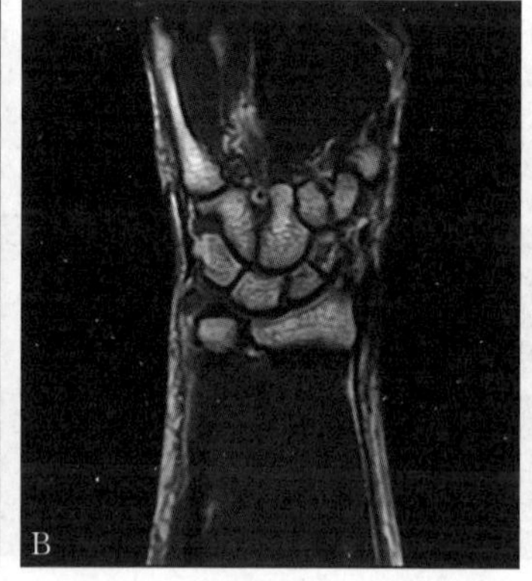

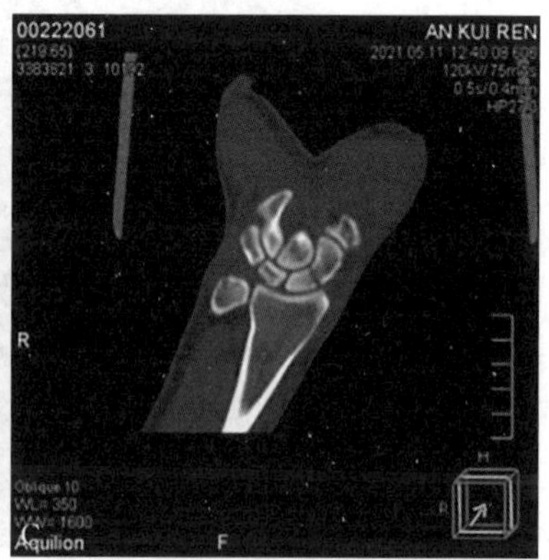


图 5－11 手舟骨腰部骨折 MRI

注：A. 冠状面 $T_2W$ 序列，手舟骨腰部可见高信号骨折线（箭头），骨皮质中断，断端周围髓腔可见高信号骨髓水肿；B. 冠状面 $T_1W$ 序列，显示骨折线呈低信号；C. CT 冠状面重建，显示骨折线断端宽度＜1 mm，属于稳定骨折。

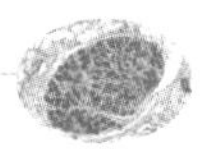

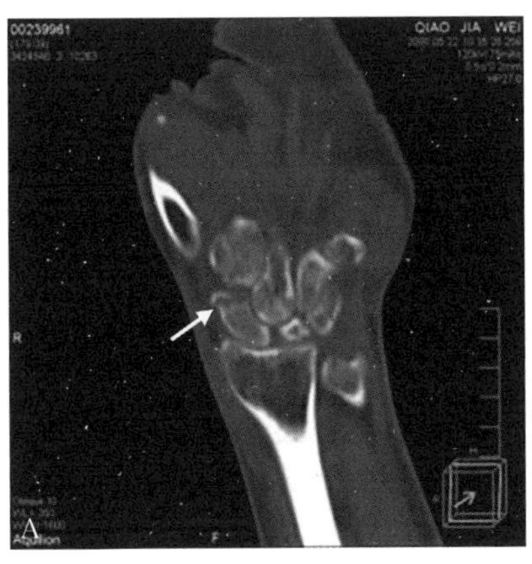

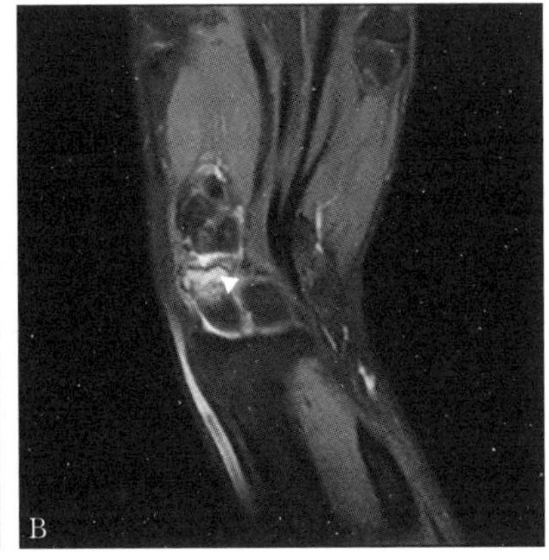

图 5－12 月骨骨折后断端骨不连 MRI

注：A. CT 冠状面重建，显示断端间隙宽、轻度硬化（白箭头）；B. 冠状面 $T_2W$ 序列，显示断端高信号积液（三角箭头）。

桥状结构在 X 线平片上基本无法识别，至多显示为比周围软组织密度稍高的结构。透视下动态显示为稳定的骨折碎片，当显示为持续存在的不稳定骨折碎片时则提示为假关节，而非纤维融合。相反，MRI 则适合显示纤维连接，因为这种桥状结缔组织在各个序列均具有很低的信号，并且，相邻的髓腔仅可见黄骨髓，没有任何骨髓水肿改变。

（4）部分融合

手舟骨骨折后部分融合也很常见，需要和假关节形成进行鉴别，后者两个碎片间的未愈合骨折线累及整个骨骼。

（5）创伤后缺血坏死

手舟骨供血动脉主要经外侧结节区域在腰部进入髓腔，手舟骨近极完全是透明软骨包绕，没有血供入口，因此近极的血供亦来自远端。手舟骨中间 1/3 或近端 1/3 骨折，都会引起近极血供中断，进而引起骨折碎片缺血坏死。缺血坏死发生于晚期阶段，尤其好发于骨折延迟愈合或骨不连的情况下。远端缺血坏死相对少见。

在 X 线平片上，创伤后缺血坏死表现为病变的骨折片骨质密度增高。由于创伤后制动，腕部灌注普遍减低，相对于周围各腕骨，骨折碎片并不存在显著的脱矿物质改变。随着病程进展，逐渐出现髓腔骨质硬化及骨折片变形、碎裂等。MRI 表现如下：

1）无缺血坏死、碎片具有活性：骨折片表现为正常骨髓信号，仅可见轻度的水肿信号，此时不需要做增强检查。

2）无缺血坏死，近端骨折片部分失活：$T_1W$ 为中度低信号，PDW 为不均匀高信号，增强后强化程度较远端骨折片减低。

3）部分坏死：近端骨折片存在局灶性完全没有强化区域。

4）完全坏死：$T_1W$ 为显著低信号（图 5－13），PDW 为不均匀信号，近端骨折片可见大片无强化区。

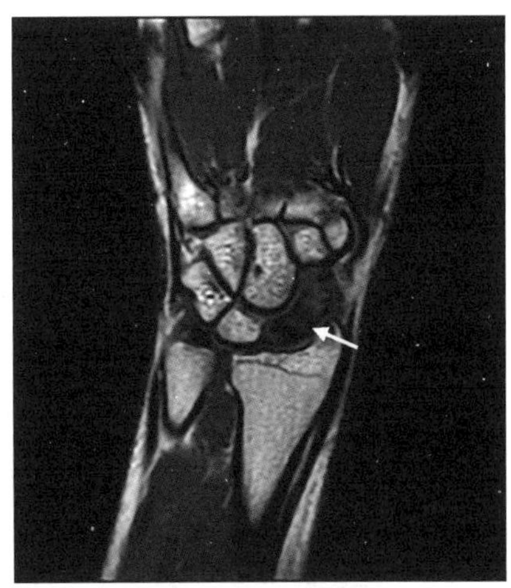

图 5－13 手舟骨骨折后缺血坏死 MRI

注：冠状面 $T_1W$ 序列，断端周围骨质硬化，近端骨折片呈片状较低信号（箭头）。

骨折片的强化程度与其活性呈线性相关，在增强扫描或动态增强扫描上，同时对比两个骨折片的强化差异非常重要。如果强化差异持续存在超过 6 周，则强烈提示缺血坏死存在。

（6）*术后表现*

当对骨不连术后的 MRI 阅片时，切记术后骨髓水肿可以持续数月甚至 1 年之久，尤其是在 STIR 序列。当评估术后骨性或纤维性融合时，放射科医师需要明确患者采取了哪种手术方式。虽然有金属伪影干扰，但 MRI 评估近端骨折片的活性及假关节的裂隙范围仍有无可取代的作用。结合 CT 检查可以更好地评估骨性融合的范围。

## 5.10 韧带损伤

### 5.10.1 腕骨间韧带(固有韧带)损伤

腕关节镜是诊断腕部病变的金标准，可以动态显示腕关节内的各种结构。利用细针穿刺腕中关节的三腔关节造影技术，是比较早期的尝试性诊断方法，可判断腕骨间韧带的情况，例如舟月韧带、月三角韧带有无撕裂。随着磁共振分辨率的提高，其诊断这些韧带损伤的准确率有所提高，磁共振平扫显示这些韧带的能力为 70%～95%。在某些复杂病变，磁共振关节造影有一定优势。相对于全层撕裂来说，部分撕裂更难识别或诊断，可单独累及背侧、掌侧或中央膜部。腕骨间韧带撕裂的直接征象为韧带不连续、信号增高。间接征象为局部积液增多；在静息状态下或关节处于某个特点体位时，受累韧带两端骨骼间隙增宽，有时可合并半脱位。对慢性的腕骨间韧带全层撕裂或部分撕裂，撕裂间隙部位可见血管增生及肉芽组织形成，静脉注射对比剂 Gd－DTPA 显示病变部位强化，此时，很难区分是全层撕裂、部分撕裂或仅仅是变性改变。

### 5.10.2 腕关节囊韧带(外侧韧带或非固有韧带)损伤

腕关节囊掌侧及背侧有繁多复杂的韧带结构对关节起到加固稳定的作用，即使在尸体解剖过程中，这些韧带也很难被逐一区分开来。在常规 MRI 上，这类众多韧带结构只有 50%～70%的概率可以显示清楚，对于病变的诊断准确率则更低了。因此，平扫 MRI 难以准确显示清晰的外侧关节囊韧带结构。对于关节囊韧带松弛(部分损伤)及撕裂所引起的关节不稳定，X 线平片及 MRI 均可以较好地观察到。腕关节韧带损伤时会影响腕骨的稳定与排列，最常见的类型为中间体背伸不稳定(dorsal intercalated segment instability, DISI)，即舟月分离并月骨背侧嵌入性失稳，多由舟月韧带撕裂(图 5－14)以及非固有韧带损伤所致，矢状面可见月骨背屈移位，头状骨向前移位，手舟骨向掌侧屈曲，舟月角＞70°。MRI 矢状位图像最利于观察月骨的位置改变，以及月骨、头状骨及桡

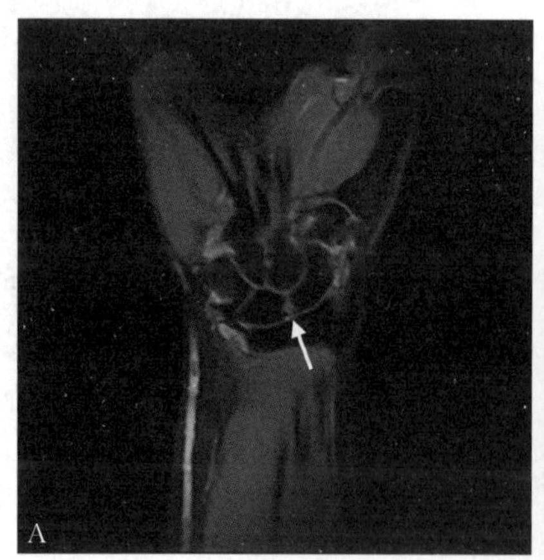


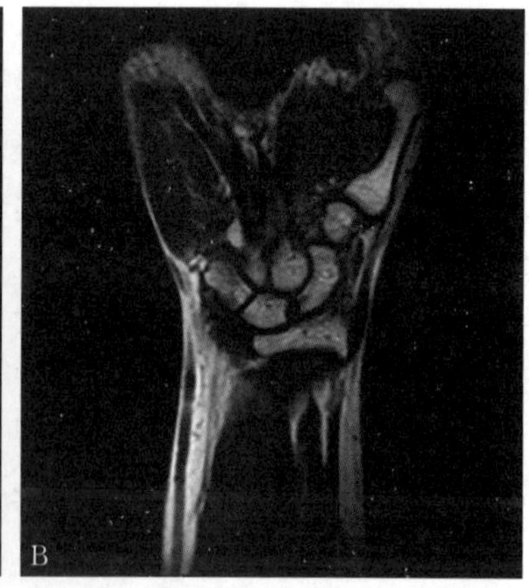


图 5－14 舟月韧带断裂 MRI

注：A. 冠状面 $T_2$W 序列，舟月间隙增宽、积液，呈高信号，低信号的舟月韧带结构部不连续(箭头)；B. 冠状面 $T_1$W 序列，舟月间隙增宽。

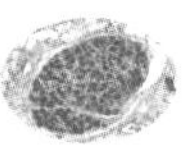

骨长轴的关系。腕关节旋前位或尺偏时可引起正常的月骨向后倾斜，因此，MRI 扫描时关节体位一定要摆放标准。虽然 MRI 不易直接显示腕骨掌侧或背侧的非固有韧带断裂，但是腕骨排列异常多提示韧带损伤。MRI 关节造影的诊断敏感性和特异性均高于常规 MRI 检查。

### 5.10.3 手指侧副韧带及环状韧带损伤

手指侧副韧带的主要作用为稳定指骨间关节，MRI 可显示其正常结构及有无损伤（图 5-15）。损伤的病理主要表现为部分或完全性韧带不连续，或拉伤或瘢痕形成导致韧带增厚。关节脱位或半脱位提示关节不稳。

指屈肌腱鞘位于指骨下缘，由复杂的韧带结构复合体固着于指骨下缘。环状韧带或环状滑车，属于这类韧带复合体的一个主要部分，根据部位分布，被命名为 $A_1$ 到 $A_5$，前者位于近侧指骨间关节水平，后者位于远侧指骨间关节水平。此外，有三组交叉斜行的韧带结构，称为交叉韧带。环状韧带和交叉韧带损伤，比如长期戒指卡压、长期攀岩等，可以导致节段性骨骼与肌腱的间隙增宽，最常见的部位是近节指骨 $A_2$ 滑车处。

### 5.10.4 三角纤维软骨复合体损伤

三角纤维软骨复合体（TFCC），又称为尺腕复合体，是由三角软骨盘、半月板同系物、周围关节囊韧带等结构组成的复合体。当它发生病变时，可以引起尺侧腕关节疼痛。依据临床症状，TFCC 损伤需要和以下几种病变鉴别，包括月三角韧带、尺侧腕伸肌腱、豌豆三角关节、桡尺远侧关节损伤。三角软骨盘损伤分为完全撕裂和部分撕裂，前者导致尺腕关节与桡尺远侧关节互通，后者依据损伤的部位可分为远端、桡侧、近端或软骨盘底面撕裂。慢性刺激和撕裂多伴随血管肉芽组织浸润。尺骨征阴性变异可导致先天性的肥厚三角软骨盘，因而不太容易发生破裂。相反，尺骨征阳性变异使得本来就很薄的三角软骨盘更容易损伤和撕裂，随着病程进展，会发展为尺腕撞击综合征。既往，关节造影是诊断三角软骨盘损伤的唯一手段。首先穿刺针进入桡腕关节，若对比剂渗透到桡尺远侧关节，则说明存在三角软骨盘损伤。通常情况，三角软骨损伤，只允许对比剂单向流动，因此，如果经桡腕关节造影结果为阴性，则需要进一步行经桡尺远侧关节造影，来明确有无撕裂。在 MRI 上，三角软骨盘在各个序列均显示为低信号；在尺侧附着处，三角软骨盘向周围纤维复合体过度，信号会略增高。在软骨盘撕裂的情况下，$T_2W$ 或者 STIR 序列可以显示间断性的高信号，伴随桡尺远侧关节少量积液（图 5-16、5-17），后者与三角软骨盘损伤有较紧密的关联性。磁共振增强序列对于慢性损伤较敏感（图 5-18），由于滑膜血管翳浸润或者血管肉芽肿组织形成，增强后表现为 TFCC 异常强化。

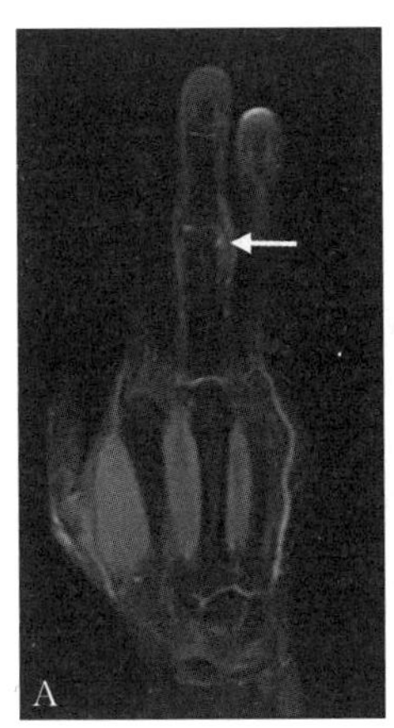


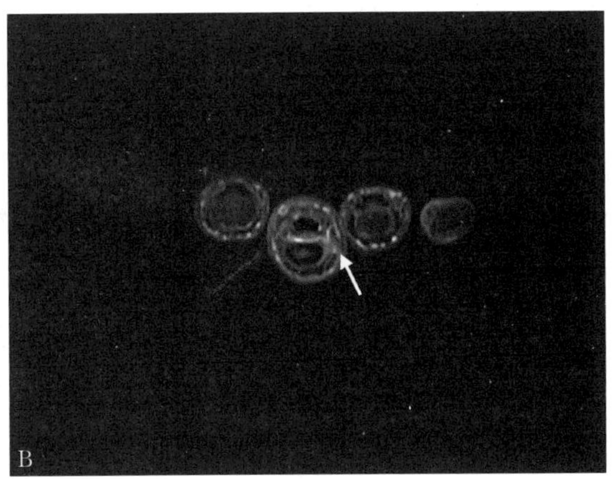


图 5-15 手指副韧带损伤 MRI

注：A、B. 冠状面及横断面 $T_2W$ 序列显示中指近侧指骨间关节外侧副韧带信号增高，伴周围软组织肿胀（箭头）。

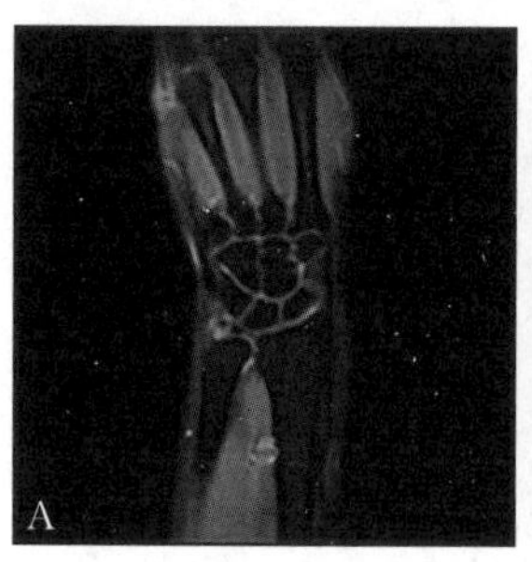
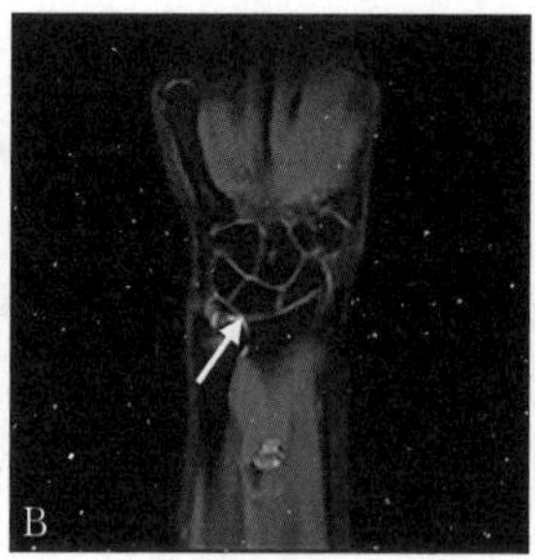
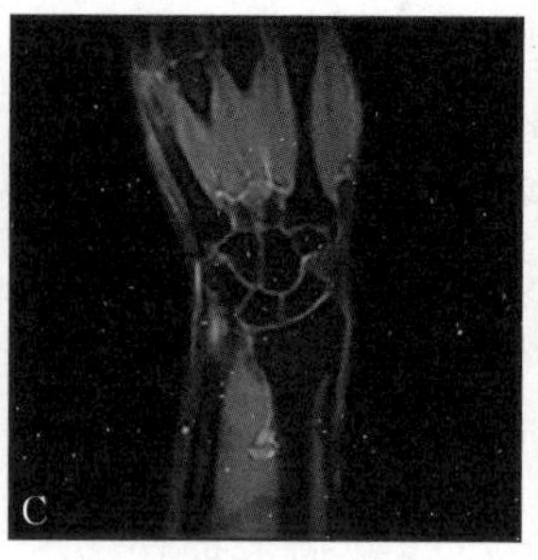
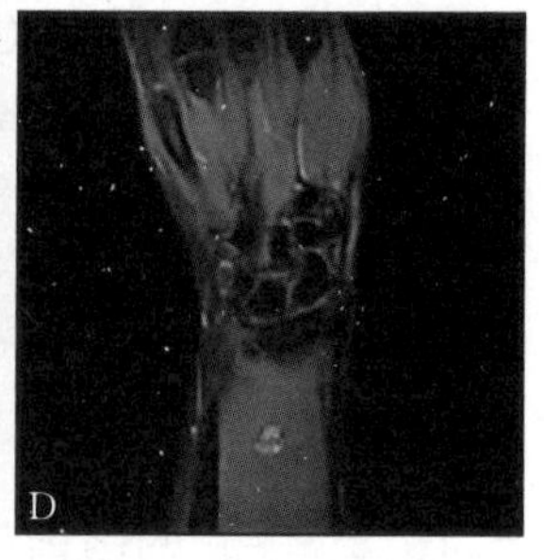

图 5－16　三角软骨盘穿孔 MRI

注：A～D. 连续层面冠状面 $T_2W$ 序列，显示三角软骨盘内小裂孔样高信号（箭头）。

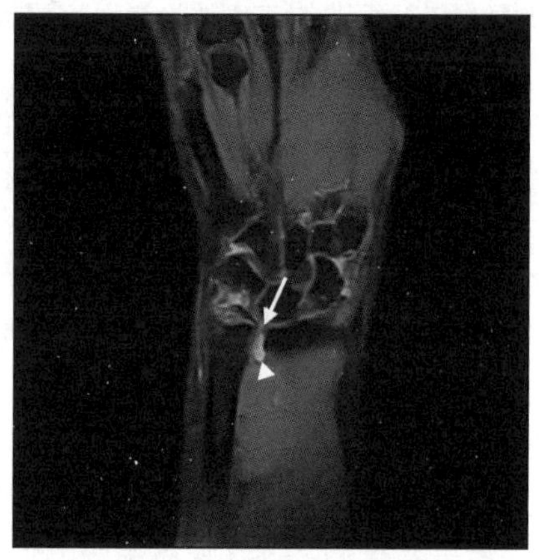

图 5－17　三角软骨盘桡侧撕裂 MRI

注：冠状面 $T_2W$ 序列显示三角软骨盘桡侧附着处小的裂隙（白箭头），伴随桡尺远侧关节间隙积液（三角箭头）。

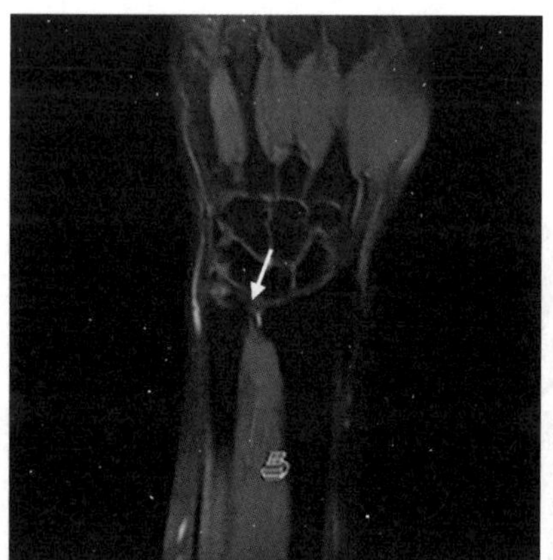

图 5－18　三角软骨盘慢性撕裂 MRI

注：冠状面 $T_2W$ 序列显示三角软骨盘增厚、内部呈结节样高信号（箭头）。

大部分三角软骨盘撕裂继发于退行性改变，30～40 岁人群发病率约为 8%，60 岁以上人群发病率超过 50%。随着年龄增长，TFCC 损伤愈发常见，大部分损伤并不引起临床症状，MRI 阅片时需要注意患者有其他病史，并观察有无其他潜在的病变。退行性撕裂通常发生在软骨盘中央，多为类圆形外观，伴随血管增生。大多数急性创伤引起的软骨盘撕裂，多发生在桡侧透明软骨附着区域，典型的表现是垂直状撕裂。创伤性撕裂也可见于尺侧部分。除了 $T_1W$、$T_2W$ 信号增高外，另外一个征象是桡尺远侧关节处积液增多。Palmer 根据损伤的原因及范围，将 TFCC 损伤分为两大类，9 种亚型。据了解，常规 MRI 有 90%的诊断敏感性，但是一些学者并没有得到这么理想的结果，可能与包括序列、硬件、磁场强度等一系列因素有关。

## 5.11　神经压迫综合征

### 5.11.1　腕管综合征

腕管综合征是指各种原因所致的腕管内走形段正中神经受压所引起的神经压迫综合征。腕管是位于手腕掌侧的管状解剖结构，正中神经及指屈肌腱（指深屈肌腱、指浅屈肌腱及拇长屈肌腱）由前臂经过腕管走形至手掌。腕管背侧为腕骨，掌侧为屈肌支持带及阔筋膜。正中神经通常为位于指屈肌腱掌侧；极少部分人群存在变异，正中神经位于腕管内背侧部分。腕关节屈曲运动会引起神经轻微变扁及轻度移位。

（1）病因

多数腕管综合征为病因不明的特发性病变，

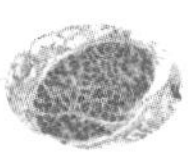

可能与年龄相关。部分患者可由腕管内占位性病变引起，包括肿瘤、腱鞘囊肿、肌肉增生、类风湿关节炎、脂肪过度沉积、肌腱炎、腱鞘炎、淀粉样沉积、水肿（孕期）等；外压性改变，包括骨折、瘢痕组织等；先天性病变，比如永存正中动脉（血管变异、发生率约10%）、蚓状肌异位。

（2）病理

正中神经呈增粗、水肿等病理改变，慢性期呈纤维化改变。

（3）临床

患者表现为手桡侧疼痛，桡侧手指感觉异常，随着疾病进展可出现肌无力，鱼际肌萎缩等，患者夜间症状更加明显。发病人群多为30～60岁，优势手发病率略高，30%～50%患者为双侧发病。根据临床症状、体格检查及神经电生理检查，如神经传导速度测量及肌电图等，可以得出初步的临床诊断。影像学检查可以进一步明确病变及病因。

（4）MRI表现

病变的正中神经增粗、呈 $T_2W$ 高信号，信号增高是由于水肿所致，在横断位豌豆骨水平最明显，钩骨钩水平可见正中神经扁平。腕管容量增加，表现为屈肌支持带向掌侧膨隆，部分病例可以观察到腕管内占位性病变及肌腱炎等改变（图5-19、5-20）。对于病程较长的患者，可见鱼际肌萎缩，表现为 $T_1W$、$T_2W$ 信号增高；由于纤维化形成，正中神经呈现 $T_1W$ 及 $T_2W$ 信号减低的改变。腕管减压术后MRI表现为屈肌支持带不连续及

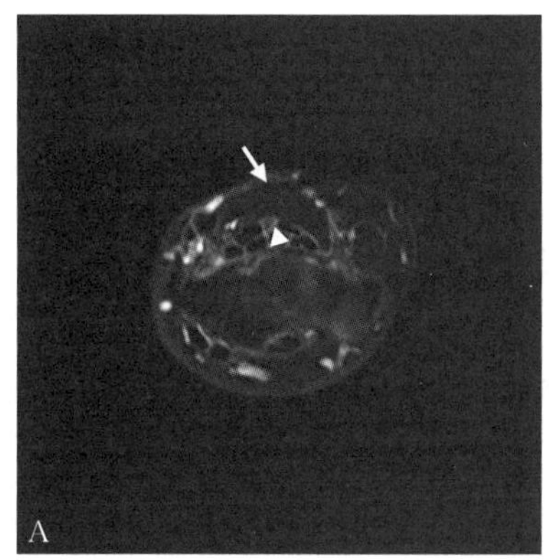


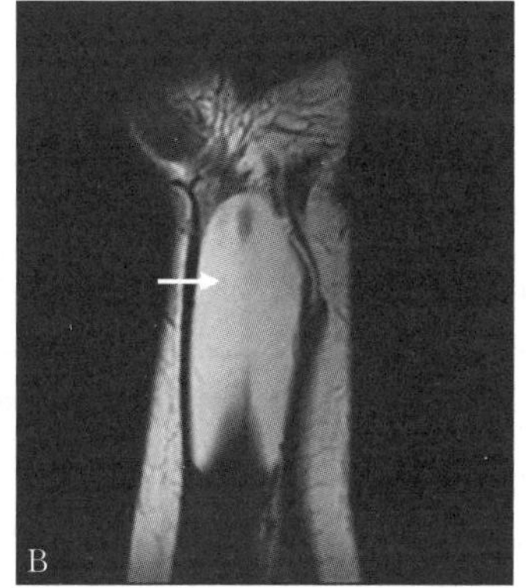


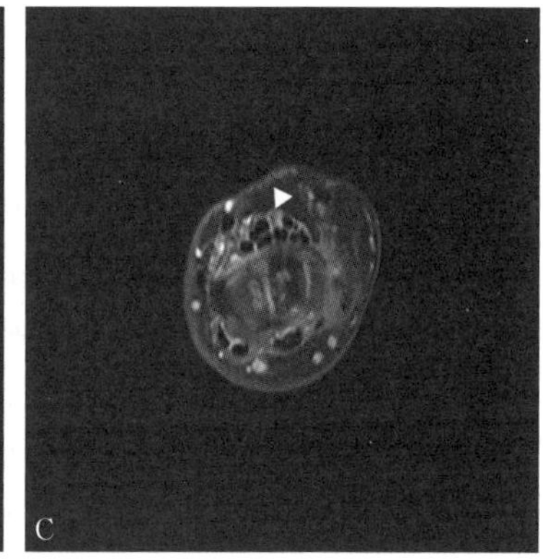


图5-19　腕管内脂肪瘤MRI

注：A. 横断面脂肪抑制 $T_2W$ 序列，脂肪瘤呈半月形（白箭头），腕管内肌腱及正中神经受压，正中神经呈高信号（三角箭头）；B. 冠状面 $T_1W$ 序列，脂肪瘤呈高信号；C. 横断面增强 $T_1W$ 序列，正中神经可见强化（三角箭头）。

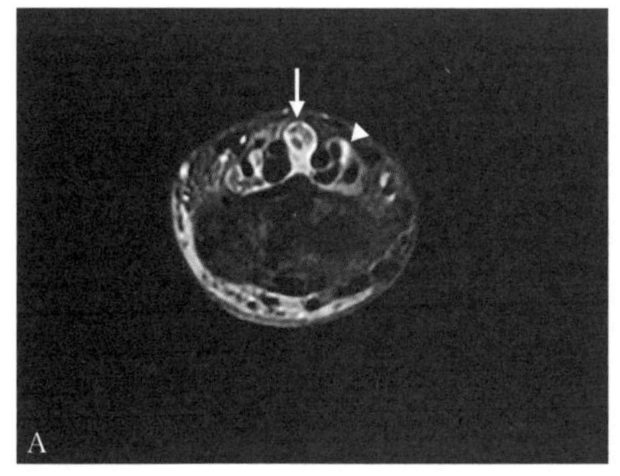


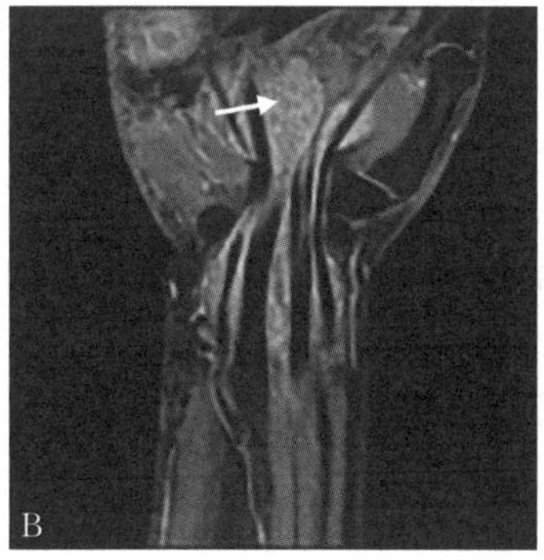


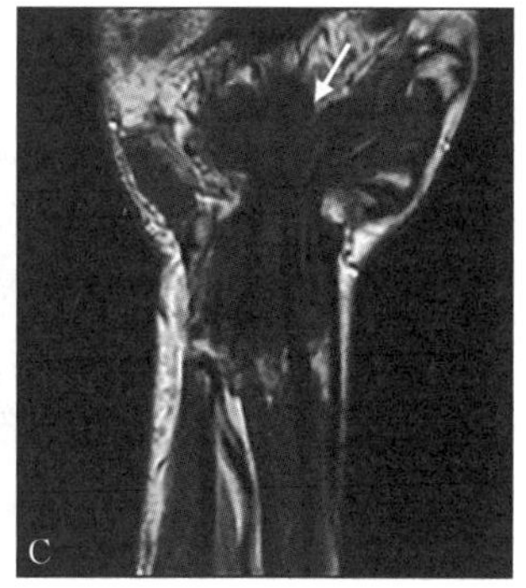


图5-20　腕管内滑膜病变MRI

注：A、B. 横断面及冠状面 $T_2W$ 序列，腕管内屈肌间隙多发高信号（白箭头），内见多发斑点状低信号，肌腱受压轻度向两侧移位，正中神经呈高信号（三角箭头）；C. 冠状面 $T_1W$ 序列，腕管内占位性病变呈低信号（白箭头）。

手术相关伪影。对于术后症状复发或术后症状没有改善的患者，需要重点观察屈肌支持带是否切除不充分，有无术后瘢痕或神经瘤形成。

(5) 诊断要点

豌豆骨水平正中神经增粗、$T_2W$ 序列神经信号增高。

(6) 鉴别诊断

鉴别诊断包括拇长屈肌腱鞘炎、腕掌关节炎、桡骨远端骨折等。

### 5.11.2 尺管综合征

尺管综合征是指腕部尺神经受压引起的神经压迫综合征。尺管又称为 Guyon 管，位于腕部内前侧，上界起自钩骨钩，下界至豌豆骨，背侧为屈肌支持带、小鱼际肌、豌豆骨及钩骨钩，掌侧为掌筋膜。尺神经及伴行尺动脉由前臂经过尺管走行至手掌。尺管缩窄可以引起尺神经病变，类似于腕管综合征。根据受累区域和损伤的范围不同，临床表现包括受尺神经支配区域(小鱼际肌、环指及小指)感觉异常、运动障碍等。引起尺管狭窄的病因有很多种，包括腱鞘囊肿、肿瘤、外部压力增加(骑行、爬山运动或职业相关的过度运动)、尺动脉动脉瘤、肌肉变异、尺侧腕屈肌腱增粗、手掌纤维瘤病、豌豆骨三角骨关节炎、钩骨钩骨折、豌豆骨骨折、掌骨基底骨折等。MRI 表现为尺神经增粗、呈 $T_2W$ 高信号，小鱼际肌萎缩或脂肪变性等。需要与腕管综合征、肘管综合征、钩骨钩骨折等鉴别。

### 5.11.3 保龄球手拇指

保龄球手拇指为拇指内侧基底持续受压或反复摩擦引起此处皮下尺神经损伤的压迫综合征，顾名思义，该病多见于保龄球投球手。临床症状包括拇指麻木、指骨间刺痛，肌力减弱，也可累及示指及其掌蹼，有时拇指根部可有柔软的软组织结节。MRI 检查可显示拇指尺侧神经分支增粗及周围软组织水肿甚至结节形成。

### 5.11.4 Wartenberg 综合征

Wartenberg 综合征是指各种原因导致的只有前臂远端桡神经浅支受压引起的神经压迫综合征。可继发于桡骨远端骨折或表带、袖口过紧，也可以是特发性改变。临床表现为前臂背侧、示指、拇指疼痛及感觉障碍，类似于拇长屈肌腱腱鞘炎，但症状多在休息时更明显，Tinal 试验阳性。MRI 表现前臂背侧桡神经浅支增粗、水肿，$T_2W$ 信号增高。

## 5.12 肿瘤

骨与软组织肿瘤会在专门的章节详细阐述，本节主要讨论手及腕部最特有的几种肿瘤。

### 5.12.1 甲下区肿瘤

指甲下区会发生一系列特殊的肿瘤，它们具有特征性的临床及磁共振影像表现。

(1) 血管球瘤

血管瘤球是起源于血管球体的良性错构瘤。血管球体是由体温调节结缔组织及动静脉包绕形成，血管球体存在于人体各个部位的皮肤里，尤其是肢端区域，如指头、大小鱼际部肌、足底、尾骨尖、鼻部、舌后缘以及阴茎海绵体。血管球瘤好发于手部，75%的病灶位于手部，65%的病灶位于甲下区。临床症状包括阵发性剧痛，碰触时症状明显，肿瘤累及的部位对寒冷、挤压、震动较敏感，可伴有指甲生长受损，肉眼可见指甲下区域呈蓝色。肿瘤对远节指骨的压迫程度因人而异，在较明显的病例，X 线平片即可显示远节指骨甲突处边界清楚的溶骨性骨质破坏。MRI 上，病灶多为圆形或椭圆形，边界清，富血供的瘤体呈 $T_1W$ 低信号，$T_2W$ 高信号，增强后显著强化。

(2) 表皮样囊肿

表皮样囊肿是一种皮下组织或骨骼内囊性占位性病变，起源于鳞状上皮细胞过度增生。病因不明，可能是先天性，也可能是外伤后上皮细胞异位引起。囊内包含蛋白质、脂肪以及角化物等。这种囊性占位存在于全身各处，但最多见于手和足，尤其是手指、足趾及甲下区域。临床症状为疼痛、压力敏感、肿胀等。X 线平片显示远节指骨不同程度被侵蚀。MRI 上，病灶呈囊样结构，$T_1W$

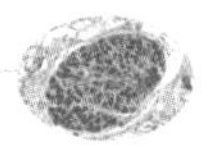

呈等信号，如瘤内有陈旧性出血或蛋白质含量增高时，可呈不均质稍高信号；$T_2W$ 呈显著高信号；增强后边缘中等程度强化，内部无强化。表皮样囊肿信号特征显著，很容易与其他肿瘤区分。

其他甲下区域好发的肿瘤有黏液囊肿、外生骨疣、软组织软骨瘤、黄色瘤、血管瘤、鳞状上皮瘤或癌、黑色素瘤等。

### 5.12.2 腱鞘巨细胞瘤

这种滑膜起源的肿瘤病理成分包含组织细胞、巨细胞、黄瘤细胞，所以也被称为黄色瘤。在组织学上，该病与色素沉着性绒毛结节性滑膜炎一致，都有含铁血黄色沉积，是影像诊断的关键。病灶位于肌腱周围，呈结节样或弥漫性生长，最初可没有疼痛或肌腱功能受损，多累及屈肌腱。MRI 显示腱鞘周围局灶、多灶或弥漫性异常信号，呈 $T_1W$ 低信号，$T_2W$ 序列呈等信号或高信号，增强后强化方式较为多样(图 5－21、5－22)，局灶性信号缺失的特征性区域代表含铁血黄素沉积；20％患者存在邻近骨质破坏。

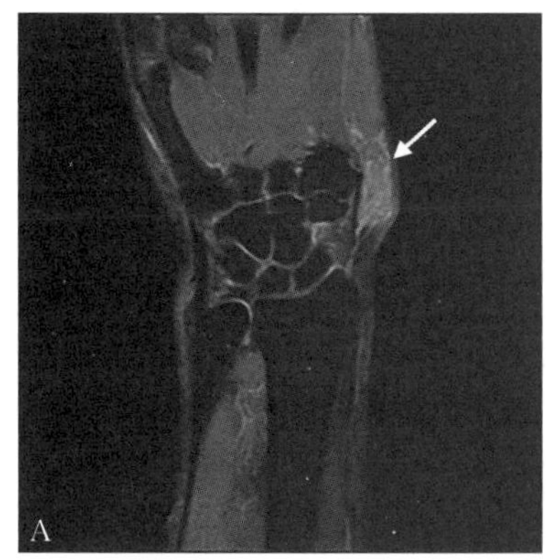


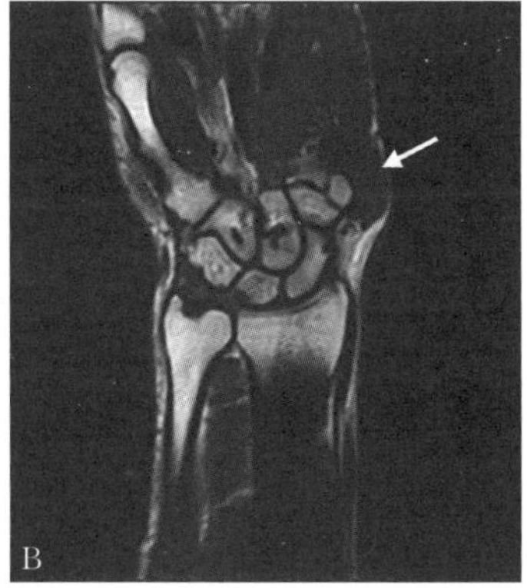


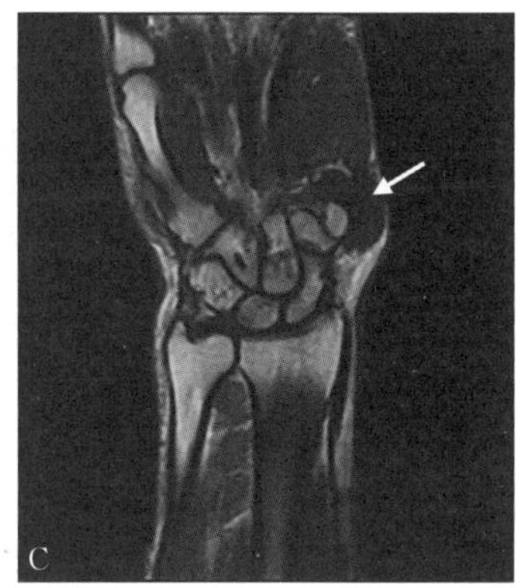


图 5－21 手掌腱鞘巨细胞瘤 MRI

注：A. 冠状面 $T_2W$ 序列，病灶位于第一掌骨旁，紧邻肌腱，呈不均匀高信号(箭头)；B. 冠状面 $T_1W$ 序列，病灶呈肌肉信号(箭头)；C. 增强 $T_1W$ 序列，病灶轻度强化(箭头)。

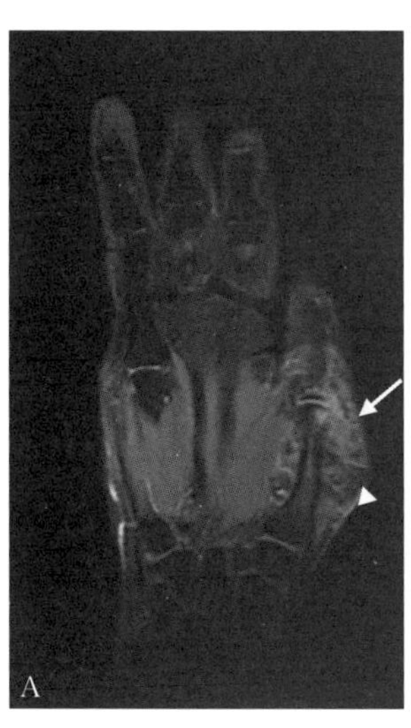


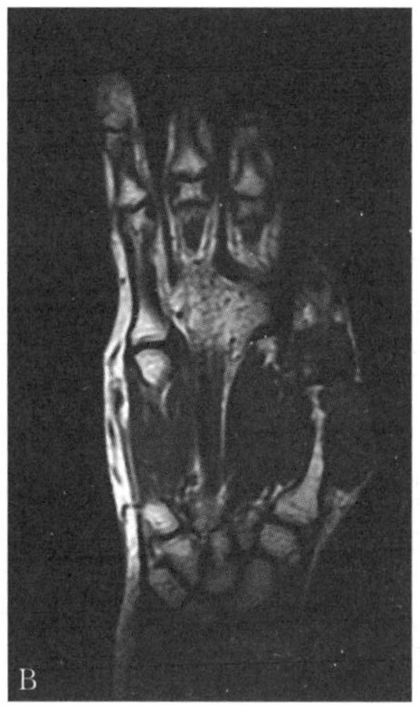


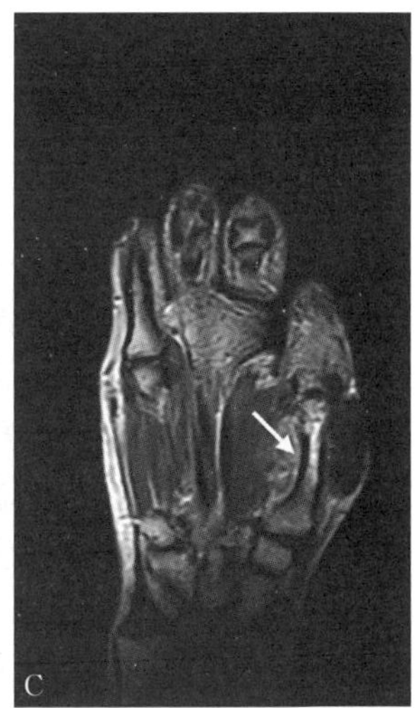


图 5－22 掌指关节周围弥漫性腱鞘巨细胞瘤 MRI

注：A. 冠状面 $T_2W$ 序列，病灶呈混杂高信号(箭头)，可见斑片状低信号(三角箭头)，包饶第一掌指关节，累及关节面骨质；B. 冠状面 $T_1W$ 序列，病灶内多发低信号斑片、结节，骨质可见结节样侵蚀；C. 冠状面 $T_1W$ 序列增强扫描，病灶不均匀显著强化(箭头)。

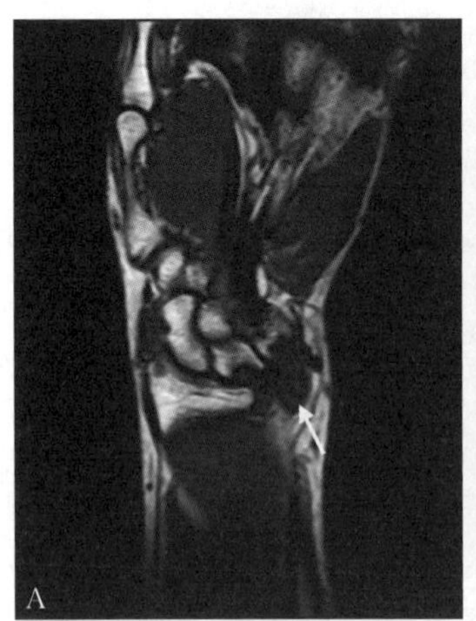

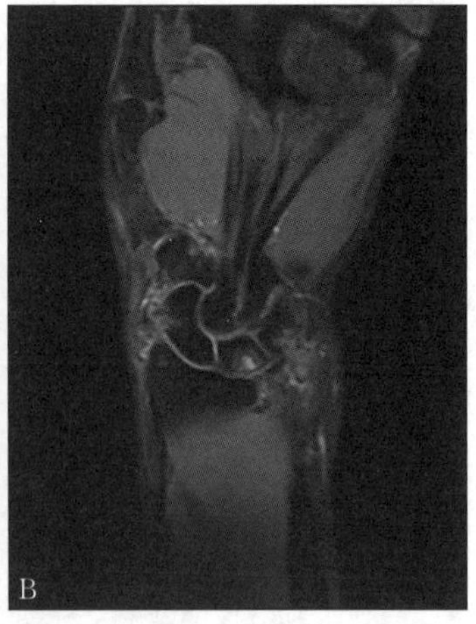


图 5-23 类风湿结节 MRI

注：冠状面 $T_1W$ 序列(A)及 $T_2W$ 序列(B)，月骨、三角骨及周围软组织多发结节样异常信号(箭头)。

### 5.12.3 类风湿结节

类风湿结节又称为炎性假瘤，和风湿疾病有关。病灶呈局部结节状，所以表现为肿瘤样病变的形态特点，结节多存在中央坏死。类风湿结节是关节病变的早期表现，主要位于手背侧皮下脂肪，但也可累及滑囊、关节、肌腱、腱鞘、韧带。MRI 显示为占位性病变，呈 $T_1W$ 低信号，$T_2W$ 不均匀高信号，局部低信号，以及显著边缘强化(图 5-23)。

## 5.13 腱鞘囊肿及其他囊肿

### 5.13.1 腱鞘囊肿

腱鞘囊肿是一种胶样肿物，起源于韧带、骨质、肌腱，发生在关节周围，也可见于骨骼内，是手部最常见的肿物。腕部区域腱鞘囊肿最常见的起源结构是舟月韧带及月三角韧带，因此最常见于腕背的中心，2/3 位于手背，也常见于靠近手指根部的手掌侧，和腕关节的拇指侧，以及手指背部靠近指甲处。骨内腱鞘囊肿最常见的位置是月骨、靠近舟月关节腔。

(1) 病理

腱鞘囊肿是一种充满液体的囊，由关节囊或腱鞘向外疝出形成。囊有“蒂”与关节或腱鞘相连，允许液体从关节或腱鞘进入囊中。蒂相当于阀门，通常限制液体从囊肿中流出，允许囊肿增大，但不能缩小。在某些情况下，蒂起到双向阀门的作用，允许液体双向流动。这可以使囊肿随活动而增大或缩小。

(2) 病因

病因不明，可能是由关节囊、韧带或腱鞘局部薄弱引起的，薄弱可能是遗传所致，或是由关节炎症或创伤引起。

(3) 临床

腱鞘囊肿通常在皮肤下形成硬块。肿块可能很大，也可以很小。囊肿可能在活动期间增大，然后随着休息而缩小。虽然大多数囊肿不会引起疼痛，但手背的小囊肿会因手腕伸展活动如做俯卧撑而引起疼痛，而手腕掌侧的囊肿会压迫桡动脉引起疼痛。手指中的囊肿可能会在抓握物体时引起疼痛。

(4) MRI 表现

根据位置和大小，腱鞘囊肿可呈分叶状、圆形、椭圆形或长条状。在 MRI 上，腱鞘囊肿表现为典型的 $T_1W$ 均匀低信号、$T_2W$ 显著均匀高信号，经常可见分隔，后者表现为囊内线样均低信号(图 5-24、5-25)；病灶一端通常会伴有漏斗状的尖角结构，与腱鞘或关节囊相通(图 5-26)。增强后病灶内部并无强化，但周围假包膜结构则表现为高信号。

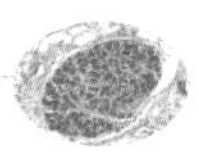

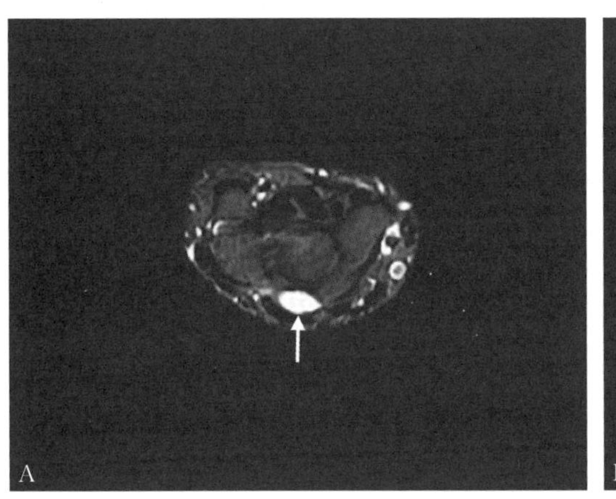
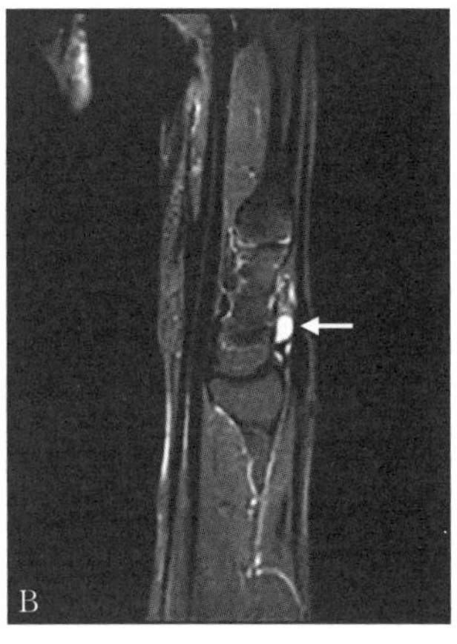

图 5-24 手背腱鞘囊肿 MRI

注：横断面(A)及矢状位(B) $T_2$W 序列，月骨背侧可见扁圆形囊样高信号(箭头)，边界清，位于背侧肌腱的深面。

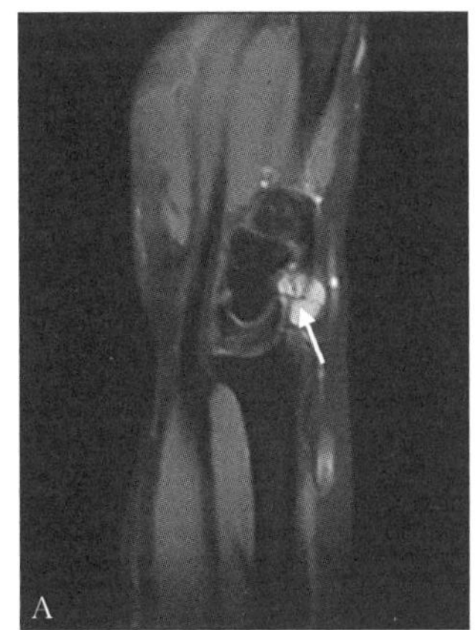
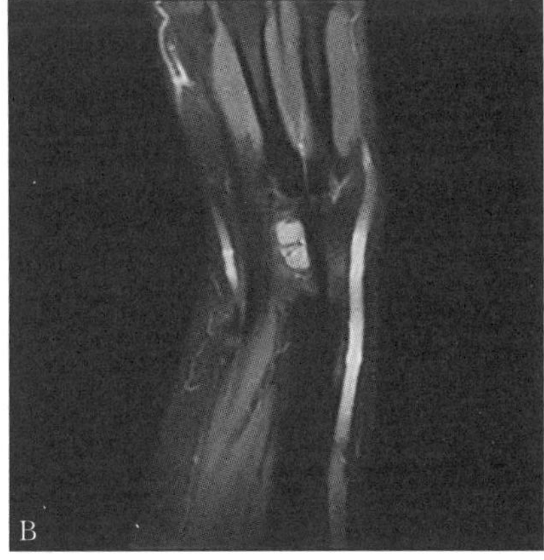

图 5-25 腕背侧腱鞘囊肿 MRI(1)

注：矢状位(A)及冠状位(B) $T_2$W 序列，腕背侧高信号囊性灶，内可见多发分隔(箭头)。

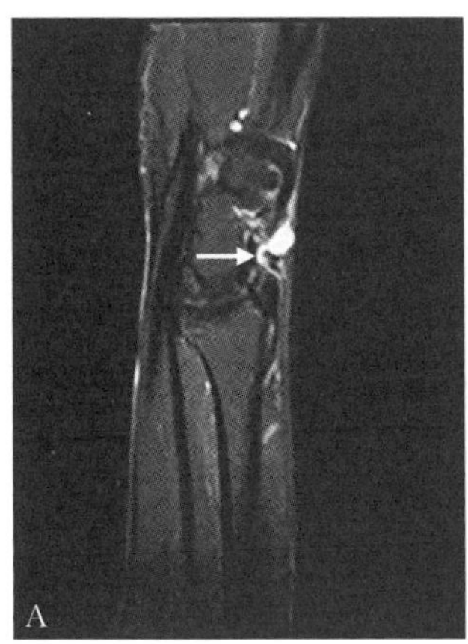
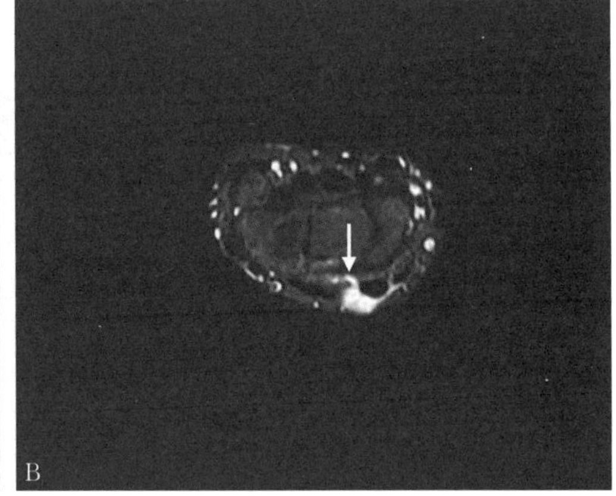

图 5-26 腕背侧腱鞘囊肿 MRI(2)

注：矢状位(A)及横断位(B) $T_2$W 序列，腕背侧高信号囊性灶，可见尖角样蒂结构(箭头)伸向深面。

### 5.13.2 单纯性囊肿

单纯性囊肿与腱鞘囊肿不同，内容物为浆液性液体，可位于骨外或骨内。两者的病理机制亦不同，前者与滑膜包绕或滑膜增生有关系。慢性滑膜炎可以导致关节隐窝呈囊样气球样改变，如豌豆三角骨隐窝。在大多数病例，仅依据临床表现很难区分两类囊肿。平扫 MRI 上，这两者也容易混淆，它们具有相同的信号特点，但若发现分隔或漏斗样尖角结构则可以排除单纯性囊肿。增强 MRI，两者均出现边缘强化，腱鞘囊肿边缘来自假包膜的强化，单纯性囊肿则为滑膜壁的强化，增强后单纯囊肿的囊内信号比腱鞘囊肿信号要高一些。总体来说，区分两者并无太大的临床意义，两者的治疗方法是一样的。腱鞘囊肿及单纯性囊肿都可以发生破裂，引起弥漫性肿胀以及周围组织刺激性改变。MRI 表现为周围软组织弥漫性 $T_2W$ 高信号，流出的液体呈液性的 $T_2W$ 高信号。

## 5.14 滑膜病变(慢性多关节炎)

和其他关节一样，对于腕关节滑膜病变，MRI 可以直接显示增厚的滑膜结构，在 $T_2W$ 序列为高信号，增强可见显著强化。平扫 MRI 时，很难区分渗出积液和活动性血管翳，但增强扫描后则容易鉴别。慢性瘢痕或慢性肉芽组织在 $T_2W$ 低信号，同时伴有骨质改变(图 5－27)。MRI 显示早期骨质侵蚀、肌腱炎及腱鞘炎非常敏感。腱鞘炎则是银屑病性关节炎较典型的特征，但也可以是慢性多关节病的早期表现。早期关节病变及滑膜病变可以通过 MRI 检测，随着病程进展，疾病程度逐渐加重，MRI 特征也会发生变化，Schech 将其分为以下几期：

0 期：正常关节，没有炎症改变。

Ⅰ期：滑膜炎，不伴有血管翳，无软骨或骨损伤。又称为渗出增生阶段。

Ⅱ期：Ⅰ期＋关节内血管翳，可伴有软骨损伤，无骨质改变。

Ⅲ期：Ⅰ期或Ⅱ期＋单发的局灶骨损伤，骨髓信号消失，$T_2W$ 或 STIR 序列信号增高。又称为早期破坏阶段。

Ⅳ期：Ⅰ期及Ⅱ期＋多处骨组织滑膜血管翳侵蚀。又称为显著破坏阶段。

Ⅴ期：超过 50%关节软骨被破坏。又称为毁损期。

有些情况下，在患者临床症状出现之前，MRI 即可显示病理性强化。磁共振减影技术及最大信号投影技术，对检测此类早期强化非常敏感。一项有关磁共振减影技术的临床研究显示，在对 26 例慢性多关节炎患者的研究中，有 6 例患者在疾病早期减低磁共振增强减影成像为阳性，比美国类风湿协会的标准要更加提前。该研究的作者推

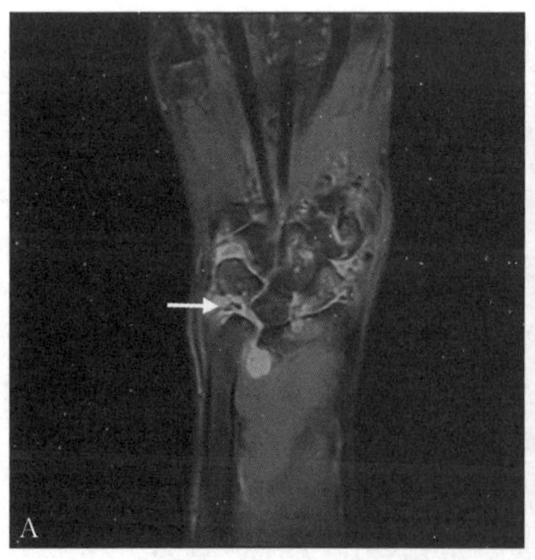


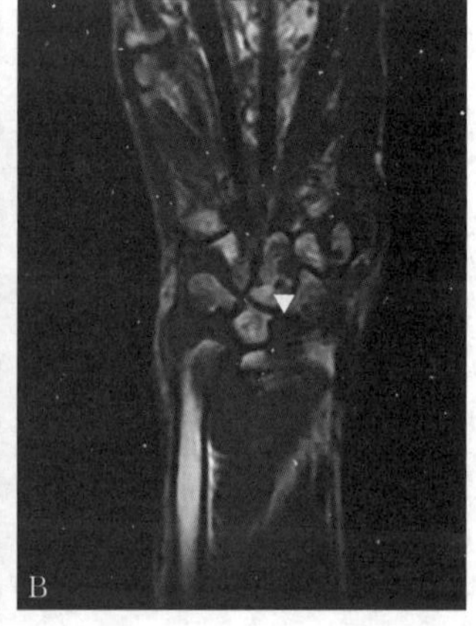


**图 5－27 类风湿性关节炎**

注：冠状位 $T_2W$ 序列(A)及 $T_1W$ 序列(B)，腕关节间隙狭窄，关节腔积液、滑膜增生(白箭头)，骨质见多发结节样侵蚀改变(三角箭头)。

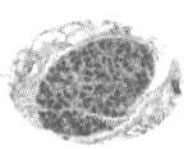

荐将这种磁共振检查结果纳入诊断类风湿疾病决策方案中。

## 5.15 肌腱病变

肌腱病变在手、腕及前臂尤为常见,包括肌腱炎、腱鞘炎,可单独发生,也可同时发生。一般由各式各样的长期超负荷运动所引起,多见于运动员及某些特定职业人群。也可由风湿性病变或创伤所导致,腕部骨折也会引起肌腱炎及腱鞘炎。肌腱可发生部分性或完全性断裂,肌腱半脱位或脱位多见于关节炎患者。

(1) 临床

临床表现包括牵拉时疼痛,疼痛向前臂近端或远端放射,对抗阻力时症状加重,可伴有局部、长条状或弥漫性软组织肿胀。

(2) 病理

肌腱炎是一种肌腱发生退行性变的过程,多见于过度使用者和老年人,最终病理改变为肌腱黏液变性、血管向内生长及软骨化生。

(3) MRI 表现

对于多数病例,平扫 MRI 即可提供可靠的诊断依据,表现为肌腱增粗、肌腱周围信号增高,周围正常脂肪信号消失;对于病程较长或创伤引起的肌腱炎,同时可见肌腱部分撕裂,显示为肌腱部分不连续、肌腱内裂隙或中央区域信号局灶性增加。在质子脂肪抑制序列,腱鞘炎显示为肌腱周围不同厚度的环形信号增高,对应的 $T_1W$ 序列则为低信号。在风湿性病变引起的腱鞘炎中,腱鞘积液较为常见,同时可见滑膜增生或绒毛引起的局灶信号减低,伴随邻近骨质侵蚀。

(4) 诊断要点

肌腱增粗、内部信号增高,肌腱周围环形 $T_2W$ 高信号或腱鞘积液、周围脂肪组织水肿。

依照腕部肌腱走行的部位,以下介绍几种较常见的肌腱炎及腱鞘炎。

### 5.15.1 桡侧肌腱病变

在桡骨茎突水平、第一筋膜室内,拇长展肌及拇短伸肌的肌腱炎较为常见,又称为 de Quervain 缩窄性肌腱炎。好发于中年女性,30%的患者为双侧发病,多由于第一筋膜室内肌腱与桡骨茎突反复滑动摩擦所致。MRI 显示为腱鞘内的液体信号及周围软组织水肿(图 5-28);对于慢性病变,积液吸收,纤维组织增生,腱鞘缩窄,表现为各个序列肌腱周围中等信号改变。

### 5.15.2 桡背侧肌腱病变

拇长伸肌腱经过第三筋膜室到达拇指,在 Lister 结节水平,容易发生肌腱炎或者腱鞘炎,又被称为远侧交叉综合征。

### 5.15.3 远端桡背侧前臂肌腱病变

在前臂距离 Lister 结节近端 5 cm 处,拇长伸肌腱与肌腹延续处,由于长期应力、反复摩擦,容易产生肌腱炎及腱鞘炎,多见于皮划艇运动员,因此被称为浆手腕,也常见于举重、农业劳动等相关从业者。也被称为近侧交叉综合征。

### 5.15.4 尺侧肌腱病变

尺侧腕伸肌或尺侧腕屈肌的肌腱炎也很常见,由肌腱豌豆骨止点处过度负重所致,也称为附着点炎,尺侧腕屈时引起豌豆骨处疼痛;由于刺激邻近的尺神经,可引起环指及小指感觉异常。有时,X 线平片或 CT 可见豌豆骨钙化;在 MRI 上可见豌豆骨附着处水肿、肌腱炎性增粗(图 5-29)。

### 5.15.5 屈肌腱病变

屈肌腱病变多见于尺侧腕屈肌腱和桡侧腕屈肌腱,表现为腱鞘炎及周围软组织炎性水肿;反应性炎性组织对比剂摄取增加,多见于银屑病患者。

手指屈肌腱鞘炎多为一种慢性肌腱滑囊病变,常见沿着手指下缘走行,可引起腱鞘狭窄以及肌腱滑动功能受损,临床表现为手指断断续续、停顿式的运动,扳机指、弹响指等。

腕部肌腱撕裂并不常见,主要继发于损伤,MRI 显示肌腱撕裂效果最佳,完全撕裂表现为断端空虚,近端肌腱挛缩到更近的位置;部分撕裂表现为肌腱局部欠连续,与其他关节周围肌腱损伤类似(图 5-30)。

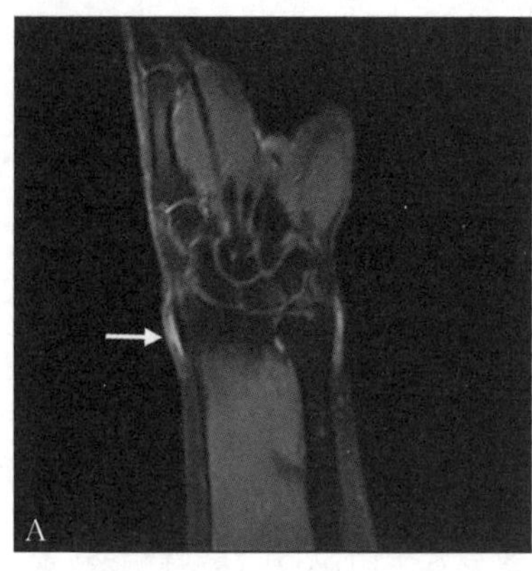
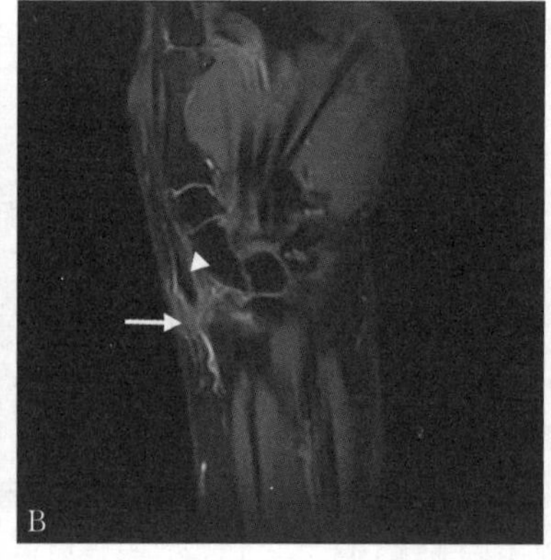
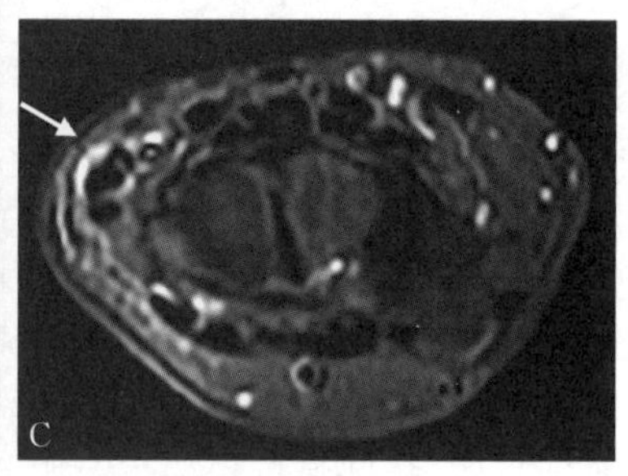

图 5－28　第一筋膜室腱鞘炎 MRI

注：冠状位（A、B）及横断位（C）$T_2$W 序列，桡侧拇长展肌稍增粗（三角箭头），周围见环形高信号积液（箭头）。

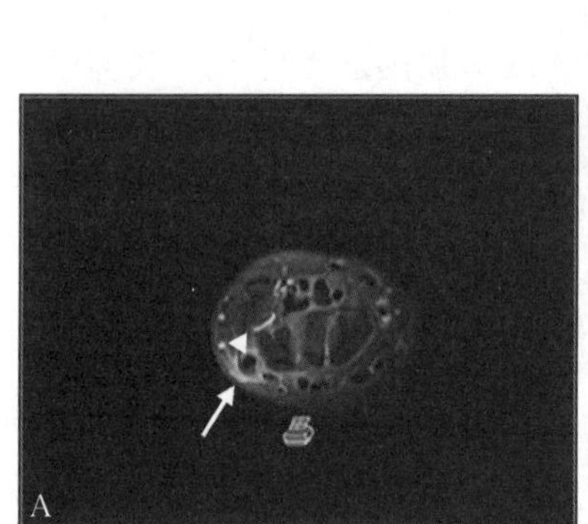
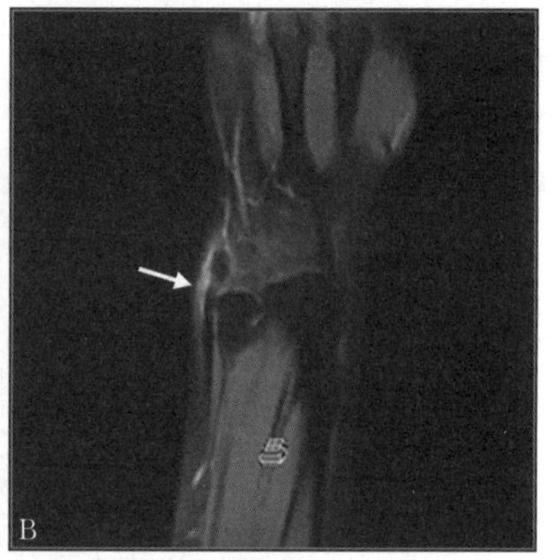

图 5－29　尺侧腕伸肌腱鞘炎 MRI

注：横断位（A）及冠状位（B）$T_2$W 序列，尺侧腕伸肌腱增粗（三角箭头）、周围呈环形高信号（箭头），边缘模糊。

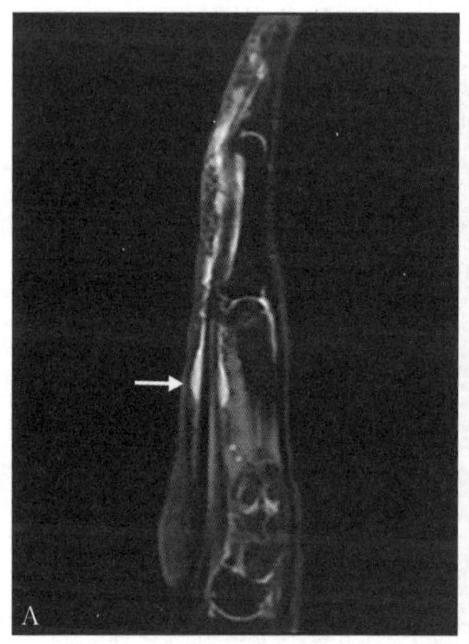
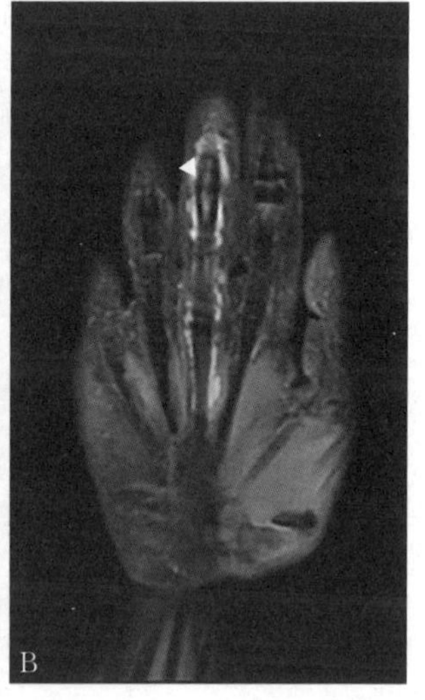

图 5－30　中指屈肌腱鞘炎 MRI

注：矢状位（A）及冠状位（B）$T_2$W 序列，屈肌腱弥漫性增粗、内可见条状高信号（三角箭头），周围见环形液体信号（箭头）。

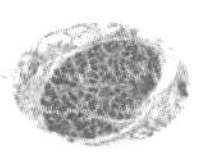

## 5.16 掌腱膜挛缩

掌腱膜挛缩又名 Dupuytren 挛缩，是一种掌部腱膜遗传性纤维瘤性过度增生性良性疾病，为常染色体显性遗传，但也有散发患者，部分患者无阳性家族史。

(1) 病理

本病早期损害表现为胶原纤维变粗及增厚，相互融合形成纤维条索，缺乏弹性纤维；病变处可见大小均匀、细胞较大的增生的成纤维细胞组成的细胞结节，可见有丝分裂象，但无细胞异形性。纤维和细胞的增殖并非肿瘤样增殖，而是一种良性增殖。本病晚期损害表现为有较多成纤维细胞增殖，纤维组织较成熟，表现为大量的透明样变性的胶原，细胞成分减少。

(2) 临床

本病多发生于中老年人群，男性多见，常累及双侧手掌，皮损初起为坚实结节，常发生于远端掌横纹与环指的纵轴线相交处，局部融合成条索状斑块，平行于屈肌腱浅表。本病晚期累及中指和示指，引起掌指关节强直性收缩，呈屈曲性挛缩，最后手指丧失功能。

(3) MRI 表现

本病最初表现为远端掌横纹与环指的纵轴线相交处 PDW 脂肪抑制序列稍高信号，随着病情进展，可见屈肌腱浅表局灶或多个结节。80%的病例具有典型表现，结节表现为 $T_1W$ 序列均匀低信号，$T_2W$ 序列均匀低信号，类似于周围肌腱的信号特点；20%的病例表现不典型，根据结缔组织的含量不同，信号有所变化，一般在 $T_1W$ 序列为等低信号，稍高于周围肌腱的信号，$T_2W$ 序列为低信号。强化方式因细胞含量不同而有所区别，可为轻度强化，亦可显著强化。

(4) 诊断要点

本病好发于中老年，皮下结节多位于环指，晚期可以累及中指及小指，MRI 信号特点类似于周围肌腱。

(5) 鉴别诊断

本病应注意与瘢痕疙瘩或指节垫进行鉴别，前者多为单发，MRI 信号不均匀，部位不固定，后者多位于指骨间关节背侧。

## 5.17 血管疾病

在小鱼际肌区域，钩骨钩长期反复撞击尺动脉及小鱼际肌，可引起尺动脉损伤，表现为动脉狭窄、闭塞或动脉瘤形成，多见于职业损伤或长期运动损伤，如司机或曲棍球运动员，又称为小鱼际肌锤击综合征。临床症状由尺动脉供血区域灌注不足所引起，包括小指及环指疼痛、雷诺现象、麻木、缺血等，以及小鱼际肌压敏性肿胀。MRI 或磁共振血管成像显示尺动脉管壁增粗、动脉瘤形成或节段性闭塞，偶可伴有侧支循环形成。鉴别诊断包括胸阔出口综合征及四边孔综合征等。此外，手部血管瘤及淋巴管瘤也非常普遍。

## 5.18 阅片时的常见误区

(1) 体位不正

磁共振扫描时患者腕部体位不正可能会产生类似关节半脱位的影像表现。桡侧外展位或者掌屈位会产生手舟骨掌侧旋转半脱位的假象。当关节屈曲时，腕管内蚓状肌的影像表现类似于占位性肿瘤样病变。腕部尺侧外展会引起月骨轴向背侧倾斜，这不应被认为是背侧不稳。通过月骨与头骨的相对位置可以区分关节不稳定和体位不正。内旋会导致尺骨向桡骨背侧轻度移位，相反，外旋会导致尺骨掌侧移位，这类体位改变所引起的尺骨位置变化，不应该误诊为桡尺远侧关节半脱位。

(2) 血管变异

血管变异会引起一些误诊，比如永存正中动脉，存在于腕管内正中神经分叉近端旁，在极少数情况下，这种变异可能是引起腕管综合征的病因。

(3) 副肌和肌肉位置变异

副肌的存在或肌肉位置的改变在经验不足的情况下可能会被认为是肿瘤，有些则会引起正中神经或尺神经的压迫综合征。常见变异如下：蚓状肌起点及止点的变异；副桡掌小指展肌；第二和

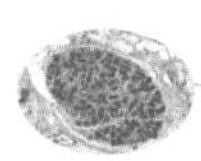


第三掌骨指短伸肌;腕管内指浅屈肌肌腹肥大;掌长肌位置变异,如异位至尺管掌侧。这些变异的肌肉信号与周围其他肌肉信号一致。

(4) 化学位移伪影

由于化学位移伪影的存在,影像上透明关节软骨厚度可能会随频率编码方向而变化。这种现象在月骨、手舟骨和三角骨之间的关节间隙以及桡腕关节和腕中关节间隙尤为明显。有时需要改变频率编码的方向及增加带宽以达到最好的成像效果。

(5) 魔角效应

对于短回波时间($T_1W$ 和 PDW)的序列,当肌腱的走行方向与磁场呈特定角度时,会产生肌腱信号增高的伪影,容易误诊为肌腱损伤。这种现象被称为魔角效应,也可发生于其他关节。

(6) 骨骼变异

骨骼变异包括骨间联合,最好发于月骨和三角骨;副骨;骨骺未愈或愈合不全,好发于手舟骨、头状骨及钩骨钩;发育不良、成骨不全、骨岛等。骨骺未愈有时容易与骨折混淆,前者断端表面通常覆盖完整的软骨层,而后者没有,并且在骨折的情况下,MRI 通常能够识别,伴随有骨髓及周围软组织水肿。

(7) 第三掌骨基底部背突

位于第三掌骨基底部桡侧的发育良好的骨性突起(类似茎突),伸入第二掌骨基底部、大多角骨和头状骨之间的间隙,触诊阳性,有时会引起疼痛,MRI 表现为第三掌骨基底周围软组织肿胀及关节炎改变。有些患者骨突没能与掌骨基底融合,而以副骨的形式存在。

(8) 滋养血管孔

滋养血管孔在 X 线平片上表现为不同大小的透亮影,周围少许硬化;在 MRI 上表现为位置多变的数毫米大小的小灶,呈 $T_1W$ 低信号,$T_2W$、GRE 序列高信号,不要将其误诊为囊变或骨折线。

(9) 手腕屈肌腱鞘

屈肌腱腱鞘室的分布形态变异较多,因此,在 $T_2W$ 图像上,腱鞘炎患者表现出的信号异常的范围也存在广泛的个体差异。

(辛鸿婕)

## 主要参考文献


[1] 邓敏,张桂英,李亚萍. 掌部纤维瘤病 1 例[J]. 临床皮肤科杂志,2019,48(02):49-50.

[2] 李克,姚振威. Dedicated MRI of the Wrist in Acute Injury [J]. 中国医学计算机成像杂志,2002,008(003):187-189.

[3] 刘川,方可薇,张莉,等. MRI 诊断腕管综合征的 Meta 分析[J]. 临床放射学杂志,2019(5).

[4] 杨立民,李秀华,张基仁,等. 腕尺管综合征的诊断及治疗[J]. 中国临床医学,2005,12(4):646-647.

[5] ANDERSON S E, STEINBACH L S, STAUFFER E, et al. MRI for differentiating ganglion and synovitis in the chronic painful wrist. [J]. Ajr Am J Roentgenol, 2006,186(3):812-818.

[6] BANKS J S, WOLFSON A H, SUBHAWONG T K. $T_2$ signal intensity as an imaging biomarker for patients with superficial Fibromatoses of the hands (Dupuytren's disease) and feet (Ledderhose disease) undergoing definitive electron beam irradiation [J]. Skeletal Radiol, 2018,47(2):243-251.

[7] BURNETT S E. Hamate-pisiform coalition: morphology, clinical significance, and a simplified classification scheme for carpal coalition [J]. Clin Anat, 2011,24(2):188-196.

[8] CEREZAL L, DE DIOS BERNÁ-MESTRE, JUAN, CANGA A, et al. MR and CT arthrography of the wrist [J]. Semin Musculoskelet Radiol, 2012,16(1):27-41.

[9] CEREZAL L, DEL PIAL F, ABASCAL F. Imaging findings in ulnar-sided wrist impaction syndromes [J]. Magn Reson Imaging Clin N Am, 2004,12(2):281-299.

[10] CHOI W S, LEE K H, LEE C H, et al. The change of the ulnar variance in accordance with the wrist position in ulnocarpal impaction syndrome [J]. J Korean Soc Surg Hand, 2014,19(1):1.

[11] DOSCH J C, MOSER T. Imaging of traumatic carpal instability [J]. Carpal Liga Surg, 2013:67-79.

[12] EMMANUEL A. Fracture-dislocations of the Wrist || Wrist Anatomy [J]. 2013,10.1007/978-88-470-5328-1(Chapter 2):7-41.

[13] FREIRE V, GUÉRINI H, CAMPAGNA R, et

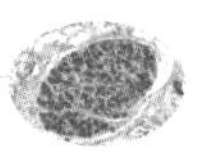

al. Imaging of hand and wrist cysts: a clinical approach. [J]. Ajr Am J Roentgenol, 2012,199(5): 618-628.

[14] HAHN P, A HÄUSLER, BRUCKNER T, et al. Quality rating of MRI regarding TFCC lesions in the clinical practice [J]. Handchirurgie Mikrochirurgie Plastische Chirurgie, 2012,44(5):310-313.

[15] HAYTER C L, GOLD S L, POTTER H G. Magnetic resonance imaging of the wrist: bone and cartilage injury [J]. J Magn Reson Imaging, 2013,39(5):1005-1019.

[16] HONG S H, CHUNG H W, CHOI J Y, et al. MRI findings of subcutaneous epidermal cysts: emphasis on the presence of rupture. [J]. Ajr Am J Roentgenol, 2006,186(4):961-966.

[17] KOH E. How to read a wrist MRI: review of wrist anatomy and common wrist pathologies [J]. J Sci Med Sport, 2011,14(supp-S1):e94.

[18] MARTIN KONAR M V. MRI of the musculoskeletal system 2nd ed. [M]. Lippincott Williams & Wilkins, 2018.

[19] MICHAEL D R. MRI of wrist ligaments [J]. J Hand Surg, 2013,38(10):2034-2046.

[20] MICHAEL, KIRCHBERGER C, FRANK, et al. Update TFCC: histology and pathology, classification, examination and diagnostics [J]. Arch Orthop Trauma Surg, 2015.

[21] PARK J W. Multiple separated giant cell tumors of the tendon sheath in a thumb [J]. J Am Acad Dermatol, 2006,54(3):540-542.

[22] PERTHES A, TIESMEIER J, RABBE D, et al. Dorsal wrist capsular tears in association with scapholunate instability: results of an arthroscopic dorsal capsuloplasty [J]. J Wrist Surg, 2013,2(3): 160-167.

[23] PIERRE-JEROME C, MONCAYO V, TERK M R. The Guyon's canal in perspective: 3-T MRI assessment of the normal anatomy, the anatomical variations and the Guyon's canal syndrome [J]. Surg Radiol Anat, 2011,33(10):897-903.

[24] SCHMID M R, SCHERTLER T, PFIRRMANN C W, et al. Interosseous ligament tears of the wrist: comparison of multi-detector row CT arthrography and MR imaging. [J]. Radiology, 2005,237(3):1008.

[25] SHOWALTER M F, FLEMMING D J, BERNARD S A. MRI manifestations of bowler's thumb [J]. Radiol Case Rep, 2011,6(1):458.

[26] SUGIMOTO H, TAKEDA A, HYODOH K. Early-stage rheumatoid arthritis: prospective study of the effffectiveness of MR imaging for diagnosis. Radiology, 2000,216(2):569-575.

[27] TALJANOVIC M, MALAN J, SHEPPARD J. Normal anatomy of the extrinsic capsular wrist ligaments by 3-T MRI and high-resolution ultrasonography [J]. Semin Musculoskelet Radiol, 2012,16(2):104-114.

[28] THURSTON A J, STANLEY J K. Hamato-lunate impingement: an uncommon cause of ulnar-sided wrist pain [J]. Arthroscopy J Arthroscopic Related Surg, 2000,16(5):540-544.

[29] VAN RUYSSEVELT C E, VRANCKX P. Subungual glomus tumor: emphasis on MR angiography. [J]. Ajr Am J Roentgenol, 2004,182(1):263-264.

# 6 臀部和骨盆



MRI 是髋关节良好的成像方法，能清楚地显示关节内的诸多非骨性结构，包括软骨、盂唇、关节囊和肌腱。相比 X 线平片和 CT，MRI 能在病变的早期阶段显示出病理改变。由于 MRI 技术的进步，如今对于即使很小解剖结构的显示也成为可能，这得益于 MRI 空间分辨率的提高和成像时间的缩短。

## 6.1 成像技术

### 6.1.1 患者的摆位

患者仰卧位，髋关节置于线圈和磁体的中心。肢体自然体位，尽可能地避免肢体的旋转。为了患者能感到舒适，在小腿和膝关节下可以垫放枕头。

### 6.1.2 线圈的选择

为了能对整个骨盆进行观察和成像或有利于两侧髋关节对比，一般采用体线圈。为了得到更高的分辨率，也可采用一个表面环状线圈结合多个表面线圈，或者用相控阵线圈。

### 6.1.3 序列和参数

(1) 常规序列

为整体观察双髋关节，先采用包含双髋关节的大视野扫描，包括冠状位的 $T_1WI$、STIR 或脂肪抑制的质子密度加权成像(PDWI)，以及 512 矩阵横断位的 TSE $T_2WI$。患侧髋关节采用平行股骨颈的斜冠状位 $T_1WI$、STIR 或脂肪抑制的 PDWI。为了更好地显示，还可采用垂直股骨颈横断位的

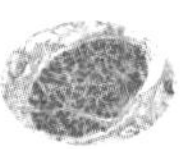

斜矢状位扫描。为了获得更好的软组织对比度，脂肪抑制 PDWI 的 TE 时间建议采用 28 ms(1.5 T)和 34 ms(3.0 T)。

斜冠状位是显示上盂唇、股骨头上缘软骨、髋臼顶上外侧软骨的最佳断面，还能显示髋关节的内收肌、髂腰肌附着点和外展肌、髂股肌韧带的起点。矢状位适于显示前盂唇和股骨关节软骨。横断位适于显示前后盂唇和前后髋臼软骨，以及髂腰肌腱、股神经和坐骨神经。

(2) 特殊序列

直接和间接磁共振关节造影能更好地评价髋臼、盂唇、关节囊和关节内结构。直接磁共振关节造影能充分扩张关节囊，提高盂唇撕裂的检出率。间接磁共振关节造影操作简便，能够提高关节周围组织伴发反应的显示。磁共振关节造影一定要采用脂肪抑制序列，最好能斜三平面扫描，特别是平行于股骨颈的斜横断位能观察髋关节撞击综合征中股骨颈的增厚情况。

## 6.2 解剖

骨盆将身体的重量传导至双下肢，同时还有活动度很大的关节——髋关节，骶髂关节和耻骨联合关节活动度很小。骨盆的骨性结构由髂骨、耻骨和坐骨组成。

### 6.2.1 髋关节

髋关节是一个球窝关节，由球形的股骨头和髋臼组成，髋臼直径明显小于股骨头，髋臼周围的盂唇加深了髋臼的深度，稳定股骨头。

股骨头：股骨头为 2/3 球形结构。大转子位于股骨颈和股骨干近端连接处的上部，呈四边形的骨性隆起；大转子表面有 4 个面，有不同的肌腱附着。小转子位于股骨颈和股骨干近端连接处的稍下方，呈三角形或圆锥形骨性隆起；表面有 3 个面，为肌腱附着处。

髋臼：髋臼由髂骨、耻骨和坐骨合成，婴幼儿时期则为“Y”形软骨，沿着髋臼的下部分有一骨性缺损，称为髋臼切迹。坐骨的最后下部分骨质凹凸不平，称为坐骨结节，是腘绳肌腱附着的地方。

(1) 软骨

髋臼内表面覆盖着半月形的软骨，髋臼窝位于髋臼的内上，内有股骨头圆韧带。髋臼顶部为承重区，所以软骨最厚。在常规的 MRI 序列中，髋臼和股骨头的软骨在自旋回波和梯度回波序列上呈薄薄的等信号。新的序列，例如 $T_2$ 映射、dGEMRIC 和钠成像有可能显示软骨内结构的改变。

(2) 盂唇

盂唇是附着于骨性髋臼边缘环状的纤维软骨结构，通过一个过渡带与髋臼透明软骨相连。盂唇在髋臼下缘的髋臼切迹处由横韧带桥接，横韧带为粗壮的扁平纤维。盂唇增加了髋臼的深度，起到维持髋关节稳定的作用，同时减少对股骨头软骨的机械应力。盂唇最宽处位于前 1/4 区(平均值：5.5±2.0 mm)，最厚区位于后上(平均值：5.5±1.5 mm)，最薄位位于前下。盂唇除了最外围的 0.5 mm 区域(关节囊区域)有少许血供外，盂唇总体是个乏血供结构。盂唇有神经支配，所以撕裂时可产生髋关节痛。盂唇通常呈三角形，也可表现为圆形、扁平状，甚至边界不规则。随着年龄增长，三角形盂唇的比率逐渐降低，圆形、边界不规则的盂唇比率增加。

(3) 关节囊

髋关节被一层纤维关节囊包裹着，关节囊近端附着在髋臼、盂唇和横韧带，远侧围绕股骨颈内侧 2/3，并附着在股骨转子基底部。

(4) 韧带

髋关节的纤维关节囊由周围的韧带巩固加强，这些韧带为坐股韧带、髂股韧带和耻股韧带。髂股韧带是最厚、最坚韧的韧带，上端附着于髂前下棘，呈一个倒“Y”形向前下止于转子间线。耻股韧带一端附着于耻骨上支和闭孔嵴，呈水平方向另一端附着于转子间线，并与关节囊纤维和髂股韧带深层融合。坐股韧带位于关节囊的后部，一端附着于髋臼的后下方，移行于关节囊的轮匝带；另一端附着于大转子。股骨头圆韧带是锥形的髋关节囊内韧带，表面由滑膜包绕，一端附着于髋臼切迹和横韧带，另一端附着于股骨头凹，其内有股骨头动脉。少部分人群中只有滑膜鞘而没有股骨头圆韧带存在，更有少部分人股骨头圆韧带和滑膜都没有。

（5）肌肉和肌腱

髋关节周围的肌肉可以按部位分：前侧肌群、外侧肌群和后侧肌群；也可以按功能分：屈肌、外展肌、内旋肌和内收肌（图6－1～6－3）。

1）前侧肌群：包括髂腰肌、缝匠肌、股直肌、耻骨肌，为主要的屈髋肌群。在横断位图像上，髂腰肌位于股骨头的前方钟面12点钟的位置，在耻骨上支的前面和腹股沟韧带的下面穿行，附着于股骨小转子。耻骨肌起自髂骨耻骨支，止于小转子远端。缝匠肌起自髂前上棘，沿大腿斜向内下走行，附着于胫骨上端内侧面。股直肌起自两个肌腱，分别附着于髂前下棘和髋臼上缘，肌腱分别位于髂股韧带的前外侧和髋臼的外侧边缘。髋关节的内收肌群位于髋关节的前内侧，包括长收肌、短收肌、大收肌、股薄肌和耻骨肌。闭孔外肌起自闭孔膜外面及其周围耻骨支、坐骨支表面，肌腱在股方肌深面向后行止于转子窝。

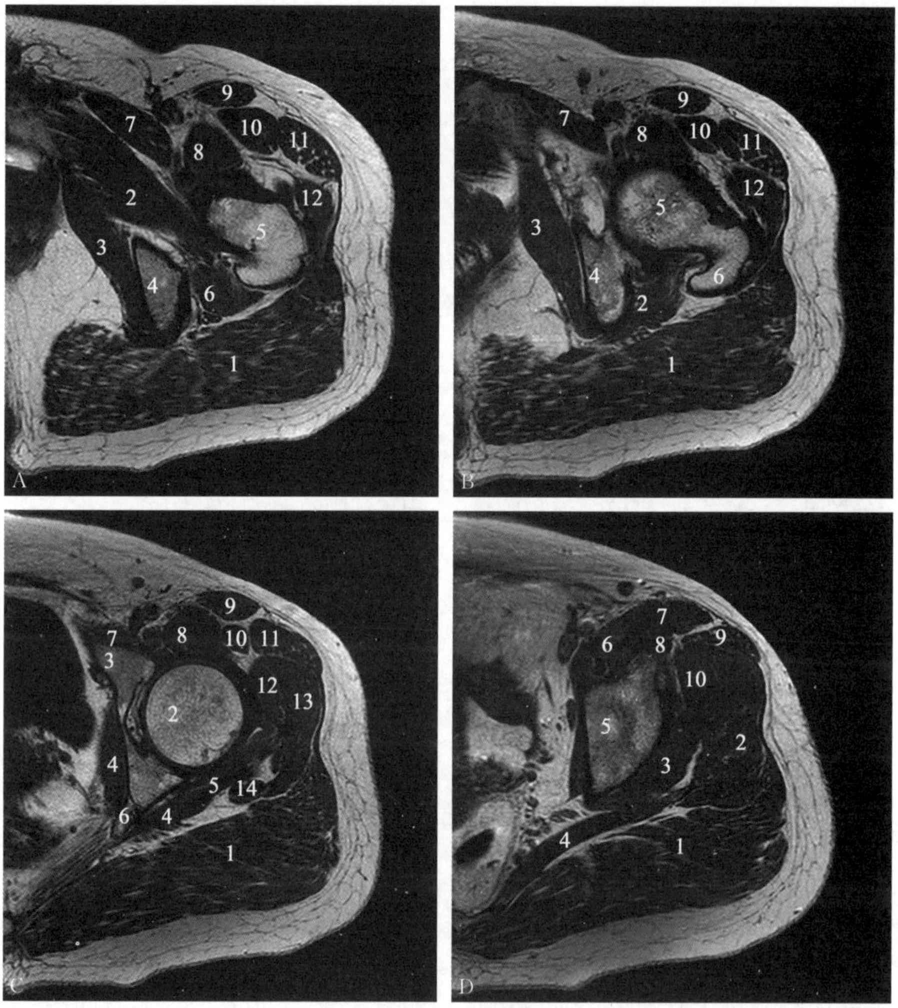

图6－1　髋关节横断位

注：A. 股骨颈下层面：1. 臀大肌；2. 闭孔外肌；3. 闭孔内肌；4. 坐骨结节；5. 股骨；6. 股方肌；7. 耻骨肌；8. 髂腰肌；9. 缝匠肌；10. 股直肌；11. 阔筋膜张肌。B. 股骨颈层面：1. 臀大肌；2. 下孖肌；3. 闭孔内肌；4. 坐骨；5. 股骨头；6. 大转子；7. 耻骨肌；8. 髂腰肌；9. 缝匠肌；10. 股直肌；11. 阔筋膜张肌；12. 股外侧肌。C. 股骨头层面：1. 臀大肌；2. 股骨头；3. 耻骨支；4. 闭孔内肌；5. 闭孔内肌腱；6. 坐骨结节；7. 耻骨肌；8. 髂腰肌；9. 缝匠肌；10. 股直肌；11. 阔筋膜张肌；12. 股外侧肌；13. 臀中肌；14. 臀中肌肌腱。D. 髋臼层面：1. 臀大肌；2. 臀中肌；3. 臀小肌；4. 梨状肌；5. 髋臼；6. 髂腰肌；7. 缝匠肌；8. 股直肌腱；9. 阔筋膜张肌；10. 股外侧肌。

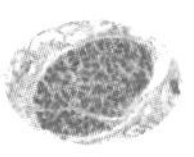

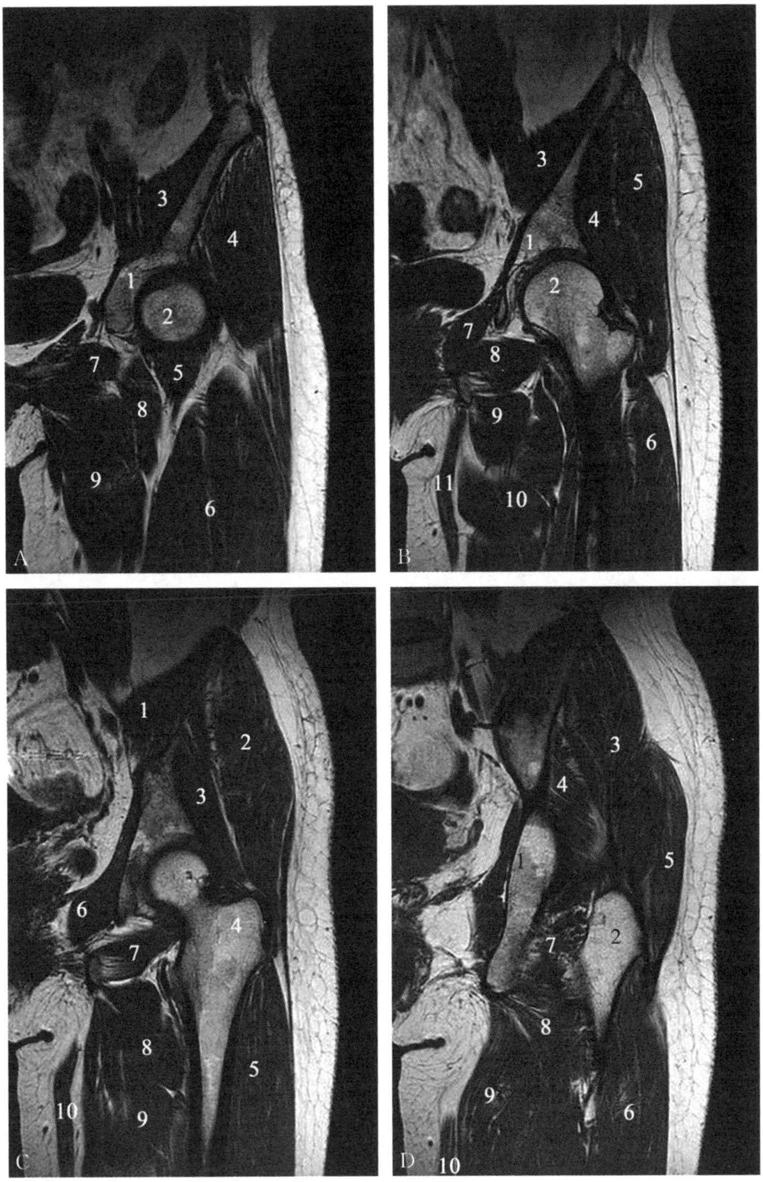

图 6-2 髋关节冠状位

注：A. 髋臼前缘层面：1. 髋臼；2. 股骨头；3. 髂肌；4. 臀小肌；5. 髂腰肌；6. 股中间肌；7. 闭孔外肌；8. 耻骨肌；9. 内收肌群。B. 股骨头层面：1. 髋臼；2. 股骨头；3. 髂肌；4. 臀小肌；5. 臀中肌；6. 股外侧肌；7. 闭孔内肌；8. 闭孔外肌；9. 短收肌；10. 大收肌；11. 股薄肌。C. 股骨粗隆层面：1. 髂肌；2. 臀中肌；3. 臀小肌；4. 大转子；5. 股外侧肌；6. 闭孔内肌；7. 闭孔外肌；8. 短收肌；9. 大收肌；10. 股薄肌。D. 髋臼后缘层面：1. 坐骨；2. 大转子；3. 臀中肌；4. 臀小肌；5. 臀大肌；6. 股外侧肌；7. 股方肌；8. 半膜肌；9. 半腱肌；10. 股薄肌。

2）外侧肌群：外侧肌群包含了外展肌，包括臀中肌和臀小肌，和非常表浅的阔筋膜张肌。

3）后侧肌群：后侧肌群包括了伸肌和外旋肌，包括臀大肌、梨状肌、闭孔内肌、上孖肌、下孖肌和股方肌。臀大肌是人体最大、最强壮的肌肉，起自髂骨棘的后 1/3 和骶尾骨的背面，斜向外下，覆盖大转子，附着于股骨的臀肌粗隆。梨状肌起自骶骨前面，肌肉从坐骨大孔穿出骨盆，肌腱止于大转子上缘内侧，梨状肌可外展和外旋大腿。闭孔内肌位于梨状肌的下方，起自闭孔膜内面及其

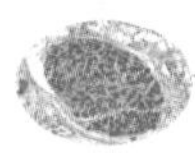

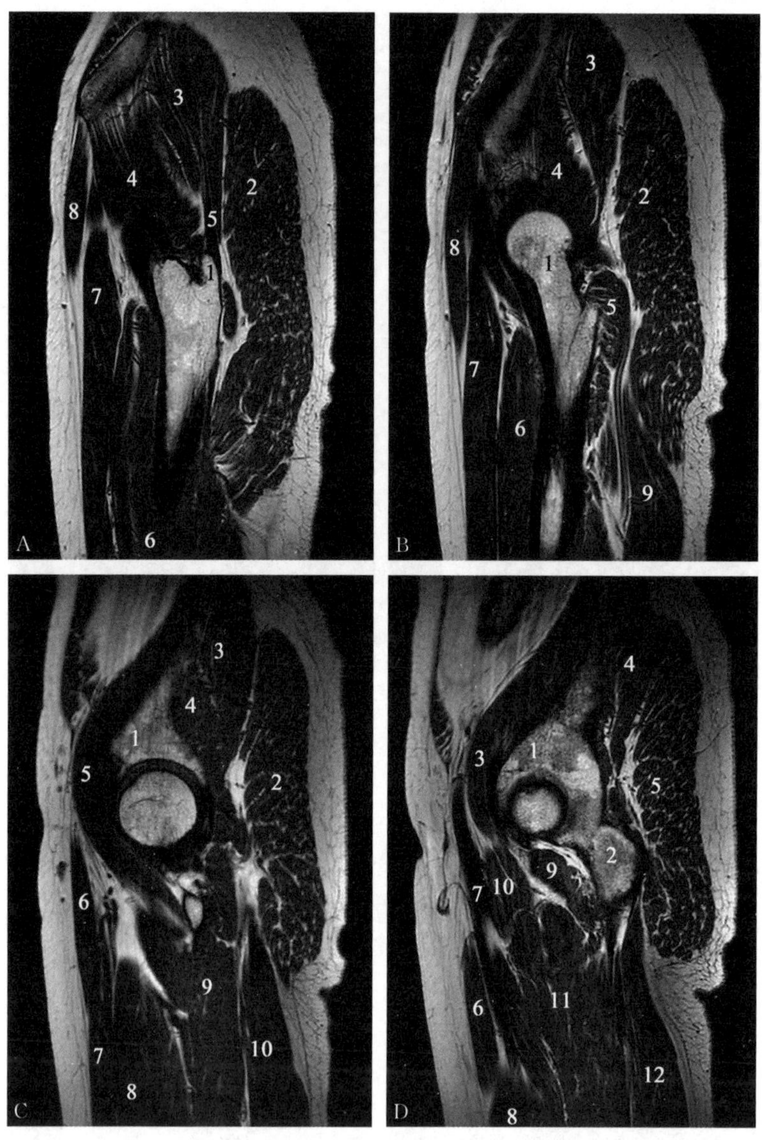


图 6-3 髋关节矢状位

注：A. 股骨粗隆层面：1. 大转子；2. 臀大肌；3. 臀中肌；4. 臀小肌；5. 臀中肌腱；6. 股外侧肌；7. 股直肌；8. 缝匠肌。B. 股骨颈层面：1. 股骨颈；2. 臀大肌；3. 臀中肌；4. 臀小肌；5. 股方肌；6. 股中间肌；7. 股直肌；8. 缝匠肌；9. 半腱肌。C. 股骨头层面：1. 髋臼；2. 臀大肌；3. 臀中肌；4. 臀小肌；5. 髂腰肌；6. 缝匠肌；7. 股直肌；8. 股中间肌；9. 大收肌；10 半腱肌。D. 髋臼层面：1. 髋臼；2. 坐骨结节；3. 髂腰肌；4. 臀中肌；5. 臀大肌；6. 缝匠肌；7. 股动静脉；8. 股中间肌；9. 闭孔外肌；10. 短收肌；11. 大收肌；12. 半腱肌。

周围骨表面，肌腱向后穿经坐骨小孔，转而行向外侧止于转子窝。股方肌位于臀大肌的深面，起自坐骨结节的外侧面，止于转子嵴和大转子。腘绳肌腱位于大腿后部，起自坐骨结节；股二头肌、半膜肌和半腱肌组成了腘绳肌。股二头肌长头附着于坐骨结节，短头附着于股骨粗隆线外侧，两肌腱向下合并附着于腓骨小头；半膜肌和半腱肌亦附着于坐骨结节，向下附着于胫骨近端内侧面。

(6) 神经血管束

髋关节大腿的血供来自股深动脉、闭孔动脉和臀动脉的分支。血供主要来自股深动脉的两支最重要的分支：旋股内侧动脉和旋股外侧动脉，但也可能直接来自股动脉。旋股内侧动脉主要供血

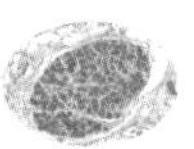

髂腰肌、耻骨肌和髋关节(股骨头、股骨颈和大转子),旋股外侧动脉供血外侧髋关节和大腿。股骨头的血供还有少量来自股骨头圆韧带内的动脉,该动脉为闭孔动脉后支的一个分支。

髋关节区的神经支配以闭孔神经为主,其他还有股神经、臀上神经和坐骨神经的分支。闭孔神经和股神经支配髋关节的前方,臀上神经和坐骨神经支配髋关节的后方。坐骨神经是人体最大的神经,宽径可达 2 cm。

### 6.2.2 骶髂关节

骶髂关节由髂骨侧和骶骨侧的齿状关节面组成,分为滑膜部和韧带部。滑膜部位于骶髂关节的前下方,关节面覆有关节软骨,属真关节;骶髂关节的后上方为韧带部,由三组韧带紧紧固定:前骶髂间韧带、骨间韧带和后骶髂间韧带。

## 6.3 股骨头缺血性坏死

股骨头缺血性坏死(avascular necrosis of femoral head, ANFH)是一种常见的骨关节病变,其发病机制是股骨头的缺血或骨髓内缺氧,主要病因为外伤、血管炎和减压病引起的血管痉挛导致的股骨头缺血,以及酗酒、大剂量使用激素和自身免疫/胶原疾病引起的骨髓内缺氧。

(1) 病理

股骨头发生缺血、缺氧以后,骨髓内的造血细胞在 6～12 h 会发生坏死,成骨细胞和破骨细胞在 12～48 h 会发生坏死,脂肪细胞会在 2～5 d 发生坏死。随着早期骨细胞的坏死,机体的修复反应即出现。新生血管、增生的结缔组织、成纤维细胞和巨噬细胞侵入坏死组织内形成肉芽组织,沿骨小梁间隙向死骨渗透,逐渐吸收坏死物。同时,间充质细胞和毛细血管向坏死区内增生,间充质细胞分化成为成骨细胞,以新骨的形式覆盖在坏死的骨小梁表面,使骨小梁增粗。整个过程缓慢且不完全。

(2) 临床

ANFH 好发于 30～50 岁,男女之比约为 4∶1。临床表现主要为关节疼痛及功能障碍,表现为髋部疼痛、压痛,以腹股沟区最常见;髋关节内旋活动受限;跛行及“4”字试验阳性。30%～70%的患者累及双侧髋关节,可表现为同时发病或双侧先后发病。早期诊断 ANFH 至关重要,能够有针对性地给予有效治疗,预防股骨头穹顶的塌陷,防止或延缓病变的发展,有效预防随后出现的关节退变。MRI 和骨扫描均能检出早期的 ANFH,但 MRI 比骨扫描更能敏感地检出早期的 ANFH。

(3) MRI 表现

股骨头缺血坏死区发生在股骨头的穹顶区,也就是股骨头的前上部分,表现为半圆形,与正常骨髓间由低信号带分隔。股骨头缺血坏死区的信号按时期不同而变化,早期坏死区还是以脂肪组织为主,表现为 $T_1$WI 和 $T_2$WI 等信号(图 6-4);亚急性期坏死区内伴出血时表现为 $T_1$WI 和 $T_2$WI 信号增高;急性期坏死区以水肿为主,表现为 $T_1$WI 低信号和 $T_2$WI 高信号;晚期坏死区内以纤维成分为主,表现为 $T_1$WI 和 $T_2$WI 均低信号。

约 80%的病例在 $T_2$WI 上会出现“双线征”(double-line sign)(图 6-4):在坏死区侧为线样高信号,在正常骨髓区侧为线样低信号。“双线征”中的高信号带在增强后可明显强化。病理上“双线征”中的高信号带代表了缺血坏死周围修复过程中发生的反应性血管增生,低信号带代表了外围的反应性成骨。

MRI 还能清楚地显示 ANFH 的其他伴发征象:周围骨质的骨髓水肿和关节腔积液。MRI 对 ANFH 的以下情况还有指导临床的作用:①临床可疑 ANFH,但在 X 线片上表现为阴性或不确定;②一侧为 ANFH,需明确对侧有无 ANFH;③确定坏死区有无进展;④用于髋关节异常的不确定性鉴别诊断;⑤治疗效果的监测。

(4) 诊断要点

MRI 是早期检出 ANFH 的高敏感性检查方法。ANFH 的 MRI 主要征象有异常信号的坏死区以及周围的“双线征”,MRI 还能为临床的鉴别诊断和治疗监测提供可靠的信息。

(5) 鉴别诊断

主要与髋关节的一过性骨质疏松症(transient

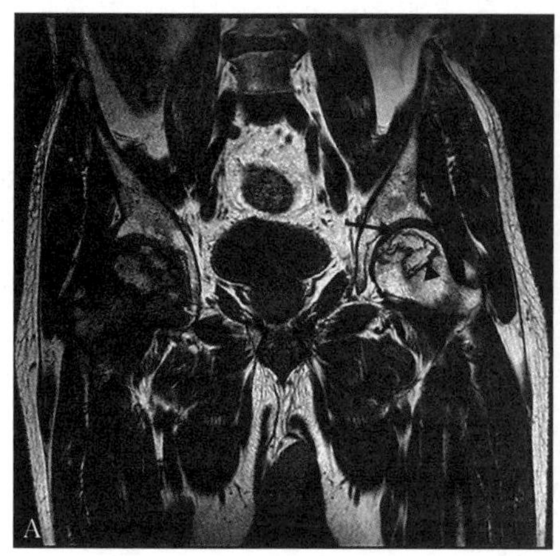
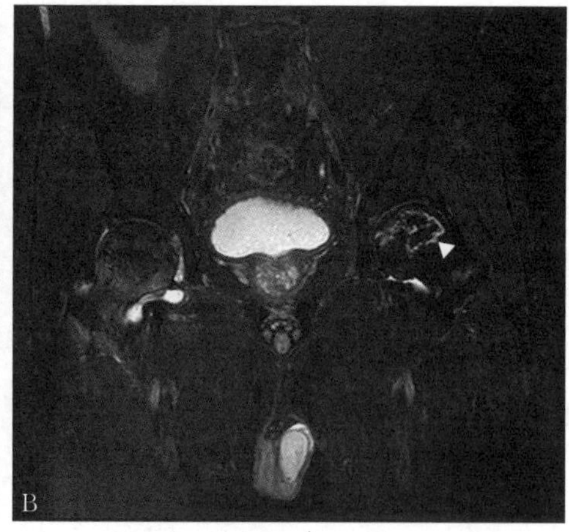

图 6-4　双侧股骨头缺血坏死 MRI

注：以左侧股骨头为例，冠状位 $T_1$WI(A)示左侧股骨头坏死区(黑箭头)与正常骨髓呈等信号，周围环绕线样低信号(黑三角箭头)，代表外围的反应性成骨。冠状位 $T_2$WI 脂肪抑制(B)示坏死区信号与正常骨髓区一样被抑制，周围环绕线样高信号(白三角箭头)，代表坏死周围修复过程中发生的反应性血管增生。右侧股骨头坏死区周围见斑片状 $T_1$WI(A)低信号和 $T_2$WI 脂肪抑制(B)高信号的水肿影。

osteoporosis，TO)鉴别。TO 相对少见，病因尚未明确，病理机制上可能与软骨下骨折相关，好发于青年和中年男性，常有感染和外伤病史。TO 表现为股骨头、股骨颈和股骨转子间区大范围的 $T_1$WI 低信号、脂肪抑制像上明显的高信号(图 6-5)，与 ANFH 伴发的周围骨质骨髓水肿范围相似。对于两者的鉴别至关重要，TO 是自限性病变，保守治疗 6～10 个月后可自行恢复。目前认为 TO 是 ANFH 的早期可逆性过渡阶段，个体间不同的修复机制决定了 TO 是自行恢复还是发展成 ANFH。提示 TO 的征象有：单侧髋关节多见；受累范围广，且股骨头皮质下受累多见；MRI 上无“双线征”等征象。

## 6.4　Perthes 病

Perthes 病又名 Legg-Calvé-Perthes 病，是一种特发性的青少年股骨头骨骺骨化中心缺血性坏死。发病原因尚未明确。与成人的股骨头缺血性坏死不同，其有自限性特征。

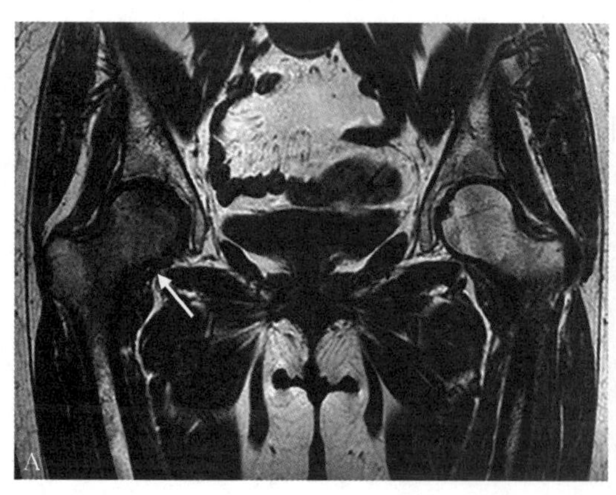
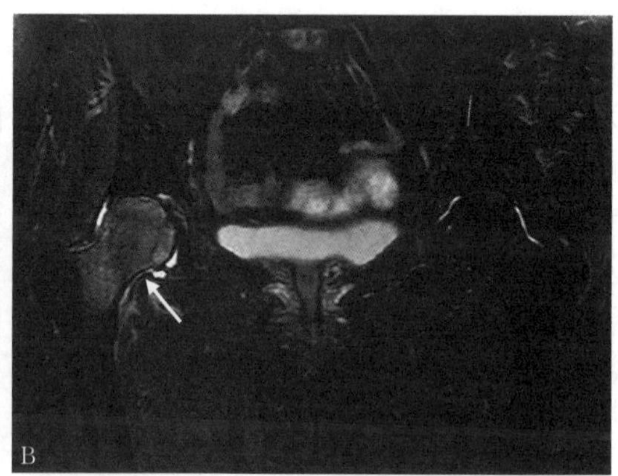

图 6-5　右侧股骨头一过性骨质疏松症 MRI

注：冠状位 $T_1$WI(A)和冠状位 $T_2$WI 脂肪抑制(B)示右侧股骨头、股骨颈区大范围 $T_1$WI 低信号、$T_2$WI 脂肪抑制明显高信号水肿影(箭头)，受累范围广，无“双线征”。

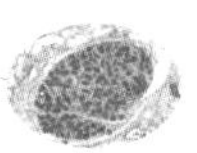

（1）病理

早期：股骨头的骨骺由于缺血损害停止生长，软骨从滑液中吸收营养而继续生长，此期骺软骨反而较正常软骨增厚。血供重塑期：在缺血发生的数周后新生血管开始长入坏死骨骺，吸收坏死骨，形成初始阶段的纤维性骨。如果致病因素持续存在，新生骨又被吸收，造成此阶段的不稳定，因而股骨头的骨骺骨化中心变形碎裂。修复期：依据病变的严重程度和对治疗的反应，股骨头骨骺或多或少完全修复，或残留髋内翻、外侧半脱位、扁平髋等畸形。

（2）临床

发病高峰年龄为2～12岁，男孩多见。多为单侧发病，双侧发病占20%，但常常不对称性。有家族史占10%。本病进展缓慢，从发病至完全恢复需要1～3年。临床特点根据年龄、发病不同阶段和股骨头受累程度不同而不同，常表现为间隙性跛行，髋关节区、腹股沟区或大腿内侧疼痛，关节活动度差。体格检查显示患儿呈防痛步态，患侧髋关节自主性运动减少，特别是内收动作。有一些患儿表现为骨骼延迟发育，小脚是其特殊征象。

临床根据股骨头骨骺受累的范围将该病的严重程度分类。Cattarall分类法：Ⅰ级，累及股骨头骨骺前1/4区小于25%范围；Ⅱ级，累及股骨头骨骺小于50%范围，干骺端很少受累；Ⅲ级，累及股骨头骨骺大于50%范围，干骺端常常受累；Ⅳ级，累及整个股骨头骨骺及干骺端。Salter and Thompson分类法：A，累及股骨头骨骺小于50%范围；B，累及股骨头骨骺大于50%范围。

（3）MRI表现

青少年时期的骨骼比较特殊。股骨的干骺端和股骨干富含红骨髓，在$T_1$WI上呈低信号，骨骺的软骨区呈中等信号，股骨头的骨化中心由于含脂肪，在$T_1$WI上呈高信号，在$T_2$WI的脂肪抑制相上呈低信号（图6-6）。随着时间推移至青春期时，股骨干近端的红骨髓被黄骨髓取代，正常的骨骺和大转子区在$T_1$WI上呈高信号。

依据Perthes病的病理生理变化，MRI表现也随之变化。早期：骨骺的骨化中心部分或全部表现为骨髓水肿，呈$T_1$WI低信号、$T_2$WI高信号，干骺端也部分受累，还伴有关节积液、滑膜增厚。血供重塑期：MRI上水肿信号范围减退，由于硬化和纤维组织增多，在$T_1$WI和$T_2$WI上呈低信号；如果致病因素持续存在，造成此阶段的不稳定，MRI显示股骨头的骨骺骨化中心形态碎裂，信号不均匀。修复期：MRI上股骨头骨骺虽然形态异常，但信号正常。

（4）诊断要点

青少年发病。发生在股骨头的骨骺区。早期股骨头骨骺区信号异常，后期股骨头的骨骺骨化中心形态异常，典型的呈扁平髋。

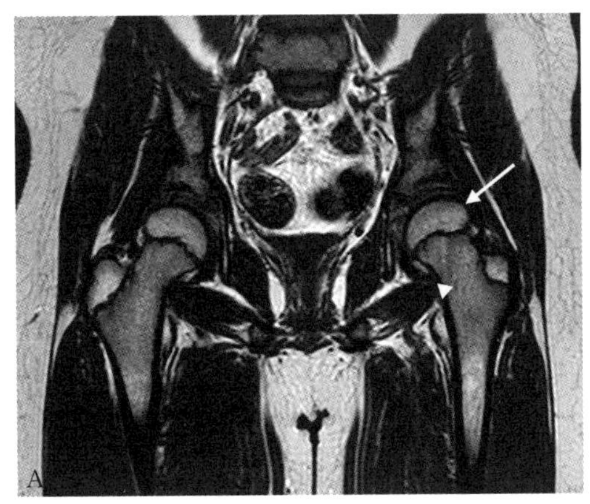


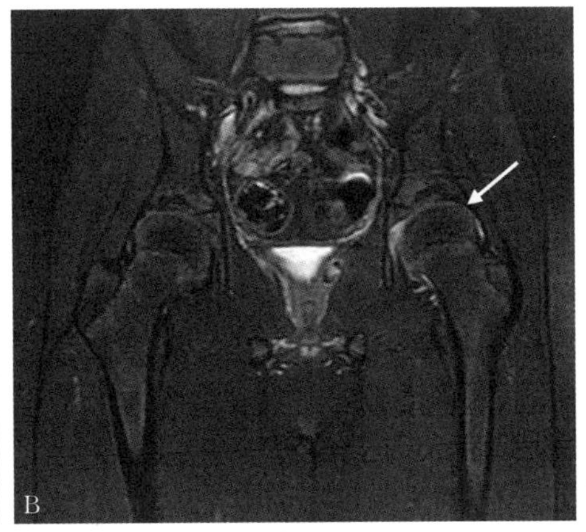


图6-6 青少年骨骼信号

注：冠状位$T_1$WI（A）和冠状位$T_2$WI脂肪抑制（B）示股骨的干骺端和股骨干在$T_1$WI上呈低信号（三角箭头），股骨头和股骨粗隆的骨化中心在$T_1$WI上呈高信号，在$T_2$WI的脂肪抑制相上呈低信号（箭头）。

(5) 鉴别诊断

髋关节结核：股骨头骨骺骨质破坏并逐渐加重，骨破坏周围骨质 MRI 上呈明显水肿信号，较早期即有关节间隙狭窄。幼年强直性脊柱炎：多为双侧发病。早期即出现关节间隙狭窄、消失，关节面皮质下骨质见侵蚀破坏，股骨头变形少见。

## 6.5 股骨头骨骺滑脱症

股骨头骨骺滑脱症(slipped capital femoral epiphysis, SCFE)是发生于青少年的一种髋关节疾病，好发于 9～15 岁，总体发病率为 0.02‰～0.03‰，其中 20%～35%的患者累及双侧。以骨骺由圆韧带维系在髋臼内，股骨近端的干骺端向上向外移位为特征。

(1) 临床

SCFE 原因不明，绝大多数属特发性，可能与体内激素异常有关，骨骺的稳定性随后降低，导致干骺端旁的生长板骨折。其他的发病因素包括营养不良、代谢性疾病、体重过重和髋关节发育不良。另外，机械因素，如跌倒也可导致股骨头骨骺滑脱。

临床常表现为髋部疼痛，伴跛行(占 50%)，有 25%的患者表现为膝关节区疼痛。根据分期不同，也可表现为大腿内侧旋转受限，甚至外侧旋转移动伴腿部缩短。SCFE 临床上常有 3 种分类方法：①根据症状出现的时间分为急性、慢性和前驱期(或滑脱前期)。②根据滑脱的严重程度分为轻度、中度和重度，常用蛙式侧位，骨骺板内外侧连线的垂线与股骨干长轴的夹角判定 SCFE 滑脱的程度：夹角 10°～15°为轻度滑脱；15°～40°为中度滑脱；40°～90°为重度滑脱。③根据能否负重分为稳定型和不稳定型，SCFE 患者拄拐或不拄拐可以行走为稳定型，不拄拐或拄拐都不能行走为不稳定型。

(2) MRI 表现

中、重度 SCFE 患者的 X 线表现明显不难诊断，轻度的 SCFE 患者 X 线表现隐匿。MRI 由于软组织分辨率高，能够比 X 线平片更敏感地检出轻度 SCFE。轻度 SCFE 的 MRI 表现为骨骺板不规则并增宽，周围骨质伴有水肿信号。在中、重度 SCFE，MRI 和 X 线平片一样能清楚地显示干骺端的滑脱，但 MRI 能更准确地测量滑脱的角度。在 MRI 的冠状位上能准确地测量骨骺板内外侧连线的垂线与股骨干长轴的夹角，在矢状位上能准确地测量骨骺扭转的角度。另外，MRI 能显示伴发的其他征象，包括骨髓水肿、滑膜增厚、关节腔积液和关节周围软组织的肿胀。同时，MRI 能显示任何继发的股骨头缺血坏死和软骨溶解。

(3) 诊断要点

SCFE 好发于青少年，症状、体征的特异性不高，部分患儿起病隐匿，临床诊断难度较大，通常需要影像学检查来帮助诊断。中、重度 SCFE 患者股骨近端的干骺端向上、向外移位，MRI 诊断不难。当 MRI 上骨骺板不规则并增宽，周围骨质伴有水肿信号时提示轻度的 SCFE。另外，MRI 能更准确地测量滑脱的角度以及显示伴发和继发征象。

## 6.6 髋关节发育异常

髋关节发育异常(hip dysplasia)是股骨头和髋臼发育异常的疾病，包括了先天性和成人性髋关节发育异常。造成婴幼儿髋关节发育异常的病因较为复杂，主要包括遗传因素、宫内因素与后天机械因素，包括了髋关节发育不良、股骨头半脱位和脱位。成人性髋关节发育异常的原因除了明确的先天性髋关节脱位外，还包括其他各种新生儿期髋关节发育异常，包括髋臼对股骨头的覆盖率低和过度覆盖。

(1) 临床

临床表现随不同年龄表现各异：<5 个月婴儿表现为患侧股纹和臀纹增多、增深，患侧与健侧不对称。≥5 个月婴儿除上述表现外查体还可见双臀外观不对称，大转子高位，两下肢不等长。临床常用的测量指标有：①髋臼角，为两侧髋臼软骨水平连线和髋臼软骨中心点与髋臼骨化外缘连线的夹角(正常新生儿<30°，1 岁婴儿<23°)。

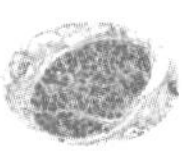

②骨性髋臼指数和软骨性髋臼指数，反映髋臼对股骨头的包容情况。冠状位骨性髋臼指数为骨性髋臼顶上缘至“Y”形软骨中点连线与“H”线（两侧“Y”形软骨中心连线）的夹角；软骨性髋臼指数为软骨性髋臼顶上缘至“Y”形软骨中点连线与“H”线的夹角。③Perkin 方格，由髋臼软骨水平连线与髋臼骨化外缘垂直线组成，分 4 个象限，正常时股骨头骨骺位于 Perkin 方格的内下象限。成人的临床表现主要由于继发骨关节炎引起，表现为髋部疼痛、酸胀不适及跛行。

（2）MRI 表现

MRI 除了能清楚地显示股骨头和髋臼的解剖关系外，还能清晰地显示关节的非骨性结构，包括关节囊、盂唇和关节周围的韧带。冠状位大视野扫描可对比两侧髋关节，患侧髋关节小视野扫描可提供详细的解剖变化及软组织畸形改变。婴幼儿股骨头的骨骺在 $T_1WI$ 上表现为中等信号，GRE 序列上表现为高信号。纤维软骨性的髋臼盂唇在 SE 序列的 $T_1WI$ 和 $T_2WI$ 上表现为低信号。冠状位和横断位 $T_1WI$ 上能显示股骨头骨骺在髋臼中的确切位置。先天性髋关节发育不良时髋臼角增大，股骨头骨骺仍位于髋臼内；髋关节半脱位时表现为髋臼角增大，髋臼顶浅平呈斜坡状，股骨头骨骺部分脱出髋臼，位于 Perkin 方格外下象限；髋关节全脱位时表现为股骨头骨骺完全脱出髋臼，位于 Perkin 方格外下或外上象限。成人性髋关节发育异常的 MRI 表现：轴位和冠状位扫描显示髋臼顶盂唇变短，股骨头不能被髋臼完全覆盖，髋臼窝变浅向外上倾斜，股骨头向外上移位，髋臼外缘见低信号的骨质增生（图 6－7）。MRI 还可显示影响复位的一些因素，如盂唇增生、关节囊拉长、髂腰肌腱缩短、圆韧带肥厚、纤维组织增生等，并能早期提示并发症的发生，如股骨头缺血性坏死。

（3）诊断要点

髋关节发育异常是小儿最常见的骨关节畸形。MRI 对婴幼儿的髋关节发育异常检查具有优势。当髋臼角增大、股骨头骨骺位置异常是髋关节发育异常的诊断要点。

## 6.7 创伤、应力性骨折

骨盆环和髋关节骨折在外伤中发生率较高。骨盆环骨折常常会伤及盆腔内脏器和血管而引起大出血。髋关节骨折，特别是股骨近端的骨折随着社会的老龄化发生率越来越高。股骨近端的骨折可按发生于关节囊内和关节囊外的部位分类，关节囊内骨折可再分为股骨头、股骨头下、股骨颈和股骨颈基底部的骨折，最常见的是股骨头下骨折；关节囊外骨折可再分为粗隆间骨折和粗隆下骨折，较常见的是粗隆间骨折。除了常见的外伤后骨折外，发生在骨盆和髋关节的其他类型骨

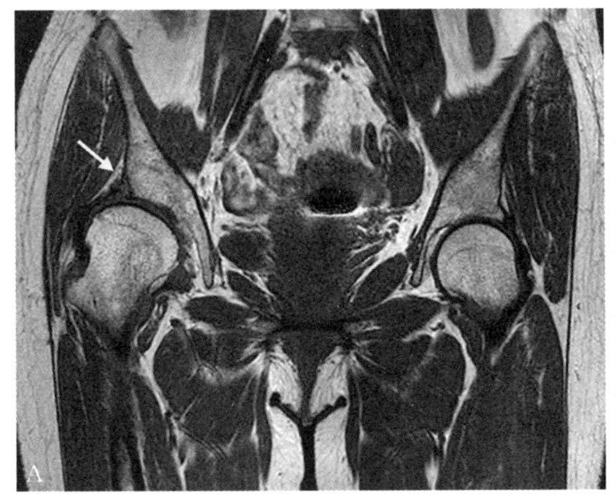


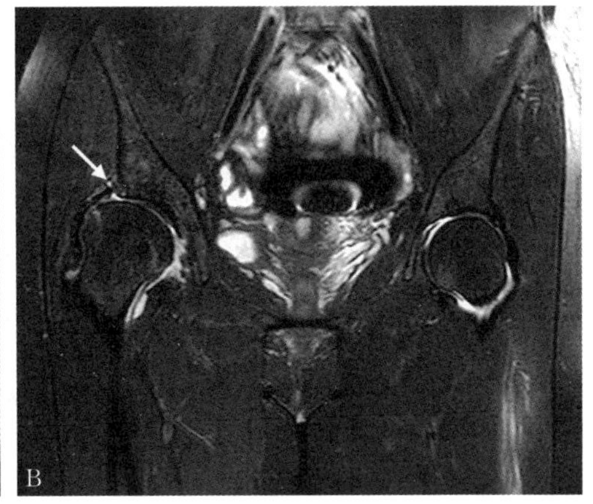


图 6－7 右侧髋关节发育不良 MRI

注：冠状位 $T_1WI$(A)和冠状位 $T_2WI$ 脂肪抑制(B)示右侧髋臼顶盂唇变短，外缘见低信号的骨质增生（箭头），股骨头不能被髋臼完全覆盖，向外上移位。

折还有撕脱性骨折和应力性骨折。撕脱骨折常发生在青少年期体育运动后。应力性骨折有两种类型:疲劳骨折和不全性骨折。不全性骨折指正常的应力作用于变弱的骨质,如骨质疏松症、骨质软化症、放疗后、大剂量激素治疗后。疲劳骨折是指较大的应力作用于正常的骨质。骨盆的不全性骨折好发于骶骨、上下耻骨支。股骨头的软骨下骨折如发生在青年人应诊断为应力性骨折,发生在老年人应诊断为不全性骨折。

骨盆和髋关节发生外伤后,临床首选X线检查,包括股骨颈、股骨头顶和髋臼的骨折X线片多数都能诊断。如有必要,CT是很好的补充,CT能显示复杂解剖部分的骨折。MRI对骨折后检出软组织的撕脱伤以及应力性骨折敏感性较高。

(1) 临床

外伤性股骨近端骨折常表现为腹股沟区、大腿前侧或髌骨疼痛,负重时疼痛加重,合并髋关节内旋运动受限。不全性骨折大多发生于老年骨质疏松者、大剂量服用激素者和接受放射治疗者,疲劳骨折大多发生于长途行军或突然大量运动后;主要表现为髋部不适、疼痛,无明显畸形表现。

(2) MRI表现

骨盆和髋关节外伤后骨折的MRI表现:$T_1$WI和$T_2$WI上可见明确的低信号骨折线,并延伸穿过骨皮质;$T_2$WI上低信号骨折线周围及周围软组织可见高信号的水肿和出血。

骨盆和髋关节应力性骨折的MRI表现:$T_1$WI上骨质内见一条带状低信号,延伸至皮质下,但不穿破骨皮质。由于骨折周围骨髓内的出血和水肿,脂肪抑制的$T_2$WI或STIR上条状低信号周围骨质内见斑片状高信号(图6-8)。

(3) 诊断要点

有外伤史。X线和CT不能明确诊断,MRI上表现为$T_1$WI上骨质内一条带状低信号,脂肪抑制的$T_2$WI或STIR上条状低信号周围斑片状水肿信号。

(4) 鉴别诊断

在那些分辨率不高的序列上,低信号骨折线显示不清,$T_2$WI或STIR上高信号的水肿影可被误诊为股骨头的缺血坏死或一过性骨质疏松;有放疗史患者发生的不全性骨折可被误诊为转移。股骨头的缺血坏死常有股骨颈骨折和其他特定的临床病史,典型的MRI表现为异常信号的坏死区以及周围的“双线征”。发生于股骨头软骨下的应力性骨折与髋关节的一过性骨质疏松有时较难鉴别,因其病理基础相似,调整参数提高分辨率后如在股骨头软骨下见条状低信号则诊断为应力性骨折。不全性骨折和转移的鉴别要结合放疗病史,同时可借鉴MRI的增强,有转移结节样的强化则为转移。

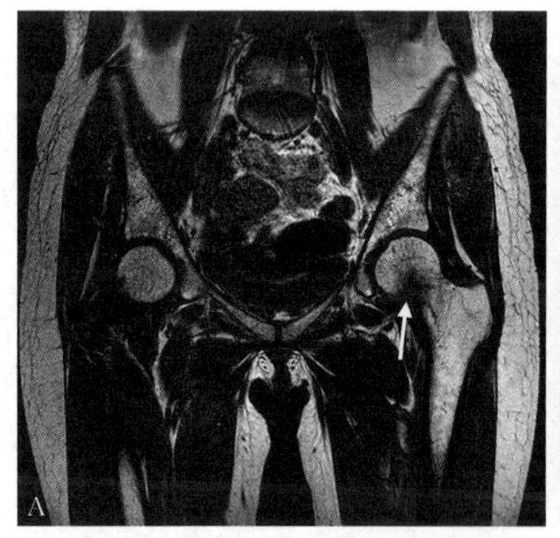


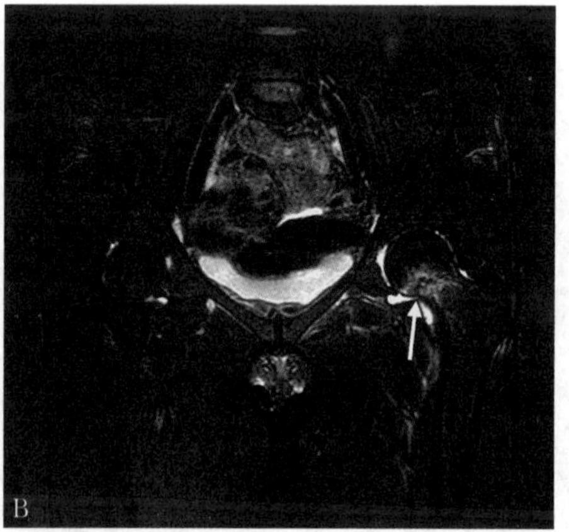


图6-8 左侧股骨颈应力性骨折MRI

注:冠状位$T_1$WI(A)和$T_2$WI脂肪抑制(B)示左侧股骨颈条状低信号(箭头),$T_2$WI脂肪抑制(B)示低信号骨折周围高信号水肿。

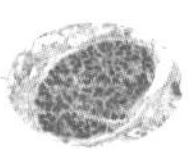

## 6.8 髋关节撞击综合征

髋关节撞击综合征(femoroacetabular impingement, FAI)由Ganz在2003年提出,在最近十多年被逐渐关注。FAI是指由髋关节发育不良、外伤和手术等原因造成股骨头颈结合部和髋臼解剖学异常,在运动中产生骨性撞击导致髋臼关节软骨和盂唇等结构的继发性损伤,是导致髋关节骨关节炎发生的重要诱因。

(1) 病理

FAI根据解剖异常可分为3种类型:Cam型、Pincer型(钳夹型撞击)和混合型。Cam型的原因是因股骨头颈接合部的骨性增生,形似"枪柄状",髋关节屈曲活动时,增生部位与髋臼前缘的异常撞击导致关节软骨和髋臼盂唇的损伤。Pincer型的原因是髋臼发育异常,导致髋臼局部或广泛过度覆盖股骨头颈,当髋关节活动时,股骨头颈交界处与髋臼盂唇持续慢性撞击导致髋臼盂唇的损伤。Cam型和Pincer型都存在时称为混合型。

(2) 临床

最初阶段,患者通常主诉间断的腹股沟区慢性疼痛,同时伴有髋关节活动受限。随着疾病的进展,还可有腰背部、骶髂关节、臀部或大转子处疼痛,但疼痛处一般不低于膝关节平面。对FAI及时诊断并给予正确的治疗,能避免过早发生骨关节炎。

(3) MRI表现

Cam型的MRI表现为股骨头颈交界部位局限骨性突起,像"枪柄状"改变(图6-9),α角(以股骨头中心点为圆心,股骨头正常最大半径画圆,从股骨头颈交界处与这个圆的交点到股骨头中心点作直线,该直线与股骨颈轴线构成的夹角)是衡量股骨头颈交界处凹陷程度的指标,>55°提示股骨头颈可能存在轮形畸形。有研究结果显示,α角在健康志愿者和有症状患者间存在明显的重叠,所以测量α角在Cam型的诊断中具有高敏感性和低特异性。Pincer型的MRI表现为髋臼缘过度覆盖,以测量CE角(股骨头中心点的垂线与髋臼外侧边缘的夹角)为指标(图6-10),CE角正常范围在25°~40°,>40°为髋臼过度覆盖,<20°为髋关节发育不良。

由于存在慢性反复的撞击,FAI病例还存在股骨头颈区的骨髓水肿、髋臼盂缘的异常改变和关节软骨的损伤、退变。股骨头颈区的骨髓水肿位于骨质边缘,且与髋臼盂缘对应。髋臼盂缘的异常改变包括了盂唇退变、盂唇撕裂以及盂唇旁囊肿等,多见于前上盂唇。盂唇退变表现为髋臼盂唇增厚或体积增大,表面不光滑,盂唇内可见稍高信号。盂唇撕裂表现为盂唇正常形态消失,高信号达关节面,甚至盂唇和髋臼缘分离,周围常伴盂唇旁囊肿形成。关节软骨的损伤、退变表现为信号的增高、形态的变薄和缺损。

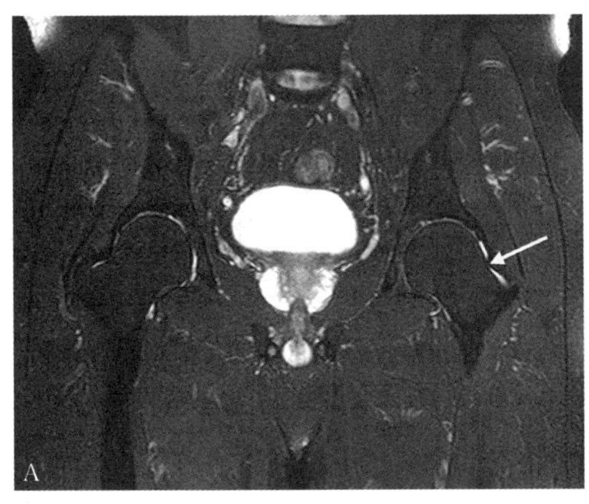


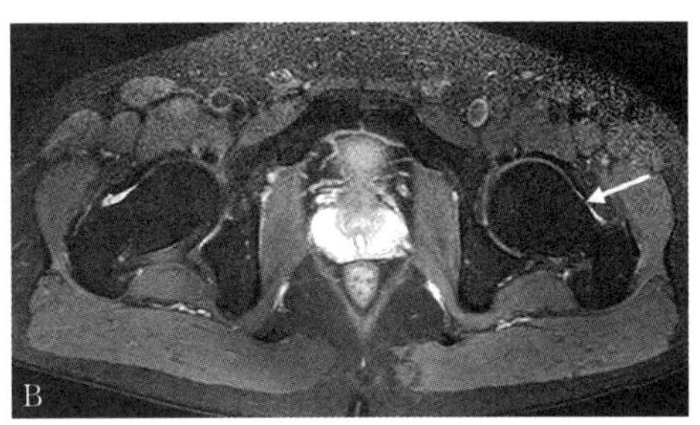


图6-9 左髋关节Cam型撞击综合征MRI

注:冠状位$T_2$WI脂肪抑制(A)和横断位$T_2$WI脂肪抑制(B)示左侧股骨头颈交界区局限骨性突起(箭头)。

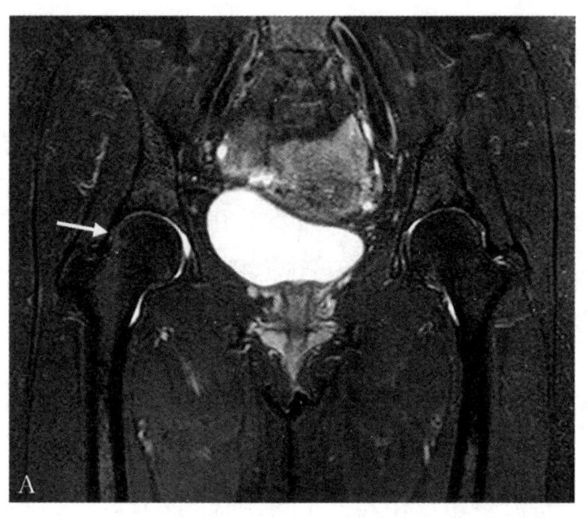


图 6－10　左髋关节 Pincer 型撞击综合征 MRI

注：冠状位 $T_2$WI 脂肪抑制示右侧髋臼缘过度覆盖，CE 角为 54.1°。与髋臼盂缘对应的股骨头颈区见少许骨髓水肿（箭头）。

（4）诊断要点

根据病史和临床症状需重点观察髋关节的形态。股骨头颈区出现"枪柄状"畸形和髋臼缘过度覆盖是两个重要的征象，同时出现股骨头颈区的骨髓水肿、髋臼盂缘的异常改变和关节软骨的损伤、退变是典型的 FAI 表现。

## 6.9　盂唇撕裂

髋臼盂唇是附着于髋臼边缘环状的纤维软骨结构，起到维持髋关节稳定的作用。髋臼盂唇撕裂是髋关节疼痛的常见原因，90％盂唇撕裂的患者表现为前髋部或腹股沟区疼痛，如不及时治疗，可诱发早发性的骨关节炎。

（1）病理

髋关节在直接暴力作用下产生剪切应力，导致盂唇撕裂，类似外伤性膝关节半月板损伤，但这种直接创伤性髋臼盂唇撕裂少见。反复轻微的损伤、髋臼发育不良、Perthes 病、髋关节撞击综合征等病变均可导致盂唇损伤直至撕裂。早期盂唇内表现为小局灶黏液样改变，黏液样变性逐渐增多；若外伤性作用持续存在，则盂唇纤维软骨出现撕裂。

（2）临床

盂唇撕裂的临床症状主要为髋部疼痛、活动受限伴弹响。髋关节退变、外伤、髋关节撞击综合征及髋臼发育不良都可以引起髋臼盂唇撕裂。

（3）MRI 表现

平扫 MRI 时由于髋关节腔没有足够地膨胀，往往不能明确诊断盂唇撕裂。直接或间接 MRI 关节造影诊断盂唇撕裂的敏感性更高。推荐采用平行于股骨颈的斜冠状面、垂直股骨颈轴位的斜矢状面和平行于股骨颈轴位的斜横断位扫描，能较好地显示髋关节各个区域的盂唇形态和结构。

盂唇的形态和信号随年龄增长而变化。对 200 例健康志愿者的研究中，年轻人中 70％的盂唇呈三角形均匀低信号，16％表现为扁平圆形或不规则形，14％不能明确显示盂唇。上盂唇和后盂唇较厚，为 2～3 mm。正常人中两侧髋关节盂唇的形态和厚度可有差别。随年龄增长，盂唇的三角形边缘会变得模糊，呈三角形均匀低信号的表现占 65％，有 22％的人中盂唇内见局灶性、线样或斑片状信号增高，有 13％的人中线样高信号延伸至盂唇边缘，这在平扫的 MRI 上很难与盂唇撕裂鉴别。随着年龄的增长，盂唇内高信号的表现越来越多。

髋臼前缘及外缘与股骨近端碰撞、磨损的概率更大，因此髋臼盂唇撕裂多位于前盂唇及外上盂唇。盂唇撕裂时在低信号的盂唇内见线状高信号延伸至盂唇表面（图 6－11），严重的病例中撕裂的盂唇可脱落分离（图 6－12）。磁共振关节造影中，高信号的对比剂延伸入撕裂处，对显示盂唇的撕裂提供了更好的对比，与平扫 MRI 相比提高了诊断的正确率。盂唇撕裂的其他伴发征象还包括盂唇退变、盂唇旁囊肿、滑膜增生等。

由于髋关节囊插入盂唇基底部形成纵向的凹槽，称为盂唇周围沟槽，这在磁共振关节造影中容易误诊为盂唇撕裂。在 25％的病例中可见唇内沟槽，这是位于髋臼软骨和盂唇间的沟槽，易被误诊为盂唇撕裂，唇内沟槽不贯穿盂唇，且不与盂唇周围任何病变相关联，如腱鞘囊肿、软骨损伤。

（4）诊断要点

临床表现为前髋部或腹股沟区疼痛、活动受限伴弹响。MRI 平扫表现为低信号的盂唇内见线状高信号延伸至盂唇表面，磁共振关节造影中盂唇撕裂处见高信号造影剂贯穿。

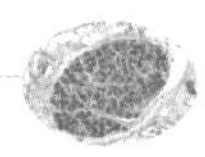

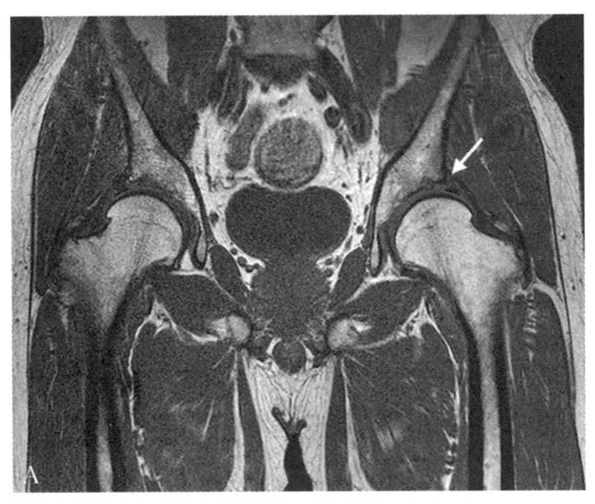

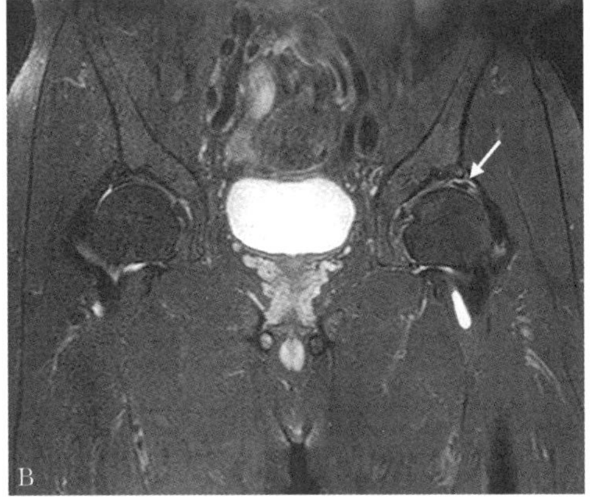

图 6－11 左侧髋臼上盂唇撕裂 MRI

注：冠状位 $T_1$WI(A)和 $T_2$WI 脂肪抑制(B)示左侧髋臼上盂唇内见线状高信号延伸至盂唇表面(箭头)。

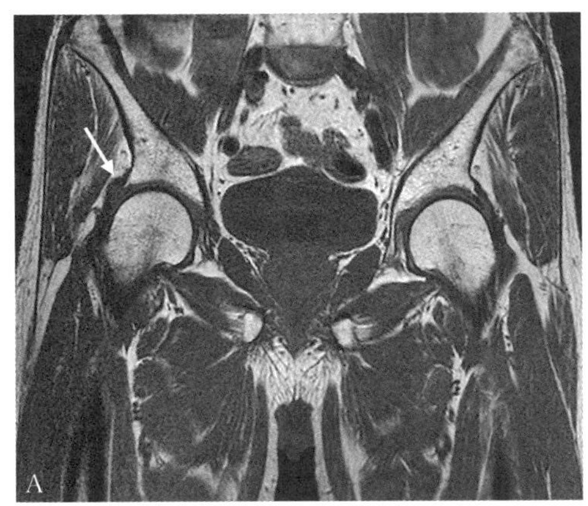

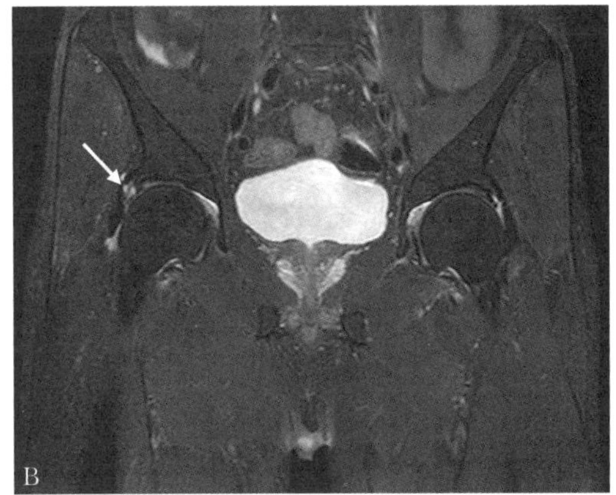

图 6－12 右侧髋臼上盂唇撕裂 MRI

注：冠状位 $T_1$WI(A)和 $T_2$WI 脂肪抑制(B)示右侧髋臼上盂唇失去正常三角形低信号，盂唇内高信号延伸至盂唇表面，周围见少许积液(箭头)。

(5) 鉴别诊断

盂唇退变时除了形态异常外，信号也异常增高，且盂唇退变往往会发展成盂唇撕裂，所以盂唇退变需要与盂唇撕裂鉴别。盂唇退变主要表现为盂唇游离缘变钝、表面不光整，盂唇内见局限性点状或小片状稍高信号，未累及盂唇的关节面及关节囊面。当盂唇内稍高信号范围较广，弥散至盂唇边缘时 MRI 平扫较难与盂唇撕裂鉴别，需借助磁共振关节造影检查。

## 6.10 炎症疾病

发生于骨盆和髋关节的炎症疾病包括了骨关节感染和慢性骨关节病。本节主要介绍发生于髋关节的骨关节感染、类风湿性关节炎和累及骶髂关节的强直性脊柱炎。

### 6.10.1 化脓性关节炎

化脓性关节炎(pyogenic arthritis)为化脓性细菌感染滑膜或周围组织炎症(骨和软组织)继发侵犯关节所致。

(1) 病理

早期引起滑膜充血、水肿，白细胞和关节内浆液渗出；进展期滑膜坏死形成脓液，关节腔内脓性渗液中白细胞分解释放大量蛋白酶，溶解软骨和软骨下骨质；愈合期关节腔内增生的肉芽组织发生纤维化和骨化，关节形成纤维性强直或骨性强直。

（2）临床

临床上表现为受累关节红、肿、热、痛，活动受限，同时可伴有全身中毒表现，如寒战、高热、白细胞增多等。发病原因有：继发于骨髓炎、继发于周围的软组织感染、关节的穿透伤、远处感染的血行播散、关节手术后等。以血源性感染多见，细菌经血运侵犯滑膜，血源性骨髓炎侵犯关节。致病菌主要为金黄色葡萄球菌、大肠埃希菌和链球菌等。

（3）MRI表现

早期化脓性滑膜炎时表现为滑膜不均匀增厚和关节腔积液，增强扫描后增厚滑膜明显强化。进展期关节软骨破坏以关节承重部位明显，表现为关节软骨变薄及散在小斑片状缺损，同时关节间隙变窄。PDWI能在早期检出软骨的变薄和散在的侵蚀破坏，关节面下骨质受累时表现为斑片状 $T_1WI$ 低信号、STIR或 $T_2WI$ 脂肪抑制明显高信号。

（4）诊断要点

起病急、病程短，受累关节红、肿、热、痛，活动受限，同时可伴有全身中毒表现。MRI显示滑膜炎，关节软骨、软骨下骨质的破坏以及周围软组织的肿胀。关节软骨破坏较早，所以早期即可出现关节间隙狭窄。

（5）鉴别诊断

主要与关节结核鉴别。关节结核发病缓慢、病程长；受累关节症状和功能障碍较轻；周围骨质骨质疏松出现较早，软骨破坏出现较晚，且以关节非承重面破坏为主，关节间隙狭窄出现较晚。

## 6.10.2 类风湿关节炎

类风湿关节炎（rheumatoid arthritis）是一种自身免疫性疾病，病因未明。表现为慢性、炎性滑膜炎为主的系统性病变，以对称累及四肢小关节为主。好发于中青年女性。

（1）病理

首先大量免疫复合物在滑膜处沉积，引起局部的免疫反应，表现为滑膜充血、渗出，细胞增生，滑膜间质内大量炎症细胞浸润，然后炎性肉芽组织形成血管翳，侵蚀破坏关节软骨和软骨下骨，以关节边缘非承重区为主，晚期关节间隙消失，导致不可逆的关节强直和畸形发生。

（2）临床

主要表现为双侧对称性、小关节发病，常见于近侧指骨间关节、掌指关节、腕关节。膝、髋、肩等大关节受累的概率较小。主要症状为反复发作的关节肿痛和晨僵，晚期出现关节功能障碍和畸形。血清类风湿因子阳性。

（3）MRI表现

早期表现为髋关节滑膜炎和关节积液，增厚的滑膜在 $T_1WI$ 上呈等低信号，$T_2WI$ 上呈稍高信号，增强后滑膜明显强化。进展期关节边缘滑膜附着处骨质侵蚀破坏，骨髓内见斑片状 $T_1WI$ 低信号，$T_2WI$ 脂肪抑制明显高信号的水肿。晚期关节软骨变薄及侵蚀破坏（图6-13），PDWI检出软骨侵蚀破坏敏感性高，关节间隙狭窄。肌腱、韧带、肌肉和滑囊都可能被累及，常常表现为非特异性的慢性炎症，在髋关节周围常可见滑囊炎、腱鞘炎。

（4）诊断要点

有双侧多发小关节肿痛和晨僵的病史，血清类风湿因子阳性，MRI表现为滑膜炎和关节边缘的骨质侵蚀破坏，晚期出现关节软骨侵蚀破坏和关节狭窄。

（5）鉴别诊断

外周关节型的脊柱关节病中髋关节最常受累，所以要与强直性脊柱炎鉴别。强直性脊柱炎中股骨头、髋臼软骨早期即有侵蚀破坏，所以较早期即可见关节间隙狭窄。

## 6.10.3 强直性脊柱炎

多数炎症病变都可以累及骶髂关节，但最常见的病变是血清阴性脊柱关节病（seronegative spondyloanthropathy，SpA），其次是退行性关节病。发生的骶髂关节的感染性病变少见。强直性脊柱炎（ankylosing spondylitis，AS）是最常见的SpA类型，世界范围内发病率约为0.9%，我国AS的发病率约为0.3%。AS是全身性慢性炎症病变，骶髂关节多数最早受累且几乎100%受累。

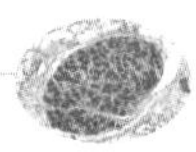

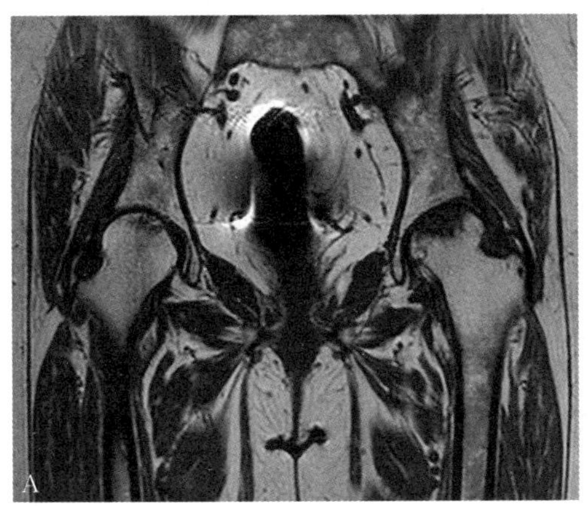
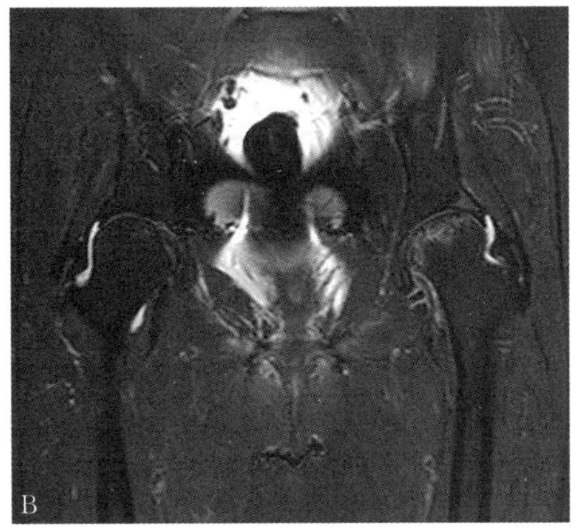

图 6-13 左髋关节类风湿关节炎 MRI

注：类风湿关节炎 18 年患者。冠状位 $T_1$WI(A)和 $T_2$WI 脂肪抑制(B)示两侧股骨头软骨变薄，髋关节间隙狭窄，左侧股骨头软骨下骨质内见水肿信号影。

以骶髂关节炎为先发症状者称为中轴型 SpA，早期以髋、膝、肩或踝关节等外周关节炎为主时称为外周关节型 SpA，其中最常累及髋关节，且多对称发病。

（1）病理

病理特点是附着点炎和非特异性滑膜炎。骶髂关节多最早受累表现为非特异性滑膜炎。早期滑膜大量淋巴滤泡和浆细胞浸润，滑膜增生伴富含血管的肉芽组织形成，增生的肉芽组织形成滑膜血管翳；随病程进展，血管翳引起关节软骨变性、破坏，并进一步蔓延破坏骨性关节面；晚期增生的滑膜组织纤维化或骨化，使关节发生纤维强直和骨性强直。外周关节型 SpA 时受累关节的病理特点同骶髂关节。

（2）临床

AS 发病多在 40 岁前，发病高峰为 20～30 岁。男性占多数，人类白细胞表面抗原 HLA-B27 多数呈阳性。初始症状多为腰背部、骶髂周围或臀部隐痛，伴咳嗽、腰背部扭动时疼痛加重。部分患者早期为一侧臀部间断性疼痛，数月后症状扩张至两侧。随着病情的进展，多数患者向腰椎、胸椎和颈椎发展，出现相应部位的疼痛和活动受限。至病变的晚期，受累关节呈现关节强直。

（3）MRI 表现

与 X 线和 CT 比较，MRI 不仅能显示慢性期改变，还能显示软组织异常及检出活动期的炎症改变，能在 CT 显示骨性和关节间隙异常前诊断骶髂关节炎。

MRI 扫描层面应包括了斜冠状位（平行于第 1 骶椎和第 3 骶椎后上角的连线）和斜横断位（垂直于斜冠状位扫描线）。斜横断位能清晰辨别骶髂关节的软骨部和韧带部，因为能显示骶髂关节韧带部内的脂肪。斜冠状位能更好地显示关节的侵蚀及软骨下的骨改变。

骶髂关节炎早期表现为周围的骨髓水肿和滑膜炎。STIR 或脂肪抑制 $T_2$WI 显示骶髂关节周围的骨质高信号（图 6-14）；滑膜炎表现为骶髂关节腔积液，增强后显示增厚滑膜部位的强化。晚期表现包括软骨下的骨侵蚀破坏、软骨下的骨硬化和关节旁骨质的脂肪沉积（图 6-15）。软骨下的骨侵蚀破坏表现为关节面不光整，活动期时 STIR 或 $T_2$WI 脂肪抑制呈高信号，增强扫描见明显强化；软骨下的骨硬化表现为关节面增厚，所有序列上均呈低信号；关节旁骨质的脂肪沉积代表炎症吸收后的改变，表现为 $T_1$WI 和 $T_2$WI 等高信号，脂肪抑制后呈低信号。

髋关节炎的早期表现为双侧对称性股骨头、髋臼软骨散在性侵蚀破坏，软骨变薄，早期即可见关节间隙狭窄，随后出现骨性关节面的侵蚀破坏，骨髓内见 STIR 或 $T_2$WI 脂肪抑制高信号的骨髓水肿（图 6-16）；晚期出现髋关节骨性强直，关节周围骨赘明显。

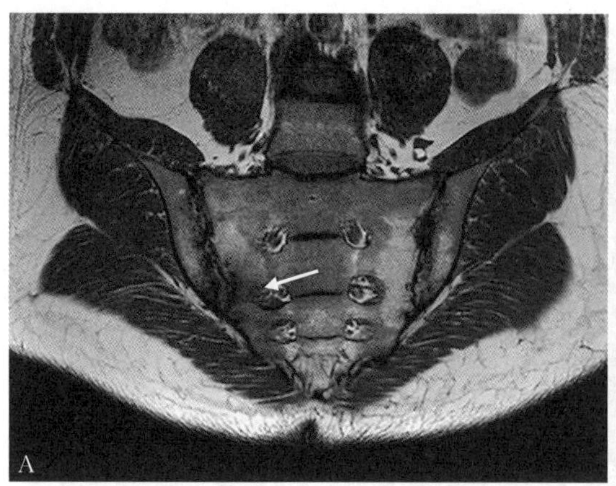
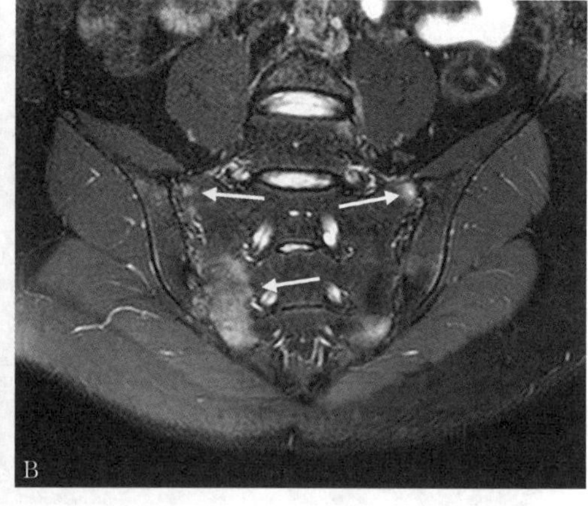

图 6-14　骶髂关节炎(活动期)MRI

注:斜冠状位 $T_1$WI(A)和斜冠状位 $T_2$WI 脂肪抑制(B)示两侧骶髂关节骶骨关节面下多发斑片状 $T_1$WI 低信号、$T_2$WI 高信号水肿影(箭头)。

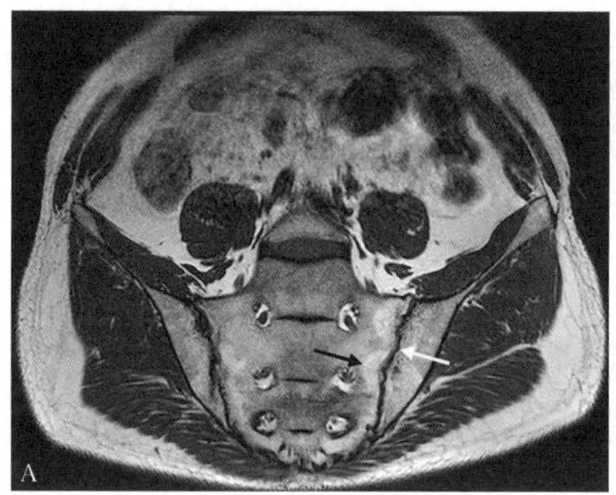
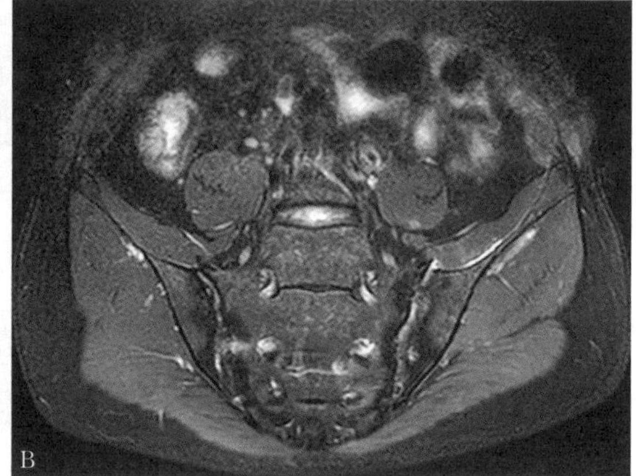

图 6-15　骶髂关节炎(晚期)MRI

注:斜冠状位 $T_1$WI(A)示两侧骶髂关节骶骨关节面下高信号脂肪沉积影(黑箭头),两侧骶髂关节狭窄,关节面不光整(白箭头)。斜冠状位 $T_2$WI 脂肪抑制(B)示两侧骶髂关节骶骨关节面下脂肪沉积区信号明显抑制。

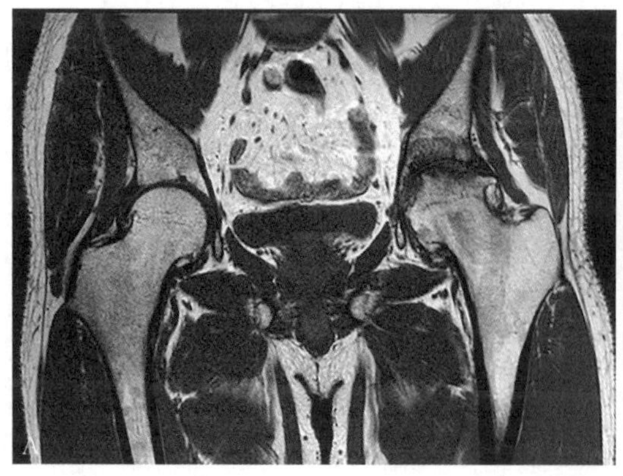
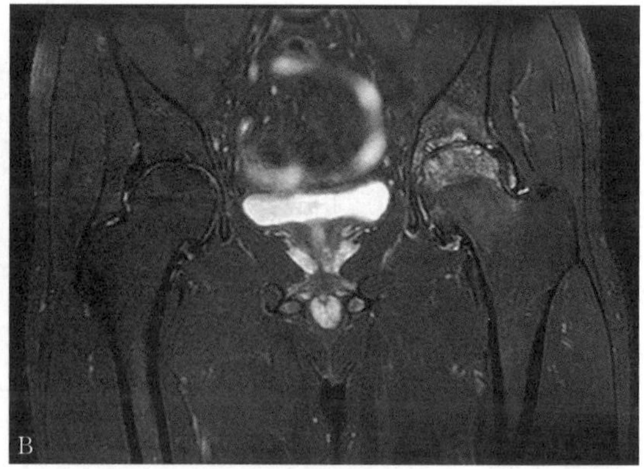

图 6-16　髋关节炎型强直性脊柱炎 MRI

注:冠状位 $T_1$WI(A)和 $T_2$WI 脂肪抑制(B)示左侧股骨头和髋臼骨性关节面侵蚀破坏,关节间隙狭窄,周围骨髓内见 $T_2$WI 脂肪抑制高信号水肿影。

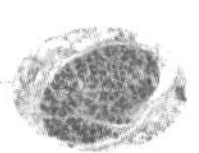

（4）诊断要点

青年男性，慢性腰背部或臀部隐痛，HLA-B27阳性，MRI显示骶髂关节炎、髋关节炎。本病确诊要综合依靠病史、实验室检查和影像学检查的结果。

（5）鉴别诊断

需与致密性髂骨炎、类风湿关节炎鉴别。致密性髂骨炎多发生于青年经产妇，表现为骶髂关节髂骨侧关节面下斑片状硬化影，境界清楚，但骶髂关节面光整无破坏，关节间隙无狭窄。当外周关节型SpA髋关节受累时需与类风湿关节炎鉴别，类风湿关节炎多发于年轻女性，以对称性小关节起病，类风湿因子阳性。

## 6.11 滑囊和滑膜的疾病

### 6.11.1 滑膜骨软骨瘤病

滑膜骨软骨瘤病（synovial osteochondromatosis）是一种继发于滑膜增生和软骨化生的慢性关节病变。在关节内、滑膜囊、腱鞘内形成多发的软骨结节，这些结节可以钙化和骨化，也可以在关节腔内游离形成游离体。分原发型（特发型）和继发型。原发型（特发型）的发病原因目前尚不明确，以胚胎学说为主；继发型常见的病因有骨关节炎、剥脱性骨软骨炎、骨软骨骨折、神经源性关节病。

（1）病理

胚胎学说认为残存胚胎组织在关节滑膜内活化、增生，引起滑膜的化生。病变早期，滑膜软骨化生，滑膜表面见多发的结节状透明软骨突起；病变中期，滑膜内见钙化小团块，滑膜表面部分软骨结节向关节腔内析出，部分软骨结节呈带蒂的悬垂体，同时关节内有游离体存在；病变晚期，滑膜病变趋于稳定或无滑膜病变，化生的软骨结节游离于关节腔内，出现更明显的钙化、骨化的游离体。

（2）临床

临床症状主要为关节疼痛、绞索，伴关节肿胀、活动受限，部分患者可无症状为偶然发现。体格检查为患侧关节肿胀、触痛。男性好发，发病高峰期为30～50岁。

（3）MRI表现

原发型早期滑膜化生阶段仅表现为滑膜增厚，$T_1$WI为等低信号，$T_2$WI为高信号，增强后明显强化。进展期及晚期$T_2$WI上高信号的关节积液内见多发结节，这些结节的信号依据成分不同而表现不同，结节完全钙化时$T_1$WI和$T_2$WI均呈明显低信号；结节以软骨成分为主时$T_1$WI和$T_2$WI均呈中等信号；钙化结节伴骨化时，中央骨化区域与脂肪等信号，脂肪抑制序列呈低信号。

继发型也表现为关节内游离性结节，但结节数目较少，多为钙化和骨化结节，常常合并原发性的骨关节异常，最多见的是骨软骨炎。

（4）诊断要点

关节内多发类圆形结节，结节信号多样，见$T_1$WI和$T_2$WI均呈中等信号的软骨信号结节有诊断提示作用。

（5）鉴别诊断

关节内的游离体：为继发性，同时存在原发骨关节病征象，常见骨关节炎、剥脱性骨软骨炎、骨软骨骨折、神经源性关节病，且游离性结节数目少，多为钙化和骨化结节。

色素沉着绒毛结节性滑膜炎（pigmented villonodular synovitis，PVNS）：以受累关节滑膜增生和含铁血黄素沉着为特征，$T_1$WI和$T_2$WI均呈低信号，GRE序列明显低信号。

### 6.11.2 滑膜皱襞

胚胎发育过程中关节内残留的索条状滑膜称为皱襞，多数情况下没有症状，偶尔能引起关节痛及关节绞锁，此时称为滑膜皱襞综合征。

（1）病理

滑膜皱襞组织学上主要由滑膜层和内部脂肪组织、神经、血管组成，滑膜层主要有滑膜细胞和成纤维细胞构成。滑膜皱襞引起临床症状的原因目前尚未明确。有一种理论认为，由于多种因素包括创伤、力量锻炼、游离体、剥脱性骨软骨炎、半月板病变等引起关节内初始炎症并伴有出血，反复的撞击引起皱襞内的滑膜炎，组织学可见这些滑膜皱襞有纤维化、玻璃样变性及钙化，变性后的滑膜皱襞为硬的索条，在关节的运动中撞击周围的组织产生关节症状。

(2) 临床

滑膜皱襞能起到稳定关节的作用。大多数滑膜皱襞无临床表现。有些滑膜皱襞可引起关节症状，表现为关节疼痛、弹响、绞锁征象。

(3) MRI 表现

髋关节的滑膜皱襞主要位于关节内的 3 个位置：①来自上盂唇周围的关节囊，或称为上皱襞，95%的病例中可见；②股骨头圆韧带周围和来源于髋臼凹，或称为中皱襞，78%的病例中可见；③来自下盂唇周围的关节囊，75%的病例中可见。

MRI 表现：①滑膜皱襞本身的异常，除增厚、增宽外，还见其形态、信号的异常，如边缘毛糙、形态扭曲、远端 $T_2$WI 信号增高；②邻近组织结构的异常，主要是对盂唇和横韧带的卡压，表现为盂唇和横韧带形态、信号的异常，如增粗、边缘毛糙、$T_2$WI 信号增高；③关节内积液。

(4) 诊断要点

在髋关节的 3 个区域发现增厚、增宽的索条状结构，形态扭曲、信号增高，同时伴盂唇和横韧带的形态、信号异常。

(5) 鉴别诊断

髋臼盂唇退变：盂唇退变时同样表现为形态异常、信号增高，表现为盂唇游离缘变钝、表面不光整，盂唇内见局限性点状或小片状稍高信号，但盂唇退变关节腔内无增厚的索条状滑膜皱襞。临床上盂唇退变也没有关节疼痛、弹响、绞锁征象。

## 6.12 色素沉着绒毛结节性滑膜炎

PVNS 是关节滑膜或腱鞘的一种良性增生性病变，以受累关节的滑膜增生和含铁血黄素沉着为特征，其病因尚未完全确定。

(1) 病理

PVNS 一般分为弥漫型和结节型。大体病理见关节表面有长而细的绒毛增生，相互融合成大小不等的结节，有的绒毛柔软呈棕红色，有的绒毛坚实呈黄色。光镜下见滑膜间质充血，滑膜被覆细胞及间质细胞增生呈绒毛状，且互相融合成结节状，结节中见含铁血黄素颗粒的巨噬细胞、多核巨细胞和泡沫细胞，有些结节内伴有纤维化和玻璃样变。

(2) 临床

PVNS 多见于青少年和年轻成人，发病高峰期为 30～40 岁，病程较长，好发于男性。临床症状主要为关节肿胀、疼痛和活动受限。PVNS 常见于膝关节，髋关节是第二好发部位。

(3) MRI 表现

典型的 MRI 表现为滑膜局灶性或弥漫性增厚，呈 $T_1$WI 中等偏低信号，$T_2$WI 明显的低信号，这是由于滑膜增生肿胀，结节内反复出血，出血吸收后含铁血黄素沉着导致。在 GRE 序列上，由于含铁血黄素增加了磁敏感性导致 $T_2$WI 上信号更低。由于增生的滑膜血供丰富，增强后增厚的滑膜明显强化。

增生的结节状滑膜组织对骨关节面直接压迫、侵袭关节边缘骨皮质薄弱处造成锯齿状骨破坏。增生的滑膜组织直至病变的晚期才破坏关节软骨，所以 PVNS 患者髋关节间隙多没有狭窄。

(4) 诊断要点

PVNS 是关节滑膜或腱鞘的一种良性增生性病变，主要特征是滑膜的不规则增厚，其内伴含铁血黄素沉着。$T_1$WI 和 $T_2$WI 明显的低信号是其 MRI 的特征性表现，同时 MRI 对关节内的其他结构和关节外的侵犯亦能作出准确评价。

(5) 鉴别诊断

由于许多疾病均可发生关节滑膜的增厚、关节腔积液，PVNS 需要与类风湿关节炎、滑膜骨软骨瘤病及关节结核等鉴别。PVNS 病程较长，好发于年轻人，MRI 上 $T_2$WI 明显的低信号是特征性征象。类风湿关节炎多见于女性，手足小关节好发，多呈对称性，具有明确的生化检查的异常，关节软骨的破坏和关节间隙的狭窄常发生在病变的早期。滑膜骨软骨瘤病常表现为关节腔内多发的结节状低信号，滑膜的增厚程度与骨关节面的改变轻微。关节结核增厚的滑膜一般较为均匀，没有结节状改变，没有含铁血黄素沉着造成的特征性信号改变，骨质破坏发生较早，且发生在关节

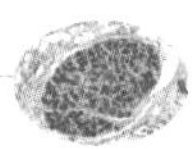

非承重面。

## 6.13 金属植入物(假体)病变

髋关节置换术是近年来治疗髋关节功能异常的常用手术，随着假体使用的增多、使用年限的延长，相关并发症逐渐增多，包括无菌性松动、骨溶解、感染、假体周围骨折、假瘤等。对置换术后并发症的评估主要依靠影像学检查。之前一直认为MRI不适用于金属植入术后的评估，但随着MRI技术的进步，已有文献报道许多金属植入术后能够采用MRI评估，且不会明显丢失相关信息。

磁共振检查时摆位影响了扫描质量，假体的纵向轴线应与主磁场的 $B_0$ 方向平行。梯度回波序列由于磁敏感伪影明显应避免使用。快速自旋回波(FSE)序列要优于自旋回波(SE)序列。频率选择性脂肪抑制序列的磁敏感伪影较重，所以建议采用反转恢复脂肪抑制序列。偏移伪影(misregistration artifact)发生在频率编码方向而不是相位编码方向，转换这个方向可以检查假体周围的组织。增加带宽也是一种减少伪影的措施。

(1) 假体松动

无菌性松动是指排除感染后出现的假体固定性完全丧失，假体周围纤维膜形成或骨质吸收可引起假体松动。无菌性松动的典型MRI表现为假体周围的光滑线样异常信号影，$T_1$WI上为等信号，$T_2$WI及STIR序列上呈高信号；该异常信号与假体周围纤维肉芽组织增生有关。假体移位，特别是股骨假体内翻或髋臼假体内陷，股骨柄假体下沉，以及骨水泥或假体断裂，都高度提示假体松动。

(2) 骨溶解

骨溶解由磨损碎屑诱导的巨噬细胞介导的免疫应答反应，导致假体周围慢性炎性反应。MRI上骨溶解表现为正常骨质信号被软组织信号取代，呈 $T_1$WI等信号、$T_2$WI高信号，STIR序列明显高信号。

(3) 感染

假体周围感染是关节置换术后诊断和治疗最为复杂的并发症之一。假体周围的感染往往症状较轻，表现为低热。同样地，假体周围的骨破坏也表现得相对较轻，所以诊断较为困难。当然，局部的活检有助于确诊，但关节的抽吸术、骨和软组织的活检存在一定的假阴性。假体周围感染多数由病菌术中定植造成，其次为病菌通过血行播散导致。MRI是评估假体周围感染最理想的检查手段，可观察骨质破坏、骨膜反应、关节积液、骨质水肿、软组织水肿等征象；软组织内如出现窦道则进一步支持感染的诊断。

(4) 假体周围骨折

假体周围骨折发生率较低，全髋关节置换术后的发生率不到1%。骨折常见病因包括假体周围骨质吸收、松动及创伤。骨折时皮质断裂处在$T_2$WI及STIR序列上呈灶状或条状高信号，周围伴骨膜反应及邻近软组织水肿。

(5) 假瘤

假瘤是金属碎屑引起的一种局部不良反应，病理上表现为淋巴细胞浸润、巨噬细胞吞噬金属颗粒物和软组织坏死。在MRI上表现为假体周围的囊性或实性肿块，与关节囊相通，实性肿块内伴有液性信号，病理上为B和T淋巴细胞弥漫浸润伴广泛组织坏死。

## 6.14 图像解读的陷阱

(1) 造血性骨髓

横断面图像上，特别是股骨的近端，有可能将干骺端残留的造血组织误判为病变。在成人，骨骺生长板的瘢痕样残留显示为线样低信号，不要误认为是股骨头缺血坏死的线样低信号。

(2) 经皮滑膜疝

在5%的成人中X线平片上可在股骨颈区见环状硬化边的骨缺损，最大可达3 cm。这被认为特别是轮匝带肌对股骨颈前缘皮质区的侵蚀，伴关节囊的经皮滑膜疝，最常见于股骨颈近端的前上象限，也被称为股骨颈疝窝。股骨颈区的经皮滑膜疝与髋关节的撞击综合征的关系尚未明确，有一种观点认为股骨颈与前上髋臼反复的撞击造成了滑膜疝入皮质内。滑膜疝内通常为纤维结缔组织或液体，当滑膜疝内为积液时，MRI 上表现为 $T_1WI$ 低信号、$T_2WI$ 高信号(图 6-17)；为纤维结缔组织时，MRI 上表现为 $T_1WI$ 和 $T_2WI$ 低信号；周围的硬化边 MRI 上表现为环形的低信号。股骨颈区的经皮滑膜疝一般没有症状，病变多单侧发生，少部分患者有髋部隐痛，少数病灶可在较长时期内增大。有部分病灶 MRI 上周围伴有骨髓水肿信号，此时与骨肿瘤鉴别较难，需结合其他检查(X 线平片、CT 和骨扫描)综合评估。

(3) 上髋臼窝

上髋臼窝是髋臼顶中央的局部内陷，是髋臼顶的一种变异，能在冠状位的钟面 12 点方向见到。上髋臼窝内填充软骨或纤维组织，磁共振关节造影时其内填充对比剂。上髋臼窝拥有光滑的轮廓，周围无骨髓水肿。

(4) 滑囊炎

滑囊炎可以是单独发生，也可以伴发于炎症关节病变。炎症产生的滑囊膨胀当不伴随其他症状时可误认为是肿瘤，我们要熟悉髋关节周围黏液囊的解剖位置。在髋关节区域髂腰肌滑囊是最大的黏液囊(图 6-18)。在 15%的病例中见髂腰肌滑囊与髋关节先天性交通。髂腰肌腱对髋关节囊的慢性磨损引起髋关节囊撕裂，导致髂腰肌滑囊与髋关节的获得性交通。此外，炎症或机械改变，例如外伤、关节炎、股骨头缺血坏死也能继发交通。还有一些很少的病例中见闭孔外肌滑囊与髋关节交通，当发生炎症时可见沿闭孔外肌液-液平面的囊性结构。滑囊炎在 MRI 上表现为 $T_1WI$ 低信号、$T_2WI$ 高信号，滑囊壁可厚可薄，增强后见明显强化。

(5) 副髂肌腱

副髂肌腱是髂腰肌腱复合体的一部分，其狭窄段能在髂肌的外侧段内见到。副髂肌腱通常无症状，但在小部分解剖学研究中发现其能压迫股神经。此副肌腱与主干被一薄薄的脂肪筋膜所分隔，易被误认为是髂肌腱的纵向撕裂。$T_2WI$ 的

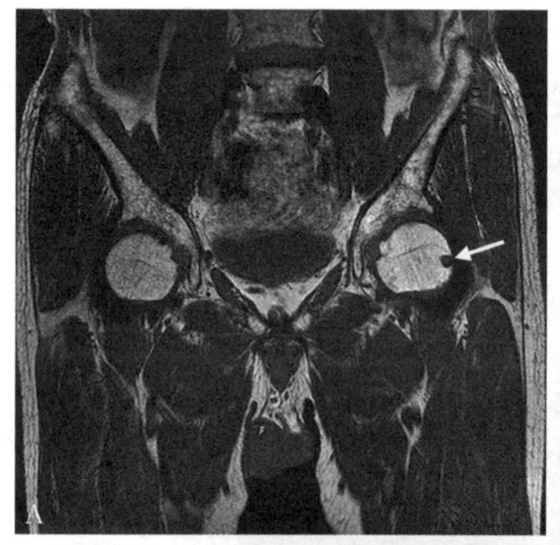

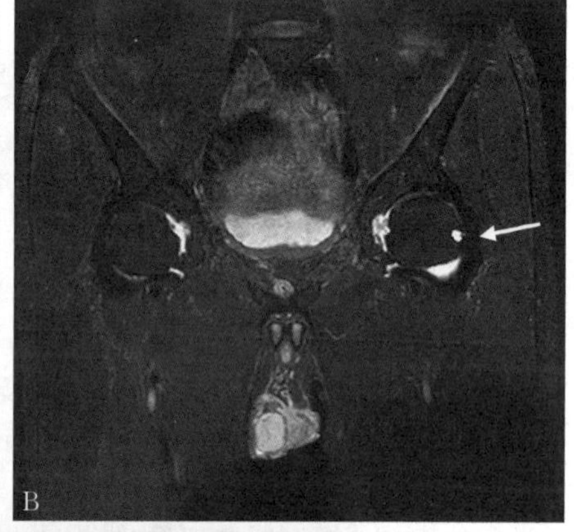

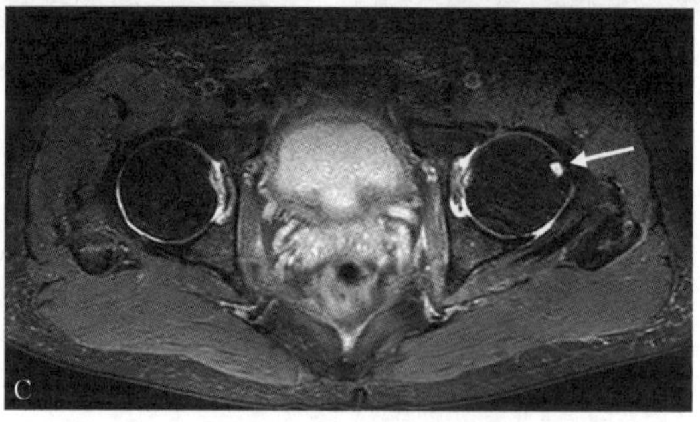


图 6-17 左侧股骨颈经皮滑膜疝 MRI

注：冠状位 $T_1WI$(A)和 $T_2WI$ 脂肪抑制的冠状位(B)和横断位(C)示左侧股骨颈处结节状 $T_1WI$ 低信号、$T_2WI$ 高信号灶(箭头)，境界清楚，周围骨质无异常信号。

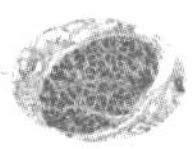

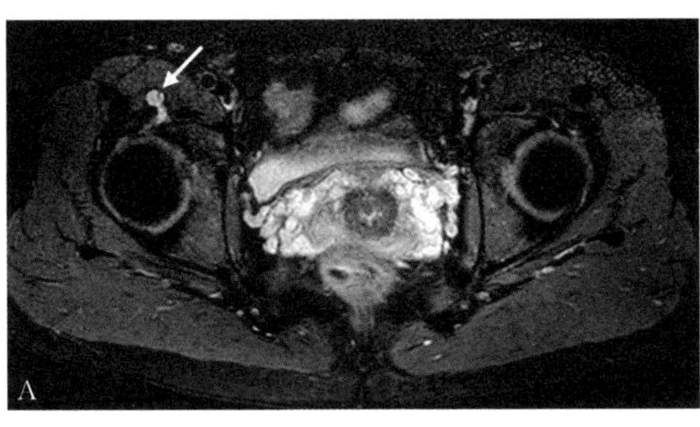

图 6－18 髂腰肌滑囊 MRI

注：横断位 $T_2$WI 脂肪抑制示右侧髋关节前方髂腰肌滑囊内少量积液（箭头）。

脂肪抑制序列上脂肪筋膜呈低信号，且周围肌肉组织内无水肿信号，这些征象可与肌腱撕裂相鉴别。

（陆志华）

## 主要参考文献


[1] 蒋梅花，何川，冯建民，等. X 线、CT 及 MRI 对髋关节置换术后并发症的诊断价值[J]. 中国医学计算机成像杂志，2015，21(3)：278－282.

[2] 蒋梅花，何川，冯建民，等. 髋关节置换术后常见并发症的 MRI 表现[J]. 中华放射学杂志，2015，49(2)：126－129.

[3] 李浩，张志明. 股骨头骨骺滑脱的诊断与治疗相关研究进展[J]. 中华小儿外科杂志，2018，39(11)：872－876.

[4] 李静，刘淑玲，刘斌. 色素沉着绒毛结节性滑膜炎的 MRI 诊断[J]. 中国中西医结合影像学杂志，2007，5(2)：93－95.

[5] 岳德波. 滑膜皱襞综合征[J]. 医学综述，2003，9：38－39.

[6] BHARAM S. Labral tears, extra-articular injuries, and hip arthroscopy in the athlete [J]. Clin Sports Med, 2006, 25(2): 279－292.

[7] BLOEM J L. Transient osteoporosis of the hip: MR imaging [J]. Radiology, 1988, 167(3): 753－755.

[8] BOZIC K J, KURTZ S M, LAU E, et al. The epidemiology of revision total hip arthroplasty in the United States [J]. J Bone Joint Surg Am, 2009, 91(1): 128－133.

[9] CHEVROT A. Stress fractures [M]//RESNICK D, PETTERSON H. Skeletal radiology. London: Merit Communications, 1992: 173－190.

[10] COOPER H J, RANAWAT A S, POTTER H G, et al. Early reactive synovitis and osteolysis after total hip arthroplasty [J]. Clin Orthop Relat Res, 2010, 468(12): 3278－3285.

[11] DAVIS K W. Principles and complications of orthopedic hardware//POPE T L, BLOEM H L, BELTRAN J, MORRISON WB, et al. Musculoskeletal imaging (Second Edition) [M]. Philadelphia: ELSEVIER, 2015: 1118.

[12] GANZ R, PARVIZI J, BECK M, et al. Femoroacetabular impingement: a cause for osteoarthritis of the hip [J]. Clin Orthop Relat Res, 2003, 417(12): 112－120.

[13] HAYTER C L, POTTER H G, SU E P. Imaging of metal-on-metal hip resurfacing [J]. Orthop Clin North Am, 2011, 42(2): 195－205.

[14] JURIK A G. Arthritis 2: sacroiliac joint [M]// DAVIES A M, JOHNSON K J, WHITEHOUSE R W. Imaging of the hip and bony pelvis: techniques and applications. Berlin: Springer, 2006: 160－167.

[15] LAUGER J, PALMER J, ROSON N, et al. Pigmented villonodular synovitis and giant cell tumors of the tendon sheath: radiologic and pathologic features [J]. AJR, 1999, 172(4): 1087－1091.

[16] LI K C P, HIETTE P. Contrast-enhanced fat saturation magnetic resonance imaging for studying the pathophysiology of osteonecrosis of the hips [J]. Skeletal Radiol, 1992, 21(6): 375－379.

[17] MIESE F R, ZILKENS C, HOLSTEIN A, et al. Assessment of early canilage degeneration after slipped capital femoral epiphysis using $T_2$ and $T_2$ mapping [J]. Acta Radiol, 2011, 52(1): 106－110.

[18] NARVANI A A, TSIRIDIS E, KENDALL S, et al. A preliminary report on prevalence of acetabular labrum tears in sports patients with groin pain [J]. Knee Surg Sports Traumatol Arthrosc, 2003, 11(6): 403－408.

[19] NATU S, SIDAGINAMALE R P, GANDHI J, et al. Adverse reactions to metal debris: histopathological features of periprosthetic soft tissue reactions seen in association wih failed metal on metal hip arthroplasties

[J]. J Clin Pathol, 2012,65(5):409-418.

[20] NOTOHAMIPRODJO M, VAHLENSIECK M. The hip and pelvis//VAHLENSIECK M, REISER M. MRI of the musculoskeletal system [M]. 2nd ed. New York: Thieme, 2018:234-278.

[21] NOTZLI H P, WYSS T F, STOECKLIN C H, et al. The contour of the femoral head-neck junction as a predictor for the risk of anterior impingement [J]. J Bone Joint Surg Br, 2002,84(4):556-560.

[22] PLODKOWSKI A J, HAYTER C L, MILLER T T, et al. Lamellated hyperintense synovitis: potential MR imaging sign of an infected knee arthroplasty [J]. Radiology, 2013,266(1):256-260.

[23] SCHMITT-SODY M, KIRCHHOFF C, MAYER W, et al. Avascular necrosis of the femoral head: inter- and intraobserver variations of Ficat and ARCO classifications [J]. Int Orthop, 2008,32(3):283-287.

[24] TINS B, CASSAR-PULLICINO V, MCCALL I. The role of pre-treatment MRI in established cases of slipped capital femoral epiphysis [J]. Eur J Radiol, 2009,70(3):570-578.

[25] TONNIS D, HEINECKE A. Acetabular and femoral anteversion: relationship with osteoarthritis of the hip [J]. J Bone Joint Surg Am, 1999,81(12):1747-1770.

[26] WILLIAMS H, JOHNSON K J. Developmental dysplasia of the hip 1: child//DAVIES A M, JOHNSON K J, WHITEHOUSE R W. Imaging of the hip and bony pelvis: techniques and applications [M]. Berlin: Springer, 2006:107-123.

[27] WRIGHT N B. Perthes' Disease [M]//DAVIES A M, JOHNSON K J, WHITEHOUSE R W. Imaging of the hip and bony pelvis: techniques and applications. Berlin: Springer, 2006:160-167.

# 7 膝 关 节



膝关节是人体重要的承重器官，是骨关节影像学研究的重点。同时，膝关节是目前最常应用 MRI 检查的关节。对于膝关节，MRI 可以非常准确地检测膝关节骨、软骨、韧带和半月板的异常，具有非常重要的诊断价值。MRI 评估半月板、韧带和关节软骨已有广泛研究，其诊断价值已得到公认，是评估半月板和韧带损伤的标准技术。近年来，许多新技术的应用也使得膝关节 MR 检查具有越来越重要的临床价值，如多模态磁共振软骨显像方法预测膝关节软骨退行性变并为患者制定个性化运动方案，减伪影技术用于精准评估关节置换金属假体植入术后患者肿瘤复发，膝关节术后 MRI 评估新技术、新方法等。本章将围绕膝关节成像技术，正常及基本病变的 MRI 表现，膝关节骨、软骨、韧带、半月板、滑膜和关节囊损伤，系统性阐述磁共振在膝关节的应用。

## 7.1 成像技术

### 7.1.1 常规膝关节磁共振成像技术要求

（1）基本参数

1）线圈：扫描使用专用线圈或圆筒形膝关节线圈。选择图像增强选项可改善磁场均匀性，最大限度减少图像伪影。

2）成像平面：

A. 横断面：髌股关节的横断面图像采集可作矢状面和冠状面图像为初始定位像。

B. 矢状面：在横断位和冠状位上定位。在横断位上找到显示股骨内、外髁最好的层面，定位线垂直于内外髁后缘的连线，在冠状位上调整角度使定位线垂直于关节面，中心置于髌骨下缘水平，范围包括股骨内外髁，需包括整个病变范围。

C. 冠状面：在横断位和矢状位上定位。在横断位上找到显示内、外髁最好的层面，定位线平行于内外髁后缘的连线，在矢状位上调整角度使定位线平行于胫、腓骨干，中心位置放置于髌骨下缘水平。如屈曲患者定位线尽量与膝关节的走行一致。扫描范围由髌骨向后包括整个膝关节，需包括整个病变。

3）患者体位：仰卧位，足先进，身体与床体保持一致，下肢伸直，患侧置于床中心，膝关节自然放松舒适，膝关节外旋 15°～20°、屈曲 10°～15°，使扫描部位尽量靠近主磁场中心，用海绵垫固定减小运动伪影。但需要说明的是，尽管传统膝关节定位需要外旋，但采用较薄层（≤3 mm）扫描时外旋就没那么重要了。此外，斜矢状位成像允许膝关节正中或离轴定位。膝关节过度外旋可导致股骨髁前后径延伸（尤其是股骨外侧髁），并可能降低半月板解剖显示的准确性，以影响后外侧半月板后方的半月板骨韧带显示。

（2）常规成像序列

常用的膝关节成像序列主要包括自旋回波（SE）及快速自旋回波（FSE/TSE）序列；梯度回波（GRE）序列；反转恢复（inversion recovery，IR）序列。磁共振检查时可以通过调整成像参数形成不同的对比加权成像，包括 $T_1$ 加权成像（$T_1$WI）、质子密度加权成像（PDWI）、$T_2$ 加权成像（$T_2$WI）、$T_2{}^*$ GRE 等。

### 7.1.2 膝关节功能磁共振成像技术

关节软骨主要由Ⅱ型胶原（15%～22%）、蛋白多糖（4%～7%）和水（60%～85%）组成，蛋白多糖（proteoglycan，PG）是由蛋白核心和大量负电荷的黏多糖——糖胺聚糖（glycosaminoglycan，GAG）复合而成。

$T_2$ 映射（$T_2$ mapping）成像是以 $T_2$ 值为测量指标，是一项反应软骨中水及胶原纤维结构完整性的技术，已成为主要的生物力学成像技术之一。$T_2$ 值是水和胶原纤维的功能指标，主要受软骨内胶原含量、构象及水含量变化的影响，蛋白多糖对其影响不大。测量 $T_2$ 值的空间分布能揭示水含量异常及胶原纤维方向、含量的改变。

延迟增强软骨磁共振成像（dGEMRIC）根据固定电荷密度（fixed chargedensity，FCD）在软骨组织中电离子分布进行成像，能间接反映软骨组织中的 GAG 含量。GAG 分子中带负电荷的羟基和硫酸根构成软骨的 FCD。Gd－DTPA$^{2-}$ 也带负电荷，其在软骨内部的分布与 FCD 呈负相关，即高浓度的 Gd－DTPA$^{2-}$ 分布于关节软骨中蛋白多糖缺失的部分，从而使该区 $T_1$ 值减低，而 GAG 正常区 $T_1$ 值无明显变化。因此，dGEMRIC 成像间接反映了软骨组织中的 GAG 含量。

弥散加权成像技术（DWI）反映的是水分子扩散效应情况，即通过检测水分子扩散程度，在分子水平分析组织结构变化。DWI 可通过表观扩散系数

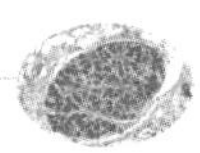

(ADC)定量描述不同方向的分子扩散运动的速度和范围。骨关节炎时，炎症区水分子扩散自由度增加，DWI上病变区信号强度、软骨的ADC值会发生相应的改变。

通过上述原理，$T_2$映射、dGEMRIC、DWI能无创地从分子学水平发现移植软骨的成分变化，提供定量、客观的指标去监测移植软骨的修复过程。

(1) dGEMRIC

是通过Gd-DTPA$^{2-}$对比剂与基质内GAG的负相关关系来间接了解组织组成成分的一项技术。由于半月板细胞外基质中同样含有GAG，因此dGEMRIC同样可运用于了解半月板内GAG的含量及分布情况。骨性关节炎受检者半月板及关节软骨的$T_1$($T_1$Gd)值低于正常受检者。

(2) $T_2$映射成像

该技术可定量测量出兴趣区的$T_2$值，从而了解该组织中$T_2$值的空间分布情况。可早期发现细胞外基质成分的改变。Williams等研究表明，半月板退变及半月板撕裂在体内、体外其$T_2$值均较正常升高，同时该技术对亚临床型的半月板退变也有一定诊断能力。该技术可用于区分骨性关节炎患者与正常受检者的半月板。在半月板撕裂的受检者中，其胫骨平台区$T_2$值也会存在相应的增高。

(3) 纵向弛豫时间

又称自旋-晶格弛豫时间(spin-lattice relaxation time, $T_1\rho$)成像。该技术用于评价处于射频脉冲磁场中的组织自旋弛豫时间。$T_1\rho$值与蛋白多糖含量呈线性关系，对蛋白多糖的丢失有较高的敏感性及特异性。Zarins等研究表明，半月板的$T_1\rho$值与关节疼痛、关节僵硬及关节功能异常等临床表现有关，同时不仅能够区分正常及撕裂的半月板，还可以区分半月板内高信号及半月板撕裂。对于部分内侧半月板损伤合并前交叉韧带损伤的病人，其内侧关节软骨$T_1\rho$值也会升高。该检查技术适合术后结合常规序列对半月板愈合情况进行随访。

(4) 超短回波时间成像

超短回波时间(UTE)是针对人体内短$T_2$组织开发的一种成像技术，采用非常短的TE(要求$\leqslant 0.3$ ms)，可采集到短$T_2$组织本身的信号，并以高信号的形式显示。UTE序列获得的影像可区分出半月板的有血供区及无血供区。

(5) DWI

基于MRI的弥散张量成像(DTI)可以监测水分子的随机运动，进而无创地显示组织的微观结构，常用评价参数有部分各向异性分数(FA)、平均扩散率(MD)等。在肌腱和韧带上应用DTI技术具有挑战性，因为这些组织的体积较小、$T_2$值短，而且膝关节的解剖结构复杂，会引起磁场$B_0$的变化，进而产生磁敏感伪影，影响影像质量，特别在髁间窝及前交叉韧带的嵌入部分。

## 7.2 解剖

膝关节主要为铰链关节，可实现下肢肢体的弯曲与伸展，当屈曲时膝关节较为“松动”，易实现内、外旋，当伸直时通过胫骨上端的外侧半月板轻度向前滑动，并牢固地固定在股骨外侧髁的滑车沟内，同时股骨末端轻度内旋使下肢停止伸展，膝关节达到稳定。膝关节在骨性结构上主要由股骨下段、髌骨及胫腓骨上段组成。同时，膝关节内包括3个主要的关节：1个髌股关节、2个胫股关节。膝关节软组织结构包括滑囊、软骨、半月板、交叉韧带、内侧和外侧韧带及肌腱(彩图2)。

## 7.3 半月板病变

### 7.3.1 正常半月板结构与功能

(1) 半月板解剖学

半月板是位于股骨髁和胫骨之间的“C”形纤维软骨盘。每个半月板的周缘厚且形成凸面，向游离缘逐渐移行变薄。半月板由纵向排列的胶原束组成。

轴向载荷在半月板上产生放射状的挤压力。环形分布的胶原束和强韧的半月板前后附着点(根韧带)沿半月板长轴产生环形的张力以对抗关节轴向载荷产生的挤出力。还有放射状分布的胶原纤维可防止半月板受压过程中胶原纤维在放射方向上分离。

内侧和外侧半月板是不对称的。内侧半月板类似半环形，长约 3.5 cm，后部宽于前部。半月板通过根韧带固定于胫骨。内侧半月板前角于髁间窝前部的前交叉韧带前方附着于胫骨平台。横韧带水平走行，其纤维与内侧半月板前角融合，并连接外侧半月板前角。内侧半月板后角附着于髁间窝后部的胫骨，位于外侧半月板和后交叉韧带的附着点之间。内侧半月板周围部全长附着于关节囊。关节囊附着区的胫骨部分也叫冠状韧带。

外侧半月板在形态上是一个更小的"C"形结构，虽然它也长约 3.5 cm，但它几乎是环形的，覆盖了更大比例的胫骨关节面。外侧半月板从前到后的宽度是对称的。外侧半月板前角附着于髁间嵴前方的胫骨平台，位于前交叉韧带止点后方。在胫骨止点区前交叉韧带的部分纤维与外侧半月板融合。外侧半月板后角附着于胫骨髁间嵴后方，位于内侧半月板后角前方。外侧半月板与外侧副韧带之间没有附着，腘肌与外侧半月板之间有束状附着。外侧半月板后角还通过板股韧带附着于股骨内侧髁的髁间窝侧。

(2) 半月板生物力学

半月板发挥着多种重要功能，包括胫股关节承重力的载荷传递、振动吸收、关节润滑。半月板传递膝关节所承受的30%～70%的载荷，其中外侧半月板传递的等于或多于内侧半月板。

半月板呈环形或半环形，其内部纤维排列使其具备较强的环形张力，当股骨髁负重压向半月板时，半月板受到的倾向于使其环形面积增加的压力，即被其环形张力所抵抗，并通过附着韧带将压力传导至胫骨平台。半月板后角比前角传递的载荷更多，载荷分布取决于膝关节弯曲的程度。半月板的生物力学有助于我们理解为何沿着半月板纤维排列方向的撕裂或称环形撕裂对半月板功能的影响相对较小，因为此时环形纤维仍能传导负重压力，而垂直于半月板环形纤维排列方向的轴向或沿其半径方向的撕裂会严重影响半月板的负重传导功能(彩图 3)。

在承重过程中，半月板还可将滑液压入关节软骨，有助于关节营养。半月板还加深、加大了胫骨关节面以配合股骨髁，进而增加了关节稳定性。

(3) 半月板分区

出生时整个半月板均存在血供，随后半月板内部会逐渐形成无血供区。靠近关节囊附着的1/3 为红区，即有血供区；中间的 1/3 为红-白交界区，有部分血供存在；内侧近游离缘的 1/3 为白区，即无血供区(彩图 4)。血供程度与半月板撕裂后愈合直接相关。血液供应丰富的红区撕裂愈合较好，而无血液供应的白区愈合较差。

(4) 正常半月板影像学表现

正常半月板在所有脉冲序列上都表现为均一低信号，这是因为半月板内高含量的胶原导致其 $T_2$ 弛豫时间极短。评估半月板撕裂最重要的序列是短回波时间(TE)序列。正常半月板在 PDWI 及 $T_2$WI 上为均匀低信号。在短 TE 图像上半月板内部信号强度升高一般被认为要么是撕裂，要么是半月板内黏液变性，取决于该异常信号的表现和构型(见后续讨论)。$T_2$ 加权序列在首次诊断半月板病变时缺乏敏感性，但其在确认半月板撕裂方面有价值，因为偶尔可见到液体位于撕裂的裂隙内，这是不稳定性撕裂的间接证据。此外半月板囊肿在 $T_2$ 加权序列上显示良好。

尽管矢状位图像在评估内、外侧半月板撕裂中更重要，但结合两种平面(矢状面和冠状面)是有价值的，推荐用于半月板撕裂的判断。评估半月板推荐采用 3～4 mm 的层厚，同时采用最小到零的层间隔。

## 7.3.2 半月板常见病变表现

(1) 半月板撕裂

诊断半月板撕裂的两个主要磁共振标准是半月板内部达到半月板表面的异常信号和半月板形态异常。半月板的早期磁共振评估依据 Stoller 及其同事提出的关于半月板内信号的描述性分级系统。该分级系统将半月板内异常信号分为 3 个等级(表 7-1、图 7-1)。

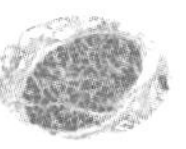

表 7-1 半月板内信号分级系统

| 分级 | 半月板内信号异常 |
|---|---|
| 0 | 正常的半月板具有均一的低信号 |
| Ⅰ | 未达半月板表面的点状/环状信号 |
| Ⅱ | 未达半月板表面的线状信号 |
| Ⅲ | 达半月板表面的半月板内异常信号 |

尽管Ⅰ级和Ⅱ级信号被认为是半月板内异常信号，但它们不是真正的撕裂，因为它们没有达到关节面。外科医生在关节镜下无法看到上述异常。真正的撕裂会达到半月板的关节面（半月板内Ⅲ级信号）。经外科手术证实，发现的达半月板关节面的半月板内异常信号（Ⅲ级信号）的磁共振图像层数越多，则 MRI 诊断半月板撕裂的诊断准

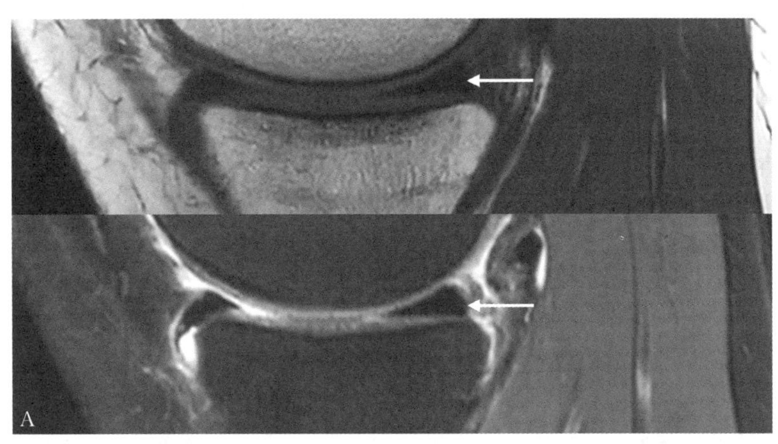

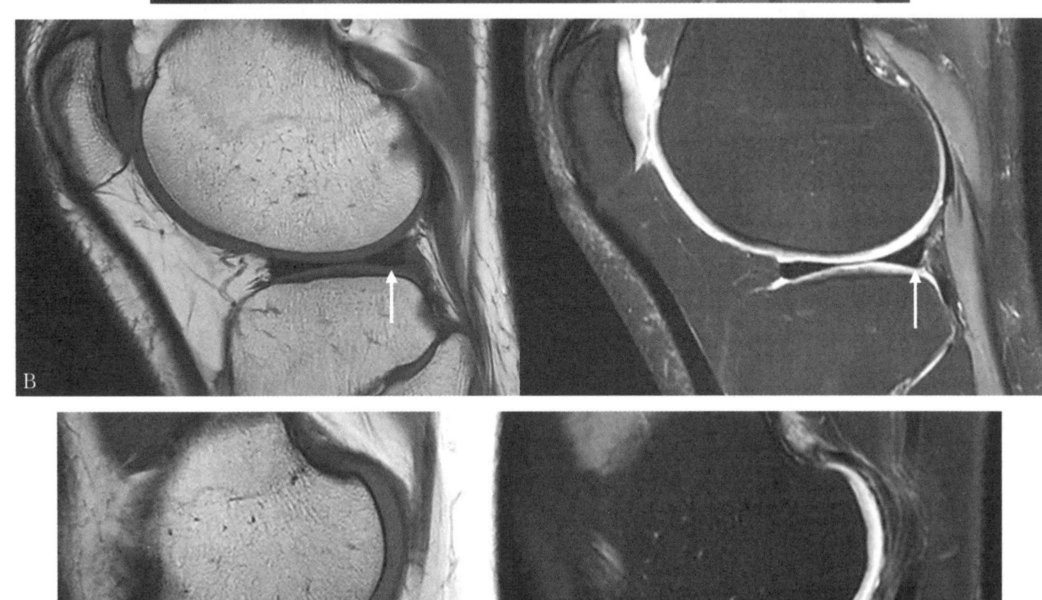

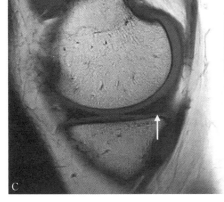

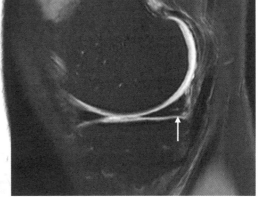

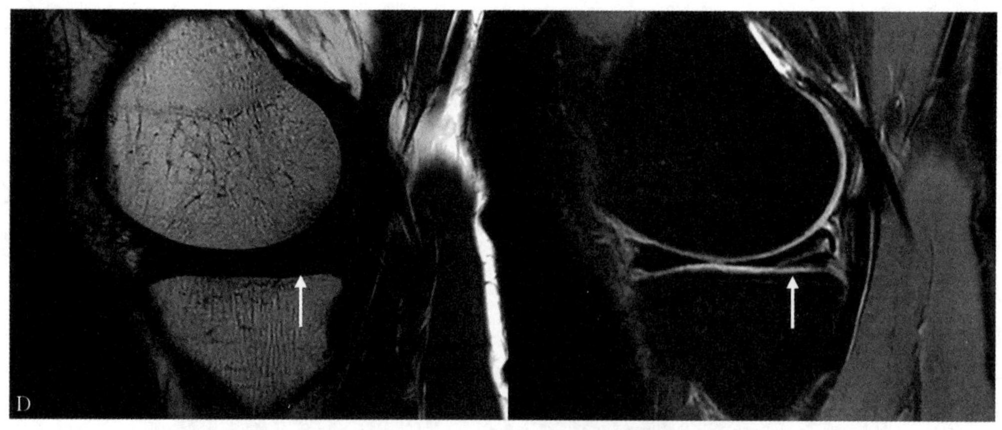

图 7-1　半月板信号分级

注：A. 0 级，为正常的内侧半月板，呈均匀的低信号，半月板形态规则；B. Ⅰ级，表现为不与半月板关节面相接触的灶性椭圆形或球状信号增高影；C. Ⅱ级，表现为线性的半月板内信号增高，可延伸至半月板的关节囊缘，但未达到半月板的关节面缘；D. Ⅲ级，内侧半月板后角内的高信号达到半月板的关节面。

确度也越高。如果 MRI 检查中的半月板内异常信号没有明确的达到半月板关节面，该信号改变很可能代表了半月板内黏液变性，这很可能是衰老的结果，不会产生症状。

如果采用合适的诊断标准，目前磁共振诊断半月板撕裂的敏感性和特异性为 90%～95%。虽然达半月板表面的异常信号是诊断半月板撕裂的敏感指标，但如果采用关节镜作为金标准对比则仍存假阳性结果。De Smet 及其同事报道外侧半月板的假阳性率为 20%，内侧半月板的假阳性率为 11%。他们认为可能的原因包括撕裂部分愈合。导致假阳性的第二可能原因为部分半月板撕裂可能被关节镜漏诊。因为内侧半月板下表面是在关节镜下最难被直接观察到的区域。

在诊断半月板撕裂方面矢状位图像比冠状位图像重要。De Smet 及其同事发现，2%的内侧、4%的外侧半月板撕裂仅能在冠状位磁共振图像上被诊断，然而 31%的内侧、45%的外侧半月板撕裂仅能在矢状位磁共振图像上被诊断。无论如何，结合使用两种平面图像是有价值的，推荐用于半月板撕裂的解读。

如果同时合并前交叉韧带撕裂，则半月板撕裂的诊断敏感性会降低。合并前交叉韧带损伤的半月板撕裂倾向于发生在外侧半月板后角和内或外侧半月板的周边。发生于外侧半月板后角的撕裂难以被诊断，因为该区域存在数种诊断陷阱（见后续讨论）。当存在前交叉韧带撕裂时，需密切注意该区域的半月板以免漏诊撕裂。

如前所述，半月板周边厚、中央薄。经过半月板周边的矢状面图像应显示“领结样”构型。采用 4 mm 层厚时应有 2 副连续图像显示半月板体部。更偏中心的层面中，半月板前后角显示为 2 个三角形。内侧半月板后角大于前角，外侧半月板前后角的大小几乎相同。任何半月板的后角均不应小于前角。

1）斜行或水平撕裂：斜行或水平撕裂是半月板撕裂最常见的形态学特征，常扩展至半月板下表面，通常累及内侧半月板后角（图 7-2、7-3）。斜行或水平撕裂通常是退变性的，发生于老年患者，而不是由创伤引起。

2）垂直纵行撕裂和桶柄状撕裂：垂直纵行撕裂沿着半月板长轴，大致平行于胶原束。当垂直纵行撕裂范围广泛，同时撕裂片连接着半月板前后角时，撕裂半月板的内侧份可向中心移位至髁间窝，形成环状半月板组织，叫做移位的桶柄状撕裂；残余半月板也常伴有撕裂。

正常半月板应在 2 幅连续的矢状面、4 mm 层厚图像上被看到，半月板前后角及体部间互相延续（领结样构型）。当桶柄状撕裂的中央片段移位时，半月板周边份完整的领结样表现仅能在 1 幅

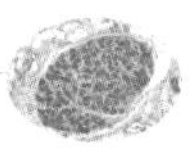

矢状面图像上显示，这被称为领结缺失征。桶柄状片段可向中心移位至髁间窝，位于后交叉韧带下方，在矢状面图像上表现为双后交叉韧带征（图 7-4）。

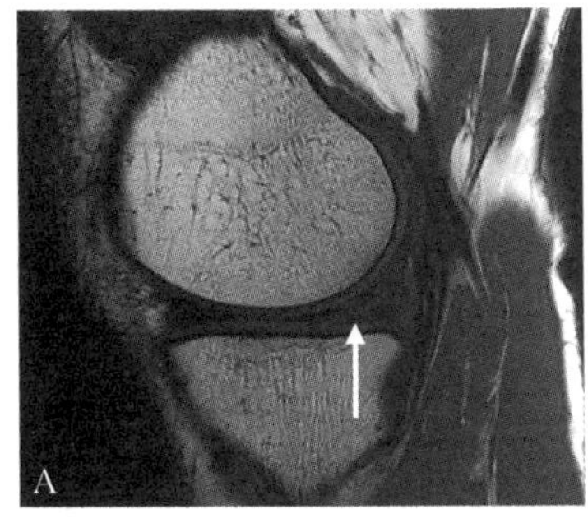


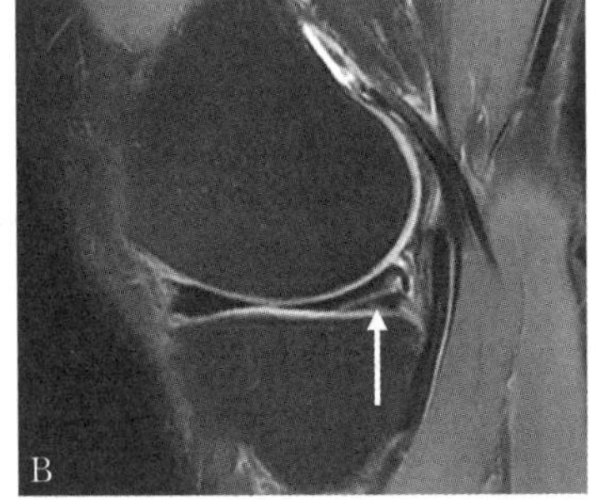


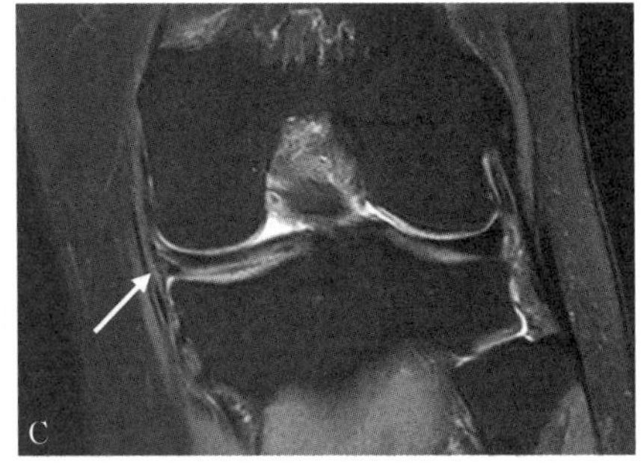


图 7-2　内侧半月板后角斜行撕裂 MRI

注：矢状位 $T_1$WI(A)上可见内侧半月板后角内线样异常信号影（箭头）；矢状位 PDWI(B)及冠状位 PDWI(C)上内侧半月板后角线样线信号影，达半月板关节面缘（箭头）并与胫骨平台成角度（<90°）。

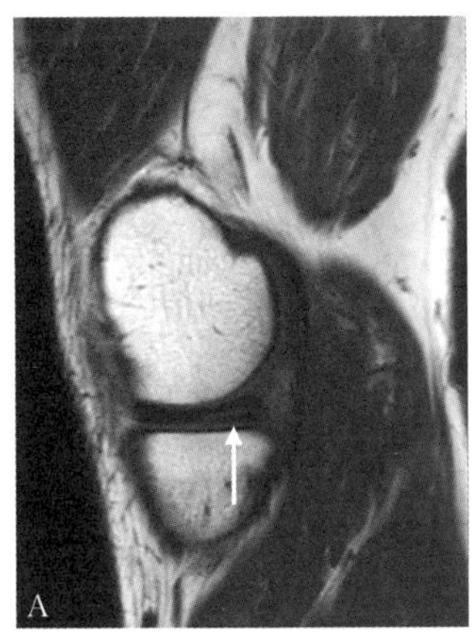


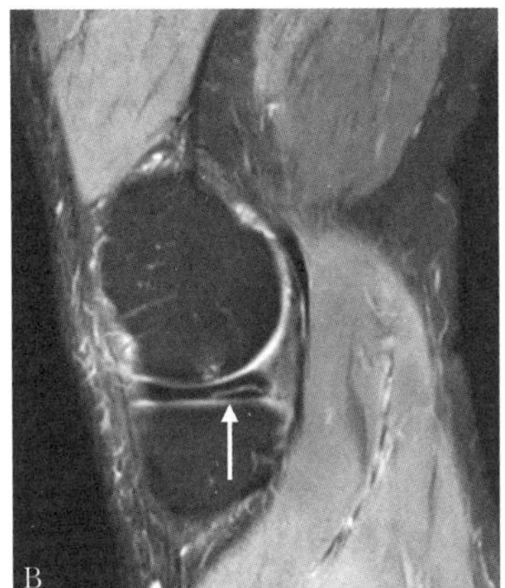


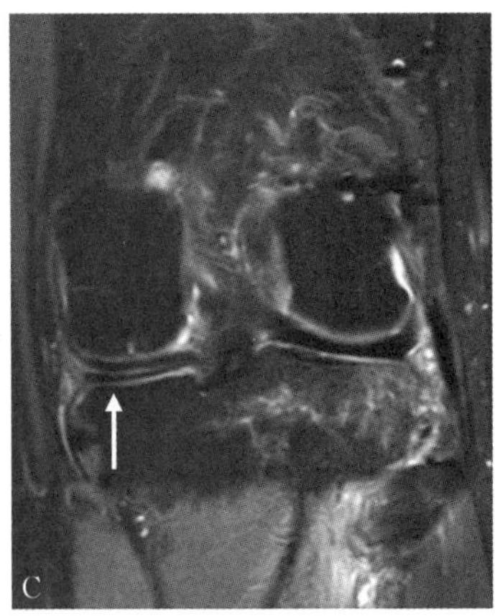


图 7-3　内侧半月板后角水平撕裂 MRI

注：矢状位 T1WI(A)上可见内侧半月板后角线样信号影（箭头）；矢状位 PDWI(B)及冠状位 PDWI(C)上可见内侧半月板后角线样信号影延伸至关节面缘，与胫骨平台平行（箭头）。

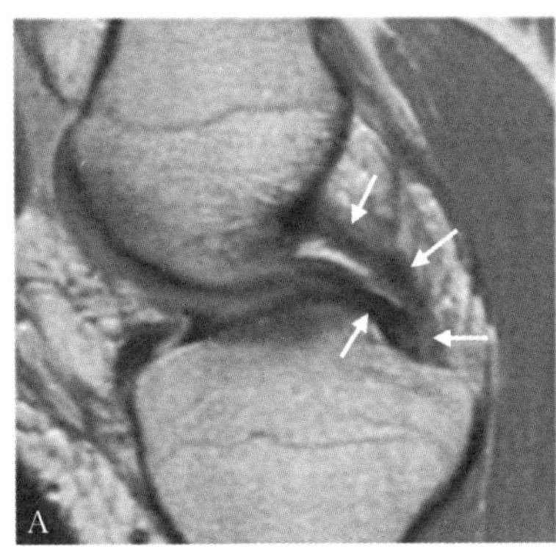


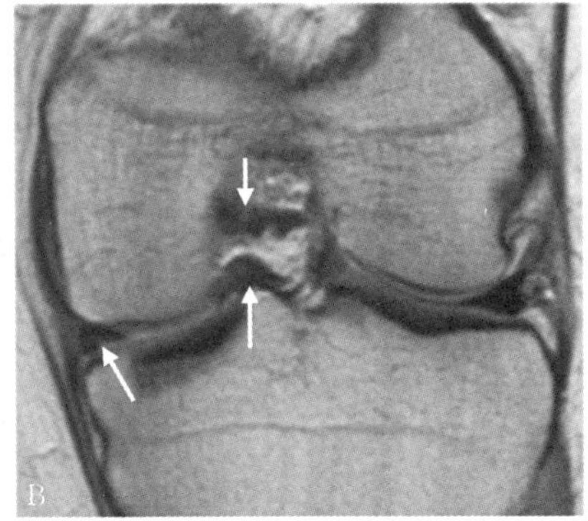


图 7-4　外侧半月板桶柄状撕裂 MRI

注：A. 矢状面上出现双后交叉韧带征（箭头）；B. 在冠面状上未见到与对侧半月板共同形成的蝶形表现，同时可见内移的半月板（柄）位于髁间窝，交叉韧带旁（箭头）。

半月板的前角或后角也可发生撕裂，导致半月板环不连续，因此重要的是采用所有影像平面沿着半月板的走行评估半月板组织。

移位的半月板组织也可以向前、位于半月板前角附近。这在矢状面图像上观察最佳，此时两个半月板片段彼此相邻（这也可在轴位图像上显示）。

3）放射状和鹦鹉嘴状撕裂：以放射状撕裂常见。它们是垂直撕裂的一种类型，也叫作游离缘撕裂。这种撕裂可导致矢状面图像上半月板的领结样构型出现小缺损，矢状面或冠状面图像上半月板的正常三角形构型变钝。

这种撕裂最常发生于外侧半月板中 1/3、半月板体部游离缘。发生于半月板后根部的撕裂少见，常为放射状撕裂（图 7－5）。

鹦鹉嘴状撕裂是在放射状撕裂基础上沿半月板长轴扩展延续一小部分。

4）周边撕裂：半月板周边 1/3 部分叫做红区，比内 2/3 部分有更多血供。由于血供增加，周边撕裂可采用半月板修补术治疗。一些外科医生可能会选择观察和等待而不对这些撕裂进行治疗，希望它们能够自愈。半月板撕裂的稳定性是判断是否需要外科干预的重要因素。

诊断不稳定半月板撕裂的 4 条磁共振标准如下：①撕裂裂隙在 4 mm 层厚矢状面图像上多于 2 层，在 3 mm 层厚冠状面图像上多于 3 层——对应病变大于 10 mm。②病变复杂性——如果在同一半月板区域内发现多于 1 个的裂开面或多于 1 种的病变类型（轮廓不规整，半月板周边分离，半月板撕裂），则该病变很可能不稳定。③ $T_2WI$ 上半月板内的液体样信号提示撕裂的半月板边缘中度分离，而伴有半月板撕裂面内液体积聚是不稳定的。该征象高度特异，但敏感性低。④移位的半月板片段是不稳定病变的直接证据。

5）症状性和无症状性半月板撕裂：据报道无症状性半月板撕裂的发病率高达 36%。研究还发现，水平/斜行半月板撕裂在有症状和无症状的膝关节中均常见，不总是与症状相关（图 7－6）。但是，放射状、垂直或复杂撕裂还有移位的半月板片段更常见于症状侧。侧副韧带、关节囊周围软组织和骨髓异常也更常见于症状侧。

软骨钙化症：是软骨内发生钙化。在膝关节，软骨钙化症可见于关节透明软骨和半月板纤维软骨，最常由二水焦磷酸钙晶体沉积引起。在短 TE 序列中软骨钙化症可表现为高信号，进而被误诊为半月板撕裂。半月板撕裂通常比软骨钙化症中小球形的高信号表现得更为线性。如果 MRI 上半月板内信号的改变符合软骨钙化症表现，则参考对照平片是有价值的。

魔角现象：指在短 TE 的磁共振图像中当组织内胶原纤维与静态主磁场（$B_0$）成 55°夹角时其信号增高的现象。像许多其他含胶原的组织一样，半月板纤维软骨在常规磁共振图像中会出现魔角现象，在短 TE 的磁共振图像中可能类似半月板异常。外侧半月板后角易受此伪影影响，因为从外侧胫骨平台到其位于髁间嵴后份的半月板根部止点，外侧半月板斜行向上。在这部分外侧半月板中，胶原纤维可能与主磁场长轴成 55°角。与长 TE 序列对比以判断该信号是真实的抑或伪

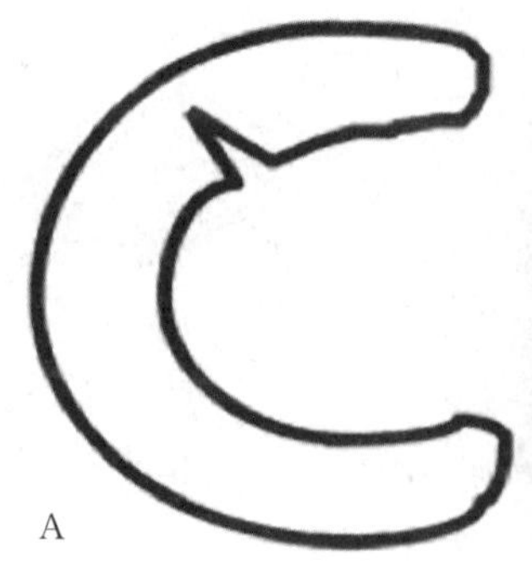



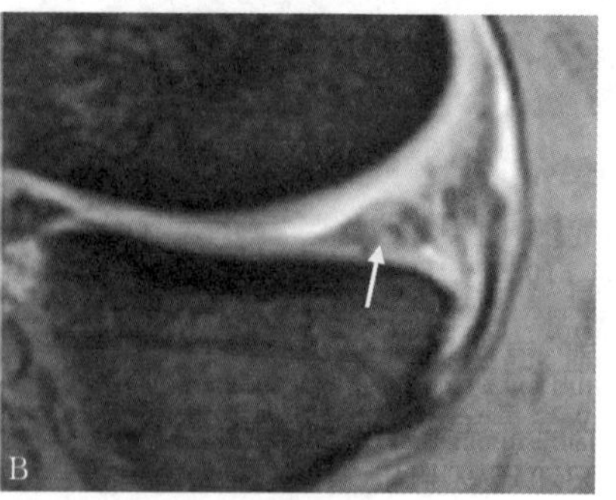



图 7－5　内侧半月板后角放射状撕裂示意图和 MRI

注：A. 示意图；B. MRI 示 $T_2WI$ 内侧半月板后角内高信号的方向与半月板的长轴方向垂直。

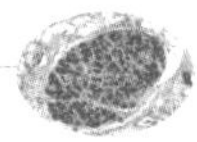

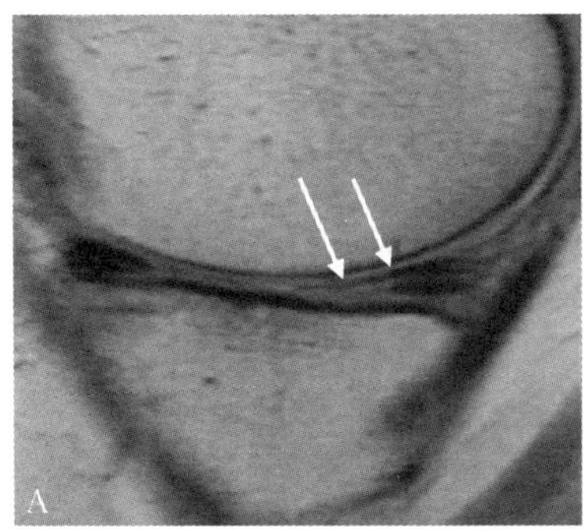

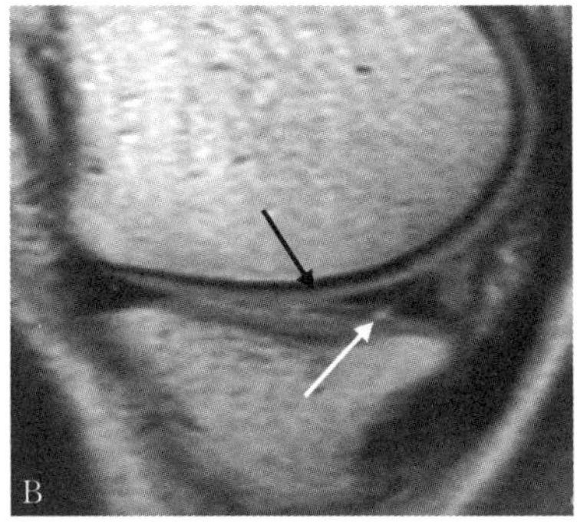

图 7-6 半月板无症状撕裂 MRI

注：患者女，60 岁，2 年前内侧半月板后角撕裂但无症状（A），2 年后出现症状（B）。复查 MR B 图发现新发撕裂（白箭头）及原来的撕裂（黑箭头）。

影是有价值的。如果该信号是真实的，其在长 TE 序列上仍将存在，如果它是伪影，其在长 TE 序列上会消失。外侧半月板的剩余部分及整个内侧半月板与 $B_0$ 大约成 90°角，因此短 TE 序列中上述区域内的异常信号不能用魔角现象解释。

（2）其他半月板病变

1）半月板囊肿：文献报道膝关节 MRI 检查中 4%～6%可见半月板囊肿。这些囊肿在内侧半月板发生的量是外侧半月板的 2 倍，可能或不局限于半月板。Campbell 及其同事发现内侧半月板囊肿发生率几乎是外侧半月板囊肿的 2 倍，与内、外侧半月板撕裂发病率相比（内侧半月板撕裂发生率大约是外侧半月板撕裂的 2 倍），其相对频率几乎相同。

最被接受的形成半月板囊肿的原因是邻近撕裂半月板的滑液挤出，但文献报道相关半月板撕裂发生率差异较大，从 90%到低于 50%。内侧半月板囊肿最常位于内侧半月板后角附近（图 7-7），外侧半月板囊肿最常位于外侧半月板前角或体部附近。

发现半月板囊肿对外科医生是重要提示，因为这会改变外科入路。如果没有半月板表面撕裂，外科医生可采用经皮入路到达囊肿。这些囊肿可产生症状，即便它们与半月板撕裂无关。

当在肿胀的半月板内 $T_2$ 序列上发现局灶高信号区域时可诊断半月板内囊肿。其信号在 $T_2$ 加权序列上常不如液体那么亮。该液体可扩展至邻近软组织表现为半月板周围囊肿，此时该液体信号在 $T_2$ 加权序列上和关节液一样亮。有时，囊肿变得很大，可推开周围软组织。

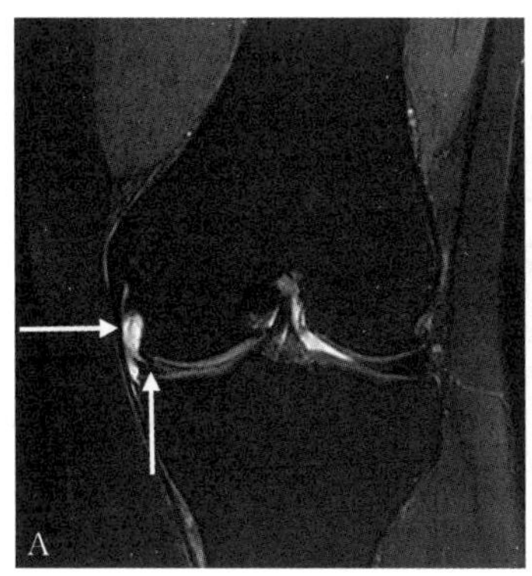

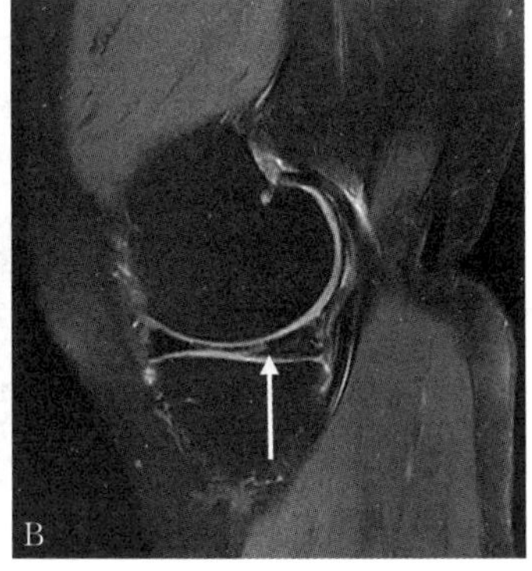

图 7-7 内侧半月板囊肿 MRI

注：A. 冠状位 PD 像示内侧半月板撕裂（竖箭）及半月板囊肿（横箭头），两者相通；B. 矢状位 PD 像示内侧半月板撕裂（箭头），线样信号影延伸至关节面缘。

2）盘状半月板：指高度和长度对称或不对称异常增加的半月板。外侧盘状半月板发病率为1.5%～15.5%，而内侧盘状半月板发病率为0～0.3%。外侧盘状半月板的一个少见变异是Wrisberg变异，其盘状半月板的后脚不附着于关节囊，因此可移动、半脱位进入关节，导致疼痛、有时绞索。

目前已制定了磁共振诊断盘状半月板的标准。文献中半月板的平均横径变异较大，从9.09 mm到11.6 mm。如果在4～5 mm层厚的多于2幅连续矢状面图像上可见半月板前、后角之间相连，则可诊断盘状半月板（图7-8）。

盘状半月板可以是偶然发现的，尽管相对于正常半月板，它们更可能出现囊状变性、撕裂。

3）板囊分离

板囊分离指半月板与关节囊间附着结构的破裂。最常累及的区域是内侧半月板后脚。破裂可导致半月板的移动性增加，增加半月板撕裂的可能性。

MR的诊断依据是发现半月板周围份与关节囊之间的液体。MR关节造影中，对比剂可渗入该区域。一个诊断陷阱是存在半月板周围隐窝，其有类似的表现。但是，看到液体信号在半月板关节囊结合区内侧从上至下完全扩展，提示真性板囊分离而不是明显的半月板周围隐窝。

### 7.3.3 半月板术后MRI表现

（1）半月板修补（复）术后MRI表现

MRI具有多序列、多参数成像等优点，是较为公认的半月板评价方式。目前研究中采用的成像方式有常规MRI、磁共振间接关节腔造影、磁共振直接关节腔造影及功能磁共振成像。

1）常规MRI：常规MRI对术后半月板的评价准确性低于术前的诊断，但其仍是首选检查方法。对半月板修补区的评价依据如下：①撕裂，表现为出现半月板移位或是在2个或以上层面（层面间可不连续）出现达关节面的液性信号；②可能撕裂，表现为仅在1个层面上见达关节面的液性异常信号；③若在PDWI上见线状达关节面的异常信号，但信号强度未达关节腔积液的程度则不能确定是否存在撕裂。

对于非手术区或术前的半月板，常规MRI评

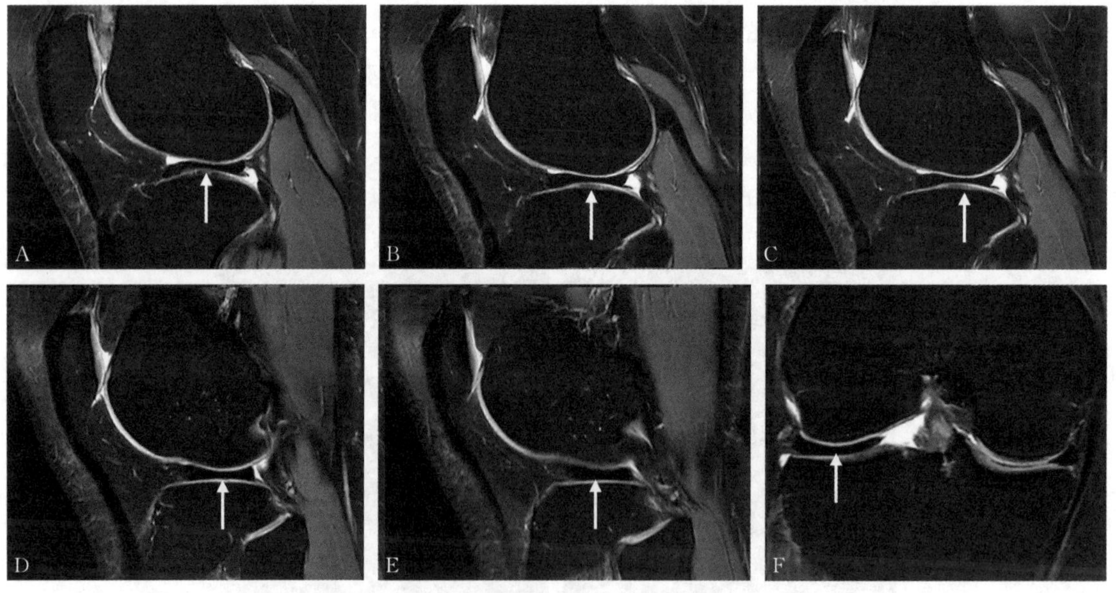


图7-8 外侧盘状半月板MRI

注：3.0 mm层厚矢状位PDWI上（A～E）示外侧半月板体部（箭头）连续5层图像上呈蝴蝶结样；冠状位PDWI（F）示外侧半月板体部（箭头）增宽，约2.0 cm。

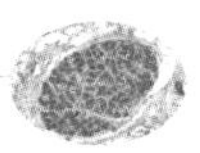

价依据为：①移位的半月板或于非游离缘在2个或以上层面见达关节面的异常信号或半月板变形可诊断为半月板撕裂；②半月板非游离缘仅在1个层面见达关节面的异常信号或变形则提示可能存在半月板撕裂；③半月板磨损表现为游离缘表面、边缘不清和/或不规则形的异常信号。对术后半月板移位情况的评价常规行冠状面胫侧副韧带层面成像，分为无移位、部分移位（<3 mm）及完全移位（>3 mm）。

部分间接征象也有利于对术区情况的评价。在 $T_2WI$ 上可观察半月板囊肿的位置、大小及内部有无分隔等情况。关节积液增多（髌上囊内积液前后径>5 mm 或髌骨旁沟内积液左右径>10 mm）也可在一定程度上增加半月板撕裂诊断的准确性。

2）特殊扫描方式：采用3D扫描、放射状扫描等特殊扫描方式可在一定程度提高判断半月板损伤情况的准确性。3D扫描采集时间更短，提供层面更薄，并可进行各向同性三维重建。3D扫描影像比2D稍差，但评价准确性基本相似，对于半月板瓣状撕裂的显示优于2D。PDWI序列在诊断半月板病变时优于 $T_2WI$ 及 $T_1WI$ 序列，故采用3D PDWI序列可以较好地显示半月板的情况。放射状扫描则对半月板进行旋转分割，从而可了解任意方向上半月板的情况。

3）磁共振关节腔造影：常规MRI检查修补区内的高信号在术后可持续存在，部分可超过10年，即便是达关节面的线状高信号也不能很可靠地诊断为再次撕裂。因此常规MRI检查具有一定的局限性。

磁共振关节腔造影能评价半月板的愈合情况，其诊断准确性高于常规MRI。Hantes等采用磁共振间接关节腔造影随访发现其高信号区最大径及信噪比改变均较常规MRI明显。但关节腔内的钆对比剂的注入会导致并发症的产生，术后多次采用该方式进行半月板愈合情况的随访会增加并发症的发生率，还会增加患者经济负担。根据Henning标准将半月板愈合情况分为：①全层厚愈合，半月板内未见对比剂进入或有极少量对比剂进入但小于全层厚的10%；②部分层厚愈合，半月板内部见对比剂信号但小于全层厚的50%；③全层厚不愈合，半月板内部对比剂贯穿全层或大于全层厚的50%。此评价方式同时适用于直接及间接磁共振关节腔造影（图7-9）。

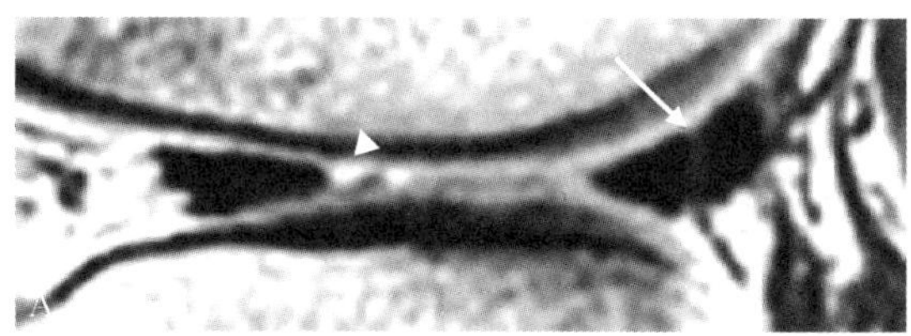

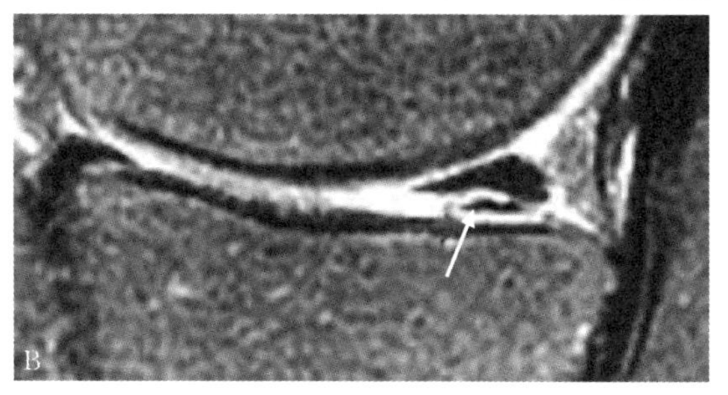

图7-9 半月板术后磁共振关节腔造影

注：A. 外侧半月板撕裂术后瘢痕形成。半月板手术后2年，磁共振关节造影示外侧半月板后角的瘢痕（长箭头）为低于关节内对比剂的信号（箭头），关节镜证实半月板完整。B. 半月板术后再撕裂。内侧半月板后角术后 $T_2WI$ 示半月板内有水性信号（箭头），关节镜证实为半月板的再撕裂。

直接关节腔造影是将稀释的钆对比剂（0.001～0.002 mol/L）直接注入关节腔内，属于有创性检查。接受直接关节腔造影的患者需承受一定疼痛，且该方法操作复杂，有增加感染并发症及对比剂过敏的风险。

间接关节腔造影虽为无创性检查，但同样存在缺点：①间接关节腔造影需有对比剂注入前的影像进行对比，才能较为准确地判断信号增高程度，这额外增加了扫描的时间，不利于日常工作的流程安排；②当关节腔内滑液分泌量少时关节腔造影效果不佳，对比剂难以进入半月板修补处未愈合的裂隙，容易造成假阴性诊断；③修补区域（肉芽组织）局部强化类似于液性信号，会导致难以准确判断愈合情况。

（2）同种异体半月板移植术后磁共振表现

半月板移植大体分为异种异体和同种异体移

植。因异种半月板移植物在局部形态、厚度与同种异体半月板有一定的差距，导致异种半月板移植物不能与受体关节的结构相匹配，在膝关节活动中所受的机械性磨损大，从而效果不好。同种半月板移植可避免异种半月板移植物的缺点，临床效果比异种半月板移植物效果好。

半月板移植后会经历滑膜增生、细胞长入、组织再生塑形等过程。在这些过程中，移植半月板的组织学结构有别于正常半月板。因此，其 MRI 表现也与正常的半月板不同。许多报道提示移植半月板存在信号增高的现象。半月板移植后半月板的高信号可能为半月板重构和细胞替代过程的表现，也可能为半月板退变的表现，早期以前者为主，而晚期以后者为主。按照半月板 MRI 诊断的 Crues 和 Stoller 标准，存在Ⅲ级信号即可诊断半月板撕裂。其他相关研究表明，存在Ⅲ级信号处的半月板在组织学上表现为软骨黏液样退变及胶原纤维紊乱。因此，针对天然半月板撕裂的诊断标准不适用于移植半月板，移植后半月板信号改变有一定的特殊性。半月板移植术后的外凸是目前临床报道中普遍存在的一个问题。Breitenseher 等提出以半月板超过胫骨平台外缘 3 mm 以上作为外凸的标准。Miller 以半月板突出部分超过半月板宽度的 25％为外凸标准，测量 46 例正常膝关节的内侧半月板在矢状位及冠状位的外凸发生率分别为 5％和 15％，外侧半月板在矢状位及冠状位的外凸发生率分别为 2％和 13％。这些研究均表明，正常半月板的位置并非都在胫骨平台边缘以内，也可能存在一定程度的外凸。半月板移植术后的外凸可能与大小匹配不佳、关节软骨损伤及移植技术等因素有关。骨桥及前后角骨栓固定的技术较单纯软组织缝合能更好地固定半月板的位置，从而恢复膝关节的接触面积和接触压。

一般认为，重度的关节软骨损伤为半月板移植的禁忌证。半月板移植术前软骨损伤的情况与术后半月板状况及临床症状相关，存在中重度软骨损伤的患者术后半月板容易出现退变、撕裂及外凸等表现，同时临床效果较差。因此，我们对半月板移植适应证的掌握应更加严格，关节软骨退变较重的患者应慎重选择半月板移植。

综上所述，MRI 是半月板移植术后评估的重要方法，移植半月板的 MRI 表现有别于正常半月板。但半月板移植的长期效果及 MRI 变化规律需要进一步随访研究。

## 7.4 十字韧带损伤

### 7.4.1 十字韧带正常解剖

交叉韧带是因为它们相互交叉而得名，是非常强壮、有丰富神经的囊内结构。交叉点位于关节中心稍后的位置。根据其胫骨附着部位，将其命名为前、后交叉韧带（彩图 5、图 7－10）。

前交叉韧带（anterior cruciate ligament，ACL）附着于胫骨髁间前区，仅在内侧髁间结节前略外侧，部分与外侧半月板前角融合。它向后外侧上升，自我扭转，呈扇形伸展，附着于外侧股骨髁的后内侧。成人 ACL 平均长 38 mm，宽 11 mm。ACL 是由 2 个或 3 个功能束组成的，这些功能束肉眼看不出来，但可以通过显微解剖技术进行展示；根据其胫骨附着部位，被命名为前内侧束、中间束和后外侧束。

后交叉韧带（posterior cruciate ligament，PCL）比 ACL 更粗、更强。成人 PCL 平均长 38 mm，宽 13 mm。它附着于股骨内侧髁的外侧表面并向上延伸到髁间窝顶的前部，并在髁间窝顶壁的前后方向上牢固附着。PCL 纤维毗邻关节面。PCL 的纤维接着向后向远端走行，于胫骨髁间后区和邻近的胫骨后凹陷处紧密附着。这就形成了一个扇形结构，其中纤维取向是多变的。PCL 根据它们的股骨附着点（违反根据胫骨附着点的惯例）分为前外侧束和后内侧束。膝关节屈曲时前外侧束收紧，伸直时后内侧束收紧。这样 PCL 的两个束支总是一束松弛、另一束紧收。与 ACL 不同的是，PCL 在膝关节运动过程中不是等距的，即附着点之间的距离随膝关节位置的变化而变化。PCL 的断裂比 ACL 少，而且患者对 PCL 断裂的耐受性通常比 ACL 断裂要好。

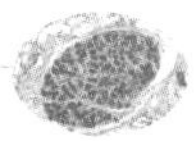

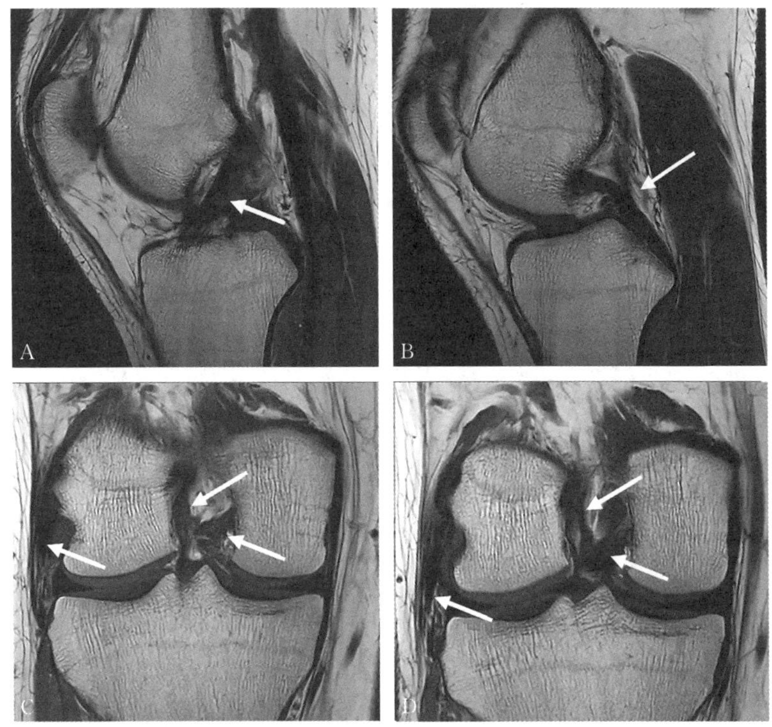

图 7-10 交叉韧带 MRI 矢位图位

注：A. 矢状位 $T_1$WI 上示前交叉韧带；B. 矢状位 $T_1$WI 上示后交叉韧带；C、D. 冠状位 $T_1$WI 上示前交叉韧带、后交叉韧带及外侧副韧带。

## 7.4.2 前交叉韧带疾病表现

ACL 可以在矢状面、横断面及冠状面磁共振图像上显示。矢状面图像是最有用的，但在复杂病例或者怀疑部分撕裂时，冠状面和横断面图像有利于得到进一步证实(图 7-10)。层厚超过 4 mm，可能导致部分容积效应和产生诊断撕裂的假阳性。因此，应保持至少 4 mm 的厚度并且最好更少。切片厚度越小，对膝关节位置的依赖性越小。ACL 与真正的矢状面呈 20°～25°角。膝关节从真正的矢状面轻微的外旋，有利于韧带的显示。股骨外侧髁的前外侧缘可作为旋转角度的基线。在实际工作中，虽然有角度的扫描层面更有利于显示 ACL，但是现代影像设备多为 3～4 mm 层厚，角度几乎是不需要的。冠状面和横断面图像也可辅助矢状面图像做诊断，它们特别有利于观察韧带的股骨起始处，因为它在矢状面图像上很难显示。

(1) 主要征象

ACL 前内侧束在矢状面最容易识别；当拉紧时它显示为起始部接近胫骨附着处的低信号线。在韧带附着区，前内侧束纤维分散开来并可能因此力量变差，它们之间的间隙充满液体、脂肪或结缔组织。这种明显的韧带丢失可被误认为附着处撕裂。虽然前内侧束在附着区变得界限欠清，但是单根纤维通常可以被追踪到，这有助于排除损伤。后外侧束界限更不明确，但可以确定为一股被液体和结缔组织分隔的纤维束。

在矢状面磁共振图像，急性 ACL 断裂的主要表象是前内侧束的正常低信号线样结构无法识别；这对损伤有很高的阳性预测值。额外的征象取决于损伤是急性还是慢性。在急性期，韧带纤维被出血和水肿严重破坏并分离(图 7-11～7-13)。韧带的单根纤维是难以确认的，是否涉及韧带的近端、远端或间质往往不清楚。

少数情况，ACL 可以在髁间凹内向前移位。在

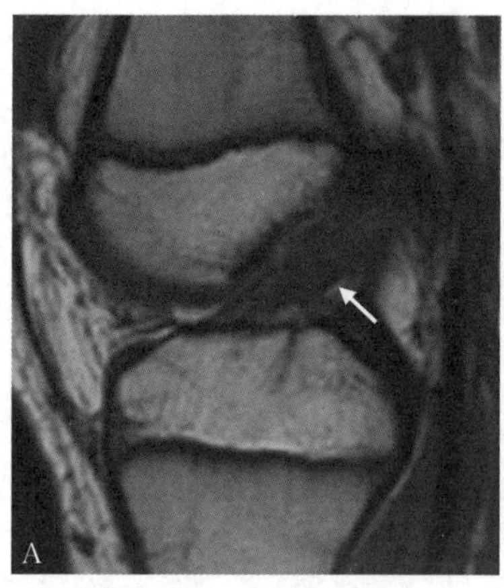
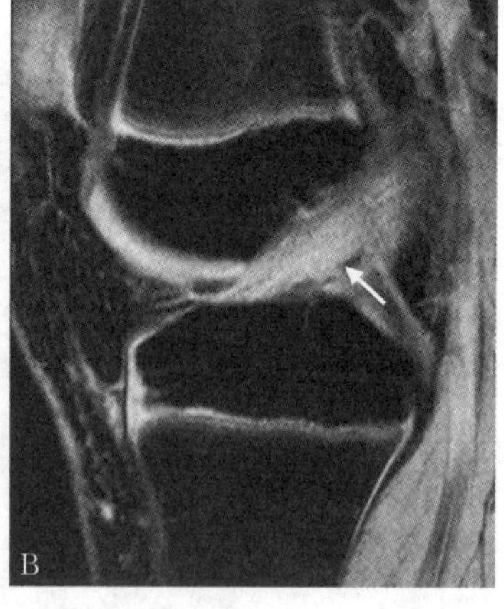

图 7－11　前交叉韧带损伤 MRI

注：A. $T_1$WI 上前交叉韧带增粗、尚连续(箭头)；B. PDWI 上前交叉韧带呈高信号、尚连续，提示前交叉韧带损伤。

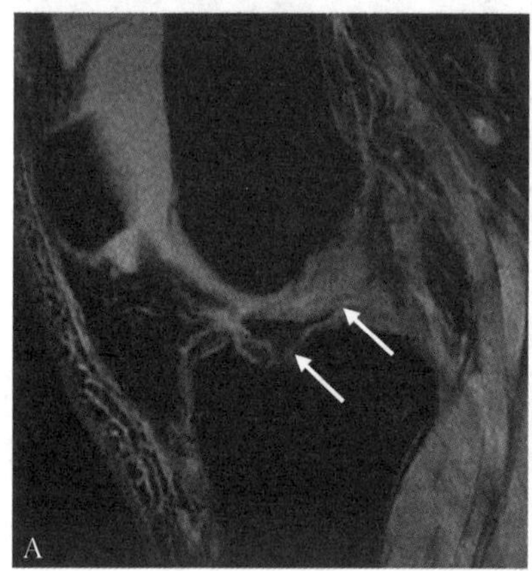
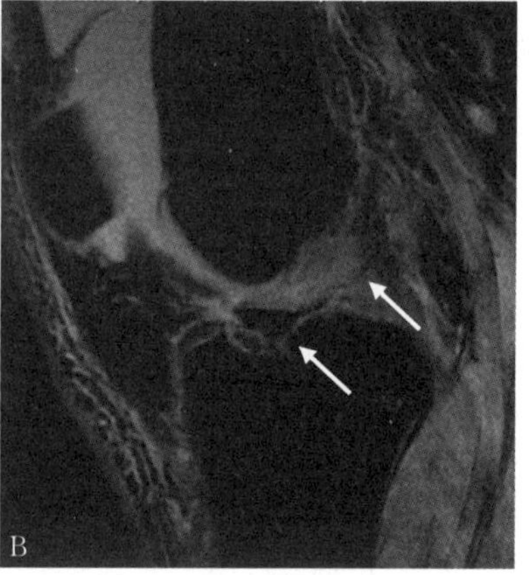

图 7－12　前交叉韧带完全撕裂 MRI

注：前交叉韧带走行异常，PDWI 上(A、B)信号增高，伴前止点胫骨平台撕脱骨折，提示前交叉韧带完全撕裂。

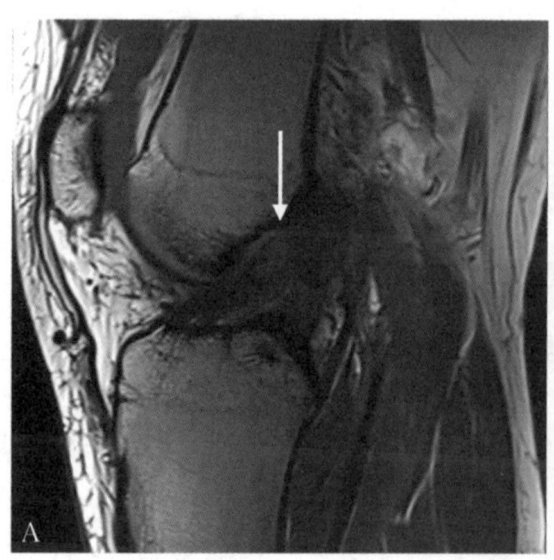
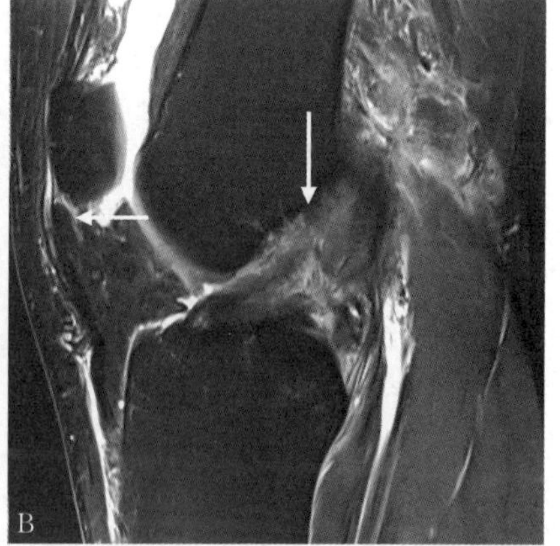

图 7－13　前交叉韧带撕裂 MRI

注：A. $T_1$WI 上前交叉韧带走行稍迂曲、局部增粗(箭头)；B. PDWI 上前交叉韧带增粗迂曲伴局部不连续(箭头)，提示前交叉韧带撕裂。

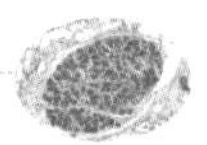

髁间凹前部的韧带的肿块会阻止膝关节完全伸直，且患者会出现膝关节交锁。这种交锁膝关节的表现类似半月板桶柄样撕裂。ACL 的前移在 MRI 上难以识别。Huang 和他的同事描述了下面两种模式：1 型（更常见），显示 ACL 残端像位于关节前隐窝内的肿块；2 型，从髁间窝移位至关节前隐窝的 ACL 残端形似一个舌状折叠。在没有明确的半月板撕裂移位且 ACL 已显示撕裂的病例中，一个 ACL 残端应被认为是可能导致膝关节交锁的原因。除了半月板桶柄样撕裂，膝关节交锁的鉴别诊断还包括内侧副韧带撕裂或其他韧带损伤导致的肌肉痉挛和假交锁。真性或机械性交锁的原因可能是游离的关节软骨或骨软骨碎片。与髌内侧支持带撕裂相关的已复位的髌骨脱位和移位的骨软骨碎片也是真性交锁的原因。已复位的髌骨脱位征象包括股骨外髁前外侧面微骨折、内侧髌后关节面微骨折伴或不伴骨软骨缺损、液-液平面及内侧支持带损伤导致的内侧水肿。注意不要将显著倾斜的半月板间韧带与 ACL 撕裂混淆。

慢性期的表现取决于 ACL 损伤的反应，可以有很大差别。在某些情况下，它可以快速发生萎缩，在短短的几个星期内，韧带完全消失。在其他情况下，如水肿、出血消失，撕裂的韧带可能会重新出现，位于髁间凹底部。它可能也会向后移位并靠着 PCL。在某些情况下，它可能再次附着于相邻的 PCL 或骨边缘，从它们那里得到血液供应。在这些情况下，ACL 的结构可以保持得相对较好甚至有接近正常的轮廓。然而，在临床上，体检时韧带出现功能薄弱和松弛。

虽然矢状面仍然是评价 ACL 应选择的切面，但是在复杂的病例可以借助回顾冠状面及横断面图像得到帮助。还应注意股骨附着处，它提供了最有用的信息。正常股骨附着处在冠状面表现为近似圆形的低信号结构。在横断面图像，股骨附着处呈现前后径大于横径的椭圆形外观。在两种情况下，韧带的损伤显示为水肿和出血取代正常低信号的韧带结构。

（2）继发征象

在 4 mm 或更薄的磁共振矢状面图像上，前内侧束不显影对 ACL 断裂具有高的阳性预测值。当结合冠状面和横断面图像，大多数患者能够被正确分类为完整和完全撕裂的 ACL。在某些情况下，主要征象不太明确，前内侧束可能存在，但模糊、呈波浪状、扭曲或显示不清。在这些情况下，重要的是确定韧带是部分或完全撕裂。这些被描述的 ACL 断裂的继发征象，可有助于将部分或低级别撕裂同完全的或高级别损伤区别开来。以下 3 组继发征象是公认的：第一组包括相关的骨损伤征象，其中一些先前已被描述。某些特定的骨损伤模式与 ACL 断裂密切关联。第二组继发征象包括软组织内的变化，最常见的是 ACL 本身的异常。第三组继发征象包括那些反映胫骨前移的征象。这几组继发征象会依次讨论。

（3）与 ACL 断裂相关的骨性损伤

有 3 个主要的骨损伤与 ACL 断裂有关。在冠状面脂肪饱和图像上，胫骨后外侧面的微骨折最容易识别。这种骨折模式是由于胫骨内旋并撞击股骨外侧髁产生的。事实上，这种微骨折的模式如此典型，以至于它明确存在时，患者应被视为具有 ACL 撕裂，除非具有其他情况。这种微骨折的存在取决于损伤后的时间长短。微骨折在急性损伤后期最常见，并且可以持续长达 6 个月。在一般情况下，微骨折的恢复比这更快，因此不存在微骨折不代表韧带一定完整。在部分患者，后外侧胫骨微骨折可能与股骨外侧髁微骨折相关。发生在股骨外侧髁的微骨折有些不一样，最典型的是股骨外侧切迹或邻近区域撞击胫骨平台后外侧；撞击导致股骨外侧切迹加深，基底正常的平滑曲线发生改变，周围骨髓水肿或这些征象共同发生。最有用的征象是微骨折，表现为从股外侧切迹皮质呈放射状延伸的信号增加。切迹加深可以通过测量骨损伤深部到其表面距离来评价。测量值超过 3 mm 肯定不正常，测量值在 2～3 mm 之间也被视为可疑。对切迹底部的轮廓也应仔细审查，它通常是光滑的；因此，任何呈角或皮质断裂均提示骨折。切迹加深和皮质中断有时可以通过 X 线片明确。微骨折也可发生在胫骨后内侧，因为半膜肌中央腱从附着处撕脱。Yao 和 Lee 认为这是一个真性撕脱，虽然类似的损伤曾

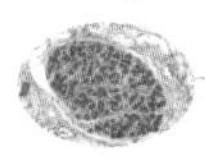



经被描述为内侧胫骨在前移时发生内翻、外旋而导致的撞击。在实验状态下后者已被证实，但是预计会在股骨内侧髁发生的相应撞击伤并不总是存在。

（4）软组织继发征象

微骨折是ACL断裂急性期最常见的表现。在慢性期，微骨折将恢复并不再作为有用的继发征象。第二组继发征象与ACL本身的改变相关。正如先前提到的，断裂后ACL可以整个消失，或者再次依附在骨附着点的周围或邻近软组织，最常见的是PCL。如果没能依附邻近结构，韧带可能位于髁间窝底部。韧带的异常走行通常可以很容易理解，但是，在某些情况下，特别是韧带再次依附原附着处附近的时候，可能需要测量来发现细微的征象。使用的测量方法是ACL角和Blumensaat角。

ACL角是指在正中矢状位磁共振图像上，ACL远端前面与髁间棘最前部交叉形成的角，正常的角度是55°左右。小于45°的角被视为异常，提示ACL撕裂。角度减少时诊断的灵敏度和特异度随之增加，角度小于25°时灵敏度和特异度达到100%。

Blumensaat角是由一条沿着前缘通过ACL远端的连线与通过髁间窝顶部连线的交角。由于ACL平行于髁间窝顶部，正常时Blumensaat角接近0°。ACL可以与顶部轮廓线的近端或远端形成角度。按照惯例，近端形成的角为负，远端形成的角为正。角度超过正21°，强烈提示ACL断裂。

（5）胫骨移位的继发征象

一个完整的ACL可阻止胫骨相对于股骨向前移位。当韧带断裂时，胫骨可以自由地前移，虽然不是在所有患者均可以观察到。这种情况很少可能发生在肌肉健壮的年轻人或者半月板后部仍然完整时。在这些情况下，半月板紧靠股骨髁的后面并阻止胫骨前移。

胫骨前移可以被直接测量或者注意膝关节内及其周围结构的轮廓和正常排列的改变。直接测量的方法是使用外髁切线距离或股骨后线。

外髁切线距离的计算以通过股骨外侧髁最后缘的切线作为基线，测量基线与胫骨的距离。应该使用邻近PCL的骨皮质与包含股骨髁的最外侧切面之间的中位层面来测量。在正常情况下，胫骨平台后缘超过此线小于5 mm。胫骨平台后缘距离此线超过5 mm提示胫骨前移。从Blumensaat线的后上角画一条呈45°角的线，当此线与胫骨近端表面部分不相交或者与它的后缘在5 mm内相交时，表示更复杂的股骨后线为阳性。

前面已经描述了几种胫骨前移的直接征象，主要依赖其他软组织结构轮廓的改变。当胫骨前移，PCL的正常轮廓会发生改变。在矢状面图像，正常PCL通常有一个呈角的表现，伴轻微屈曲的近端1/3与较直的远端2/3形成一个角。随着胫骨前移，近端与远端的角变得更大，而且远端可以出现反曲，使PCL呈“乙”字形。这些改变很容易观察到，但是PCL松弛的测量方法已被描述。这些方法包括PCL线征、PCL角征及PCL曲率。

PCL线是在接近附着处沿着PCL背侧面画一条线。这条线由两点决定，远端在PCL附着处3～4 mm内。当向近端延伸时，连接这两点的线应该与股骨最远点5 cm以内的髓腔相交。当向近端延伸的线不与股骨髓腔相交时为阳性。当这条线沿着变形的PCL时，原因变得明显。

当PCL在胫骨前移的时候发生变形，近端与远端部分形成的夹角变得更锐利。这个角度正常情况应大于115°并且通常情况大于125°。角度小于111°，甚至在某些病例，已报道有角度小于96°的ACL断裂。这些不一样的征象可能反映了研究人群胫骨前移的不同程度。

PCL的正常轮廓也被比作一个弓，一条连接附着处的虚线代表弓弦。当PCL发生弯曲时PCL角度发生的改变也可以通过弓弦的变化量来确定。从角的顶点向弓弦做一条垂直线。计算这条垂线的长度与弓弦的长度比。PCL越弯曲，比率越大；比值超过0.39时诊断ACL断裂的特异性较高。

其他软组织结构的方向也可伴随胫骨前移发生改变。外侧副韧带是从股骨附着处到腓骨头附着处斜向后下方走行。通常情况下，必须通过几个连续的冠状切面来完整地观察韧带。当胫骨前

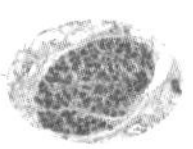

移时，外侧副韧带的方向变得更加垂直，并更平行于冠状面。随着前移程度的加深，韧带可以在一个单一的冠状切面观察到。在极端的情况下，相当比例的 PCL 也可能出现在一个单一的冠状切面上。

ACL 断裂的其他间接征象包括后滑膜隆起征、ACL 前缘不规则、髂胫束断裂、髌腱多处弯曲、Hofa 脂肪垫剪切伤及外侧半月板后移。

在大多数情况下，一个完整的前内侧束的存在证实了一个完整的 ACL，其缺失是一个可靠的完全断裂的征象。ACL 部分断裂的诊断更加困难，因为 MRI 的表现并没有清楚的定义，相关文献也较少，这些建议的征象可能既不敏感也不像提示完全断裂那样具体。定义可靠的征象的更进一步的问题是缺乏一个严格的外科定义。尽管如此，ACL 正常连续的表现意味着任何局限区域信号的丢失（除外骨附着处、结、弯曲），或韧带与髁间窝顶部失去平行状态，都应被认为可疑部分撕裂。中度敏感的征象包括弓状的 ACL、ACL 在一个 MRI 序列未显示而在其他序列显示完整的纤维。Lawrence 及其同事在一个回顾性研究中提出了 4 个帮助鉴别 ACL 部分撕裂、ACL 完全撕裂及正常韧带的特征，包括一些完整纤维的表现、韧带变薄、波浪状或弯曲的韧带和 ACL 后外侧不均匀肿块的存在。这些特征还没有进行前瞻性测试。轴向图像也被用来尝试鉴别稳定的和不稳定的韧带。稳定的 ACL 被描述为椭圆的、薄的或显示内部信号强度增加的区域。不稳定的韧带更可能为一个孤立的 ACL 束，韧带不显示或在 ACL 区显示一个像云一样的肿块。

在这些征象的存在下，重要的是要仔细寻找继发征象，如果存在，更可能提示一个高级别的撕裂。胫骨前移的征象特别有效。缺乏继发征象时，诊断需要更加谨慎。如果膝关节临床检查是稳定的，许多临床医生对 ACL 部分撕裂的关注较少。临床相关，特别是存在前拉征时，有助于明确一个更重要的 ACL 损伤。临床和 MRI 的结合通常足够对干预作出正确选择。

MRI 非常详细地描绘膝关节内部结构的能力使人们对关节内腱鞘囊肿的认识增加。最常见的是关节前部靠近外侧半月板前角，但是它们也被认为起源于交叉韧带。确实，也可能与代表前交叉腱鞘的延伸的前部病变有相同之处。ACL 附着处纤维与外侧半月板前角之间的联系提供了两个间隙的连接。

关节内腱鞘囊肿在 50 例膝关节 MRI 上可以发现 1 例。大多数与其他任何内部紊乱都不相关。疼痛是最常见的症状，在活动和运动时也可出现内侧关节线压痛。1/4 的患者提供外伤病史。本组只有 1/5 的患者行关节镜下清创术，4/5 的患者有症状减轻。在此基础上，很难有一种症状模式适用于 ACL 腱鞘囊肿或就病因学发表看法，尽管在其他研究中患者经关节镜或 CT 穿刺后症状减轻。

ACL 腱鞘囊肿通常有两种模式。一个是腱鞘囊肿位于 ACL 纤维之间的空隙内，扩张的鞘膜向后膨胀。虽然纤维走行可能因为黏液物质发生偏离，但是 ACL 的纤维在鞘膜内很容易被观察到。ACL 腱鞘囊肿的第二模式是形成从 ACL 鞘膜延伸的更多囊样结构，最常位于股骨附着处附近。

### 7.4.3 后交叉韧带疾病表现

PCL 损伤通常为急性损伤，以疼痛和肿胀为主要特征。像 ACL，各种已被描述的临床试验都是为了给 PCL 加压。这些包括后 Lachman 试验、后抽屉试验，是在 30°和 90°屈曲分别进行，出现后沉征。在完全伸直时进行的内翻应力检查也被认为构成 PCL 检查的一个组成部分，即在过度的外开口被认为只发生在外侧副韧带、后外侧角及 PCL 联合损伤的情况。MRI 对 PCL 损伤的评估起着重要的作用，因为很多时候临床检查不呈明显的阳性征象，即使患者在全麻下。在关节镜下存在完整的 ACL 或半月板股骨韧带（MFL）时，PCL 损伤也难以明确。未经处理的病变易导致早发性关节炎。

矢状面自旋回波 MRI 可最均匀地显示 PCL。$T_2$WI 或 PDWI（最好伴脂肪饱和时）是最好的。在 $T_1$WI 的内部信号变化可能是由于魔角现象，除非 $T_2$WI 也支持信号改变，否则应被认为是非特异性的，可能不代表撕裂。信号变化也可以发生在近端 1/3，特别是在梯度回波序列。这种现象已被给出各种解释，最有可能的是，它也代表魔角现象的一种形式。一些明显的局灶性增厚可能发生在韧带的中 1/3。通常是通过突出半月板股骨韧带的切面。

MRI 根据内部紊乱及表面断裂程度对 PCL 的表现进行了分类，不过在日常实践中不经常用。正常韧带为连续的低信号，被定义为 0 级。1 级的韧带撕裂（也被称为间质撕裂）在韧带内区域性信号增加但边界完整时诊断。2 级撕裂（部分撕裂）的特点是内部信号变化（如 1 级撕裂）但韧带的前或后缘中断。前或后缘均断裂提示一个完全的或 3 级撕裂。PCL 完全撕裂的征象还包括韧带不显示，伴或不伴出血或水肿性肿块（图 7－14）。孤立的撕裂比前交叉韧带断裂更普遍。这是由于紧绷的滑膜撕裂累及 PCL。

在评估 PCL 断裂时很少需要继发征象，很少有研究是关于它们的发生率或适用性的。胫骨后移是公认的，这可能是导致 ACL（仍然完整时）呈更垂直的方向。冠状面或横断面图像可以对矢状面图像进行补充。正常的低信号丢失且被血肿代替是急性损伤后的常见征象。

PCL 部分撕裂可以累及前外侧束或较小的后内侧束。前外侧束在膝关节屈曲时呈紧绷状态，因此更可能在屈曲位置时受伤。因为大多数损伤发生在屈曲时，因此前外侧束比后内侧束更容易受累。

MRI 也被用于随访 PCL 撕裂的康复情况。即使在急性损伤时韧带几乎完全消失，在随访时

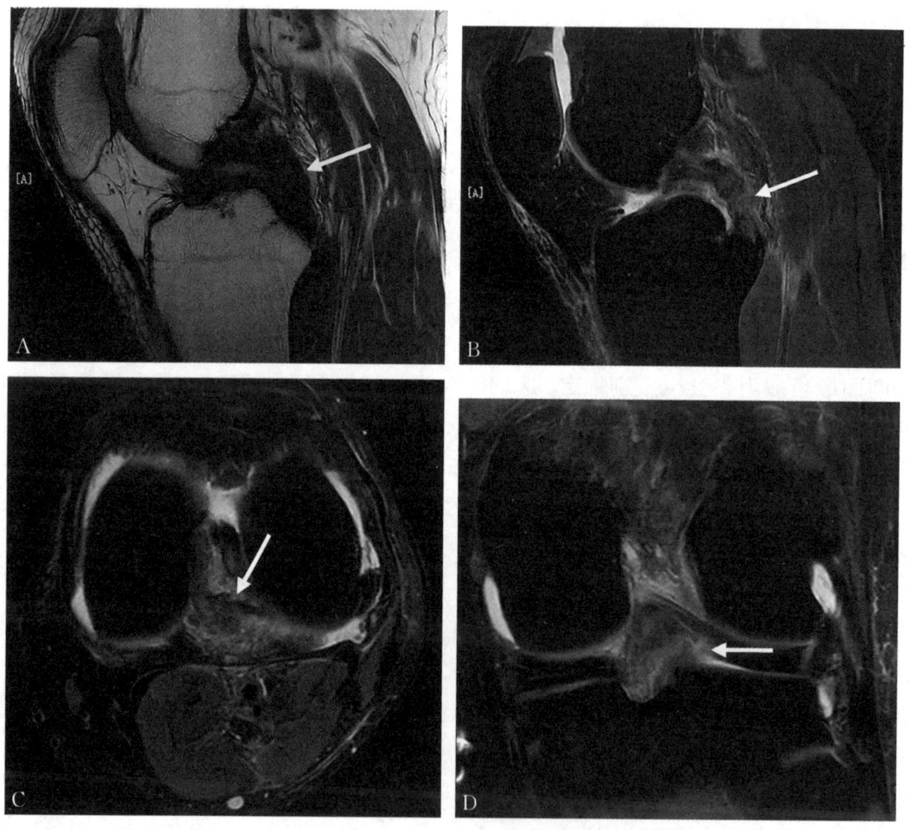


图 7－14　后交叉韧带撕裂 MRI

注：A. $T_1$WI 上后交叉韧带迂曲、增粗（箭头）；B～D. 矢状位、横断位及冠状位 PDWI 上可见后交叉韧带迂曲、增粗、不连伴信号不均匀增高（箭头）。

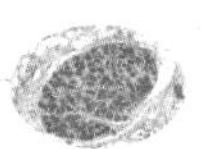

仍可有一个接近正常的外观。MRI 的连续性与功能无关，应力 X 线平片结合 MRI 可对愈合的韧带提供更好的评估。

### 7.4.4 交叉韧带术后 MRI 表现

ACL 重建术后 MRI 评估主要包括对移植物成熟度的评估、对骨隧道的评估、对术后并发症的评估、对膝关节稳定性的评估。

（1）移植物的 MRI 评估

MRI 检查序列及扫描方位的选择对移植物的显示有一定影响。手术过程中移植物固定所使用的钢板和编织线可能产生磁化伪影，GRE 序列有较强的磁化功能，容易导致局部信号不均。FSE 序列采用多次重聚焦脉冲，同时减少回波间距，并对磁场的不均匀性部分校准，从而产生更高的信噪比。STIR 序列的脂肪抑制成像，对骨髓水肿、隧道内积液等显示较 $T_1WI$、$T_2WI$ 更加敏感。移植物在 $T_1WI$ 序列与正常 ACL 类似，常显示为中等信号；3～12 个月移植物重塑，与滑液及周围滑膜增生组织不易区别，但 PDWI、$T_2WI$ 对显示移植物有更清晰的对比，完整的移植物表现为连续的低信号带。FSE 序列的 PDWI、$T_2WI$ 显示移植物完整性较其他常规序列具有优势，可较好显示移植物周围滑液及部分或完全断裂的移植物。

磁共振扫描矢状位能清晰显示 ACL 的大致走形，但 ACL 或移植物走形方向不完全与矢状位扫描重叠。斜矢状位扫描可见到移植物完整走行，是表现移植物形态的最佳扫描方式。斜横断位即垂直于胫骨隧道方向的磁共振扫描，对观察隧道内移植物及其与骨隧道融合的状态具有优势。但在鉴别移植物完全断裂、部分撕裂等移植物完整性方面冠状位更具价值。

1）移植物成熟的组织学机制：在 ACL 重建术后，原有的 ACL 被游离的肌腱移植物所替代。移植物愈合有 2 个主要过程，分别为移植物与骨隧道的“肌腱-骨愈合”和关节内移植物的“韧带化”。移植物的“韧带化”一般可以分为 3 个阶段：①早期炎症阶段，指术后前 4 周，移植物出现中心坏死、细胞数目减少，周边的关节液、ACL 残端及来自孔道的骨髓成分细胞大量流入移植物的周围。②血运重建阶段，ACL 重建术后 4～12 周，移植物坏死导致生长因子释放，刺激细胞的活性变化、细胞外基质合成和血运重建。肌成纤维细胞数量增加，提供后期韧带化阶段所需的原位张力。由于胶原结构和卷曲模式的改变及胶原纤维的密度减低，移植物在 6～8 周时的机械强度最弱。③后期重塑阶段，指 ACL 重建术 12 周以后，细胞数量及血供在 3～12 个月间缓慢恢复。经历一系列未知的生理变化后，移植物完全成熟，已达到完整 ACL 的形态和机械强度，即“韧带化”。在光学显微镜下，无法从外观鉴别成熟的移植物和正常的 ACL，但在电子显微镜下，从超微结构水平上移植物显示出典型的大直径胶原纤维的缺失，大部分胶原纤维直径＜50 nm，从而导致小直径胶原纤维的单峰分布，而非正常 ACL 的双峰混合分布模式；术后 2 年该超微结构不再发生明显变化，完整 ACL 胶原纤维的直径不均一性永远无法恢复。移植物在体内完全成熟所需的最短时间尚不明确，目前也缺乏判断移植物完全成熟的客观指标。

2）移植物韧带化过程中的信号改变：移植物由肌腱向正常韧带转化的过程称为“韧带化”，可分为植入物愈合早期、植入物愈合增殖期及植入物韧带化期。对重建术后移植物韧带化过程的组织病理学研究显示，ACL 重建的薄弱点为术后 2～4 周，骨-腱接点缺乏足够的融合。有研究表明，重建术后最初 ACL 移植物呈带状低信号；3～8 个月由于血管及周围滑膜再生，移植物信号增高并与周围结构分界不清；术后 12～18 个月移植物纤维化恢复低信号，类似正常的 ACL。李梅等对 34 例行 ACL 重建的患者，于术后 1、3、6、9、12 个月行 MRI 检查，增强扫描显示术后 1 个月时移植物呈连续低信号，随时间推进信号逐渐上升，9 个月时信号最高。这证实了移植物血管从无到有的过程，信号不均匀则可能与移植物缺血性细胞坏死、新生血管区与细胞增生区紧密相邻有关。1 年后移植物信号降低，增强前后无明显差异，符合移植物血管逐渐消退，开始向原始韧带转化的重塑过程。Li H 等对比 ACL 重建术后 2 年自体及异体移植物信号，发现异体组信号明显

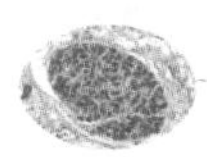



高于自体组，推测前者具有更快的生长速度及相对较高的血管化程度。

以往动物实验研究表明，MRI 有助于预测 ACL 重建术后移植物的生物力学及组织学特性，MRI 信号强度（signal intensity, SI）的测量也越来越多地应用于临床研究。测量 SI 方法主要应用于 PDWI 及 $T_2$WI。Howell 等首次提出 MRI 分级系统，将 ACL 重建术后移植物测得的信号分为低、中、高，其中 SI 越低，ACL 移植物的成熟度越高。有研究显示，在术后 6 个月时移植物 SI 达到峰值，随后逐渐下降；但由于 SI 的高低受 MRI 采集参数、扫描设备特性及患者位置等因素的影响，SI 不能对生物的组织特性进行绝对量化。

为了对移植物的 SI 灰度进行标准化，多数研究使用信噪比（signal-to-noise quotient, SNQ）进行测量，具体计算公式为 $SNQ=(SI_{移植物}-SI_{股四头肌腱})/SI_{背景噪声}$；亦可以为 $SNQ=(SI_{移植物}-SI_{后交叉韧带})/SI_{背景噪声}$。值得注意的是，传统上使用单个图像测量单独信号和噪声确定 SNQ 的方法通常存在偏差，因为噪声的分布由空间不断变化的几何因素决定，并受线圈几何形状及加速度因素等参数的影响，背景噪声感兴趣区（region of interest, ROI）位置的选取也会影响 SNQ。因此，应在多线圈多通道并行采集下，使用基于 2 次重复采集的图像差分法来消除环境的影响，以降低偏差。另外，目前的研究大多使用背景噪声的平均值来标准化移植物的信号，但 DenDekker 等建议使用背景噪声的标准差进行计算，因为其数值的稳定性更高。除了测量 SNQ，另有研究者通过计算 $SI_{移植物}$与 $SI_{后交叉韧带}$的比值以及计算 $SI_{移植物}$与 $SI_{股骨骨皮质}$的比值的方法来评价移植物的成熟度。

在应用 SI 测量时还应注意 MRI“魔角效应”（magic angle effect, MAE）的影响。MAE 通常出现在肌腱和韧带等富含高度有序的胶原结构中，当其走行方向与磁场方向夹角约 55°时，$T_2$WI 信号增高；当两者方向平行时，SI 减小；而且在短回波时间成像时，能够观察到 MAE 的角度范围增大。Chen 等与 Sim 等都对移植物弯曲角度与移植物成熟度间的相关性进行研究，所得到的结果不同，这可能说明在扫描过程中不同的移植物可能因为其不同的角度发生 MAE，从而影响研究结果。另外，采用常规 MRI 序列进行的影像分析缺乏足够短的回波时间，无法检测出反映移植物胶原结构的胶原相关水信号，这些研究可能受移植物成熟过程中移植物周围血管形成的影响较大。

（2）*骨隧道的磁共振评估*

目前绝大多数 ACL 重建术都需要建立胫骨和股骨隧道来容纳和固定移植物。骨隧道的直径在早期与移植物的直径一致，正常情况下随着时间的延长隧道壁逐渐增厚、硬化，最终与骨-腱-骨移植物形成骨性愈合，与肌腱移植物形成止点结构。ACL 重建失败原因中最常见的是骨隧道问题，可导致移植物损伤，关节不稳。股骨隧道内口靠前使关节内距离变长，膝关节不能屈曲；靠后移植物撞击股骨髁间窝。

很多学者通过长期的观察发现部分病例术后出现骨隧道扩大的现象。ACL 重建术后的骨隧道扩大并不是术后立即出现，而是在早期的数月内逐渐发展，并在随后的较长时间内不会发生改变。Webster 等指出骨隧道扩大发生于术后 4 个月之内，随后的 1～2 年内保持稳定。Jansson 等通过 2 年的随访观察证实扩大的骨隧道在术后 3 个月到 2 年的时间内无改变。

移植物与骨隧道的结合强度依赖于术后早期形成的稳定而成熟的止点结构。薛海滨等研究发现术后早期骨隧道出现了一个开放的过程，随后骨髓腔的细胞向肌腱内长入并最终形成止点结构。Murakami 等通过 MRI 观察发现腘绳肌腱和骨隧道完全融合需要 6～12 个月，该过程中骨隧道可出现扩大。陈百成等学者指出 ACL 重建术后骨隧道扩大可能与移植物和骨隧道之间的愈合不良有密切关系。骨内肌腱与骨隧道的愈合过程持续数月，正常的愈合最终形成止点结构。而多种原因（如蹦极效应和过早的功能锻炼等）都可导致愈合延迟或不能形成正常的止点结构，随后移植物与骨隧道的间隙被形成的新生物充填，而骨隧道的改建和移植物的塑形也随之结束，并在长期内保持稳定。

MRI 不仅可以观察骨隧道位置、内径，还可

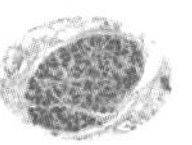

观查移植物与隧道的融合情况，隧道内积液或骨隧道壁水肿情况。有研究认为，斜矢状面显示移植物形态最佳，垂直于胫骨隧道的斜横断面适于显示隧道内移植物与骨隧道融合的情况（图 7－15）。

（3）术后并发症的磁共振评估

1）移植物撕裂：常由于术后制动时间过短、反复创伤和移植物撞击所致，隧道各向异性使膝关节活动时应力异常，可导致移植物完全撕裂，断裂的位置可为近段、中段或远段。直接征象和间接征象与 ACL 完全撕裂一致。纤维束完全中断并充填液性信号和移植物厚度增加是移植物完全撕裂的可靠征象，如果移植物厚度均匀，则可排除完全撕裂。间接征象包括骨挫伤、胫骨前移，外侧半月板后角裸露、PCL 弓形变，PCL 后缘线异常和关节积液，但敏感性较低；多量关节积液及胫骨外侧髁骨挫伤是可靠的间接征象。胫骨前移和外侧半月板后角裸露为 ACL 撕裂的特征性表现，但在移植物完全撕裂时并不敏感。冠状面能显示移植物纤维束完整或完全撕裂，完全中断在冠状面显示较矢状面好。因此，冠状面和矢状面相结合能增加诊断移植物完全撕裂的准确性。移植物部分撕裂处可见液性信号。移植物正常塑型期也可见等一高信号，但纤维束仍完整，与部分撕裂不同。移植物不同程度变细为移植物部分撕裂的特征性表现，比较时应把移植物最细的部分与厚度正常节段相对比，且显示最细节段时冠状面较矢状面敏感。移植物松弛为移植物部分撕裂的表现。磁共振关节造影对比剂可进入移植物断端，能明确正常移植物、移植物部分撕裂或完全撕裂。

2）移植物撞击：移植物撞击临床表现为关节疼痛、活动受限。正常胫骨隧道在矢状面图像应位于 Blumensaat 线后方，冠状面开口于髁间隆突。胫骨隧道位置偏前，股骨髁间窝处移植物呈水平走行，移植物前部与髁间窝顶撞击并向后弯曲，斜矢状面为显示移植物形态的最佳平面。关

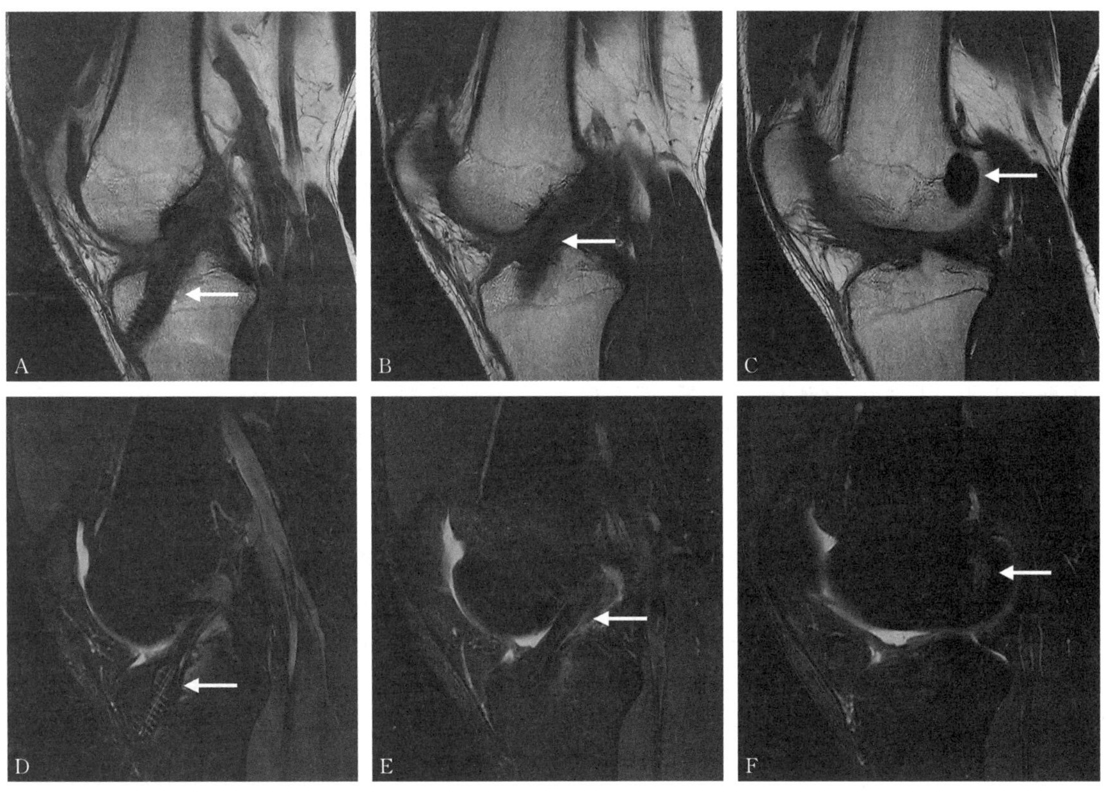


图 7－15　前交叉韧带重建术后 MRI

注：$T_1$WI(A～C)及 PDWI(D～F)上示股骨远端与胫骨近端内见螺钉影(箭头)，重建的前交叉韧带走行及信号正常。

节镜检查难以发现髁间窝顶部撞击。因此，MRI显示顶壁撞击较关节镜检查有优势。

移植物与髁间窝侧壁撞击少见，冠状位显示好，股骨外侧髁的内侧面对移植物产生压迹。侧壁撞击也可导致移植物纤维束部分或完全断裂。侧壁撞击关节镜检查时易发现，通过髁间窝成形术可轻易解决，撞击处异常信号多数在术后12周消失。与髁间窝顶壁撞击不同，侧壁撞击在关节镜手术时易于发现。

3）关节纤维化：重建的ACL前方局灶性增生或称局灶性关节纤维化是膝关节伸直受限的主要原因。弥漫性纤维化移植物周围滑膜增殖，其内有炎症细胞浸润。局限性纤维化为髁间窝移植物远侧前部局限性纤维组织结节，发病率为1%～10%，多发生于术后不久，少数可发生于术后4年，关节镜下呈红-蓝着色，类似于眼睛，称为“独眼征”。MRI $T_1$WI及$T_2$WI序列上“独眼征”表现为移植物前方低至中等信号，周围常环绕液体信号。

外伤4周内ACL重建的患者较外伤4周后ACL重建患者局限性纤维化的发病率较高，尤其是术前膝关节没有充分90°屈曲的患者。形成原因不明，可能由于移植物撞击、髌下脂肪垫化生或移植物本身问题，也有人认为是胫骨隧道钻孔后ACL的残余物。关节纤维化在6周内治疗效果较好。局限性纤维化可行手术切除。关节镜切除能迅速改善临床症状，但切除后易复发，且早期易形成关节内弥漫性纤维化。弥漫性纤维化$T_2$WI脂肪抑制较$T_1$WI显示病变的范围较好，而局限性纤维化在$T_1$WI和$T_2$WI脂肪抑制均能较好地显示病变的范围及形态。

4）移植物黏液样变性：移植物黏液样变性表现为移植物增厚，是ACL重建术后少见的并发症，多见于半腱肌和股薄肌的自体移植，可能与移植物组织的退变、部分撕裂有关。在磁共振$T_1$WI及$T_2$WI序列上表现为移植物信号增高。黏液样退变不伴关节不稳，并不提示移植失败，但引起关节疼痛，囊肿较大者可引起运动障碍。

5）螺丝脱落：脱落的螺丝可损伤关节软骨，甚至导致移植物撕裂。少数螺丝可游离至关节囊外。

6）鉴别诊断：

A. Hoffa脂肪垫瘢痕：位于关节镜入口处，纤维瘢痕呈线状低信号，位于Hoffa脂肪垫内，而局限性纤维化位于髁间窝内，呈块状。

B. 移植物撞击与移植物正常塑化：移植物塑化过程中纤维束间为线状中等信号强度，异常信号的范围小于移植物的25%。移植物撞击者不仅有信号改变，同时伴形态异常。

C. 移植物撕裂与移植物撞击：移植物内异常信号范围较广时，两者不易鉴别。若移植物部分或全部信号明显增高，$T_2$WI类似于液性信号，临床表现关节不稳，且关节有反复外伤史，则强烈提示移植物部分或完全撕裂。

（4）膝关节稳定性的磁共振评估

通过MRI对ACL重建术后膝关节的影像学评估，可对指导术后康复计划、决定物理训练及运动强度提供具有价值及指导意义的信息，为术后随访提供影像学依据。部分临床医师认为术后早期膝关节的活动及相关锻炼可帮助患者尽快恢复至损伤前的状态。Vergis等通过动物实验已经表明在移植物韧带化的早期，移植物拉伸强度减弱，在功能锻炼时间的选择上，未排除过早的康复训练会对移植物韧带化过程产生不良影响，最终导致关节不稳。Uchio等应用生物力学试验、临床体检、MRI检查及术后第2次关节镜检评价移植物与骨隧道的愈合情况，当患者ACL重建术后3个月时骨-腱接点强度较弱或MRI显示在移植物与骨隧道之间见高信号，作者建议患者的术后锻炼应该推迟；若继续过早进行功能锻炼，移植物与骨隧道的接点融合可能延迟，从而导致膝关节不稳。

MRI能反映移植物韧带化过程的组织学变化已被大多数人接受，但MRI在评价ACL重建术后移植物的完整性及预测膝关节的稳定性方面仍然存在争议。有学者报道，作为临床诊断ACL损伤的敏感指标，Lachman试验虽应用广泛，但对于肌肉丰满者，该试验不易操作而且体征不十分明显，容易造成漏诊。Rak等研究显示，MRI表现与临床检查的总相关性达92%，且MRI与第2

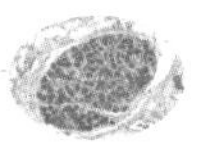

次关节镜检的相关性达 100%，对行 ACL 重建术后仍有膝关节不适等症状的患者，MRI 检查对临床的随访及愈后具有指导意义。Weiler 等认为移植物信号的连续增高表明移植物可能存在损伤，但这并不一定导致膝关节不稳，故临床稳定试验比 MRI 更能说明移植物完整性。另有研究认为，MRI 征象对预测 ACL 重建术后膝关节稳定性有一定作用，但价值有限，特别是在损伤时间较长的患者，灵敏度及特异度并不高。

## 7.5 内侧副韧带损伤

### 7.5.1 疾病表现

膝关节内侧副韧带(medial collateral ligament，MCL)近端附着于股骨的内上髁，远端止于胫骨平台的下方(图 7-16)；由 3 层结构组成，最浅层是围绕缝匠肌和覆盖在腓肠肌上的深筋膜；中层是 MCL 的浅层，为 MCL 最粗、最强大的部分；第三层是 MCL 的深层，又称为内侧关节囊韧带。

膝关节是人体最大、最复杂的负重关节，MCL 和外侧副韧带(lateral collateral ligament，LCL)对关节的稳定性起着重要的作用。MCL 损伤一般是由于外翻暴力作用于弯曲的膝关节所致，韧带的部分或完全损伤常常累及韧带附着的股骨髁及胫骨平台，因此常合并有局部的骨挫伤或骨折。MCL 完全撕裂还有可能伴有膝关节囊内侧和后部、前交叉韧带及内侧半月板的撕裂，即四联伤。侧副韧带的损伤，在侧副韧带中以胫侧副韧带最薄弱，也最容易受伤，尤其是股骨附着点处撕裂最为常见，韧带中部次之，远端少见。

MCL 损伤的患者最常见的表现是局限性、内侧面疼痛。MCL 损伤主要临床测试是外翻应力测试。它最好在膝关节屈曲 30°时进行，因为关节囊在这个位置上是松弛的，因此外翻应力测试可检查孤离的副韧带。完全伸直时外翻应力包括测试后内侧关节囊的组成部分。后内侧关节囊可以使用斯洛克姆试验单独检查。前抽屉测试是在膝关节屈曲 90°时外旋小腿。当胫骨外旋时，后内侧关节囊应该收紧且比前抽屉测试的适度旋转时允许更少的前移。当后内侧关节囊撕裂时，斯洛克姆试验可见胫骨与正常位置进行的同样试验比较向前运动增加。然而必须记住的是，如同外侧副韧带，在无症状的人群也可有影像表现。

### 7.5.2 磁共振表现

(1) MRI 显示膝关节 MCL 损伤的理论基础

膝关节 MCL 主要由胶原纤维组成，其内的氢原子固定在多肽形成的致密网架上，不能参与磁共振的成像，因此在所有序列上均呈现为低信号影；韧带损伤时，多肽网架遭到破坏，引起水肿、出血而表现为异常信号，尤其在 $T_2$WI 脂肪抑制

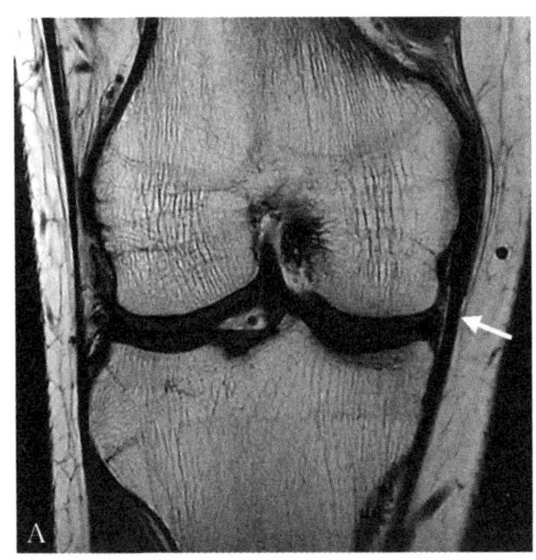


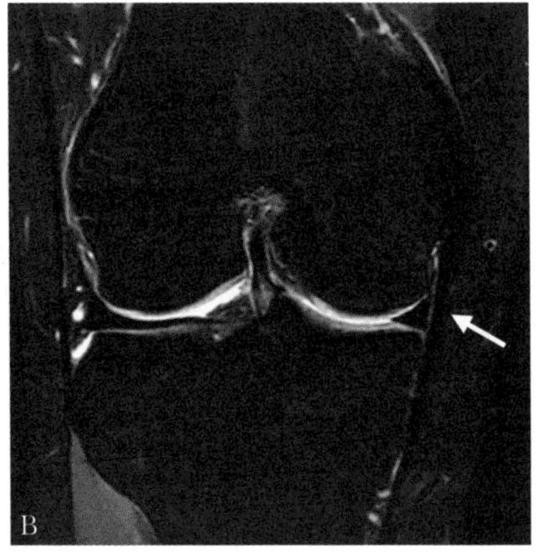


图 7-16 内侧副韧带 MRI

注：冠状位 $T_1$WI(A)及 PDWI(B)示内侧副韧带呈均匀低信号，上端附着于股骨的内上髁，向下走行止于胫骨平台的下方。

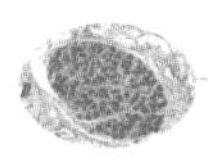



序列上。由于韧带周围的脂肪被抑制成低信号，使得水肿和出血在 $T_2WI$ 上的高信号与韧带周围脂肪的低信号界限分明，因此对韧带有无损伤及损伤程度的显示就更为直观、准确。MRI 显示膝关节 MCL 损伤的最佳位置是冠状面成像。

（2）膝关节 MCL 损伤的 MRI 表现

Mirowitz 等把 MCL 损伤的 MRI 表现分为 3 级；Ⅰ级损伤，表现为皮下水肿，显示为平行于浅层 MCL 的高信号灶，韧带形态及厚度无明显改变，与邻近的脂肪组织分界清楚，与下方的关节软骨密切相连（图 7－17）。Ⅱ级损伤，表现为韧带纤维呈纵形部分撕裂，$T_1WI$ 及 $T_2WI$ 显示出韧带内有不规则水肿及出血异常信号，韧带纤维从相邻软骨移位而不再平行于骨皮质，韧带与邻近的脂肪组织分界不清楚。Ⅲ级损伤，表现为 MCL 完全断裂，$T_1WI$ 及 $T_2WI$ 上呈弥漫性高信号，形态失常，韧带增粗、扭曲、连续性中断或断端挛缩，边界不清楚。

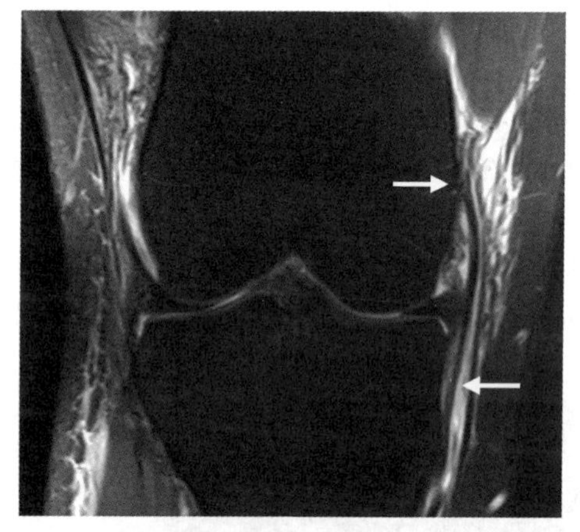

图 7－17　内侧副韧带损伤 MRI

注：冠状位 PDWI 上示内侧副韧带上端附着处局部不连（箭头），下段信号增高伴周围积液（箭头），邻近软组织水肿，提示内侧副韧带损伤。

（3）膝关节 MCL 损伤的并发症

膝关节 MCL 损伤常合并相邻组织的损伤，文献报告发生率约为 73%，其中Ⅲ级损伤合并邻近组织损伤的为 100%。合并的损伤包括前后交叉韧带损伤、半月板损伤、骨挫伤及关节腔积液等，严重者可伴有骨折和关节脱位。在完全性 MCL 撕裂患者，股骨内上髁韧带附着处常可发现局部血肿，伴 MCL 附着点的撕脱骨折，表现为局部骨皮质连续性中断，有大小不一的骨片和韧带相连。

如同外侧副韧带一样，与 MCL 直接外部关联的是皮下脂肪。因此，副韧带损伤在冠状面脂肪抑制图像上最好观察。Ⅰ级损伤在临床上有内侧疼痛，略松弛但有牢固的终点。在这种情况下，MRI 表现一般仅限于韧带周围的水肿。韧带本身的低信号结构保持完整，且易于追踪到其从股骨到胫骨附着处的走行。MCL 内侧的水肿有许多其他原因，如创伤，内侧髌股韧带撕裂更常见。Ⅱ级损伤有一个外翻的松弛处伴柔软而可定义的终点。在这种情况下，韧带表现为内部结构的变化，往往是多层次的，表现为洋葱皮的外观。在急性期，它也与韧带周围的水肿相关。应注意区分内侧髌股韧带撕裂与 MCL 撕裂。横断面脂肪抑制图像是区别的最好序列，在很多情况下，显示 MCL 内侧的水肿是由于 MCL 和内侧髌股韧带交界处撕裂引起的。Ⅲ级病变在 MRI 上是外翻松弛不伴界限清楚的终点，它与完全破裂相关。在这些情况下，韧带显然是不连续的，破裂部位可松弛或呈波状。偶尔，韧带可能从其附着处撕脱一个小的骨碎片，但这一表现最常见于近端（股骨）附着处。当发现 MCL 损伤时，必须仔细观察后内侧结构，因为在少数情况下可以发现半膜肌及其附着处撕裂。偶尔，当损伤伴显著的旋转时，MCL 损伤与腘肌撕裂同时发生。

综上所述，MCL 的损伤以冠状面检查为主，检查序列与交叉韧带相同，$T_2WI$ 序列更为敏感，韧带水肿、出血时表现为高信号。韧带损伤时，可伴有膝关节其他结构的损伤，包括撕脱骨折、骨挫伤、半月板损伤等，须仔细观察，避免漏诊。

## 7.6　外侧副韧带损伤

### 7.6.1　疾病表现

临床冲击力损伤外侧副韧带复合体时，根据前方或后方方向不同而表现不同。髂胫束的损伤通常表现为亚急性，痛点位于股骨外侧髁上。后

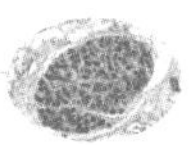

外侧结构损伤通常在那里有一个更大的冲击力，在高级别受伤的情况下，连走路都可能是困难的。然而，必须注意的是，在小部分无症状的患者中，可发现外侧副韧带增厚等异常。这些可能是以前没有检查出的、损伤已愈合的结果。

腘肌和腘肌腱(poplited muscle and tendon，PMT)是膝关节后外侧复合体的重要组成部分，主要作用是维持外侧半月板的平衡，限制膝关节内翻、胫骨外旋及胫骨向后移位。PMT损伤在临床易被忽视，临床及影像科医师对其认识不充分，尤其对于未发生骨折或交叉韧带损伤者，PMT损伤极易被忽视，漏诊及不恰当的治疗常导致膝关节重建术置入体失效。PMT是膝关节后外侧复合体的组成部分，主要作用是对抗胫骨外旋，对膝关节后外侧的稳定性有重要作用。在屈膝开始阶段PMT主要使胫骨内旋，在膝关节处于半屈位，小腿固定并大腿外旋时，腘肌负荷最大，此时PMT损伤的概率较大。腘肌急性损伤多为肌肉本身的挫裂伤，慢性损伤多为肌肉长期负荷过度引起。腘肌腱的股骨附着点和肌-腱结合部均易发生撕裂伤，临床所见腘肌腱的断裂大部分在腘肌腱沟。

### 7.6.2 磁共振表现

膝关节外侧稳定结构的损伤在磁共振图像上最好观察，虽然可以用X线片检查撕脱性骨折。对于髂胫束和后外侧角，韧带的外部解剖关系是脂肪。因此，损伤最细微的变化是液体代替韧带周围脂肪。因此，冠状面脂肪抑制图像是最佳的成像平面和序列(图7-18)。

髂胫束摩擦综合征的征象包括韧带本身的变化，如髂胫束增厚伴信号改变；然而，在股骨外侧髁平面髂胫束周围脂肪信号的增加是更可靠的征象。在更严重的病例，在脂肪饱和图像上高信号围绕在韧带的周围，但这种变化可能只出现在深部。在这种情况下，必须注意确保高信号非关节液。关节液通常为更一致和更高的信号。横断面图像可以进一步明确关节的边缘。这种疾病需要康复治疗，用训练校正或设备调整以避免过度使用。皮质类固醇注射已被报道是有效的。髂胫束损伤可发生但很少见。膝关节平面的髂胫束撕裂最常见，而不是摩擦综合征。

LCL发生损伤的频率比MCL小。它位于一个倾斜的平面，通常使用连续的垂直冠状图像来显示损伤。如前所述，脂肪饱和的冠状面图像对异常的液体和周围的脂肪有较好的对比，并对韧带损伤具有最高的灵敏度。水肿围绕正常韧带的表现被称为Ⅰ级损伤或扭伤。大多采用保守治疗。Ⅱ级损伤是韧带的部分撕裂，像Ⅰ级损伤一样，液体围绕韧带，但存在韧带纤维部分中断。韧带的完全中断则称为全层破裂。偶尔可发生撕脱性骨折，可在近端或远端。对侧韧带损伤进一步

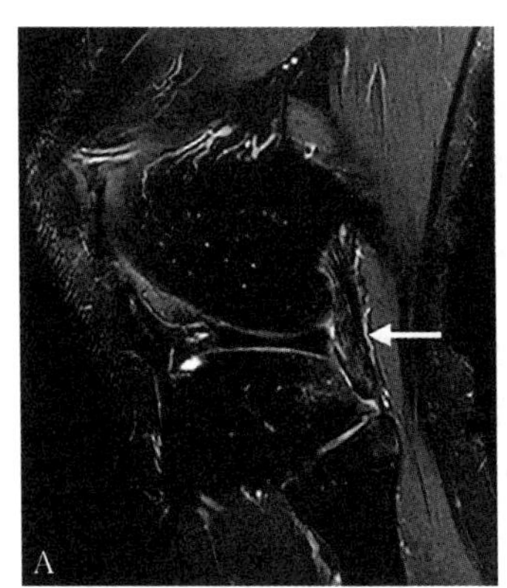


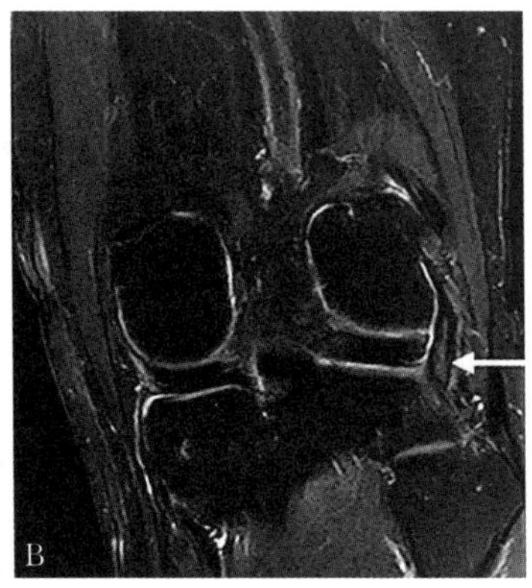


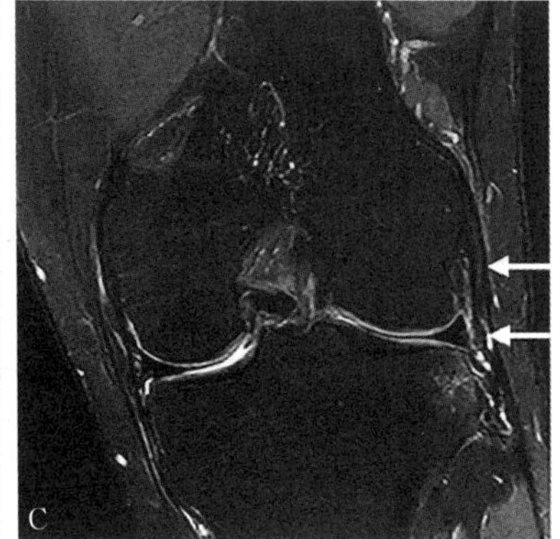


图7-18 腘肌腱及外侧副韧带损伤MRI

注：矢状位(A)及冠状位(B、C)PDWI上示腘肌腱增粗伴局部信号增高(箭头)，外侧副韧带局部稍迂曲伴信号增高(箭头)，提示腘肌腱及外侧副韧带损伤。

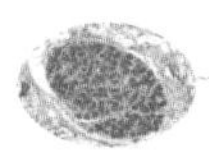


的线索是在股骨内侧髁微骨折；它发生在膝关节内翻紧绷时，胫骨平台撞击股骨内侧髁。

股二头肌受伤少见，通常是附着处近端过度损伤的结果，伴肌腱增厚。肌腱的变化可能是轻微的，而且损伤往往局限于腱旁组织周围。静脉注射钆将提高损伤的检出率。在急性创伤时，会发生肌腱撕裂，最常见的是撕脱骨折。因为股二头肌损伤的骨质线索可能轻微，必须具体地检查这个区域，特别在伴前交叉韧带断裂的患者。追踪腓骨皮质边缘寻找皮质中断处是检测这种损伤的有效方法，特别要注意股二头肌附着处。皮质连续性中断提示肌腱撕脱，被称为弓形征。

腘肌及肌腱从胫骨后面起始部到股骨外侧髁腘肌窝附着处的斜向走行，使成像解读存在挑战。因此，应该检查矢状面和冠状面图像是否有损伤征象。最常见的损伤部位发生在肌肉肌腱移行处。急性损伤表现为信号增加，最好是在脂肪饱和图像上观察(图 7-18)。典型的水肿散在于肌纤维之间，呈鱼骨样。腘肌复合体损伤可发生在肌腱本身或在腘肌窝肌腱附着处。慢性损伤表现为迟发性肌肉萎缩。在这些情况下，肌肉通常被弥漫性脂肪替代，表现为 $T_1$WI 信号增加。腘肌腱突然断裂是罕见的。外侧半月板近端半脱位可出现，且为双侧。因为这是一个关节镜不能观察到的区域，影像学在诊断中起着重要的作用。超声的动态能力在显示这个结构时明显优于 MRI。

综上所述，PMT 损伤的 MRI 影像特征表现为其内部不均一 $T_2$WI 高信号改变，同时常伴 PMT 多节段撕裂、前后交叉韧带、外侧副韧带及弓状韧带复合体损伤。

小的后外侧角韧带撕裂很难观察到。通过识别腘窝内的异常液体来明确是否存在显著的关节囊破裂，有助于确定后外侧角韧带撕裂。因为这表明存在韧带断裂，虽然它往往难以准确确定哪些韧带受累。对韧带断裂手术计划的确切位置精确划定的重要性也一直争论不休。如果腘窝内有液体，应该将这个信息传递给临床医生，特别是患者因膝关节内紊乱将接受关节镜治疗时。当未密封的关节囊漏液时，在关节镜下引入的扩张膝关节的液体可以漏出到小腿后侧，引起骨筋膜室综合征。

急性钙化性肌腱病在 MRI 上可具有侵略性的表现。炎性肿块在静脉注射造影剂后信号增加，易被误认为肉瘤；急性发作可作为重要的线索。超声检查对显示钙化有优势。

## 7.7 髂胫束摩擦综合征

### 7.7.1 临床表现

解剖上，髂胫束起自髂嵴前份，下端止于胫骨前外侧的 Gerdy 结节、腓骨及膝关节囊，其上份分两层包绕阔筋膜张肌肉，下部纤维增厚，呈带状，其后缘与臀大肌腱延续。在髂胫束与股骨外侧髁间存在的间隙是发病的重要部位，在 MRI 上其形状成倒三角，其外侧缘是髂胫束，内侧缘从上至下是股骨外侧髁外缘、板囊韧带、外侧半月板外缘，其上方是股四头肌外侧头。该间隙主要为脂肪组织，临近膝关节囊的滑膜组织延伸至此间隙。

在临床上，髂胫束摩擦综合征是骨科中比较多见的一种病症。髂胫束摩擦综合征可以在长距离跑步者、骑行者和桨手中见到，上述运动中均存在反复、高强度的膝关节屈伸动作，因此不正确的跑步姿势、训练过度以及臀部、大腿部力量较弱均为其主要发病原因。膝关节(外侧)疼痛为患者最典型的临床表现，疼痛在膝关节屈曲 20°～30°时最剧烈，因为当膝关节屈曲 20°～30°时，胫骨内旋将髂胫束带至股骨外侧髁，压迫其间的神经和脂肪组织，且此时髂胫束与股骨外侧髁摩擦最明显。当膝关节伸直时，胫骨外旋，带动髂胫束离开外侧髁，松解被压的脂肪。

### 7.7.2 疾病表现

冠状位脂肪抑制 $T_2$WI 最常用，可见髂胫束和股骨外侧髁之间边界不清的高信号，有时能位于髂胫束表面。由于外膜滑囊形成，髂胫束和股骨外侧髁之间可能出现局灶性的液体聚集。髂胫束本身可能增厚或正常。MRI 诊断髂胫束摩擦综合征的准确性为 86%～95%。

在磁共振上，经典的髂胫束摩擦综合征表现为以髂胫束为外界、股骨外侧髁为内界的区域脂

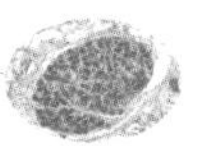

肪间隙在 $T_1WI$ 上呈不均匀低信号、在 $T_2WI$ 及自旋回波 $T_2WI$ 上呈不均匀高信号，边缘模糊，境界欠清，表示为髂胫束内下方脂肪间隙的紊乱模糊。在慢性期髂胫束可表现为增粗，尤其是位于股骨外侧髁水平的髂胫束可以增粗，呈波浪状或连续性中断，同时其表面或深部可出现信号异常，周围可有局限性积液信号（图 7－19、图 7－20）。另外，需要注意的是，诸多磁共振研究显示，髂胫束摩擦综合征患者与正常健康人髂胫束差异没有统计学意义，因此，髂胫束正常不能排除髂胫束摩擦综合征。

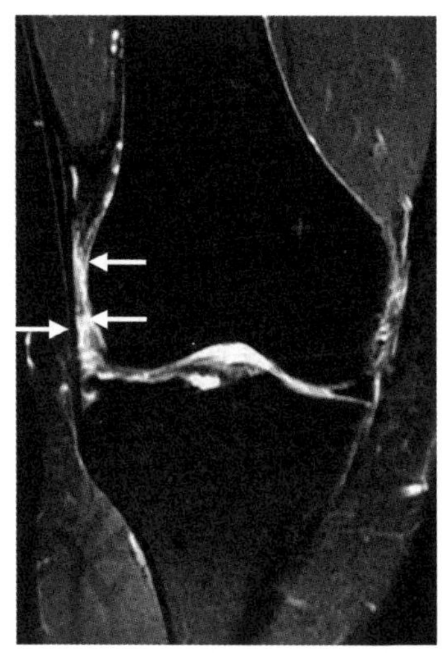

图 7－19　髂胫束摩擦综合征 MRI

注：青年男性，长跑史，运动后膝关节疼痛，冠状位 PDWI 上示髂胫束深层信号增高与股骨外侧髁间软组织肿胀（箭头），结合过度运动史，考虑髂胫束摩擦综合征。

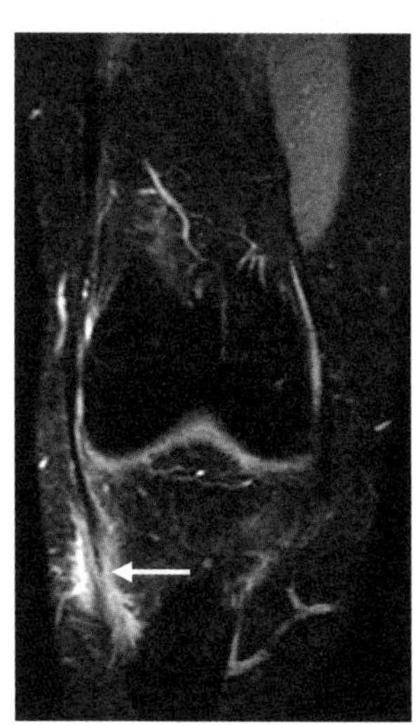

图 7－20　右侧髂胫束损伤 MRI

注：冠状位 PDWI 上示右侧髂胫束下段增粗、信号增高（箭头）伴周围软组织肿胀、积液，提示右侧髂胫束损伤。

总之，磁共振对髂胫束摩擦综合征具有较高的诊断敏感度，采用常规 SE 序列 $T_1WI$，TSE 序列 $T_2WI$ 及冠状面、横断面 STIR 序列除可以清楚地显示髂胫束外，更可显示合并的其他结构如半月板、韧带损伤等。髂胫束摩擦综合征的特征性 MRI 表现包括：①股骨外侧髁侧方、近侧或远侧的境界不清的异常信号；②髂胫束表面或深部的异常信号；③髂胫束与股骨外侧髁侧方近侧或远侧之间局限性积液。当 MRI 出现上述表现，应考虑到髂胫束摩擦综合征的可能，结合过度运动史及典型临床表现，则可诊断为髂胫束摩擦综合征。

## 7.8　髌股关节和髌骨脱位

### 7.8.1　髌股关节

膝关节屈曲时，髌骨与股骨滑车相关节，即形成髌股关节。同时，髌骨和股骨滑车沟的形状的一致性对髌股关节正常功能的发挥很重要。在髌股关节不稳中，很常见发育异常的骨解剖和/或软组织结构异常联合。对髌骨和股骨滑车沟形状认真观察，常可获得其他髌股关节紊乱存在的相关证据。不过，即使髌骨形态异常，其对线和走行也可能正常。

股骨滑车沟提供了机械限制以稳定髌骨，并为髌骨做导向，因为关节屈曲时髌骨与该解剖位点相关节。正常股骨滑车沟有一个很深的沟，内侧面和外侧面分界清晰，大小相近，或外侧面稍大。滑车形状最重要的方面是，它可以适应髌骨的形状以构成关节。股骨滑车沟形状有多种变异，包括内侧面或外侧面的发育不全或发育不良。浅或扁平的股骨滑车沟可能与髌股关节不稳有关。

髌骨相对股骨滑车沟的高度对髌股关节发挥正常功能有其生物力学重要性。当髌骨下极位于股骨滑车沟上表面时，髌骨高度被认为是正常的。

膝关节伸展时，髌骨下极位于股骨滑车沟上表面之上，则诊断为髌骨异常高位，即高位髌骨。高位髌骨与许多髌股关节问题有关，包括髌股关节不稳、髌骨脱位及髌骨软骨软化，且女性比男性更常出现高位髌骨。膝关节伸展时，髌骨位于股骨滑车沟之内或之下，则诊断为髌骨异常低位，即低位髌骨。低位髌骨常见于 Osgood Schlatter 病的年轻成年运动员（青少年发育时期胫骨粗隆创伤性紊乱）。低位髌骨也可见于涉及髌骨重新定位或缩短髌腱或韧带的髌骨调整过程中。

评估髌股关节解剖特点，最好的是在膝关节伸展定位时获得连续 MRI 的横断面图像。此外，关节伸展时获得的横断面图像，对确定髌骨下极相对股骨滑车沟的位置，判断高位髌骨和低位髌骨很有用。

### 7.8.2 髌骨脱位

影像学检查时，膝关节屈曲 15°～30°位摄片较膝关节伸直位对于诊断髌骨脱位或半脱位更有意义，该位置可使股四头肌及连接髌股的韧带均处于最松弛的状态，对髌骨的牵拉影响最小，因而可以精确测量髌骨倾斜角（patellar tilt angle, PTA）、Q 角、髌股指数、髌骨外侧移位值、髌骨适合角等指标来评估髌骨稳定性。

PTA 是指股骨内外踝最高点连线与髌骨切位的最大横径延长线形成的夹角。PTA 大于正常值时表明髌骨倾斜度增大。髂前上棘到髌骨中点的连线代表股四头肌牵拉力线，髌骨中点到胫骨结节的连线与该股四头肌牵拉力线相交之角即为 Q 角，Q 角越大表明髌骨的外移分力越大。Q 角正常值为 18°～22°。该值存在个体差异，也因体位不同而略有差异。Q 角在膝关节外翻、胫骨结节位于偏侧和股骨内旋时角度会增加。通过影像学检查 Q 角与髌骨高度可有效发现髌骨位置的异常。

髌骨脱位可能有某种解剖学基础，如髌骨高位、股骨滑车沟浅、髌骨外斜和 Q 角增大。

轴位压脂 $T_2$WI 可以发现髌骨内侧面和股骨外侧髁的外侧面的骨挫伤，此征象能直接诊断髌骨脱位；但有些患者发生了暴力性脱位，力量大到使内侧支持带完全断裂，这种情况下没有骨挫伤，因为没有残留的内侧组织能把髌骨拉回位。在这些患者中，髌骨仍然是脱位或半脱位状态，位于股骨外侧髁上方。

髌骨外侧脱位后，MRI 检查能发现 70%～100%的患者有内侧韧带支持结构的损伤，如内侧髌股韧带（medial patellofemoral ligament, MPFL）和髌骨内侧支持带。当这些结构在髌骨插入点处相互交叉时，彼此间难以分辨。

内侧支持带的部分撕裂表现为增厚，内部及周围信号增高。股外侧肌远端的撕裂可见肌肉在 $T_2$WI 出现羽毛状高信号，MPFL 自股骨内侧撕脱处可以出现水肿。如果外侧支持带撕脱，则外侧软组织也会出现水肿。

MPFL 起自收肌结节，沿股内侧肌远段的深面走行，止于股骨内侧髁。它附着在髌骨中上缘的 2/3 处。在收肌结节附近股骨附着点处的轴位图像上容易识别 MPFL。如果看到一些低信号的纤维，但有部分纤维连续性欠佳，纤维形态明显不规则，和/或韧带内或广泛的环韧带周水肿，都提示韧带部分撕裂。如果在 MPFL 应该存在的位置，纤维完全不连续或没有见到纤维结构，周围大片水肿，则应该考虑 MPFL 完全断裂（图 7－21）。

## 7.9 髌骨和股四头肌腱炎

### 7.9.1 髌骨及股四头肌肌腱解剖

（1）髌骨

髌骨是人体最大的籽骨。它既可以保护股骨关节面，也可以通过支点效应提高股四头肌的效率。髌骨宽（51～57 mm）和高（57～58 mm）是恒定的，而在中间层面测量其厚度可变。正常前髌骨面在各个方向上是凸的，显示为粗糙筛状面，为股四头肌腱在其上 1/3 处提供附着点。髌骨后面可分为两部分，下部通常是非关节面，几乎占总高度的 25%。上 3/4 被透明软骨覆盖，透明软骨在髌骨中部比在其他关节处厚（5～6 mm）。髌骨关节面软骨是人体内最厚的关节面软骨，在膝关节屈曲时与股骨滑车沟的关节软骨相关节。在膝关

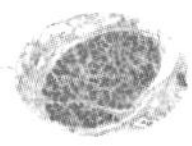

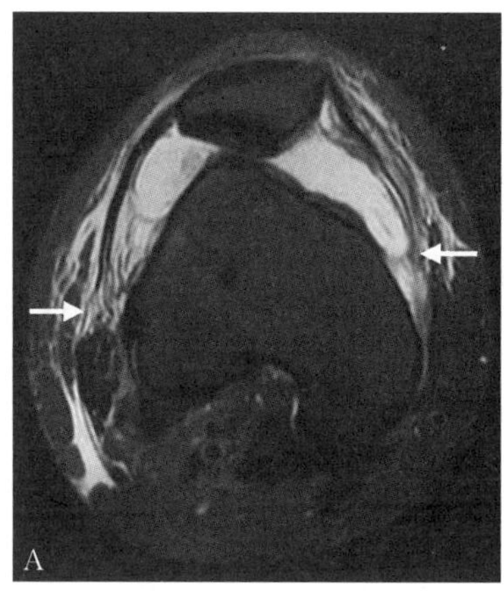


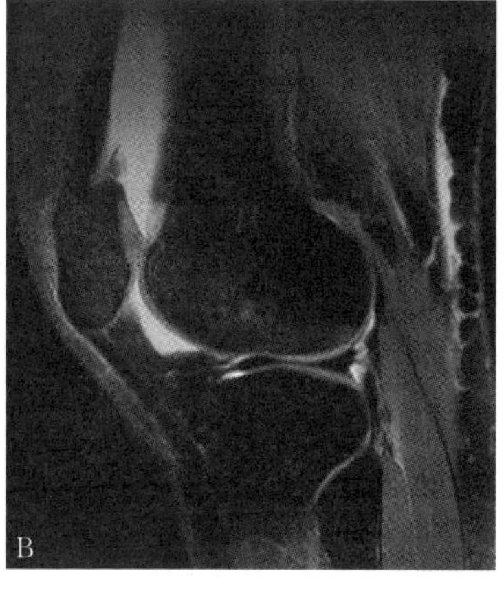


图 7－21 髌骨脱位（内侧髌股韧带断裂）MRI

注：右膝髌骨脱位横断面（A）及矢状面（B）PDWI 上示髌股关节不在位，髌骨外移，内外侧支持韧带附着处连续性中断（箭头），周围软组织肿胀伴关节腔积液。

节完全伸直时，髌骨位于股骨上髁前脂肪垫，此时髌骨不与股骨滑车软骨关节。

髌骨正常情况下有 3 个关节面：①外侧面，过伸和早期屈曲的主要关节面；②内侧面，屈曲的主要关节面；③副面，该关节面最小且位于最内侧，是极度屈曲（大于 135°）时的主要关节面。根据内侧和外侧关节面的形态，髌骨关节面的形态变异很大。Wiberg 分型将髌骨的形态分为 3 类：1 型，外侧和内侧关节面的长度和走行类似，呈双凹形；2 型，外侧关节面比内侧关节面更长，走行更浅，但也是双凹形的；3 型，外侧关节面比内侧关节面更长，走行更浅，内侧关节面呈平台或凸起。

髌骨内侧及外侧的主动稳定性由股四头肌、股内侧肌和股外侧肌提供。被动稳定性由股骨滑车沟的骨性边界以及髌骨内外侧支持带提供。支持带是宽大的筋膜束，分别包绕膝关节的内侧和外侧后插入髌骨。两者均有浅层和深层结构，在轴位 MRI 上尚呈双层状。

外侧支持带的浅层来自髂胫束和股外侧肌的筋膜，插入髌骨和髌腱。深层的组成为：来自髂胫束深面插入近髌骨下极侧面的横行束，将胫骨和外侧半月板与横行束下方的髌骨侧缘相连髌胫束，以及将外侧髁与横行束上方髌骨相连的髁上髌束。

内侧支持带的浅层由膝关节内侧第一和第二层的前部延续而来，对髌骨的稳定性相对不重要。深层对稳定性最为重要，由 3 条韧带构成：①内侧髌股韧带，也是最大、最表浅、临床上最重要的韧带，它起自内侧髁的收肌结节，在插入髌骨时与浅层结构混合；②髌骨半月板韧带，对髌骨的稳定性也有临床意义，它自内侧半月板和半月板胫骨韧带（冠状韧带）斜形走行至胫骨；③髌骨胫骨韧带，位于最下方，功能上最不重要，自胫骨前内侧至髌骨。

（2）股四头肌腱

股四头肌腱跨过髌骨，形成髌韧带连接于胫骨上。由于髌韧带从其上跨过，故当膝关节屈伸时，髌骨可在股骨的关节面上滑动。反复应力可导致肌腱发炎，尤其当肌肉收缩时，如跑步过程中加速或减速阶段。当应力过大而肌腱不能承受时，肌腱即发生细微撕裂；若未及时治疗，股四头肌腱可发生炎症反应，肌腱变得脆弱甚至可发生完全断裂；步态或落地姿势变形亦将导致其他损伤。

## 7.10.2 股四头肌腱炎临床及 MRI 表现

股四头肌腱炎或撕裂在通过伸膝装置的上矢状面图像上显示最佳。撕裂通常发生于髌骨止点或股四头肌腱膨胀处近端，可延伸通过股中间肌。髌骨和髌腱下缘不连续、肌腱间隙之间有出血，这是肌腱完全断裂的常见表现。

股四头肌腱由股直肌腱和止于髌骨基底的股

中间肌腱组成，股外侧肌和股内侧肌分别止于髌骨外侧和内侧面。继发于暴发性伸展、加速、减速、跳跃以及着陆力的反复性轻微创伤可能引起股四头肌腱在髌骨上极止点处或邻近处的退变。慢性肌腱病可发展为明显断裂。

股四头肌撕裂或断裂由受力肌肉压缩或直接创伤引起，常发生于年轻运动员，比髌腱断裂发生的年龄大。伸展膝关节急性屈曲伴有肌腱炎史、慢性反复性轻微创伤史或偏向肌肉压缩史，可导致肌腱失灵。撕裂始于中心并向外围发展。浅表和深部撕裂较少涉及同一水平上的 3 层肌腱。

与血管化减少有关的诱发因素包括可的松注射、糖尿病、慢性肾衰竭、甲状腺功能亢进以及痛风。股四头肌腱炎和部分撕裂中没有炎症细胞。愈合的纤维特点包括神经血管化和肌腱炎相关的成血管细胞增生。骨化性肌炎可能是损伤的后遗症，特别当涉及股内侧肌时。急性股四头肌腱断裂治疗为直接外科修复，伴或不伴肌腱增强，可能包括穿过髌骨的横向钻孔以缝合固定。

股四头肌腱伸肌损伤和撕裂的磁共振评估用到一系列冠状面或矢状面图像。横断面图像用于识别所累及的精确肌肉群及其邻近解剖关系。横断面图像也可用于区分肌肉完全撕裂脱离和部分撕裂伴萎缩。萎缩在 $T_1$ 加权 FSE 或 STIR 序列上显示最佳。GRE 序列可用于显示慢性出血的含铁血黄素沉积。MRI 对伸肌撕裂的急性和慢性出血都较敏感。继发于高铁血红蛋白区域的顺磁性效应，亚急性出血在 $T_1$WI 上可显示为增强信号。慢性出血区显示为低信号，特别是在 GRE 序列上。

股四头肌腱完全断裂的 MRI 表现：正常韧带结构消失，可见断裂移位的韧带断端，髌骨移位（图 7-22）。韧带损伤、不完全断裂，表现为在 $T_1$WI、$T_2$WI 均可见韧带内高于韧带的信号影，或伴有韧带扭曲（图 7-23）。

股四头肌腱内任何增强信号均为异常。增强范围从退变或肌腱炎的层内信号到肌腱部分或完全撕脱或断裂的出血或水肿的高信号。在部分股四头肌腱断裂的情况下，单独肌肉群应该被识别，因为股四头肌剩余部分仍为连续的。MRI 也用于记录伴有皮下水肿或出血的浅表损伤的完整股四头肌腱。股四头肌脂肪垫扩大或信号增高也是膝关节前方疼痛的鉴别诊断。股四头肌不足的继发征象包括髌骨倾斜和髌腱冗余、松弛或回缩。

## 7.10 软骨病变及治疗后影像改变

### 7.10.1 软骨磁共振检查进展

（1）软骨组织学与软骨常规 MRI 技术

1）关节软骨的组成及主要结构：关节软骨属于透明软骨，主要由细胞外基质和软骨细胞组成。

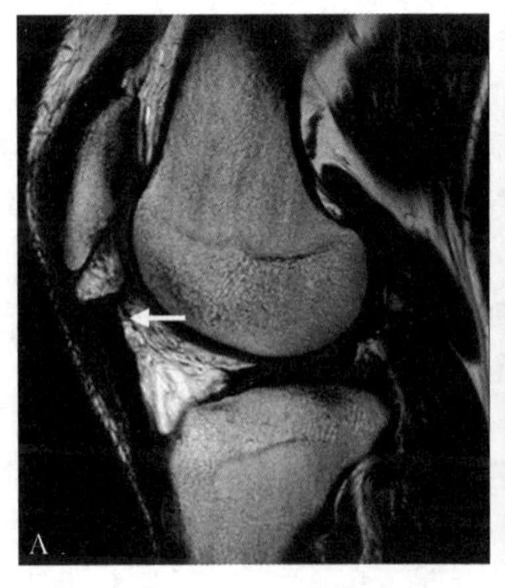


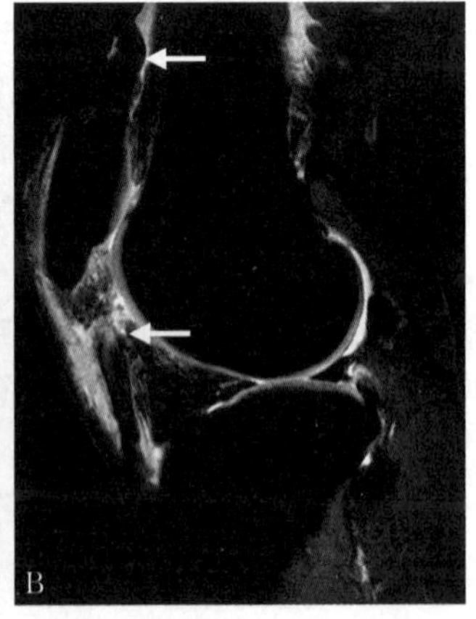


图 7-22　股四头肌腱完全断裂 MRI

注：$T_1$WI(A)及 PDWI(B)上股四头肌腱不连（A 箭头），断端分离（B 箭头），髌骨上移，提示股四头肌腱完全撕裂。

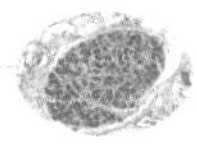

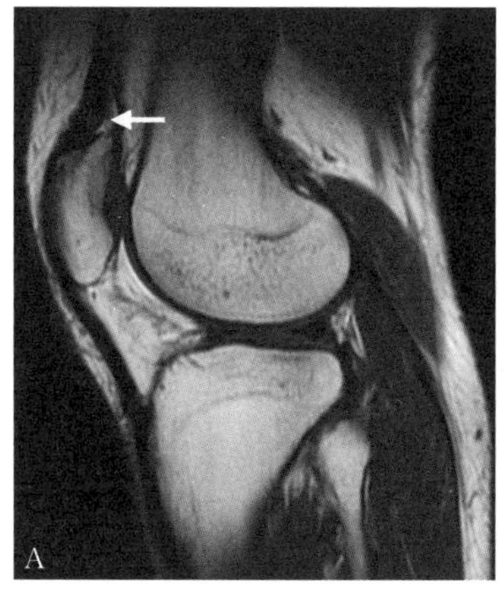


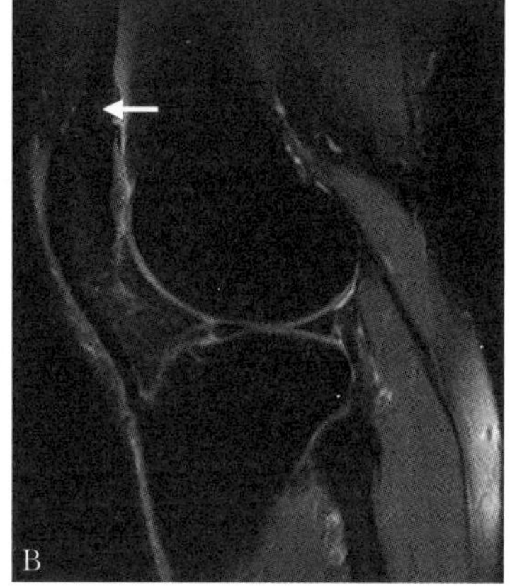


图 7-23 股四头肌腱部分撕裂 MRI

注：A. $T_1$WI 上股四头肌腱局部信号增高(箭头)；B. PDWI 上局部不连伴信号增高(箭头)，提示股四头肌腱部分撕裂。

透明软骨的组织学特殊性主要表现在：①关节软骨没有血管、神经纤维和淋巴组织，完全依靠关节液的弥散提供营养。②具有自然界里最良好的耐负荷功能。在日常的活动中，人的关节软骨可最多承受相当于 10 倍体重的负载。它还提供无与伦比的低摩擦表面：正常关节软骨的摩擦系数(0.005～0.02)，比 0℃ 时冰块之间的摩擦系数(0.01～0.1)还低。③超长的使用寿命。正常的关节软骨可耐受 70～80 年的重负荷而不产生显著的损耗。关节软骨是一种有生命的组织，机械磨损由生物合成及修复来弥补，从而得以维持其特殊的生理性质。

关节软骨由少量的软骨细胞和大量的细胞外基质所组成。基质的主要成分为水、大分子胶原及蛋白多糖等。从物理形态上可分为两部分：一部分是固态物质，包括软骨细胞、胶原、蛋白多糖和其他的糖蛋白；另一部分是液态物质，包括水和离子。

软骨细胞高度分化，增生能力差，其作用是产生和保持细胞外基质。水约占关节软骨重量的 80%，且接近表层含量最丰富，向深层含水量逐渐减少。关节面负重时水从软骨基质被挤压出，润滑关节面，减少关节活动时的磨擦。胶原约占细胞外基质干重的 60%，构成整个软骨结构的框架并覆盖软骨的表面。

透明软骨内的胶原成分主要是Ⅱ型胶原，不含Ⅰ型胶原。后者是纤维软骨、肌键、韧带的主要成分。Ⅱ型胶原结合稳固，其结构为 3 条链螺旋状原纤维。这些胶原纤维组成了具有高度各项异性的纤维网眼，有助于软骨具有高度的牵拉力和抵抗剪切力。软骨表面的胶原呈平行、致密排列，胶原纤维间的有效孔隙很小，直径约 6 nm，相当于一个血红蛋白的直径。这样的滤过口径可防止基质大分子的移出和关节滑液中大分子(如免疫球蛋白)的进入，同时又给水、电解质等物质提供了自由出入的通道。软骨中层近表层和深层近钙化层的胶原排列方向较不规则，大致呈拱形。根据关节软骨内胶原纤维的走行其分层为：关节软骨表面是切线层，此层胶原纤维排列致密且与关节面平行，构成关节滑动面。第 2 层为过渡层，胶原纤维斜形交错排列。第 3 层为放射层，胶原纤维最多且与关节面垂直排列。最深层为钙化软骨层，胶原纤维编织成网，它将透明软骨与软骨下骨分开。苏木精-伊红染色发现一条淡蓝色的波状条纹，称为“潮线”，介于放射层与钙化层之间。随年龄增长，或组织重建时，“潮线”数目增加。

软骨表面致密呈水平排列的胶原对软骨有保护作用，其结构紊乱常常是关节炎的前奏。胶原网格与带负电的大分子结构(如蛋白多糖等)产生膨胀压力之间的平衡决定关节软骨的含水性及其负荷功能。正常情况下，浅表层水分含量最多，蛋白聚糖含量少。胶原网架结构的破坏可致糖蛋白膨胀及带负电荷的离子暴露，从而引起蛋白多糖丢失，软骨内水分子移动性增强导致软骨中结合水减少，软骨变软。

蛋白多糖占软骨干重的25%。胶原的含量随深度增加而下降，而蛋白多糖的含量随深度的增加而增加。蛋白多糖是一类大分子蛋白多肽，由中央的核心蛋白和与之结合的糖胺聚糖(glycosaminoglycan，GAG)组成。GAG结合大量的水，使蛋白多糖膨胀形成膨胀压。该压力与胶原纤维的回缩力达到平衡而维持软骨的正常形态，并产生良好的抗震功能。

软骨的组织学结构反映了它所承受的张力、压力和切变力。软骨表层中的软骨细胞是扁平的。这一层中的软骨组织承受着关节中最强的切变力、压力和张力。表层是薄的胶原纤维层，胶原直径较细，互相平行呈致密排列，方向与关节面平行，水基本上不能透过这一层，这是关节产生液压负重机制的基础。中层又称过渡层，为厚的胶原纤维层，胶原纤维排列不规则，具有较多斜行方向的纤维可以抵抗关节表面的剪切力。深层，又称放射层或辐散层，该层的胶原纤维多呈垂直平行状的排列，较少交叉，含水量很少，蛋白多糖含量最高，软骨细胞常聚成团。最深层又称钙化层，含有丰富的羟磷灰石盐，胶原纤维通过钙化层牢固地固定于其下的骨组织。

2）软骨MRI表现与组织学相关性：目前在关节软骨成像方面，除了常规作SE序列$T_1$WI和$T_2$WI外，采用关节表面线圈和GE序列，以及薄层、小视野、高梯度场及具有三维信息的成像技术等，可增加软骨成像的空间分辨率和对病变显示的敏感性。

关节软骨的磁共振信号特征反映了软骨的结构和生物化学特征。早期研究认为，水化的蛋白多糖分子和多方向排列的胶原含量及分布的不同，不仅影响软骨内水的含量(质子密度)，而且还影响其运动状态($T_2$)，可使软骨在MRI上呈特征性带状表现。随着回波时间的增加，软骨的信号从深部开始衰减，主要是深部放射层有较快的$T_2$衰减及软骨、骨交界处的磁敏感效应的共同作用所致。

软骨的$T_2$较短，一般在短回波时间图像上软骨显示较清楚。在软骨深层上部的区带中有一条$T_2$弛豫特别快的区带，所以在正常关节软骨的中部可见一条低信号的窄带。该带非常薄，部分容积效应及软骨非常轻微的弯曲都能使其模糊，也可以被磁角度作用所模糊，所以它通常出现在矢状面图像的中间层面上。在此低信号窄带表层的软骨部分(包括中层中不规则排列的胶原纤维)中有一条较长的$T_2$弛豫带，在$T_2$WI上呈中等信号。软骨表层是致密平行切线状排列的胶原纤维，虽然其含水量较多，但显示较快的$T_2$弛豫，所以软骨表面在长回波时间图像上显示为薄的低信号周边带，与周围的关节积液形成清晰的对比。

在短回波时间图像上，正常的关节软骨可显示为4层，由浅入深呈低信号与中等信号交替排列。这些层次特征可与软骨的组织学结构大致相对应：①低信号的浅层带对应表层；②浅层带下的中等信号对应表层深部、中层全层和深层最上部分；③在深层中可出现一条低信号带；④最下部的中等信号带对应深层辐射带的深部和钙化带。但磁敏感效应和化学移位伪影有时可过度夸大软骨下皮质的厚度。

相对较薄、信号强度较低的表层和中层上部可以被关节软骨弯曲和倾斜处的部分容积效应所模糊。软骨表面的胶原纤维随着部位不同其排列方向也不同，在这个区带中，部分胶原纤维的走行方向与主磁场方向成55°角，表层也可显示$T_2$角度折射现象。所以在某些条件下，一些区带可以不显示。另外，当背景为黑色时，表层也可不显示(如含有较多关节滑液的膝关节，在脂肪抑制GE序列$T_1$WI中，关节滑液与软骨的表层均为低信号，两者之间缺乏对比度)。

随着回波时间的延长，软骨信号从深层开始衰减。软骨表现为3层结构：第1层，低信号的表层；第2层，中等信号的中层和深层上部；第3层，深层低信号层带，包括深层的部分结构和钙化层。在重度$T_2$WI上，中层的信号也可降低，使关节软骨基本上表现为均匀一致的低信号。

(2) 软骨MRI应用与研究进展

1）与蛋白多糖相关的MRI技术：

A. 延迟增强软骨MRI(dGEMRIC)：根据固

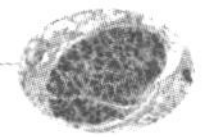

定电荷密度(FCD)在软骨组织中电离子分布进行成像，能间接反映软骨组织中的 GAG 含量。GAG 分子中带负电荷的羟基和硫酸根构成软骨的 FCD，Gd-DTPA$^{2-}$ 也带负电荷，其在软骨内部的分布与 FCD 呈负相关，即高浓度的 Gd-DTPA$^{2-}$ 分布于关节软骨中蛋白多糖缺失的部分，从而使该区 $T_1$ 值减低，而 GAG 正常区 $T_1$ 值无明显变化。因此，dGEMRIC 间接反映了软骨组织中的 GAG 含量。

B. $T_1\rho$ 成像：是一种用来评估自由水中氢原子和大分子之间低频流动的技术。在自旋回波序列的基础上，用大量高频脉冲锁住横断面磁场，而伴随高频脉冲来驱动纵轴恢复。获得的几个值可以解决衰减功能的坡度以及创建灰度或色度图。$T_1\rho$ 成像过程类似于 $T_2$ 除了在磁化恢复到横断面后加一个射频脉冲。应用射频场强后磁化变得有序或自旋锁定。信号衰减是 $T_1\rho$ 时间常量的指数，从多层面图像中改变自旋锁定脉冲的持续时间计算出来，并可对软骨感兴趣区(ROI)进行定量分析(彩图 6)。液体的 $T_1$、$T_2$ 和 $T_1\rho$ 值可能相近，但是组织的这些值明显不同($T_2 < T_1\rho < T_1$)。由于对射频产生的磁场($B_1$)的依赖性，$T_1\rho$ 的测量值以千赫兹(kHz)幅度对分子的波动进行探测，而 $T_2$ 对静态磁场($B_0$)有依赖性，以兆赫兹(MHz)幅度进行探测。

影响 $T_1\rho$ 的主要因素是胶原纤维的位置、胶原蛋白的密度、蛋白多糖，可能还有其他的大分子。此外有文献报道 $T_1\rho$ 可能是生物组织内多个因素相互影响的结果。根据组织的类型不同，可能不止一种因素影响 $T_1\rho$，影响 $T_1\rho$ 的机制可能还有弥散效应、双极弛豫、化学交换效应和标量弛豫等。

C. $^{23}$Na 谱成像：其主要原理是钠分布图像可以显示蛋白多糖崩解区域。与 dGEMRIC 的原理相同，$^{23}$Na 原子带有正电荷，因此局部 $^{23}$Na 浓度与 FCD 具有直接的关系。正常软骨与骨关节炎软骨样本的 $^{23}$Na 空间分布存在差异。骨关节炎软骨的 GAG 降解区域 $^{23}$Na 谱信号强度下降 50% 以上。由于需要采集钠谱信号的前置放大器和双调谐线圈等特殊硬件设备，该技术目前尚难以应用于临床。

2) 与胶原含量相关的 MRI 技术：$T_2$ 映射成像以 $T_2$ 值为测量指标，是一项反应软骨中水及胶原纤维结构完整性的技术，已成为主要的生物力学成像技术之一。$T_2$ 值是水和胶原纤维的功能指标，主要受软骨内胶原含量、构象及水含量变化的影响，蛋白多糖对其影响不大。测量 $T_2$ 值的空间分布能揭示水含量异常及胶原纤维方向、含量的改变(彩图 7)。

3) 反映软骨内水分布变化的 MRI 技术：弥散加权成像技术(DWI)反映的是水分子扩散效应情况，即通过检测水分子扩散程度，在分子水平分析组织结构变化。DWI 可通过表观扩散系数(ADC)定量描述扩散加权成像中不同方向的分子扩散运动的速度和范围。骨关节炎时，炎症区水分子扩散自由度增加，DWI 上病变区信号强度、软骨的 ADC 值会发生相应的改变。

4) UTE 成像：UTE 成像是针对人体内短 $T_2$ 组织开发的一种成像技术，采用非常短的回波时间(要求≤0.3 ms)，可采集到短 $T_2$ 组织本身的信号，并以高信号的形式显示。UTE 序列获得的影像可区分出半月板的有血供区及无血供区。还可以显示软骨钙化层(图 7-24)。

### 7.10.2 软骨病变

软骨病变广泛存在于人群中，这一方面是软骨退变的普遍性，另一方面也和日益增多的运动损伤有关。根据笔者的研究，30 岁以上人群中就广泛存在无症状的软骨缺损和软骨内磁共振信号异常。40 岁以后软骨病变的临床症状开始逐步显现。但同时，软骨病变早期是没有症状的，而软骨病变目前还有特异性的药物治疗和非常有效的治疗方案。MRI 在软骨病变的诊疗过程中主要发挥两方面的作用：一是早期诊断，发现一些依靠体检或者其他手段所无法证实的软骨病灶；二是对治疗效果进行有效的客观评估。从目前来看，软骨病变治疗评估是软骨影像学研究和今后发展的方向。另外软骨影像学，特别是磁共振的发展也为软骨材料的研发提供了可靠的评估平台。

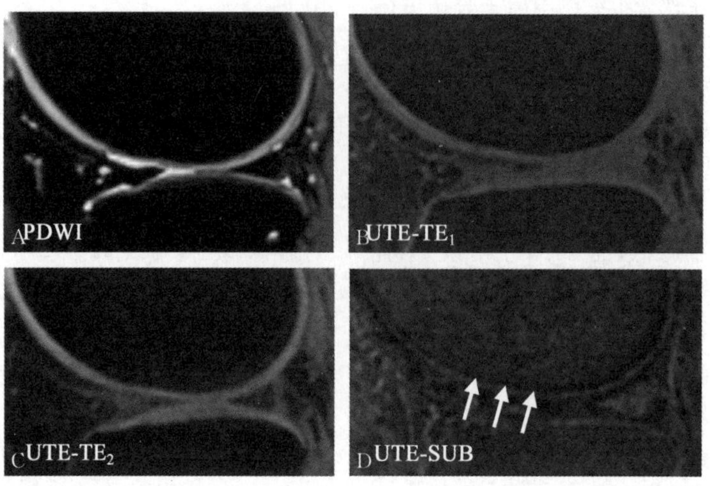


图 7－24　正常膝关节软骨 UTE 成像

注：A. PDWI 显示股骨外侧髁软骨全层；B. $TE_1 = 0.5\ \mu s$ 时，股骨外侧髁 UTE 图像；C. $TE_2 = 4\ \mu s$ 时，股骨外侧髁 UTE 图像；D. B、C 两个回波图像信号相减所得 UTE－SUB 图像，箭头所指线样高信号条带为软骨钙化层。

（1）软骨病变病理变化

最著名的关节软骨病变关节镜分级方法是 1961 年由 Outerbridge 提出来的。1985 年，Shahriaree 修改这个分类法，描述了软骨软化的 4 个等级：1 级，软骨变软；2 级，浅层纤维化、溃疡或泡性肿胀；3 级，表面不规则及不同区域变薄；4 级，溃疡形成及软骨下骨裸露。在 Shahriaree 分类法的基础上，类比于 Outerbridge 分类法，Yulish 提出了髌软骨软化的 MRI 三级分类法。在随后的研究中修改为五级分类法：0，正常软骨（对应关节镜下正常或软化中的软骨）；Ⅰ，轻微肿胀及信号不均匀；Ⅱ，累及软骨厚度 1/2 以内的裂隙或溃疡；Ⅲ，累及软骨厚度 1/2 以上的裂隙或溃疡；Ⅳ，软骨下骨裸露的溃疡及糜烂。上述分类体系是基于退变软骨的改变所作，因此理论上并不适合用于描述急性软骨损伤，但实际上依然被广泛运用。国际软骨修复学会（ICRS）提出了一个类似的关于软骨病变的分级亚型：软骨全层损伤归类于Ⅲc 级，只有当软骨下骨板受累时才被称为Ⅳ级缺损。这个分级系统并没有区分出软骨急性和慢性损伤，而且此分类方法中未考虑到病变的大小，但病变大小可以作为一个单独的参数记录下来。前面提到的分类系统的一个缺陷是无法在常规磁共振序列上确切地显示Ⅰ级软骨损伤的改变。软骨细胞外基质变化引起的信号改变由于截断伪影、魔角效应或是部分容积效应等成像缺点，很难在图像上区分出来。Bohndorf 联合了关节镜和磁共振表现，在 1999 年提出了另一种分级系统，可以根据软骨损伤的程度、软骨下骨的受累及骨性终板的状态区分出完整（A）或撕裂的（B）软骨及更小的碎片。此分类方法最大的优点是它可以用于膝关节、踝关节以及一些不常见损伤部位急性软骨或骨软骨的损伤。

骨关节炎是膝关节的常见软骨性病变，在骨关节炎（osteoarthritis，OA）的大体病理变化中，最初可观察到的变化是关节软骨局灶性损伤。其特征为软骨细胞外基质浅层碎裂，软骨表层外观呈丝绒样改变，而非正常的平滑表现。在此基础上发展则形成沿基质胶原纤维轴向走行的裂隙。如果裂隙在关节面表浅层发生，则称为剥落。当裂隙累及软骨放射层时，则可描述为软骨纤维化。在该区域，关节软骨表面连续性破坏。软骨基质呈纤维化及散乱外观，胶原纤维双折射特性增强，软骨细胞团块紧邻裂隙边缘分布。在其他致病因素综合作用下，病灶可迅速扩大并累及整个关节软骨面并在短期内出现软骨基质代谢变化。裂隙逐渐向软骨深层发展，直至侵犯软骨下骨，产生纤维软骨磨损。软骨磨损形态从最初的裂

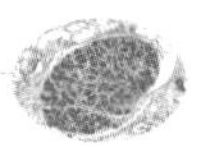

隙样改变逐渐演变为溃疡样改变，严重者软骨全层消失，软骨下骨裸露。OA 软骨损伤和纤维化区域软骨细胞也发生变化，表现为细胞增殖和细胞凋亡同时活跃。软骨细胞增殖主要表现为纤维化和软骨软化区毗邻的软骨陷窝内细胞数量翻倍。

（2）*软骨病变磁共振表现*

因外伤、炎症或退行性改变而引起的胶原的丢失可增加软骨的信号强度，主要有两个因素：一是增加了软骨内水的含量；二是胶原纤维具有短 $T_2$ 效应，胶原纤维减少可延长软骨的 $T_2$ 弛豫时间。软骨损伤最早期的变化是信号改变，且在出现形态变化前渐渐变得明显。骨关节炎患者的软骨在 $T_2$WI 上可显示局灶性高信号影，多为软骨肿胀所致，这些改变已被关节镜所证实。异常的关节软骨信号可出现在软骨表层、中层和深层，后者可能是软骨内钙化层分离所致。这些改变可见于骨关节炎患者。深层关节软骨的局灶分离可导致软骨的磨损和软骨下骨的增生。但软骨深层的改变，在关节镜检查时一般不能被发现。通常在半月板损伤累及邻近关节。

软骨和骨关节炎时软骨内可观察到信号的异常。外伤、炎症等可引起关节软骨的组成和生物化学成分的持续退变，最终将导致软骨内固态物质逐渐丢失，表现为软骨内局部或弥漫的小囊状病灶及局限于软骨表面的磨损、纤维化，或软骨出现部分甚至全层的缺损。在某些病例中，局灶的关节软骨肿胀也可在关节软骨表面磨损之前被检出。显示这些形态变化需要高的空间分辨率，且需在软骨和邻近关节结构间有高的对比度。

OA 软骨最早的磁共振表现是软骨内异常信号的出现。软骨内异常信号可以局限于表层，也可以累及全层。病变区域与正常组织间分界不清，在软骨厚度和形态发生前即可观察到。软骨信号异常与软骨 $T_2$ 弛豫时间有关。局灶性信号升高可能是软骨水肿和蛋白多糖丢失造成，而深层信号升高则与钙化区基线分离有关。局灶性信号降低与软骨水份减少或软骨细胞减少有关。病变区软骨 $T_1$、$T_2$ 弛豫时间比正常关节软骨更短。因此，OA 软骨在 $T_1$WI 和 PDWI 上以低信号为主，在 $T_2$WI 和 GRE 序列上则以高信号常见。FS－SPGR 序列上 OA 软骨信号主要表现为分层消失和局部信号降低。

在发生软骨信号改变之后，OA 软骨轮廓也逐渐发生改变，包括：①软骨表面毛糙，高低不平；②局限性变薄，甚至完全消失；③软骨线样结构中断，病变区域软骨突然中断，结构不规则；④软骨缺损区出现，可以为小凹状改变，更多的是片状不规则缺损；软骨缺损累及深度不一，部分还累及软骨下骨。

与感染性或免疫源性关节炎相比，软骨表层是 OA 最早累及和病变程度最深的区域，这与 OA 病理学变化和病因机制假说是一致的。仅在 OA 进展期或伴随外伤等诱发因素时，软骨深层才会出现 MRI 可见的形态变化。在利用 MRI 诊断 OA 时，必须将软骨轮廓和信号变化结合考虑。因此进行软骨 MRI 评价分级是必要的。

以膝关节 OA 为例，膝关节软骨形态分级标准很多。目前较为常用的有 Outerbridge 评价系统和 Noyes 关节镜分级标准（表 7－2）。Outerbridge 评价系统原来用于描述髌骨软化症，后逐渐用于膝关节 OA 术中所见评价。该系统较为倚重关节软骨裂隙的出现对 OA 病变程度的影响，同时也综合考虑了软骨裂隙深度和病变区范围，对软骨病变能进行较为全面的评估。所以 Outerbridge 评价系统也广泛应用于 OA 软骨的影像学评价。最

表 7－2　Noyes 和 Outerbridge 软骨评价系统比较

| Noyes 评分系统 | | Outerbridge 评价系统 | |
|---|---|---|---|
| 分级 | 表现 | 分级 | 表现 |
| 0 | 正常 | 0 | 正常关节软骨 |
| Ⅰ | 软骨内异常信号或软骨表面异常色泽 | Ⅰ | 关节软骨膨胀变软 |
| ⅡA | 软骨缺陷累及少于软骨全层 50％ | Ⅱ | 关节软骨出现裂隙，但裂隙未进入软骨下骨，病变区直径＜12.7 mm(0.5 in) |
| ⅡB | 软骨缺陷累及全层 50％～99％之间 | Ⅲ | 裂隙已开始进入软骨下骨，但软骨下骨未裸露，病变区直径＞12.7 mm |
| ⅢA | 软骨全层缺损但没有骨质病变 | | |
| ⅢB | 软骨全层缺损伴相邻软骨下骨质异常 | Ⅳ | 存在软骨下骨裸露 |

近 Noyes 系统应用逐渐广泛。Noyes 评价系统的主要特点是：①以关节镜下软骨表现为基础，兼顾磁共振和关节镜两种评价手段；②倚重软骨缺损深度评价 OA 程度；③不考虑软骨缺损的大小范围。与 Outerbridge 系统相比，Noyes 评分更贴近关节镜表现，也适用于磁共振评价（图 7－25）。

目前也有仅根据磁共振表现所做的 OA 软骨分期：①Ⅰ期，关节软骨一过性肿胀（图 7－26）；②Ⅱ期，Ⅱa 期，关节软骨表面出现毛糙；Ⅱb 期，软骨内出现低信号小囊状病灶；③Ⅲ期，关节软骨

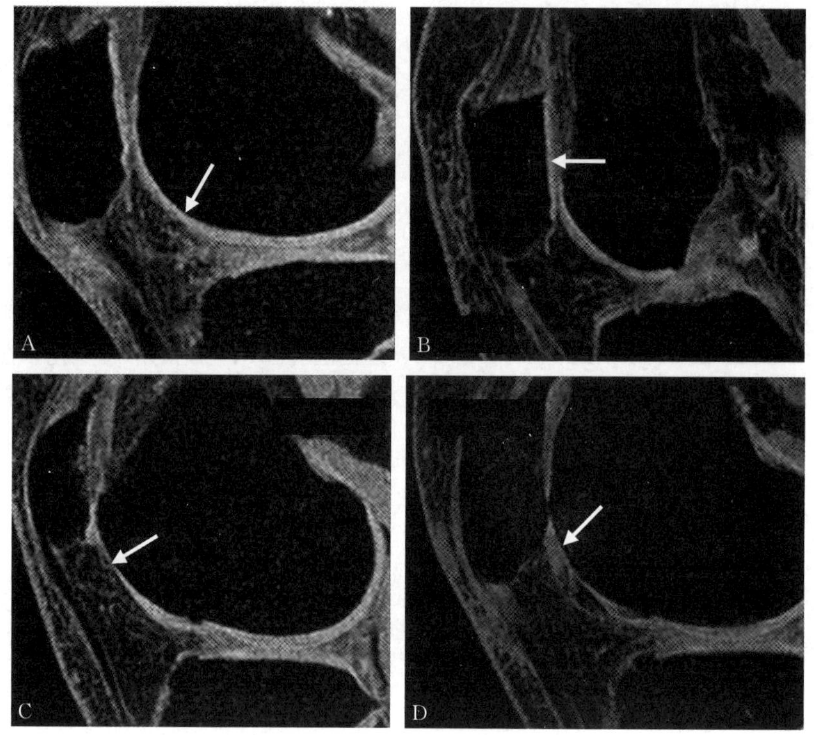

图 7－25　软骨 MRI 分级

注：SPGR 序列上软骨病变分级：A. 股骨外侧髁软骨ⅡA 级，软骨缺陷累及少于软骨全层 50%；B. 髌软骨ⅡB 级，软骨缺陷累及全层 50%～99%之间；C. 股骨外侧髁ⅢA 级，软骨全层缺损但没有骨质病变；D. 股骨外侧髁软骨ⅢB 级，软骨全层缺损伴相邻软骨下骨质水肿。

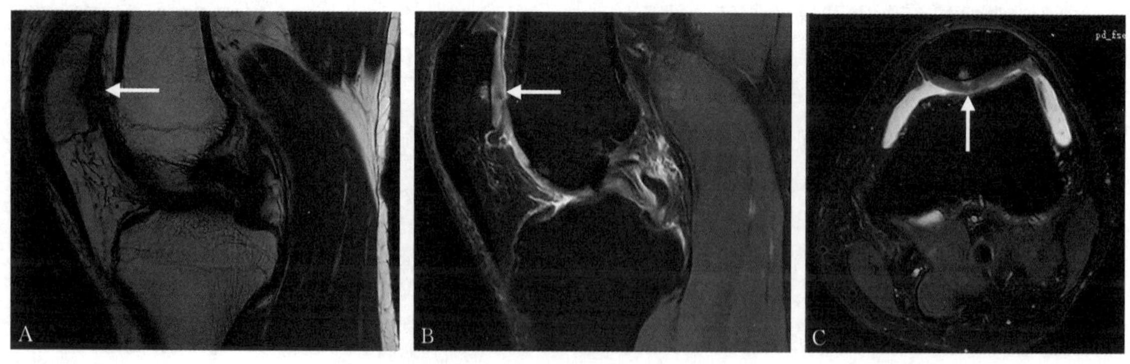

图 7－26　髌软骨Ⅰ期损伤 MRI

注：$T_1WI$(A)、矢状位 PDWI(B)及横断面 PDWI(C)上示髌软骨局部信号异常伴软骨下骨内小斑片 $T_1WI$ 低信号 PDWI 高信号影（箭头）。

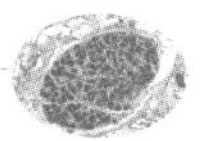

明显变薄，但未累及钙化层；④Ⅳ期，软骨全层消失，同时伴有软骨下骨的硬化。

OA的软骨Ⅰ期损伤，在FSE序列$T_2$WI上呈明显的高信号，在三维脂肪抑制GE序列$T_1$WI上可见局部软骨的增厚。在MIP重建像上见软骨图像信号强度呈不均匀性降低，这可能是局灶增厚的软骨内水分增加所致。这一期的软骨损伤主要是在软骨表面退变的基础上再加上机械因素，使某一段时间内承重处的软骨肿胀而引起的。

Ⅱa期，随着损伤的加重，表层断裂变薄，表面毛糙。在PDWI上见软骨表面呈小齿状突起、粗糙。在脂肪抑制三维FGE序列$T_1$WI上常不敏感，虽然其空间分辨率较高，但表层在这时呈低信号，其背景亦为低信号，缺乏对比度，所以不敏感。但表层在三维$T_2$WI上可较为清晰。Ⅱb期，表层损伤后或软骨内分解代谢引起软骨内蛋白多糖等固体物质丢失，在脂肪抑制三维FGE序列$T_1$WI上表现为虫噬样弥漫的小低信号灶；在MIP重建像上，重建的关节软骨显示为"网眼纱布状"。

病变发展到Ⅲ期时，累及中层及深层，未及钙化带。在脂肪抑制三维FGE序列$T_1$WI上可见局部软骨明显变薄，但未累及软骨下骨组织。在MIP像上，重建软骨内见局灶性斑片状的信号减低区，但软骨信号仍存在。

当OA软骨损伤Ⅳ期时，多引起软骨下骨的硬化，在$T_1$WI上均可见软骨下骨髓内呈低信号的条状硬化影，在软骨的MIP重建像上可见"地图状的"不规则的软骨缺失区。

在Ⅰ～Ⅲ期OA的软骨损伤，软骨细胞有一定的修复能力，不仅能产生新的软骨细胞，还可以使软骨细胞的活性增加，大量合成新的软骨基质，以阻止软骨病变的发展，促进损伤软骨的愈合。较表浅软骨缺损的愈合，完全依赖靠近损伤边缘残留的软骨细胞。只要软骨下骨板未损伤，即软骨损伤未到Ⅳ期，都有完全修复的可能。Ⅳ期的晚期软骨损伤多见纤维斑痕形成，使软骨失去润滑作用、弹性和修复再生能力。所以在OA软骨损伤Ⅰ～Ⅲ期时，从病因学上进行治疗，OA有可能达到治愈，软骨及骨的损伤可得以完全修复；在OA Ⅳ期，损伤的关节软骨或是纤维瘢痕愈合或造成其下骨质的暴露，随着运动的增加可加快其周围关节结构的退变过程。对OA关节软骨的Ⅳ期损伤可以进行外科手术治疗，通过手术改变其承重点，减少损伤处关节软骨所受的机械性冲击震荡，减缓关节的退变过程。另外，还可以进行关节软骨的体外培养，进行关节软骨移植术。因此，MRI检查不仅对OA的诊断、治疗有重要的意义，而且对其病因研究及治疗的改进也具有重要意义。

目前研究认为，FS-SPGR等快速梯度回波序列在显示软骨缺损方面的敏感度和特异度明显高于其他序列。文献报道的FS-SPGR序列诊断软骨缺损敏感度在90%～95%，特异度在80%～95%之间。3D-FS-SPGR成像序列能够清晰地将关节软骨与其他结构区分开来，提供足够高的信噪比，并可进行容积测量和三维重建。因此其能够提供关于关节软骨形态变化的完整信息并直观反映软骨表面变化，这是其他磁共振序列所无法比拟的。也有学者认为，3D-FS-SPGR序列对诊断髌股关节面软骨病变最佳，且病变分级越高，诊断准确率就越高。该序列对Outerbridge评价系统0～Ⅰ级病变的检出率与其他序列无显著差异。

FS-PD序列能够清晰显示软骨-软骨下骨界线，在显示OA软骨深层变化方面具有一定的优势。与STIR序列相比，FS-PD序列软骨图像信号更高，且厚度较厚，因此较为适合观察软骨小缺损。鉴于FS-PD序列成像时间短，因此较为适合OA普查。

### 7.10.3 软骨治疗后影像改变

关节软骨缺乏血管、神经和淋巴组织，关节软骨的营养主要来自关节液的扩散，一旦受伤，关节软骨的修复能力有限。因此关节软骨损伤是临床治疗的难点。针对软骨损伤，涌现出了多种治疗方法，如关节置换术、微骨折术、骨软骨移植术、骨软骨自体移植术（osteochondral autograft transplantation surgery，OATS）、自体软骨移植（autologous osteochondral transplantation，AOT）、基质诱导自体软骨细胞移植(matrix-induced autologous chondrocyte implantation, MACI)。其中关节置换术伴随的并发症如炎症、感染、假体松动可能导致手术的失败,微骨折术修复组织为纤维软骨,骨软骨移植术面临着非负重区可供移植的软骨数量有限,因此这几种治疗方法效果不是特别理想。而MACI是在自体软骨细胞移植术上的改良,即在胶原膜上预先种植软骨细胞,再移植至软骨损伤部位(图7-27)。据相关文献报道,MACI术后移植软骨组织结构接近正常透明软骨,是目前最有前景的治疗手段。

随着生物医学工程的发展,组织工程被引入软骨缺损治疗中,其中以MACI最具有代表性,它将自体软骨细胞作为种子细胞,培养扩增后接种在Ⅰ/Ⅲ型胶原膜上;移植前修剪成与缺损部位相应的形状,手术时用生物蛋白胶将其粘贴在软骨缺损处。MACI的优势在于易形成透明软骨样修复,与周围正常软骨整合度高,术后并发症发生率低,能够保持良好的长期临床效果。移植后的软骨细胞依靠关节液的支持与营养,分裂、生长并分泌细胞外基质,形成含有胶原、蛋白多糖及水分子的分层结构。

MRI是目前评价关节软骨最敏感的无创性检查方法,在关节软骨成像中的应用价值已经被广泛接受。$T_2$映射技术是比较成熟的MRI软骨定量技术,它可用于评估软骨修补术后组织情况。当整个软骨的形态及信号分布与正常软骨一致时,提示软骨修补成功。在一些比较不同软骨修补技术的研究中,$T_2$映射可用于长期观察软骨变化。

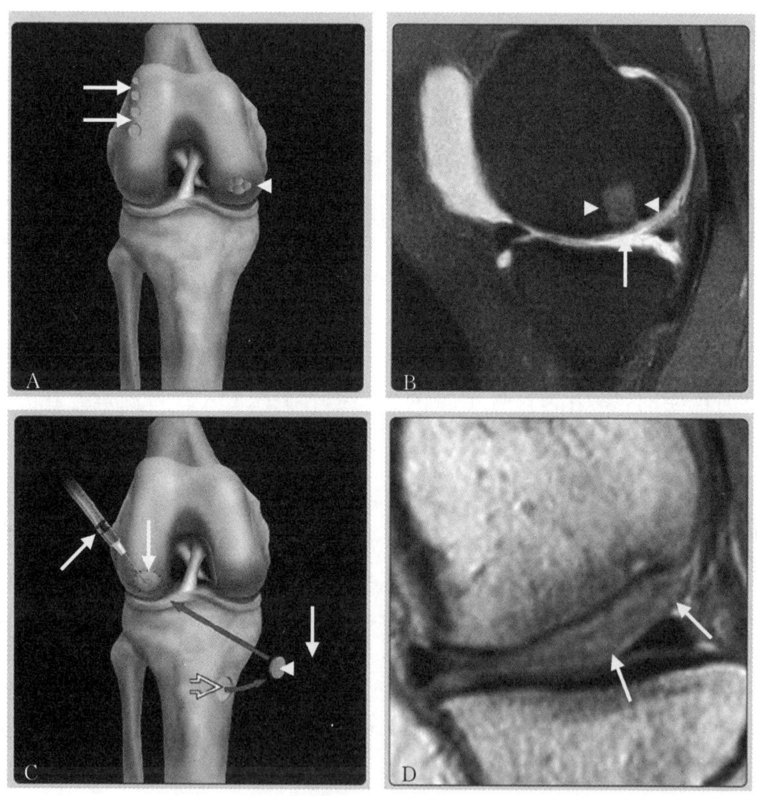


图7-27 自体软骨移植术后影像学表现

注:A. AP图示为自体骨移植(镶嵌成形术)的外侧滑车非承重部分骨软骨移植物(白箭头)摘取后在股骨内侧髁缺损处(三角箭头)放置多个植骨物。B. AOT术后矢状$T_1$WI FS磁共振关节造影显示移植物骨的矩形骨部分与原生骨融合(三角箭头)。上面的关节软骨与天然的透明软骨表面平齐,形成一个光滑、一致的关节表面(箭头)。C. AP图示自体软骨细胞移植(ACI)的步骤:股骨外侧髁软骨缺损(上部箭头)用胫骨近端骨膜瓣覆盖(下部箭头);将之前收集并培养的软骨细胞注射到皮瓣下的缺损处。D. MFC关节面ACI术后,矢状位PDWI显示骨膜瓣肥大和移植物增厚(箭头)。

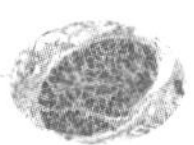

$T_2$ 映射检查无需对比剂，扫描时间短，已经成为关节软骨成像中的主要序列。$T_2$ 值主要反映软骨内胶原含量、水含量及胶原构象的变化，在软骨修复过程中可以检测胶原的重构。软骨内胶原含量、胶原纤维各向异性和水含量是软骨 $T_2$ 值变化的主要因素。主要因为软骨组织内水分子分布与胶原纤维排列方向是平行的，软骨内胶原纤维的排列方向及水含量直接影响着 $T_2$ 质的变化，软骨胶原纤维排列方向的不一致导致了水分子分布的各向异性。

基于关节透明软骨胶原网状纤维排列及分布特点，分层评估 $T_2$ 值在国外已有报道。在一项动物实验研究中发现，MACI 术后移植区 $T_2$ 值分层表现提示移植后软骨接近透明软骨样修复。通过观察测量软骨深浅层 $T_2$ 值的空间分布特征，可用于动态观察缺损组织的修复过程，检测修复组织胶原及水含量的组成及构象变化。

MACI 术后早期软骨基质尚未形成，胶原纤维排列杂乱。苏钢等的研究发现软骨移植早期移植软骨 $T_2$ 值较高，且随着时间延长逐渐降低，并趋于正常。软骨移植后，随访时间越长，移植区与正常区 $T_2$ 值比值逐渐接近 1，提示修复组织的胶原和水含量越接近正常组织，表明软骨胶原及自由水含量向正常软骨靠近并逐渐形成透明软骨样的修复组织。罗毅等人通过对猪软骨进行 MACI 造模，发现建模后 2 个月，内外侧软骨 $T_2$ 值较正常软骨明显增高，3 个月后 $T_2$ 值逐渐下降，尤以内侧组为显著，提示通过磁共振 $T_2$ 值的变化可以监测损伤软骨在建模后的修复情况。

以往对 MACT 术后移植区软骨 $T_2$ 值变化的研究集中在全层 $T_2$ 值研究，对移植软骨深浅层区域 $T_2$ 值变化相关研究较少。张君等报道，MACT 术后 3、6 个月，移植软骨 $T_2$ 值较正常软骨明显增高，术后 12 个月 $T_2$ 值逐渐下降并接近正常软骨，同时移植区具有一定的空间区域变化规律，表现为从深层到浅层 $T_2$ 值逐渐增加的趋势，提示 MACT 术后软骨修复组织在塑形成熟过程中达到或接近透明软骨样修复。在 MACT 术后早期（3 个月），移植区全层 $T_2$ 值较正常组明显升高，这可能是由于手术创伤造成表面软骨水肿、关节液渗入、软骨基质尚未形成、自由水流动增加等综合因素的结果。术后 6 个月，移植区 $T_2$ 值逐渐下降，但较正常组仍增高，这主要是由于此时细胞外基质的合成与分解尚未达到平衡，胶原网状结构仍松散紊乱，修复的软骨内富含自由水，故 $T_2$ 值仍升高。随着时间进展，至术后 12 个月时，移植区 $T_2$ 值较前明显下降并趋于正常，提示随着修复组织成熟，胶原纤维排列逐渐规整，胶原含量及水含量逐渐恢复正常。Watrin-Pinzano 等报道老鼠在接受 MACI 术后，修复组织 $T_2$ 值随时间延长而逐渐减低，指出 $T_2$ 映射可评估修复过程中细胞外基质成分及胶原网状结构的排列方向改变。

此外，dGEMRIC 主要是根据 FCD 在软骨组织中的电离子分布理论进行成像，能够无创、动态监测移植软骨的修复过程，并提供修复组织的生化信息，可作为软骨移植术后评估的有力工具。

结合矢状位脂肪抑制三维扰相梯度回波序列（three-dimensional spoiled gradient echo, 3D－SPGR），冠状位 $T_1$WI 和矢状位脂肪抑制质子密度加权成像（fat-suppressed proton density weighted imaging, FS－PDWI）可以更加全面地评估软骨术后改变。3D－SPGR 被广泛应用于软骨成像研究。三维扫描提高了软骨图像的空间分辨力及信噪比，还可进行多平面重建，同时可对软骨厚度进行较为精确的监测。

综上所述，目前 3.0 T 磁共振 $T_2$ 映射联合 3D－SPGR 能够无创、动态地监测自体软骨细胞移植术后软骨的修复过程，可作为软骨修复术后评估的重要工具。

## 7.11 创伤

膝关节的创伤性骨疾病种类繁多、范围广泛。对此类疾病有许多系统的分类方案。利用多种成像方式，回顾性地解析所有创伤性膝关节损伤，分析其影像特征是一项艰巨的任务。为了有效地辨别膝关节损伤性疾病的程度，将骨性膝关节损伤分为 3 类，检查之前必须按照一定的标准放射学流程进行，第一类即大多数的移位骨折和显著的关节结构紊乱首先采用X线片即可确诊;第二类的膝关节损伤则是X线片能够发现病变,但需要利用MRI、多层CT甚至肌肉骨骼超声检查来进一步反映病变详细程度;最后一类则是X线片上是阴性表现,其确诊需要更高级的影像手段来发现,对于这类病变,临床病史和详细体检对于选择最佳的影像学检查是必不可少的。

需要说明的是,当膝关节外伤发生时,虽然X线片及CT是首选的检查手段,MRI以其能发现细微的"隐性骨折"、评估韧带损伤、可作为伤后随访评估等优点帮助临床医生精准治疗。外伤性膝关节隐性骨折,一般是指发生于骨小梁至软骨下的骨折,大多数在骨折后会波及到关节软骨,以活动受限、疼痛、肿胀等为显著特征。外伤性膝关节隐性骨折部位普遍较为隐匿,与周围组织的密度并无显著的差异性,加之合并的半月板以及韧带损伤又会带来较大的干扰,且临床表现缺乏特异性,体格检查与X线片难以确诊,医务人员难以通过获得的影像察觉膝关节存在的细微骨折。在磁共振中,隐性骨皮质下骨折存在大范围的地图样、网格状或线状信号区,边界模糊但骨关节面完整;骨皮质骨折呈低信号带中断,与骨髓高信号存在强烈对比(图7-28);骨软骨骨折呈多层次或者是连续性中断,骨性关节面存在明显的塌陷情形。在临床上对疑似膝关节软骨骨折患者进行诊断时,无特殊情况宜扫描快速梯度回波(fast gradient echo,FGRE) $T_2$WI、FGRE $T_1$WI、和脂肪抑制序列(如STIR),深入了解患者骨质、半月板及韧带情况,将 $T_1$WI、$T_2$WI、STIR结合观察,可以客观呈现患者的软骨骨折程度、骨折部位、骨折块带下,可以清楚地显示韧带及半月板的损伤情况。此外,多数研究也指出与CT比较,磁共振的临床诊断价值要高于CT,可以为医生提供更准确的诊断依据。因此,在临床工作中需要根据患者的实际情况,合理地为患者选择诊断方法。

相比较而言,成年人膝关节周围的骨折与发生在脊柱、手或足的骨折存在一些细微的不同。股骨、胫骨、髌骨具有相对较大的抗拉高强度,而腓骨最薄,受外力的冲击后相对易于骨折。骨折的原因包括直接外伤,从汽车损伤到运动损伤都可以造成膝关节的损伤。当骨作为薄弱环节时,受到生物力学轴方向的牵引力也能导致损伤。虽然许多分类系统将骨折分为股骨骨折、胫骨骨折、腓骨骨折、髌骨骨折,但一个简洁和精确的对骨折的描述,包括解剖和移位等,能为临床医生制定最合适的治疗方案提供帮助。

股骨远端髁上区,无论是直接损伤还是扭转力作用,都特别容易造成骨折。其分类依据是基于断裂面、粉碎及延伸至关节面,其中是否累及关节面对于确定治疗方案具有重要意义。虽然通过X线的正、侧位片通常足以描述股骨髁上骨折,若怀疑骨折累及到关节腔则应该补充X线斜位片。

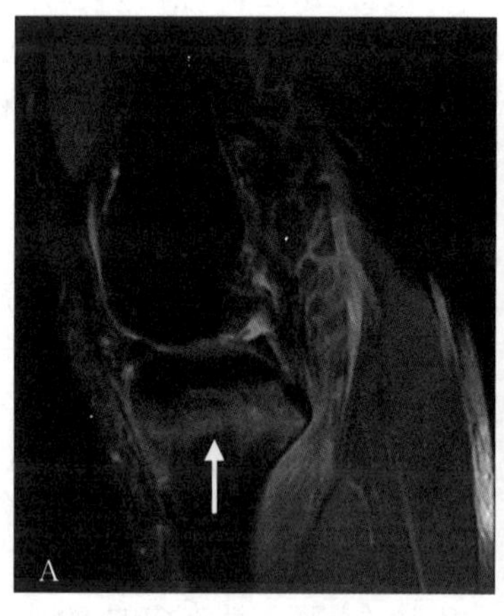

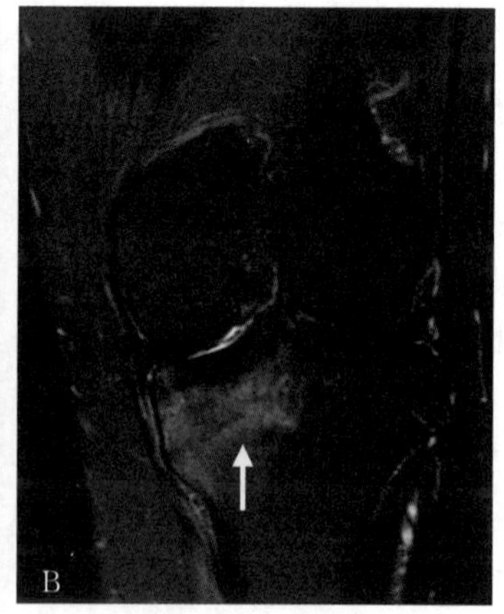


图7-28 左侧胫骨上段内侧平台隐匿性骨折MRI

注:矢状位(A)及冠状位(B)PDWI上示左侧胫骨上段内侧平台可见斑片骨髓水肿高信号影伴横行低信号影(箭头),提示左侧胫骨上段内侧平台隐匿性骨折。

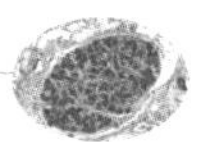

如果骨折程度尚不清楚，那么MRI或CT检查是必要的。这些损伤几乎无一例外地需要手术治疗，术前CT检查是计划实施碎片复位和固定的标准检查。即使股骨髁上骨折未累及到膝关节，但此骨折和膝关节周围骨折之间具有高度相关性，所以专门的膝关节成像是必须的。

发现股骨髁上骨折存在的同时，有可能遗漏偶尔伴随的髋关节骨折或脱位。对股骨损伤应作一个全面的评估，防止遗漏近端损伤。正如膝关节周围的任何骨与软组织损伤时，其后面腘窝内的血管结构包括腘动脉，都应该考虑到。如果腓肠肌起源相关的股骨髁骨折伴有明显后移时，就需要磁共振血管造影（MRA）专门评价血管的情况。

股骨髁骨折更易发生关节内骨折，这常常是由于冲击力通过膝关节传递至股骨髁间凹所致。特别值得注意的是，涉及股骨髁的骨折多有牵引移位的倾向，偶尔在膝关节屈曲时髌骨和伸肌组群导致髁间骨折的移位。单独的一个X线正位片多数情况下确定骨折往往不难，但从4个不同方位膝关节成像则能对骨折进行充分的评估，包括移位、成角角度以及与股骨髁部骨折累及的关节面损伤情况。

胫骨近端骨折，不包括胫骨平台骨折，最常见的是直接外伤所致。损伤的位置往往是汽车保险杠与地面间的距离高度，因为步行时被汽车撞伤是临床上常见的相关的腓骨骨折，必须考虑开放手术或闭合复位。在股骨远端骨折固定之前，评价是否累及到关节面，4个不同方位的X线片检查是首选的。不过CT或MRI的进一步检查能更好地评估是否有关节受累。胫骨近端骨折常常受高速度和高强度的外力损伤所致，应考虑到存在其他骨折的可能。一个罕见的情况是胫骨近端骨折同时股骨髁上骨折，膝关节基本处于游离状态，称为浮膝。在胫骨近端骨折延伸至胫骨负重关节面时，多层CT冠状位和矢状位重组图像是推荐的成像方法，用来准确评估关节面移位或平台塌陷程度。这些骨折在讨论后，结合受伤情况选择进一步的成像。

腓骨头颈部也经常受到直接冲击伤。特别是腓骨头，由于位于膝关节的下外侧，要注意观察X线片确认其皮质的完整性与否。同时观察近侧胫腓关节是否正常排列，直接外伤可造成无骨折脱位，虽然少见，但偶尔有发生。腓骨头在侧位X线片上与胫骨后皮质相重叠，将有伤及腓总神经的危险。无论是单纯X线片确诊的还是需要进一步成像发现的都要明确损伤的程度。腓骨头骨折本身不需要对腓总神经成像，可以通过简单的神经学检查是否存在足下垂。如果检查阳性或可疑骨折或脱位时，建议在腓骨头/颈部软组织后外侧进行牵引，甚至考虑采用MRI、超声及腓总神经肌电图专门来评价。通常，膝关节外翻损伤伴腓骨近端骨折发生往往与胫骨平台骨折有关（图7－29），建议用CT检查来进一步评价。在CT上在腓总神经周围清晰脂肪层的衬托下腓总神经损伤可以被发现，当然比不上MRI对神经损伤检查的敏感性。同时，MRI可用来评估内侧软组织结构包括内侧副韧带外翻应力造成的损伤。因此对外翻应力损伤患者MRI检查时应注意评价腓骨头及腓总神经。腓骨近端的大部分或茎突，由于受到股二头肌腱的内翻应力作用可以发生完全撕脱（弓状骨折），这种损伤与后外侧韧带损伤几乎总是相关的，此时膝关节MRI检查确有必要。最后，需要注意的是，孤立的近端腓骨骨折在踝关节损伤时与下胫腓韧带联合损伤具有重要的相关性，即作用力沿骨间膜向上传递至腓骨近端，称为Maisonneuve骨折。膝关节成像发现这种骨折，同时需要行踝关节检查发现下胫腓韧带联合是否损伤。

腓骨近端在X线侧位片上重叠于胫骨近端的前后正中线的后外侧，在正位片上部分与胫骨重叠，在侧位片上与胫骨后部部分叠加。大部分胫腓骨错位发生在前外侧，特别是在膝关节极度屈曲情况下，以身体重量的负荷下坠时，如从高处跌落和降落伞着陆，或踝关节固定而下肢外旋反转等情况。影像学表现为正位片上近端胫骨与腓骨的分离以及侧位片上前方移位的腓骨头与胫骨完全重叠。第二种情况是近端胫腓关节脱位与远端肢体损伤累及胫踝关节。胫腓关节脱位的情况包括腓骨的最近端部分、腓骨茎突都位于正常位置

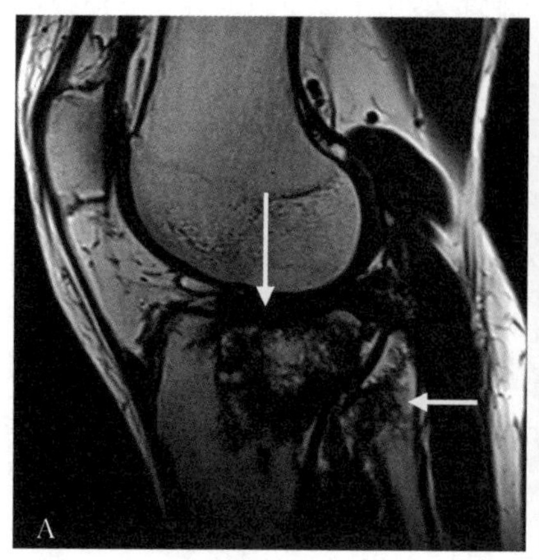
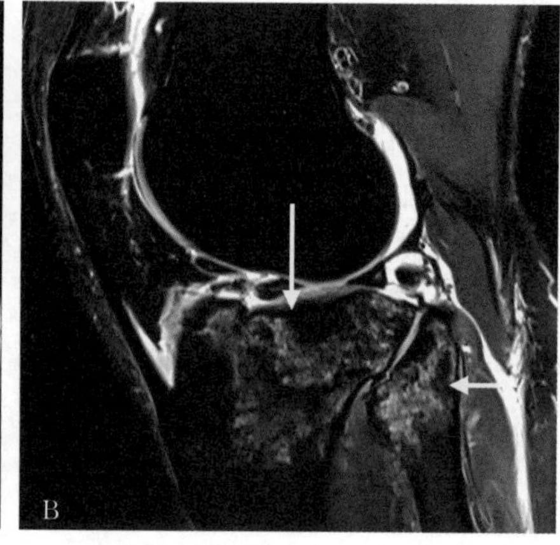

图 7－29　左侧胫骨平台及腓骨头骨折 MRI

注：外伤后 $T_1$WI(A)及 PDWI(B)提示胫骨外侧平台(长箭头)及腓骨头(短箭头)骨质不连、骨质水肿，胫骨平台塌陷，周围软组织肿胀、积液。

之上，多向上至膝关节线水平或以上。另外，膝关节 X 线片之外补充胫骨远端及踝关节成像是有必要的。

髌骨骨折可以由直接前膝外伤、过度的伸膝压力、或两者的组合导致，造成横向、垂直方向骨折或粉碎性骨折。在可能的情况下，怀疑骨性创伤累及髌骨时应在传统的膝关节创伤 4 个方位 X 线片的基础上额外增加一个髌骨轴位 X 线片用来专门观察髌骨关节面的损伤情况。如果在轴位 X 线片上疑似髌骨损伤，则应考虑进一步行 MRI 检查。如果骨折主要涉及髌骨体，仅 X 线片足以指导治疗。这个评估包括详细的断裂面、移位和粉碎等信息。一半以上的髌骨骨折按照平行或接近平行于胫骨平台平面中心的横向骨折线的分类。这些在前后位及侧位 X 线片都能充分显现无移位或明显移位。最常见的治疗是外科手术钢丝固定。髌骨粉碎性骨折往往表现出星状结构，治疗是基于断裂面和移位情况。垂直骨折不常见，常无移位，这一类的髌骨骨折必须加摄斜位和轴位 X 线片。由于垂直裂缝通常在标准的前后位和侧位片上不易查看，确诊则需参照 MRI 或 CT 检查。撕脱骨折可以发生在股四头肌嵌入的髌上极或髌腱起源相关的髌骨下极，可能髌骨极在伸缩机制中存在潜在的薄弱环节。在老年人中，骨质疏松症可能使髌骨骨质在伸直机制中弱于软组织成分起的作用。在儿童患者中，无论是上或下髌骨骨化中心均不完全成熟，还未融合，可从原发性髌骨中心撕脱骨膜，这种伸肌损伤被称为骨膜套撕脱伤，愈合和生长板融合都需要一个完整的治疗过程。髌骨下极的撕脱骨折以及髌骨肌腱断裂，在侧位片上可表现为髌骨高位或相对于膝关节的髌骨位置异常。

膝关节积液或积血通常作为创伤后内部紊乱的唯一影像线索。关节积液量多在膝关节侧位片上足以诊断。在膝关节屈曲 15°～30°的标准侧位片上，髌骨和股骨间的股四头肌远端肌腱嵌入处的透明间隙代表股前脂肪垫的投影。在正常的膝关节中这条透明间隙非薄，几乎呈线状，其密度依赖于髌骨最后上份与股骨轴的平行程度。这个密度代表膝关节髌上隐窝，在正常影像上宽度为 4 mm 或更小，与髌前脂肪垫形成夹层状。膝关节少量积液在放射学上首先表现为髌上隐窝扩大。膝关节中量积液在侧位片上呈卵圆形或泪滴形，部分取代了正常的脂肪。膝关节大量积液和积血往往会掩盖正常股前脂肪。

如果临床病史和体格检查怀疑存在显著的骨损伤，应推荐行水平侧位 X 线片检查。这种检查体位可减少创伤患者的移动，同时也缩短检查成像时间。无论患者采取哪种体位，水平侧位像应该膝关节伸直，下肢与地面平行，髌骨在上面。这

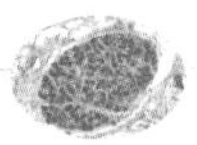

种方位的主要目的是观察关节内骨折造成的膝关节积脂血症。在股骨远端或胫骨近端骨皮质断裂，骨髓脂肪从长骨髓腔溢出，由于比重较低，脂肪组织分布在积血和正常关节液的顶层。其结果在肿胀的关节间隙内出现脂-液平面，通常最明显的位于髌上隐窝。这一征象表明骨皮质表面断裂累及到关节囊的边界。如果通过 X 线片确认存在积脂血症而没有发现关节内骨折，则需要 MRI 进一步的检查。如果患者不能进行 MRI 检查，也可以由多排 CT(MDCT)的冠状位及矢状位重建图像来替代。需要指出的是，在水平侧位 X 线片上即使看不到积脂血症，也不能排除骨软骨骨折的可能。据统计，外侧胫骨平台软骨是与关节积脂血症伴随的最常见的骨折位置，但巨大的膝关节骨软骨撞击伤也可以有类似的影像学表现，积脂血症可以通过 MRI 检查来确认。

胫骨平台骨折仅凭标准的正、侧位 X 线片很难确诊，因而建议增加双斜位是有必要的。虽然这些损伤可以依据胫骨关节面和骨折平面位置来分类，但关节面累及的面积百分比和受压程度对于制订合适治疗方案可能更加重要。最常采用的两种分类是 AO(国际内固定研究学会)和 Schatzker 系统。如果存在膝关节外翻损伤或外侧损伤，在水平侧位 X 线片上发现膝关节积脂血症并且没有移位骨折，则必须考虑到胫骨平台骨折的可能，需多层螺旋 CT 或 MRI 检查才可排除。在观察骨皮质方面，MDCT 优于 MRI，而随着关节表面重叠，MDCT 对于准确评价胫骨平台骨折是最佳的选择，X 线片则显得捉襟见肘。事实上，许多机构已将 MDCT 作为胫骨平台骨折的标准检查方法。在横断面 CT 上准确评价骨折累及关节面的面积，在冠状面和矢状面重建图像上测量关节表面凹陷程度。有了这些信息，骨科医生可以有效地权衡手术与非手术治疗的选择。另外三维重建是在后处理工作站上非常容易实现和获得，对于外科医生对疾病的全面认识是一个有益的补充。高级影像处理对于展示深部的结构如半月板等也是非常有用的，通过评估其是否需要手术复位。MRI 可以全面评估骨和软组织损伤。

多种外力的作用均可最终导致胫骨平台骨折，包括轴向负荷、导致内外翻时内外侧受到的撞击力以及与膝关节旋转损伤的轴向应力。膝关节内侧经常受对侧肢体的保护，而膝关节外侧一般更易受到撞击，因此外翻应力远比内翻应力发生作用的概率更大。胫骨平台骨折在年轻患者偶发于运动损伤，相比较而言仍是中老年居多，可能由于胫骨近端到股骨下端的骨质疏松以及软组织结构的完整性缺失所致，诸如半月板和关节软骨的不完整从而导致关节面受到更大的冲击力。单纯胫骨内侧平台骨折是罕见的(占胫骨平台骨折的 5%～10%)，外侧平台骨折是最常见的(75%～80%)，内、外侧平台骨折累及的比例取决于受到的外力大小。为了完整地评价胫骨平台骨折，可以分成两类：单纯骨折和骨折脱位。如果损伤只有单纯骨折，用 X 线片及 MDCT 评价足以指导治疗，除非有另外的表现进一步提示软组织损伤，如腓总神经损伤引起的足下垂或交叉韧带损伤时抽屉试验阳性。如果损伤骨折伴有脱位，则需要 MRI 进一步检查评价影响膝关节结构稳定的软组织潜在损伤。

胫骨髁间隆起位于内侧和外侧胫骨平台之间，是关节内交叉韧带的嵌入点。单纯的髁间隆起骨折没有损伤到关节面的情况相对少见，而髁间隆起骨折伴有前后方向上的不稳则更容易发生，推荐行 MRI 检查来完整评价。骨折分为两组：胫骨前棘骨折和胫骨髁间隆起骨折。在儿童和青少年中，交叉韧带比未成熟的骨生长板更加强壮，轴向旋转力可能引起前交叉韧带(ACL)撕裂，骨骼发育成熟的患者则常常导致胫骨隆突的撕脱骨折。在成年组伴有韧带损伤的可能性更大。在成人中胫骨髁间隆起骨折也应进行 MRI 检查来评价 ACL 撕裂程度，以及排除相关损伤。最常见的骨折在韧带和半月板交接处受到极端内翻或外翻应力作用下发生。儿童的胫骨髁间隆起骨折除了 ACL 完全断裂之外其他的一般预后较好。儿童胫骨髁间隆起骨折应结合病史和考虑存在膝关节积脂血症。无移位或轻度移位的胫骨髁间隆起骨折如果膝关节没有失稳，无需手术开放复位。但受到扭转应力作用，造成相对于股骨而

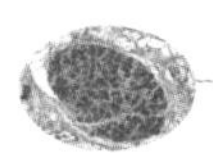



言的胫骨前移位也可能导致胫骨髁间隆起骨折，则必须手术固定。

胫骨髁间隆起骨折通常伴随其他有关结构损伤，包括内侧副韧带和内侧半月板。后胫骨棘撕脱骨折很少见，会导致后交叉韧带（PCL）撕裂，如汽车事故时仪表盘的撞击会造成此类损伤。这种骨折与膝关节韧带和后外侧稳定几乎总是相关的。行膝关节 MRI 检查是确有必要的，特殊情况下如怀疑腘动脉损伤，则需要加做 MRA 检查。

Segond 骨折是常见的胫骨近端撕脱骨折，发生在外侧胫骨临近膝关节囊嵌入的 Gerdy 结节附近位置，并且没有累及到关节面。虽然经典的归因于外侧关节囊和外侧关节囊韧带撕脱，最近则将骨损伤归因于髂胫束和腓侧副韧带斜前束的嵌入点断裂。断裂表示存在轴移损伤机制如 ACL 可疑撕裂。当骨折延伸至胫骨平台关节面时应注意撕脱骨折的大小和位置。与撕脱骨折相关的其他软组织损伤包括股二头肌腱、腘弓状和腘腓后外侧韧带撕裂，内侧副韧带损伤以及内、外侧半月板创伤性撕裂。因此，此类损伤应该进行 4 个方位的 X 线片检查，对软组织结构的损伤则需要进一步的 MRI 检查。Segond 骨折常常是表示 ACL 损伤的放射学征象之一，在门诊 MRI 检查中时常出现。在近侧胫骨 Gerdy 结节区域发生骨折需要 X 线片或 CT 检查来全面评估骨与软组织损伤的程度，特殊情况则需要 MRI 检查。Segond 骨折和膝关节外侧损伤可引起腓总神经损伤，在查体发现足下垂时应该行专门的腓总神经增强 MRI 或超声成像来评价腓总神经损伤情况。

最近，胫骨近端内侧撕脱骨折称为反 Segond 骨折，其表现是在受到过伸外翻应力时远端内侧副韧带的深层纤维从胫骨内侧缘撕脱一块碎骨片。常规的 X 线片即可显示骨块撕脱，由于反 Segond 骨折往往伴有 PCL 和内侧半月板损伤，因此采用 MRI 检查进行 4 个方向的观察以准确定位更有必要。反 Segond 骨折的主要机制是过伸造成，也被称为前内侧撞击骨折。相关的 MRI 研究结果显示不仅包括 PCL 损伤，而且内侧半月板撕裂，有时累及半月板根部。在此位置上 X 线片确定骨折结合膝关节积液或外伤史，应该提示存在严重过伸性机制造成的损伤，而专门的 MRI 检查可更精细地评价 PCL、后外侧角与半月板后角，同时还需要体检来评估移位和后外侧的稳定性。

髌股关节单纯脱位通常发生在年轻患者较轻度损伤，而股胫关节脱位的发生则总是由较大的创伤引起，最主要的是频繁的过伸作用。这些复杂和严重的膝关节损伤可以分为三类，主要考虑伴有关节失稳、关节周围软组织损伤以及与相对伸力机制相关。造成这些严重损伤的原因非常多，包括汽车交通事故伤、足球运动员运动损伤以及高空跌落伤等。这些损伤中的一个共同特点是膝关节多条韧带撕（断）裂。由于损伤原因不同，其影像学表现也多种多样。除了大量积液外，在 X 线片上可能表现基本正常，但在进行 X 线片检查时患者大多难以忍受标准的体位方向。反映积液情况，MRI 更有其优势。胫股关节脱位往往伴有膝外侧结构的失稳，同以上论及的损伤一样，必须考虑到关节失稳造成腘窝血管损伤的可能。通常情况下，极度过伸力量引起关节压缩骨折，累及到内侧或外侧胫骨平台，或两者都损伤。骨折涉及一侧或两侧股骨髁的情况相对较少。这些骨折由于受力较大，通常会造成显著的移位。有时原发胫股关节脱位会继发髌股关节脱位，以上情况在影像学检查之前不易被发现。对于髌骨外侧习惯性脱位的患者，应考虑到胫股关节脱位继发造成的可能。

## 7.12 一过性骨质疏松症

一过性骨质疏松症的病因不明。通常自发性疼痛产生于负重关节并有自限性。妊娠期妇女患该病的危险度增加，中年妇女发病率较高。患者的实验室检查结果均正常。骨质疏松可累及髋关节股骨头、膝关节髁、跗骨关节（尤其是距骨）及踝关节。该病的初始期 X 线平片表现正常，而后可见骨密度减低，进一步可发展为软骨下骨皮质缺损。

磁共振 $T_1WI$ 上表现为弥漫性的信号减低。但与感染性或肿瘤性病灶相反，骨质疏松发生时仍可见部分残留的黄骨髓。在 FS－PDWI 或 STIR 序列上表现为明显增高的异常信号区，不伴

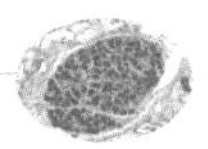

有骨坏死时典型的线样异常信号。偶见局灶性新月形异常信号区，伴有低信号缘。此时，低信号带并不代表骨坏死的界限，而是中度和重度的骨髓水肿造成的化学位移伪影。注射对比剂后，水肿带强化，低信号带消失(不同于骨坏死)。关节腔积液较常见。也有的一过性骨质疏松患者病程呈局灶游走性，一处自愈后可在其他关节复发。

## 7.13 膝关节骨髓水肿

膝关节疼痛是关节科及疼痛科常见的症状之一。随着MRI应用的日益广泛，部分患者膝关节的骨髓水肿现象引起了临床医师的注意。有些患者无明显发病诱因。文献中曾出现多种名称描述这种疾病，如特发性骨质疏松、痛性营养不良、暂时性骨髓水肿、原发性骨髓水肿、骨髓水肿综合征等。该病活体病理显示：骨髓脂肪坏死，骨吸收，骨髓组织周围呈水肿样变化和轻度纤维化，常伴有血管性充血和/或间质性出血，细小分离的骨小梁局灶区为骨样组织和活性成骨细胞复盖，以及滑膜炎表现，即其主要表现为局部不同寻常的血液供应，水肿及骨转化增强。本节将其称为特发性骨髓水肿。

(1) 发病机制

该病发病机制可能包括：神经元性压迫、非外伤性交感神经营养不良和静脉回流障碍，机械应力，动脉痉挛缺血，维生素C缺乏，钙或维生素D缺乏可能促进该病发生等。近年来，人们发现有些器官移植后的患者应用磷酸酶抑制剂可出现下肢骨髓水肿，Grotz等将其称为磷酸酶抑制剂疼痛综合征。这种情况在其他磷酸酶抑制剂也有过报道，如他克莫司。Vera等报道了1例男性艾滋病患者者在高效抗逆转录病毒治疗后出现髋关节和肩关节的骨髓水肿，但尚未见到此类患者并发膝关节骨髓水肿的文献。

(2) 疾病病程

特发性骨髓水肿病程可分为3个阶段。第一阶段，疼痛迅速加重，到最后活动功能受限，接近1个月；第二阶段，疼痛到达一个较平稳的阶段，持续1～2个月，在此阶段骨质疏松可以被放射学检查发现；第三阶段，患者症状逐渐缓解，X线片显示骨质重塑，这一过程持续约4个月。该病常表现为自限性，病程为4～24个月，平均时间约为6个月。该临床过程与MRI表现3个阶段(扩散、聚焦、残余)相对应。

(3) 临床表现

该病多见于中年男性和孕晚期的女性。临床症状以无明显诱因的膝关节疼痛为主，受累关节的疼痛可突然发生，负重时疼痛加重甚至关节功能丧失；症状通常在数周至数月缓解。引起疼痛的原因尚不明确，考虑是多种因素导致，包括：骨内压升高刺激或破坏骨髓内感觉神经，静脉压升高，伴或不伴微骨折的骨转化增强刺激骨膜或关节周围结构等。疼痛可持续数周至数月，疼痛较重患者呈痛性步态。病程较长患者有大腿肌肉萎缩，多数患者有不同程度关节积液，膝关节活动度减少。受累膝关节可出现患处感觉过敏和敲击试验阳性。骨髓水肿的范围一般与患者疼痛的时间和程度无相关性。

(4) 影像表现

普通X线平片中的变化通常在出现临床症状后3～6周出现，但在X线平片有阳性发现之前病变骨骼已经有大量钙质流失。CT检查表现为弥漫性骨质疏松，但从出现症状至CT有阳性表现需要4周左右，CT对骨髓水肿没有足够的灵敏度，但CT能在普通X线平片显示正常时发现钙质流失现象，且对鉴别诊断有一定意义，可以应用于对MRI检查有禁忌证的患者。

MRI是诊断骨髓水肿的金标准。MRI对骨髓异常的检查非常灵敏，骨髓水肿在$T_1$WI为低信号强度区域，在$T_2$WI或STIR序列上表现为高信号强度区域，骨髓水肿均沿骨骼的轮廓边缘分布，呈斑片状、地图状或不规则状(图7-30)。在MRI检查中膝关节是骨髓水肿的常见部位。弥漫性骨髓水肿、缺乏软骨下骨质病变以及均匀一致强化是特发性骨髓水肿特征性的MRI表现。

诊断主要依据病史结合MRI检查，排除其他疾病后可考虑诊断该病。要注意和缺血性骨坏死的鉴别。骨坏死通常发生于较年轻患者，男女发病率相当；最易受累的部位是髋关节，随后是膝关

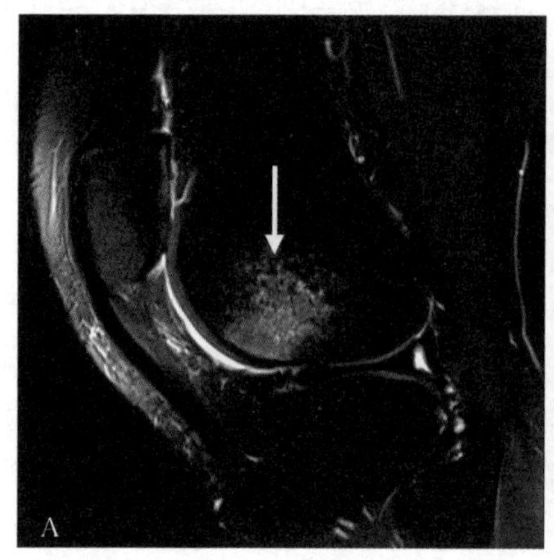

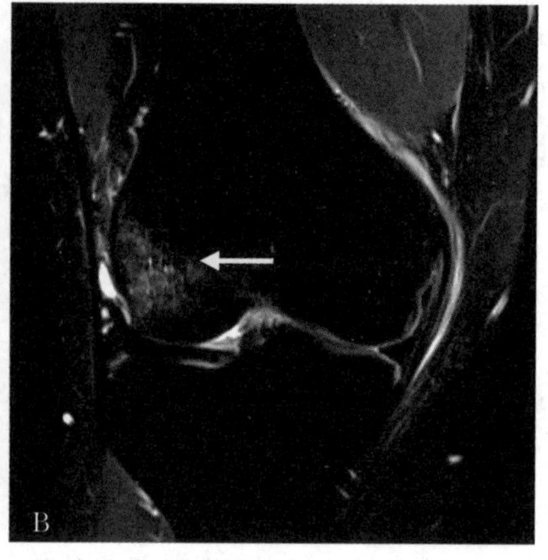

图 7-30　股骨外侧髁骨髓水肿 MRI

注：矢状位(A)及冠状位(B)PDWI 上股骨外侧髁骨质见斑片高信号影(箭头)，提示骨髓水肿。

节。Dunstan 等认为，特发性骨髓水肿是局部缺血导致骨髓中的脂肪和造血干细胞坏死，但没有累及骨细胞，以此与骨坏死区分。这一理论目前得到较多的支持。约 80%的骨坏死患者有发病诱因，如类固醇应用史、饮酒史、镰状红细胞血症、红斑狼疮、肾移植。刘亚非等对 37 例膝关节 MRI 示骨髓水肿的患者进行双侧膝关节骨密度检查，膝关节骨关节炎骨髓水肿区域骨密度较对侧明显增加，而骨坏死骨髓水肿区域骨密度较对侧明显减少，两者骨密度的差异可以作为鉴别诊断的重要依据。

现在研究一些可能导致骨坏死发生的热点药物有：噻唑烷二酮类药物、5-羟色胺摄取抑制剂、非甾体类抗炎药、人体免疫缺陷病毒蛋白酶抑制剂，这些药物应该避免应用于特发性膝关节骨髓水肿。

## 7.14　剥脱性骨软骨炎和缺血坏死

剥脱性骨软骨炎(osteochondritis dissecans, OCD)是指由各种原因导致的局部关节软骨及软骨下骨与周围健康骨分离的一类关节疾病，根据骨骼成熟度分为青少年型和成人型，好发年龄为 10～50 岁。OCD 可发生于全身各关节，以膝关节最常见。本病最常见于膝关节持重部位股骨内、外侧髁，其次为胫骨平台。通常病变由膝关节开始而后发展至踝关节，累及股骨内侧髁的髁间窝侧及距骨圆顶内侧面。OCD 多见于青少年及青年，表现为非特异性疼痛、肿胀或关节绞锁。治疗的主要目的在于保存或重置关节的协调性，改善局部血供，并将分离的关节软骨片断稳固地固定于软骨下骨质。

### 7.14.1　病因

自 19 世纪 80 年代首次提出 OCD 的概念以来，学者们提出了很多关于 OCD 病因的假说，如创伤、缺血和遗传等，但是其确切病因仍不清楚，也可能是多因素共同作用的结果。OCD 的病因可以归纳为以下几点：

(1) 创伤

创伤包括急性创伤和反复的轻微创伤，而后者被认为是造成 OCD 的首要原因。长期反复的撞击等刺激引起软骨下骨的压力性骨折，可产生坏死性碎片组织，导致 OCD 的发生。Hefti 等研究显示，接近 55%的 OCD 患者有规律的运动或剧烈运动史。然而创伤作为病因仍缺少有力证据，因为创伤不能很好地解释非主要负重关节的 OCD 病变；复制得到的 OCD 动物模型关节面均有不同程度的损伤，而手术中发现有 41%的关节面仍保持完整。

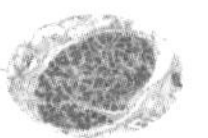

(2) 缺血

缺血被认为是引起软骨下骨分离的潜在病因。淤血、脂肪栓、结核性栓子等导致部分终末动脉吻合支闭塞，软骨下骨某一区域血供中断，引起区域性软骨下骨缺血坏死，并最终与周围健康骨质分离。Reddy等发现股骨内侧髁外侧缘的局部缺血灶导致了OCD的发生，而且缺血理论似乎更适用于年轻的患者，在部分分离的软骨下骨组织中亦发现血管再生现象。然而股骨远端血供存在的丰富吻合支使缺血理论受到了质疑。Yonetani等从组织病理学研究发现，OCD碎片组织中不存在缺血性坏死或相对缺血的分界线，在部分分离的活检组织标本中也没有发现坏死组织的存在。

(3) 遗传

Bernstein于1925年首次描述了来自同一家族的3例膝关节OCD，推断OCD存在家族遗传倾向。此后出现大量关于家族性OCD的文献报道，并提出常染色体遗传模式，多伴有侏儒症、Perthes病等。Mubarak等报道超过4代的12个家庭成员均患有OCD。通过全基因分析，Wittwer等发现4号染色体上存在与马球窝关节OCD有关联的相应位点。同时聚集蛋白聚糖C型凝集素域的一个错义突变也可能是导致家族性OCD的主因。然而Petrie对OCD患者的86名一级亲属进行筛查后发现只有1例OCD患者。Kocher等在对OCD进行回顾性研究后也不支持家族遗传因素。遗传作为潜在病因，仍需要谱系更广的临床实例和基因技术去验证。

(4) 其他因素

青少年型OCD被认为是引起青少年膝关节疼痛和功能紊乱的主要原因。儿童型OCD主要由骨骺发育异常所导致，通过X线片可发现超过50%的儿童股骨远端骨骺形状不规则，其中部分骨骺轮廓呈明显的火山口状，火山口内充填二次骨化中心，类似OCD的X线表现。同时OCD表现出的原发性紊乱可能和内分泌有关，单纯的载重负荷实验未引起狗股骨头的任何病变，加入生长腺素和促甲状腺素后，股骨头均出现OCD病变。但是到目前为止并没有临床和生化依据支持OCD患者有潜在内分泌紊乱表现，也未见相关后续报道。

### 7.14.2 病理研究

在各种病因的作用下，关节内软骨下骨产生微裂隙，引起局部坏死和生长改变。随后损伤区血管芽和间充质细胞形成的纤维肉芽组织长入包绕剥脱骨质，导致病变部位不均匀的浅表纤维化、软骨下骨骨小梁减少以及骨质分离等。当骨软骨块未完全剥离时，形成骨桥与母体骨相连，在滑液侵蚀与机械受力下最终导致关节软骨及其下骨质与周围正常骨质分离，形成关节腔内游离体。通常剥脱的软骨片是单一的，但也可表现为2～3块碎片构成的网状碎裂。火山口边界无血供区可逐渐扩展，并分离出更多游离体。Cahill将OCD病理改变分4级：Ⅰ级，关节面完整，关节软骨软化，软骨下骨水肿；Ⅱ级，骨软骨部分分离，部分与周围骨相连，有骨桥形成；Ⅲ级，骨软骨完全分离，但还位于火山口缺损内；Ⅳ级，骨软骨完全分离，形成关节腔内游离体。

### 7.14.3 临床表现

OCD早期多无明显症状，仅有少数患者在运动中或运动后出现疼痛，局部皮温升高或轻微的跛行等。随着病情的发展，多数患者主诉关节疼痛，只有少数患者有关节积液。当关节内出现游离体时，可有关节内异物感、僵硬、关节交锁等机械症状。查体时，患者对于病变部位表现敏感，儿童和青少年患者以及不稳定型OCD患者，可表现为轻微的防痛步态，膝关节捻发音。膝关节屈曲时可触及股骨髁的局限性触痛。约16%的患者在屈膝90°，胫骨外旋，逐渐伸直至大约30°时会出现疼痛(Wilson征阳性)；从解剖学上，这个动作会引起胫骨髁间隆起内侧与股骨内侧髁外侧面的撞击。部分患者可直接触到关节内游离体和缺损。

关节镜检查对于部分OCD患者来说是一种非常有价值的诊疗手段。通过对关节软骨的直接镜下观察，可明确病变部位、疾病诊断和分期、评估病变稳定性，同时直接对病变部位进行必要的手术处理，被认为是诊断OCD的“金标准”。但以关节镜下肉眼观察和探查手感无法发现大体形态正常的早期病变，而MRI则可发现内部的异常信号，并观察软骨表面轮廓及厚度。随着MRI技术的不断发展，对关节镜诊断本病的"金标准"地位提出了挑战。Guhl通过关节镜下OCD表现将其分为4期：Ⅰ期，软骨面不规则且软化，关节面尚完整；Ⅱ期，软骨出现裂隙，尚未分离；Ⅲ期，软骨出现裂隙，且部分分离；Ⅳ期，关节面火山口样缺损，游离体形成。

### 7.14.4 MRI表现

正常关节软骨由4层结构组成，OCD的关节软骨病变首先发生在浅层，X线摄片不能直接显示软骨，常遗留骨内小病灶或尚未剥离的骨性病灶，所以既不能早期发现病灶。也不能进行病灶的分期。MRI显示膝关节解剖结构清晰，已成为早期诊断OCD和进行分期的有效方法。研究表明MRI识别OCD的综合灵敏度为78%～91%，特异性为95%～97%，描述病变严重程度的准确性为45%～100%。MRI不仅能够显示病变的部位、范围和形状，游离体的存在，软骨和软骨下骨的状态，还能显示骨水肿的程度、碎片下方的高信号区域等。有学者认为，软骨下骨在$T_1$WI呈低信号为OCD的早期MRI表现；通过病变部位有无骨水肿和病变进展来区分骨化与OCD。

MRI更重要的用途在于评估病变的稳定型，其是决定能否采取非手术治疗的最重要指标之一。DeSmet等描述了在$T_2$信号上判断不稳定型OCD的4种MRI标准：①病变下的高信号线；②关节软骨的缺损信号；③骨软骨碎片下方线状高信号；④骨软骨囊肿形成（图7-31、7-32）。但是对于存在骨软骨下方线状高信号的青少年型OCD，因存在自愈倾向而无法判断其病变稳定性。Kijowski等发现在$T_2$信号下病变部位显示边缘化或囊肿时，只有成年患者为不稳定型，并提议根据患者骨骼成熟度来修改OCD不稳定的诊断标准。在他们关于青少年型OCD的研究中发现，$T_2$信号下，被外层低$T_2$信号包围或伴有软骨下多层破坏的病变部位显示边缘化，且相邻关节液也显示高信号时，或者青少年型OCD在囊肿的基础上，伴有多发病灶或面积>5 $mm^2$时才能诊断为不稳定型。根据上述修订标准，临床对于判断稳定型和不稳定型的灵敏度和特异性接近100%。

磁共振对OCD分期标准种类繁多，有一部分是经关节镜分级校正的，例如Clanton & DeLee分类法。两个决定性的阳性诊断因素是：关节软骨的完整性和骨软骨片断相对于软骨下骨质的稳定性。小部分的关节面软骨能够摄取造影剂，代表该部分组织仍具增殖能力，当病症出现时尚未闭合的骺板会自发地修复。Hefti等通过MRI表现将OCD分为5期：Ⅰ期，骨软骨片边缘不清晰，信号变化不明显；Ⅱ期，骨软骨片边缘清晰，骨软

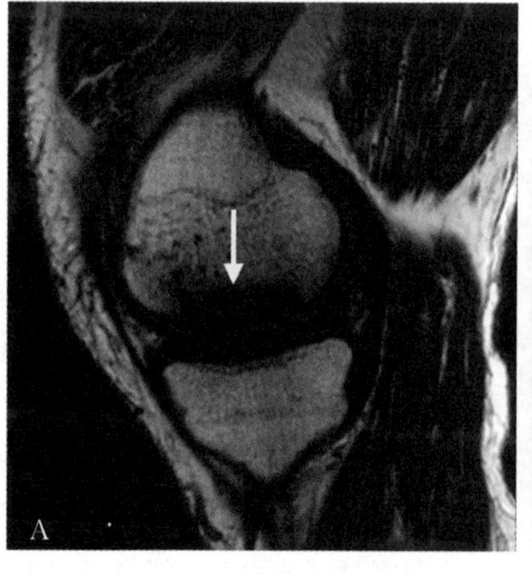

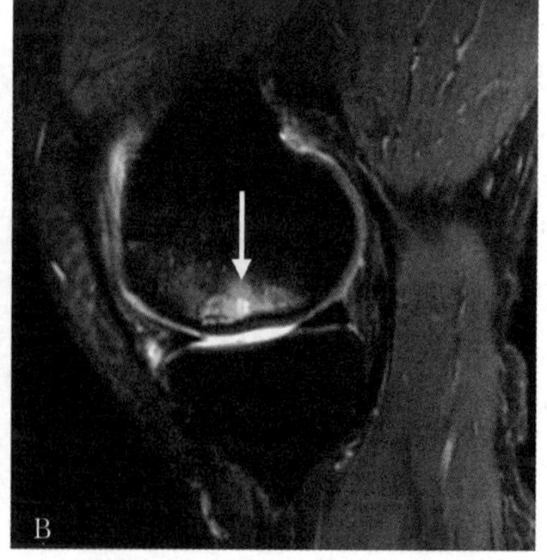


图7-31 股骨内侧髁OCD MRI

注：$T_1$WI（A）及PDWI（B）提示股骨内侧髁局部软骨下见斑片$T_1$WI低信号、PDWI高信号影，股骨内侧髁骨质水肿、囊性变（箭头）。

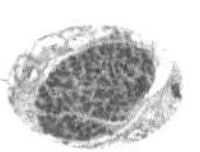

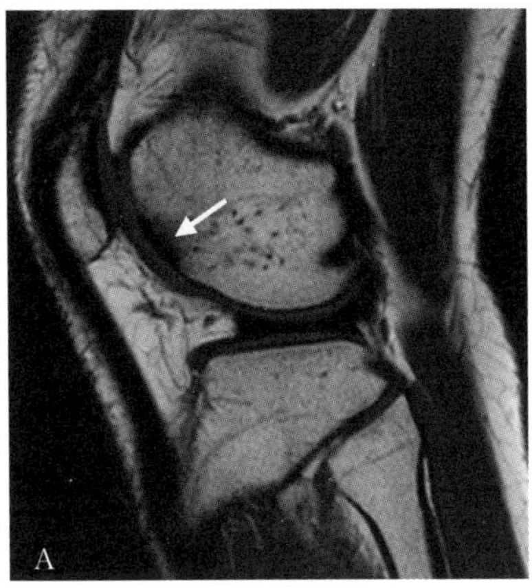


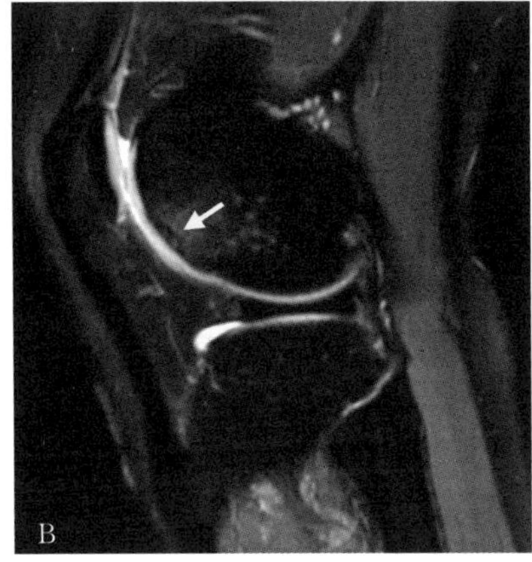


图 7-32 股骨髁间窝 OCD MRI

注：$T_1$WI(A)及 PDWI(B)提示股骨髁间窝局部软骨下见斑片 $T_1$WI 低信号、PDWI 高信号影，并见剥脱小骨片影(箭头)。

骨片与母骨间无液性高信号；Ⅲ期，骨软骨片与母骨间部分可见液性高信号；Ⅳ期，液性高信号完全包绕骨软骨片，但骨软骨片仍在原位；Ⅴ期，骨软骨片完全分离并且移位，形成关节内游离体。

根据治疗决策分期，Ⅰ期指软骨下信号异常但未见剥离线；Ⅱ期时在 $T_1$、$T_2$ 像上均见低信号线，代表存在部分软骨的剥离但尚未完全分离；Ⅲ期时剥离线在 $T_2$ 像上表现为高信号，不过目前尚存争论；Ⅳ期、Ⅴ期时软骨完全剥离，部分或全部脱入关节腔内，并显示出关节面的缺损，常见伴随有不稳定性的囊性病灶。磁共振增强扫描可有助于鉴别血管性肉芽组织与滑液，当存在强化时预示着痊愈的可能性。磁共振对近 50%的病例(Ⅱ～Ⅳ期)有辅助诊断作用。除此之外，也有偶然地检出无症状的Ⅰ期患者。推荐使用增强的磁共振检查对 OCD 患者进行随访。

OCD 晚期关节软骨碎裂，局部坏死骨吸收被纤维组织代替，脱落形成游离体，进入关节腔内形成"关节鼠"。"关节鼠"的 MRI 表现为边界清楚的类圆形或不规则形在 $T_1$WI 和 $T_2$WI 均呈低信号区，GRE 序列 $T_2$WI 显示较好。常合并关节积液，当关节内有积液时，游离体的显示更为清晰。较小的游离体 MRI 上较难与其他类似的信号影(如小的气泡影)鉴别。磁共振关节造影有利于游离体的显示。关节软骨损伤后，因重力和振荡力的增加，可出现股骨深部骨髓水肿，MRI 对骨髓水肿显示较敏感，$T_1$WI 表现为低信号，$T_2$WI 为高信号，边界不清，STIR 序列呈明显高信号。

MRI 对 OCD 在观察关节软骨、关节积液、半月板的改变方面是 X 线及 CT 不能比拟的。OCD 伴有关节积液时多为少量及中量积液。OCD 可伴有半月板损伤，可能是由于关节软骨受损导致的半月板反复慢性损伤。OCD 多伴有Ⅰ、Ⅱ级半月板损伤。

## 7.15 滑膜和关节囊

### 7.15.1 膝关节周围滑膜囊解剖分析

膝关节周围肌肉、肌腱、血管、骨骼间存在许多滑膜囊结构。滑膜囊为一密闭的结缔组织扁囊，有的与关节腔相通，有的则独立存在不与关节相通。其可小至数毫米，也可大达数厘米，存在于皮肤、肌肉、肌腱、韧带与骨面之间。囊腔内含少量滑液，其作用为增加润滑，减少摩擦，减轻压力，促进运动的灵活性；MRI 检查也不易显示。在退变、创伤及炎症等的影响下可发生滑膜炎或滑膜囊肿，CT 及 MRI 检查就容易检出，特别是多方位、多序列、软组织分辨率高的 MRI 检查不但容易显示滑膜囊的位置，有时还能明确病因诊断。

膝关节旁滑膜囊众多(彩图 8)，按部位分有以下几组。

（1）膝部前侧滑膜囊

1）髌上囊：为膝部最大的滑膜囊，位于髌底的上方及股四头肌腱的内面，在胎儿和大部分儿童为独立的滑膜囊，与关节腔不通；成年后，与膝关节腔相通，成为膝关节囊的一部分。

2）髌前滑囊：有 3 处。①髌前皮下滑囊：位于髌骨前方皮下，与关节腔不交通，当膝前经常受到摩擦时，可发生髌前滑膜囊炎，也称"女仆膝""煤矿工膝""撞击膝"等；②髌前筋膜下滑囊：在阔筋膜与股四头肌腱之间；③髌前肌腱下滑囊：在股四头肌腱与髌骨之间。

3）髌下滑囊：有 2 处。①髌下浅囊：位于胫骨粗隆的下部与皮肤之间，有无不定，与关节腔不交通；②髌下深囊：位于髌韧带与胫骨上端之间，为独立的关节囊，正常关节液体很少，与关节腔不通。

（2）膝部后侧滑膜囊

1）腓肠肌内侧头-半膜肌腱滑膜囊：也称 Baker 囊，位于腓肠肌内侧头的浅部与半膜肌腱之，是最常见的腘窝处囊肿发生处。该滑囊经常与后关节囊相通，当膝关节疾病（半月板损伤、关节软骨退变、叉韧带损伤及滑膜炎等）关节积液增多，关节囊内压力增高，积液可通过横向裂隙结构流向 Baker 囊，但不能从 Baker 囊流向关节，导致囊肿的形成和持续存在。临床上中年以上发病率最高，男性多于女性，导致机械性伸膝和屈膝受限，疼痛较轻，有膨胀感。

2）腓肠肌内侧囊：位于腓肠肌内侧头起始部深部，与关节腔和半膜肌交通。

3）腓肠肌外侧囊：位于腓肠肌外侧头关节囊之间，部分与关节腔交通。

4）肌囊：位于腘肌的起始部与关节囊之间，胎儿时期与关节不通，成年后相交通。

5）腓肠肌外侧头-股二头肌腱滑膜囊。

（3）膝部内侧滑膜囊

1）鹅掌腱囊：也称鹅足囊，位于缝匠肌、股薄肌及半腱肌腱与内侧副韧带之间。

2）半膜肌囊：位于半膜肌腱与胫骨内侧髁及腓肠肌内侧头之间，部分与关节腔交通。

3）内侧副韧带滑囊：位于内侧副韧带浅层与深层之间。

4）半膜肌固有囊：位于半膜肌腱与胫骨内侧髁的关节囊之间。

5）腓肠肌内侧囊：腓肠肌内侧头起始部深面与覆盖股骨内侧髁的关节囊之间，与膝关节腔的内侧髁部分相通，尚与半膜肌囊相通，从而使半膜肌囊与膝关节腔相通。

6）半膜肌腱与半腱肌腱之间的滑膜囊。

（4）膝部外侧滑膜囊

1）髂胫束囊：在髂胫束与股骨外上髁之间的滑囊，用以润滑髂胫束的滑动，减少其与股骨的摩擦。髂胫束囊积液多见于髂胫束摩擦综合征。髂胫束摩擦综合征多见于跑步及竞走运动者，经常会出现膝关节外侧疼痛，痛感时轻时重，大腿完全弯曲或者完全伸直时痛感最强。

2）股二头肌囊：位于股二头肌腱与外侧副韧带之间。

3）股二头肌腱深面与腓骨头之间的滑膜囊。

4）腓肠肌外侧囊，在腓肠肌外侧头起始部深面。

5）腓侧副韧带与肌腱之间的滑膜囊。

MRI 的软组织分辨率高，能准确分辨肌肉、肌腱、骨骼、血管及滑膜囊积液，膝关节 MRI 检查能很好地发现关节周围滑膜囊积液，并准确定位积液与周围结构的关系，从而指导临床的治疗。

### 7.15.2　滑膜常见病变

（1）色素沉着绒毛结节性滑膜炎

色素沉着绒毛结节性滑膜炎（PVNS）是一种侵及关节、腱鞘、黏液滑囊或肌腱组织的良性增生伴色素沉着性病变，与外伤出血、炎症、内分泌失调、变态反应等因素相关。本病可分为 3 型：①弥漫型，关节滑膜弥漫侵犯；②局限性，在关节滑膜内呈单个结节；③孤立性，侵犯腱鞘的叫腱鞘巨细胞瘤。

PVNS 是典型的成人疾病，儿童少见，好发年龄 26～40 岁，男女发病比例约 1∶2。PVNS 通常为单关节发病，膝关节最常见，髋关节、踝关节次之，亦可见于肩、肘、腕等关节，但较少见。患者起病缓慢，临床症状主要有疼痛、关节活动受限，关节进行性肿胀。

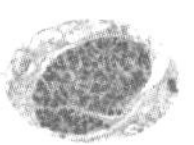

PVNS的病理基础为滑膜肥厚。发生在滑膜、滑囊及腱鞘的纤维组织细胞增殖，脂质及含铁血黄素过量沉积，滑膜呈黄棕色的绒毛结节状突起。

含铁血黄素为长 $T_1$、短 $T_2$ 物质，因此在 MRI $T_1$WI 及 $T_2$WI 上均表现为低信号。由于巨噬细胞吞噬类脂质，部分病灶内 $T_1$WI 和 $T_2$WI 可见斑点状高信号改变。增生的滑膜压迫关节软骨及骨皮质，造成骨侵蚀性、凹陷形缺损。缺损内被滑膜组织充填，在 $T_1$WI 呈中等稍低信号，在 $T_2$WI 呈中等稍高信号。增生的滑膜亦可沿滋养血管径路深入骨内，造成压迫性骨萎缩，出现囊肿样破坏区。增强后骨内的病灶不均匀强化(图 7-33)。

X线片和CT对于骨质的破坏程度及范围可以清晰显示，但不能显示软骨的改变，特别是软骨在其形态出现改变之前的早期损伤。MRI软组织分辨率高，能清晰显示软骨的解剖结构及早期破坏。MRI对PVNS具有定性诊断作用，可以清楚显示病变的范围、关节软骨及骨质破坏的程度，为手术提供可靠的依据，是X线片检查后首选的影像学检查方法。

(2) 滑膜软骨瘤病

滑膜骨软骨瘤病也称之为滑膜软骨瘤病或滑膜软骨化生，为一种相对少见的良性滑膜病变，特征表现为关节、黏液囊或腱鞘滑膜多发性软骨结节化生性增生。本病的主要病因学说有创伤、感染、肿瘤、化生等。该病几乎恒定为单关节发生，罕见多关节受累。男性患者是女性的2倍，多发于30～60岁。膝关节为最好发部位，后依次为肘、髋、踝、肩关节。

MRI可显示滑膜增厚、关节积液。关节及周围游离体，包括软骨性游离体，$T_1$WI 和 $T_2$WI 通常显示为低信号结节，$T_2$WI 上与滑膜内高信号的液体形成对比。钙化、骨化不如平片和CT显示清楚(图 7-34)。MRI具有较强的组织分辨率，良好的组织对比度和多层面、多方位成像的特点，能提供清晰的关节内解剖的细节，如显示血管、液体、脂肪等，还能清晰地显示病变的大小和范围，及向邻近骨和组织的侵犯。术前检查MRI能为手术提供详细的信息，特别是关节积液和关节软骨的侵蚀。

(3) 滑膜肉瘤

滑膜肉瘤(synovial sarcoma)是一种起源未明的原发软组织肿瘤，约占软组织恶性肿瘤的10%。滑膜肉瘤好发于四肢近关节处，其中60%～70%发生于下肢。滑膜肉瘤多发生于青壮年，20～40岁患者约占50%，男性比女性多见。

滑膜肉瘤患者多以发现肿块为主诉就诊，表现为无痛性肿块，少数有疼痛及压痛，一般无明显的功能障碍。病史长短不一，可从几周到10余年不等。局部皮肤一般无红肿。滑膜肉瘤最常转移的部位依次为肺、淋巴结和骨，约占40%。

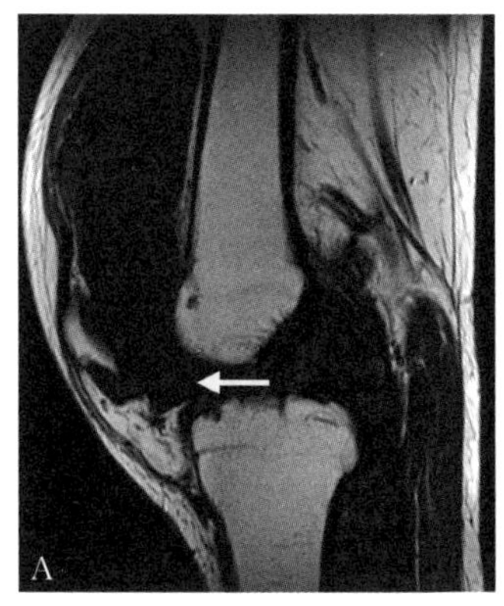


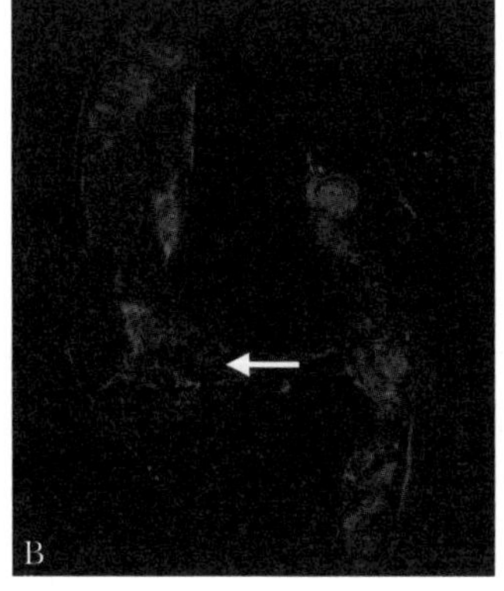


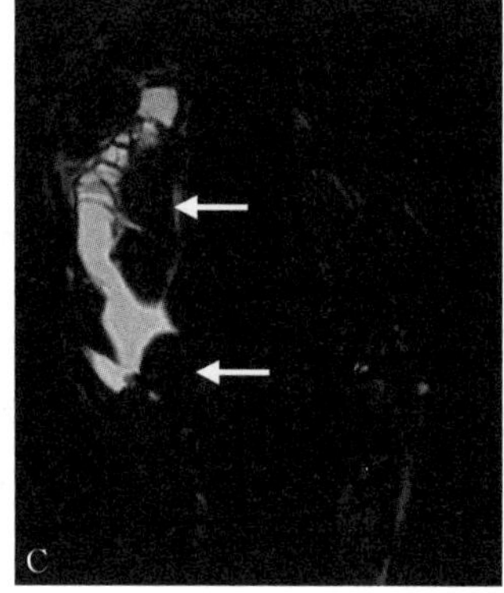


图 7-33 PVNS MRI 表现

注：A. $T_1$WI 上髌上囊及关节腔肿胀并见结节影(箭头)；B. 增强后可见滑囊膜强化并见结节影(箭头)；C. PDWI 上可见关节腔积液及多发结节影(箭头)，信号不均。

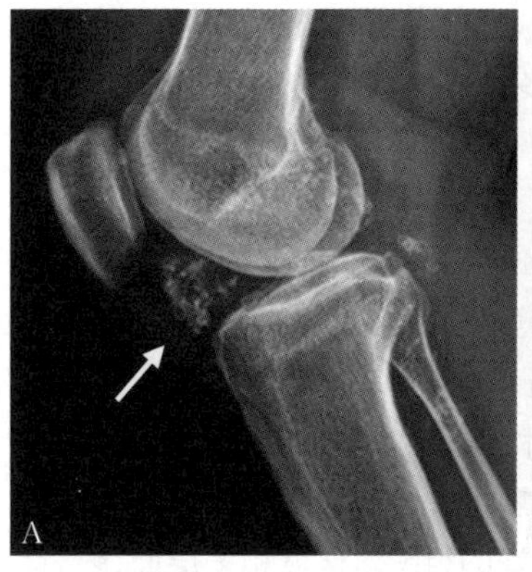
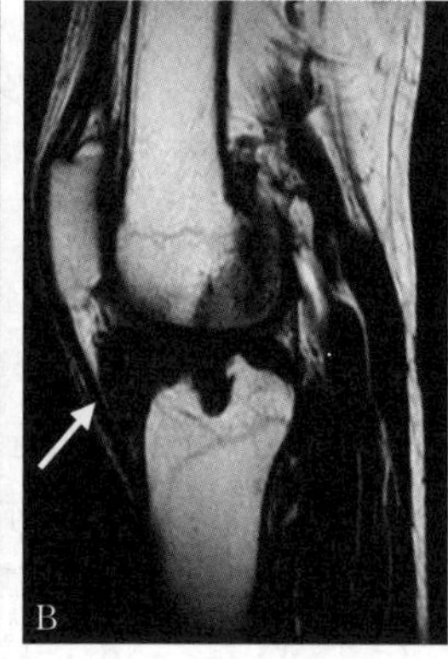
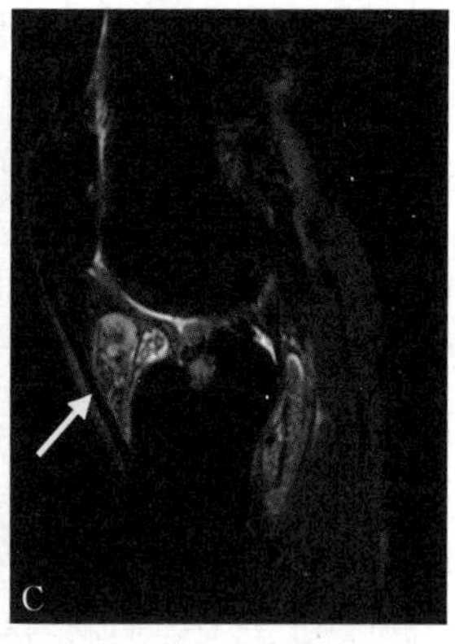

图 7-34　滑膜骨软骨瘤病影像学表现

注：患者男性，36 岁。A. X线片示左侧膝关节腔内多发结节状钙化影（箭头）；B. 矢状面 MRI $T_1$WI 示病灶呈低信号；C. 抑脂相病灶信号混杂，钙化灶为低信号（箭头）。

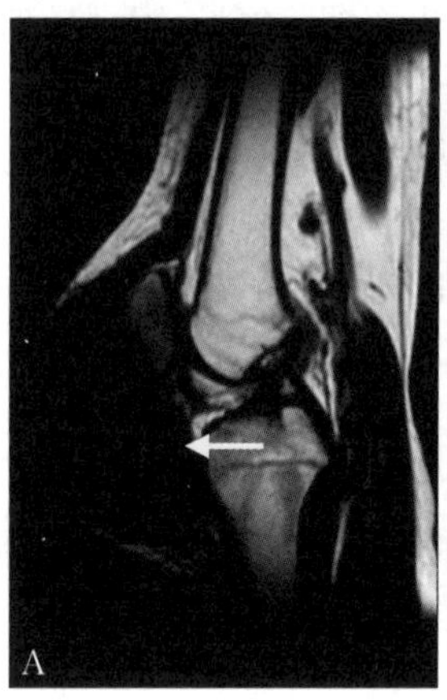
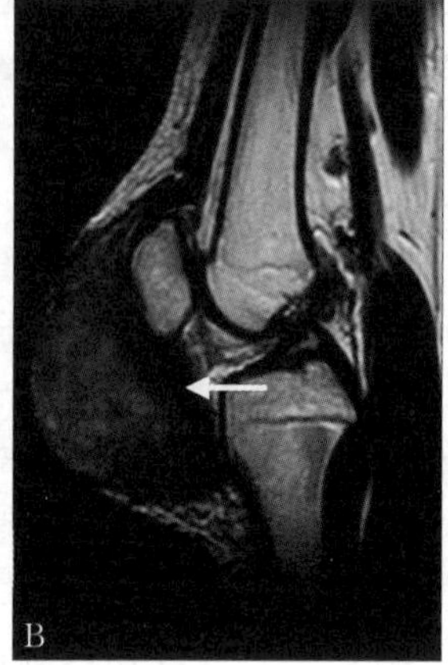
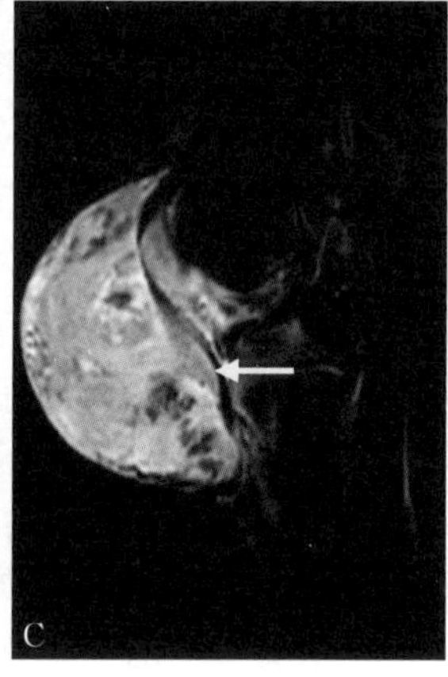

图 7-35　滑膜肉瘤 MRI 表现

注：A. $T_1$WI 示膝关节前方皮下软组织内见一个半圆形的信号均匀的低信号灶（箭头）；B. $T_2$WI 示病灶呈中低混杂信号（箭头）；C. STIR 序列示病灶呈高信号伴小结节样低信号灶（箭头）。

滑膜肉瘤一般位置深在，体积较大。在 MRI 上大都表现为内有间隔、边缘呈分叶状、边界清楚或不清的肿物。$T_1$WI 上滑膜肉瘤为不均匀的分隔状低到中等信号的肿块，$T_2$WI 上表现为结节状高信号，可见液-液平面。肿瘤可出现实性、囊性、纤维性、坏死和出血，表现为不均匀的信号特点，有出血时 $T_1$WI 和 $T_2$WI 可表现为高信号。滑膜肉瘤较具特征性的影像表现是 $T_2$WI/STIR 序列上，肿瘤表现为“卵石”状稍高信号，其间有“网格”状低信号间隔（图 7-35）。增强扫描表现为不均匀明显强化。

（陆　勇　李智慧　吕海英）

## 主要参考文献

[1] 龚舒，陈建宇，杨泽宏，等. 半月板修补术后 MRI 表现[J]. 国际医学放射学杂志，2016，39(3)：277-280.

[2] 陆勇，严福华，王绍武，等. 肌肉骨骼影像学[M]. 上海：上海科学技术出版社，2018：304-387.

[3] 苏刚，戴雪松，乐剑平，等. 膝关节基质诱导自体软骨细胞移植术：软骨修复的磁共振评价[J]. 临床放射学杂志，2016，35(6)：914-918.

[4] 王博，潘诗农. MRI 评价前交叉韧带重建术后移植物成熟度的研究进展[J]. 国际医学放射学杂志，2020，43(5)：582-585，595.

[5] 王磊，李琦，王丰哲，等. 腘肌和腘肌腱损伤的 MRI 影

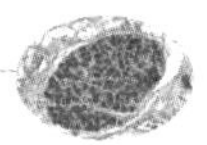

像特征[J]. 中国医学影像技术,2015,31(1):118-121.

[6] 闫燃,黄振国,王丽雯,等. 髂胫束摩擦综合征的MR表现及临床价值[J]. 中华医学杂志,2014,94(19):1473-1475.

[7] 张君,徐贤,李雪,等. 基质诱导的自体软骨移植术后3T磁共振 $T_2$ 映射成像对移植软骨的分层定量评价[J]. 南方医科大学学报,2015,(1):141-145.

[8] ABDULAAL O M, RAINFORD L, MACMAHON P J, et al. Evaluation of optimised 3D turbo spin echo and gradient echo MR pulse sequences of the knee at 3 T and 1.5 T [J]. Radiography (Lond), 2021,27(2):389-397.

[9] BANJAR M, HORIUCHI S, GEDEON D N, et al. Review of quantitative knee articular cartilage MR imaging [J]. Magn Reson Med Sci, 2022,21(1):29-40.

[10] BRUTICO J M, WRIGHT M L, KAMEL S I, et al. The relationship between discoid meniscus and articular cartilage thickness: a quantitative observational study with MRI [J]. Orthop J Sports Med, 2021,9(12):23259671211062258.

[11] CALVI M, CURTI M, OSSOLA C, et al. Knee articular cartilage injury treatment with matrix-induced autologous chondrocyte implantation (MACI): correlation at 24 and 120 months between clinical and radiological findings using MR arthrography [J]. Skeletal Radiol, 2021,50(10):2079-2090.

[12] CASP A J, BODKIN S G, GWATHMEY F W, et al. Effect of meniscal treatment on functional outcomes 6 months after anterior cruciate ligament reconstruction [J]. Orthop J Sports Med, 2021,9(10):23259671211031281.

[13] CHEN J, YUAN F, SHEN Y, et al. Multimodality-based knee joint modelling method with bone and cartilage structures for total knee arthroplasty [J]. Int J Med Robot, 2021,17(6):e2316.

[14] DING D Y, CHANG R N, ALLAHABADI S, et al. Acute and subacute anterior cruciate ligament reconstructions are associated with a higher risk of revision and reoperation [J]. Knee Surg Sports Traumatol Arthrosc, 2022,30(10):3311-3321.

[15] GERSING A S, HOLWEIN C, SUCHOWIERSKI J, et al. Cartilage $T_2$ relaxation times and subchondral trabecular bone parameters predict morphological outcome after matrix-associated autologous chondrocyte implantation with autologous bone grafting [J]. Am J Sports Med, 2020. 48(14):3573-3585.

[16] HUANG N C, YANG T S, BUSA P, et al. Detection and evaluation of serological biomarkers to predict osteoarthritis in anterior cruciate ligament transection combined medial meniscectomy rat model [J]. Int J Mol Sci, 2021,22(19):10179.

[17] IANNOTTI J P, PARKER R. The netter collection of medical illustrations: musculoskeletal system, volume 6, part III biology and systemic diseases [M]. 2nd ed. Philadelphia: Saunders, 2013:130-140.

[18] IKUTA F, TAKAHASHI K, KIUCHI S, et al. Effects of repeated intra-articular hyaluronic acid on cartilage degeneration evaluated by $T_1\rho$ mapping in knee osteoarthritis [J]. Mod Rheumatol, 2021,31(4):912-918.

[19] JUNG M, KARAMPINOS D C, HOLWEIN C, et al. Quantitative 3-T magnetic resonance imaging after matrix-associated autologous chondrocyte implantation with autologous bone grafting of the knee: the importance of subchondral bone parameters [J]. Am J Sports Med, 2021,49(2):476-486.

[20] JURAS V, SZOMOLANYI P, JANÁČOVÁ V, et al. Differentiation of cartilage repair techniques using texture analysis from $T_2$ maps [J]. Cartilage, 2021, 13(1_suppl):718S-728S.

[21] KIM J, MAMOTO K, LARTEY R, et al. Multi-vendor multi-site $T_{1\rho}$ and $T_2$ quantification of knee cartilage [J]. Osteoarthritis Cartilage, 2020,28(12):1539-1550.

[22] KIMURA Y, YAMAMOTO Y, SASAKI S, et al. Meniscus allograft transplantation obtained from adult patients undergoing total knee arthroplasty may be used for younger patients after lateral discoid meniscus meniscectomy [J]. Arthrosc Sports Med Rehabil, 2021,3(6):e1679-e1685.

[23] LIAO T C, JERGAS H, TIBREWALA R, et al. Longitudinal analysis of the contribution of 3D patella and trochlear bone shape on patellofemoral joint osteoarthritic features [J]. J Orthop Res, 2021, 39(3):506-515.

[24] LINDANGER L, STRAND T, MØLSTER A O, et

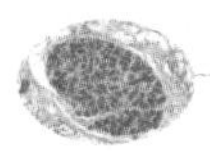



al. Predictors of osteoarthritis development at a median 25 years after anterior cruciate ligament reconstruction using a patellar tendon autograft [J]. Am J Sports Med, 2022,50(5):1195-1204.

[25] LIU Y, YING L, CHEN W, et al. Accelerating the 3D $T_{1\rho}$ mapping of cartilage using a signal-compensated robust tensor principal component analysis model [J]. Quant Imaging Med Surg, 2021,11(8):3376-3391.

[26] RANDSBORG P H, CEPEDA N, ADAMEC D, et al. Patient-reported outcome, return to sport, and revision rates 7-9 years after Anterior Cruciate Ligament Reconstruction: Results From a Cohort of 2042 patients [J]. Am J Sports Med, 2022,50(2):423-432.

[27] RODRIGUEZ A N, LAPRADE R F, GEESLIN A G. Combined meniscus repair and anterior cruciate ligament reconstruction [J]. Arthroscopy, 2022,38(3):670-672.

[28] SCHIRATTI J B, DUBOIS R, HERENT P, et al. A deep learning method for predicting knee osteoarthritis radiographic progression from MRI [J]. Arthritis Res Ther, 2021,23(1):262.

[29] Susan Standring. Gray's anatomy: the anatomical basis of clinical practice [M]. c2016. Elsevier, 2016:1395.

[30] TROPF J G, COLANTONIO D F, TUCKER C J, et al. Epidemiology of meniscus injuries in the military health system and predictive factors for arthroscopic surgery [J]. J Knee Surg, 2022,35(10):1048-1055.

[31] WONG T T, DENNING J, MOY M P, et al. MRI following medial patellofemoral ligament reconstruction: assessment of imaging features found with post-operative pain, arthritis, and graft failure [J]. Skeletal Radiol, 2021,50(5):981-991.

[32] YOON S J, AHN J M, KANG Y, et al. Morphological changes in the superficial medial collateral ligament on knee MR imaging: association with medial meniscal extrusion and posterior root medial meniscus abnormality [J]. Skeletal Radiol, 2022,51(7):1399-1405.

# 8 下肢和足踝

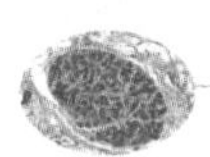



## 8.1 简介

踝关节，即距小腿关节，是由胫骨、腓骨远端及距骨滑车形成的滑膜关节。踝关节是人体承重的重要关节，其灵活性及稳定性对机体正常行走功能具有关键作用，是人体完成站立、行走、下蹲和跑跳等动作的基本保障。

踝关节扭伤是最常见的损伤之一，每天美国约有27 000例踝关节扭伤，中国则有132 000余例。在医院骨科急诊中踝关节扭伤占7%～10%。运动损伤中踝关节扭伤也是最常见的损伤，其发病率为16%。踝关节扭伤的患者年龄多数小于35岁。踝关节扭伤后如果没有及时合理治疗，约60%患者会遗留疼痛、肿胀和僵硬感等症状，导致活动受限，运动水平下降，甚至影响日常生活。接近40%的患者伤后踝关节处于不稳定状态，易导致反复扭伤和疼痛，多合并关节软骨损伤，以距骨软骨损伤为主。软骨损伤是踝关节扭伤遗留疼痛的主要原因之一，其他如撞击综合征、滑膜炎等也是重要原因。严重者可出现足内翻畸形、扁平足、踇外翻畸形等。因此明确诊断和合理治疗踝关节损伤，尤其是踝关节韧带及软骨损伤，是至关重要的。

MRI因其具有多平面成像能力、优越的组织分辨率等特点，能评估足踝及小腿肌腱、内外侧韧带、软骨等复杂解剖和病理改变，对足踝病变的诊断尤其是运动损伤的诊断有重要作用。

## 8.2 成像技术

足、踝部的骨骼和软组织解剖很复杂。轴位、冠状位及矢状位图像能满足大多数临床需求的解剖结构显示。但是，必须小心足踝的摆位，以免解剖结构扭曲。有时斜轴位用于显示特殊的解剖结构。在1.5 T成像仪上的成像，采用层厚3～4 mm的三平面FSE序列$T_1$WI和脂肪饱和的$T_2$WI MRI，以综合评估踝关节的病理状况。PDWI，重复时间(TR)远长于$T_1$弛豫时间(TR＝1 800～3 000 ms)和较短的回波时间(TE)(TE＝10～20 ms)将产生质子密度加权图像对比。近年来，选择性FS-PDWI FSE序列(例如，TR＝3 000 ms，TE＝45 ms)的结合成为一种常规序列。该技术结合了高信噪比和高对比度的优点，推荐在多个平面上使用该序列。如果脂肪抑制不均匀，STIR序列可取代频率选择性脂肪饱和$T_2$WI或PDWI序列。由于在高场强3 T成像仪上可以获得信噪比和对比度较高的薄层图像，而无需增加扫描时间，因此在3T成像仪上得到厚度减小到2～3 mm、小FOV高分辨率图像。

### 8.2.1 体位与定位

(1) 体位

检查体位取决于所检测的下肢或足踝、足底的病变位置。绝大多数足踝部包括跟腱成像，取仰卧位、足中立位；踝部肌腱病变者可取轻度跖屈(20°)。俯卧位有助于检查中足和前足的位置，有助于减少运动伪影。俯卧位也是评估小腿后部软组织的最佳位置。这样可以避免软组织压迫造成解剖结构扭曲。

当不进行运动研究时，应使用泡沫海绵和束带支撑固定脚和踝以防止运动伪影。运动研究通常使用柔性线圈或耦合线圈进行。

(2) 定位

踝关节MRI通常行矢状面、冠状面及横断面检查。在足部，冠状面图像与跖骨垂直，轴向图像与跖骨平面平行；为了获得患者的舒适感并优化图像平面，通常采用斜平面(图8-1)。

用于脚和脚踝，我们通常使用至少两个90°角的图像平面来评估足部和脚踝疾病。在某些情况下，需要特殊的斜位图像来评估脚和脚踝的肌腱、韧带和小的骨质结构(图8-2～8-4)。

### 8.2.2 线圈选择

MRI可以在不同的场强和线圈配置下完成。目前1.5 T或3.0 T的是最常用的。传统的MRI、开放MRI和四肢专用MRI仪都是可行的。线圈将根据磁共振装置的配置而变化。1.5 T用8通道相控阵足踝专用线圈，3 T用16通道相控

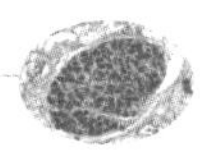

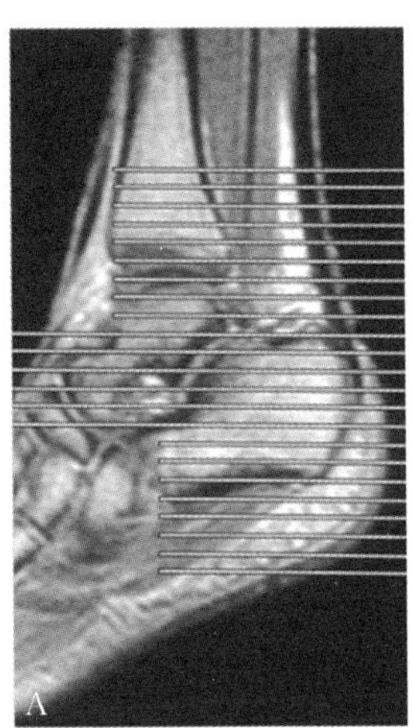


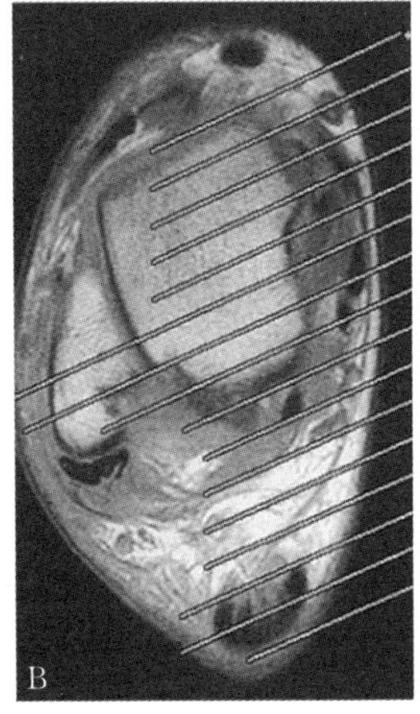


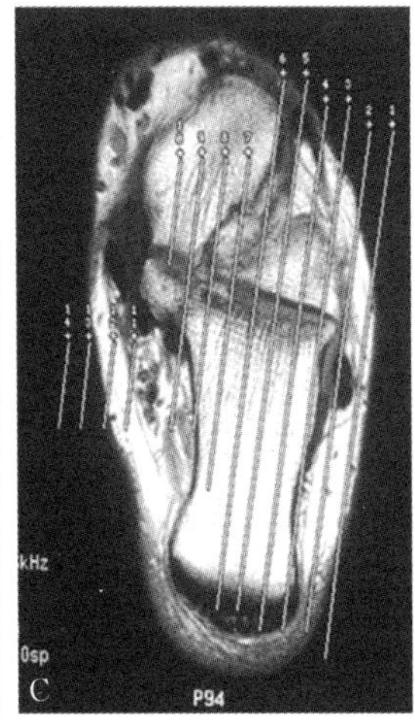


图 8-1　踝关节中立位 20°跖屈常用图像平面示例

注：A. 横断面定位平行于胫距关节面；B. 冠状面定位；C. 矢状面定位平行跟骨长轴方向。

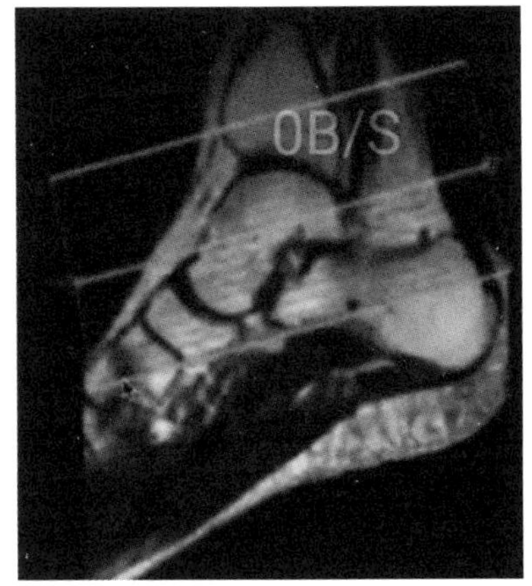


图 8-2　前下倾斜 20°斜横断面有助于全程显示距腓前韧带

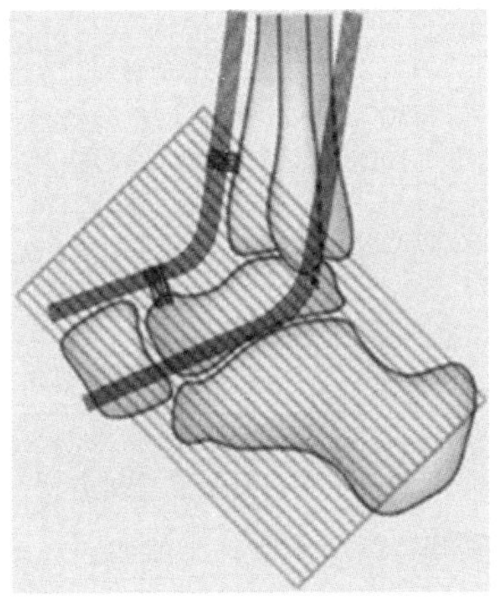

图 8-3　斜轴位显示胫骨前、后肌腱断面

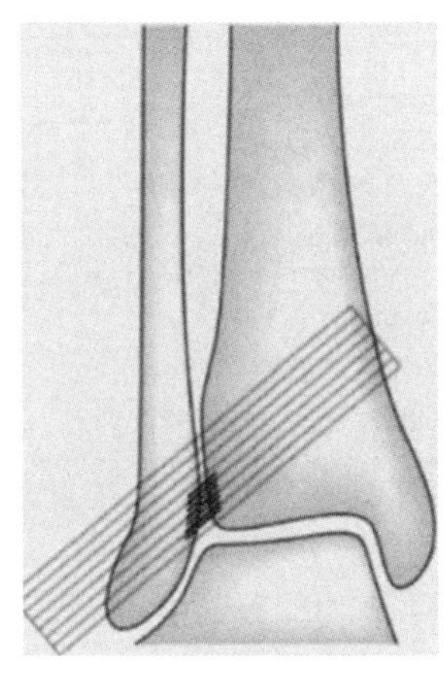

图 8-4　斜轴位显示胫腓联合韧带

阵足踝专用线圈，以获得最佳的信噪比和空间分辨率。不同的公司有不同类型线圈适用于特定类型的检查。可使用双耦合线圈或头部线圈来缩短检查时间。可使用表面线圈来评估小腿。

### 8.2.3　MRI 序列和参数

利用 $T_1$ 加权（短 TE、TR）和 $T_2$ 加权（长 TE 和 TR）的 SE 序列能为大多数小腿、脚和踝关节疾病的诊断和评估提供必要信息。近年质子密度和 $T_2$ 加权 FSE 序列加或不加脂肪抑制在大多数情况下已经取代了传统的 SE 序列。我们通常在至少两个图像平面上执行至少两个脉冲序列。例如，在评估踝关节时，$T_2$WI 轴位图像以及 $T_1$ 和 $T_2$WI 矢状位图像通常足以识别和显示病变特征。STIR 或 $T_2^*$ WI GRE 序列可用于替代 FSE $T_2$WI。我们还添加冠状位双回波稳态（dual echo steady state，DESS）图像来评估关节软骨。同样，两个图像平面对于检测和显示足部的病变程度、范围也很有用。

参数包括较小 FOV（8～16 cm）、矩阵 256×256 或 256×192、一次采集和层厚 2～4 mm，层间距 0.2～0.5 mm（推荐参数表见表 8-1、8-2）。高场强及应用表面专用线圈，可获得较高分辨率和信噪比，有利于复杂的脚和踝关节解剖和病变

表 8－1　3T MRI 踝关节扫描参数推荐

| 序列 | 视野(cm) | 视野相位百分比 | 层厚(mm) | 矩阵 | 层面内重建(mm) | 重复时间(msec)/回波时间(msec) | 回波链长度 | 采集的信号数量 |
|---|---|---|---|---|---|---|---|---|
| 矢状面质子加权像 | 15 | 100 | 2 | 512×410 | 0.3×0.3 | 3000/35 | 6 | 1 |
| 矢状面质子加权脂肪抑制 | 15 | 100 | 2.5 | 512×410 | 0.3×0.3 | 3000/35 | 7 | 1 |
| 冠状面质子加权 | 14 | 75 | 3 | 576×432 | 0.2×0.2 | 3500/35 | 5 | 1 |
| 冠状面质子加权脂肪抑制(距骨穹顶) | 12 | 84.4 | 2.7 | 512×342 | 0.2×0.2 | 2300/38 | 8 | 3 |
| 横断面质子加权 | 15 | 75 | 3 | 512×307 | 0.3×0.3 | 3000/38 | 6 | 1 |
| 斜轴面短时间反转恢复序列 | 15 | 68.8 | 3.5 | 320×187 | 0.4×0.4 | 3760/65 | 16 | 2 |

注:16 通道足踝专用线圈。

表 8－2　1.5T MRI 踝关节扫描参数推荐

| 序列 | 视野(cm) | 视野相位百分比 | 层厚(mm)/间隙(mm) | 矩阵 | 层面内重建(mm) | 重复时间(msec)/回波时间(msec) | 回波链长度 | 采集的信号数量 |
|---|---|---|---|---|---|---|---|---|
| 矢状面质子加权像 | 11 | 100 | 3/0.2 | 416×320 | 0.26×0.34 | 3225/34 | 10 | 2 |
| 矢状面质子加权脂肪抑制 | 15 | 100 | 3/0.3 | 384×320 | 0.39×0.47 | 3500/30 | 9 | 2 |
| 冠状面质子加权 | 15 | 75 | 3.5/0 | 480×320 | 0.31×0.47 | 4165/34 | 9 | 2 |
| 冠状面质子加权脂肪抑制(距骨穹顶) | 11 | 84.4 | 3/0.1 | 416×256 | 0.26×0.42 | 3065/30 | 10 | 3 |
| 横断面质子加权 | 15 | 75 | 3.5/0.5 | 480×320 | 0.31×0.47 | 4020/32 | 10 | 2 |
| 斜轴面短时间反转恢复序列 | 15 | 68.8 | 4/1 | 384×192 | 0.39×0.78 | 3915/42 | 12 | 2 |

注:8 通道足踝专用线圈。

显示。较厚的层厚可用于筛选腿部软组织病变。矢状面或横断面通常用于观察脚和脚踝。

三维 GRE 序列可用于不同平面的重建和骨小梁的评估。静脉注射钆剂也被用于足踝增强 MRI 检查中,特别是在疑似感染性关节病或肿瘤的患者。MRA 通过使用对比增强的新技术进行了改进。足趾远端动脉可以通过三维的对比增强来识别,因此这种方法对糖尿病或周围血管疾病患者较有价值。

MRI 关节造影检查分为间接和直接两种,有利于评价剥脱性骨软骨炎。

## 8.3　解剖

与传统 X 线及 CT 相比,MRI 提供了更多的解剖细节和诊断信息,提高了获取多个图像平面的能力。因此,对骨骼和软组织解剖学的全面了解比其他成像技术更为重要。掌握小腿、踝和足的解剖学和生物力学对评估磁共振图像很重要。

### 8.3.1　骨骼和关节解剖

小腿下段胫骨呈三角形骨干,其 3 个表面(前、中、后)在骨端膨大形成内踝和胫距关节面。关节面(除胫骨下缘最后部分除外)由透明软骨覆盖。胫骨前部通常是光滑的,胫骨后部有包含趾长屈肌腱、拇长屈肌腱和胫骨后肌腱的沟槽。

踝关节是由胫骨、腓骨远端和距骨滑车形成的滑膜关节。腓骨和胫骨远端形成踝穴(踝榫),由前(胫腓前韧带)和后(胫腓后韧带)及坚固的骨间韧带结构增强稳定。关节囊附着于关节间隙上方约 1 cm 处胫骨前部,向前下延伸至距骨颈部的中间部分;在其他地方,关节囊附着胫骨、腓骨

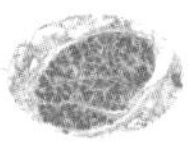

及距骨关节面边缘骨软骨交界处。

足分为3个部分：后足，包括跟骨和距骨；中足，剩下的5块跗骨；前足，包括跖骨和趾骨。距骨是跗骨的第二大部分，向上与胫骨、内踝和外踝形成关节，向下与跟骨形成关节。距下关节由3个关节面组成，由距骨间韧带分隔。在后关节面，距骨后关节面与跟骨后关节面形成关节；中间关节面由距骨体和跟骨的载距突形成；前方(距-舟关节)由距骨头与足舟骨的凹关节面相连接。跗管或跗骨窦位于中、前关节面之间。距骨间韧带位于该管内，通常在矢状位磁共振图像上容易看到。

剩下的5块跗骨(骰骨、足舟骨和3个楔骨)构成中足。骰骨近侧与跟骨形成跟骰关节，远侧与第4、第5跖骨基底形成关节。骰骨的外侧有腓骨长肌腱的凹槽。骰骨的内侧面与外侧楔骨形成关节，足舟骨近端与距骨形成关节连接，远端与楔骨形成关节，有时外侧也与骰骨形成关节。Chopart关节由距跟舟关节和跟骰骨关节组成，其间由若干韧带稳定。

3块楔骨位于足舟骨远端和骰骨内侧。内侧楔骨最大，其近侧与外侧分别与舟骨、中间楔骨形成关节，远端与第1、2跖骨相邻。介于内外侧楔骨之间的中间楔骨是3块楔骨中最小的，其近端与足舟骨、远端与第2跖骨关节相邻。外侧楔骨位于中间楔骨和骰骨之间，和第2～4跖骨相邻。

跖骨与跗骨相邻。背侧、足底和骨间韧带稳定跗跖关节和跖骨基部。在远端，跖骨横韧带连接所有跖骨的头部。跖趾关节是由跖骨头、近节趾骨基底部及足底纤维软骨盘形成的球窝关节，由副韧带和跖韧带支撑。除了踇趾通常有2节，其余足趾每个有3节趾骨，趾骨间关节是有屈伸功能的滑车关节。

### 8.3.2 踝关节的支撑结构

踝关节的支撑结构包括关节囊、内侧和外侧韧带以及骨间韧带。此外，13个肌腱穿过脚踝，脚踝周围形成4个支持带。

内侧副韧带(三角韧带)由4个韧带束组成，起源于内踝，延伸至足舟骨结节、距骨颈和跟骨载距突及足舟骨后突。内侧副韧带复合体进一步分为浅层和深层。MRI上最常显示的3个组成部分包括浅层的胫跟弹簧韧带和胫舟韧带以及深层的胫距后韧带。

外侧韧带复合体由距腓前韧带、距腓后韧带和跟腓韧带组成。距腓骨前韧带起自腓骨头的前缘，并止于距骨颈的前外侧面。当足背屈，它是一条扁平近横向走行韧带。韧带常分为两束，在足跖屈时绷紧，防止距骨前移，尤其是跖屈内翻。距腓后韧带起源于腓骨尖端的后内侧面，在水平方向上延伸至距骨后突，并止于距骨外侧结节。跟腓韧带是外侧副韧带中最大的韧带，它自腓骨远端向后下延伸并附着于跟骨外侧面的上部，阻止旋后和稳定距下关节。这些韧带走行取决于足踝关节的摆位。

联合韧带包括胫腓前下韧带、胫腓后下韧带、胫腓下横韧带和骨间下韧带或膜。联合韧带损伤或“踝关节高位扭伤”可以是孤立性的，也可能与其他韧带损伤同时发生。

跟舟足底韧带也被称为弹簧韧带或跳跃韧带，从跟骨延伸到足舟骨。韧带的纤维软骨部分位于距骨头部的浅表。该韧带由3部分组成：上内侧跟舟韧带、中外侧跟舟斜韧带和下外侧跟舟纵韧带。其中，急性外伤最常累及上内侧跟舟韧带。由于该韧带靠近胫后肌腱，在稳定足弓方面起着不可或缺的作用，故该韧带损伤常与胫后肌腱功能障碍有关。

### 8.3.3 踝关节主要肌肉和肌腱

踝关节前方小腿伸肌群包括胫前肌、踇长伸肌和趾长伸肌。胫骨前肌腱止于第1跖骨和内侧楔骨的跖内侧基底部。踇长伸肌腱止于第1趾末节指骨基底部；趾长伸肌止于第2～5趾中、末节趾骨，有4束肌腱。

小腿外侧肌群由腓骨长肌和腓骨短肌组成。两块肌肉的肌腱在一个共同的腱鞘中向后延伸至外踝，并由腓骨上支持带固定。腓骨长肌腱止于第1跖骨和中间楔骨的足底。在足底发现引发腓骨长肌改变方向的腓骨肌籽骨并不少见，这个籽骨有助于保护肌腱。腓骨短肌腱止于第5跖骨基底部。

小腿背侧浅屈肌筋膜室包括腓肠肌内侧和外侧、比目鱼肌和发育不一的跖肌组成的腓肠三头肌。这组肌肉通过一个强大的肌腱——跟腱,以较大面积附着于跟骨结节。跟腱由两个滑囊保护:作为跟腱和跟骨之间缓冲物的跟骨滑囊和皮下跟骨滑囊。背侧深屈肌室从内侧到外侧,包括趾长屈肌、胫骨后屈肌和踇长屈肌。在小腿远端1/3处,趾长屈肌的肌腱跨过胫骨后屈肌,将胫骨后屈肌置于距骨关节上方最前内侧的位置。在内踝和跟骨之间,小腿筋膜中的斜向纤维覆盖并限制肌腱(为屈肌支持带)。

趾短伸肌和踇短伸肌在足部屈肌侧作为足部固有肌肉走行。在跖骨间隙,有背侧骨间肌;跖区可见跖侧骨间肌和蚓状肌。足底肌肉有3个纵行不完全分离的结缔组织间隔:内侧间隔包含踇展肌、踇内收肌和踇短屈肌;中间隔包括趾长屈肌、踇长屈肌、趾短屈肌、跖方肌和蚓状肌;外侧间隔包括小趾展肌、小趾短屈肌。

足底筋膜起自跟骨粗隆处,具有强大的内侧部分和纤细的外侧部分,并附着于足底跖板和第2～4跖骨基底的足底关节囊。

### 8.3.4 正常踝关节和足的MRI表现

(1) 矢状面

在矢状面上可显示踝关节的所有主要关节和骨骼(图8-5)。此外,某些韧带结构,包括距腓前韧带、距腓后韧带和胫腓横韧带,也可在矢状面进行检查。跟腱长轴显示良好,内侧、外侧和前部肌腱在长轴上显示,但由于层间距,部分肌腱可能无法完全成像。对这些肌腱的矢状面图像进行观察有助于确认或进一步描述轴位或冠状面上怀疑的肌腱异常。矢状面为最常用的足踝MRI切面,横穿踝关节的跟腱等肌腱长轴在矢状面图像上显示最佳。

1) 内侧矢状位图像:在内踝平面上,胫骨后肌腱和趾长屈肌腱直接位于内踝后方。胫骨后肌腱在屈肌支持带深部和载距突表面进入足部,止于足舟骨内侧结节。趾长屈肌腱通过内踝和屈肌支持带深部进入足部;该肌腱在穿过拇长屈肌腱后分为4支,这些分支止于趾骨远端的基底。

三角肌韧带由胫跟韧带、胫舟韧带、胫距前韧带和后胫距韧带组成,呈从胫骨远端(即内踝)辐射至足舟骨结节和载距突的宽带状低信号。踇长屈肌腱位于胫后肌腱和趾长屈肌腱的后方,它经过内踝后方,深至屈肌支持带;低信号强度肌腱环绕距骨后突和载距突下表面,远端附着于足趾第1跖骨远侧基底部。

足底短屈肌(足底第一层肌肉)和足底方肌(脚底第二层肌肉)可显示在内侧矢状位图像上。胫前肌腱穿过距骨背面止于内侧楔骨和第1跖骨。

2) 中平面矢状位图像:中矢状面内侧的矢状位影像可显示距下中关节、跗骨窦和距下后关节。距下前关节位于骰骨和跟骰关节平面。腓骨长肌沿跟骨外侧下表面向前延伸,位于腓骨结节下方,在骰骨外侧下缘进入足部。踇长伸肌腱沿足背走行,并止于第1趾远端趾骨。跗骨窦内可见骨间韧带及其周围的高信号强度脂肪,前部与跟骨前突交界,后部与距骨外侧突交界。跟腱前脂肪垫($T_1$加权序列高信号)位于跟腱正前方。

(2) 横断面

肌腱和韧带在横断面图像上显示清晰,横断面是评估韧带病理状态的最佳选择。图8-6骨骼和关节也在横断面上进一步分析。

(3) 冠状面

冠状面是描述距骨穹隆和胫骨平台骨软骨病变的最佳方法(图8-7)。另外,三角肌韧带最好在冠状面观察,浅部和深部很容易区分。距腓前韧带、跟腓韧带和距腓后韧带也可以较好显示。足底腱膜的中央和外侧节段可以追踪到它们在跟骨下的各自后部来源。内侧和外侧肌腱的远端走行在冠状位图像的横截面上成像。骨异常可以在冠状面上有进一步表现。

## 8.4 骨骼病变

### 8.4.1 距骨骨软骨损伤

(1) 概述

距骨骨软骨损伤(osteochondral lesions of the talus, OLT)也称为距骨外伤性骨软骨病、距骨剥

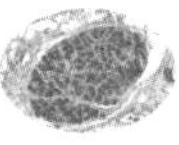

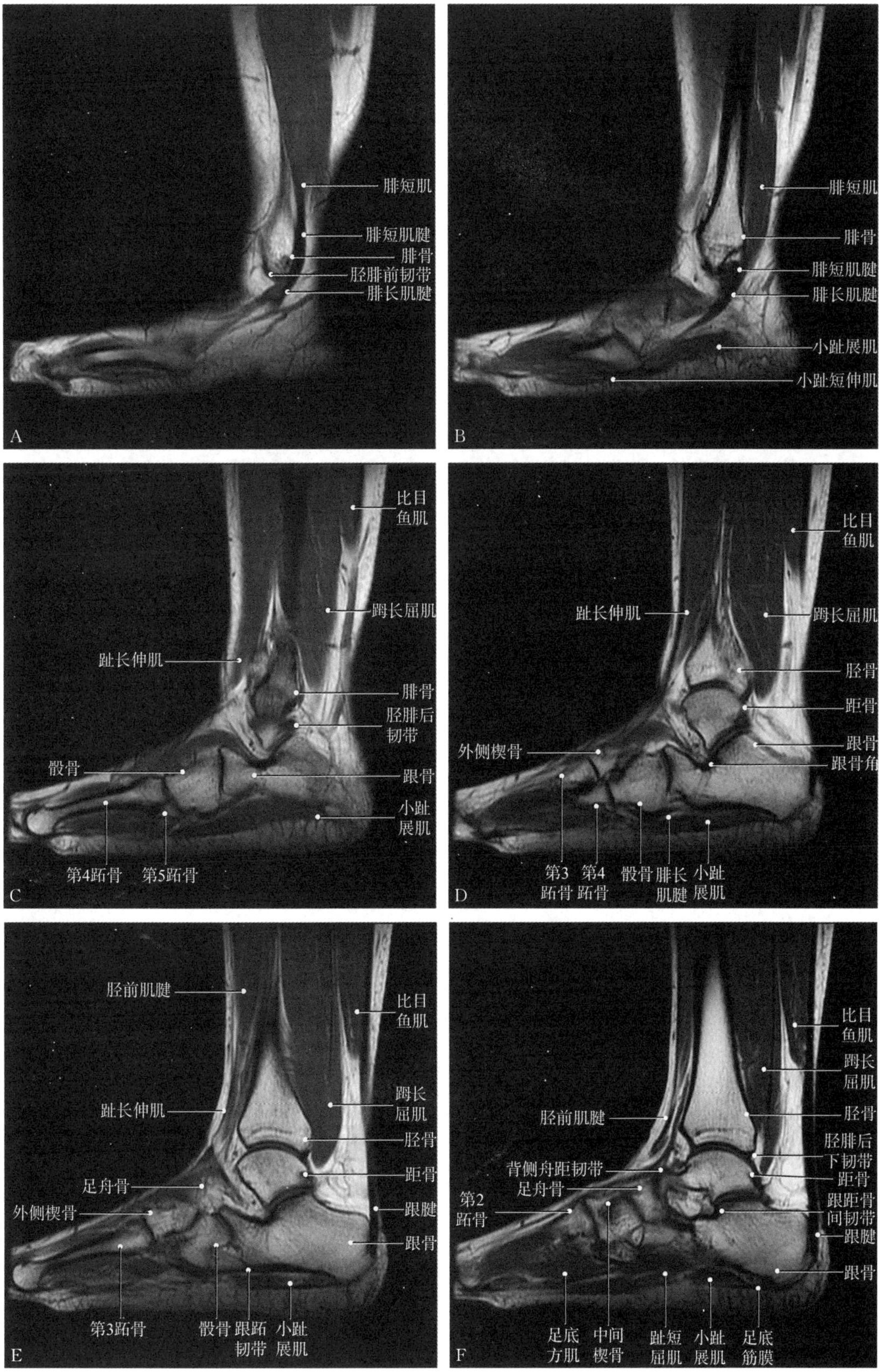

腓短肌
腓短肌腱
腓骨
胫腓前韧带
腓长肌腱
A

腓短肌
腓骨
腓短肌腱
腓长肌腱
小趾展肌
小趾短伸肌
B

比目鱼肌
踇长屈肌
趾长伸肌
腓骨
胫腓后韧带
骰骨
跟骨
小趾展肌
第4跖骨
第5跖骨
C

比目鱼肌
趾长伸肌
踇长屈肌
胫骨
距骨
外侧楔骨
跟骨
跟骨角
第3跖骨
第4跖骨
骰骨
腓长肌腱
小趾展肌
D

胫前肌腱
比目鱼肌
踇长屈肌
趾长伸肌
胫骨
距骨
足舟骨
外侧楔骨
跟腱
跟骨
第3跖骨
骰骨
跟跖韧带
小趾展肌
E

比目鱼肌
踇长屈肌
胫前肌腱
胫骨
胫腓后下韧带
背侧舟距韧带
距骨
足舟骨
第2跖骨
跟距骨间韧带
跟腱
跟骨
足底方肌
中间楔骨
趾短屈肌
小趾展肌
足底筋膜
F

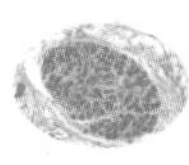

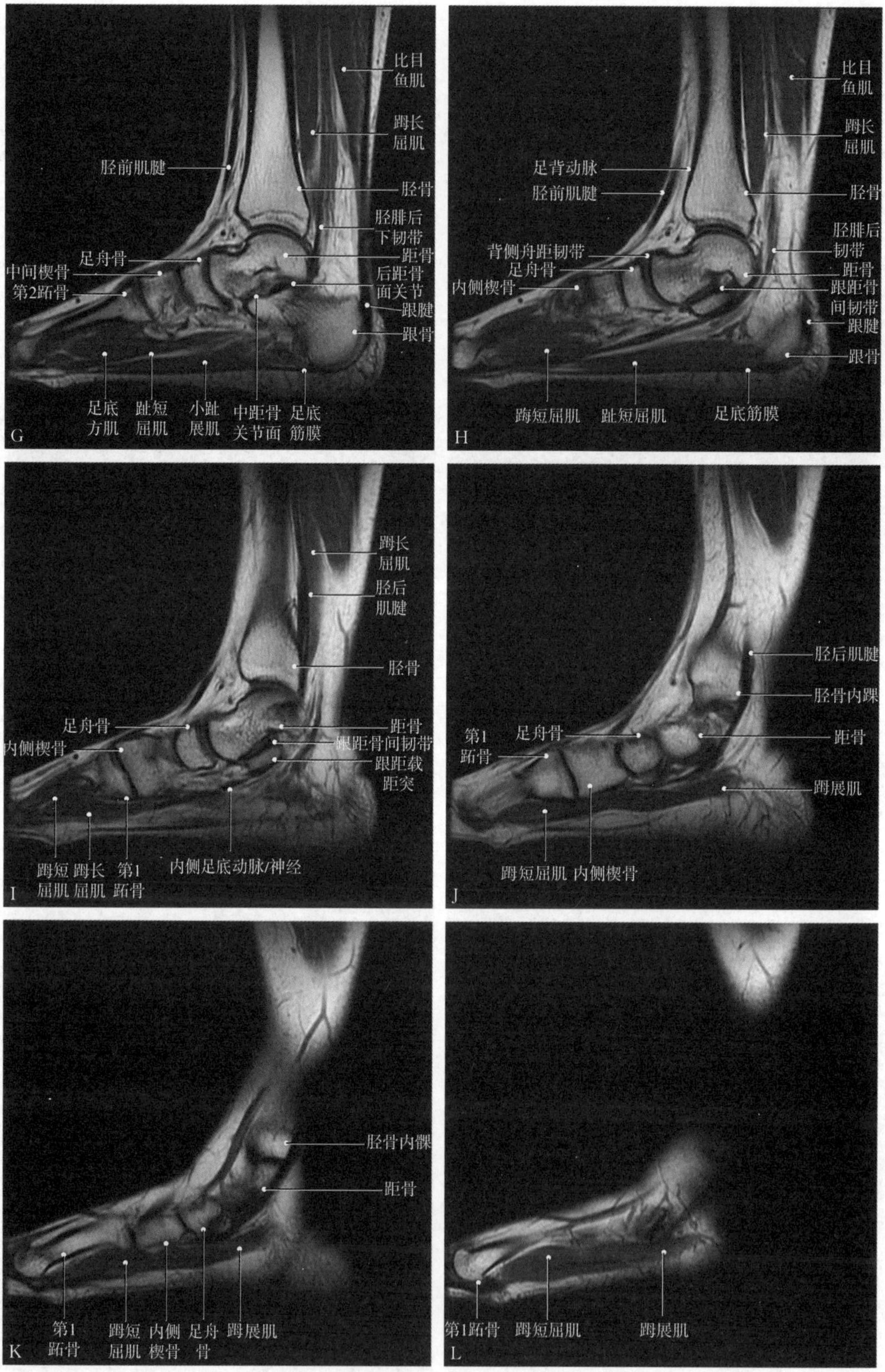

比目鱼肌
踇长屈肌
胫前肌腱
胫骨
胫腓后下韧带
足舟骨
距骨
中间楔骨
后距骨面关节
第2跖骨
跟腱
跟骨
足底方肌
趾短屈肌
小趾展肌
中距骨关节面
足底筋膜
G

比目鱼肌
踇长屈肌
足背动脉
胫前肌腱
胫骨
胫腓后韧带
背侧舟距韧带
足舟骨
距骨
内侧楔骨
跟距骨间韧带
跟腱
跟骨
踇短屈肌
趾短屈肌
足底筋膜
H

踇长屈肌
胫后肌腱
胫骨
足舟骨
距骨
内侧楔骨
跟距骨间韧带
跟距载距突
踇短屈肌
踇长屈肌
第1跖骨
内侧足底动脉/神经
I

胫后肌腱
胫骨内踝
第1跖骨
足舟骨
距骨
踇展肌
踇短屈肌
内侧楔骨
J

胫骨内髁
距骨
第1跖骨
踇短屈肌
内侧楔骨
足舟骨
踇展肌
K

第1跖骨
踇短屈肌
踇展肌
L

图 8－5 矢状面 MRI 显示踝关节结构

注：A～L. 矢状面 $T_1WI$ 由外向内逐层显示足踝主要骨骼、肌腱、韧带结构。

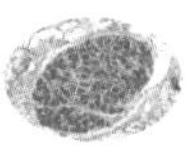

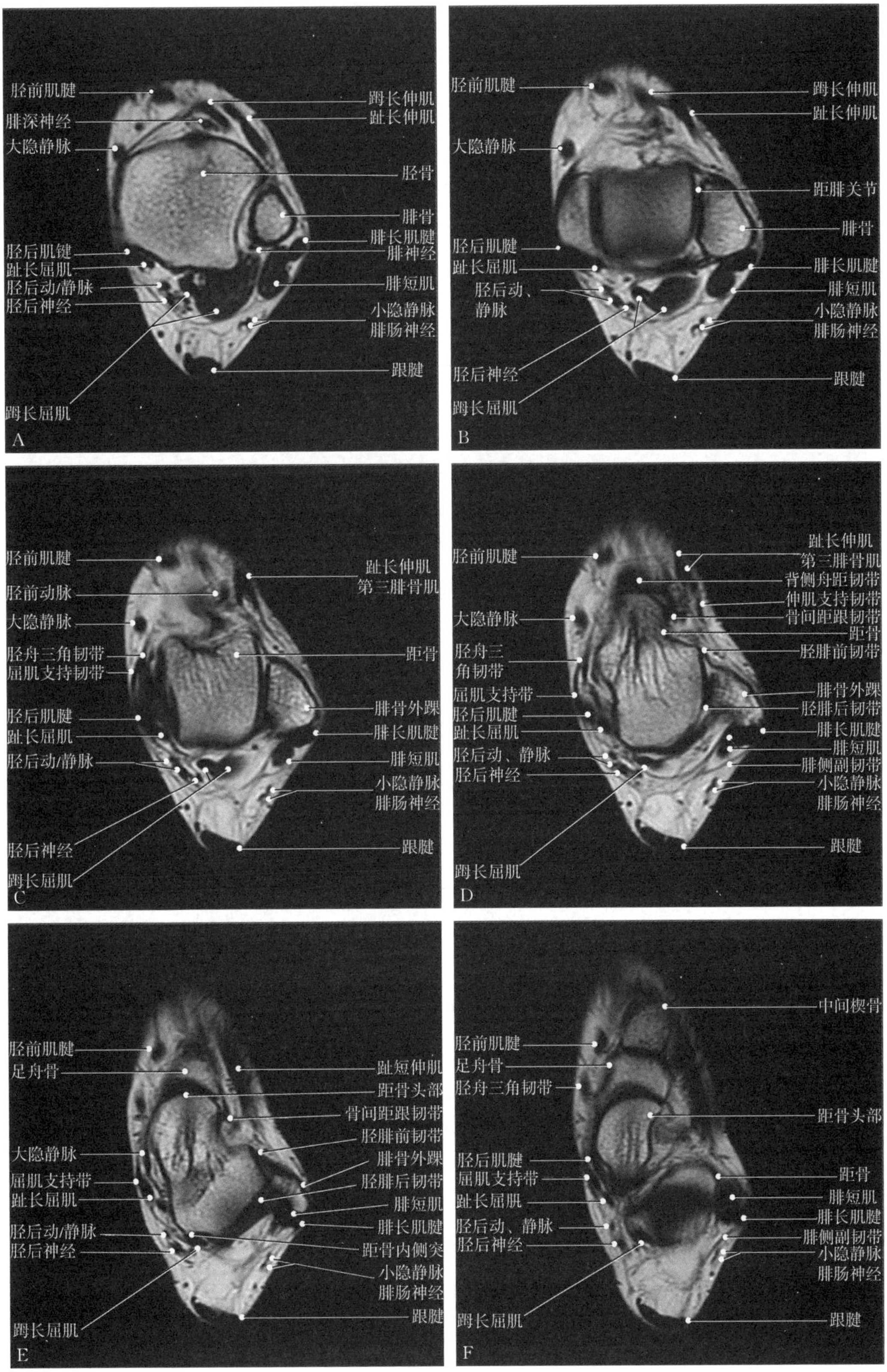

胫前肌腱
腓深神经
大隐静脉
踇长伸肌
趾长伸肌
胫骨
腓骨
腓长肌腱
腓神经
胫后肌键
趾长屈肌
胫后动/静脉
胫后神经
腓短肌
小隐静脉
腓肠神经
跟腱
踇长屈肌
A

胫前肌腱
大隐静脉
踇长伸肌
趾长伸肌
距腓关节
腓骨
胫后肌腱
趾长屈肌
胫后动、
静脉
腓长肌腱
腓短肌
小隐静脉
腓肠神经
胫后神经
跟腱
踇长屈肌
B

胫前肌腱
胫前动脉
大隐静脉
胫舟三角韧带
屈肌支持韧带
趾长伸肌
第三腓骨肌
距骨
胫后肌腱
趾长屈肌
胫后动/静脉
腓骨外踝
腓长肌腱
腓短肌
小隐静脉
腓肠神经
胫后神经
跟腱
踇长屈肌
C

胫前肌腱
大隐静脉
胫舟三
角韧带
屈肌支持带
胫后肌腱
趾长屈肌
胫后动、静脉
胫后神经
趾长伸肌
第三腓骨肌
背侧舟距韧带
伸肌支持韧带
骨间距跟韧带
距骨
胫腓前韧带
腓骨外踝
胫腓后韧带
腓长肌腱
腓短肌
腓侧副韧带
小隐静脉
腓肠神经
跟腱
踇长屈肌
D

胫前肌腱
足舟骨
趾短伸肌
距骨头部
骨间距跟韧带
胫腓前韧带
大隐静脉
屈肌支持带
趾长屈肌
腓骨外踝
胫腓后韧带
腓短肌
胫后动/静脉
胫后神经
腓长肌腱
距骨内侧突
小隐静脉
腓肠神经
跟腱
踇长屈肌
E

中间楔骨
胫前肌腱
足舟骨
胫舟三角韧带
距骨头部
胫后肌腱
屈肌支持带
趾长屈肌
胫后动、静脉
胫后神经
距骨
腓短肌
腓长肌腱
腓侧副韧带
小隐静脉
腓肠神经
踇长屈肌
跟腱
F

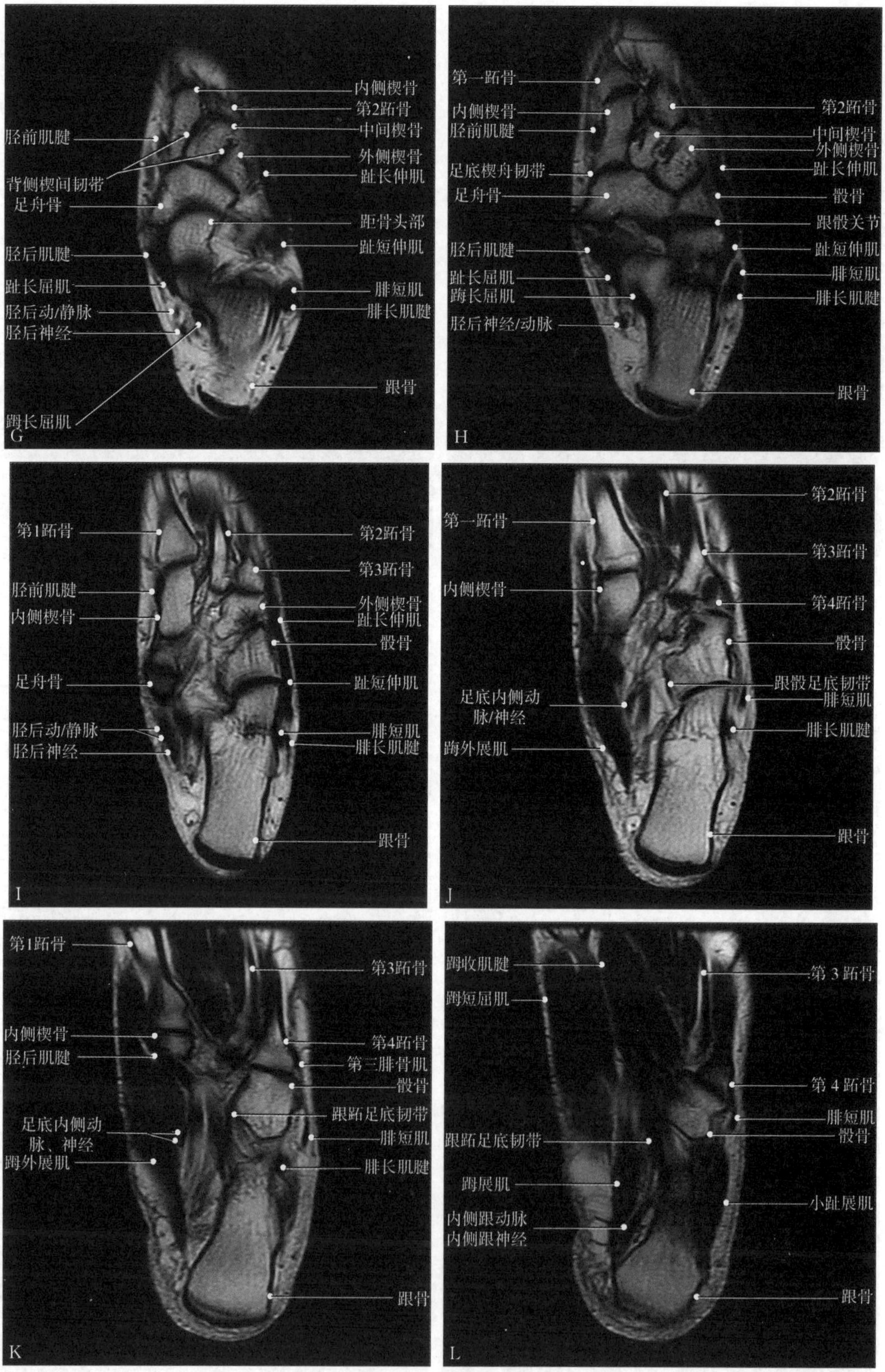

G
胫前肌腱
背侧楔间韧带
足舟骨
胫后肌腱
趾长屈肌
胫后动/静脉
胫后神经
踇长屈肌
内侧楔骨
第2跖骨
中间楔骨
外侧楔骨
趾长伸肌
距骨头部
趾短伸肌
腓短肌
腓长肌腱
跟骨

H
第一跖骨
内侧楔骨
胫前肌腱
足底楔舟韧带
足舟骨
胫后肌腱
趾长屈肌
踇长屈肌
胫后神经/动脉
第2跖骨
中间楔骨
外侧楔骨
趾长伸肌
骰骨
跟骰关节
趾短伸肌
腓短肌
腓长肌腱
跟骨

I
第1跖骨
胫前肌腱
内侧楔骨
足舟骨
胫后动/静脉
胫后神经
第2跖骨
第3跖骨
外侧楔骨
趾长伸肌
骰骨
趾短伸肌
腓短肌
腓长肌腱
跟骨

J
第一跖骨
内侧楔骨
足底内侧动脉/神经
踇外展肌
第2跖骨
第3跖骨
第4跖骨
骰骨
跟骰足底韧带
腓短肌
腓长肌腱
跟骨

K
第1跖骨
内侧楔骨
胫后肌腱
足底内侧动脉、神经
踇外展肌
第3跖骨
第4跖骨
第三腓骨肌
骰骨
跟跖足底韧带
腓短肌
腓长肌腱
跟骨

L
踇收肌腱
踇短屈肌
跟跖足底韧带
踇展肌
内侧跟动脉
内侧跟神经
第 3 跖骨
第 4 跖骨
腓短肌
骰骨
小趾展肌
跟骨

图 8－6　横断面 MRI 显示踝关节结构

注：A～L. 横断面 $T_1$WI 由近及远显示小腿、踝、足主要骨骼、肌肉、肌腱及韧带结构。

## 三冠状面

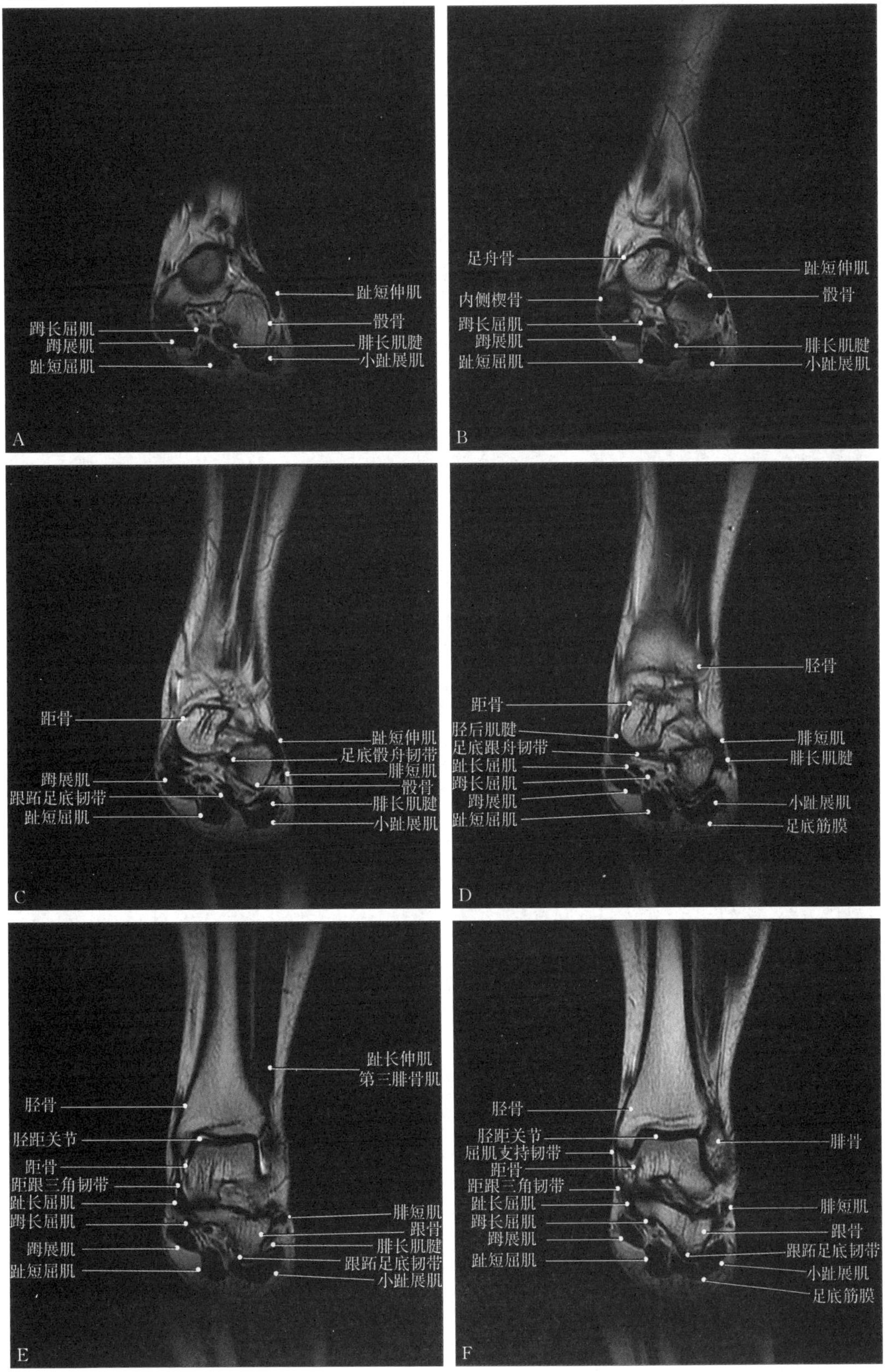

A

踇长屈肌
踇展肌
趾短屈肌
趾短伸肌
骰骨
腓长肌腱
小趾展肌

B

足舟骨
内侧楔骨
踇长屈肌
踇展肌
趾短屈肌
趾短伸肌
骰骨
腓长肌腱
小趾展肌

C

距骨
踇展肌
跟跖足底韧带
趾短屈肌
趾短伸肌
足底骰舟韧带
腓短肌
骰骨
腓长肌腱
小趾展肌

D

胫骨
距骨
胫后肌腱
足底跟舟韧带
趾长屈肌
踇长屈肌
踇展肌
趾短屈肌
腓短肌
腓长肌腱
小趾展肌
足底筋膜

E

趾长伸肌
第三腓骨肌
胫骨
胫距关节
距骨
距跟三角韧带
趾长屈肌
踇长屈肌
踇展肌
趾短屈肌
腓短肌
跟骨
腓长肌腱
跟跖足底韧带
小趾展肌

F

胫骨
胫距关节
屈肌支持韧带
距骨
距跟三角韧带
趾长屈肌
踇长屈肌
踇展肌
趾短屈肌
腓骨
腓短肌
跟骨
跟跖足底韧带
小趾展肌
足底筋膜

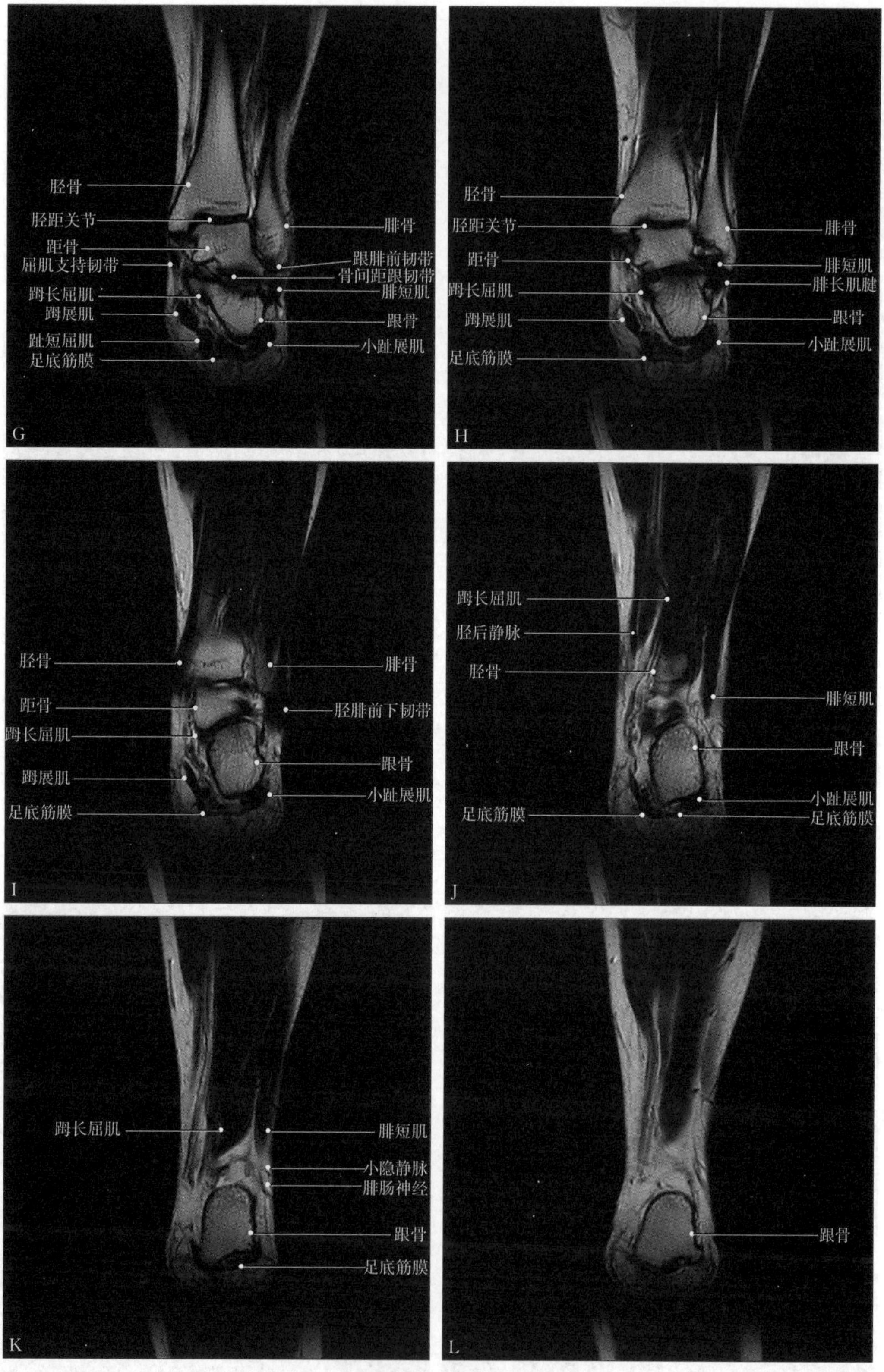

G

胫骨
胫距关节
距骨
屈肌支持韧带
踇长屈肌
踇展肌
趾短屈肌
足底筋膜
腓骨
跟腓前韧带
骨间距跟韧带
腓短肌
跟骨
小趾展肌

H

胫骨
胫距关节
距骨
踇长屈肌
踇展肌
足底筋膜
腓骨
腓短肌
腓长肌腱
跟骨
小趾展肌

I

胫骨
距骨
踇长屈肌
踇展肌
足底筋膜
腓骨
胫腓前下韧带
跟骨
小趾展肌

J

踇长屈肌
胫后静脉
胫骨
足底筋膜
腓短肌
跟骨
小趾展肌
足底筋膜

K

踇长屈肌
腓短肌
小隐静脉
腓肠神经
跟骨
足底筋膜

L

跟骨

图 8－7　冠状面 MRI 显示踝关节结构

注：A～L. 冠状面 $T_1$WI 由前至后逐层显示踝关节主要骨骼、肌腱及韧带解剖。

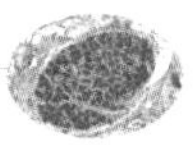

脱性骨软骨炎、距骨骨软骨骨折、距骨骨软骨病、距骨骨软骨缺损、距骨穹窿骨折等，由于这些疾病在症状、体征及影像学表现上相似，且治疗原则、方法相同，因此目前统称为距骨骨软骨损伤。其好发于距骨穹窿的内侧或外侧边缘，与踝关节不稳内外翻有关。距骨骨软骨损伤是踝关节损伤疼痛的主要原因之一。

（2）病因与病理表现

自发性或创伤后骨软骨损伤，导致骨-软骨连接处的局部损伤。病变部位软骨出现裂隙或软骨剥离，剥离软骨碎片可以在原位，也可分离或游离。邻近骨质挫伤水肿，软骨下囊变，缺损区滑膜疝入。软骨下骨折易并发骨无菌性坏死，而坏死的过程又可导致软骨塌陷和关节内滑液压力增高、液体进入骨折部位，阻止骨折愈合。

1）自发性骨软骨损伤（又称剥脱性骨软骨炎）：通常影响距骨的内侧部分，主要见于年轻患者（通常为 20～40 岁）。其病因尚未完全明确，但据推测可能与血管疾病和微创伤有关，可导致缺血坏死，主要发生在距骨滑车内侧，也可表现为双侧。

2）创伤性骨软骨损伤：目前认为，大多数距骨骨软骨损伤是由创伤引起的。几乎所有发生于距骨外侧缘的距骨骨软骨损伤患者均有创伤病史，发生于距骨内侧缘的距骨骨软骨损伤 64%～82%有创伤史。

踝关节骨软骨损伤最常见于距骨穹隆外侧缘的中 1/3 和内侧缘的后 1/3。足背屈的内翻性损伤可导致距骨穹隆外侧骨软骨损伤，常伴有外侧副韧带撕裂。踝关节内翻伤伴足底屈曲和距骨胫骨外侧旋转导致距骨后内侧穹窿病变。

（3）临床表现

急性踝关节扭伤后很少立即作出距骨骨软骨损伤的诊断。典型的临床表现为踝关节扭伤后，出现持续性慢性踝关节疼痛，也可有反复踝关节肿胀、疼痛、无力、活动受限等。踝关节反复扭伤的患者会出现踝关节不稳定。

体格检查：踝关节跖屈时距骨顶的前外侧局部压痛，提示距骨前外侧骨软骨损伤；踝关节背屈时距骨顶的前内侧局部压痛，提示距骨内侧骨软骨损伤。

（4）MRI 表现

X 线、CT 往往不能及时有效地显示病变，MRI 是距骨关节面骨软骨病变诊断和分级的有效无创影像学手段。

分类和分级：Nelson 等制定了骨软骨病变分类系统，将 MRI 和关节镜所识别的变化程度分为 4 个等级：Ⅰ级，在 MRI 上显示完整的软骨覆盖软骨下病变（图 8－8）。在 $T_1$WI 上表现为低信号；在 $T_2$WI 上，这些病变可能同时表现为低信号（硬化）和高信号（血液和关节液）。通常，反应性骨髓水肿可以在附近骨骼观察到，与之相关的高信号在 STIR 序列上最容易显示。Ⅱ级，在这一阶段，骨软骨病变与周围骨骼有相对清晰的分界区，这个分界区可能是反应性硬化或纤维血管结

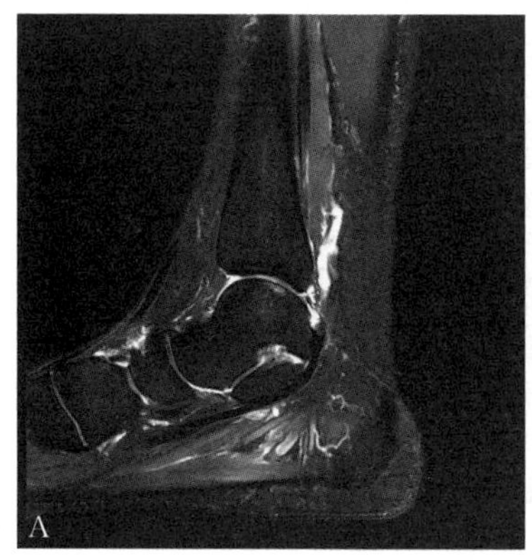


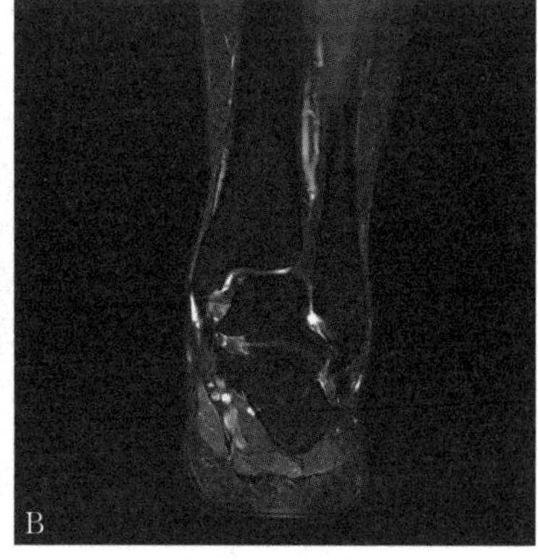


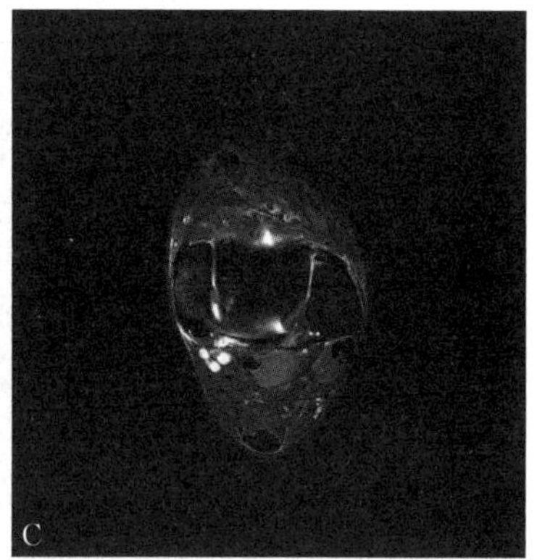


**图 8－8　距骨内侧骨软骨损伤Ⅰ级 MRI 表现**

注：A. 矢状面 FS－PDWI；B. 冠状面 FS－PDWI；C. 横断面 FS－PDWI。显示距骨内侧关节软骨连续，软骨下骨见小片反应性骨髓水肿，FS－PDWI 序列为小斑片高信号。

缔组织，因此显示出不同的信号强度（图 8－9）。硬化表现为所有序列的低信号，而纤维血管结缔组织在 $T_2WI$ 上表现出高信号，使其难以与液体区分。静脉注射造影剂有助于克服这一障碍，因为在大多数情况下，纤维血管结缔组织表现出较明显强化，造影剂摄取。Ⅲ级，关节液可以从关节软骨中渗透到软骨下缺损和周围骨骼之间的间隙中（图 8－10）。因此，骨碎片被边缘液体包围是碎

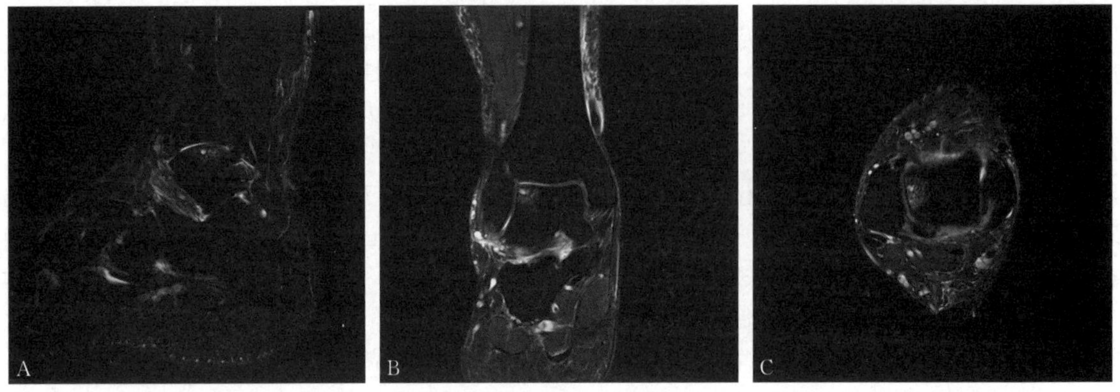

图 8－9　距骨外侧穹窿骨软骨损伤Ⅱ级 MRI 表现

注：A. 矢状面 FS－PDWI；B. 冠状面 FS－PDWI；C. 横断面 FS－PDWI。显示距骨外侧穹窿软骨变薄毛糙，软骨下液体渗出、骨髓少许水肿，FS－PDWI 序列呈高信号改变。

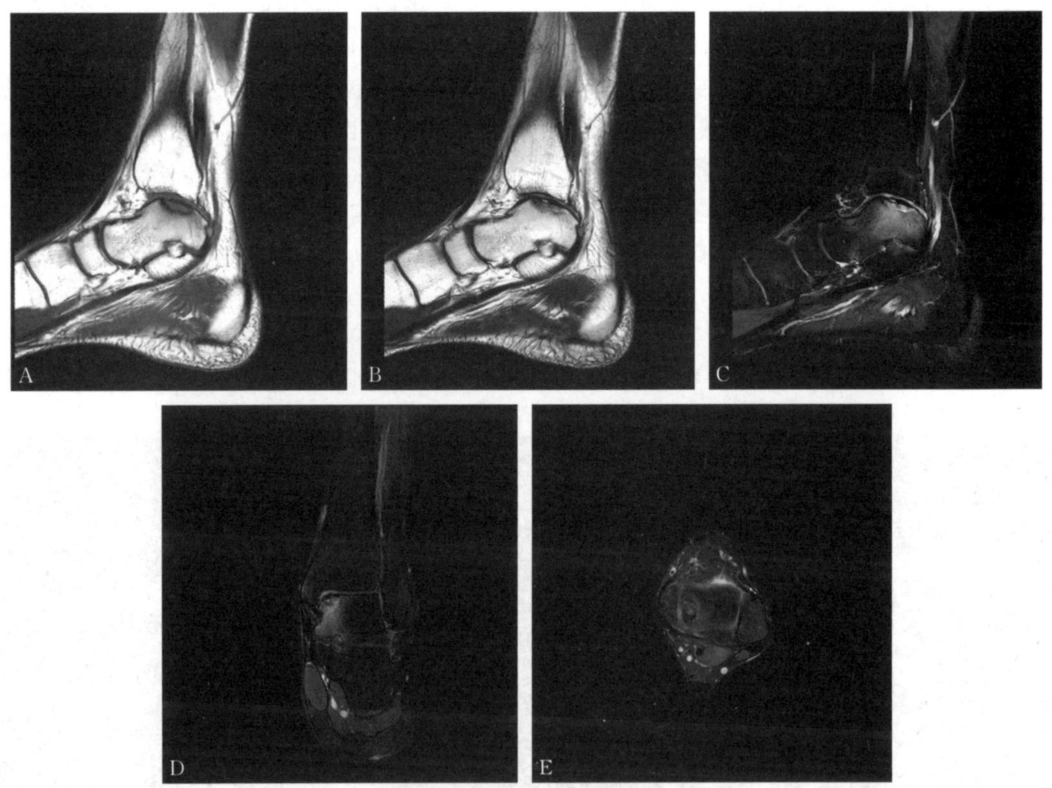

图 8－10　距骨穹窿骨软骨损伤Ⅲ级 MRI 表现

注：A. 矢状面 $T_1WI$；B. 矢状面 $T_2WI$；C. 矢状面 FS－PDWI；D. 冠状面 FS－PDWI；E. 横断面 FS－PDWI。显示距骨内侧穹隆软骨新月形剥脱缺损，软骨下双线征，$T_1WI$ 呈低信号，FS－PDWI 呈高信号影，代表修复肉芽组织，相邻骨髓大片水肿，FS－PDWI 序列呈高信号。

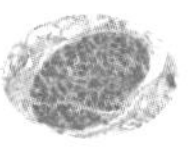

片损伤和不稳定的间接标志。Ⅳ级，关节软骨完全断裂，软骨下骨缺损常被浸渍或被关节液吸收和填充(图 8－11)。或者破裂碎片可能已经分离，成为松动的关节内游离体。

用于评估距骨骨软骨损伤 MRI 应选择矢状面和冠状面，可以评估骨缺损和上覆软骨层的完整性。脂肪抑制图像被证明有助于评估软骨完整性。冠状面适宜评估距骨的内、外侧缘，当发现距骨病变时，应加横断面扫描，横断面上可显示病变前后径和左右径的形态和特点。距骨骨软骨损伤在 MRI 各序列上通常表现为边界清楚的低信号区，在 $T_2$WI 上，病变和宿主骨之间显示高信号影，代表液体或修复肉芽组织。MRI 对软骨和骨的缺损、撕脱性软骨片、关节内游离体、关节积液能良好显示，对关节软骨表面的改变及软骨下骨水肿、囊变也能很好显示。

距骨骨软骨损伤的 MRI 表现：关节面软骨变薄、卷曲、结节样改变，或软骨断裂、缺损；损伤的软骨信号可高、可低或高低混杂；距骨穹窿软骨下骨骨皮质的弧形条状低信号可断裂呈星点状、片状高信号。分离的骨片呈低信号，有时可见骨碎片移位。软骨下骨髓水肿在 $T_1$WI 上为低信号影，在 $T_2$WI 或 FS－PDWI 上呈高信号，水肿的范围取决于损伤的严重程度，但水肿为可逆性改变，合理治疗后，其范围可缩小、消失。软骨骨折下方 $T_2$WI 可见网格样高信号，可能为骨小梁压缩。软骨下骨囊性病灶在 $T_2$WI 上呈高信号，$T_1$WI 呈低信号；当囊变液体内蛋白质成分较多时，$T_1$WI 可呈中等信号。囊变周边骨质硬化在 $T_1$WI、$T_2$WI 均呈低信号环。$T_2$WI 上高信号的关节积液进入软骨面下，提示软骨有小裂隙或为软骨断裂。

治疗距骨骨软骨损伤的目的在于血运重建、愈合和防止碎片脱落。当关节病变被认为是稳定的，保守治疗是可行的；当病变不稳定、关节绞索或碎片坏死时，建议手术切除病灶并钻孔以促进愈合。

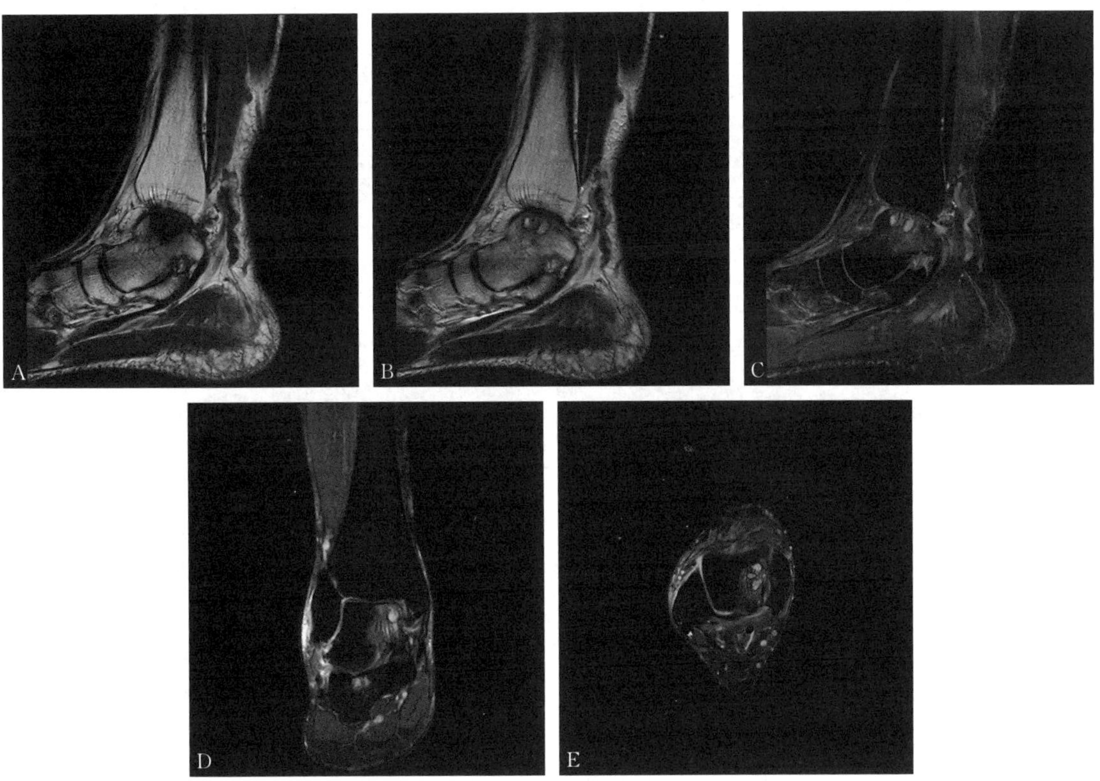


图 8－11　距骨穹窿骨软骨损伤Ⅳ级 MRI 表现

注：A. 矢状面 $T_1$WI；B. 矢状面 $T_2$WI；C. 矢状面 FS－PDWI；D. 冠状面 FS－PDWI；E. 横断面 FS－PDWI。显示距骨内侧穹隆软骨缺损断裂，软骨下骨塌陷、多发囊变灶，$T_1$WI 呈低信号，$T_2$WI 及 FS－PDWI 序列呈高信号，相邻骨髓水肿。

MRI可能是唯一能提供病变大小和位置、上覆关节软骨状况、关节表面一致性、骨碎片的活性、骨软骨碎片与母体部位之间的稳定性，以及骨软骨碎片在关节间隙内移位时位置的技术，识别骨软骨病变的理想脉冲序列仍然存在争议，但是最近的基于膝关节成像的报道似乎更倾向于脂肪饱和的薄层三维傅立叶变换毁损梯度回波技术，以及最近的脂肪饱和快速自旋回波技术。一些学者还建议关节内注射钆剂造影以改善骨软骨病变的显示效果。

正常骨和骨软骨碎片之间界面的信号强度在MRI文献中受到关注。$T_2$ 加权脉冲序列的界面低信号表明愈合和稳定，而高信号可能表明碎片和供体部位之间存在液体，因此不稳定。碎片本身的信号强度也很重要。所有脉冲序列的低信号强度表明坏死，而 $T_1$WI的高信号显示骨髓存活。通过静脉注射含脂肪抑制的 $T_1$ 加权脉冲序列的钆造影剂，可以进一步评估活性。碎片的骨髓增强表明组织有活力，而缺乏增强则表明组织无活性。

MRI对距骨骨软骨损伤的病灶清除术、微骨折术、钻孔术或软骨移植等术后疗效评估有重要价值(图8-12)。

（5）诊断要点

骨软骨损伤位于距骨穹隆内、外侧缘，紧靠关节面下弧形线样结构，其 $T_1$WI上表现为低信号。在 $T_2$WI上呈高低混杂信号，线样异常信号延续至关节面。MRI可显示软骨下骨小梁压缩伴骨髓水肿、软骨下囊肿、分离或移位的骨软骨片等。

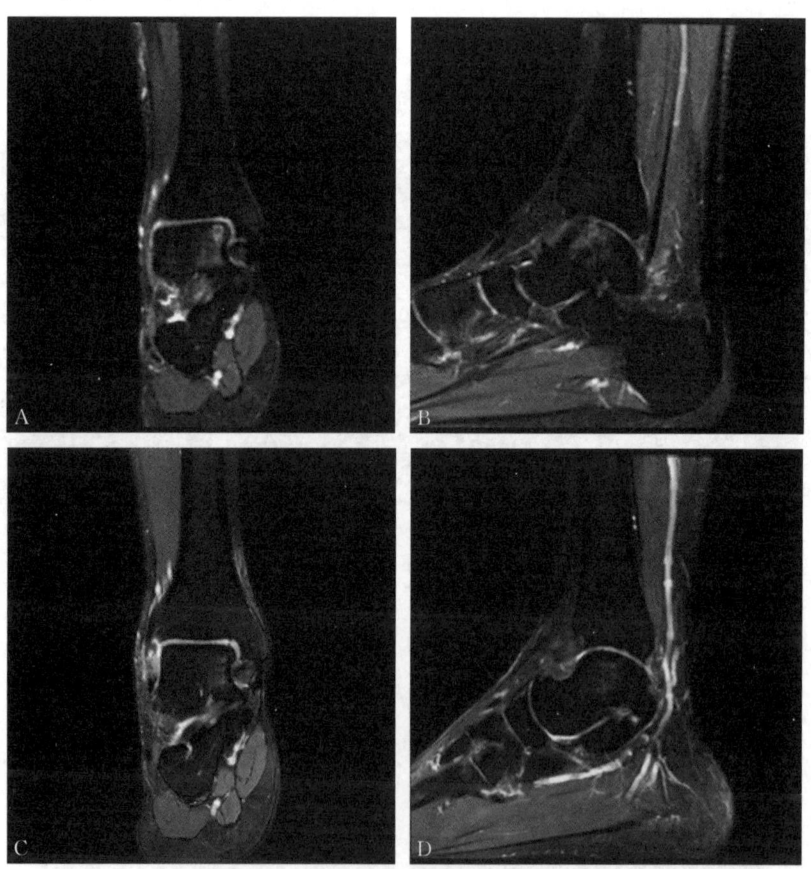


图8-12　软骨损伤及治疗术后MRI对比

注：术前显示距骨内侧穹窿骨软骨损伤，FS-PDWI(A. 冠状面；B. 矢状面)示距骨内侧穹隆软骨毛糙，软骨下斑片高信号骨髓水肿。软骨移植术后半年，FS-PDWI示(C. 冠状面；D. 矢状面)距骨内侧穹窿关节面光整，骨髓水肿减轻。

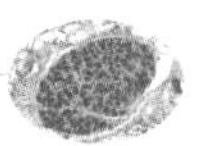

（6）鉴别诊断

关节炎症性疾病如退行性关节炎、类风湿关节炎、关节结核、化脓性关节炎等都可引起关节软骨破坏。结合临床病史可鉴别。

距骨缺血坏死位于特定部位距骨圆顶，病灶呈不规则形、地图状，有骨髓坏死相关的特征性的带状信号变化（双线征），晚期关节面塌陷。

## 8.4.2 足踝部骨缺血性坏死

（1）概述

踝关节骨坏死通常发生在距骨，跗骨的足舟骨坏死可发生在儿童（Köhler I 病），成人跗骨的足舟骨的骨坏死（Müller-Weiss 综合征）。足部的骨坏死在第 2 跖骨头（Freiberg 病）也较常见。

（2）病因与病理表现

距骨颈部骨折和跗骨窦水平处骨营养血管受损，可导致部分或全部距骨坏死。距骨坏死发生在距骨圆顶则有塌陷，坏死区小梁结构紊乱变形、压缩，细胞破裂，坏死区边缘出血、水肿，炎症细胞渗入，肉芽组织和骨基质增生。足舟骨、第 2 跖骨头等自发性坏死原因不明确。

（3）临床表现

距骨坏死好发于中老年人，关节面塌陷，导致踝关节疼痛和功能障碍。

成人足舟骨坏死在女性中较为常见，而且通常是双侧的。足舟骨的侧面塌陷、破碎呈逗号状，足部畸形、疼痛。第 2 跖骨头坏死（Freiberg 病）主要见于儿童和青少年，常有严重疼痛（跖骨痛）等临床症状。

（4）MRI 表现

距骨骨坏死在 X 线片上发现距骨圆顶塌陷、密度增高、结构紊乱已属于晚期。而 MRI 检查可早期显示广泛的节段性或完全性骨髓水肿；随着时间的推移，坏死扩散到骨内的骨髓间隙，也可以观察到与骨髓坏死相关的特征性的带状信号变化（双线征）。病灶边界渐清晰，病灶形态呈半圆形、不规则形、地图状（图 8 - 13）。关节面受累后，可出现圆顶塌陷、缺损等。

MRI 在评估创伤后骨坏死的存在、大小和碎片存活率方面是有价值的。在 $T_2$WI 上，信号强度不均匀的区域被一条低信号带包围，有时在 $T_2$WI 上出现第二条高信号带（双线征），这是软骨下骨折和塌陷前股骨头坏死的特征性表现。这些发现也可见于距骨外伤后骨坏死。

除了距骨缺血性坏死外，还有许多其他足部骨的自发性坏死，包括足舟骨、第 2 跖骨头、趾骨基底部、第 5 跖骨基底部及内侧籽骨等。累及第 2 跖骨头部、足舟骨或籽骨的骨坏死表现出与距骨骨坏死不同的 MRI 特征（图 8 - 14、8 - 15）。在 $T_1$WI 和 $T_2$WI 上，没有明显分界界面的低信号强度。一般来说，在缺血性坏死的早期，软骨下区域在 $T_1$WI 上的信号强度降低，在 $T_2$WI 上的信号强度增高，特别是在 STIR 序列上。这可能是由骨髓水肿引起的。随着疾病的进展，以硬化改变为

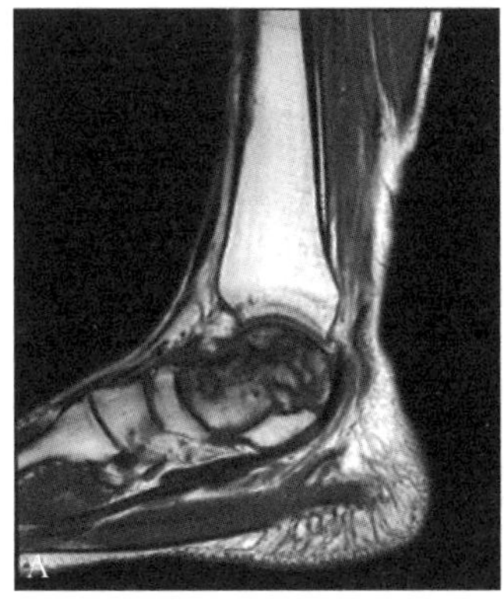


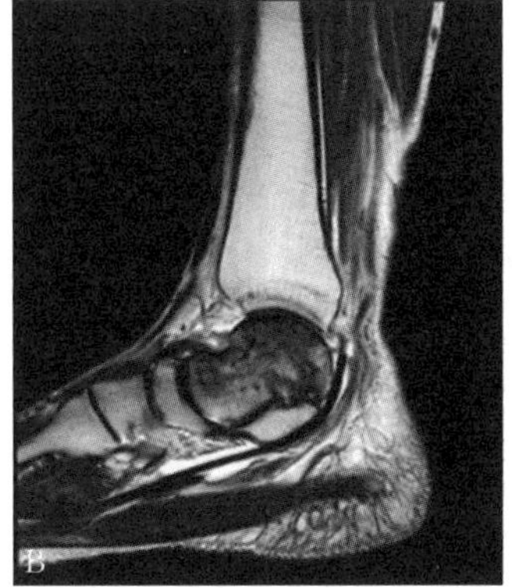


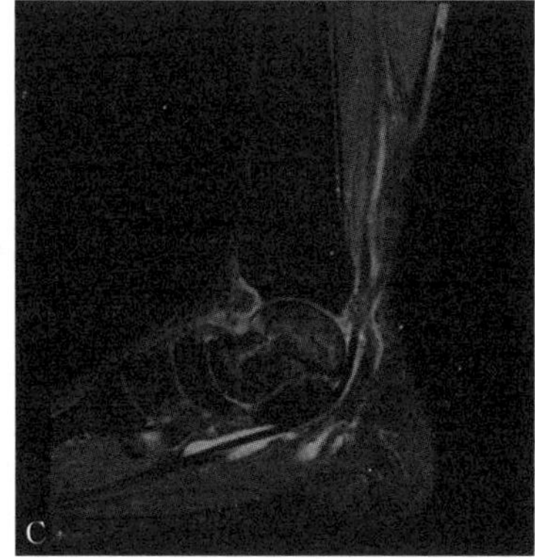


图 8 - 13　创伤性距骨坏死 MRI 表现

注：A. 矢状面 $T_1$WI；B. 矢状面 $T_2$WI；C. 矢状面 FS $T_2$WI。显示距骨圆顶塌陷，不规则形、地图状信号变化，$T_1$WI 呈低信号，脂肪抑制 $T_2$WI 呈高信号为主。

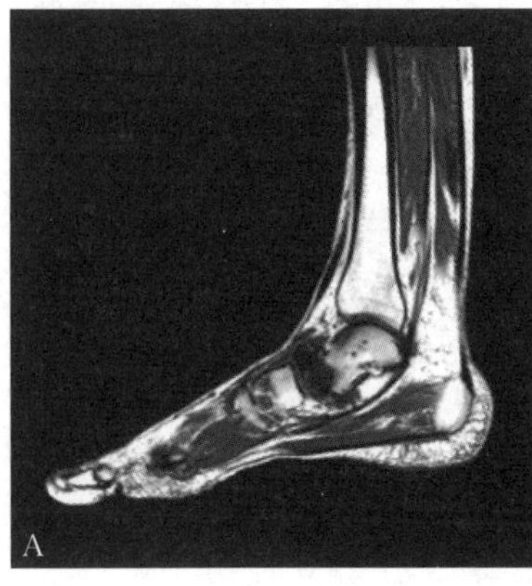
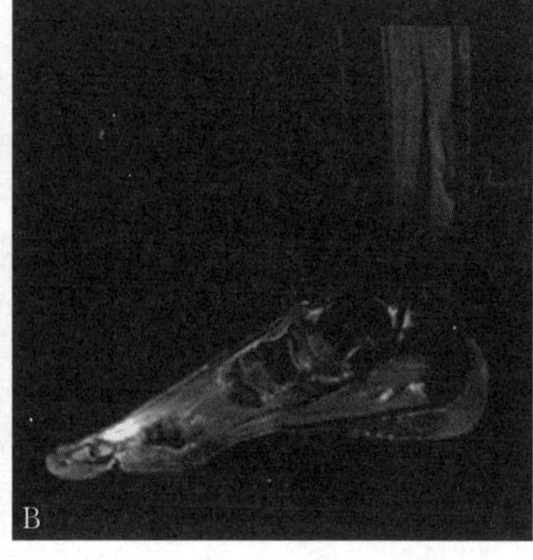
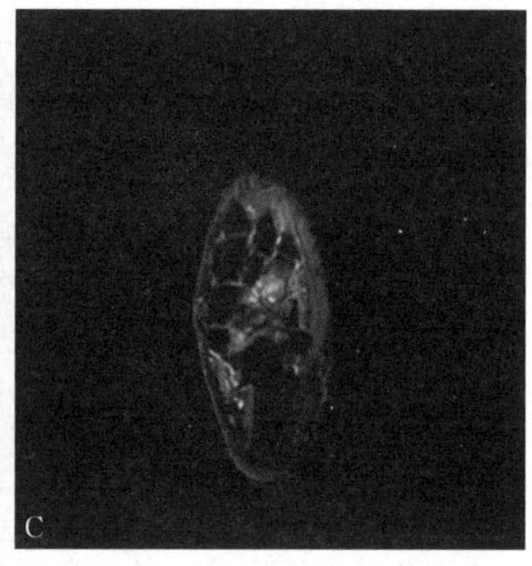

图 8－14　Müller-Weiss 综合征 MRI 表现

注：A. 矢状面 $T_1WI$；B. 矢状面 FS $T_2WI$；C. 横断面 FS $T_2WI$。显示舟骨坏死，舟骨侧面塌陷、破碎呈逗号状，信号异常，$T_1WI$ 呈低信号，脂肪抑制 $T_2WI$ 呈高信号。

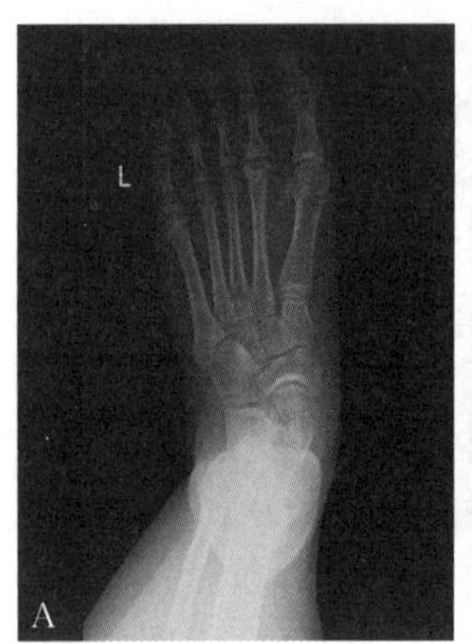

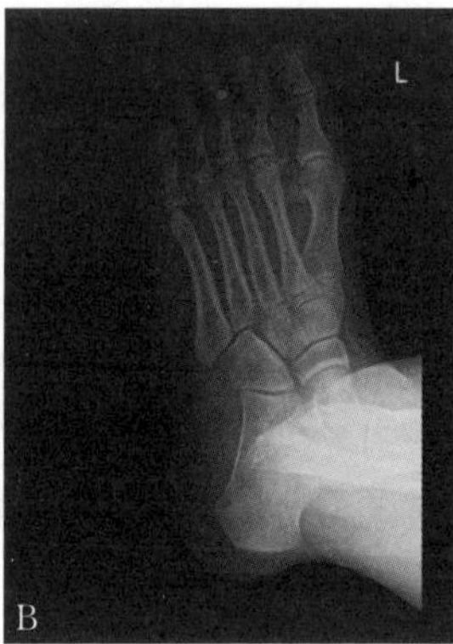

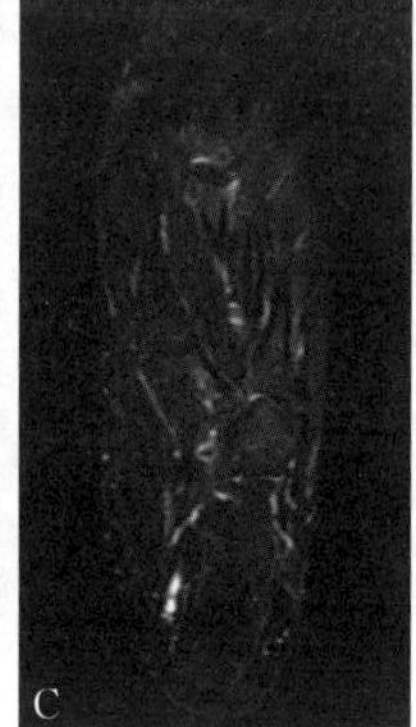
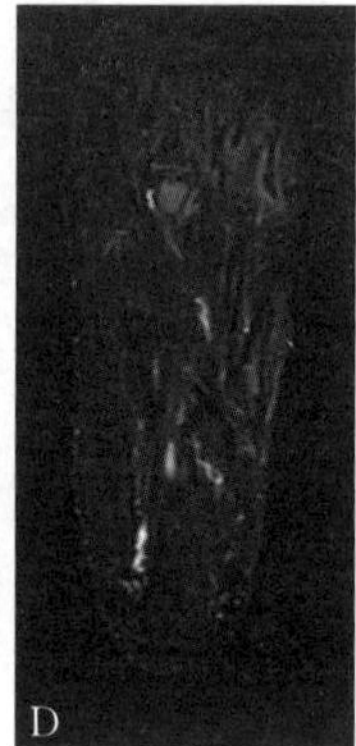
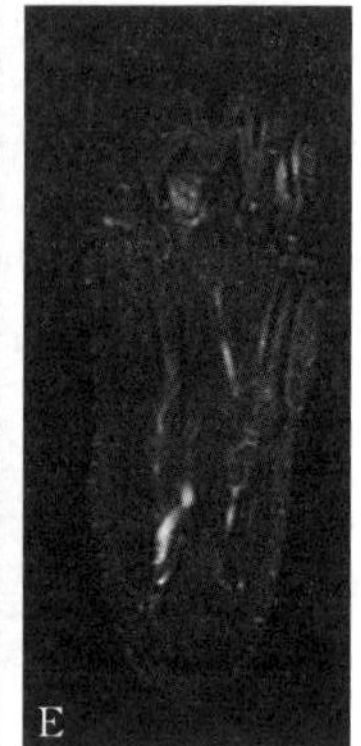

图 8－15　Freiberg 病 MRI 表现

注：A～E 为同一病例。A. 左足正位 X 线片；B. 左足斜位 X 线片。显示左足第 2 跖骨头变扁、形态不规则，内见低密度影；C～E. 横断面 FS $T_2WI$。显示第 2 跖骨头坏死改变，跖骨头变扁，信号增高。

主，在 $T_1WI$ 和 $T_2WI$ 上可以观察到信号强度降低。典型的表现从骨的变形和扁平到跖骨头部中央骨折。特别是 $T_2WI$ 和 $T_2^*WI$ 识别高信号的肉芽组织是血管重建的标志。MRI 具有高灵敏度，因此能够比任何其他成像方式更早地检测到骨缺血坏死。

（5）诊断要点

距骨坏死位于特定部位——距骨圆顶，病灶呈不规则形、地图状，有骨髓坏死相关的特征性的带状信号变化（双线征），晚期关节面塌陷。

足舟骨、第 2 跖骨头坏死在特定部位有骨形态改变和特征信号。

（6）鉴别诊断

距骨骨软骨损伤位于距骨圆顶内、外侧缘，紧靠关节面下弧形线样结构。足舟骨、跖骨骨折，有外伤病史，可见不规则低信号骨折线。

### 8.4.3　籽骨和副骨病变

（1）概述

籽骨、副骨通常存在于足的不同位置，通常是双侧的。籽骨是足底较大肌腱内生成的小骨，是由肌腱骨化形成，具有改变肌肉牵拉方向，减少摩擦和缓解压力的作用，𧿹趾籽骨是最恒定出现、位置固定的足部籽骨。副骨为骨二次骨化中心未融

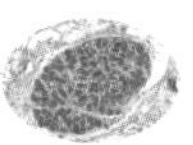

合，足舟骨副骨较常见。

（2）病因和病理

踇趾籽骨损伤包括籽骨骨折、脱位或半脱位、缺血坏死、籽骨炎等，多由急性创伤或重复应力引起。足底反复屈曲或过度轴向负荷（如跳芭蕾舞、穿高跟鞋等）是踇趾籽骨病变的高风险因素。

副骨位于肌腱附着附近，这可能导致该部位的附着点炎症、止点性肌腱病伴发副骨炎症（骨炎）等一系列特殊问题。临床相关主要有胫骨后肌腱超载导致的胫骨外侧副骨和副舟骨炎，“软骨联合炎”可表现为对副骨与相邻骨骼的脆弱连接的刺激。

（3）临床表现

踇趾籽骨病变患者第1跖骨头跖侧面出现疼痛、肿胀、局部压痛，踇趾背伸时疼痛加重，出现跛行、不能负重等。

副舟骨病变可导致中足疼痛和扁平足、后撞击综合征等。

（4）MRI表现

1）籽骨病变：成对的籽骨是第1跖趾关节固有的一部分。籽骨炎在MRI上显示籽骨水肿，$T_1$WI低信号，$T_2$WI高信号，邻近软组织水肿（图8-16）；有时，籽骨也可能完全坏死和断裂。骨折时骨折线在$T_1$WI上呈低信号影，在液体敏感序列上可呈低或高信号影，骨折线周围可伴有骨髓水肿，周围软组织可见水肿或血肿。

2）副舟骨综合征：副舟骨是舟骨近端内侧发育小骨，2%～14%的成人可出现。有3种类型：Ⅰ型，是胫后肌腱中2～3 mm的籽骨，与足舟骨没有任何软骨连接；Ⅱ型，通过1～2 mm的软骨层与足舟骨结节相连；Ⅲ型，是与足舟骨粗隆融合的大块骨突起。大多数副舟骨无症状，但Ⅱ型和Ⅲ型变异可引起中足疼痛和扁平足，通常表现为比胫后肌腱退行性变患者年龄更小。在这些类型中，胫后肌腱越靠近附着点，其附着处成角越小，应力越大。症状最常见于Ⅱ型，与软骨结合处的损伤和不稳定有关。在MRI上表现为副舟骨水肿，邻近软组织水肿，局部关节渗出，肌腱附着处水肿性增厚（图8-17）与肌腱附着端炎（末端病）。

3）三角骨籽综合征：三角骨是一个独立的或纤维状的小骨，位于距骨后突外侧结节处，偶尔可引起距骨角关节后撞击综合征或踇、趾长肌腱炎。MRI可以显示距骨后突三角骨骨髓水肿和碎片及邻近骨囊肿，软骨结合处有液体，周围积液、软组织肿胀（图8-18），偶尔有滑膜囊肿形成；后方相邻踇、趾长屈肌腱鞘积液等。

（5）诊断要点

籽骨病变、副舟骨综合征、三角骨籽综合征等均需结合临床诊断，如无临床症状可为正常变异。

（6）鉴别诊断

副骨或籽骨骨折可能是直接外力造成的，需

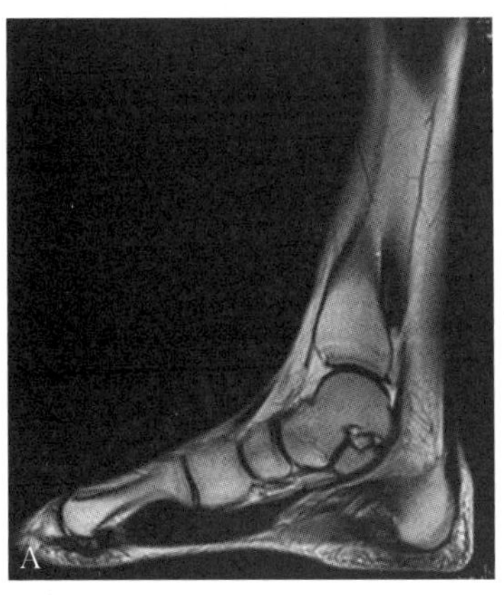


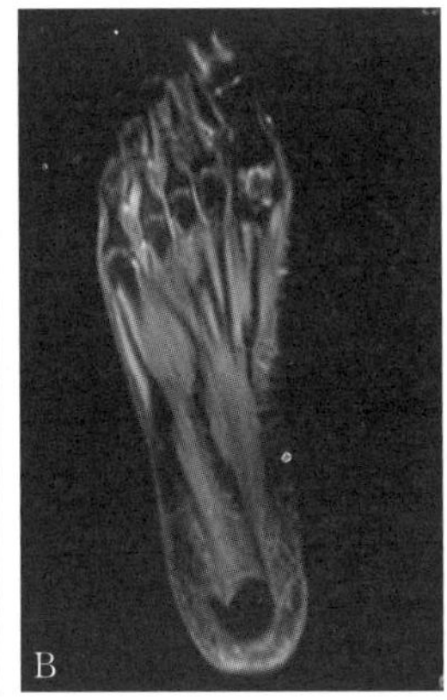


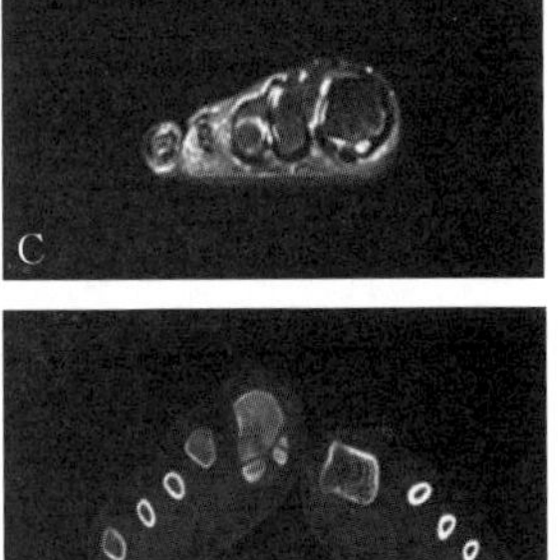


图8-16　籽骨炎MRI表现

注：A. 矢状面$T_2$WI；B横断面FS $T_2$WI；C. 冠状面FS $T_2$WI。显示第1跖骨头旁内侧籽骨水肿，$T_2$WI及FS $T_2$WI呈高信号，邻近软组织水肿。D. 足横断面CT骨窗，显示右足第1跖骨头内侧籽骨碎裂、密度增高。

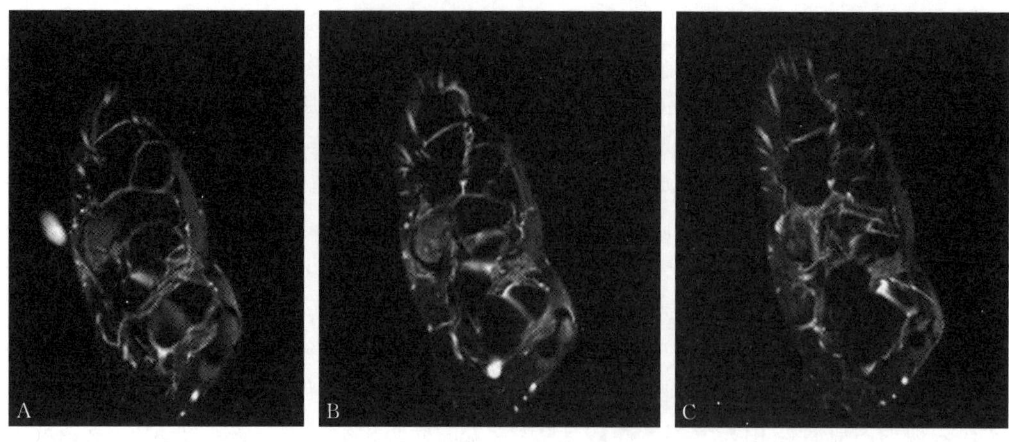

图 8-17 副舟骨综合征 MRI 表现

注：A～C. 横断面 FS $T_2$WI。显示副舟骨未融合，副舟骨及相邻内侧舟骨水肿，邻近软组织水肿、局部关节渗出，胫后肌腱附着处水肿增粗，信号增高。

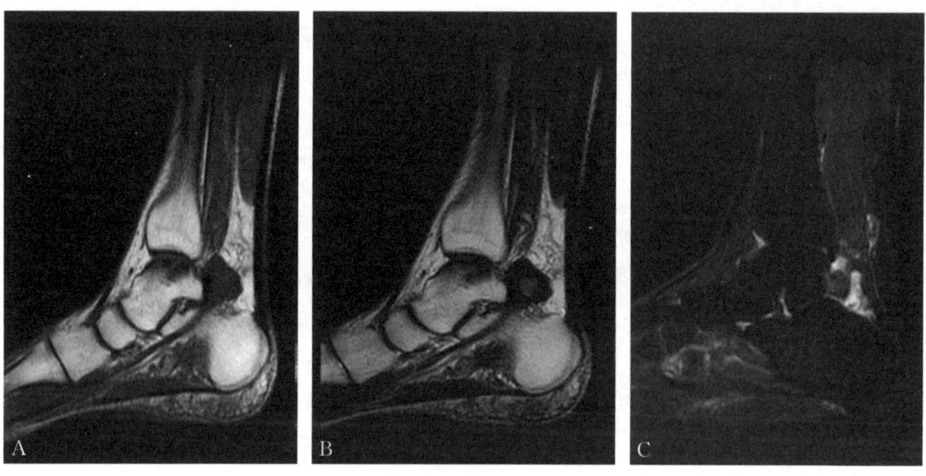

图 8-18 三角骨综合征 MRI 表现

注：A. 矢状面 $T_1$WI；B. 矢状面 $T_2$WI；C. 矢状面 FS $T_2$WI。显示距骨后突三角骨凸起、骨髓水肿及软骨结合处有液体，周围滑囊积液、软组织肿胀。

要与副骨二分或多分鉴别，可先用常规的放射学检查。

至于第 1 跖趾关节的籽骨，必须区分特发性缺血坏死（雷诺病）和因超载引起的缺血坏死（如自行车运动员的空心足）。

### 8.4.4 应力性反应、应力性骨折和隐匿性骨折

（1）概述

MRI 能够识别 X 线片上的隐匿的骨髓改变。不同的术语描述 MRI 骨髓改变：①骨的应力反应，可能是重复性损伤的后遗，如在进行体育活动时，存在足畸形或异常负荷，可能被视为应力性骨折的前兆。②应力性骨折（超载性骨折），是指由重复性微创伤引起的健康骨骼骨折（与病理性骨折不同）。区分应力性骨折与创伤后骨挫伤（骨挫伤）和隐匿性骨折是应力性骨折具有骨破坏与修复同时发生的特点。③骨挫伤和隐匿性骨折，如果损伤后 MRI 显示骨髓水肿，则使用术语骨挫伤或小梁微骨折。

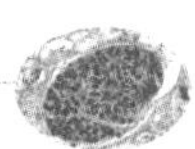

（2）临床表现

足踝部不同部位疼痛。应力性骨折和隐匿性骨折由于局部压缩，部分骨小梁断裂，无错位或变形，故常规 X 线检查常不能显示，MRI 和核素检查显示骨髓异常。

（3）MRI 表现

骨髓水肿及骨小梁骨折出血在 $T_1$WI 呈低信号，与原骨髓的高信号形成较明显对比而显示，而液体敏感序列表现为高信号（图 8－19）。骨折线及骨痂呈线样，在各序列均为低信号。STIR 序列对检测骨髓水肿特别敏感。

隐匿性骨折 MRI 的一个特征性明显的骨髓水肿（图 8－20），常有不规则的低信号骨折线样影可与应力反应鉴别。类似的，足跗骨小骨折和骨突撕脱骨折，如跟骨前突或距骨外侧突和后突，在 X 线片上经常隐匿，它们伴有骨髓水肿、软组织肿胀和关节腔渗出（图 8－21）。

由于骨骼系统的静态力学，跟骨是应力性骨折好发部位，常位于跟骨前、后部和中心薄弱部位（图 8－22）。

在中心区域，除了应力反应和/或应力骨折外，还可观察到应力相关的吸收过程；在短短几周到几个月的时间内，这些吸收过程可导致大小为几厘米的骨内囊性灶。

（4）诊断要点

结合临床症状、创伤病史及 MRI 骨髓信号特

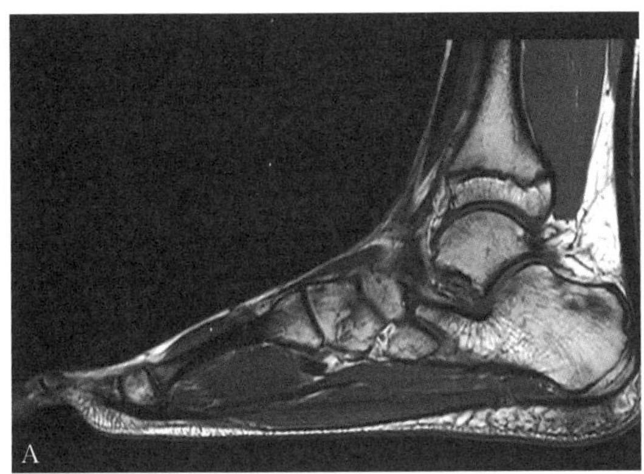


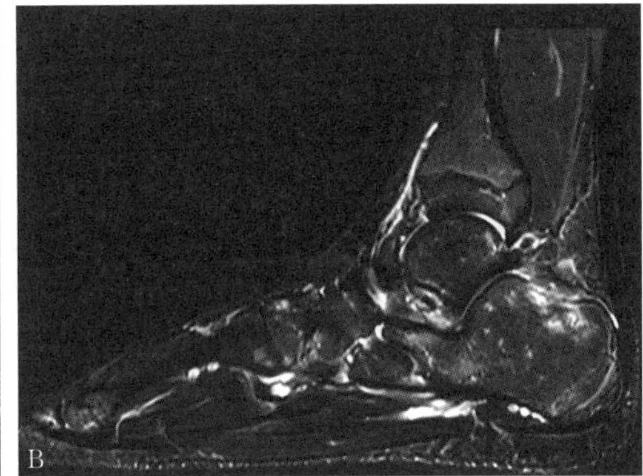


图 8－19　骨应力性反应 MRI 表现

注：患者男，14 岁。A. 矢状面 $T_1$WI；B. 矢状面 FS $T_2$WI。显示扁平足，跟骨、距骨及跗骨多发骨应力水肿，表现为 $T_1$WI 呈低信号，FS $T_2$WI 呈高信号。

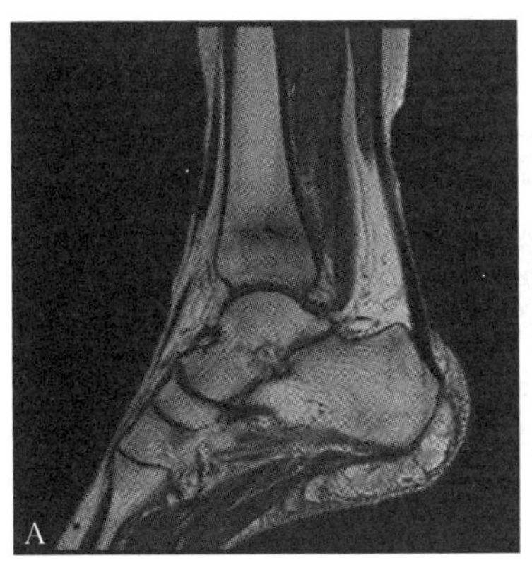


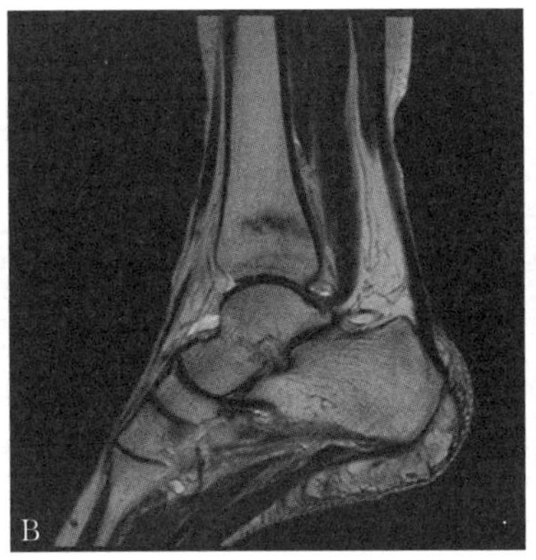


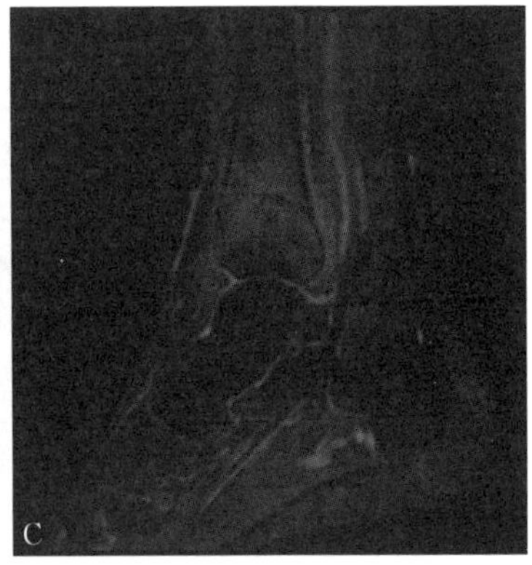


图 8－20　胫骨下段隐匿性骨折 MRI 表现

注：A. 矢状面 $T_1$WI；B. 矢状面 $T_2$WI；C. 矢状面 FS $T_2$WI。显示胫骨下段见不规则的低信号骨折线样影伴周围明显骨髓水肿，周围软组织肿胀。

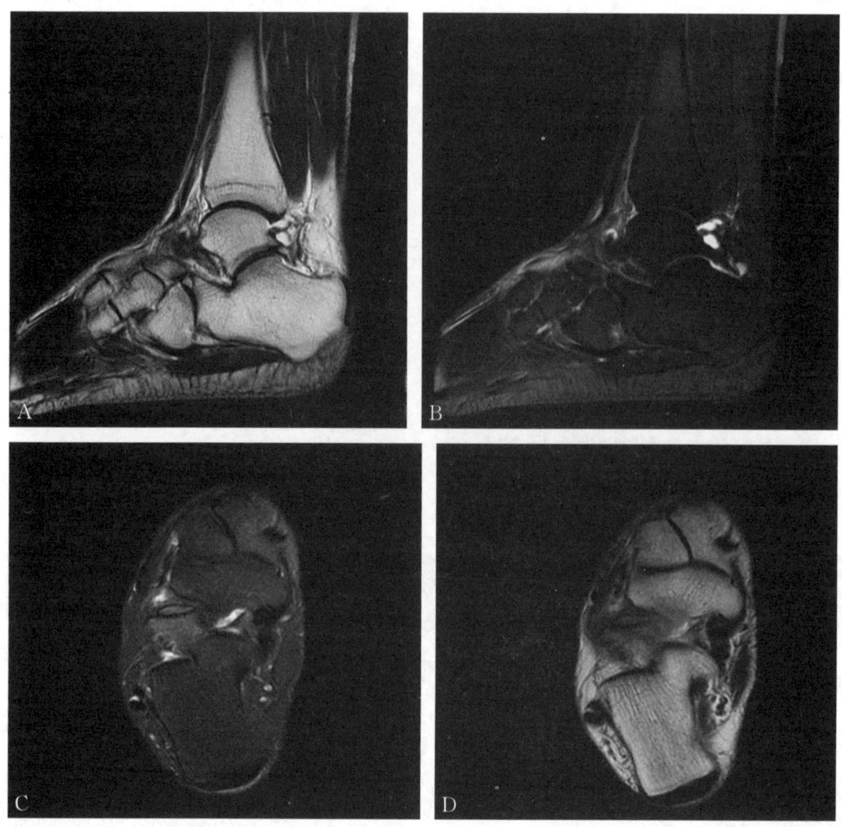

图 8-21　跟骨前突撕脱骨折 MRI 表现

注：A. 矢状面 $T_2$WI；B. 矢状面 FS $T_2$WI；C. 横断面 FS $T_2$WI；D. 横断面 $T_2$WI。显示跟骨前突小骨片，伴有骨髓水肿、软组织肿胀和关节腔渗出。

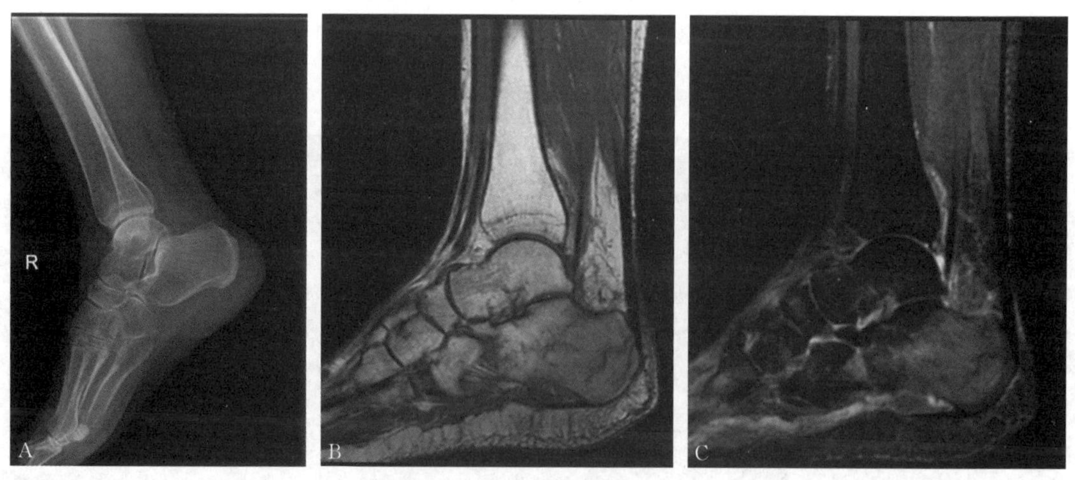

图 8-22　跟骨应力性骨折 MRI 表现

注：A. 跟骨侧位 X 线片，跟骨未见明显异常；B. 矢状面 $T_1$WI；C. 矢状面 FS $T_2$WI。显示跟骨后部不规则线样低信号骨折线影伴骨髓水肿，周围软组织肿胀。

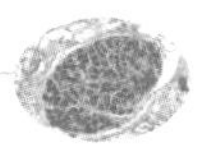

征常可明确诊断。

(5) 鉴别诊断

应力性反应、应力性骨折和隐匿性骨折所致的骨髓水肿需与骨髓水肿综合征或足部暂时性骨质疏松症(类似于股骨颈或膝关节暂时性骨质疏松症)、残余造血骨髓(特别是在低龄儿童)以及骨髓炎等骨髓信号改变鉴别。

第2和第3跖骨的骨干和头部也是应力反应和应力骨折发生常见区域。这些部位的软骨下应力性骨折可以根据患者的年龄和跖骨的位置和形态,与KöhlerⅡ病对应的跖骨头的幼年性缺血坏死相区别。

### 8.4.5 胫骨夹板综合征

胫骨夹板综合征是一种沿着胫骨边缘的慢性疼痛,也称为胫骨边缘综合征。

(1) 病因和病理

可能有不同的病因,例如过度负载引起的应力反应、骨膜炎、骨炎和静脉曲张。沿胫骨边缘的应力为纵向垂直方向(纵向应力)以及由此产生的向胫骨的纵向力传递,特别是跑步者或从事球类运动的人。

(2) 临床表现

胫骨中下段前缘的慢性疼痛。

(3) MRI 表现

最初发现的骨膜炎症,在STIR序列和增强MRI可显示(图8-23)。在随后的过程中,在持续负荷的背景下,骨膜反应继续增加,可导致组织增生数厘米(主要没有钙化,因此在常规X线片上看不到)。这一阶段在MRI上显示的常被误为骨肿瘤。在随后的过程中,可以看到从胫骨纵向应力骨折的纵向骨折线。胫骨前缘骨膜炎可继发

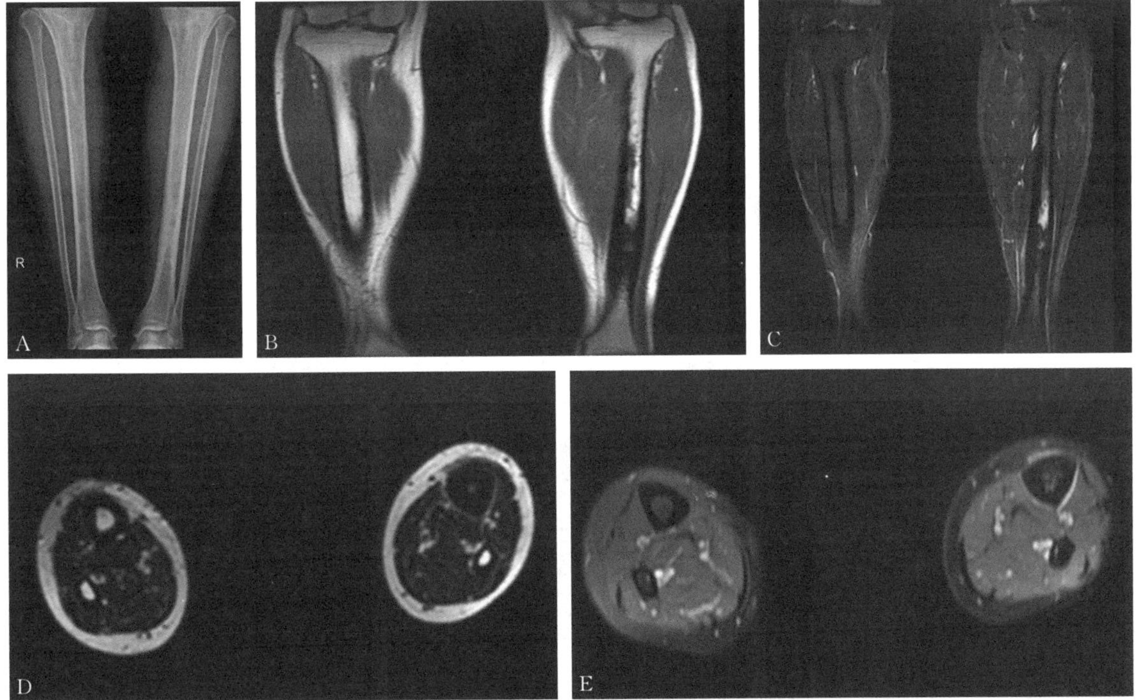


图8-23 胫骨夹板综合征MRI表现

注:A~E为同一病例。A. 双侧胫腓骨正位X线片,显示左胫骨中下段骨皮质增厚;B. 冠状面 $T_1$WI;C 冠状面 FS $T_2$WI;D. 横断面 $T_2$WI;E. 横断面 FS $T_2$WI。显示左胫骨中下段前缘骨膜反应、骨皮质增厚,$T_1$WI、$T_2$WI呈低信号,同时伴有髓腔骨髓水肿,FS $T_2$WI呈高信号。

于静脉曲张。

(4) 诊断要点

胫骨中下段前缘骨膜反应、骨皮质增厚。

(5) 鉴别诊断

骨髓炎或皮肤病变可根据患者病史、影像学表现和体格检查进行区分。

### 8.4.6 跗骨联合

跗骨联合又称跗骨间骨桥，系指两块或以上的跗骨间不正常连结，可分为骨性、纤维性和软骨性，是引起青少年足踝疼痛的常见原因之一。习惯性扭伤、平足畸形以及中、后足疼痛是重要的临床诊断依据。

(1) 病因和病理

足部骨骼的不完全分离通常是先天性的，但在极少数情况下，可能是由创伤或感染引起的。它们可以发生在任何跗骨之间。自从发现跗骨联合的存在，它们的发病率在不断增加，在 50%的病例中有双侧发现。根据其桥接组织类型分为纤维联合、软骨联合、骨联合。

跗骨联合可以是完全的，也可以是不完全的。根据其范围，跗骨联合可以对足部生物力学产生重大影响，但也可以没有临床症状(无症状联合)。症状性跗骨联合可以出现在任何年龄，从儿童早期到 30 岁，很少在 30 岁之后。最常见的跗骨联合是跟骨和足舟骨之间(跟-足舟联合)以及距骨和跟骨之间(距-跟联合)。其他骨骼之间的联合不常见。

距-跟联合有不同形式的滑膜增生，影响距下关节，限制其活动性；根据位置的不同，分为内侧关节面和后侧关节面联合；也可以两者均有。

(2) 临床表现

常引起青少年足踝疼痛，习惯性扭伤、平足畸形，以及中、后足疼痛等。

(3) MRI 表现

有 3 种影像学征象提示距-跟内侧关节面联合：①由于缺少关节间隙或载距突的偏斜，在侧位上出现 C 征；②距骨颈处的背侧骨增生(背侧"距骨喙")；③正位上的距下关节球形畸形(鞍窝关节)。跟骨-足舟骨联合在足斜位的 X 线片上较好显示。MRI 检查，尤其是矢状面和轴位，在怀疑跟骨-足舟骨关节联合时，通常能够作出明确诊断。

在骨性联合中，MRI 显示含成熟脂肪骨髓信号的骨性连接(图 8-24)。

在结缔组织结合中，MRI 显示联合处软骨炎表现为锯齿状关节面和相邻水肿(图 8-25)。后关节面之间的联合经常被忽视。后关节面联合除了关节面不规则改变外，还常累及关节后内侧小关节处的锥形骨形成。

(4) 诊断要点

一般来说，跗骨联合从 20 岁开始出现症状。摄 X 线片、CT 和 MRI 检查可以诊断和评估联合类型、融合程度和相关的软组织异常。

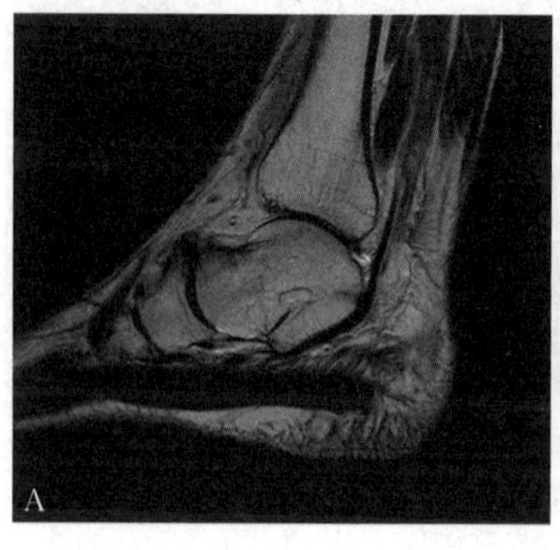

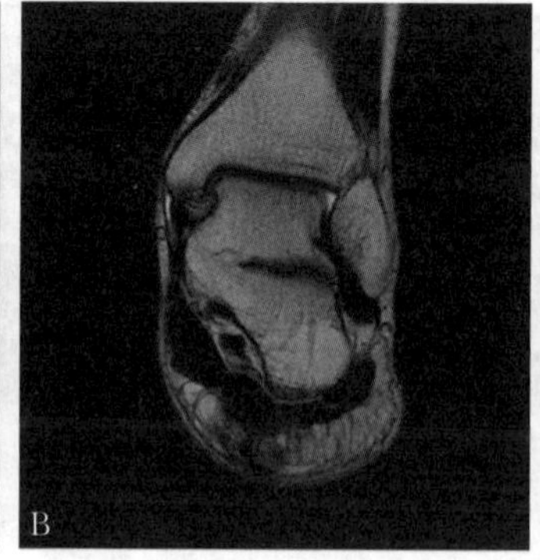

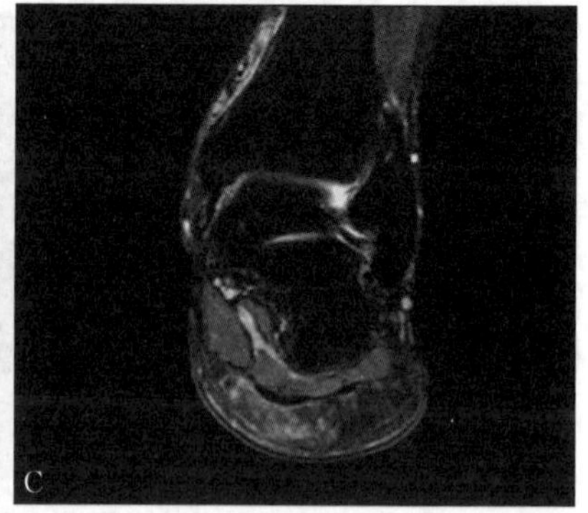


图 8-24 距骨-跟骨联合 MRI 表现

注：A. 矢状面 $T_2WI$；B. 冠状面 $T_2WI$；C. 冠状面 FS $T_2WI$。显示跟距内侧关节间隙消失，由含成熟脂肪骨髓信号的骨性联合连接，$T_2WI$ 呈高信号，FS $T_2WI$ 呈低信号。

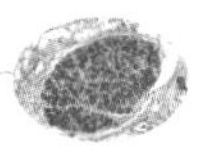

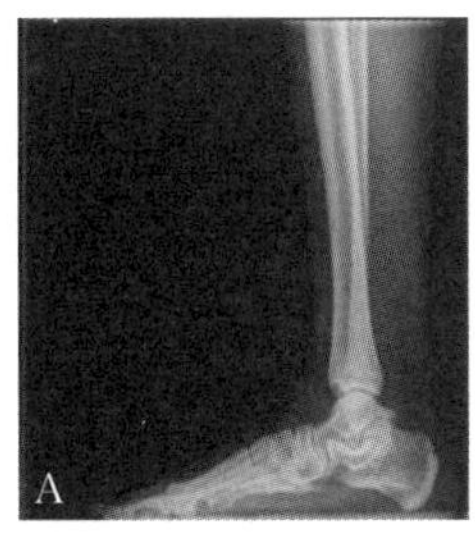
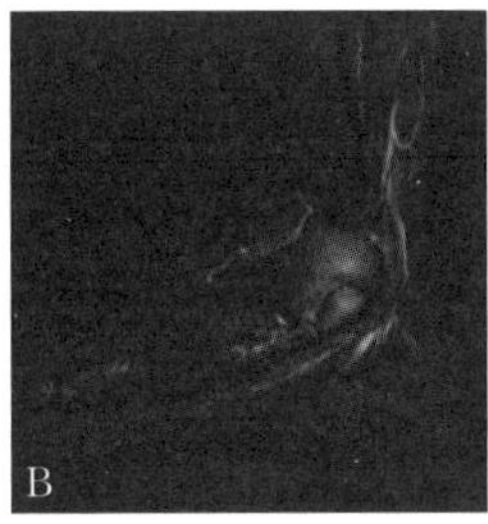
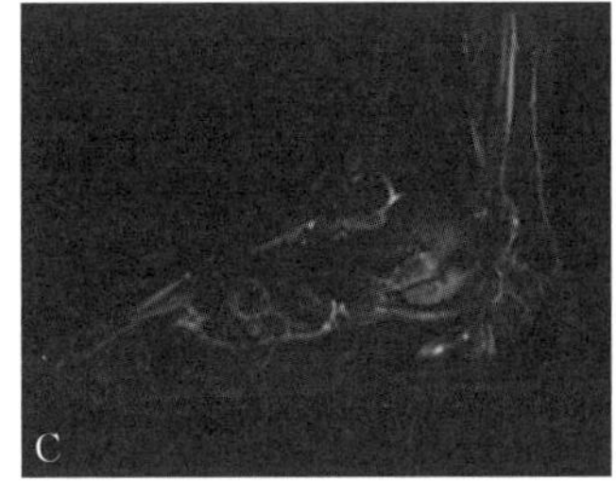
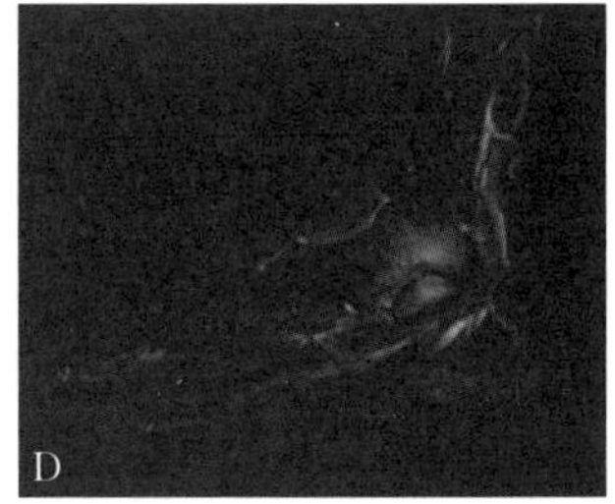

图 8－25 跗骨纤维联合 MRI 表现

注：患者男，27 岁。A. 足踝侧位 X 线片，显示距骨头与跟骨载距突边缘轮廓组成环形高密度影，即 C 型征；B～D. 矢状面 FS $T_2$WI，显示跟距关节面狭窄，局部增生骨块形成假关节改变，关节面呈锯齿状改变，相邻跟距骨骨髓水肿，脂肪抑制 $T_2$WI 呈高信号。

（5）鉴别诊断

胫骨后肌腱病变所致的获得性扁平足畸形、距下关节炎等。

## 8.5 肌腱疾病

肌腱主要由密集的胶原纤维束构成，由于其 $T_2$ 弛豫时间极短，踝关节肌腱在所有 MRI 序列中均显示为低信号强度结构。一般来说，$T_1$WI 提供了良好的解剖结构，而 $T_2$WI 可用于评估含水量的异常增加，这是大多数的病理状况，如退行性改变、炎症和部分或全层撕裂均导致原有肌腱结构在 MRI 上信号改变。轴位图像是评估形态特征、纵向分裂、腱鞘积液和邻近软组织异常的最佳选择。矢状面影像最有助于描述跟腱疾病。冠状位图像对于评估肌腱疾病最常用。偶尔，腱鞘内有少量液体，但这一发现在临床上并不重要，因为腱鞘和踝关节腔之间正常沟通，鞘内液体较常见。

当正常肌腱与主磁场方向形成约 55°角时，魔角效应在正常肌腱内产生信号增高。这种现象通常在回波时间小于 20 ms 时出现（$T_1$WI、PDWI 或 GRE 序列），并且在踝关节肌腱中非常常见，因为它们在踝关节周围弯曲。胫后肌腱在其附着足舟骨时特别容易受到魔角效应的影响。肌腱在该部位的条纹也是由于脂肪插入在肌腱的几个束之间，不应被误解为一种病理状态。在足跖屈曲约 20°的情况下对踝关节进行成像，可以减小肌腱与主磁矢量之间的角度，因此在减少魔角效应方面非常有用。变性和出血引起的脂质沉积导致 $T_1$WI 上肌腱内信号增高。根据其范围和形态，肌腱内 $T_2$WI 高信号显示炎症改变或撕裂。肌腱增厚、增粗与慢性炎症有关（图 8－26）。

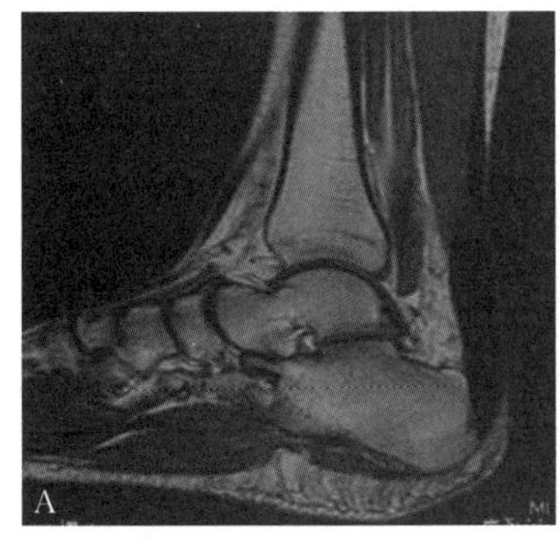
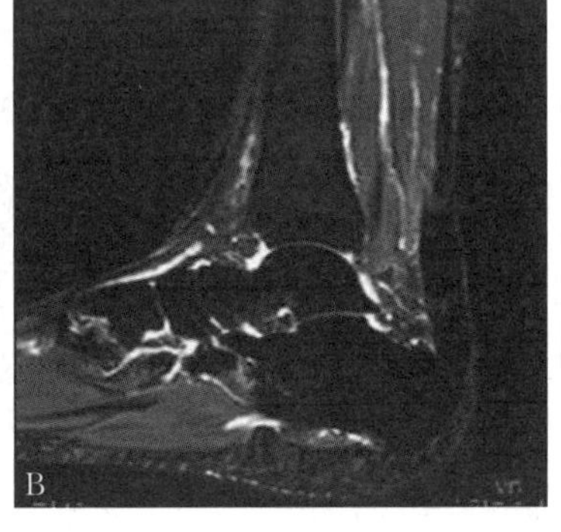
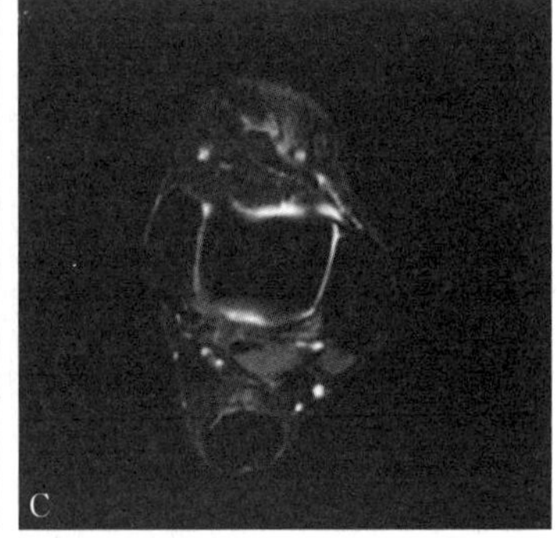

图 8－26 慢性跟腱炎 MRI 表现

注：A. 矢状面 $T_1$WI；B. 矢状面 FS $T_2$WI；C. 横断面 FS $T_2$WI。显示跟腱梭形增粗，低信号为主，横断面见跟腱前缘凸起。

## 8.5.1 跟腱病变

（1）概述

跟腱损伤可分为非止点部和止点部。前一组包括弥漫性急性和慢性腱膜周围炎、腱鞘炎和跟骨肌腱止点上方 2～6 cm 处的断裂；后者包括跟腱止点炎，这可能与跟骨 Haglund 畸形有关。根据 MRI 将跟腱病变分为 4 种类型：Ⅰ型为炎症反应，Ⅱ型为退行性改变，Ⅲ型为部分破裂，Ⅳ型为完全破裂。

（2）病因和病理

肌腱病变诱发因素包括：类风湿关节炎，红斑狼疮，各种代谢紊乱，如糖尿病、痛风、甲状旁腺功能亢进和慢性肾衰竭，长期使用皮质类固醇药物，其他对结缔组织有害的药物（如氟喹诺酮类药物），从事体育活动时超负荷损伤等。

肌腱部分和全层撕裂主要出现在血管化不良的区域，位于其跟骨附着点上方 2～8 cm 处。根据肌腱的明显裂开和汤普森试验，大多数全层撕裂可在临床上得到可靠诊断。肌腱出血和水肿，肌腱外型完整，也可以产生阴性的触诊结果，其发生率在文献报道中约为 25%。因此，除了临床检查，还应使用其他影像检查，特别是超声和 MRI。

（3）临床表现

急性损伤当即发生撕裂者足后跟部疼痛，用力时加重，行走困难。跟腱处软组织肿胀、压痛，部分撕裂者可扪及跟腱增粗，完全撕裂者在撕裂区可有空虚感。跟腱过度使用、着鞋不当、Haglund 畸形以及邻近骨病变可诱发或加重跟腱病变，足跟部慢性疼痛迁延多年。

（4）MRI 表现

1）跟腱炎（非止点肌腱炎）：在跟腱炎或肌腱病的情况下，首先发生跟腱增粗。由于跟腱没有腱鞘，跟腱周围结缔组织中可见伴随的炎症反应。肌腱周围组织可有炎性渗出高信号带（图 8－27）。

在 $T_2$WI、$T_2^*$WI 和脂肪抑制序列上，可以发现非止点肌腱炎的肌腱组织内局灶性或弥散性高强度；也可以观察到肌腱内局灶性或线性增强的信号强度区域。在向部分撕裂过渡时，很难区分纤维断裂和炎症导致的信号增高。由于肌腱增厚，在轴向和矢状面上肌腱轮廓前缘呈凸形。增强 MRI 检查可以确保更好地显示炎症改变。

机械应力（Haglund 脚跟、空心脚和跟骨背侧骨刺）或压力（鞋）可导致肌腱止点处发炎（末端病）。疼痛会影响整个跟骨结节。MRI 显示跟骨上缘水肿、炎性磨损和肌腱止点厚，以及浅、深囊滑囊炎（图 8－28）。

通过横断面或矢状面检测到肌腱的部分残余连续，部分撕裂可与全层撕裂鉴别。部分撕裂的肌腱在 $T_1$WI 上表现为局灶性等高信号，在 $T_2$W 序列上表现为高信号区，与液体信号一致（图 8－29）。在肌腱病或肌腱炎的退行性改变、纤维血管化炎症中也观察到类似的变化，故在 MRI 上不

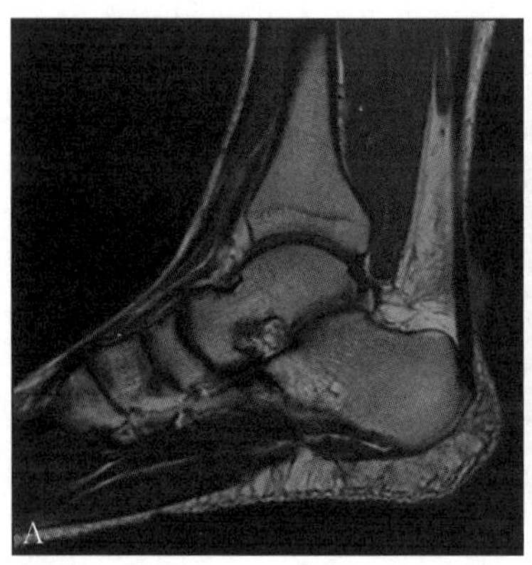

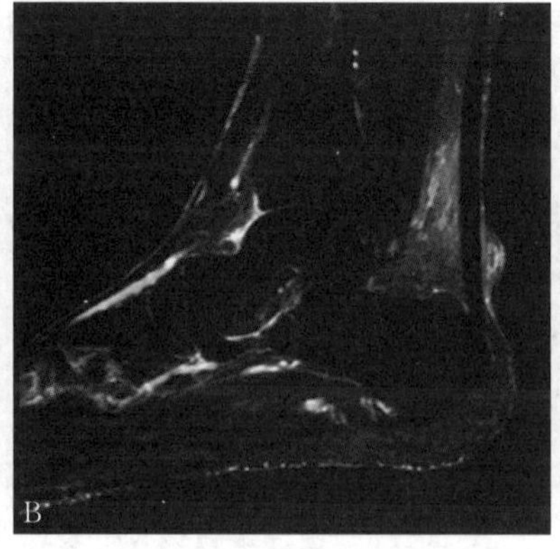

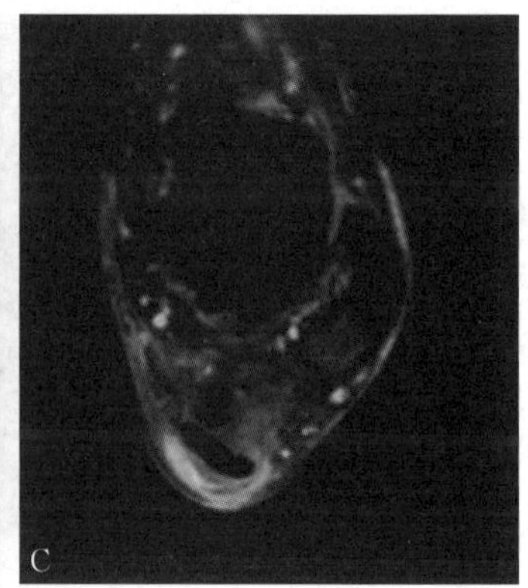


图 8－27　腱周炎 MRI 表现

注：A. 矢状面 $T_1$WI；B. 矢状面 FS $T_2$WI；C. 横断面 FS $T_2$WI。显示跟腱形态、信号未见异常，肌腱周围组织内高信号，跟腱前方脂肪垫水肿，脂肪抑制 $T_2$WI 呈高信号影。

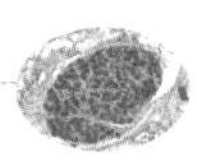

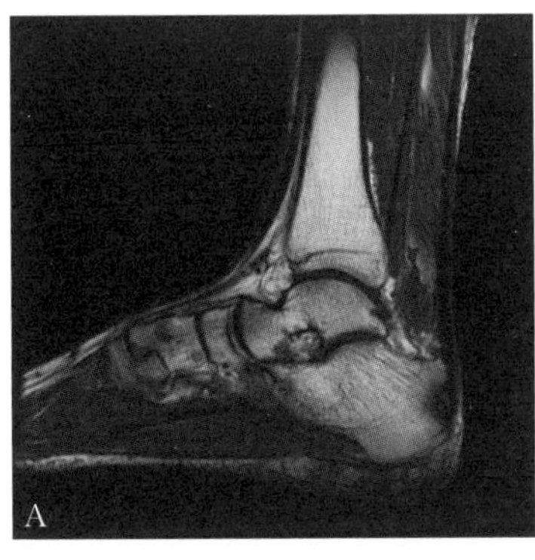


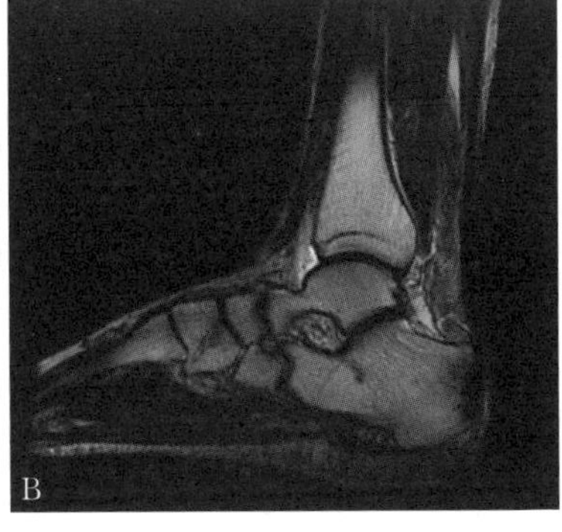


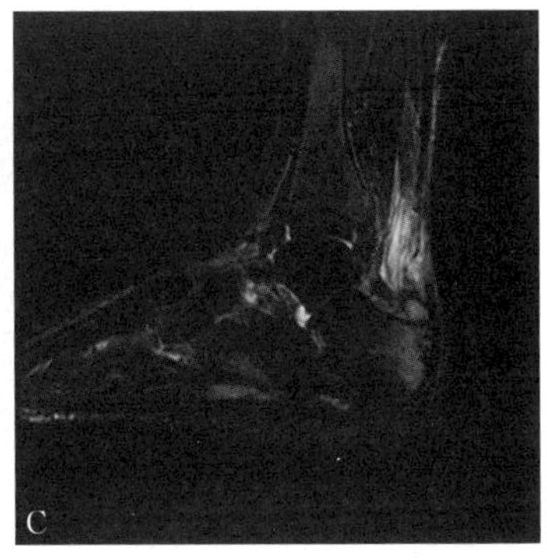


图 8－28 止点肌腱炎 MRI 表现

注：A. 矢状面 $T_1$WI；B. 矢状面 $T_2$WI；C. 矢状面 FS $T_2$WI。显示跟腱跟骨附着处骨质侵蚀伴跟骨后上缘骨髓水肿，邻近肌腱嵌入增厚，其内条片状高信号影，以及跟腱周围浅、深囊滑囊炎，脂肪抑制 $T_2$WI 呈高信号。

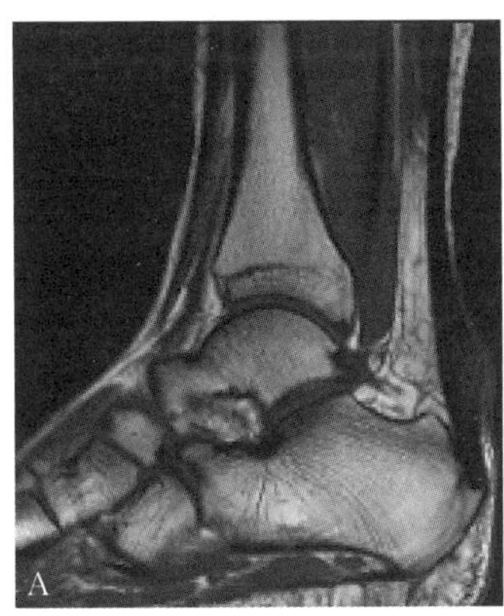


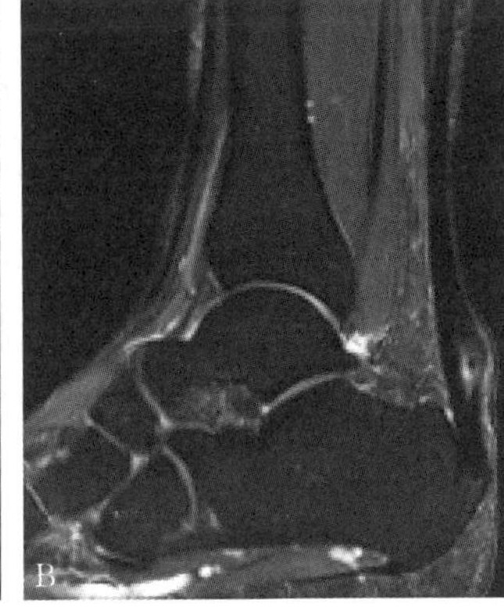


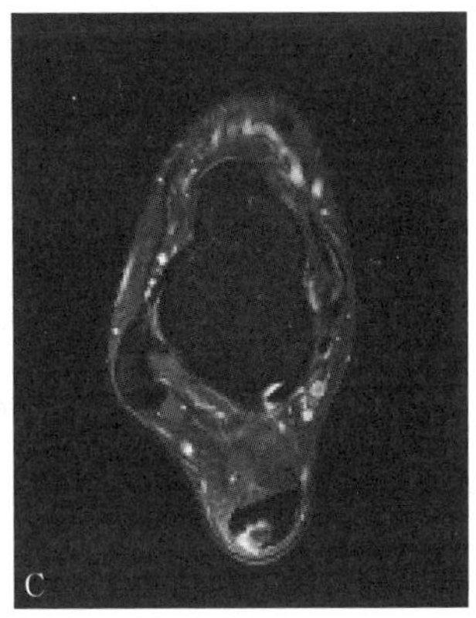


图 8－29 跟腱部分撕裂

注：A. 矢状面 $T_1$WI；B. 矢状面 FS $T_2$WI；C. 横断面 FS $T_2$WI。显示跟腱连续性存在，中下段局部增粗、信号异常，$T_1$WI 呈等、稍高信号，FS $T_2$WI 呈高信号。

能可靠地鉴别部分撕裂，MRI 显示腓肠肌周围有环状液体信号。

2）跟腱完全撕裂：跟腱全层撕裂的可靠 MRI 征象是原有肌腱结构的完全不连续，最好在矢状面显示（图 8－30）。肌腱残端的回缩导致近端肌腱的螺旋状外观和远端部分的屈曲。通常，在撕裂部位可以看到脂肪或液体（水肿和/或血液）。在轴位上可以观察到腱周组织的变化。除了诊断外，MRI 还可以提供治疗计划的重要信息，因为肌腱残端之间的距离是决定采取保守治疗或手术治疗的主要因素。

3）治疗后随访：手术治疗后肌腱在 MRI 上比非手术治疗的肌腱要厚。术后 2 年内跟腱常常表现出不均匀的信号，这些信号在术后 3～6 个月最为明显。2 年后，信号会逐渐恢复正常，肌腱可能会继续增厚，类似于慢性腱鞘炎。

在手术部位可见人工植入物磁敏感伪影区域无信号。

（5）诊断要点

术前 MRI 有助于区分部分性和完全性撕裂，评估撕裂的部位和程度。术后 MRI 评估包括肌腱愈合程度和愈合情况。

（6）鉴别诊断

需要鉴别的有跟腱囊肿、腱鞘巨细胞瘤、纤维瘤或黄瘤等。在 MRI 上，黄瘤导致肌腱不均匀的信号改变，通常由于多发散在信号增高而出现斑驳状外观（图 8－32）。痛风结晶沿着跟腱沉积，可有骨质侵蚀。

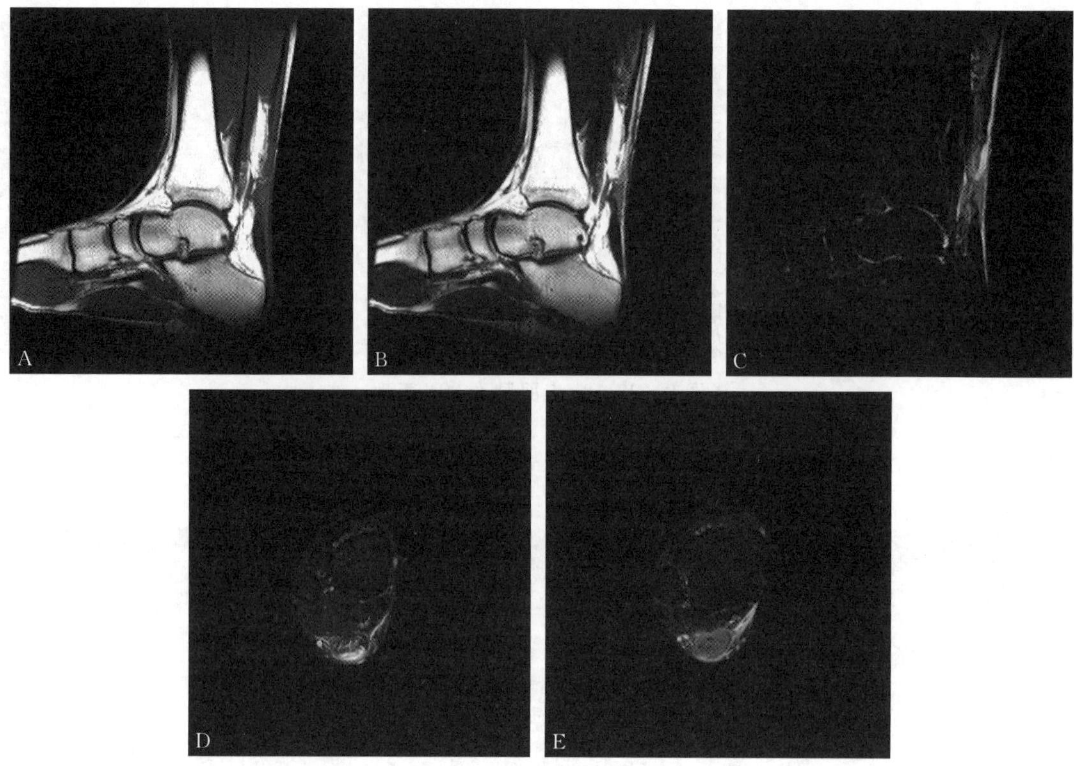

图 8-30 跟腱断裂、断端回缩迂曲

注：A. 矢状面 $T_1WI$；B. 矢状面 $T_2WI$；C. 矢状面 FS $T_2WI$。显示跟腱连续性中断，断端回缩迂曲，信号增高；D～E. 横断面 FS $T_2WI$。显示跟腱全层断裂，在撕裂部位可见条状、片状高信号影，边缘毛糙不规则，周围渗出、水肿及滑囊炎。

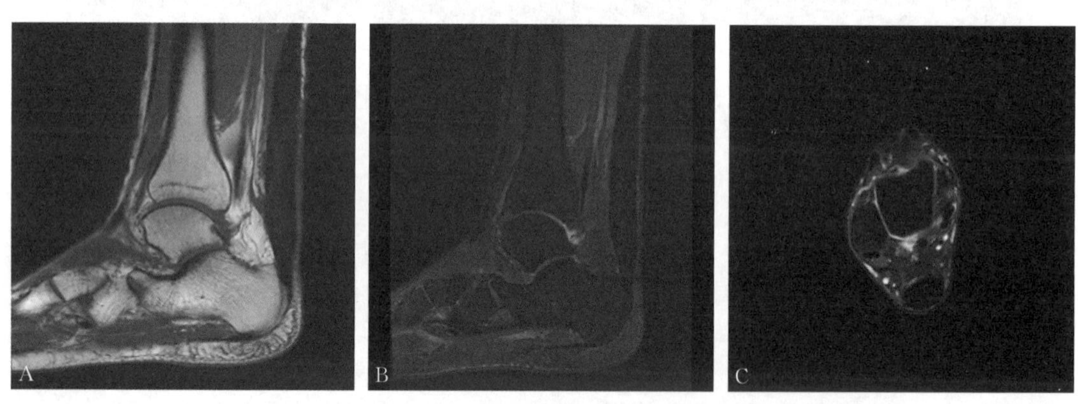

图 8-31 图 8-30 同一患者跟腱修补半年术后状态 MRI 表现

注：A. 矢状面 $T_1WI$；B. 矢状面 FS $T_2WI$；C. 横断面 FS $T_2WI$。显示修补后跟腱增粗，跟腱不均匀等信号，渗出及水肿明显好转。

### 8.5.2 胫骨后肌腱病变

（1）概述

胫骨后肌起自胫骨近端、腓骨和骨间膜，肌腱形成于踝关节上方。在内踝处，该肌腱从垂直方向转向水平的方向，并被屈肌支持带牢牢地固定在踝后沟中，形成一个纤维骨滑槽。在足舟骨结节处形成的胫骨后肌腱主要附着纤维和内侧楔骨的附着纤维。胫骨后肌腱是足底内侧纵弓的重要稳定器。它和腓骨长肌腱一起稳定足部横弓。肌

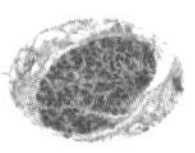

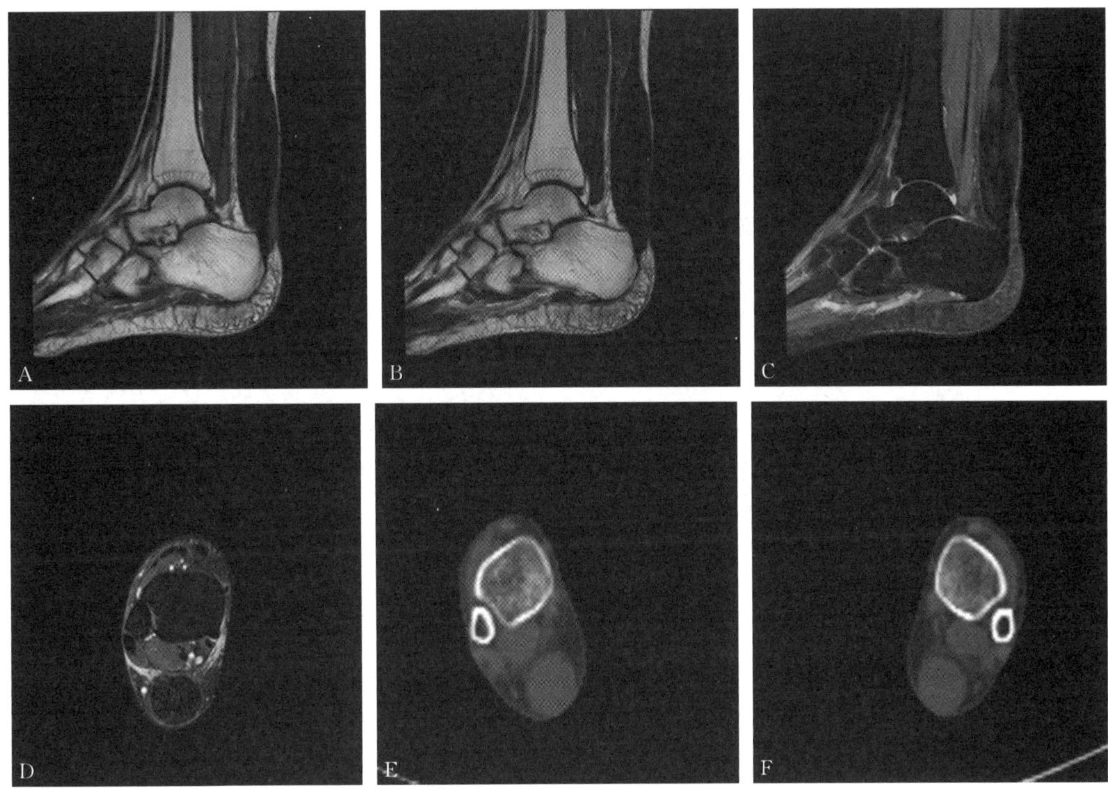

图 8－32 跟腱黄瘤 MRI 表现

注：A～F 为同一病例。A. 矢状面 $T_1$WI；B. 矢状面 $T_2$WI；C. 矢状面 FS $T_2$WI；D. 横断面 FS $T_2$WI。显示肌腱呈梭形明显增粗，肌腱内信号不均匀，FS $T_2$WI 可见多发散在高信号，呈斑驳状改变；E、F. 足横断面 CT 软组织窗。显示肌腱增粗，密度增高。

腱功能不全导致距下关节不稳定、扁平足等。

（2）病因与病理

胫后肌腱功能异常在中老年妇女中最为常见，是由重复性过载引起的，导致进行性肌腱退行性变。先天性扁平足、肥胖、糖尿病、痛风、炎症性关节病和使用皮质类固醇是相关的危险因素。肌腱退行性变、腱膜周围炎症，肌腱部分撕裂，再到完全撕裂。退化的肌腱可能会被拉长和功能失调。急性损伤可导致中下段肌腱撕裂、足舟骨附着点撕脱或肌腱脱位。

（3）临床表现

疼痛、肿胀、排列不齐和步态障碍的症状会随着肌腱病变的进展而发展。胫骨后肌腱病变的临床表现被称为胫后肌腱功能障碍，其在临床是比较常见的，表现为扁平外翻畸形伴跖屈无力和内翻无力等。

（4）MRI 表现

MRI 是评估胫后肌腱的首选方法，它在显示肌腱异常方面具有良好的准确性，同时还可以对其他软组织和骨结构进行综合评估。正常的胫后肌腱是 3 条屈肌腱中最大和最靠内侧的肌腱，呈卵圆形低信号结构，横径为 7～11 mm，大约是相邻趾长屈肌腱的 2 倍。在足舟骨止点处附近，胫骨后肌腱通常会增大，并且可能会因为腱内纤维软骨或其间隙之间的结缔组织而显得不均匀。

Johnson 和 Strom 将胫骨后肌腱功能障碍分为以下阶段：第 1 阶段，腱鞘炎（沿着肌腱的疼痛）。在 MRI 上，除了肌腱增厚外，还观察到中心区域的高强度。在所有阶段均可见腱鞘积液。第 2 阶段，肌腱延长（屈曲外翻）。在 MRI 上可以看到非常高的信号强度，有时可见部分撕裂的迹象。第 3 阶段，肌腱撕裂。根据肌腱直径和信号强度分为3种类型:1型撕裂是指部分厚度的肌腱实质内撕裂,在增厚的肌腱中表现为线形液体。这些撕裂通常很难与晚期肌腱炎相区分。肌腱萎缩(小于趾长屈肌)表明是2型撕裂,由纤维缺失和肌腱磨损所致。3型完全撕裂,MRI显示肌腱不连续,形成充满液体的间隙或肌腱节段性缺失。超过90%的胫骨后肌腱撕裂发生在踝后或踝下肌腱,以踝下撕裂(包括足舟骨附着处的撕裂)为最常见类型(图8-33)。

(5) 诊断要点

目前,MRI是胫骨后肌腱功能障碍分期和鉴别诊断的主要影像学手段。胫骨后肌腱通常并不完全撕裂,而是肌腱增厚(肥厚性)或变薄(萎缩),足弓的动态稳定受损,表现为后天获得性扁平足,在中老年女性较为典型。

(6) 鉴别诊断

需要鉴别的有趾长屈肌腱、踇长屈肌腱撕裂、距下关节炎、跗管综合征及邻近软组织炎等。

趾长屈肌腱撕裂非常罕见,可从爪足畸形的特征性表现中识别出来。肌腱炎、腱鞘炎常见,MRI肌腱信号增高,腱鞘液体含量增加。

踇长屈肌起源于小腿最外侧,是行走于载距突深部的深屈肌,并附着于踇趾远端趾骨基部的最内侧。它穿过趾屈肌腱的点被称为"足底交叉"或"亨利结"。部分或全层撕裂通常是由损伤引起的,尤其是远端肌腱段。肌腱炎和腱鞘炎主要表现为影响肌腱的近端距骨三角区,这也是芭蕾舞者超负荷的表现。

由于腱鞘经常(在大约70%的病例中)与距骨关节的关节腔相通,腱鞘中的液体积聚并不总是具有病理意义。

### 8.5.3 腓骨肌腱病变

(1) 概述

腓骨肌腱相关性的临床疾病正在增加。继发于踝关节扭伤的慢性症状通常也可由这些肌腱的损伤引起。腓骨肌腱的损伤包括腱膜周围炎、腱鞘炎、肌腱炎、断裂和脱位。腓骨肌腱的全层或部分撕裂相对少见。

(2) 病因与病理

急性和慢性腓骨肌腱断裂发生在年轻人,运动的个体由于过度使用或可能与退行性磨损有关(老年人、久坐患者)。由于腓骨肌腱鞘与腓跟韧带和腓骨上支持带紧密相连,腓骨肌腱病变通常是踝扭伤和外侧副韧带损伤的后遗症。跟骨骨折通常容易导致腓骨肌腱部分撕裂、脱位和卡压。腓骨短肌腱的慢性纵向撕裂常发生在腓骨沟内,腓骨短肌腱夹在腓骨长肌腱和外踝之间。它们可能与腓骨上支持带撕裂或继发于足内翻损伤的松弛有关。

(3) 临床表现

腓骨肌腱病变常与外侧副韧带损伤有关,可

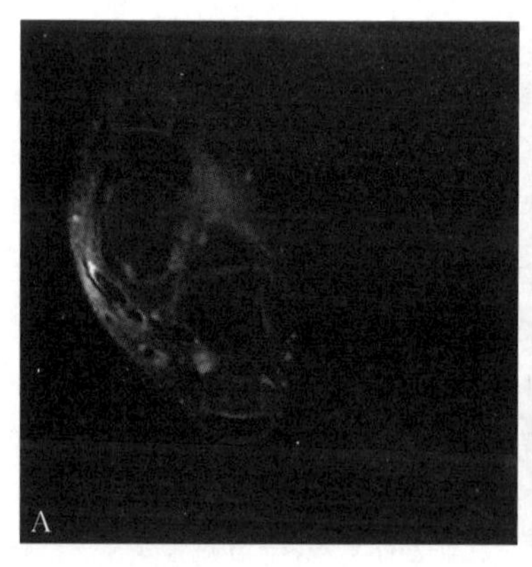

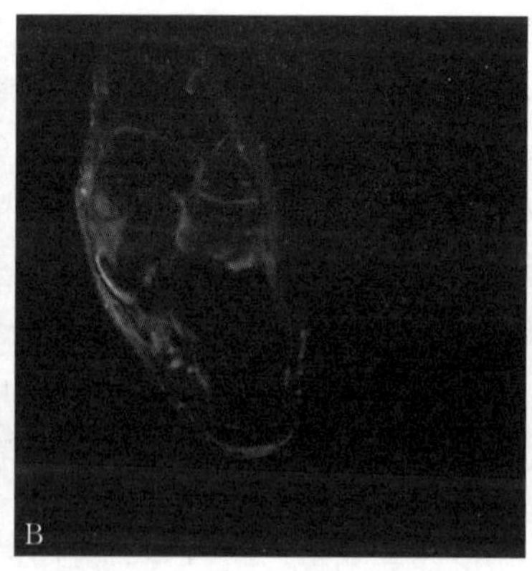

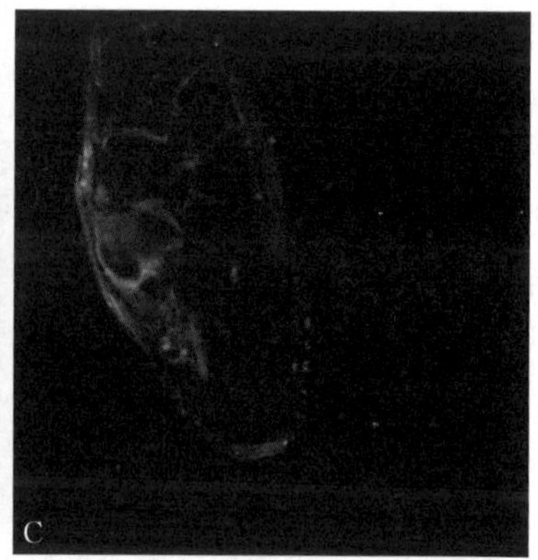


图8-33 胫骨后肌腱撕裂MRI表现

注:A~C.横断面FS $T_2$WI。显示胫骨后肌腱增粗,信号增高,腱鞘少量积液,舟骨插入处骨髓水肿,呈高信号改变,邻近皮下软组织水肿。

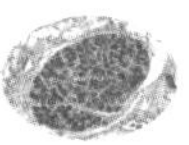

有相似的临床表现。腓骨肌腱损伤可导致足踝外翻功能损失。

（4）MRI 表现

最常见的腓骨肌腱损伤是腓骨短肌腱部分撕裂，尤其是与腓骨肌腱脱位相关的，以腱内纵裂（腓骨肌腱断裂，称为劈开综合征）的形式，主要位于腓骨尖或腓骨远端。由于超载或损伤，腓骨长肌腱可脱垂至腓骨短肌腱，反之亦然。MRI 轴位常显示特征性表现：即部分长肌腱被压开并包围中央短肌腱（郁金香征）。在 MRI 中，肌腱横截面的中心区域信号强度增加，肌腱显示的正常暗信号分裂；常伴有明显的腱鞘炎（图 8－34）。腓骨肌腱脱位：常与外伤性腓上支持带牵拉或撕裂有关。腓骨肌腱从正常解剖位置沿外踝后表面在腓骨尖外侧移位。一个非常远的肌腱连接处、一个缺失或扁平的骨槽是腓骨肌腱脱位（踝沟）的征象。在 MRI 上发现外侧腓骨肌腱不是在其外踝后部正常位置，将有助于诊断（图 8－35）。另一个常见的发现是周围软组织水肿。此外，硬化、破碎或骨髓水肿的腓骨肌籽骨提示腓骨长肌腱撕裂可能。

（5）诊断要点

腓骨短肌腱部分撕裂通常为腱内纵裂（腓骨肌腱断裂，称为劈开综合征）。横断面 MRI 上显示腓骨肌腱脱位、腓骨肌支持带撕裂。腓骨长肌腱完全撕裂可见腓骨肌籽骨近侧移位。

（6）鉴别诊断

鉴别包括不稳定的外踝韧带损伤、距骨骨软

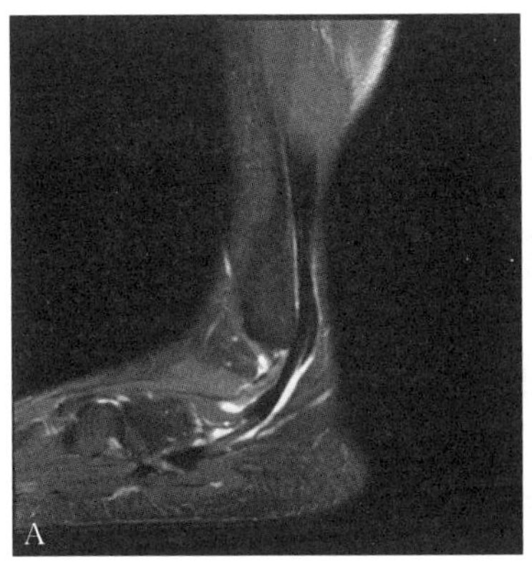

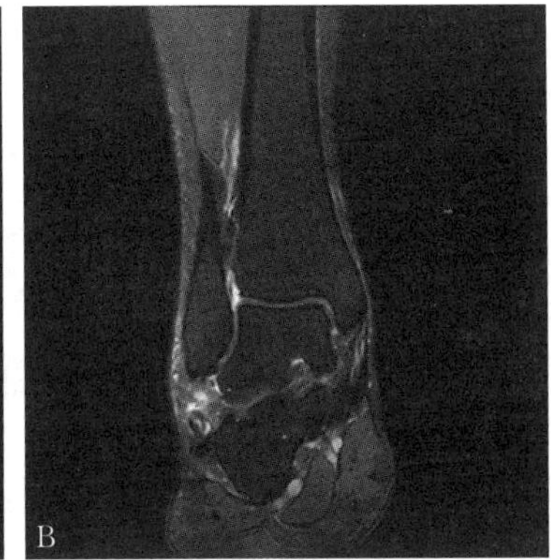

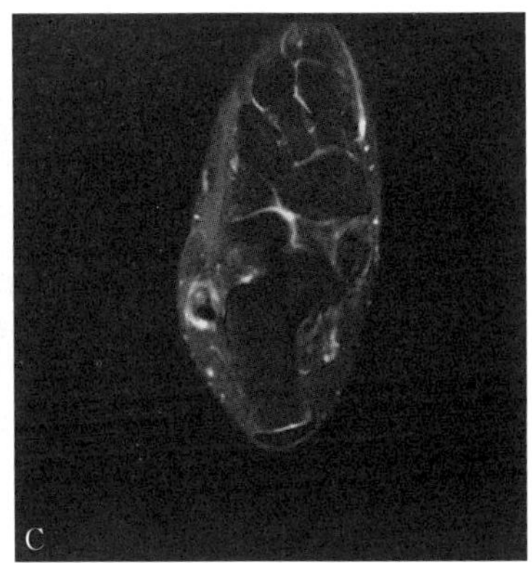

图 8－34　腓骨肌腱炎 MRI 表现

注：A. 矢状面 FS $T_2$WI；B. 冠状面 FS $T_2$WI；C. 横断面 FS $T_2$WI。显示腓骨肌腱迂曲，内见条状高信号，腱鞘积液，周围软组织水肿。

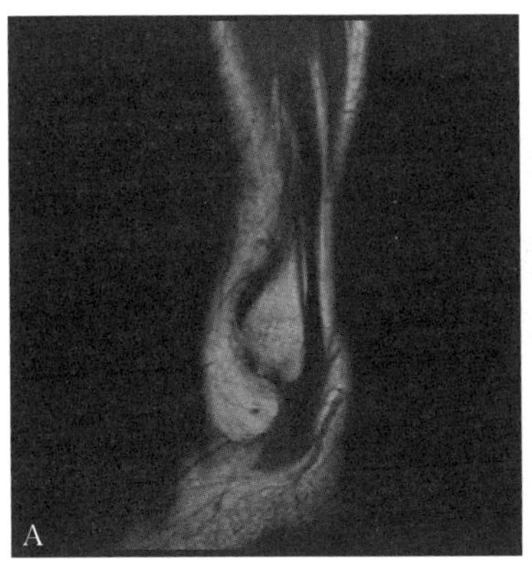

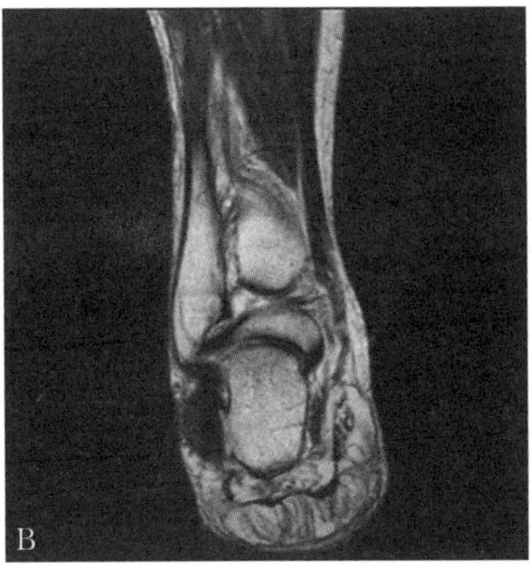

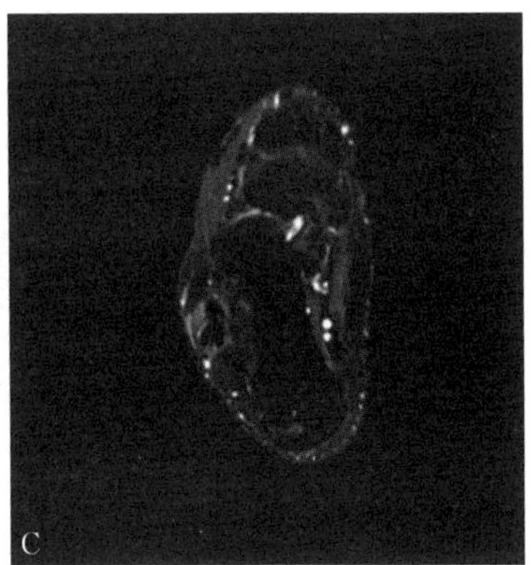

图 8－35　腓骨肌腱损伤滑脱 MRI 表现

注：A. 矢状面 $T_2$WI；B. 冠状面 $T_2$WI；C. 横断面 FS $T_2$WI。显示腓骨肌腱从正常解剖位置沿外踝后表面在腓骨尖外侧移位，腓骨长、短肌腱增粗，腱鞘积液伴周围软组织水肿。

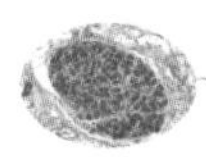



骨病变以及前外侧撞击综合征等。

### 8.5.4 胫骨前肌腱病变

（1）概述

与踝关节其他肌腱病变相比，累及胫骨前肌腱的肌腱变性、损伤并不常见。

（2）病因与病理

胫前肌腱炎或腱鞘炎主要见于慢性过度使用、跑步、下坡或跳舞时。胫前肌腱的撕裂常发生于轻微外伤后或无外伤老年人，完全断裂可致无力背曲、足下垂。断裂主要见于距骨关节远端。肌腱的近端可能有明显的收缩，在特征部位形成“空”腱鞘以及前踝关节上的“假瘤”。

（3）临床表现

胫前肌腱病变在临床上表现为前踝关节上肿胀、局部压痛、触痛肿块，完全断裂可致足踝背曲功能损失、足下垂等。

（4）MRI 表现

MRI 上显示在足弓上沿胫骨前肌腱的方向和附着处有水肿性肿胀（图 8－36）。胫骨前肌腱病变可导致局灶性肌腱增粗肿大或肌腱撕裂不连续，断端回缩出现团块样异常信号病灶。MRI 其他表现与上述其他肌腱病变相似。

（5）诊断要点

胫骨前肌腱完全断裂和回缩在临床上表现为踝关节前上的触痛肿块，MRI 表现为肌腱不连续、肌腱回缩出现团块样病灶。

（6）鉴别诊断

主要与前踝撞击及腓总神经麻痹引起的足下垂鉴别。

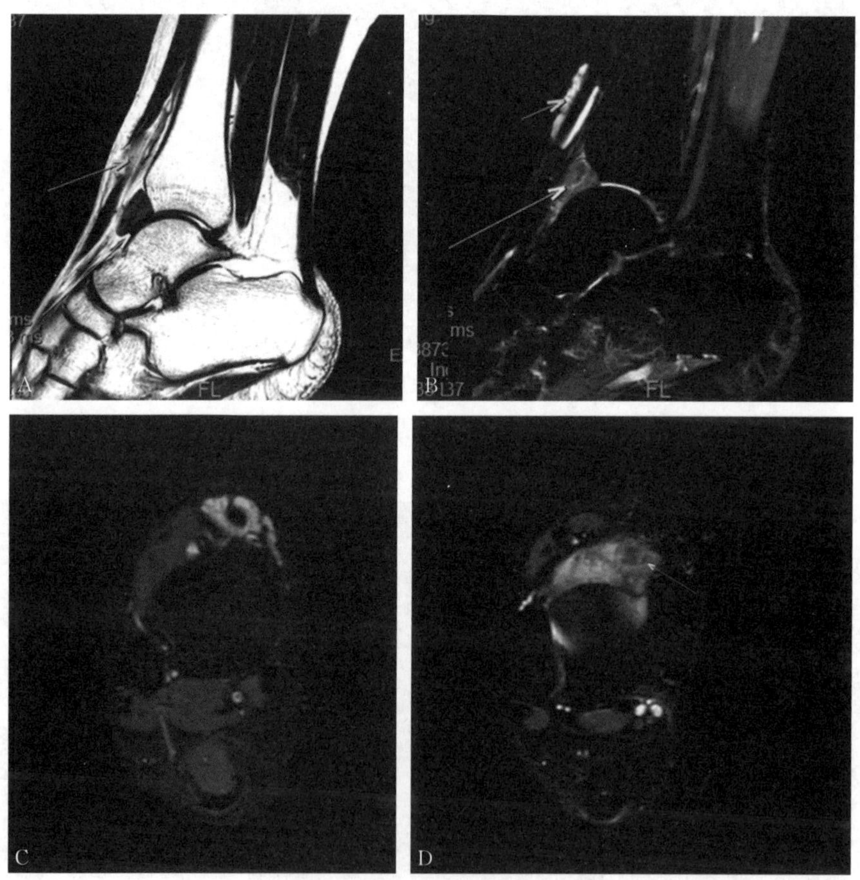


图 8－36　胫骨前肌腱损伤 MRI 表现

注：A. 矢状面 $T_2$WI；B. 矢状面 FS $T_2$WI；C、D. 横断面 FS $T_2$WI。显示胫骨前肌局灶性肌腱增粗肿大，$T_2$WI 信号增高，腱鞘积液，FS $T_2$WI 呈高信号为主，胫距前方滑膜增生软组织肿胀，前踝撞击。

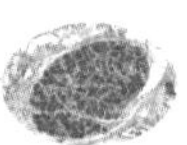

## 8.6　踝关节韧带损伤、撞击及损伤后的问题

踝关节扭伤是很常见的。大多数急性踝关节扭伤的恢复没有并发症，在一般情况下不需要影像学检查，除非怀疑骨折。MRI 检查扭伤的踝关节在精英或专业运动员现在是普遍的，以发现韧带以及相关的骨、软骨以及肌腱损伤并评估损伤的程度和预测预后。MRI 检查的其他适应证包括临床诊断不明确、怀疑胫腓联合损伤、保守治疗超过 3 周症状仍持续存在、反复扭伤踝关节不稳定等亚急性或慢性持续症状等。专科超声（US）是鉴别踝关节外侧韧带损伤和联合韧带损伤的有效方法。

踝关节韧带损伤通常分为外侧副韧带扭伤、内侧副韧带扭伤、下胫腓联合韧带扭伤和跟舟足底韧带扭伤。大部分韧带的命名来源于它们的起止点。依据解剖区域的划分较实用，但很多踝关节扭伤引发多组韧带损伤，例如反向扭伤引起双侧副韧带及下胫腓联合韧带损伤。

韧带损伤分为 1～3 级：1 级损伤，有无肉眼可见的韧带纤维撕裂；2 级损伤，约有 50%的纤维损伤断裂；3 级损伤，有完全的韧带撕裂。

踝关节扭伤的临床评价因损伤程度不同而不同。1 级损伤的患者通常表现为踝关节周围的软组织轻度肿胀。2 级和 3 级损伤的患者表现出更明显的肿胀、瘀斑。尽管 3 级损伤在急性环境下难以评估，但可能表现出踝关节不稳定性。

### 8.6.1　踝关节外侧韧带复合体损伤

（1）概述

踝关节外侧扭伤是肌肉骨骼系统中最常见的损伤。据一项研究估计，在美国，其年发病率为 2.15/1 000，相当于每年新发 200 万扭伤患者。这些扭伤患者中有一半是由于运动损伤造成的，女性的患病风险通常高于男性。

（2）病因与损伤机制

踝关节外侧韧带由距腓前韧带、跟腓韧带和距腓后韧带组成。典型的踝关节外侧韧带复合体损伤包括足底屈曲翻转机制，导致距腓前韧带撕裂，可能伴有跟腓韧带撕裂。踝关节扭伤时距腓后韧带很少有撕裂。外侧副韧带损伤可伴有距骨挫伤。

（3）临床表现

踝外侧副韧带损伤急性期表现疼痛，踝关节外侧软组织肿胀、瘀斑等，沿踝关节外侧压痛。韧带断裂患者可出现不能负重。踝关节扭伤后的 X 线片显示腓骨骨皮质撕脱骨折常见于年轻患者。踝外侧副韧带损伤慢性期表现为关节无力、关节僵硬、不稳定。外侧韧带损伤可导致踝关节外侧不稳。

（4）MRI 表现

评估踝关节扭伤的 MRI 技术序列根据医院的偏好、时间限制和设备的性能而有所不同。通常，高空间分辨率二维 FSE - PDWI 和 FS - PDWI 或 STIR 序列的组合提供了最佳对比度分辨率和空间分辨率。

1）距腓前韧带损伤：在 MRI 中，正常的距腓前韧带在 $T_1$ 加权、$T_2$ 加权和 PD 加权的脉冲序列上是均匀的低信号强度的，并且经常全层显示在踝关节处于中性屈曲的单层轴位图像上，表现为外踝前缘至距骨颈外侧线条状平直低信号影，边缘清楚，外侧为皮下疏松结缔组织（图 8 - 37A）。冠状面提供了距腓前韧带的短轴图像。矢状面有助于评估近端纤维。

外侧副韧带损伤急性期的 MRI 征象表现在韧带形态改变和韧带信号改变两个方面：Ⅰ级为韧带拉伤，主要表现为韧带周围软组织水肿、积液，韧带形态改变不明显，可轻度增粗，脂肪抑制 $T_2$WI 韧带信号轻度增高（图 8 - 37）。Ⅱ级为低级别损伤/距腓前韧带部分撕裂，表现为韧带形态明显增粗、松弛、外形不规则，在脂肪抑制 $T_2$W 或 FS - PDWI 上表现为韧带内信号明显增高、信号不均；韧带边缘不清和周围软组织水肿、积液（图 8 - 38、8 - 39）。Ⅲ级为高级别损伤/距腓前韧带断裂，表现为局灶韧带信号缺失或完全韧带纤维中断，在脂肪抑制 $T_2$W 或 FS - PDWI 上韧带断裂处呈明显高信号影（液体信号）伴周围软组织水肿、积液（图 8 - 40）。损伤部位可能是近端、中段或远端。

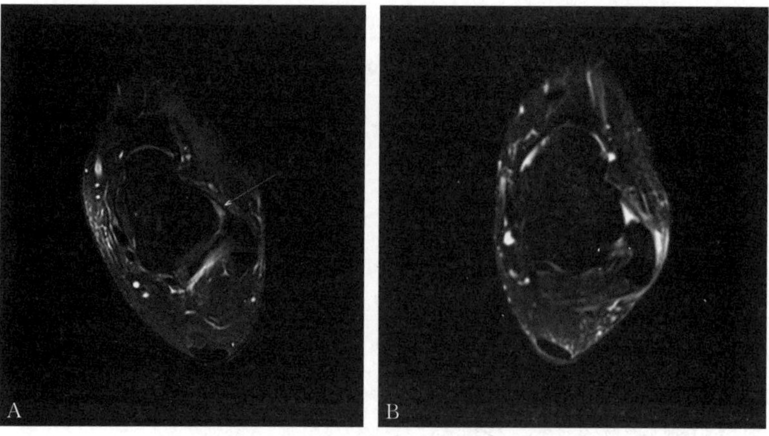


图 8－37　距腓前韧带Ⅰ级损伤 MRI 表现

注：A. 横断面 FS－PDWI。显示距腓前韧带为外踝前缘至距骨颈外侧线条状平直低信号影；B. 横断面 FS－PDWI。距腓前韧带Ⅰ级损伤，显示距腓前韧带韧带轻度增粗，信号略高，周围软组织水肿、积液。

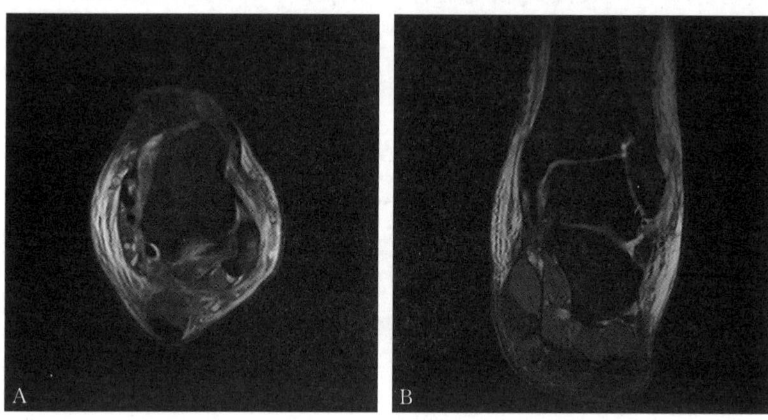


图 8－38　距腓前韧带Ⅱ级损伤 MRI 表现(1)

注：A. 横断面 FS－PDWI；B. 冠状面 FS－PDWI。显示距腓前韧带部分撕裂，近腓骨端韧带略粗、信号增高，内外踝软组织明显肿胀。

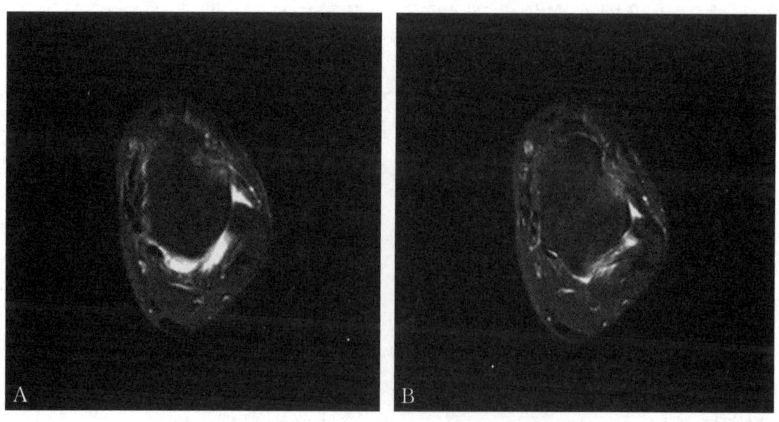


图 8－39　距腓前韧带Ⅱ级损伤 MRI 表现(2)

注：A、B. 横断面 FS－PDWI。显示距腓前韧带距骨前外侧附着处韧带增粗、肿胀，信号增高，相邻距骨骨髓水肿，周围软组织水肿。

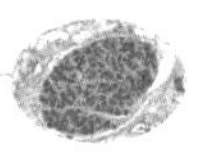

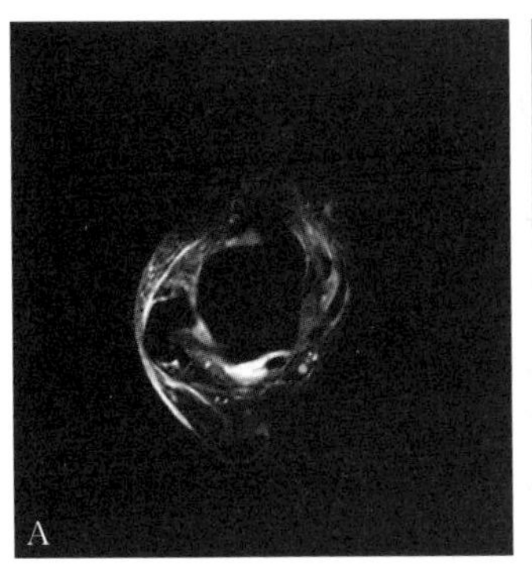
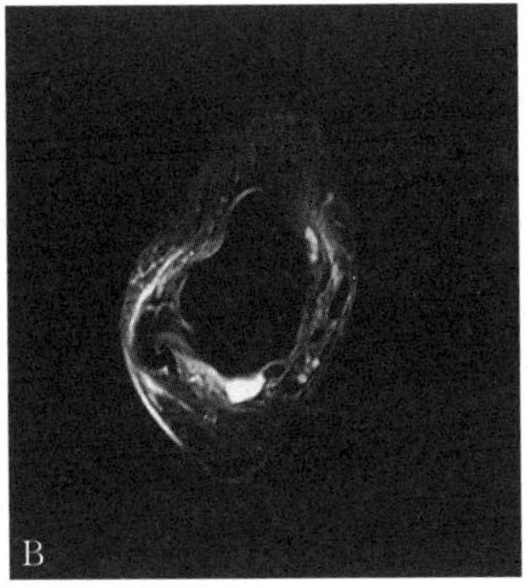
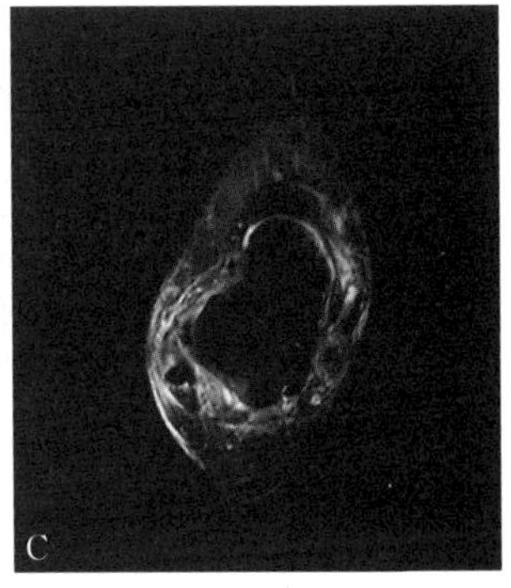

图 8-40　距腓前韧带Ⅲ级高级别损伤/距腓前韧带断裂 MRI 表现

注：A～C. 横断面 FS-PDWI。显示距腓前韧带纤维束中断，FS-PDWI 上显示韧带断裂处呈明显高信号影(液体信号)，伴周围软组织水肿、积液。

熟悉距腓前韧带外伤后瘢痕修复的不同阶段的 MRI 表现是很重要的。初始阶段在韧带纤维断裂处形成界限不清的水肿性、未成熟瘢痕组织，PDWI 和 FS-PDWI 上为中等信号强度，边界不清；随着时间的推移，可逐渐变得清晰，水肿减少，同时增厚程度降低。瘢痕重塑通常要到受伤后 6～12 个月才能完成。在 MRI 报告中，用“慢性扭伤”是不精确的，最好用包含韧带瘢痕成熟和重塑、韧带纤维连续性和韧带纤维是否存在冗余等概念来代替。

外侧副韧带损伤慢性瘢痕修复期，其 MRI 征象主要表现为韧带形态改变，包括韧带增粗、变细、扭曲及结构消失，韧带信号可表现为轻度增高或呈低信号(图 8-41)。慢性期表现为部分韧带

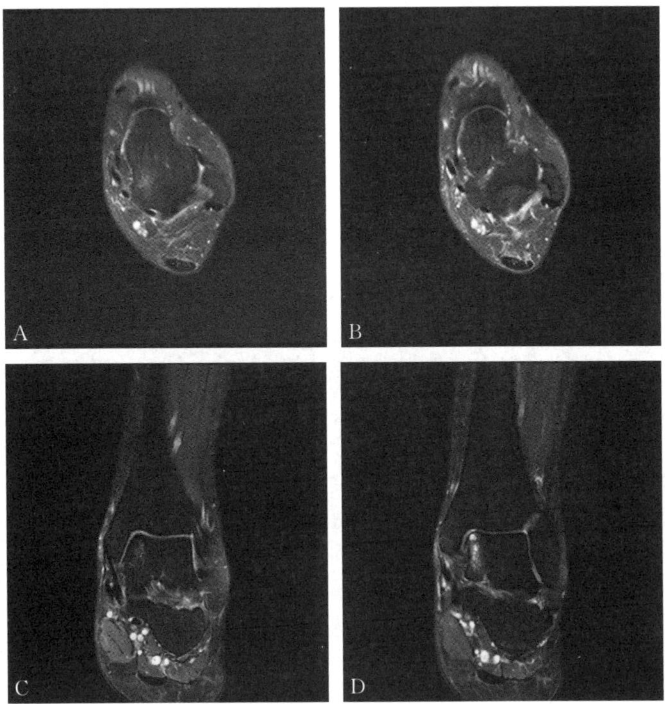

图 8-41　外侧副韧带损伤慢性期 MRI 表现

注：A、B. 横断面 FS-PDWI；C、D. 冠状面 FS-PDWI。显示外侧副韧带陈旧损伤，距腓前韧带增粗迂曲，呈低信号；伴踝关节不稳，距骨内侧骨软骨损伤。

撕裂韧带走行区部分或完全被脂肪取代，在 $T_1$WI 呈脂肪样高信号影，脂肪抑制序列表现为和韧带一样的低信号。

虽然韧带纤维瘢痕的 MRI 表现与临床松弛之间的关系尚未得到广泛研究，但韧带纤维不连续和韧带纤维冗余的 MRI 表现可能与临床松弛有关。慢性外侧韧带复合体不稳通常根据临床病史、体格检查和常规 X 线片诊断。MRI 可用于评估关节内病变，如距骨骨软骨病变、关节腔滑膜增生等也可能导致功能不稳定症状。MRI 在诊断慢性距腓前韧带撕裂中具有合理的准确度(76%～84%)和特异性(83%～92%)。当它们出现时，假阴性结果往往涉及距骨或腓骨附着处的慢性撕裂，而不是韧带中间的撕裂。

2) 跟腓韧带损伤：在 MRI 上，正常的跟腓韧带在所有脉冲序列中都是均匀的低信号，并且韧带在冠状位图像上得到最好的评估。急性损伤和瘢痕愈合的模式与距腓前韧带损伤相似(图 8-42)。当跟腓韧带完全撕裂时，踝关节和腓骨肌腱鞘之间有连通，导致积液从踝关节减压到腓骨肌腱鞘。

3) 距腓后韧带损伤：距腓后韧带在腓骨远端有扇形附着，可能表现出明显的不均一性和增厚，不应误解为撕裂。距腓后韧带撕裂较少。三度扭伤时可包括距腓前韧带、跟腓韧带和距腓后韧带损伤。

4) 外伤后滑膜炎、纤维束带、半月板样病变：外侧韧带复合体损伤易导致前外侧沟的创伤后滑膜炎，随着时间的推移，这种滑膜炎可能会玻璃样变纤维化。玻璃样变纤维化组织在形态上可能是圆形的/线形的，或者模塑前外侧沟的轮廓上它可能变成三角形/半月板状(图 8-43)。在踝关节背

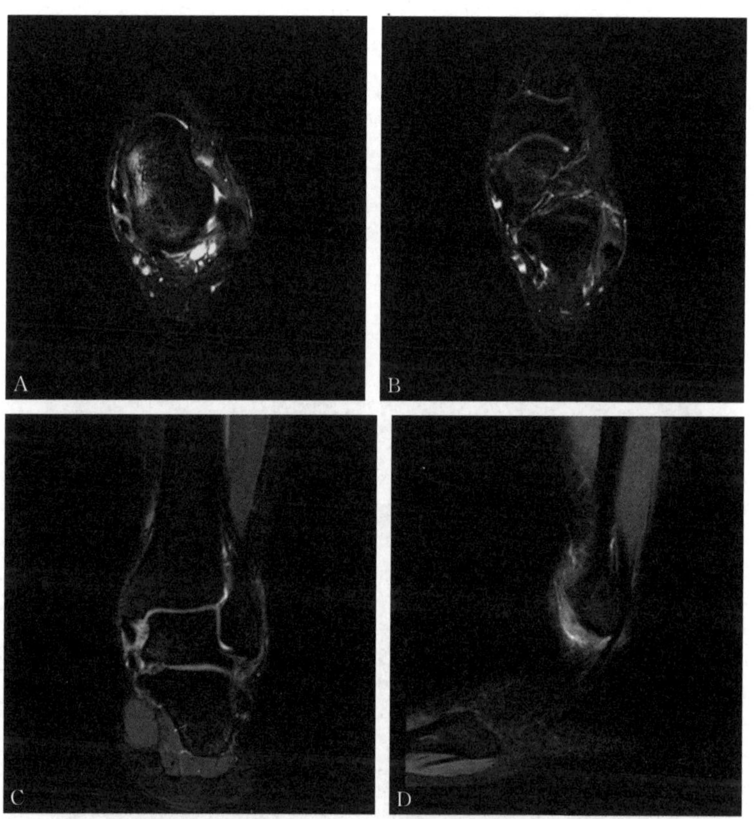


图 8-42　距腓前韧带、跟腓韧带损伤 MRI 表现

注：A. 横断面 FS-PDWI。显示距腓前韧带纤维束增粗、信号增高，周围软组织水肿、积液，距骨骨髓水肿。B. 横断面 FS-PDWI；C. 冠状面 FS-PDWI。显示跟腓韧带增粗，信号增高，周围软组织水肿、积液；D. 矢状面 FS-PDWI。显示韧带纤维束增粗、信号增高，周围软组织水肿。

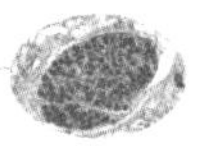

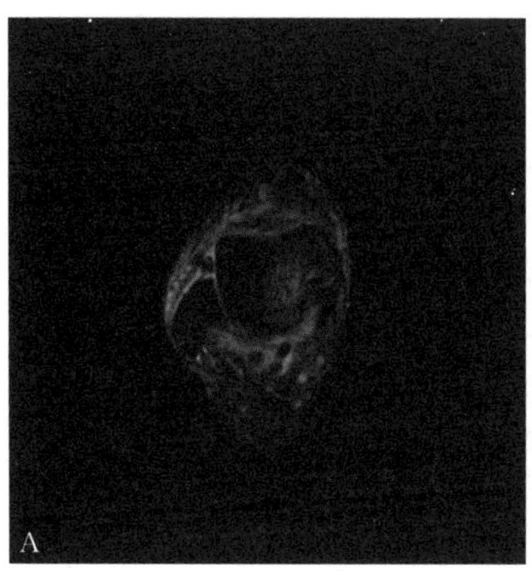
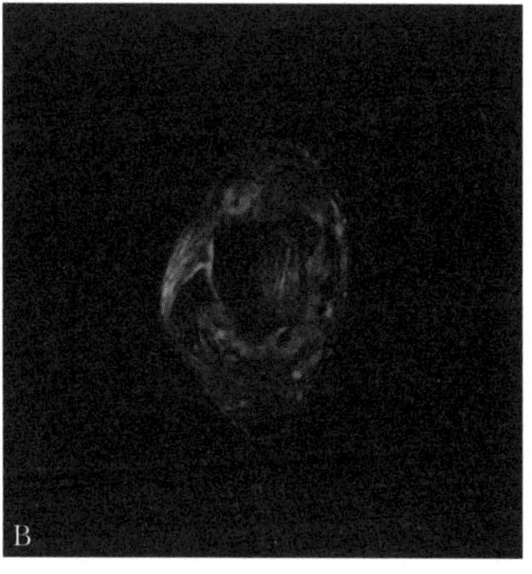

图 8-43 慢性外侧副韧带损伤 MRI 表现

注：A、B. 横断面 FS-DWI。显示外侧副韧带撕裂、半月板样低信号，代表玻璃样变纤维化组织，距骨内侧骨软骨损伤囊变水肿。

伸时，半月板状病变可能会撞击距骨穹隆的前外侧缘，引起疼痛和活动受限。

在高空间分辨率 PDWI 上，滑膜炎表现为前外侧沟中的线性/丝状或局灶中等信号强度病灶。当纤维带/半月板样病变成熟时，信号强度降低，可向内侧延伸至前隐窝。只要使用具有足够图像对比度的高空间分辨率 MRI 技术，直接或间接磁共振关节造影对诊断不是必要的。在 MRI 中，软组织撞击通常很容易与骨性前外侧撞击病灶区分。

（5）诊断要点

外侧副韧带损伤急性期 MRI 特征包括韧带内信号轻度增高、韧带边缘不清、韧带中断、不显影、韧带增厚、信号增高、不均质性以及韧带表面波浪样改变。急性韧带撕裂同时伴有相邻软组织肿胀、积液。脂肪抑制像韧带信号增高是诊断韧带损伤的可靠征象。

外侧副韧带损伤慢性瘢痕修复期，其 MRI 征象主要表现为韧带形态改变：韧带增粗、变细、扭曲及结构消失。

（6）鉴别诊断

主要与外踝腓骨下端骨折、外踝撞击等鉴别。

### 8.6.2 内侧韧带损伤

（1）概述

内侧韧带又称三角韧带，其在稳定踝关节方面起主要作用。对于放射科医生来说，识别三角韧带的浅部和深层成分是很重要的。三角韧带深层纤维分为前、后两部分。后部成分相对较大、恒定，称为胫距后深韧带。单独三角韧带损伤是罕见的，大部分三角韧带深部纤维损伤与外侧韧带复合损伤有关。

（2）病因与损伤机制

损伤的形式从单纯的挫伤到部分撕裂，甚至是完全撕裂。高级别的联合韧带复合伤可能与深层三角撕裂有关，反映了外翻导致的张力超负荷、外旋损伤机制。此外可能与足底屈曲和内翻时的旋转撞击或挤压损伤机制有关。三角韧带具有良好的愈合潜力，反映在慢性三角韧带撕裂后外翻不稳定的发生率较低。当它发生时，由慢性三角韧带撕裂引起的外翻踝关节不稳定会导致严重的并发症，需要手术重建以防止继发性胫后肌腱功能障碍。

（3）临床表现

三角韧带损伤的患者会因为关节炎/韧带炎而经历持续的内侧疼痛。可能有瘢痕突出到前内侧沟或后内侧沟，并由此产生撞击症状。

（4）MRI 表现

深层三角韧带损伤通常在轴位、冠状位 FS-PDWI 上明显，表现为信号增高、韧带增厚和失去正常的条纹状外观，可能伴有韧带纤维不连续（图 8-44）。在合并外侧韧带复合伤的情况下，内踝后部、距骨内侧体颈部常有“对吻骨挫伤”。距骨

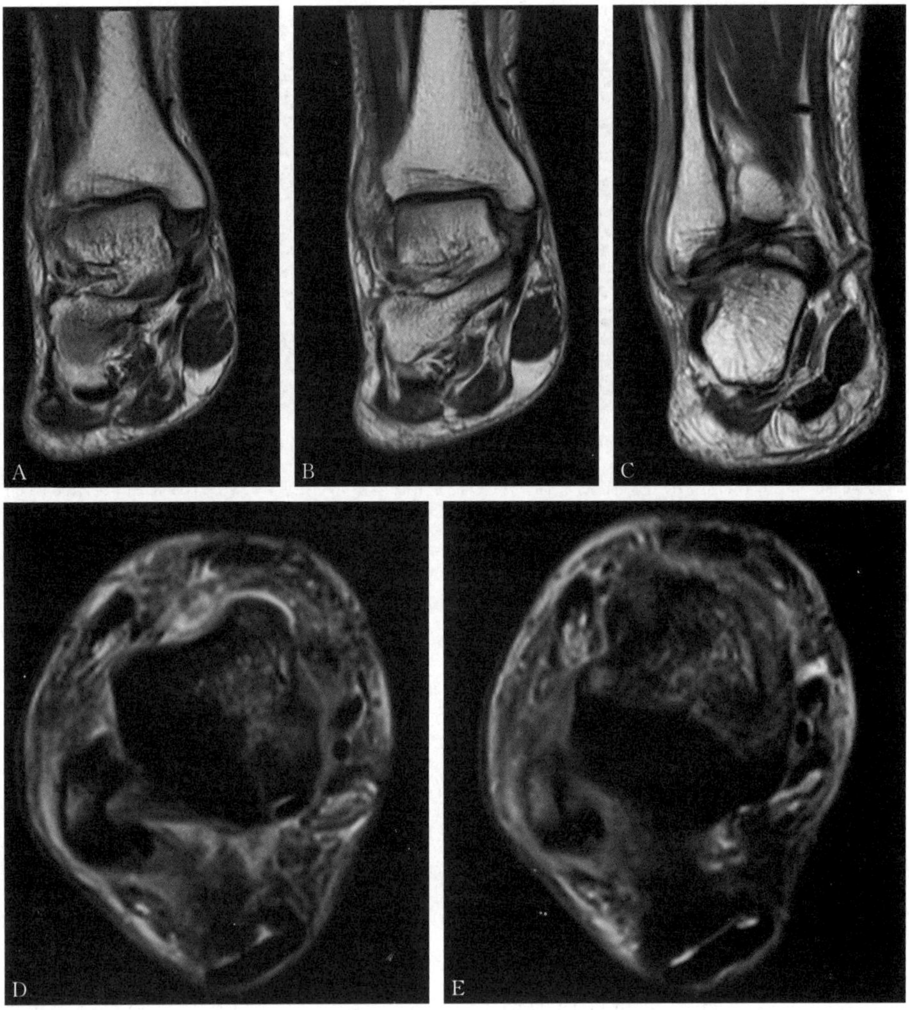

图 8-44 内、外侧韧带损伤 MRI 表现

注：A～C. 冠状面 $T_1$WI；D、E. 横断面 PDWI。显示内侧三角韧带增厚、信号增高和失去正常的条纹状外观伴有韧带纤维不连续；合并外侧副韧带距腓前韧带断裂，内踝后部、距骨内侧体颈部常有"对吻骨挫伤"，PDWI 呈高信号，周围软组织明显水肿、积液。

穹隆软骨损伤通常与内侧对吻骨挫伤有关。

浅层三角韧带的急性完全撕裂通常发生在内踝附着处，并且通常延伸到内踝屈肌支持带止点的前部。

三角韧带深层慢性损伤纤维瘢痕表现为所有脉冲序列的低信号，伴正常纤维结构的丧失。瘢痕反应和滑膜炎突出到内侧沟，无论是在后方还是在前方，容易出现后内侧或前内侧撞击症状。在轴位 MRI 上，踝关节处于中立位置时，三角韧带深部纤维的正常后缘与胫骨后肌腱的内后侧面大致水平。如果内侧沟中的瘢痕组织超出胫骨后肌腱的后缘，患者可能有后内侧撞击症状的风险。

(5) 诊断要点

了解各种异常的 MRI 表现，包括部分和完全韧带撕裂、继发性退行性变、相关的弹簧韧带损伤、胫骨后肌腱功能障碍、前内侧和后内侧踝关节撞击综合征等，可指导临床决策。

### 8.6.3 胫腓下联合韧带复合体损伤

(1) 概述

胫腓下联合韧带复合体由胫腓前韧带、骨间韧带、胫腓后韧带组成。胫腓下联合与胫距关节

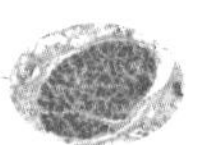

相邻并构成踝关节的一部分。它与三角韧带一起构成踝关节榫的主要稳定韧带。联合韧带复合伤也被称为“高踝扭伤”，约占所有踝关节扭伤的1%。

(2) 病因与损伤机制

足背屈时足部的外旋是联合损伤最常见的机制。与踝关节扭伤相比，联合韧带扭伤具有更长的恢复时间。因此，早期准确的影像学诊断对指导患者治疗至关重要。在适当的治疗下，大多数未移位或移位的联合韧带损伤对保守治疗反应良好，损伤韧带的瘢痕修复满意。

(3) 临床表现

胫腓联合韧带复合体损伤可出现踝“高位”疼痛、肿胀，在胫腓联合以上扪及压痛，外旋试验和距骨倾斜试验可加剧症状。胫腓联合韧带中断可以导致踝关节不稳定和远端胫腓骨分离。也可能会出现踝关节僵硬、肿胀和疼痛。

(4) MRI表现

正常的胫腓前韧带在冠状位和矢状位PDWI上表现为一个均匀的多束低信号结构。胫腓前韧带的倾斜走向限制了轴位图像对其的评估，平行于胫腓前韧带的斜轴图像可用于显示韧带的全程。使用体积采集将有助于在适当的平面上重建，而无需额外的时间损失。希望进一步缩短采集时间和提高图像对比度，使容积扫描成为常规临床踝关节MRI的一种实用选择。

胫腓前韧带损伤在PDWI或FS-PDWI上表现为轻度韧带内高信号。急性完全性撕裂表现为韧带缺损处液体信号强度填充，通常在矢状位或冠状位图像上最容易被发现(图8-45)。在亚急性期，中-低信号强度未成熟瘢痕连接撕裂点。瘢痕组织通常在早期增生，导致韧带增厚。随着时间的推移，瘢痕反应的重塑可能会降低韧带增厚的程度，并导致更均匀的低信号外观。在瘢痕重

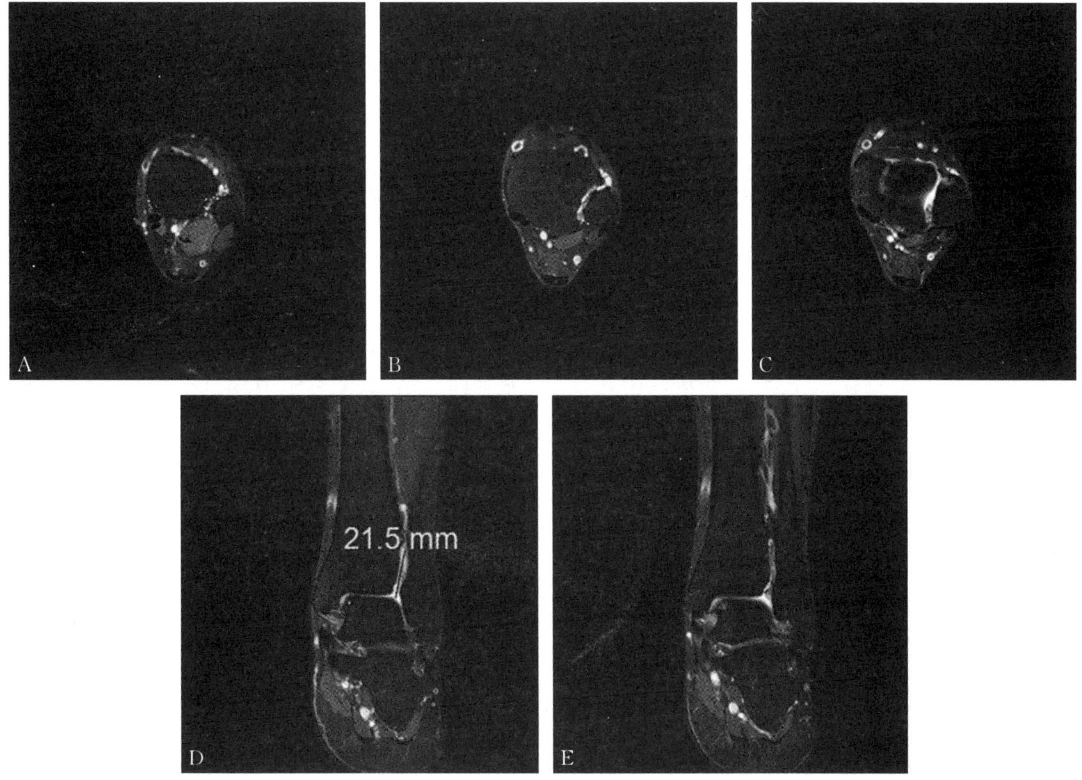


图8-45 左踝胫腓下联合损伤MRI表现

注：A~C. 横断面FS-PDWI；D、E. 冠状面FS-PDWI。显示下胫腓前韧带撕裂，韧带缺损处见高信号液体填充，胫腓隐窝高度>12 mm，同时伴距骨骨软骨损伤。

建的胫腓前韧带中，常常会失去韧带束的清晰度。

正常的骨间韧带在冠状面图像上显示得最好。当怀疑有联合韧带损伤时，MRI 序列应包括轴位和冠状位图像，并将其向上延伸至包括整个骨间韧带。急性骨间韧带胫骨处撕脱伤可伴有骨膜下血肿。

胫腓后韧带是联合韧带复合体中最强的组成部分，由深部和浅部组成。胫腓后韧带的深纤维也被称为横韧带。胫腓后韧带的损伤通常始于胫骨深下纤维向外侧缘的附着处，通常在矢状位图像上显示最好，但也可以在冠状位和轴位图像上看到。矢状位 FS－PDWI 或 STIR 序列图像也将显示经常相关的后踝骨髓水肿和骨膜增厚。胫骨附着处胫腓后韧带的增生的瘢痕组织可能会导致后踝关节撞击症状。

（5）诊断要点

MRI 表现提示胫腓联合韧带损伤包括韧带连续性中断、轮廓改变（波浪形或弯曲）或者韧带不显影。由上方斜向下方的正常胫腓前韧带在常规横断面图像上易被误认为韧带中断。有研究建议胫腓隐窝高度＞12 mm 提示胫腓联合韧带损伤。

## 8.6.4　Lisfranc 韧带复合体损伤

（1）概述

Lisfranc 韧带复合体斜行于内侧楔骨和第 2 跖骨基底之间，对跗跖关节复合体的支撑至关重要。Lisfranc 韧带复合体由背斜肌、骨间纤维和足底斜纤维组成。骨间 Lisfranc 韧带是 Lisfranc 韧带复合体中最强的组成部分。MRI 是检测导致临床相关不稳定和疼痛的韧带损伤的首选影像学方法。

（2）病因与损伤机制

低能量 Lisfranc 韧带复合体损伤在运动员中较为常见，尤其是在足球、篮球和体操比赛中。受伤最常见的原因是足底弯曲和轻微旋转位置的轴向纵向力。患者经常描述受伤时脚部“爆裂”，负重加重中足疼痛。Lisfranc 韧带损伤的临床表现可能很微妙，高达 30％～40％的损伤最初被误诊或忽视。延迟诊断可导致中足不稳和继发性创伤后退行性关节病。

（3）临床表现

足弓疼痛、肿胀，足底瘀斑伴压痛是 Lisfranc 韧带复合体损伤常见的症状。临床征象变化取决于损伤机制及程度。负重时疼痛或外展和内旋时前足掌疼痛可考虑损伤存在。

（4）MRI 表现

Lisfranc 韧带复合体损伤的影像学诊断依赖于 X 线片显示异常的中足在内侧楔骨与第 2 跖骨间隔出现附着端韧带片状撕脱骨折（“斑点”征）。内侧楔骨和第 2 跖骨基底和第 1 和第 2 跖骨基底之间的间隙扩大是 Lisfranc 韧带复合体损伤中最常见和最可靠的异常。CT 在显示 Lisfranc 韧带复合体损伤的中足骨折和轻微的排列异常方面，比 X 线更敏感。MRI 在急性期，Lisfranc 韧带复合体损伤在 PDWI 和 FS－PDWI 或 STIR 序列上表现为轻度高信号（图 8－46）。骨间 Lisfranc 韧带的急性完全撕裂将表现为缺陷的韧带内见液体信号强度。背侧斜韧带损伤通常在短轴影像上表现最好。片状撕脱骨折碎片在 MRI 中通常难以辨认，并可能被误诊为骨挫伤。MRI 报告还应评价跗跖关节囊、跖间韧带和楔骨间韧带的完整性，所有这些可能与 Lisfranc 韧带复合物损伤有关。

（5）诊断要点

MRI 是检测导致临床相关不稳定和疼痛的 Lisfranc 韧带复合体损伤的首选影像学方法，可以直接观察到 Lisfranc 韧带的不连续性，或通过显示水肿信号增加，能够定位到这个复杂的关节。CT 多平面重建（MPR）在显示 Lisfranc 韧带复合体损伤的中足小撕脱骨折和轻微的排列异常优于 MRI。

## 8.6.5　跗骨窦韧带损伤与跗骨窦综合征

（1）概述

跗骨窦是位于距下关节前方距骨和跟骨之间的一个侧面开口的充满脂肪的圆锥管，它包含距跟前韧带、跟距骨间韧带、伸肌下支持带等，有助于后脚的稳定性。跗骨窦韧带损伤导致足部外侧疼痛和负重时后脚不稳定的感觉，称为跗骨窦综合征。

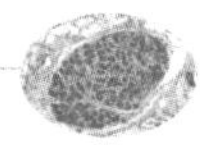

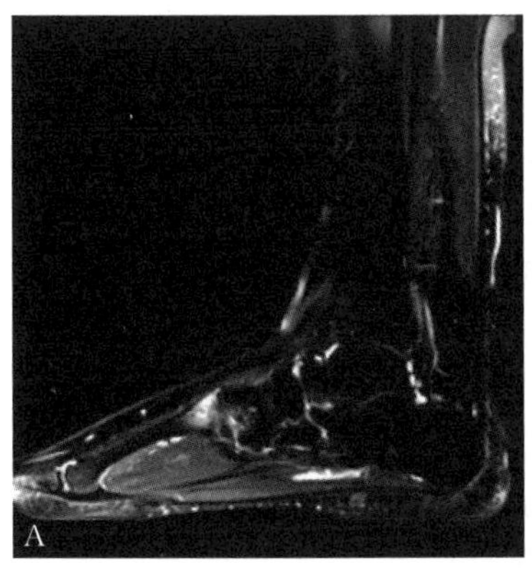
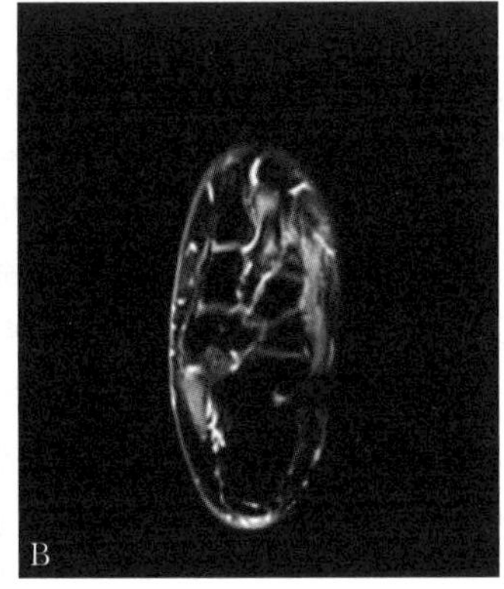
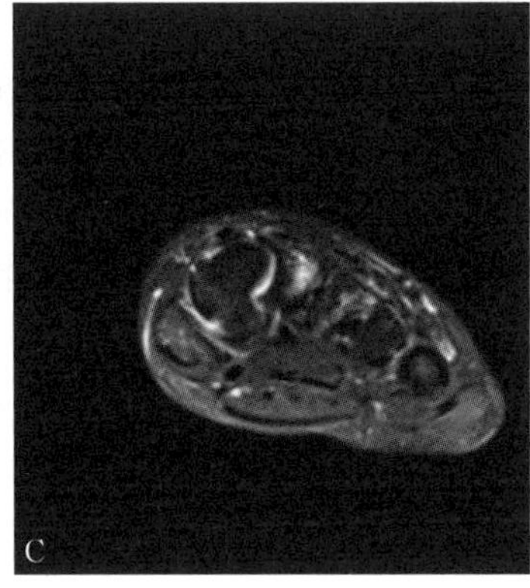

图 8－46 Lisfranc 韧带复合体损伤 MRI 表现

注：A. 矢状面 FS－PDWI；B. 横断面 FS－PDWI；C. 冠状面 FS－PDWI。显示左足第 2～3 跖骨近端骨髓水肿，跗跖关节间隙增宽、周围软组织肿胀。

（2）病因与损伤机制

跗骨窦韧带损伤的最常见原因是踝关节内翻损伤时伴随踝关节旋后损伤。不稳定的足跟外翻导致距下关节重复旋转和平移，使跗骨窦韧带超载。踝关节内翻损伤，由于跗骨窦内韧带、血管、软组织等成分损伤，跗骨窦内出现水肿、出血或韧带撕裂，慢性期常导致无菌性炎症、变性和纤维化，演变成跗骨窦综合征。此外跗窦综合征也可以由慢性踝关节不稳和全身性疾病等引起。

（3）临床表现

跗骨窦韧带急性损伤多见于青年运动员或体育爱好者，有较严重踝关节外伤，通常表现为踝关节前外侧疼痛，伴有肿胀、瘀斑。跗骨窦综合征主要症状为足外侧疼痛、跗骨窦区域触痛、自感后足站立不稳等。跗骨窦区域注射局麻药疼痛可缓解。在晚期病例中，距下关节半脱位伴旋转和/或跟骨外移变得明显。

（4）MRI 表现

MRI 显示跗骨窦脂肪信号强度的改变是跗骨窦综合征的特征（图 8－47）。脂肪水肿或纤维化、局部囊性信号 3 种异常信号模式，取决于疾病的分期。跗骨窦韧带扭曲、撕裂或缺失，MRI 能够在 $T_1$WI 或 $T_2$WI 上显示韧带的信号变化或不连续性。有研究显示距跟前韧带损伤比跟距骨间韧带损伤多发。其他的 MRI 表现包括滑膜炎、腱鞘囊肿和/或相对距骨和跟骨关节面骨内囊肿的形成等继发征象。

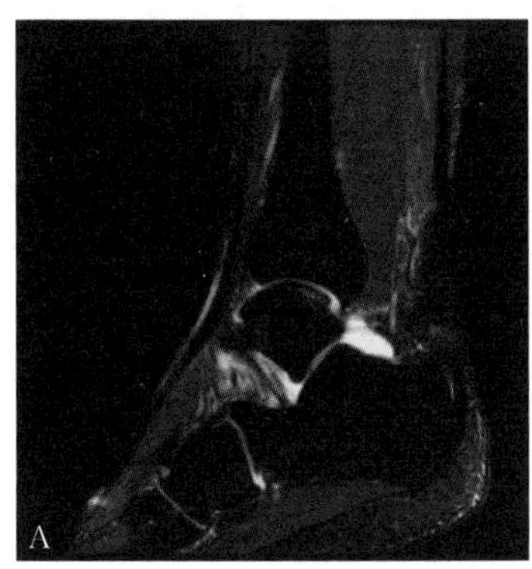
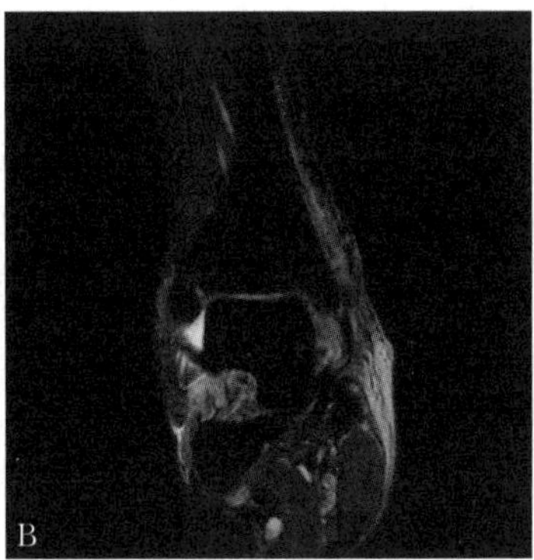
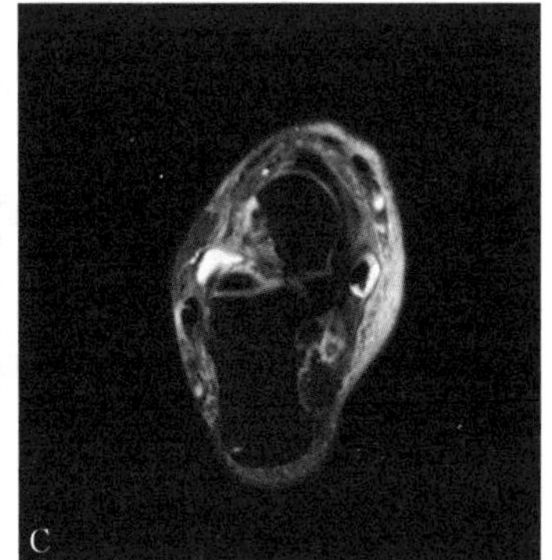

图 8－47 跗骨窦综合征 MRI 表现

注：A. 矢状面 FS－PDWI；B. 冠状面 FS－PDWI；C. 横断面 FS－PDWI。显示跗骨窦脂肪信号增高，颈韧带稍粗、信号增高，跗骨窦积液。

（5）诊断要点

跗骨窦综合征临床诊断困难，影像学表现较少。尽管大部分跗骨窦综合征患者有跗骨窦脂肪信号改变，但这一征象是非特异性征象，应注意不要过度诊断跗骨窦综合征。跗骨窦综合征的MRI特征包括跗骨窦间隙脂肪信号改变，间隙本身被液体或瘢痕组织替代，韧带撕裂或缺失等。

### 8.6.6 跟舟足底韧带

（1）概述

跟舟足底韧带，也被称为跳跃韧带，被认为是内侧足弓的主要静态稳定器，其重要性仅次于胫骨后肌腱（posterior tibial tendon，PTT）。跟舟足底韧带由3部分组成，它们连接跟骨和足舟骨，从内侧到外侧分别为：跟舟上内侧韧带（smCNL）、跟舟内侧斜韧带（mpoCNL）和跟舟下纵韧带（iplCNL）。smCNL起源于距骨和足舟骨粗隆下方，是最大和最重要的束；它形成了一个吊床状结构，支持距骨头部和距舟关节，并将PTT与距骨分离。

（2）病因与损伤机制

跟舟足底韧带损伤最常见的原因是PTT功能不全，导致距骨头部反复过度下降，从而使smCNL超载并受损。74%～92%的PTT撕裂患者的跟舟足底韧带改变，这使其成为最常见的继发性异常。跟舟足底韧带的急性撕裂在严重的旋前损伤后会发生，但并不常见。

（3）临床表现

跟舟足底韧带损伤临床表现主要为足踝内侧和后侧疼痛并不稳定，不能足尖站立。体格检查内踝肿胀，内踝前方、载距突与足舟骨间压痛。由于跟舟足底韧带病变往往与PTT功能障碍同时发生，后天性获得性扁平外翻足部畸形是常见的临床表现。

（4）MRI表现

跟舟足底韧带复合体很容易在MRI上显示。在轴位和冠状位PDWI上，上内侧纤维是一个均匀的低信号结构，起源于足底跖内侧面，广泛附着于足舟骨的足底内侧缘。足底斜纤维和足底纵向纤维在轴位图像上最为明显。

在跟舟足底韧带损伤中，smCNL急性损伤最为常见，分为3级：Ⅰ级，为韧带拉伤或变性，主要表现为韧带形态正常或稍增厚，脂肪抑制$T_2$WI示韧带信号轻度增高。韧带周围软组织水肿。Ⅱ级，韧带部分撕裂，表现为韧带形态明显增粗、松弛，在脂肪抑制$T_2$WI或FS-PDWI上表现为韧带内信号明显增高、信号不均（图8-48）。Ⅲ级，韧带完全撕裂，表现为韧带纤维完全中断，脂肪抑制$T_2$WI或FS-PDWI上表现为贯穿全层的明显高信号影。Ⅱ、Ⅲ级损伤韧带周围软组织一般有不同程度的水肿、积液。smCNL撕裂易于在冠状面显示，发生在足舟骨止点处附近撕裂，在轴位像上也容易观察到。距骨头足底内侧的邻近骨髓水肿，虽然非特异性，但在急性跟舟足底韧带撕裂的

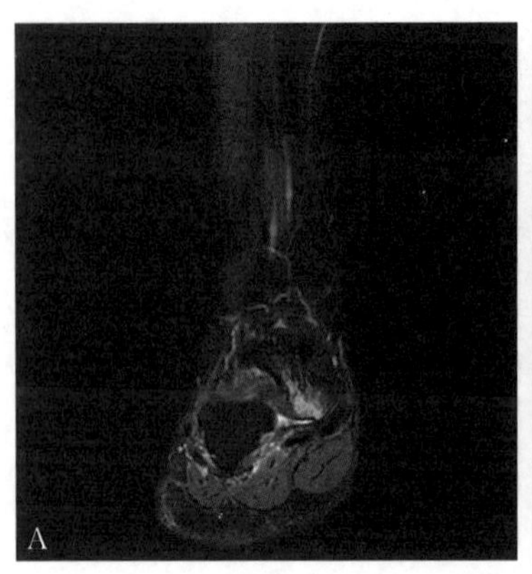


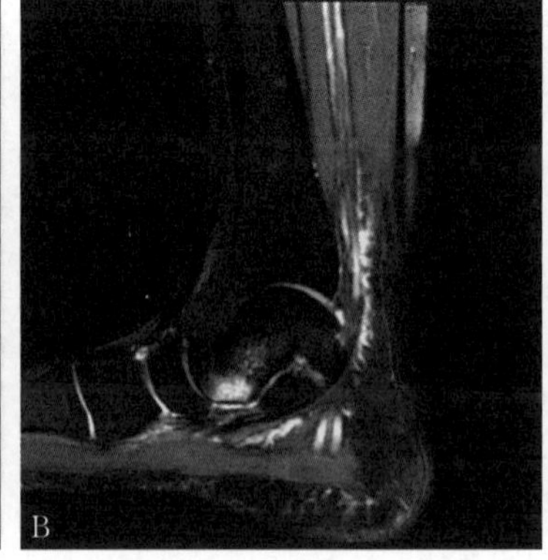


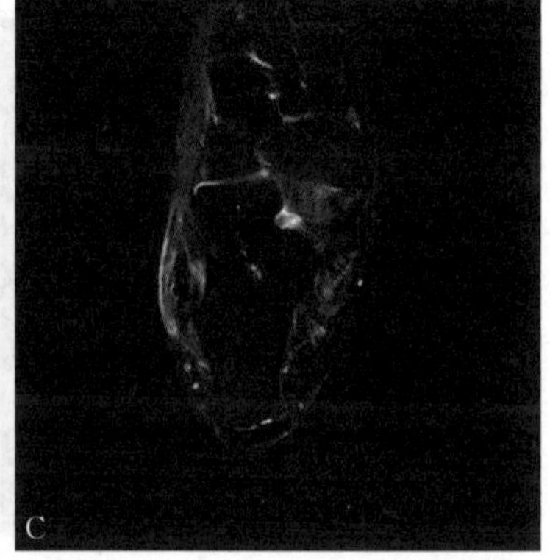


图8-48 跟舟足底韧带部分撕裂MRI表现

注：A. 冠状面FS-PDWI；B. 矢状面FS-PDWI；C. 横断面FS-PDWI。显示弹性韧带形态增粗、信号增高，周围水肿、积液，上方相邻距骨骨髓水肿。

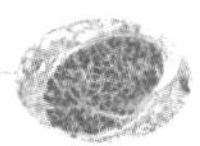

情况下也可能出现。

(5) 诊断要点

跟舟足底韧带的临床评估具有挑战性，因此影像学对其评估非常重要。跟舟足底韧带异常主要表现为：韧带厚度异常、韧带信号强度增加，韧带延长或波浪状，纤维不连续，以及韧带周围水肿等。

### 8.6.7 踝关节撞击综合征(中足和前足综合征)

(1) 概述

踝关节撞击综合征被认为是踝关节慢性关节疼痛的重要原因之一。踝关节撞击综合征是由踝关节周围骨性或软组织间的直接机械性作用(如撞击、挤压、摩擦等)引起踝关节运动受限和踝关节疼痛的一组临床综合征。

根据部位分为：踝关节前(前内侧、前外侧)撞击、踝关节后方撞击、内侧撞击等。

(2) 病因和损伤机制

这种机械性炎性疼痛综合征有多种可能的原因：除了韧带和囊膜撕裂后的广泛瘢痕外，关节炎症骨赘物或副骨等也可表现出类似关节炎的症状。

踝关节前(前外侧、前内侧)撞击：踝关节扭伤是踝关节前外侧撞击的最常见病因。慢性、反复损伤导致胫腓前下韧带、距腓前韧带、跟腓韧带及前外侧关节囊撕裂，产生瘢痕组织或滑膜增生肥厚反应性滑膜炎，进而前外侧沟纤维化，外踝、胫骨和距骨之间的囊膜增厚、滑膜“半月板样损伤”和增生性瘢痕引起踝关节前外侧撞击。踝关节前内侧撞击综合征主要是由沿胫距关节线的异常骨增生引起的。慢性骨性增生和继发性囊袋压迫引起机械症状和疼痛。

踝关节后方撞击是一个与重复跖屈相关的过度使用综合征。病因包括骨性撞击和软组织撞击。胫骨、距骨和跟骨之间的软组织压迫导致关节囊炎、滑膜炎和疼痛性增生性瘢痕。外侧距骨突(Stieda 突)或三角籽骨增大，使撞击加剧。踝关节后内侧撞击综合征发生在胫后韧带和邻近后内侧囊的急性创伤后，在愈合过程中，软组织增厚包压、炎症和后踝与距骨之间的增生性瘢痕可能导致慢性疼痛。

内侧撞击综合征：内侧三角肌韧带断裂引起的过度瘢痕反应可导致机械性、运动依赖性疼痛综合征。

(3) 临床表现

踝关节前外侧撞击的临床表现主要为踝关节前外侧疼痛，背屈状态下内翻和外翻时疼痛加剧，关节肿胀、活动受限。

踝关节前内侧撞击的临床表现为踝关节前内侧疼痛、肿胀，背屈及内翻关节肿胀，活动受限。体格检查踝关节前内侧压痛。

踝关节后方撞击综合征表现为踝关节后方的慢性疼痛，可伴有局部软组织肿胀，跖屈活动时疼痛加重。

内侧撞击综合征主要引起踝关节后内侧疼痛，活动受限，跖屈及内翻时疼痛加重。

(4) MRI 表现

前外侧、前内侧撞击 X 线片、CT 和 MRI 表现为沿关节囊附着部位胫骨平台和背侧距骨的“接吻”骨质增生(图 8-49、8-50)。边缘骨赘可能发生在无症状患者的相似部位。在前外侧撞击中，MRI 显示增厚的软组织填充前外侧沟。MRI 通常显示踝关节外侧沟内的“半月板样”结构，表现为所有脉冲序列的低信号强度。

后方撞击 MRI 显示后方关节囊增厚，后外侧和后外侧关节凹处有局限性水肿或积液。骨髓水肿样信号可能涉及跟骨后、距骨外侧突或三角籽骨(图 8-51)。

内侧撞击综合征：增厚的韧带或“新月形”变在踝关节背屈时撞击距骨内侧角。在胫距韧带和距骨接触撞击的部分常可见骨赘及剥脱软骨。“新月形”病变发生于深部三角韧带部分撕裂玻璃样变性。MRI 可显示深部三角韧带部分撕裂及不规则增厚的新月形病变。

(5) 诊断要点

MRI 诊断踝关节撞击综合征，可清晰观察韧带损伤、滑膜炎及纤维瘢痕组织，也可显示骨性撞击征象，包括内外踝、距骨边缘骨赘、骨髓水肿，判断骨赘的来源及大小等。骨髓局部水肿和瘢痕

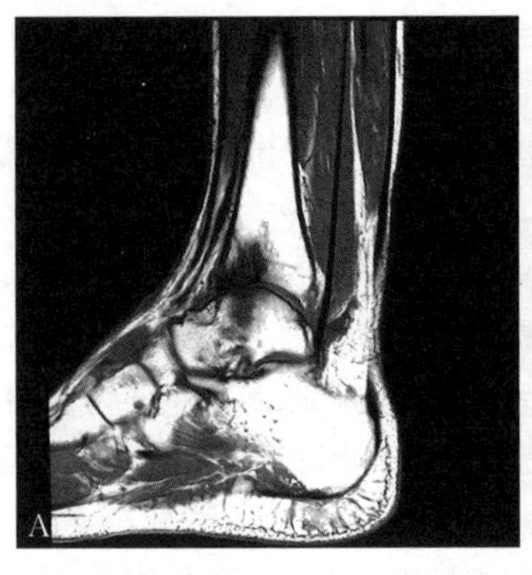
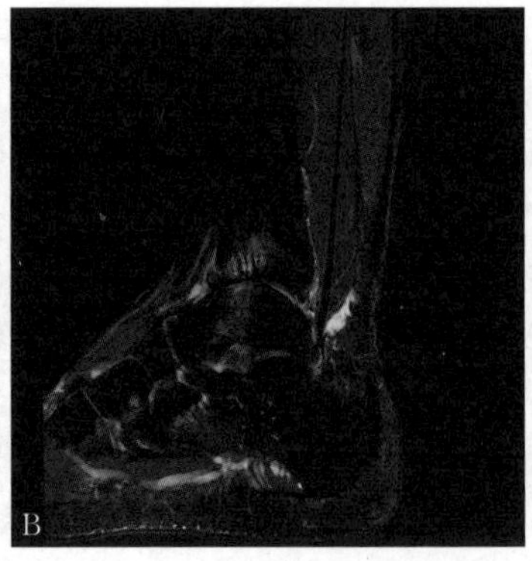
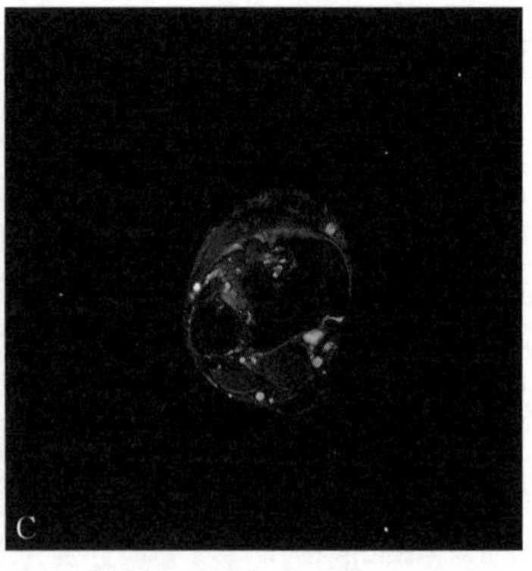

图 8－49　踝关节前撞击 MRI 表现

注：A. 矢状面 $T_1$WI；B. 矢状面 FS－PDWI；C. 横断面 FS－PDWI。显示胫骨前下和背侧距骨骨质增生、囊变水肿，前外侧沟滑膜增厚，周围积液。

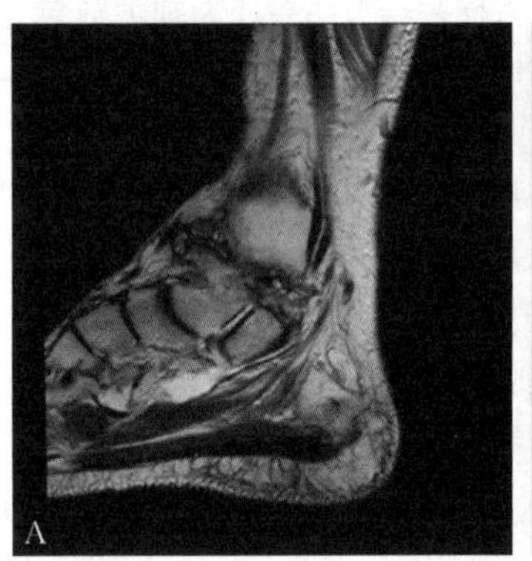
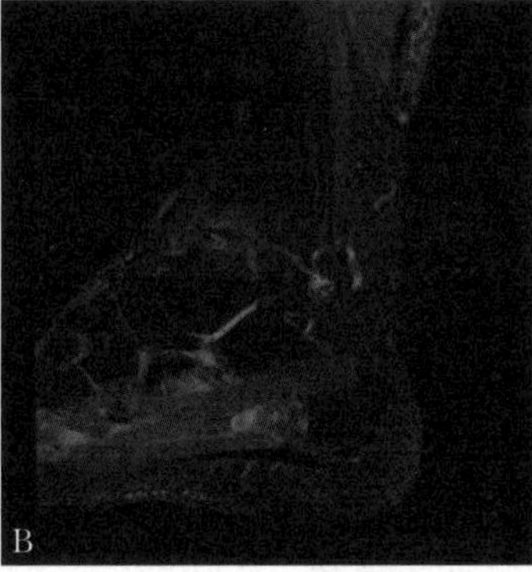
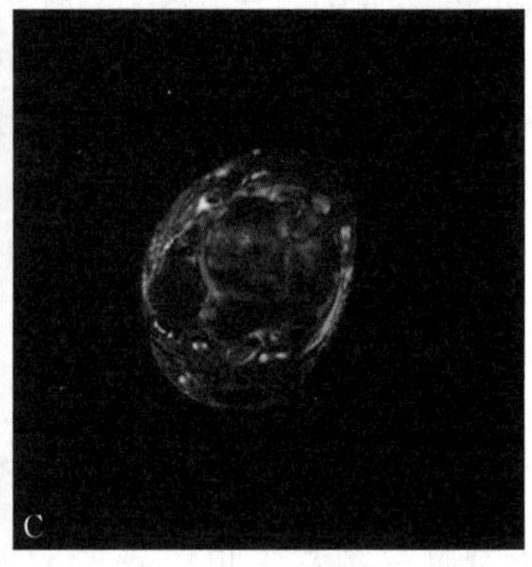

图 8－50　踝关节前内侧撞击 MRI 表现

注：A. 矢状面 $T_1$WI；B. 矢状面 FS－PDWI；C. 横断面 FS－PDWI。显示胫骨前内下和背侧距骨的“接吻”骨质增生，内踝、距骨骨髓水肿，前内侧滑膜增厚，三角韧带损伤，软组织肿胀、积液。

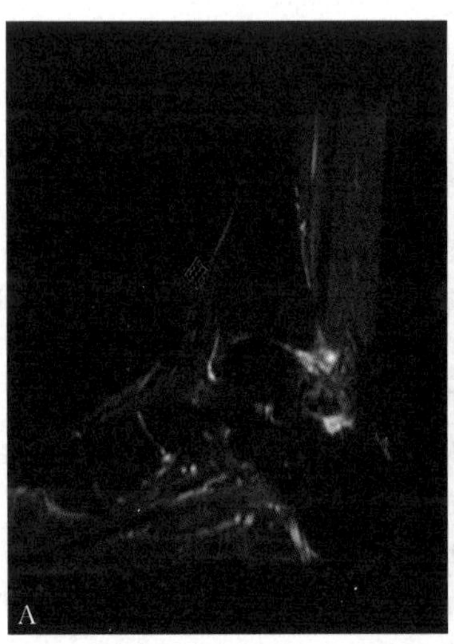
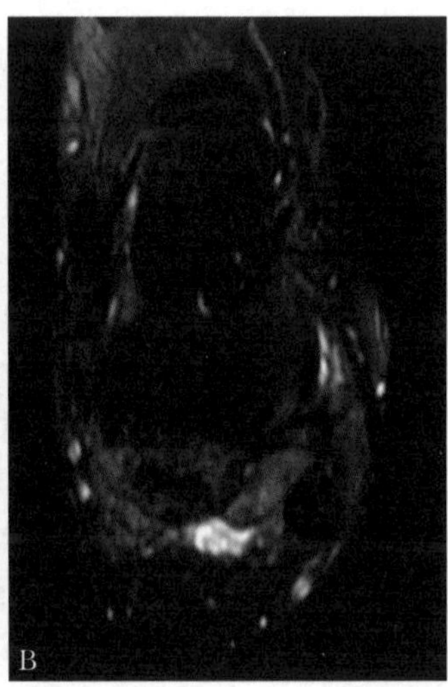
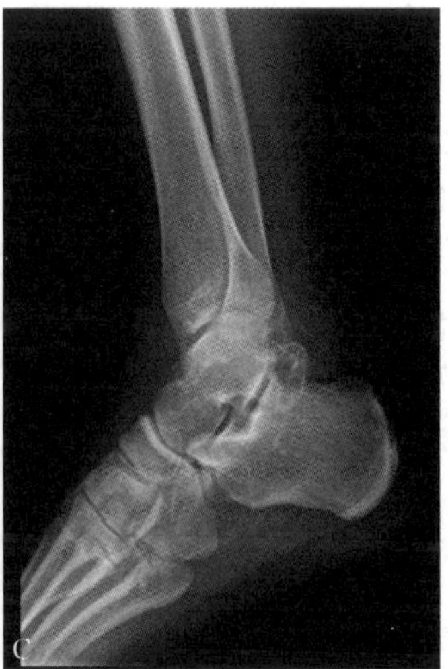

图 8－51　踝关节后方撞击综合征 MRI 表现

注：A. 矢状面 FS－PDWI；B. 冠状面 FS－PDWI。显示距骨后突三角骨凸起、骨髓水肿，周围滑膜增厚、积液，软组织肿胀。C. 足踝侧位 X 线片，显示距骨后突三角骨毛糙不规则。

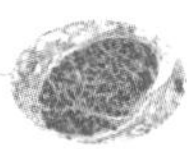

样组织增加了 MRI 的特异性，但撞击综合征仍然是临床诊断。

## 8.7　足底筋膜病变

足底筋膜易发生疼痛性疾病，MRI 可准确诊断压力相关改变。足底筋膜是内侧纵弓稳定系统和横弓稳定系统的最底部组成部分。足底筋膜由两部分附着于足底跟骨结节，其中一部分是内侧支，另一部分是外侧支。其远端附着跖趾关节的足底囊。在 MRI 评估中必须考虑到这种解剖结构的全层撕裂很少见，然而足底筋膜的炎症更为常见。

### 8.7.1　足底筋膜炎和筋膜撕裂

（1）概述

足底筋膜炎又称足底腱膜炎，是慢性压力反复性微创伤导致足底腱膜变性、微小撕裂等非炎症损伤。足底筋膜炎是成人跟骨疼痛的常见原因。

（2）病因和损伤机制

目前认为是多因素共同作用所致，包括对足底筋膜造成负荷过大的重复应力，如长期站立、过度行走或跑跳、肥胖、足部畸形、足弓异常，以及与年龄增长有关的退行变，足跟脂肪垫萎缩会造成足底筋膜承受超过其生理限度的应力，导致足底筋膜的变性、撕裂。

（3）临床表现

主要症状为晨起足底部疼痛不适和行动障碍。疼痛通常位于跟骨结节周围，由于筋膜拉伸时而向远端放射。这主要是由足底不稳定性造成的。疼痛通常会随活动量逐渐增加而减轻。体格检查跟骨结节内下侧局限性压痛，皮肤可有轻微肿胀。

（4）MRI 表现

主要异常信号改变为在筋膜的跟骨附着区 $T_2$WI 序列的高信号（图 8－52、8－53）。与筋膜内和周围软组织内的水肿性炎症变化一致，跟骨附着处骨髓水肿也经常出现。另一个特征性征象是足底筋膜增厚（正常值约 4 mm）。大约 50％的患者出现跟骨骨赘。骨赘的形成可能是足底腱膜止点处病变的标志，而不是一种引起疼痛需要手术切除的新生物。慢性炎症可导致部分撕裂。

（5）诊断要点

MRI 显示跟骨止点处筋膜增厚（＞4 mm）、不规则和信号强度不均一，并伴有不同程度的筋膜周围和骨髓水肿。在注射皮质类固醇后撕裂通常影响跟骨附近的中央束，而外伤性撕裂则发生在远端。

### 8.7.2　足底纤维瘤病（Ledderhoose 病）

（1）概述

足底纤维瘤病是位于足底的良性、纤维增生性结节，具有局部侵袭性。

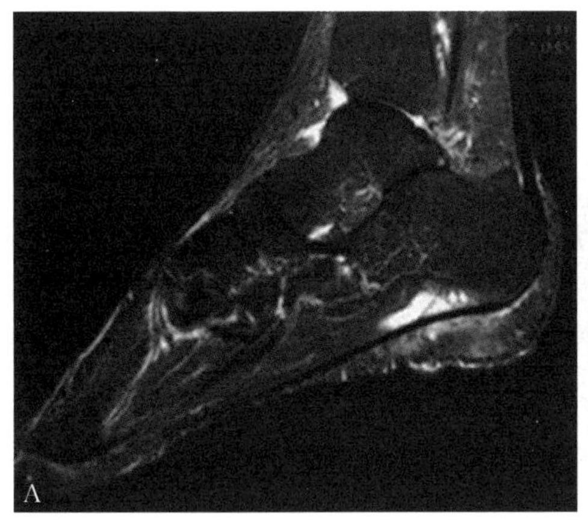


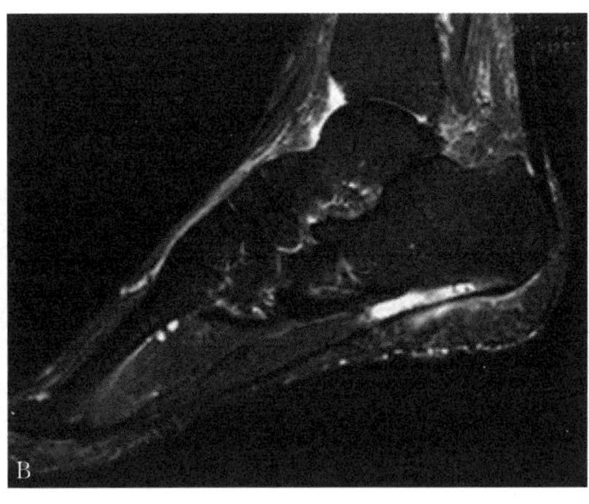


图 8－52　足底筋膜炎 MRI 表现

注：A、B. 矢状面 FS－PDWI。显示跟骨插入处筋膜增厚、信号增高，连续性未见中断，足底脂肪垫水肿。

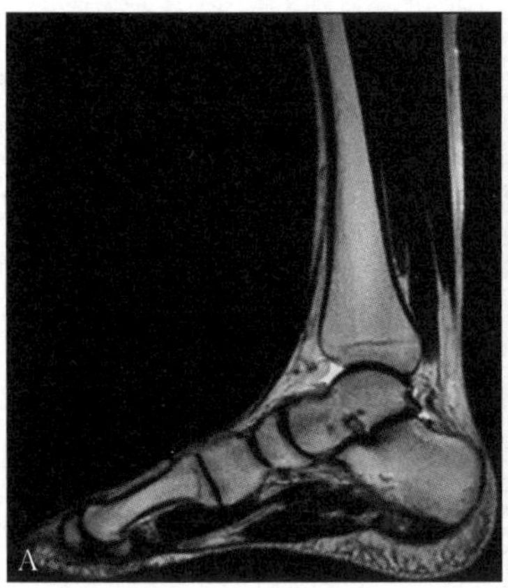
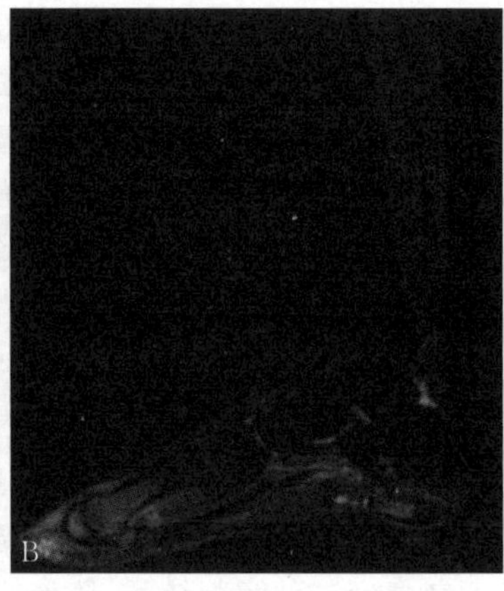
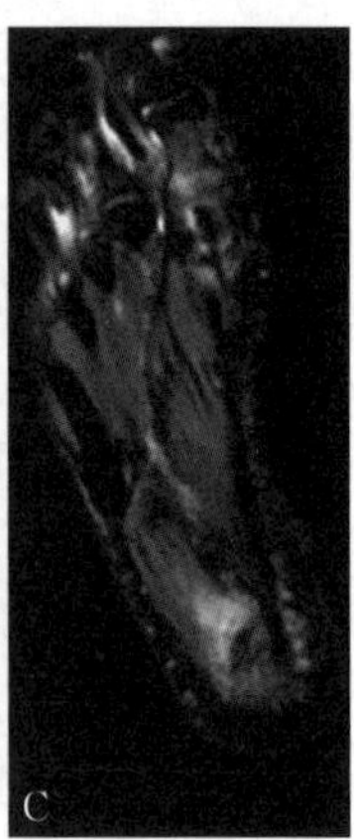

图 8－53　足底筋膜跟骨附着处撕裂 MRI 表现

注：A. 矢状面 $T_2$WI；B. 矢状面 FS－PDWI；C. 横断面 FS－PDWI。显示足底筋膜近跟骨附着处局部纤维束中断、信号增高，邻近跟骨斑片骨髓水肿。

足底纤维瘤病可与其他浅表部位的纤维瘤病伴发，如与手掌纤维瘤伴发。

（2）临床表现

足底筋膜结节性增厚，则会引起患者的关注。然而，当结节位于前足的负重区，负重时才导致足底内侧神经受压。在足底纤维瘤病中，多余的纤维结缔组织主要沉积在足底筋膜的内侧。在大多数单发病例中，可见直径 2～3 cm 的纤维瘤；有大约 10％的病例为多发结节。

（3）MRI 表现

足底纤维瘤病多累及足底腱膜的中间或内侧束，常位于足底腱膜远端，但也可位于其近端。MRI 表现为足底腱膜下缘单发或多发结节状软组织结构影，在 $T_1$WI 和 $T_2$WI 上显示低信号强度，或在 $T_1$WI 上表现为中等信号强度的软组织肿瘤，在脂肪抑制的 $T_2$WI 和 PDWI 上表现为高信号（图 8－54）。除了结节状的病变外，足底筋膜广泛的局灶性增厚可以被 MRI 识别出来。增强扫描呈多种强化方式，可表现为无强化、轻度强化或中等强化。

（4）诊断要点

MRI 显示足底边界清晰的单发或多发结节，结节在 $T_1$WI 和 $T_2$WI 上显示低等信号强度。

## 8.8　神经紊乱和压迫综合征

在许多由占位性病变、外压或生理狭窄部位压迫引起的神经压迫病例中，可以根据典型的临床症状、电生理检查和局部麻醉诊断性局部封闭进行诊断。踝关节和足部最常见的压迫性神经病变是跗骨综合征和莫顿神经瘤。不常见的压迫性神经病变包括腓深神经和腓浅神经卡压综合征和

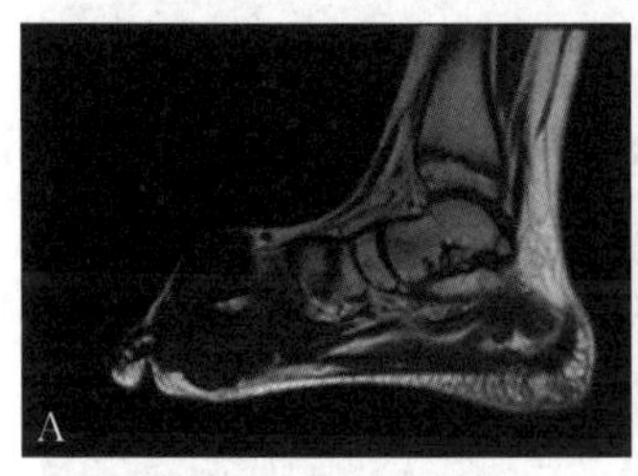
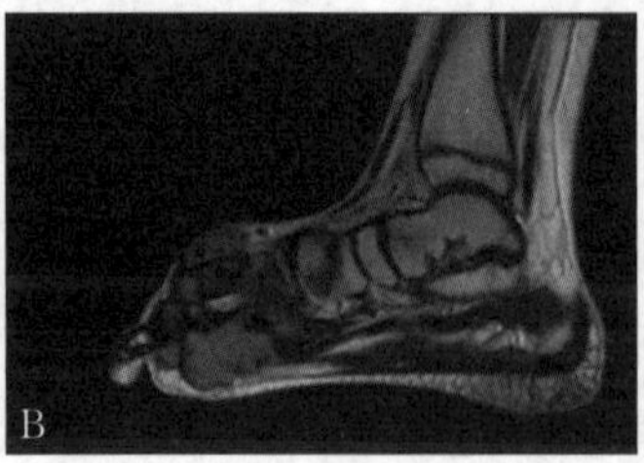
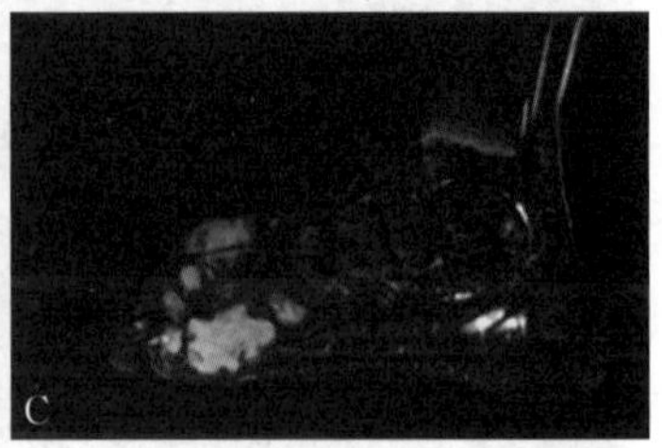

图 8－54　右足纤维瘤病 MRI 表现

注：A. 矢状面 $T_1$WI；B. 矢状面 $T_2$WI；C. 矢状面 FS－PDWI。显示中前足多发结节状软组织信号影，在 $T_1$WI、$T_2$WI 呈低等信号，FS－PDWI 呈高信号或高低混杂信号。分子病理检测到 *CTNNB1* 基因 3 号外显子突变，突变位点为 c. 134C>T，可导致 p. S45F。

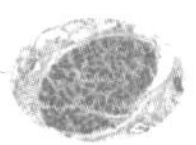

腓肠神经卡压综合征。

MRI 通过直接或间接的征象帮助诊断神经压迫性损伤或显示占位性病变。

## 8.8.1　跗管综合征

（1）概述

跗管综合征是指胫神经及其分支在跗管区的压迫性神经病变。跗管由跟骨内侧面、载距突和屈肌支持带组成。胫后神经与胫动、静脉及胫骨后肌腱、趾屈肌腱一起经跗管走行。

（2）病因和损伤机制

跗管综合征的诊断为排除性诊断，即必须排除足跟部的所有其他病理条件。跗管综合征内在病因包括副肌、腱鞘囊肿、神经源性肿瘤、静脉曲张、脂肪瘤、滑膜肥大和瘢痕组织。足部畸形、肥大的附属肌肉、副小骨副三角籽骨以及在参加某些运动时过度内翻，这些都是导致这种综合征的一些外在原因。

（3）临床表现

主要症状包括夜间疼痛，辐射到足底和足趾的疼痛和感觉异常。非特异性的足后跟疼痛可能归因于跗管综合征。

（4）MRI 表现

MRI 可以明确占位性病变如腱鞘囊肿、神经源性肿瘤、静脉曲张、脂肪瘤、滑膜肥大和瘢痕组织，可以检测到内侧肌肉（内侧分支）或外侧肌肉（外侧分支）失神经的急性或慢性征象（图 8-55）。斜轴位和冠状位用于测量跗管通道的解剖结构。高分辨率 MRI 可以更精确地直接观察和评估神经及其周围区域（磁共振神经成像）。MRI 还可以提供术后持续或复发症状（增厚、信号异常、脱位和纤维化等）的重要信息。

（5）诊断要点

跗管综合征诊断 MRI 起着关键作用。MRI 可显示跗管通道的解剖结构，观察和评估胫后神经及其周围区域。

## 8.8.2　莫顿跖骨痛

（1）概述

莫顿跖骨痛一词用于描述跖骨间神经受压迫引起的足部疼痛症状，通常表现在第 3、4 跖骨之间，第 2、3 跖骨之间不常见。

（2）病因和损伤机制

莫顿跖骨痛的病因尚不完全清楚，但它被认为与跖间神经在跖骨间韧带下方慢性卡压引起紊乱、受压引起的神经纤维变性、神经直径的改变、跖骨深横韧带的炎性增厚等有关。这种情况常见于常穿高跟鞋、尖头鞋的中年女性。中足骨折也会刺激跖间神经，神经周围组织肿胀形成假瘤。

（3）临床表现

中前足疼痛可以辐射到足趾，并可能伴有麻木。体格检查跖骨侧压可引起压痛。

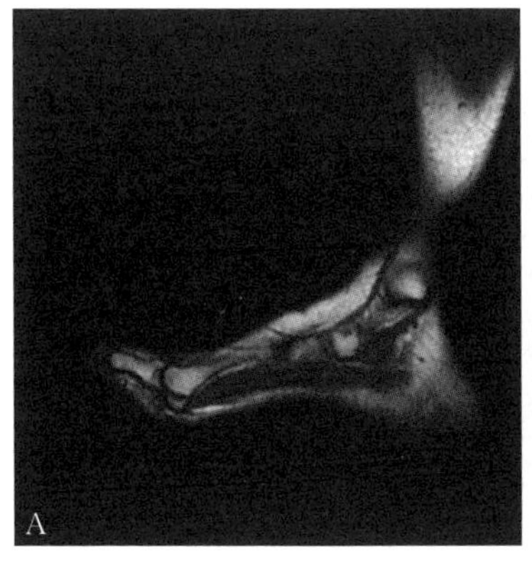


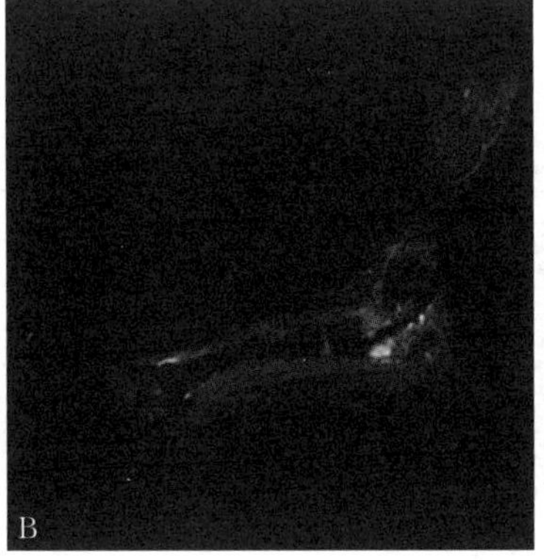


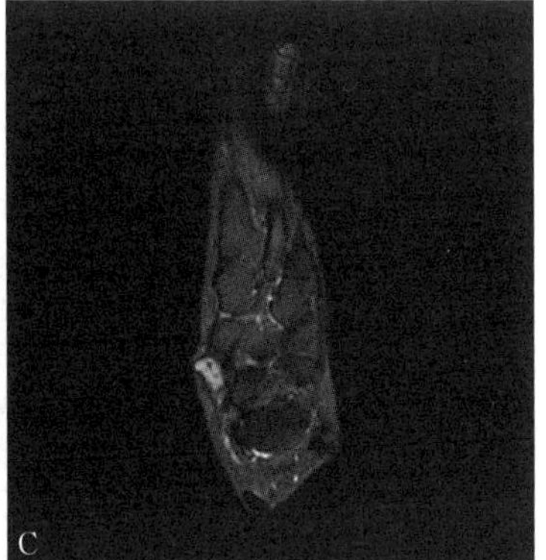


图 8-55　跗管综合征 MRI 表现

注：A. 矢状面 $T_1$WI；B. 矢状面 FS-PDWI；C. 横断面 FS-PDWI。显示跗管内腱鞘囊肿，$T_1$WI 呈低信号，FS-PDWI 呈高信号，胫后肌腱及神经受压。

（4）MRI 表现

MRI 在诊断莫顿跖骨瘤时已被证明是高度准确的，表现为位于跖骨头之间的哑铃状肿块，在 $T_1WI$ 和 $T_2WI$ 上具有中到低信号强度（图 8－56）。$T_1$ 加权序列可能更有帮助，因为周围高信号脂肪使低信号神经瘤更加明显。莫顿跖骨瘤的低信号强度归因于纤维组织的存在。静脉注射钆基对比剂后可出现轻度增强。最好在轴面和矢状面上显示。俯卧位最适合患者检查，因为俯卧位可使活动结节向足底的方向移动，并且可以更容易地从跖骨头部分开。鉴别诊断还必须考虑到跖间滑囊炎、足底骨痂和跖趾关节滑膜炎。

（5）诊断要点

足第 3、4 跖骨头之间哑铃状肿块，在 $T_1WI$ 和 $T_2WI$ 上具有中到低信号强度，是莫顿跖骨瘤特征征象。

## 8.9 糖尿病神经性骨关节病

糖尿病足是糖尿病的并发症之一。感觉神经病变必须在将其称为糖尿病足之前进行诊断。

（1）病因与病理

根据最近的研究发现，葡萄糖分解产物是造成周围感觉神经不可逆损伤的原因。由此导致的对稳定足部的内在因素破坏，导致足部骨骼塌陷。此外，骨相关激素的释放似乎会导致骨的溶解，以及破骨细胞的激活，进而在没有及时诊断和立即治疗的情况下，导致负重、无痛性足的变形和破坏，即糖尿病神经性骨关节病。

（2）临床表现

足部在急性期皮温升高和红肿，但没有疼痛；这有助于糖尿病足的诊断。Charcot 关节这个术语目前被用来描述足部解剖形态的破坏。

根据德国糖尿病协会的指南，糖尿病足的分期是基于 Wagner 和 Armstrong 分类方案。Armstrong 分类系统根据感染和（减少的）动脉血流量描述了病足，归因于伴发的外周动脉闭塞性疾病：A，灌注良好，无感染；B，灌注良好，感染；C，灌注不良，无感染；D，灌注不良，感染。

Wagner 分类系统描述了病变（溃疡）及其顺序：0，足部扭曲和角化过度；1，溃疡仅限于皮肤；2，溃疡延伸至内淋巴结和关节；3，溃疡扩展至骨；4，局灶性坏疽；5，坏疽影响整个足。

溃疡的易发部位是足底的负重区，由于足部静力学受损，足底承受无痛负荷。特征性无痛性溃疡见于足尖，与足趾畸形（前端病变）有关。除了脚底的损伤外，在承受来自内部（骨骼破坏）和外部（鞋类）的压力增加的部位，溃疡的风险也很高。根据骨关节病的部位不同，这些溃疡可出现在前足和后足的内外缘。

（3）MRI 表现

MRI 在糖尿病神经性骨关节病诊断方面有重要作用（图 8－57、8－58）。作为主要的影像学检查方法，MRI 能够对一些尚未解决的临床问题

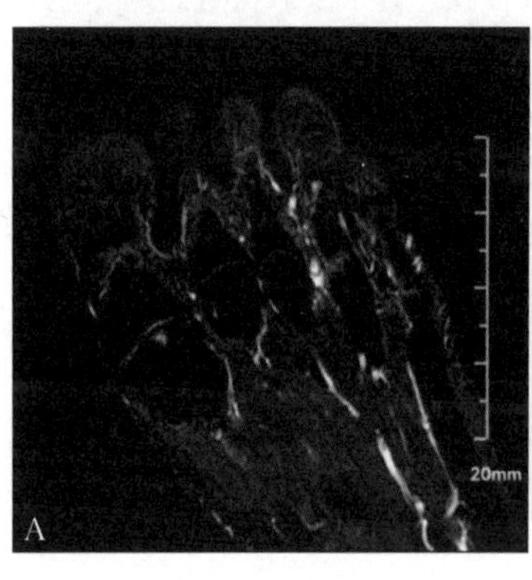


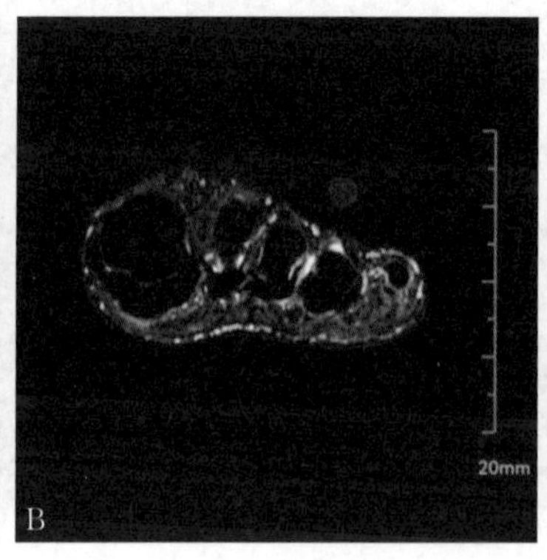


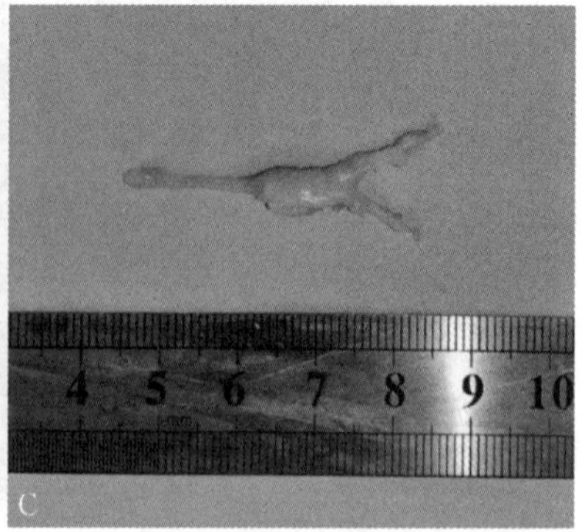


图 8－56　莫顿跖骨瘤 MRI 表现

注：A. 横断面 FS－PDWI；B. 冠状面 FS－PDWI。显示第 3 和第 4 跖骨头之间条状、哑铃状异常低信号影。C. 术后手术标本，显示跖神经梭形增粗。

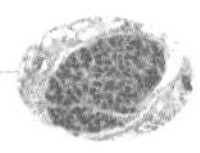

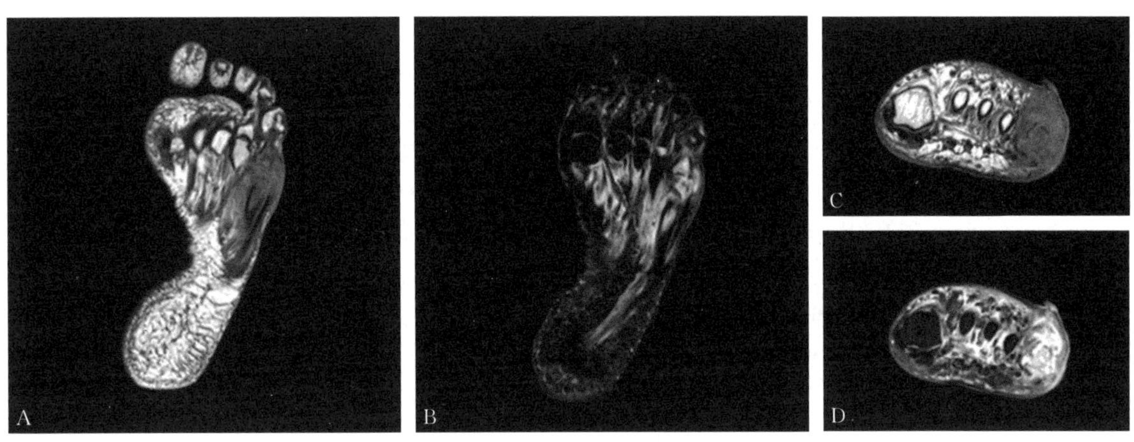

图 8－57　糖尿病神经性骨关节病 MRI 表现

注：A. 横断面 $T_1$WI；B. 横断面 FS－PDWI；C. 冠状面 $T_1$WI；D. 冠状面 FS－PDWI。显示左足第 5 跖骨及近节趾骨骨质破坏、骨髓炎改变，周围皮肤破溃、窦道形成。

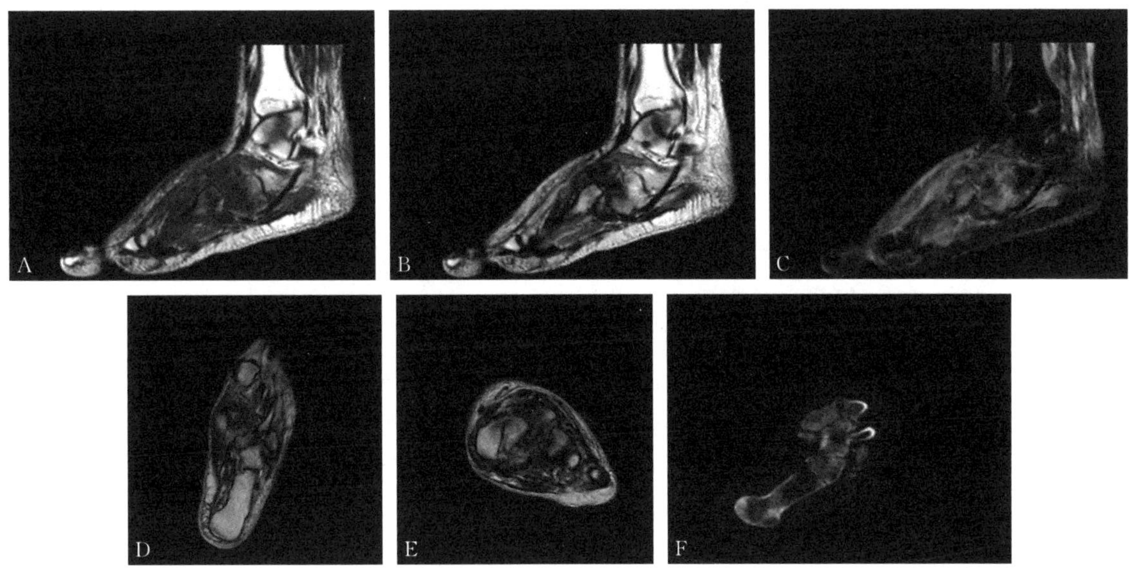

图 8－58　糖尿病足改变

注：A～F 为同一病例。A. 矢状面 $T_1$WI；B. 矢状面 $T_2$WI；C. 矢状面 FS－PDWI；D. 横断面 $T_2$WI；E. 冠状面 $T_2$WI。显示左足第 1～4 跖骨基底部及内、中、外侧楔骨骨质破坏，周围游离骨片影，周围软组织肿胀，跗跖关节对位不佳。F. 足横断面 CT 骨窗。显示左足部分跖骨、跗骨多发骨质破坏，跗跖关节对位不佳，局部骨质碎裂呈游离骨片影，周围软组织肿胀。

提供结论性的见解。MRI 是唯一一种能够从影像学上发现隐匿期的影像学检查方法，该期最早涉及骨和软组织水肿。这一阶段检测出糖尿病神经性骨关节病并立即予减轻足部负荷可以降低截肢率和治疗成本。

MRI 检查包括胫距关节在内的整个足部，需要解决以下问题：①受影响的位置；②伴随病变（“热”或“冷”）；③评估骨骼情况；④评估存在损伤的软组织；⑤炎症和非炎症性骨改变之间的差异；⑥用磁共振血管造影评估大动脉；创伤后和骨关节病变化的差异。

Levin 分期方案也可用于标准 X 线片和 MRI

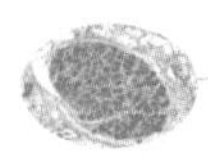


的严重程度和病程分类：

0 期：正常成像结果。

1 期：急性滑膜炎和蜂窝织炎（临床红肿和过热；正常 X 线片；MRI 显示滑膜炎和/或多灶斑片状骨髓水肿）。

2 期：增加微骨折（应力反应和增加融合片状水肿，孤立区域信号强度降低）。

3 期：骨折、腐蚀和局部骨坏死。

4 期：骨折和脱位；后期也有外生骨赘、骨膜增生和重塑。

MRI 对患者的治疗是必不可少的，特别是对糖尿病神经性骨关节病患者的保守治疗。

骨髓炎的诊断具有重要的临床意义。虽然骨髓炎不能根据水肿模式可靠地描述，但有 MRI 征象支持感染的可能性：①感染性溃疡；②直接接近骨水肿的骨-软组织瘘；③邻近脓肿（囊壁强化）；④在 $T_2$ 加权对比图像上，受影响的骨信号强度非常高；⑤皮质侵蚀；⑥局部积气（空隙内含气）。

MRI 具有和骨闪烁显像相似的敏感性（95%）和特异度（80%～85%）。

糖尿病足的 MRI 表现取决于病变类型。急性骨髓炎显示骨髓在 $T_1$WI 上呈低信号，在 $T_2$WI 和 STIR 序列上信号强度增加，增强后显著强化。在大多数糖尿病足患者中，骨髓炎的发病相对急性。骨膜炎常见于急性骨髓炎。MRI 在骨膜炎的检测中是高度敏感的，低信号的骨膜被高信号的炎性浸润所包围，将它与皮质骨和邻近的软组织分开。

软组织感染的磁共振影像学表现也取决于感染的类型。软组织脓肿在糖尿病足患者中很常见，表现为周围有一个低信号边缘的液体样信号强度，这可能代表脓肿的包膜。慢性脓肿的包膜可能相当厚。有时脓肿内可见低信号区，可能代表细胞碎片。相反，蜂窝织炎表现为非包膜异常信号，弥漫性浸润皮下组织，偶尔延伸至皮下组织深筋膜。增强检查有助于鉴别蜂窝织炎与糖尿病足常见的肌肉和皮下组织水肿，肌肉和皮下组织水肿显示轻度强化，而蜂窝织炎明显强化，脓肿显示为厚环形强化。窦道为软组织内窄细条状液体信号，可伴有边缘强化，MRI 表现为轨道样强化。溃疡型胼胝为皮肤缺损，呈圆形或火山口样边缘，增强明显边缘性强化。确定深部溃疡及窦道非常重要，其与潜在的骨髓炎有高度相关性。

化脓性腱鞘滑膜炎累及踝关节和足部肌腱在糖尿病患者中常见。MRI 显示腱鞘或关节内可见液体量与其他腱鞘不相称，而且信号混杂，增强显示滑膜炎症导致的腱鞘周围增厚呈环状强化，这一发现很重要，因为足部的远端感染可能通过腱鞘延伸到踝关节上方。在这种情况下，应获得近端图像，以正确评估感染的范围，尤其是在考虑截肢的情况下。

（4）诊断要点

MRI 是评估糖尿病足部感染的首选影像学检查方法，其可以高度敏感检测蜂窝织炎、软组织脓肿和骨髓炎等，评估软组织及骨感染的范围，有助于外科医师制订手术方案。

（5）鉴别诊断

主要鉴别诊断有神经病性骨关节炎以及类风湿关节炎、痛风等各类炎症性关节病。

## 8.10 血友病性骨关节病

（1）概述

血友病患者可能会发展成严重的致残性关节病，并伴有继发性足畸形，如内翻，这是由于反复发生出血性关节炎。踝关节是最常受累的关节。

（2）病因和病理

血友病是一组某些特定凝血因子缺陷导致的血液凝固障碍疾病。各型血友病中，特别是血友病 A 与骨关节内出血关系最密切。反复关节出血伴侵袭性滑膜炎会导致继发性关节面破坏；血友病假瘤缓慢发展，可以逐渐扩大至关节外软组织内有包膜囊性肿块。最常见的受累关节是踝关节以及肘关节和膝关节。

（3）临床表现

临床症状包括反复疼痛、肿胀，进展为血友病性关节病、运动受限和继发性骨关节炎。影像学检查能够根据疾病的持续时间和强度检测出许多不同严重程度的变化。

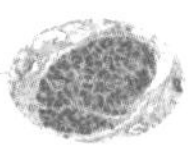

(4) MRI表现

在早期MRI显示少量出血和/或非血性征象以及滑膜炎，含或不含含铁血黄素沉积(GRE序列最易识别为低信号的弥散斑点)。儿童期的严重出血会导致各种骨骼的生长畸形和生长减少。到了晚期，在继发性骨关节炎的背景下，常常会出现胫骨和距骨的变形。常在软骨下区发现大小不等软骨下囊肿(液体信号)、近期出血或有纤维化成分的陈旧出血(所有序列均为低信号)(图8-59)。慢性复发性滑膜炎继发于关节出血，会导致含铁血黄素沉积，但也会导致血管翳组织越来越厚、绒毛肥大。由于含铁血黄素沉积在肥大的滑膜中，MRI将显示关节内信号丢失的区域与关节炎的其他症状有关，如关节间隙变窄、囊肿、糜烂和硬化等。这些发现不是特异性的，也可以在色素沉着绒毛结节性滑膜炎(PVNS)中看到。直接的软骨损伤和骨畸形导致继发性骨关节炎的增加，伴有软骨粘连和骨赘生物。由于血液成分在不同时期和/或伴钙化，骨和软组织中的血友病性假瘤可以生长到非常大，有时信号很不均匀。

(5) 诊断要点

反复出血导致关节滑膜表面含铁血黄素沉积，MRI显示关节内区域性信号丢失；侵袭性滑膜炎；继发性关节面破坏、关节间隙变窄、囊肿侵蚀等。

(6) 鉴别诊断

除了PVNS和血友病性关节病，其他关节疾病可能在$T_1$WI和$T_2$WI上显示关节内低信号，包括类风湿关节炎、关节内血管瘤、痛风和淀粉样关节病。

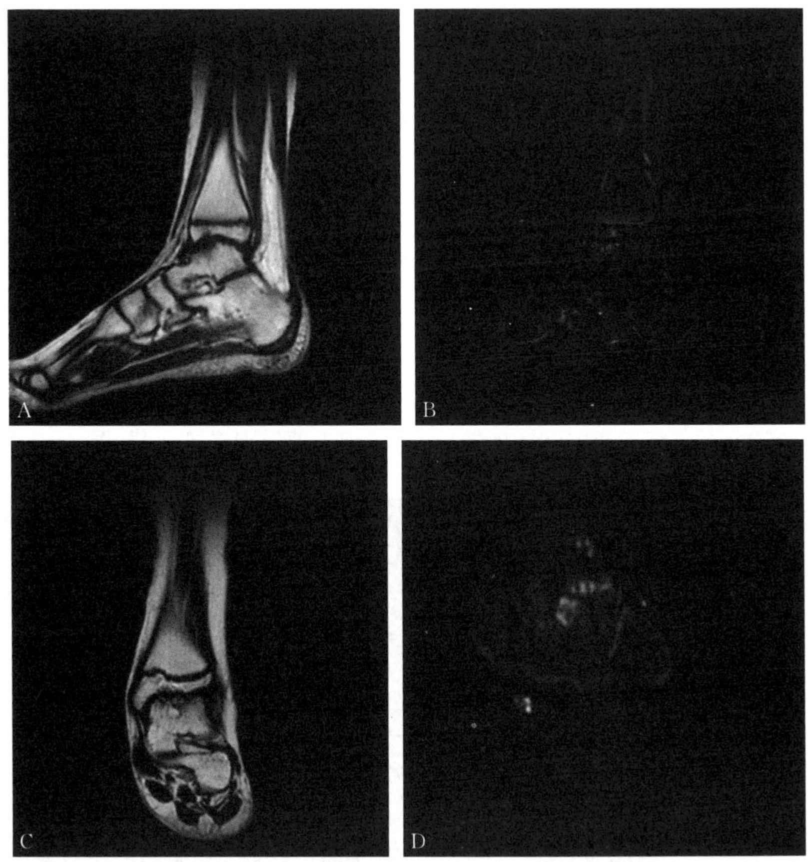


图8-59 血友病关节炎MRI表现

注：患者男，14岁。A. 矢状面$T_1$WI；B. 矢状面FS-PDWI；C. 冠状面$T_2$WI；D. 横断面FS-PDWI。显示左踝关节关节间隙变窄，关节软骨毛糙、变薄，伴胫距关节下骨髓水肿、囊变，FS-PDWI呈高信号影。

## 8.11 滑囊炎

(1) 概述

足部急性或慢性滑囊炎可单独发生，也可与关节或软组织炎症（痛风）同时发生，也可与跟腱止点肌腱病有关。

(2) 病因与损伤机制

足跟部跟腱的浅层及深层分别毗邻一个滑囊，称为跟腱后滑囊（也称浅囊）和跟腱滑囊，其在跟腱止点处保护跟腱，如果发炎可能引发疼痛。跟腱滑囊位于跟骨粗隆和跟腱止点之间的深层。此滑囊炎常与跟骨骨赘形成（后足跟骨刺）或跟骨上结节突出（Haglund 畸形）有关。跟骨倾角增加也可引起该滑囊的炎症。由鞋类或步态不稳所产生的慢性压力机械刺激可能会导致跟腱附着部性肌腱炎和跟腱浅囊皮下滑囊炎。

(3) 临床表现

局部压痛和/或休息时的疼痛。Haglund 畸形表现为跟骨后上结节明显突出。

(4) MRI 表现

MRI 表现为滑囊积液，呈 $T_1$WI 低信号，$T_2$WI 高信号。高蛋白含量的出血性或慢性感染也可在 $T_1$WI 上显示高信号强度。此外，慢性滑囊炎还与可见的囊壁增厚（在 $T_1$WI 上信号高于积液）。在关节炎性疾病的背景下，滑囊炎由于滑膜肥大伴绒毛状增生，可在充满液体的囊内发现信号强度降低的小圆形区域。跟腱滑囊炎通常与跟腱附着点肌腱变性、Haglund 畸形和跟骨结节骨髓水肿相关（图 8 - 60）。跟腱周围炎、跟腱后滑囊炎可以单独存在，或与跟腱病变有关，表现为液体敏感序列解剖区域信号强度增加。

## 8.12 痛风

(1) 概述

痛风是常见的关节疼痛原因，尤其在中年男性，近年发病率增加。足踝部是痛风最常累积的关节。

(2) 病因与病理

痛风关节炎是由尿酸盐结晶沉积所引起的滑膜炎、关节肿胀以及软组织水肿所致，随着疾病进展，痛风石表现为非对称性周围软组织密度逐渐增高，常侵犯关节周围、关节软骨侵蚀、骨质破坏等。

(3) 临床表现

痛风的临床表现包括关节病变、腱鞘炎、滑囊炎、软组织沉积（痛风石）、尿路结石及肾功能受损等。急性痛风关节病变表现为剧烈疼痛，多为第 1 跖趾关节。慢性痛风石常沉积于关节周围、腱鞘及韧带处。

(4) MRI 表现

包括骨侵蚀、关节炎性改变（关节周围水肿、骨髓水肿、关节积液、软骨变薄、滑膜增厚）和关节或关节周围痛风结节（图 8 - 61）。病变在第 1

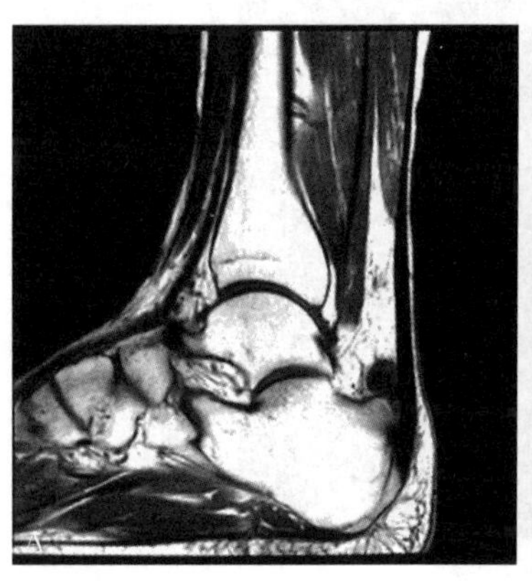

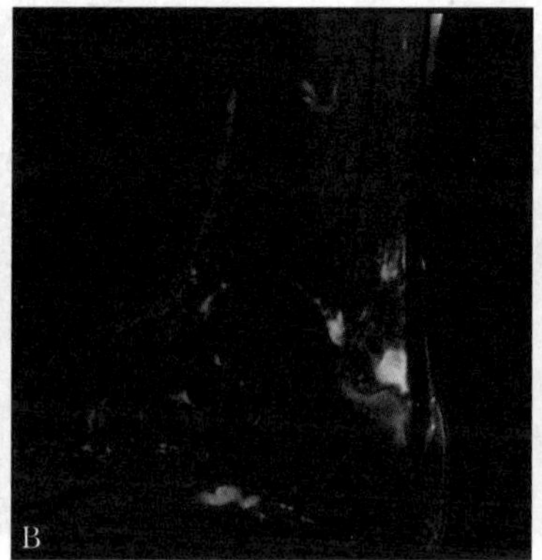

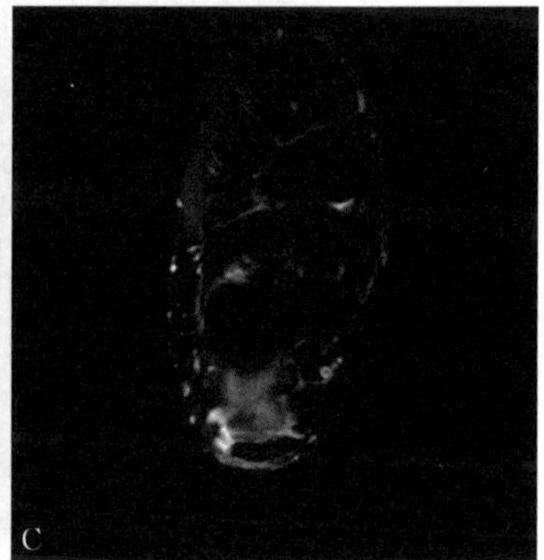

图 8 - 60　跟腱滑囊炎 MRI 表现

注：A. 矢状面 $T_1$WI；B. 矢状面 FS - PDWI；C. 横断面 FS - PDWI。显示跟腱肿胀伴跟骨后上缘凸起、骨髓水肿；跟骨上方跟腱前方囊性灶。

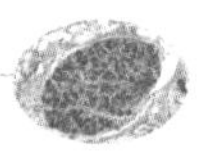

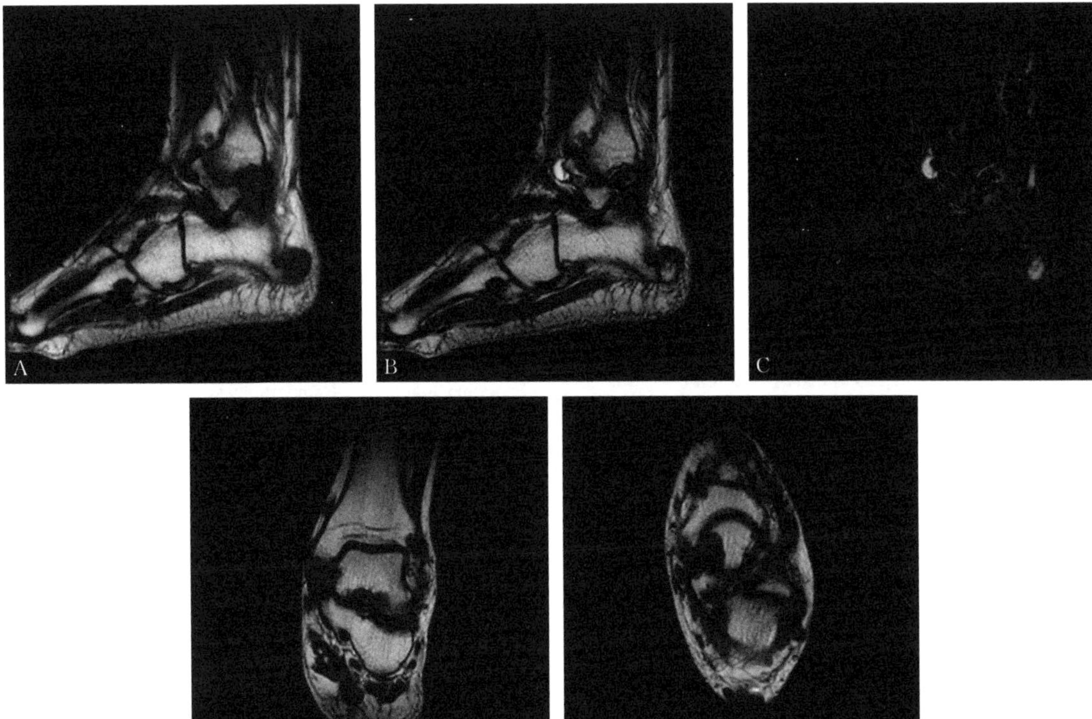

图 8-61 痛风足踝关节炎 MRI 表现

注：A. 矢状面 $T_1WI$；B. 矢状面 $T_2WI$；C. 矢状面 FS-PDWI；D. 冠状面 $T_2WI$；E. 横断面 $T_2WI$。显示左侧踝关节、左跗骨关节、左跟骨外侧软组织内多发结节样异常信号，$T_1WI$、$T_2WI$ 呈等低信号为主，FS-PDWI 呈稍高、高信号为主，相邻骨质受压吸收，周围滑膜增厚、软组织肿胀。

跖趾关节尤为常见。痛风性结节在 $T_1$ 和 $T_2$ 加权脉冲序列为特征性低信号，可能是由于其纤维成分和尿酸盐晶体的存在。

（5）诊断要点

痛风性结节以 $T_1$ 和 $T_2$ 加权脉冲序列为特征性低信号。双源 CT（DECT）诊断痛风关节炎具有更高的敏感性和特异性。

（6）鉴别诊断

痛风急性单关节病变需与感染关节炎鉴别，晚期痛风关节病要与类风湿关节炎鉴别。

## 8.13 足趾损伤

（1）概述

足趾损伤如副韧带、肌腱和筋膜损伤等可以在 MRI 上很好地显示出来。关节囊损伤，特别是第 1 跖趾关节过度伸展时，可导致近节指骨足底的关节囊和足跖板撕裂，也被称为草皮趾。

（2）病因与损伤机制

足趾超过生理活动范围的暴力被动运动，第 1 跖趾关节被动过伸可造成跖侧跖板损伤。

（3）临床表现

足趾疼痛肿胀及活动受限，跖趾关节畸形。查体屈趾力弱并出现明显的关节不稳定。

（4）MRI 表现

MRI 可显示第 1 跖趾关节关节囊韧带复合体拉伤、部分撕裂至完全撕裂，液体敏感序列信号增高；周围软组织水肿、积液。

（5）诊断要点

MRI 可显示第 1 跖趾关节囊韧带复合体拉伤、部分撕裂至完全撕裂，液体敏感序列信号增高；周围软组织水肿、积液。

(6) 鉴别诊断

草皮趾需与籽骨损伤，第1跖趾痛风关节炎鉴别。

(杜联军)

## 主要参考文献


[1] 江浩. 骨与关节 MRI [M]. 上海：上海科学技术出版社，2011.

[2] 陆勇，严福华，王绍武，等. 肌肉骨骼影像学[M]. 上海：上海科学技术出版社，2018.

[3] BARR C, BAUER J S, MALFAIR D, et al. MR imaging of the ankle at 3 Tesla and 1.5 Tesla: protocol optimization and application to cartilage, ligament and tendon pathology in cadaver specimens [J]. Eur Radiol, 2007,17(6):1518-1528.

[4] BAUER J S, BARR C, HENNING T D, et al. Magnetic resonance imaging of the ankle at 3.0 Tesla and 1.5 Tesla in human cadaver specimens with artificially created lesions of cartilage and ligaments [J]. Invest Radiol, 2008,43(9):604-611.

[5] BERQUIST T H. MRI of the musculoskeletal system [M] 6th ed. Philadelphia: Lippincott Williams and Wilkins, 2013.

[6] CEREZAL L, LLOPIS E, CANGA A, et al. MR arthrography of the ankle: indications and technique [J]. Radiol Clin North Am, 2008,46(6):973-994.

[7] COLLINS M S, FELMLEE J P. 3T magnetic resonance imaging of ankle and hindfoot tendon pathology [J]. Top Magn Reson Imaging, 2009, 20 (3):175-188.

[8] CREMA M D, KRIVOKAPIC B, GUERMAZI A, et al. MRI of ankle sprain: the association between joint effusion and structural injury severity in a large cohort of athletes [J]. Eur Radiol, 2019, 29 (11): 6336-6344.

[9] FRITZ B, FRITZ J, SUTTER R. 3D MRI of the ankle: a concise state-of-the-art review [J]. Semin Musculoskelet Radiol, 2021,25(3):514-526.

[10] GATLIN C C, MATHENY L M, HO CP, et al. Diagnostic accuracy of 3.0 Tesla magnetic resonance imaging for the detection of articular cartilage lesions of the talus [J]. Foot Ankle Int, 2015,36:288-292.

[11] GONZALEZ F M, MORRISON W B. Magnetic resonance imaging of sports injuries involving the ankle [J]. Top Magn Reson Imaging, 2015,24:205-213.

[12] IANNOTTI J P, PARKER R. The netter collection of medical illustrations: musculoskeletal system, Volume 6, Part III — biology and systemic diseases [M]. 2nd ed. Philadelphia: Saunders, 2013:130-140.

[13] LIMARZI G M, SCHERER K F, RICHARDSON M L, et al. CT and MR imaging of the postoperative ankle and foot [J]. Radiographics, 2016, 36 (6): 1828-1848.

[14] NAZARENKO A, BELTRAN L S, BENCARDINO J T. Imaging evaluation of traumatic ligamentous injuries of the ankle and foot [J]. Radiol Clin North Am, 2013,51(3):455-478.

[15] PEZESHK P, REHWALD C, KHODARAHMI I, et al. 3-T MRI of the ankle tendons and ligaments [J]. Clin Sports Med, 2021,40(4):731-754.

[16] ROSENBERG Z S, BELTRAN J, BENCAROINO J T, et al. MR imaging of the ankle and foot [J]. Radio Graphics, 2000,20:S153-S179.

[17] SALAT P, LE V, VELJKOVIC A, et al. Imaging in foot and ankle instability [J]. Foot Ankle Clin, 2018, 23(4):499-522.

[18] SIRIWANARANGSUN P, BAE W C, STATUM S, et al. Advanced MRI techniques for the ankle [J]. AJR Am J Roentgenol, 2017,209(3):511-524.

[19] STOLLER D W. Magnetic Resonance imaging in orthopaedics and sports medicine [M]. 3rd ed. Philadelphia: Lippincott Williams Wilkins, 2007.

[20] VAHLENSIECK M, REISER M. MRI of the musculoskeletal syste [M]. 2nd ed. Stuttgart: Thieme Verlags Gruppe, 2017.

[21] WALTER W R, HIRSCHMANN A, ALAIA E, et al. Journal Club: MRI evaluation of midtarsal (chopart) sprain in the setting of acute ankle injury [J]. AJR Am J Roentgenol, 2018,210(2):386-395.

[22] YAO W, ZHANG Y, ZHANG L, et al. MRI features of and factors related to ankle injuries in asymptomatic amateur marathon runners [J]. Skeletal Radiol, 2021, 50(1):87-95.

# 9 颞下颌关节、下颌



## 9.1 简介

颞下颌关节 MRI 成像主要用来检测临床可疑的解剖异常及关节功能紊乱。

由于颞下颌关节的复杂性及颅骨的重叠效应，传统 X 线片诊断存在一定的局限性，仅可检测颞下颌关节的骨质改变，对颞下颌关节功能的重要指标如关节盘位置、形状及活动度的诊断效能有限。尽管 CT 或数字体层摄影可以很好地显示骨质结构异常，但由于对关节盘病变的检出缺乏敏感性，仍不能成为诊断颞下颌关节疾病的常规检查方法。在临床实践中，MRI 技术可以清晰地展示关节内部结构，被认为是诊断颞下颌关节疾病的首选影像学方法。同时，大量研究证实MRI在评价关节盘形态、位置、髁突及颞关节面骨质结构改变具有很高的准确性。此外，对于关节滑膜病变的诊断，MRI同样优于其他检查方法。

## 9.2 成像技术

### 9.2.1 患者定位

患者仰卧于检查床上，正常咬合状态闭口位。在检查过程中，患者嘴巴张开约30 mm（用塑料或木质牙楔或开颌器固定）并适度活动关节盘及髁突。在动态成像时，可使用增量开颌器。低分辨率的快速梯度回波（GRE）序列可以实时观察张口状态。此外，MRI还可用于颞下颌复位装置疗效的评估。

### 9.2.2 线圈选择

由于颞下颌关节为较小关节，因此需要高场强、小视野成像。通常选用小直径（6～12 cm）的双侧表面线圈，以获得足够的空间分辨率和良好的信噪比。线圈置于双侧颞下颌关节上方，其中心位于外耳道前方1～2 cm，专用的固定装置防止线圈移动。在3.0 T MRI条件下，头线圈可替代表面线圈。由于两侧颞下颌关节组成一个完整的咀嚼功能单元，且80%的单侧颞下颌功能紊乱累及对侧，因而，颞下颌关节需要双侧成像。

### 9.2.3 序列和参数

颞下颌关节疾病MRI成像常规序列如下：

首先选择自旋回波（SE）或GRE序列快速扫描定位颞下颌关节，并确保髁突置于横轴位。在此基础上，高分辨率成像颞下颌关节的张口位及闭口位。当发生骨关节炎或咀嚼肌不对称时，双侧颞下颌关节的髁突纵轴不对称，需要分别评估单侧颞下颌关节。

采用表面线圈时，成像视野为8～12 cm；若为头部线圈，则成像视野不宜超过13～15 cm。多倾向采用质子密度加权成像（PDWI）序列或$T_1$加权SE序列。由于$T_2$加权成像（$T_2$WI）序列中双板区周围高信号及骨髓水肿通常与急性炎症相关。因此，常推荐采用$T_2$WI序列显示与关节炎、感染或关节损伤相关的病理性积液及水肿。此时，也可选用扰相自旋回波序列或快速自旋回波（FSE）序列联合脂肪抑制（FS）序列。扫描层厚为2～3 mm，通常情况下，15层可以覆盖整个关节。当冠状位成像关节盘韧带分界区时，层厚应从3 mm减至1.5 mm。减少层厚对于显示复杂的盘带畸形十分重要。3D GRE序列可获得高质量的动态图像并缩短成像时间。

与髁突轴位垂直的斜矢状位，为评估关节盘及其他关节结构的最佳方位。此成像方位中包含外耳道、颞窝底以及下颌骨升支。闭口位对于评估关节盘的位置至关重要，任何程度的开口都会影响关节紊乱的评估。由于髁突皮质及下颌窝均为低信号，任何关节腔内液性高信号均可清晰地显示关节盘形态。张口位主要评估关节盘位置以及髁突活动度，可采用减少MRI平均激励次数，在不降低图像质量的基础上缩短采集时间。此外，长时间维持张口位会引起患者不适，以及增加不自主的吞咽导致图像运动伪影。如患者佩戴复位装置，需要添加斜矢状位成像以评估关节复位状态及位置。平行于髁突横轴位的斜冠状位成像，为观察内外侧关节盘移位的最佳位置，可用来评估双侧颞下颌关节。

如颞下颌关节占位性病变的成像，应采用$T_2$加权序列以及平扫$T_1$加权SE序列轴位扫描整个颞下颌关节。采用头线圈或头颈联合线圈替代表面线圈。增强检查时，按每千克体重0.1 mmol的剂量缓慢静注Gd-DTPA，采用$T_1$加权SE序列轴位及冠状位扫描。

### 9.2.4 特殊检查技术

快速2D GRE序列可以最大程度地缩短采集时间，主要用于颞下颌关节的动态观察。此序列虽然可以显示关节盘结构，但同SE序列相比，显示关节盘本身及其周围结构的解剖效果欠佳。

### 9.2.5 颞下颌关节的动态观察

颞下颌关节静态MRI的缺点是无法追踪张

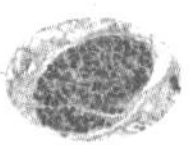

口位时关节盘的移动。而实时动态成像关节盘的移动具有重要的临床意义。颞下颌关节动态成像包括假动态和近似真动态两种。假动态采用快速GRE序列，通过使用一种特殊开口装置，使开口或闭口以1～3 mm的间距逐渐增大或缩小，同时对每个开口或闭口时的颞下颌关节图像通过计算机软件进行整合，以近似电影播放的速度进行颞下颌关节的动态电影成像。该方法的优点是：①可以显示下颌髁突和关节盘在开口和闭口时的运动状况；②可以显示开口或闭口运动时关节盘形态的变化，如关节盘卡位时的形态变化等。缺点是：成像过程中采用外部装置辅助开口和闭口，并非受检者自主的肌肉运动，故不能真实体现受检者的病理生理过程。此外，颞下颌关节的假动态成像只是对各运动时相进行人为组合，并非真实的颞下颌关节动态成像。随着MRI扫描速度的加快，近似真动态的颞下颌关节成像也逐渐应用于临床。成像序列多采用SE-平面回波成像（EPI）和稳态进动快速成像（fast imaging with stead-state precession，FISP）或快速应用稳态进动（fast imaging employing steady state acquisition，FIESTA），在被检者连续缓慢张口或闭口过程中对其颞下颌关节进行实时动态成像的过程。由于近似真动态的MRI速度有限，故在检查时对患者的张口速度有特殊要求（完成1次闭口动态成像20～30 s）。相对于假动态MRI，真动态MRI能真实地反映颞下颌关节的病理生理过程。

## 9.3 颞下颌关节解剖

### 9.3.1 一般解剖

颞下颌关节由骨性结构和软组织两部分组成，骨性结构包括下颌髁突和颞骨鳞部关节面。软组织主要由关节盘、关节囊和关节韧带组成。矢状面解剖上，下颌髁突的顶部有横嵴将其分为前后两个斜面，其中前斜面较小，是颞下颌关节的功能面和主要负重区之一。颞骨鳞部关节面也包括两部分：关节窝的凹面和关节结节突起。关节结节突起结构也由前后两个斜面组成。和下颌髁突前斜面一样，关节结节后斜面亦为颞下颌关节的功能面和重要负重区之一。

颞下颌关节的关节盘由胶原纤维和弹力纤维组成，位于关节窝和下颌髁突之间，从前至后大致分为4个区：关节盘前带、中间带、后带和双板区。关节盘侧面观示其厚薄不均，呈双凹形或蝶结状，关节盘后带最厚，中间带最薄。前带厚度介于中间带和后带之间。双板区分为上下两层，上层为颞后附着，止于颞骨鳞骨裂，下层称下颌后附着，止于下颌髁突后斜面。两层附着之间为富含脂肪、神经、血管的疏松结缔组织。关节盘前带的前方也有两个附着，即颞前附着和下颌前附着，分别止于关节结节前斜面和下颌髁突前斜面的前端，两附着之间为翼外肌上头肌腱，三者合称为关节盘的前伸部。关节囊由韧性较强的纤维结缔组织组成。关节盘四周与关节囊相连，并将颞骨关节面和下颌髁突之间的关节间隙分为两个互不相同的腔隙，即关节上腔和关节下腔。关节上腔大而松，能让关节盘和髁突做滑动运动；关节下腔小而紧，仅允许髁突在盘下做转动运动。在每侧颞下颌关节，各有3条关节韧带，即颞下颌韧带、蝶下颌韧带和茎突下颌韧带，其功能主要是限制下颌运动，以免其超出正常范围之外。

颞下颌肌群狭义上由4种肌肉组成：①颞肌，起于颞窝，止于下颌骨冠突，呈扇形，主要功能为提升下颌骨。②咬肌，起于颧弓，终止于下颌角。③翼内肌，起于蝶骨内侧的翼突窝，止于下颌角，构成咬肌的内侧缘，与颞肌、咬肌协同作用，主要功能是闭口。④翼外肌，参与整个颞下颌关节运动，是颞下颌关节最重要的肌肉。翼外肌上头起于蝶骨大翼内侧，向后终止于关节盘的纤维束，在张口中发挥重要作用；在前盘下疝时，由于其受到前外拉力，关节盘易向前内移位。翼外肌下头起于翼突外板的外侧面，止于下颌髁突。

下颌有开闭、前后和侧向3种基本功能运动。这些运动都是通过颞下颌关节的滑动和转动这两种运动方式来完成的。开闭运动中的开颌运动又可分为小开颌运动、大开颌运动和最大开颌运动。小开颌运动时，下颌下降在2 cm以内，主要是发生在关节下腔的转动；大开颌运动时下颌下降在2 cm以上，包含关节的滑动和转动；最大开颌运动时，下颌髁突在关节下腔内仅有转动。

在正中闭颌状态下，下颌髁突横嵴上方钟面12点位置对应的解剖结构是关节盘后带，而髁突前斜面与关节盘的中间带相对应。大开颌开口运动后，关节盘随髁突向前运动，但因盘后双板区的牵制作用，关节盘向前移动的距离小于下颌髁突向前移动的距离。此时，髁突横嵴上方对应的解剖结构是关节盘中间带。

### 9.3.2 MRI解剖和变异

常规SE序列检查中，颞骨关节结节和下颌髁突的骨髓组织在$T_1$WI、PDWI和$T_2$WI上均为高信号表现；覆盖于骨髓高信号表面的骨皮质则表现为一层均匀光滑而连续的低信号区。组织学上，关节盘由纤维或纤维软骨组成，故关节盘在$T_1$WI、PDWI和$T_2$WI上均呈低信号表现。关节盘位于颞下颌关节上腔和下腔之间，关节腔内含有少量辅助关节运动的滑液。在$T_1$WI或PDWI上，滑液信号高于关节盘信号，呈中等信号表现，在$T_2$WI上，滑液为高信号。一般认为，此滑液信号如在两个连续的矢状位上出现即视为异常。在$T_1$WI、PDWI和$T_2$WI上，关节囊为中等信号。由于关节囊与关节滑液的信号强度在$T_1$WI和PDWI上相似，故难以将两者区分。关节盘后带后方的盘后附着区（双板区）因含脂肪、神经和血管组织，故在$T_1$WI、PDWI和$T_2$WI上多呈不均匀高信号。迄今为止，MRI是唯一能显示关节盘后带和盘后附着区之间影像差异的成像方法。此外，下颌髁突前方有一线状低信号位于关节盘的下方，此低信号区是翼外肌上头和下头之间的薄层纤维带。在发生关节盘内移或外移时，此翼外肌纤维带是位于下颌髁突前方的唯一低信号结构，极易被误认为关节盘。

闭口矢状位MRI上，下颌髁突位于颞骨关节窝内，与上述正常解剖描述一致，关节盘后带覆盖于下颌髁突横嵴顶部，相当于钟面11～12点方位；关节盘中央带则与下颌髁突前斜面和颞骨关节结节后斜面向对应。关节盘中间带对应于髁突嵴顶的情况相对较少。开口后，随着下颌髁突和关节盘的向前运动，盘-髁关节也随之发生变化。

开口矢状面MRI上，可见关节盘后带位于下颌髁突的后方，并与下颌髁突的后斜面相对应。下颌髁突顶部所对应的关节盘区域为其中间带或前带。下颌髁突通常位于颞骨关节结构的下方或前下方。

冠状位MRI上，关节盘呈新月形，关节盘的内侧附着于髁突内侧下方和关节囊的内侧部分，关节盘的外侧附着于髁突外侧下方和关节囊的外侧部分。正常情况下，关节囊的内侧和外侧部分均可显示。关节囊一般不会向外膨隆。闭口位上，可见下颌髁突顶部有关节盘后带位于其上方（图9-1）。

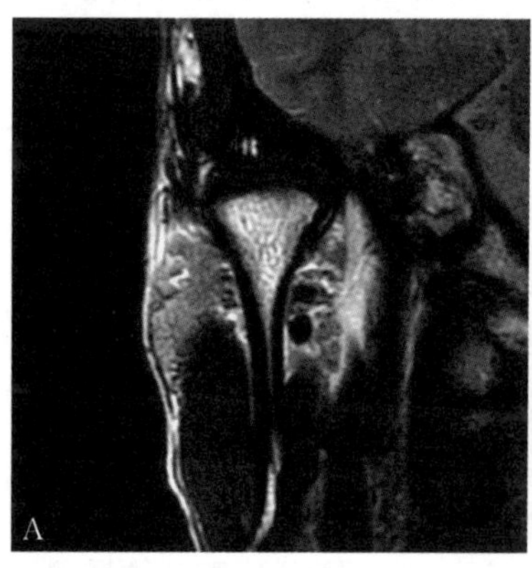

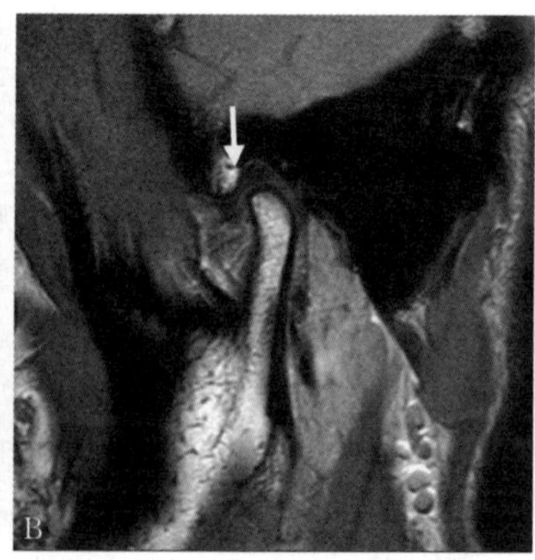

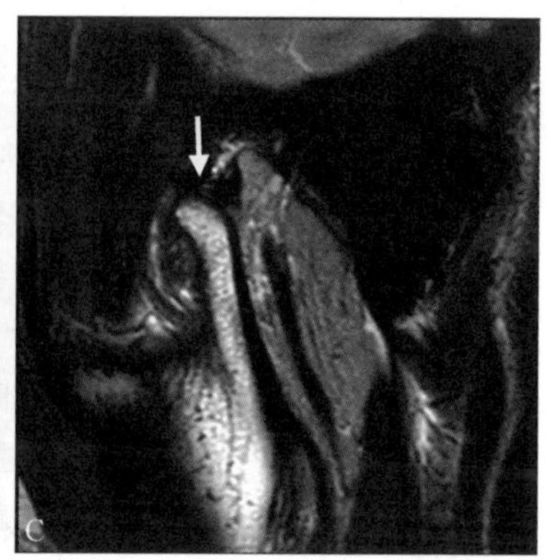


图9-1 正常颞下颌关节MRI表现

注：A. 冠状位$T_2$WI；B. 闭口矢状位PDWI，关节盘后带覆盖于下颌髁突横嵴顶部（箭头）；C. 开口矢状位$T_2$WI，关节盘中央带位于髁突上方（箭头）。

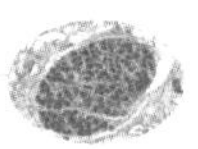

## 9.4 颞下颌关节紊乱病

### 9.4.1 概述

颞下颌关节紊乱病是累及颞下颌关节和/或咀嚼肌的一组疾病的总称。目前普遍采用的分类如下：第Ⅰ类，咀嚼肌紊乱疾病，包括肌筋膜疼痛、肌炎、肌痉挛、不能分类的局部肌痛和肌纤维性挛缩等；第Ⅱ类，结构紊乱，包括关节盘的位置和形态异常，关节囊和关节盘附着异常等；第Ⅲ类，炎症病变，包括滑膜炎或关节囊炎；第Ⅳ类，骨关节病。精神心理问题和咬合关节紊乱是本病的两个主要致病因素。组织病理上，关节盘和骨质结构异常多呈现典型的退行性改变，故其实质上为继发性骨关节病。

颞下颌关节紊乱病是临床上最为常见的颞下颌关节疾病。该病可见于任何年龄，但以青壮年最为多见，女性明显多于男性。临床症状有颞下颌关节疼痛、关节运动障碍、关节区弹响或杂音、头痛等。关节运动障碍包括张口过大或张口受限，张口偏斜或扭曲等。关节内弹响多因下颌髁突在运动中撞击关节盘的不同位置所致，而关节内杂音则和关节盘穿孔和下颌髁突表面的骨性结构的异常改变密切相关。

### 9.4.2 MRI 表现

与以往的颞下颌关节影像成像技术相比，MRI可直接显示颞下颌关节内软组织的结构、形态和位置，是公认的首选检查方法，并视为诊断颞下颌关节形态和结构异常的金标准。MRI能清晰地显示颞下颌关节紊乱病的主要异常改变有：关节盘形态异常、关节盘位置异常、关节盘粘连、关节盘穿孔、关节腔积液、关节骨性结构的异常改变。

(1) 关节盘结构和形状异常

MRI上关节盘的形态及信号改变可以反映其病理变化。关节盘退行性变通常发生在关节盘后带双板移行区，其原因为关节盘后带双板移行区承受应力最高，同时也是穿孔和撕脱的高发区。通常表现为均匀低信号的关节盘由于黏液变性出现高信号。

关节盘信号降低也可能是由于微量钙化所致。通常关节盘信号改变与其双凹形态密切相关。早期的形态改变表现为后带增厚，而后，后带与中间带无法区分。在临床实践中，关节盘形态的改变常伴随弹性减退。

在慢性、不可复性关节盘移位时，可见严重的双凸或镰刀形关节盘畸形。从关节盘畸形的程度可以判断慢性关节紊乱疾病的严重程度，此有助于治疗方案的制定。但务必谨记有很大比例的无症状患者也可以出现关节盘形态异常。

(2) 关节盘移位

关节盘移位是指关节盘位置的异常。根据关节盘移位的方向分为关节盘前移位、关节盘后移位、侧向移位及旋转移位。

1) 关节盘前移位：是各种关节盘移位中最常见的一种移位类型。分为完全性前移位和不完全性前移位。完全性前移位是指关节盘的内侧和外侧均处在前移的位置；不完全前移位是指仅有关节盘的内侧或外侧处在前移位置。不完全前移位中，较为常见的是关节盘外侧部分前移，内侧部分保持正常。根据关节盘和下颌髁突运动的变化，又可把关节盘前移位为可复性前移和不可复性前移。

可复性前移位的主要临床表现为弹响，是指闭口位时，关节盘后带位置位于下颌髁突横嵴顶的前方；张口时，髁突向前移动撞击关节盘后带发生弹响，关节盘向后反跳，随后恢复到正常盘-髁关系。MRI表现为：矢状位闭口位上，低信号的关节盘位于下颌髁突嵴顶钟面12点位的前方，关节盘双板区与后带之间的界限较为模糊；矢状位张口位上，盘-髁关节恢复正常，即下颌髁突嵴顶钟面12点位的上方是关节盘中间带，关节盘后带位于下颌髁突的后方(图9-2)。大多数情况下，可复性盘前移位时的关节盘外形少有形态上的异常改变。不完全性关节盘移位多为可复性盘移位。

不可复性盘前移位的主要临床表现为髁突活动受限，是指闭口位时，关节盘位于下颌髁突横嵴

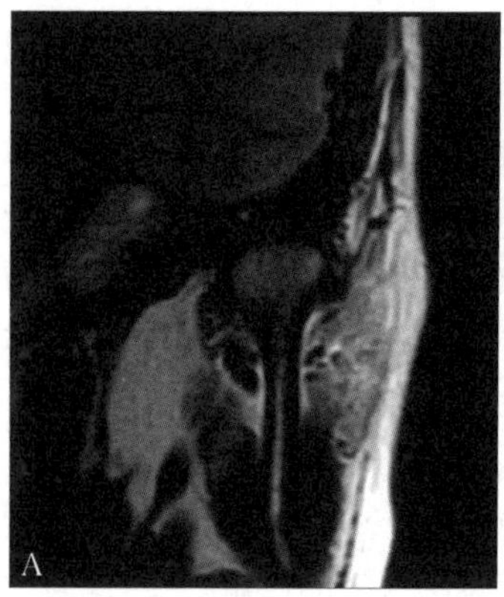
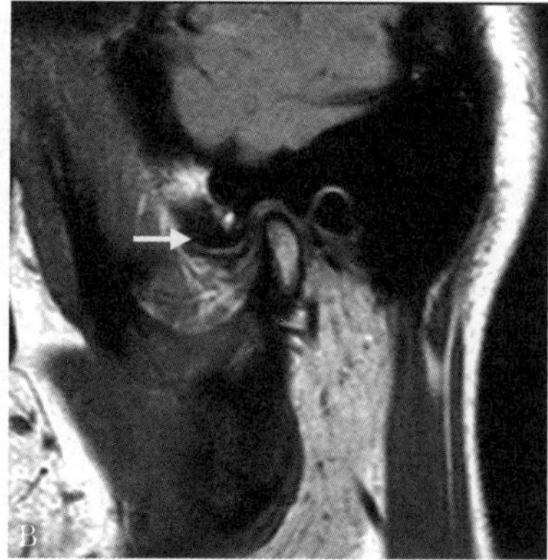
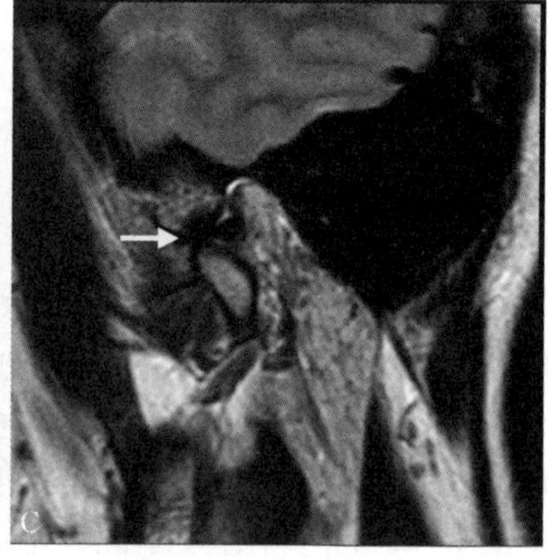

图 9-2 左侧颞下颌关节可复性关节盘前移位 MRI 表现

注：患者女，20 岁。左侧颞下颌关节弹响 1 年余。冠状位闭口位(A)上显示正常关节盘位于髁突上方。矢状位闭口位(B)上，低信号的关节盘位于下颌髁突嵴顶钟面 12 点位的前方(箭头)；矢状位张口位(C)上，盘-髁关节恢复正常(箭头)。

顶的前方，张口时，随着下颌髁突向前移位，撞击关节盘后带，迫使其进一步向前移位。关节盘不能向后反跳越过髁突，因此不能恢复正常的盘-髁关系。MRI 表现为：矢状位闭口位上，低信号的关节盘明显位于髁突横嵴顶钟面 12 点位的前方，关节盘后双板区被明显牵拉变长，并移位于髁突横嵴顶钟面 12 点位的前方；矢状位张口上，关节盘双板区因拉伸而变直，关节盘仍位于下颌髁突的前方，不能恢复正常的盘-髁关系(图 9-3)。

关节盘变形主要出现在不可复性盘前移中，变形的关节盘可以出现在闭口位上，也可出现在张口位上。张口位时关节盘变形明显多见，主要是在关节盘受向前运动之下下颌髁突挤压所致。MRI 表现为变形的关节盘失去正常时的双凹形或蝶结状轮廓，可以呈现多样性表现，如关节盘前带弯曲折叠，关节盘后带增厚，盘后双板区纤维化和伴有盘中带缩短的盘后带增大等。由于下颌髁突在张口前移时受到前方关节盘的阻挡，故在 MRI 上常能显示下颌髁突活动受限。此时，下颌髁突的大部分仍位于颞骨关节窝内，不能到达关节结节的下方或前下方(图 9-4)。

假关节盘形成是另一种继发于关节盘变形的组织改变。MRI 上，假关节盘表现为带状低信号结构取代了正常盘后附着之高信号区。组织学上，

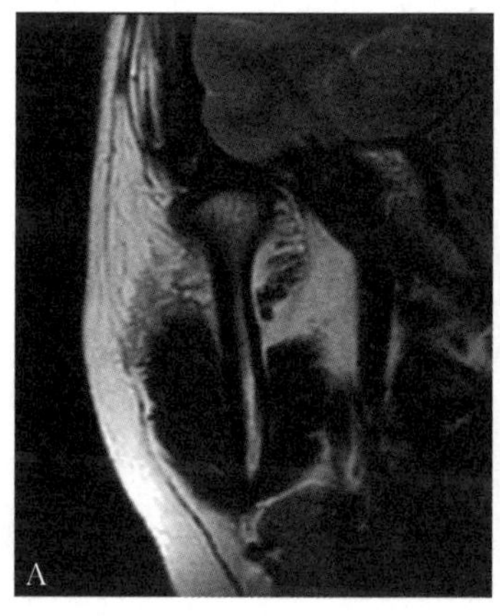
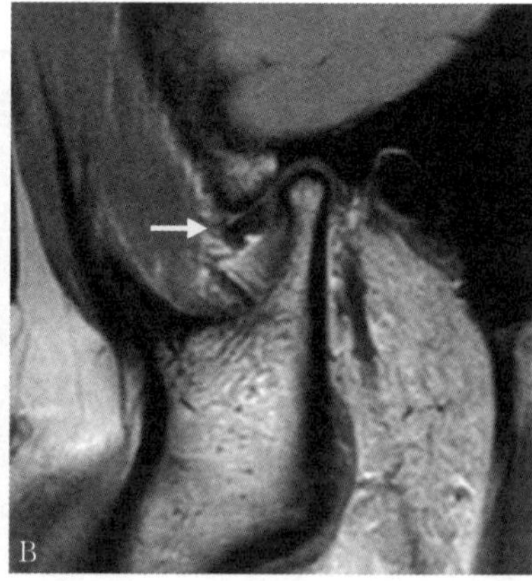
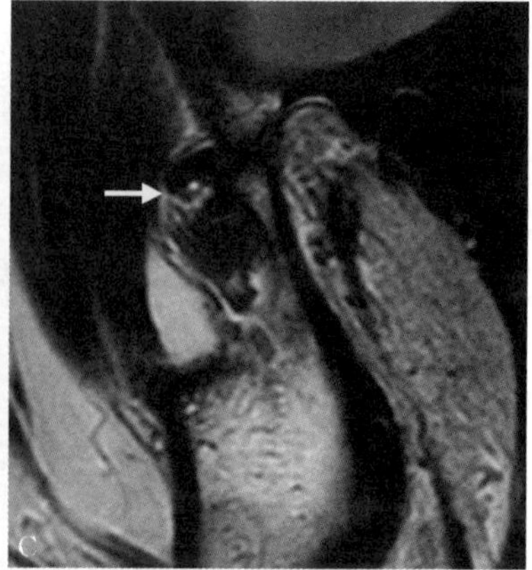

图 9-3 右侧颞下颌关节不可复性关节盘前移 MRI 表现

注：患者男，50 岁，右侧颞下颌关节弹响伴疼痛半年余。冠状位闭口位(A)上正常关节盘位于髁突上方；矢状位闭口位(B)上，低信号的关节盘明显位于髁突横嵴顶钟面 12 点位的前方；矢状位张口位(C)上，关节盘仍位于下颌髁突的前方。

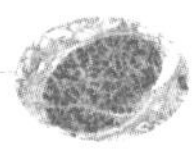

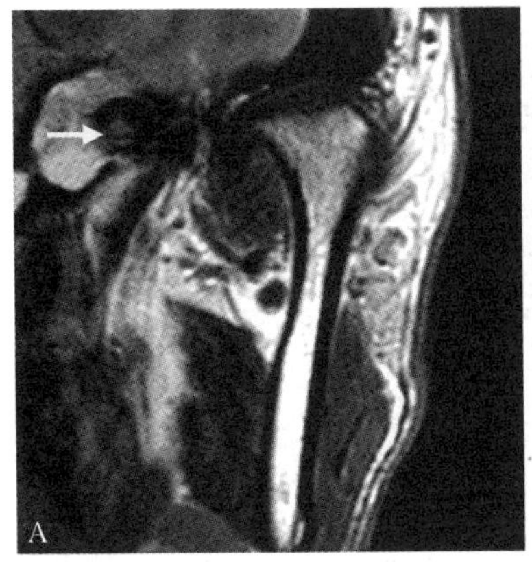

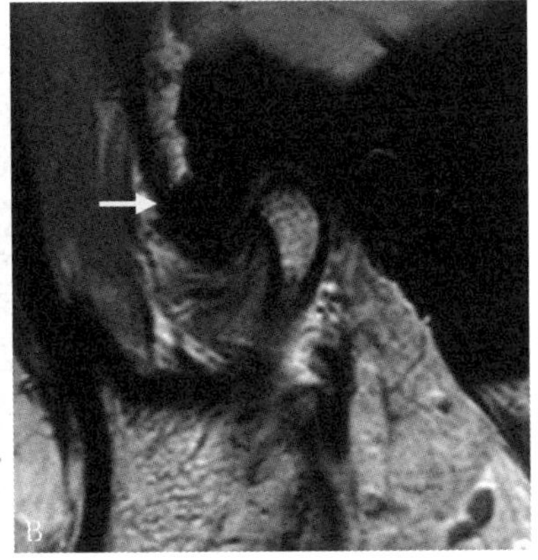

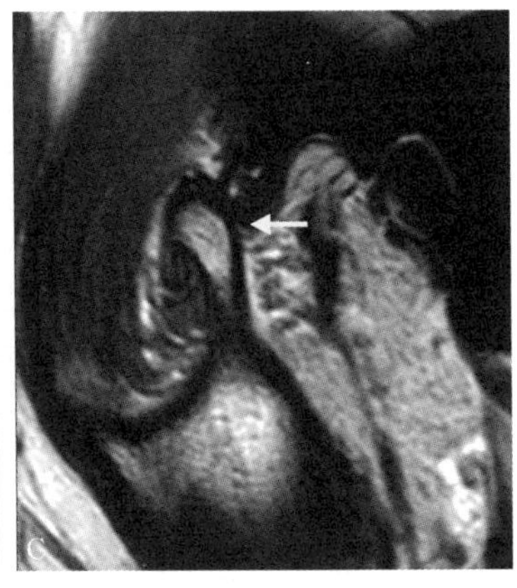

图 9-4 左侧颞下颌关节可复性盘旋内前移伴关节盘扭曲变形 MRI 表现

注：患者男，28 岁，左侧颞下颌关节弹响半年余。冠状位（A）关节盘位于髁突外缘的内侧（箭头）；矢状位闭口位（B）关节盘后带位于髁突前内方（箭头），矢状位张口位（C）关节盘扭曲位于髁突顶部（箭头）。

盘后双板区的纤维化改变是下颌髁突对盘后疏松结缔组织压迫后所致的一种反应。关节盘移位时，部分关节盘的信号可发生相应变化，即关节盘后带和双板区的信号低于关节盘前带和中间带。这种信号变化常见于盘移位的后期。有研究发现，盘后区在 $T_2$WI 上可呈高信号改变，这种高信号变化和关节疼痛的程度成对应关系，即关节疼痛越厉害，其 $T_2$WI 信号强度越高。

2）关节盘侧向移位：是指关节盘在内外方向上的位置异常变化，包括关节盘内侧移位和关节盘外侧移位两种。判断有无侧向移位主要根据冠状位 MRI。大多数情况下，矢状位 MRI 能显示外移或内移的关节盘移位前部，冠状位能显示关节盘移位的内侧部分或外侧部分。约 10% 的颞下颌关节紊乱病患者有完全性盘外移或完全性盘内移，此时矢状位 MRI 上并不能显示关节盘的影像。此外，如在矢状位 MRI 上未见关节窝内有关节盘影，则往往提示有关节盘侧向移位的可能，此征象被称为“空窝”征。

在冠状位 MRI 上，如发现关节盘明显位于髁突外缘的外方，则可诊断关节盘外侧移位（图 9-5）。若发现关节盘明显位于髁突内缘的内方，则可诊断为关节盘内侧移位（图 9-6）。

3）关节盘旋转移位：是指关节盘前移的同时伴关节盘侧向移位，分为关节盘前内侧旋转移位和关节盘前外侧旋转移位两种。MRI 表现为：

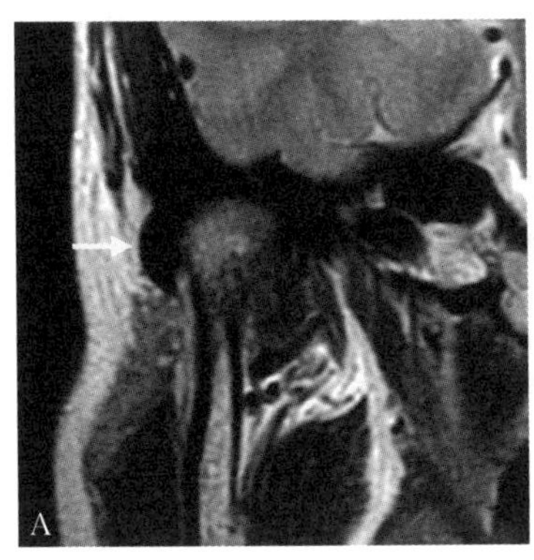

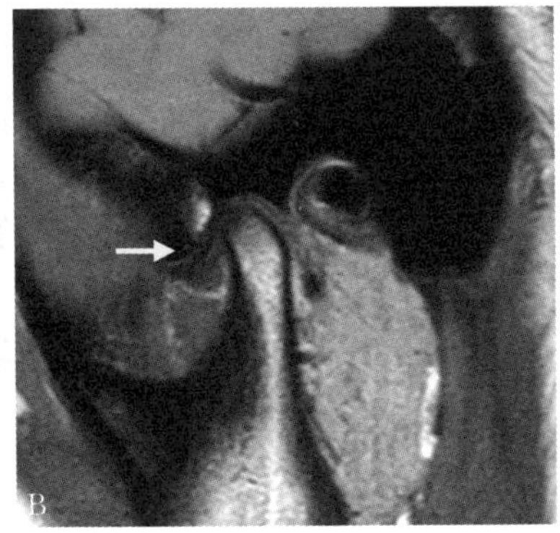

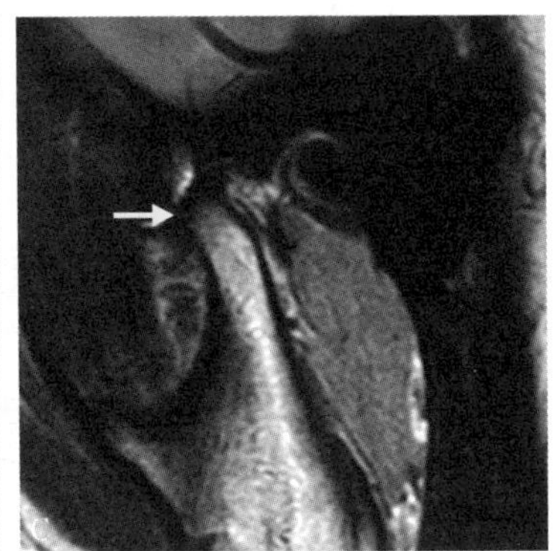

图 9-5 右侧颞下颌关节关节盘外移位 MRI 表现

注：患者男，45 岁，右侧颞下颌关节区疼痛 1 年余。冠状位 MRI（A），关节盘位于髁突外缘的外方（箭头）；矢状位闭口位（B）、矢状位张口位（C）示盘-髁关系正常（箭头）。

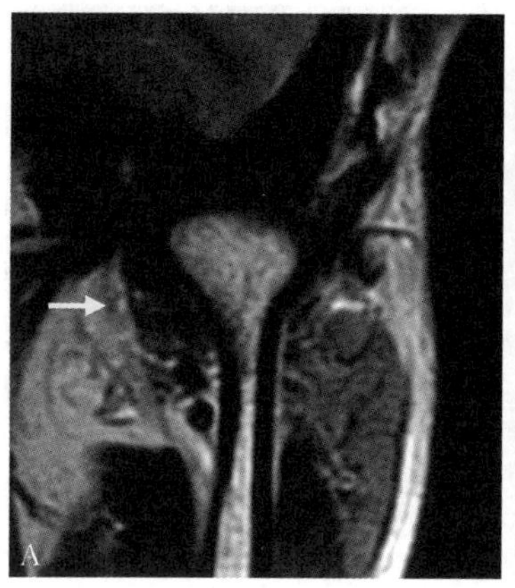
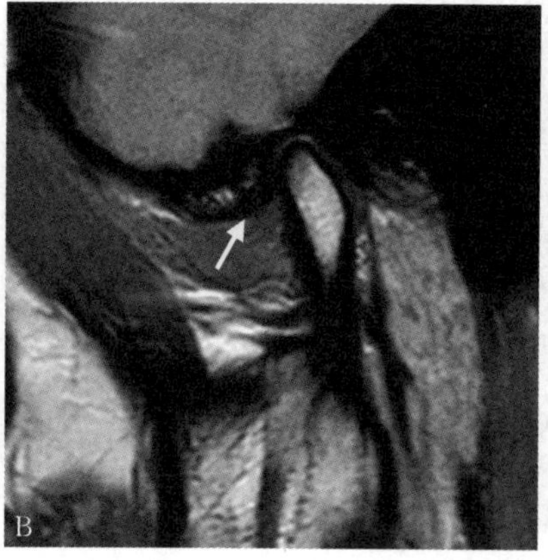
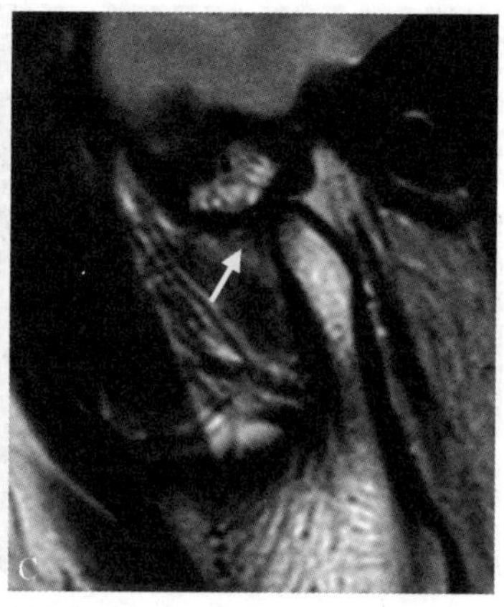

图 9－6　左侧颞下颌关节关节盘内移位 MRI 表现

注：患者男，23 岁，左侧颞下颌关节区弹响、疼痛 2 年余。冠状位 MRI(A)，关节盘位于髁突外缘的内侧(箭头)；矢状位闭口位(B)、矢状位张口位(C)示盘-髁关系正常(箭头)。

在矢状位闭口位上，关节盘位于下颌髁突的前方。在冠状位闭口位上，若关节盘同时位于下颌髁突的内缘内侧则称之为关节盘前内侧旋转移位(图 9－7)；若关节盘同时还位于下颌髁突的外侧，则称之为关节盘前外侧旋转移位(图 9－8)。

4）关节盘后移位：是指关节盘的一部分位于下颌髁突之后。盘后移位极为罕见，发生率约为 1%，大约 50%的关节盘后移位伴有关节盘旋转移位。部分患者尚可合并关节盘穿孔。MRI 上如发现关节盘后带位于下颌髁突的后方则可诊断为关节盘后移位(图 9－9)。

5）锁颌：是指患者不能完全开口或闭口。最常见情况为患者不能完全开口，其主要病因为关节盘不可复性前移位。开口后暂时或长时间不能闭口者并不常见。通常认为开口后锁颌的原因有二：一为下颌髁突的脱位或半脱位。在此情况下，下颌髁突位于关节结节之前。闭口时，关节结节阻止下颌髁突恢复到关节窝。二是下颌髁突向前滑动到关节盘前带之前，闭口时，关节盘组织下颌髁突回复到关节窝。MRI 上，可见关节盘折叠于下颌髁突的后方(图 9－10)。判断锁颌的原因对指导临床治疗十分有益，而 MRI 检查可以帮助明确锁颌的病因。

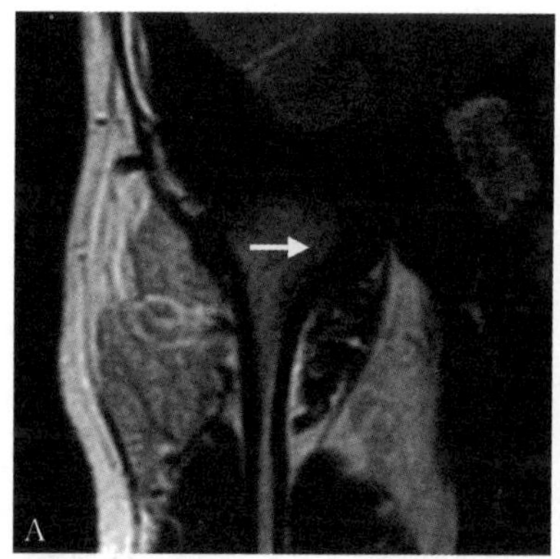
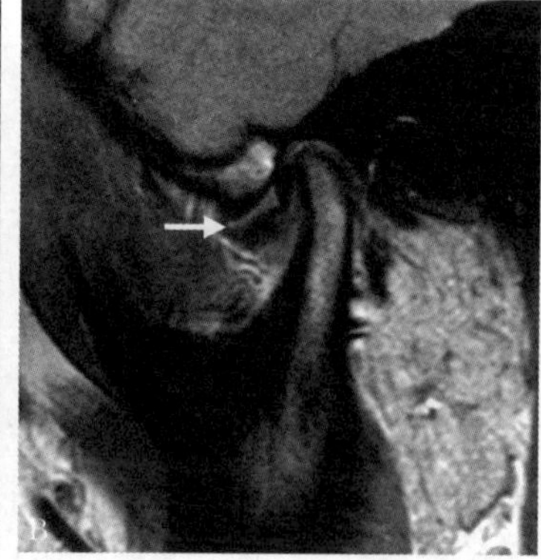
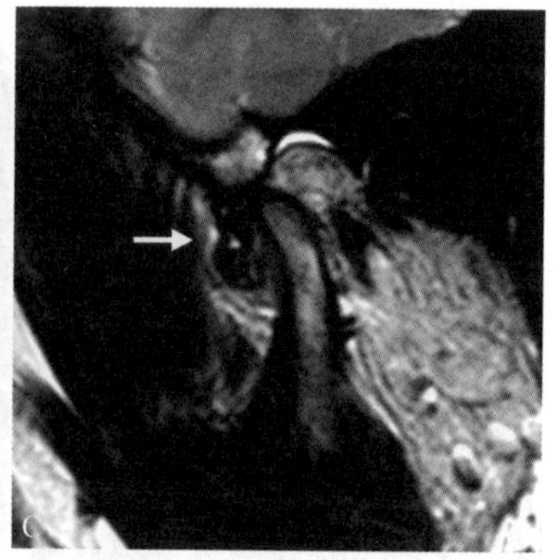

图 9－7　右侧颞下颌关节不可复性旋内前移位 MRI 表现

注：患者女，50 岁，右侧颞下颌关节区弹响、疼痛半年余。冠状位 MRI(A)，关节盘位于髁突外缘的内侧(箭头)；矢状位闭口位(B)上，低信号的关节盘明显位于髁突横嵴顶钟面 12 点位的前方(箭头)；矢状位张口位(C)上，关节盘仍位于下颌髁突的前方(箭头)。

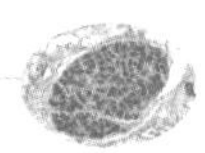

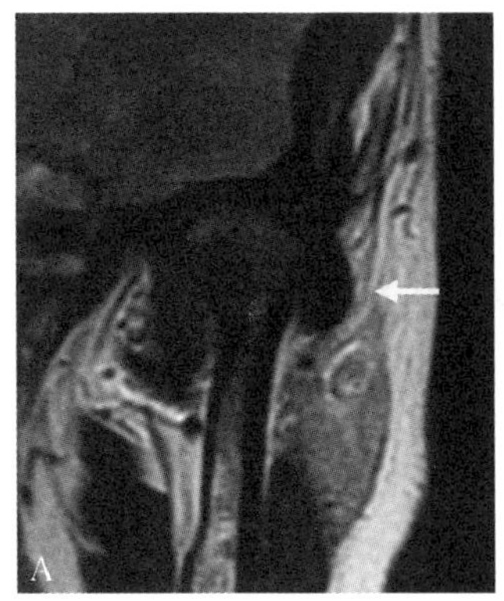

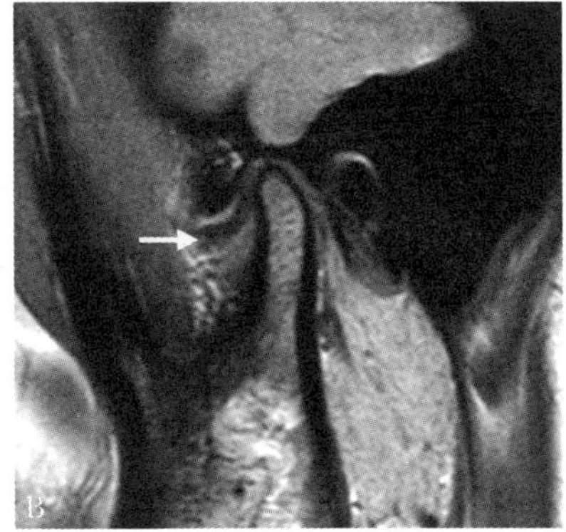

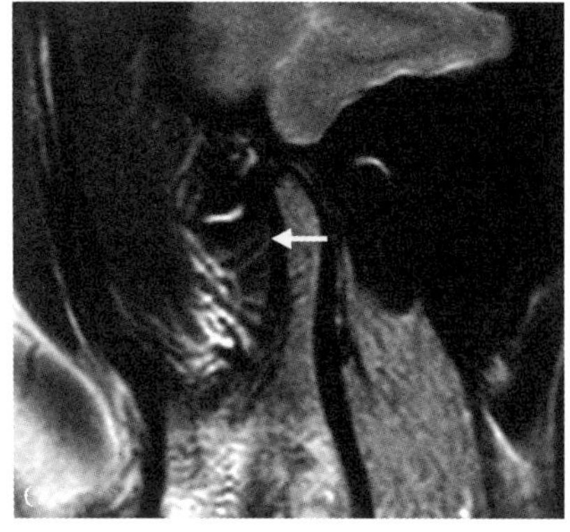

图 9-8　左侧颞下颌关节不可复性旋外前移位 MRI 表现

注：患者男，35 岁，左侧颞下颌关节区弹响半年余。冠状位 MRI(A)，关节盘位于髁突外缘的外侧(箭头)；矢状位闭口位(B)上，低信号的关节盘明显位于髁突横嵴顶钟面 12 点位的前方(箭头)；矢状位张口位(C)上，关节盘仍位于下颌髁突的前方(箭头)。

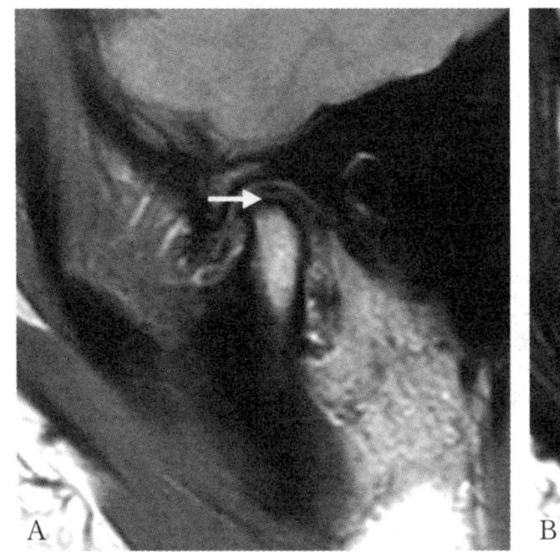

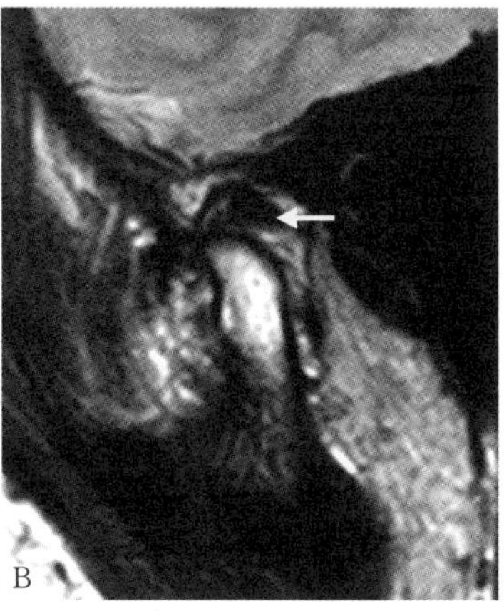

图 9-9　右侧颞下颌关节关节盘后移位 MRI 表现

注：患者女，20 岁，错合畸形。矢状位张口位(A)、闭口位(B)时，关节盘均位于髁突顶部偏后方(箭头)。

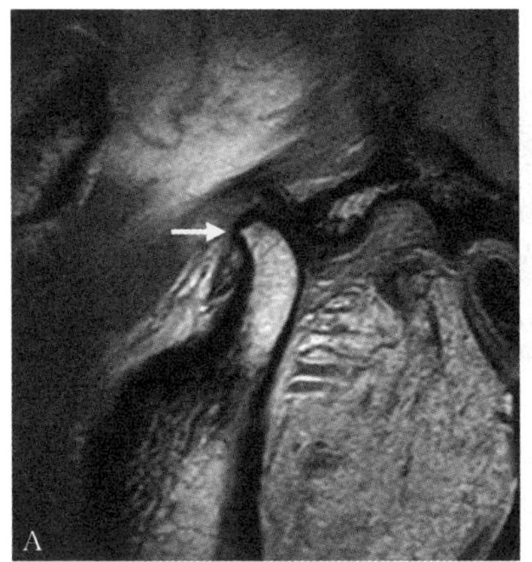

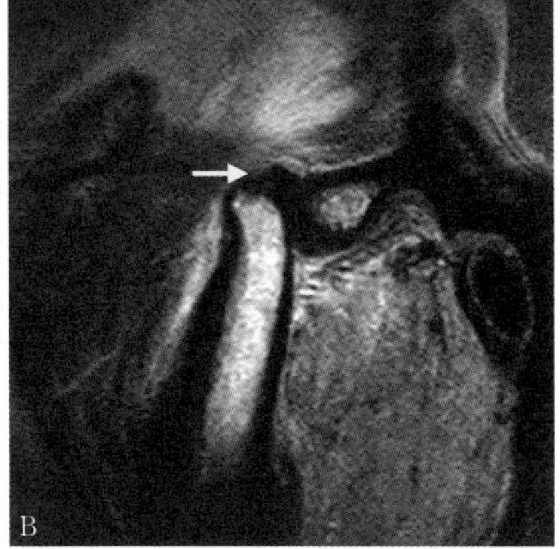

图 9-10　左侧颞下颌关节脱位 MRI 表现

注：患者女，20 岁，张口不能闭合半日。矢状位闭口位(A)、张口位(B)示下颌髁突位于关节结节之前，关节盘折叠于下颌髁突的后方(箭头)。

(3) 关节盘粘连

关节盘粘连是指关节滑液的化学变化导致关节内压力改变所形成的一种病损。关节盘粘连最直接、最可靠的诊断方式是关节镜检查,并可通过关节镜对关节盘进行治疗。关节盘粘连可分为滑膜粘连和纤维粘连两种。大而粗的纤维粘连可直接影响关节盘和关节的整体运动,小而薄的蛛网状粘连则能导致关节疼痛,潜在阻碍关节盘活动。MRI 表现为:相对于关节窝和关节结节等骨性标志而言,关节盘粘连是指在开口和闭口过程中,关节盘始终保持在固定的位置,即粘连的关节盘在下颌开合运动中没有位置变化。约 20%的盘粘连出现在关节盘位置正常的情况下,其他则多发生在已有移位的关节盘。临床上,MRI 不能直接显示关节盘的粘连,只能对关节盘粘连作间接诊断(图 9-11)。

(4) 关节盘穿孔

目前,诊断关节盘穿孔和盘附着撕裂最可靠的影像方法为颞下颌关节 X 线造影。近年来,研究显示 MRI 可以直接显示严重的关节盘附着撕裂。多数关节盘穿孔和盘附着撕裂与关节盘移位,尤其是不可复性关节盘移位有关。明显的关节盘前移,关节盘信号不均质及下颌骨髁突骨质退行性改变高度提示关节盘穿孔。关节盘穿孔和骨摩擦音常提示骨性关节炎。此外,关节腔积液的显示对诊断关节盘穿孔或盘附着撕裂有重要辅助作用,故 $T_2WI$ 在颞下颌关节 MRI 检查中不可缺少(图 9-12)。

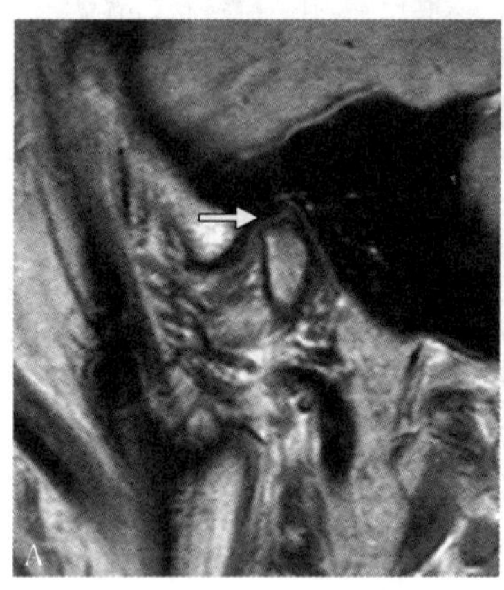

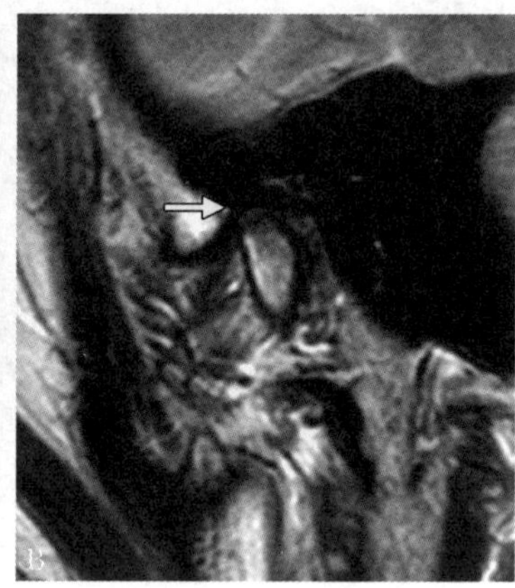


图 9-11 右侧颞下颌关节关节盘粘连 MRI 表现

注:患者男,19 岁,张口受限半年。矢状位张口位(A)、闭口位(B)关节盘后带均位于髁突顶部,髁突活动度小(箭头)。

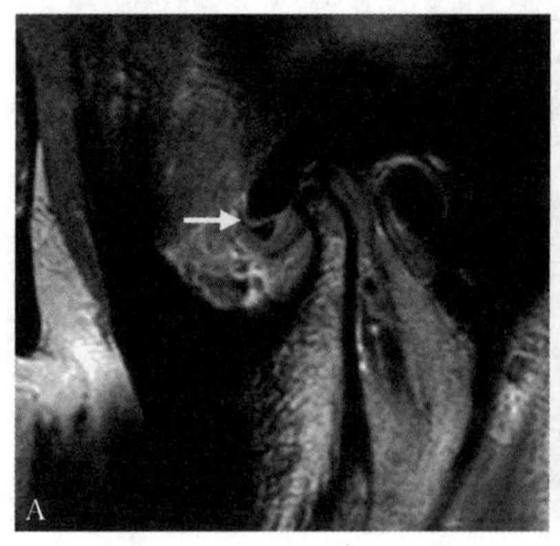

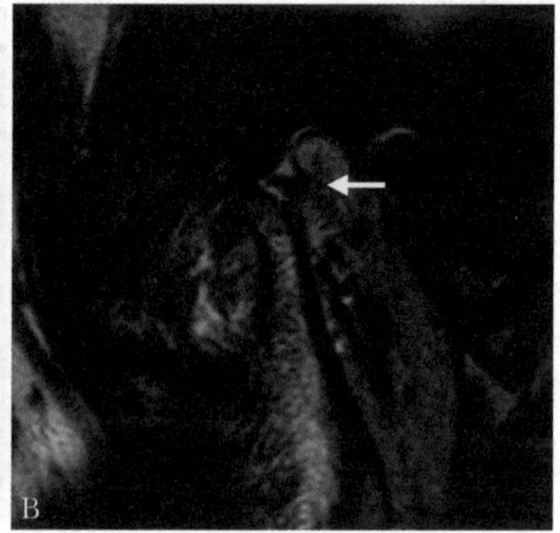


图 9-12 右侧颞下颌关节关节盘穿孔伴关节腔积液 MRI 表现

注:患者男,40 岁,右侧颞下颌关节区开闭口弹响 3 年余,近半年伴疼痛。矢状位闭口位(A)、张口位(B)示盘髁关系正常,右侧关节上、下腔见积液,关节盘不连续(箭头)。

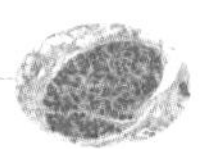

(5) 颞下颌关节腔积液

关节腔积液为关节滑膜受损后滑液异常分泌和渗出积聚于关节腔的结果。颞下颌关节腔积液可见于许多疾病，如颞下颌关节紊乱、关节感染或炎症、创伤和颞下颌关节区肿瘤样病变等。颞下颌关节紊乱病常伴有关节腔积液，疼痛是主要的临床症状。通过 MRI 诊断关节腔积液简单易行。在 $T_2$WI 上，关节腔积液表现为高信号(图 9-13)，其形态表现类似于颞下颌关节 X 线造影。在对颞下颌关节紊乱病研究中，单纯关节上腔积液最为常见，关节上、下腔积液次之，单纯关节下腔积液少见。由于通过积液的关节腔可以更清晰地显示关节盘和盘附着处的形态，故关节腔积液的出现对判断关节盘穿孔和关节盘附着撕裂有一定的间接意义。如关节腔积液仅聚集于单一关节腔而不见于另一关节腔，则关节盘穿孔或撕裂可能性小。

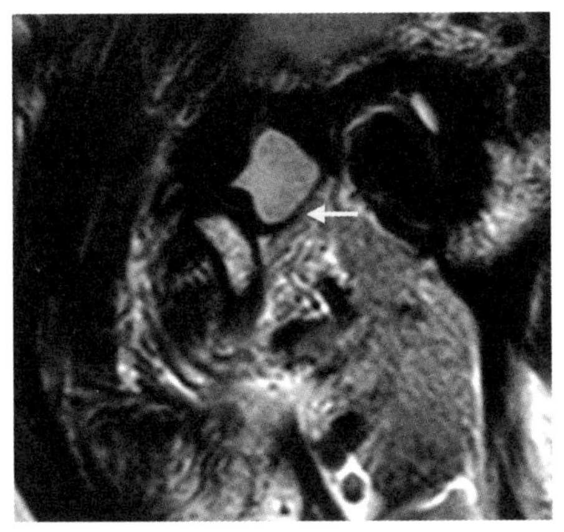

图 9-13 右侧颞下颌关节上腔大量积液 MRI 表现

注：患者女，60 岁，右侧颞下颌关节区疼痛半年余。矢状位张口位 $T_2$WI 示右侧颞下颌关节上腔大量积液(箭头)。

(6) 髁突的错位

部分颞下颌关节紊乱病的患者伴有关节骨质结构的异常，这种异常称为骨的退行性改变。关节的骨结构异常实质上是一种因反复、持续的关节内微小创伤所致的继发性骨关节病。本病骨质结构的异常改变主要发生在颞下颌关节的功能面，如下颌髁突的前斜面和关节结节的后斜面。其中，发生在下颌髁突的前斜面较多见，关节结节和关节窝则相对少见。研究显示，MRI 在诊断和评价颞下颌关节骨结构异常改变方面优于普通 X 线检查，其准确率为 93%。颞下颌关节骨结构改变的形式多种多样，大体分为骨质结构的异常和骨髓信号异常。

骨质结构异常主要包括下颌髁突、关节结节骨质增生硬化，下颌髁突前斜面骨皮质边缘模糊、变平和缺损等。MRI 显示下颌髁突和关节结节表面骨质硬化主要表现为骨皮质低信号带明显增厚，骨质增生表现为下颌髁突前斜面有低信号骨赘形成或关节结节和下颌髁突内正常的高信号被低信号的骨质增生所取代(图 9-14)，下颌髁突前斜面骨皮质边缘缺损主要表现为低信号骨皮质边界模糊，部分骨皮质的连续性中断，部分尚可形成小囊状改变。

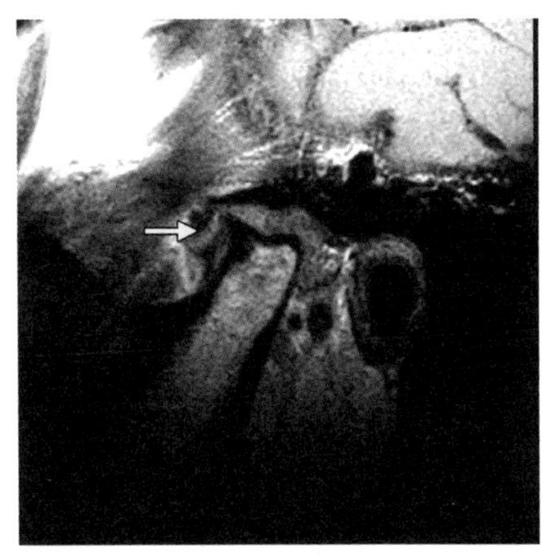

图 9-14 右侧髁突骨质增生 MRI 表现

注：患者男，28 岁，右侧颞下颌区关节弹响 3 个月。矢状位闭口位示右侧髁突骨皮质毛糙、变尖，顶部低平(箭头)。

骨髓信号异常主要包括骨髓水肿和骨坏死。研究显示，下颌髁突区病变类似于股骨头缺血坏死的 MRI 表现。尽管骨髓水肿是骨坏死的超早期特征，但活检显示下颌髁突骨髓水肿中并无骨坏死的证据。MRI 上，骨髓水肿在 $T_1$WI 上呈中等信号，在抑脂 PDWI 和 $T_2$WI 上呈高信号。

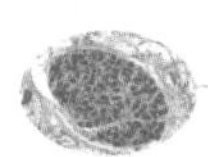


## 9.5 关节炎和其他滑膜疾病

累及颞下颌关节区的炎性病变主要有类风湿关节炎和感染性关节炎。

### 9.5.1 类风湿关节炎

（1）概述

类风湿关节炎是一种累及多个关节的全身性疾病，关节滑膜受累，继而出现关节内渗出、滑膜肉芽组织生成并形成血管翳覆盖于关节表面，导致关节软骨因营养障碍而溶解变性和破坏；随着病变的进展，进而向骨面蔓延，破坏骨质，最终形成关节强直。

（2）MRI表现

类风湿关节炎的MRI以滑膜血管翳异常增生和关节骨结构受侵蚀为特点。通常，增生的滑膜血管翳在$T_2$WI上呈中等信号。增强后，滑膜组织明显强化。除滑膜改变外，MRI还可清晰地显示骨侵蚀改变，其可同时发生在下颌髁突和颞骨鳞部的关节结节，但以前者受累较为多见。骨侵蚀可呈圆形或不规则形，在$T_1$WI和$T_2$WI上，病变信号明显低于正常骨髓信号，边界模糊。

### 9.5.2 感染性关节炎

（1）概述

感染性关节炎可分为化脓性和非化脓性，且以化脓性多见。致病菌侵入颞下颌关节后，受累滑膜浆液出现异常渗出，若未及时治疗控制，则病变可进一步引起滑膜面的坏死，并引起脓性渗出，进而破坏关节的软骨和骨结构，最终导致关节强直。颞下颌关节的化脓性炎症多可伴有颌面部软组织间隙的感染，后者的扩散可能是引起颞下颌关节化脓性炎症的主要原因之一。

（2）MRI表现

通常，在关节炎性活动期，一般会出现关节腔内渗出液的异常增多，MRI在$T_2$WI上表现为均匀高信号（图9-15）。当关节炎引起关节骨改变时，MRI上可显示形态和信号的异常变化，如髁突外形变平和骨质硬化等。MRI上，关节骨硬化改变在$T_1$WI和$T_2$WI上均呈低信号。

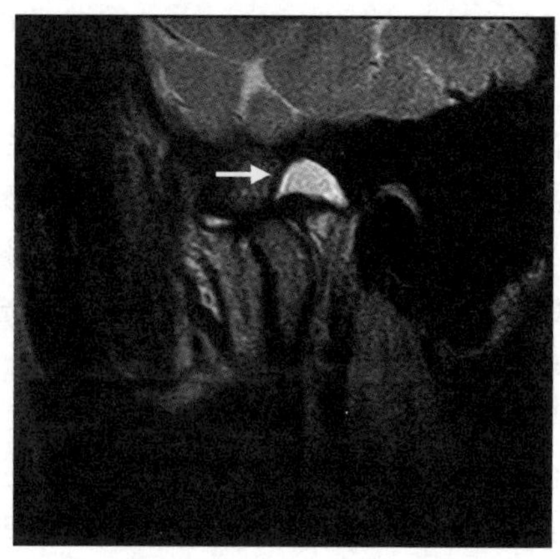

图9-15 左侧颞下颌关节感染性病变MRI表现

注：患者男，49岁，左侧颞下颌区疼痛伴张口受限1个月。矢状位张口位示左侧关节上腔扩张，内见$T_2$WI高信号影（箭头）。

### 9.5.3 滑膜软骨瘤病

（1）概述

滑膜软骨瘤病又称滑膜软骨化生，是一种发生在关节滑膜的软骨化生性病变。该病变以滑膜化生形成软骨结节为特点。如这些软骨结节骨化，则称其为滑膜骨化性软骨瘤病。滑膜软骨瘤病通常发生于全身大关节，如膝、髋、肩关节等，发生在颞下颌关节者相对少见。患者多为青年人，年龄在20～40岁之间，女性略多于男性。

（2）病理

可见病变区的滑膜组织明显增厚，灰蓝色软骨结节既可嵌于增厚的滑膜组织中，也可游离于滑膜组织外（但在关节腔内）。

（3）临床表现

患者多有颞下颌关节区肿胀、疼痛和张口活动障碍等症状。由于该病的临床表现与颞下颌关节紊乱病相似，故对其早期诊断的准确率并不高。

（4）MRI表现

大多数颞下颌关节区滑膜软骨瘤病发生于关节上腔。以颞下颌关节区多发性珍珠样游离钙化小体的出现为特征。MRI上，滑膜软骨瘤的内部

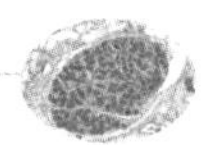

信号主要由3部分组成，即关节腔异常积液、增厚的滑膜化生组织及游离的软骨样小体。异常积液主要发生在关节上腔，关节下腔内偶尔可见。积液在 $T_1$WI 上为等低信号，在 PDWI 和 $T_2$WI 上为高信号；增厚的化生组织在 $T_1$WI 呈中等信号，在 $T_2$WI 上多呈中等或略高信号（与其周围肌肉组织相比），但明显低于水样信号。PDWI 和 $T_2$WI 上可见其衬映于高信号的关节积液内。游离的软骨结节多呈低信号，有时也可见其边缘呈环形低信号，中央呈等信号。由于低信号的游离软骨结节能在高信号液体的衬托下获得良好的显示，故 $T_2$WI 对颞下颌关节滑膜软骨瘤病的诊断最为重要（图 9-16）。此外，滑膜软骨瘤病具有局部侵袭性，可以侵蚀关节骨质结构，甚至可破坏颅底、侵入颅内。

### 9.5.4 色素沉着绒毛结节性滑膜炎

（1）概述

色素沉着绒毛结节性滑膜炎（pigmented villonodular synovitis，PVNS）又称弥漫性腱鞘滑膜巨细胞瘤，是一种累及单侧关节、韧带和关节囊的滑膜或腱鞘增生性病变。根据其累及关节的范围可将其分为局限性和弥漫性两类。局限性病变表现为关节内局限生长；弥漫性病变即关节内弥漫生长。

（2）病理

PVNS 见增厚的滑膜组织，呈褐色或黄色，表明有绒毛状结构。关节腔内可有积血。镜下见滑膜绒毛肥大，滑膜细胞增生明显，增生的细胞呈小圆形或卵圆形，细胞核类似于咖啡豆。病变内可见良性巨细胞分布。

（3）临床表现

主要表现为颞下颌关节区疼痛性肿块，咬合关系紊乱和张口受限。该病变临床表现因缺乏特征而容易误诊为腮腺区肿块和颞下颌关节紊乱病。此病罕见于颞下颌关节。

（4）MRI 表现

PVNS 呈规则或不规则肿块，边缘多清晰。平扫时，因该病变内部有丰富的含铁血黄素沉积，故在 $T_1$WI 和 $T_2$WI 上均表现为特征性的低信号（图 9-17）。在 $T_2$WI 上，病变多有囊状高信号表现，为囊性变所致，或为增生的滑膜组织分割关节腔积液所致。增强 MRI 上病变边缘区域可强化。下颌髁突和颞骨关节面可被病变侵蚀。偶尔，病变大范围的铁沉积还能产生磁敏感伪影，在 $T_2$WI 上，这种伪影尤为显著。

（5）鉴别诊断

需鉴别颞下颌关节焦磷酸钙结晶沉积病、滑膜囊肿和腱鞘囊肿，其病理改变及影像特征同其他大关节成像表现。

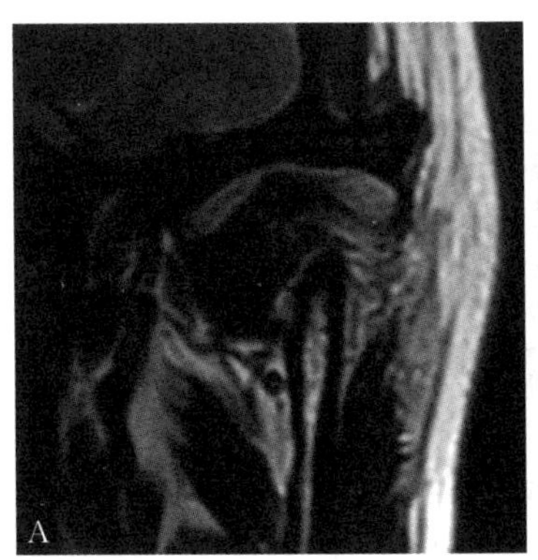


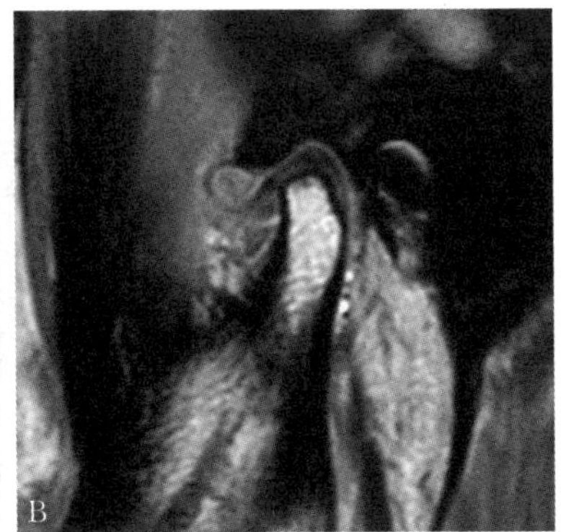


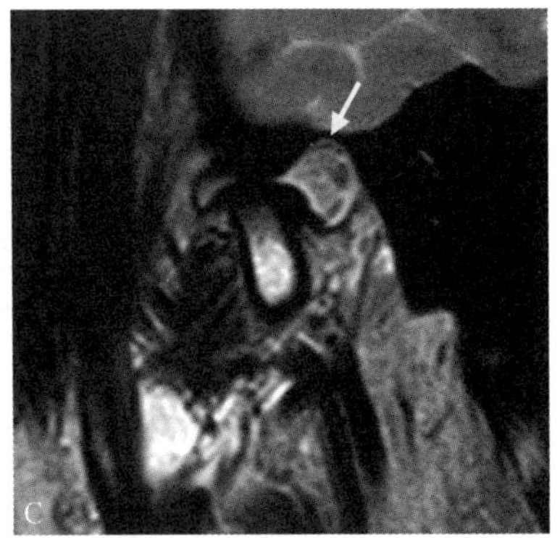


图 9-16 左侧颞下颌关节区滑膜软骨瘤病 MRI 表现

注：患者女，45岁，右侧颞下颌关节区肿胀、疼痛1年余。冠状位闭口位（A）、矢状位闭口位（B）显示关节上腔扩张。矢状位 $T_2$WI 开口位（C）示左侧关节上腔明显扩张，内见明显高信号影及多发混杂点状低信号影（箭头）。

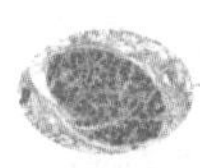



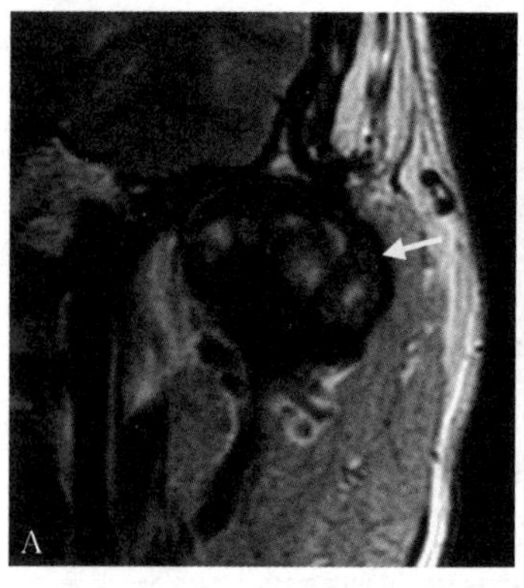
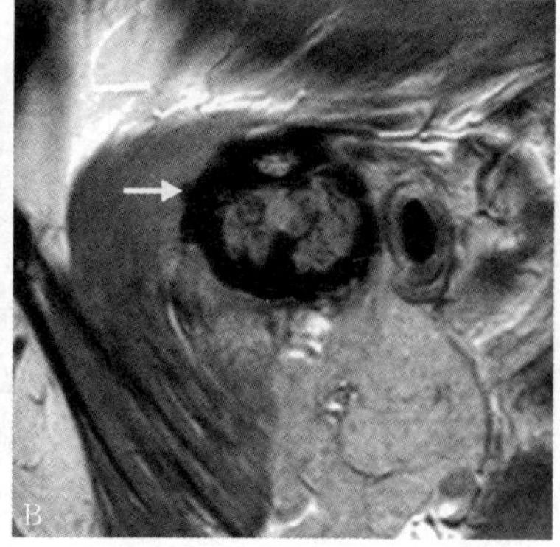
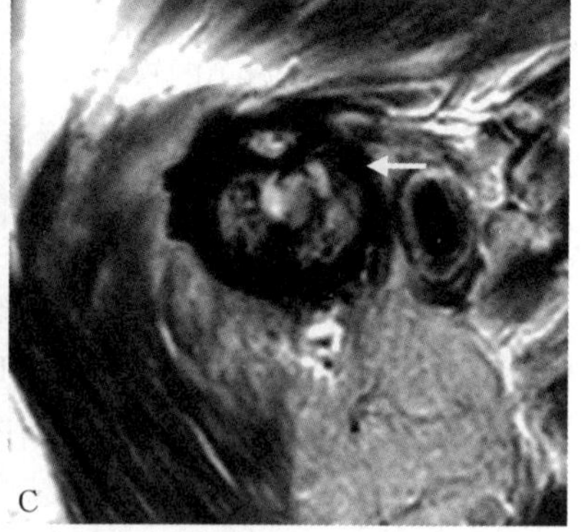

图 9-17 左侧颞下颌关节区色素沉着绒毛结节性滑膜炎 MRI 表现

注：患者男，30 岁。左侧耳痛，轻度牙关紧闭伴左侧颞下颌关节区肿胀 3 个月余。左侧髁突周围软组织见团块状异常信号影，$T_2WI$ 以低信号为主(A、C)(箭头)。$T_1WI$ 示周边及间隔低信号(B)。

## 9.6 骨质病变

### 9.6.1 骨关节炎

(1) 概述

关节内紊乱是颞下颌关节退行性改变进展的重要诱因，伴有关节盘移位的颞下颌关节病的 MRI 随访中常可见关节盘的退变以及终末期骨质的改变。

(2) 临床表现

研究显示约 50%的关节盘移位患者 MRI 上伴有下颌髁突形态异常，并且伴有不可复性关节盘移位的患者较伴可复性关节盘移位的患者出现率高。仅 4%的髁突改变伴有正常的关节盘位置。其形态改变包括：增生性退变、骨赘形成、关节面硬化及软骨下囊肿(图 9-18)；髁突重塑增加导致髁突发育不全或髁突头小且无骨赘形成。

(3) MRI 表现

髁突重塑 MRI 早期征象为：$T_1WI$ 上骨质信号减低；$T_2WI$ 上由于骨代谢增强，骨髓水肿明显，骨质信号增加。由于保守夹板治疗或韧带手术的成功与髁突退行性变呈负相关，尤其是骨赘的程度，故骨质病变的严重程度对治疗有重要意义。

(4) 鉴别诊断

还有一些少见的颞下颌关节畸形如剥脱性骨软骨炎、缺血性坏死和高尿酸血症，其 MRI 表现与身体其他大关节类似。

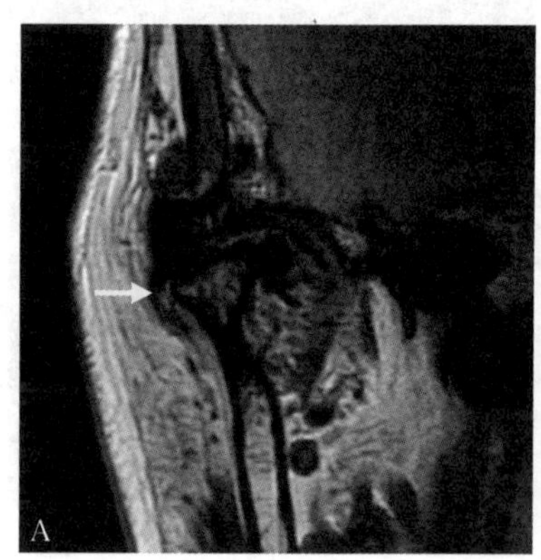
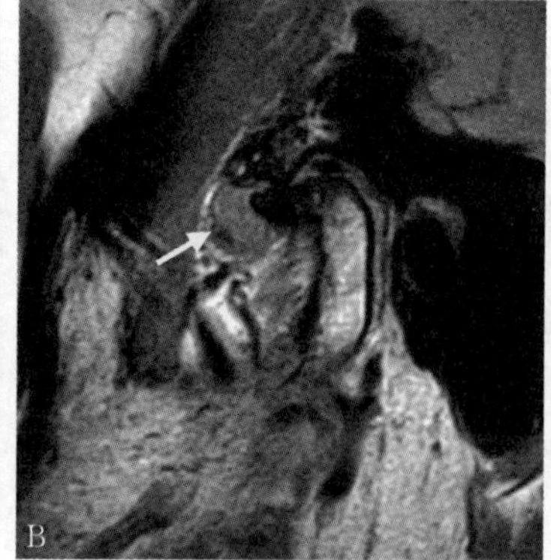
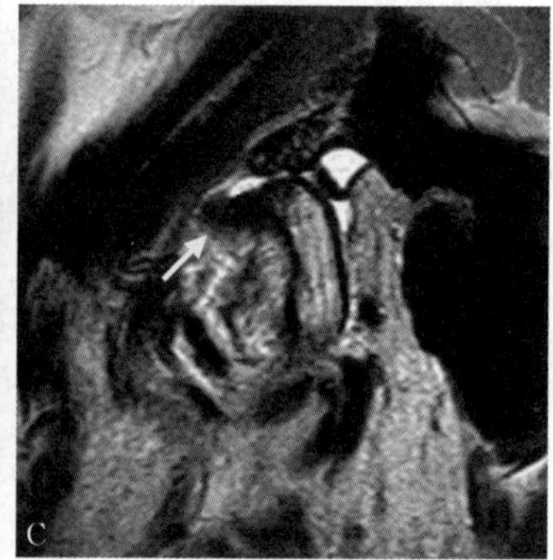

图 9-18 右侧颞下颌关节退行性变 MRI 表现

注：患者女，63 岁，右侧颞下颌关节区疼痛伴关节弹响 3 年余。冠状位 $T_2WI$(A)、矢状位闭口位(B)、矢状位开口位(C)示右侧髁突骨质增生明显，呈鸟嘴状(箭头)。

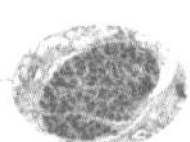

### 9.6.2 创伤

(1) 概述

颞下颌关节创伤主要包括骨创伤和软组织创伤两部分。骨创伤主要表现为骨折，包括下颌髁突骨折和颞骨关节面骨折。关节软组织损伤主要涉及关节囊，关节盘及其盘附着，关节区的神经、血管组织等。任何部位的下颌骨创伤均可导致下颌髁突的创伤。

(2) 临床表现

临床上，下颌髁突骨折远多于颞骨关节面骨折。在下颌骨骨折中，下颌髁突骨折最为常见。下颌髁突骨折的分类繁多，主要有囊内骨质和囊外骨折之分，脱位和移位之分，高、中、低位骨折之分。下颌髁突骨折常伴有骨折片移位或脱位，其脱位和移位的方向与翼外肌的牵拉密切相关。此外，髁突骨折的移位方向还与外伤时暴力的方向有关。

(3) MRI 表现

颞下颌关节创伤后 MRI 能显示颞下颌关节骨折及其脱位或移位、关节囊损伤、关节腔内异常渗出或出血、关节盘位置和形态变化等。颞下颌关节创伤后的骨折主要发生在下颌髁突，颞骨关节面骨折相对少见。MRI 上主要表现为骨折线的形成、骨髓信号异常和骨折片脱位或移位。骨折线可累及骨皮质和骨髓，表现为骨皮质连续性中断和骨髓信号异常。导致骨髓信号异常的主要原因是骨髓撕裂后的出血和水肿反应，在脂肪抑制 PDWI 和脂肪抑制 $T_2$WI 上更易被显示。骨折线多表现为线状或片状高信号。下颌髁突骨折的移位方向主要表现为向前、向内和向下，此改变与翼外肌的牵拉密切相关。在 MRI 矢状位上，骨折后脱位或移位的下颌髁突通常位于颞骨关节结节的下方或前下方。在 MRI 冠状面上，移位的髁突多位于下颌支的内侧。

颞下颌关节创伤后关节囊和关节腔的异常改变主要表现为关节囊撕裂和关节腔内液体或血液的异常积聚。MRI 在 $T_1$WI 和 $T_2$WI 上均呈中等信号的关节囊表现为连续性中断或轮廓模糊。颞下颌关节的上腔、下腔或所有上下腔内有异常液体聚集，聚集的液体如果来源于关节滑膜渗出液，则其 $T_1$WI 和 PDWI 上呈中等或略高信号，在 $T_2$WI 上呈高信号；如果液体来源于血管破裂后的出血，则其在 $T_1$WI、PDWI 和 $T_2$WI 上均呈高信号。

下颌髁突骨折后，其盘-髁关系也可随骨折断端的脱位或移位发生变化。MRI 上，可将此盘-髁关系变化的状况概括如下：下颌髁突骨折不伴脱位或移位者，其关节盘可表现为前移位或盘-髁关系正常。下颌髁突骨折伴前脱位或移位者，其关节盘多随骨折断端向前移位至关节结节的下方和前下方（图 9-19）。此时的盘-髁关系与正常开口时的盘-髁关系基本相似，下颌髁突的顶部与关节盘的中间带或前带在同一平面上。

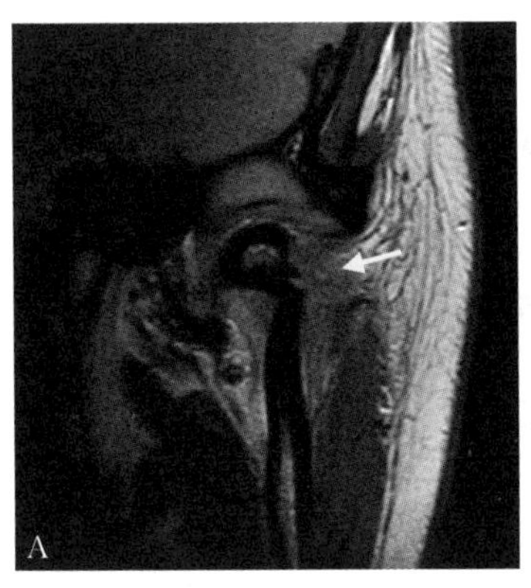


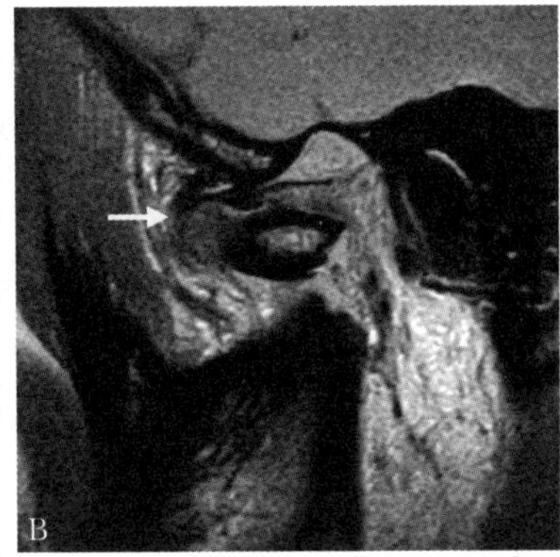


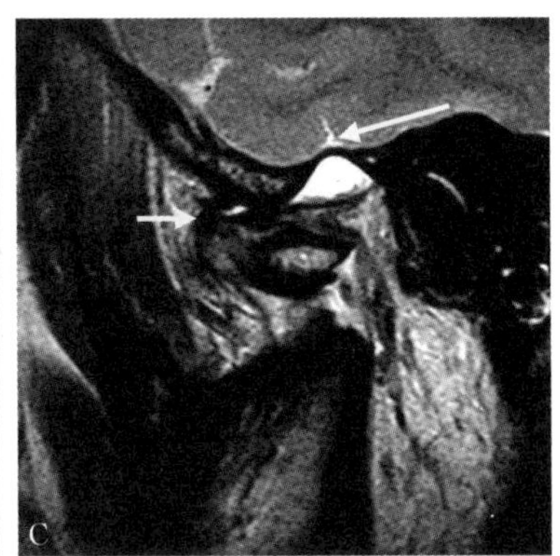


图 9-19 左侧髁突骨折 MRI 表现

注：患者女，21 岁，外伤后左侧耳前区有明显的疼痛，局部肿胀、压痛。MRI 示左侧髁突骨质不连续（A，箭头）；左侧颞下颌关节盘后带位于颞颌关节结节前下方（B，箭头，C，短箭头）；左侧关节上腔增宽，可见 $T_2$WI 高信号影（C，长箭头）。

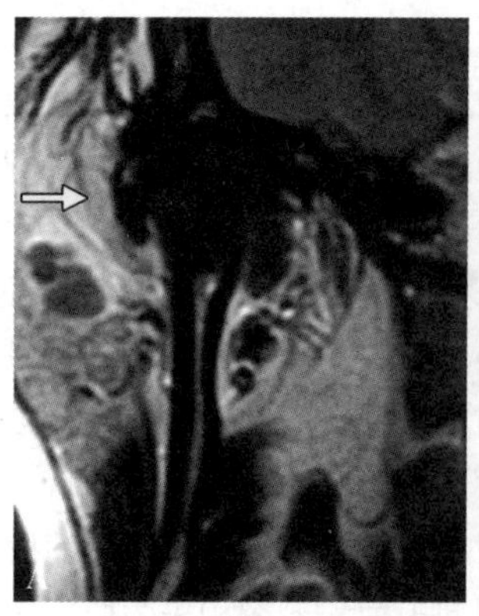

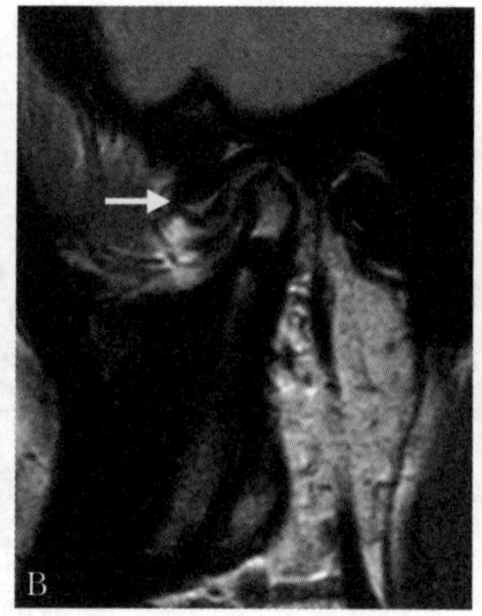

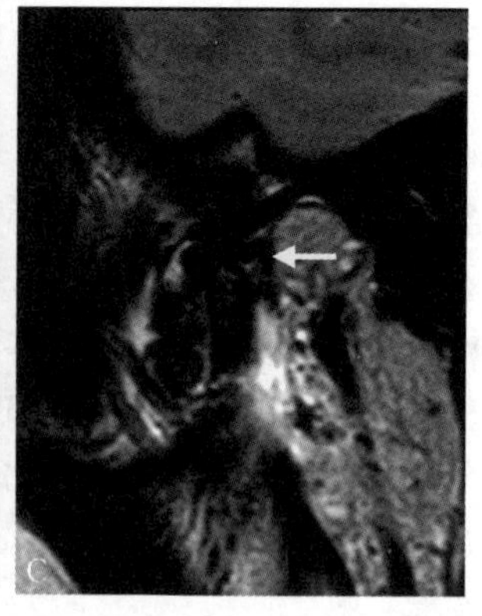


图 9-20　右侧颞下颌关节区术后，关节盘可复性旋外前移位 MRI 表现

注：患者男，16 岁，右侧颞下颌关节区术后。冠状面 MRI(A)，关节盘位于髁突外缘的外侧（箭头）；矢状位闭口位(B)，低信号的关节盘明显位于髁突横嵴顶钟面 12 点位的前方（箭头）；矢状位张口位(C)，关节盘位于下颌髁突的顶部（箭头）。

## 9.7　疗效评估

颞下颌关节内紊乱通常用复位夹板治疗，合适的复位装置会撑开关节腔。此时关节不承重，以减轻疼痛。颞下颌关节关节盘前移对咀嚼肌咬合和张力有一定影响，因此要复位髁突与关节盘的正常关系，而 MRI 可检测复位装置的治疗效果并且确认关节盘是否复位（图 9-20）。有少数研究认为，保守治疗患者即使关节盘前置，疼痛也可得到缓解，是由于关节盘的正常位置瘢痕组织转化为假性关节盘，此情况仅出现在关节盘部分移位，且不伴严重的关节畸形的患者。除了评估复位装置疗效外，MRI 还可评估颞下颌关节内紊乱外科手术（关节镜或开放性关节盘复位、灌洗、半月板成形术、关节盘切除术、关节盘切除伴自体组织植入）的治疗效果。

迄今为止，尚没有发现关节盘位置与手术成功率之前有明确的相关性，因此在解释术后 MRI 影像表现时，要着重了解所用手术方案、术中细节以及相关的临床表现。

此外，MRI 还可可靠地检测关节盘的残余及移位的复发。虽然术后提示临床症状好转，但关节盘粘连很常见，因此，下颌骨应至少在两个位置成像。术后关节囊和关节间隙通常可见纤维组织，这一改变通常出现在没有临床症状的外侧关节囊。在术后有持续性关节症状的患者中，60% 的患者伴有关节间隙和内侧关节囊的广泛纤维化。此时，在再次手术前，必须用 MRI 明确病变范围。偶尔，金属伪影会影响疗效评估。当存在异物反应、关节面磨损时为外科干预的手术指征。

## 9.8　下颌骨囊肿

颌骨是全身最容易发生上皮性囊肿的骨骼，种类繁多。各类囊肿在组织学上独具特征，在 MRI 上也各具一定的特征性。上皮性囊肿是一种囊壁上内衬上皮组织，并含有液体或半固体的病理性囊腔。既不是真性肿瘤，也不是脓肿性病理性囊腔。除罕见病例外，颌骨囊肿几乎都有上皮衬里和纤维组织囊壁，主要包括含牙（滤泡）囊肿、萌出囊肿、根侧牙周囊肿、根尖囊肿和牙旁囊肿。

### 9.8.1　含牙（滤泡）囊肿

（1）概述

含牙囊肿是一种囊壁包绕于未萌出牙冠，并附着在该牙牙颈的囊肿。感染、外伤可能是其诱因。在颌骨囊肿中，含牙囊肿发病率仅次于根尖囊肿，为第二好发；可发生于任何年龄，但多见于 10～40 岁；男性多于女性；常为单发，偶有多发。

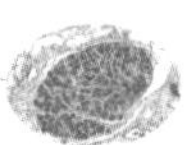

（2）病理

含牙囊肿囊腔内含有牙冠（多为恒牙和多生牙牙冠），囊壁附着于釉-牙本质交界处，囊液多为黄色。镜下：其囊肿由复层鳞状上皮和纤维结缔组织组成。复层鳞状上皮通常由2～3层扁平细胞和矮立方细胞组成，无角化和上皮钉突，类似于缩余釉上皮。如遇感染，则上皮明显增生、鳞化，上皮内可发生黏液化生，含有产黏液细胞和纤毛细胞，囊壁组织内可见大量炎症细胞浸润。部分含牙囊肿的上皮衬里内还可发生角化，并在纤维囊壁上常可见上皮岛。

（3）临床表现与治疗

含牙囊肿多为无痛性颌骨膨胀。临床检查可见颌骨膨胀区有缺牙。其治疗方式以切除为主，术后复发少见，预后良好，罕见恶变。

（4）MRI表现

颌骨含牙囊肿多位于下颌或上颌第三磨牙区和上颌尖牙区。多为圆形或类圆形，边界清晰，可为单囊或多囊。病变内部含有未萌牙牙冠，牙冠多指向病变中心，囊壁常围绕于受累牙的冠根交界处，其含牙可为单个或多个。MRI上含牙囊肿的囊液$T_1$WI呈低或中等信号，$T_2$WI呈均匀高信号；其内含牙在$T_1$WI和$T_2$WI上均为低信号，增强后囊壁可呈明显强化（图9-21）。由于未萌牙的整体运动，囊肿内的牙齿容易被推挤，甚至反转；含牙囊肿有推移和吸收邻牙的倾向，被推牙常向根尖方向移位。

（5）鉴别诊断

影像学上应与异常增生的牙滤泡、牙源性角化囊性瘤和牙源性囊性瘤鉴别。正常牙滤泡间隙的大小为2～3 mm。如果该间隙大于5 mm，应考虑含牙囊肿。若不能确定，可4～6个月后复查，期间如果出现任何牙齿移位和颌骨膨大，应为含牙囊肿。牙源性角化囊性瘤也含牙，但其颌骨膨

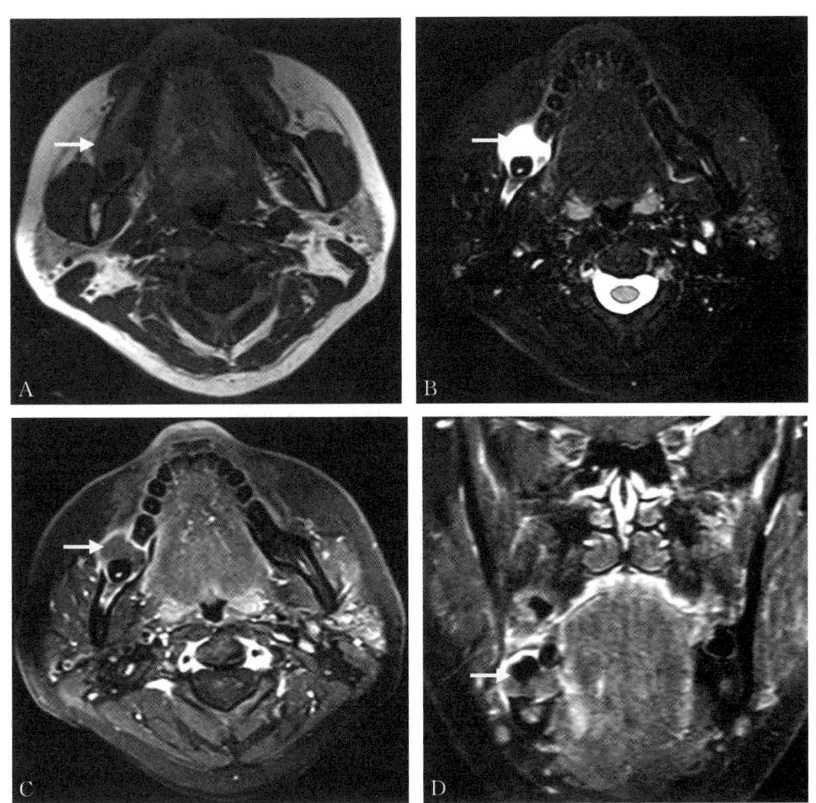


图9-21　右下颌骨含牙囊肿MRI表现

注：患者男，21岁，右侧下颌骨肿物2年余。右侧下颌骨局部骨质膨胀性改变，内可见右下8埋伏牙，囊腔$T_1$WI(A)为稍高信号（箭头），$T_2$WI脂肪抑制横断位(B)为高信号（箭头），增强后(C、D)无明显强化，囊壁见强化（箭头）。

胀程度轻于含牙囊肿，所含牙较少附着于牙釉质-牙骨质连线，且多为牙根已形成的恒牙。牙源性囊性瘤所含牙多为牙根已部分形成的尖牙或双尖牙，其内部的钙化点为鉴别点。

### 9.8.2 萌出囊肿

（1）概述

萌出囊肿是一种围绕萌出牙牙冠，部分位于骨内，并内衬非角化性复层鳞状上皮的囊肿。实际上是一种位于颌骨外软组织的含牙囊肿。多见于10岁以前，平均年龄4～5岁。其发病率仅次于含牙囊肿，为儿童第二颌骨囊肿。男性多于女性，偶有多发。

（2）病理

萌出囊肿所含液体为蓝色或血红色。镜下：囊肿上方为牙龈黏膜覆盖。囊肿上皮衬里具有缩余釉上皮特征。伴发感染时，囊壁上皮衬里增生明显，纤维组织囊壁内有炎症细胞浸润。

（3）临床表现

在牙将萌出的口腔牙龈区有蓝色突出物，质地柔软且有波动感。治疗方式包括临床观察、造袋术和祛除患牙及其病变等。预后良好。

（4）MRI表现

萌出囊肿可位于上颌或下颌的任何部分，但以下颌乳中切牙和第一恒磨牙多见，呈类圆形，边界清楚，多为单囊，病变内含牙，牙冠多朝向牙龈侧。外形一般较小，范围局限，偶可见其压迫下颌神经管或上颌窦底壁。

（5）鉴别诊断

萌出囊肿的影像表现和含牙囊肿基本类似，不同之处在于萌出囊肿内部所含牙根已部分形成，X线结合临床表现有助于诊断。

### 9.8.3 根尖囊肿和残余根尖囊肿

（1）概述

根尖囊肿是一种在感染过程中起源于牙周韧带内上皮细胞残余的囊肿，通常继发于死髓牙之后。其成因和死髓牙的炎症感染刺激导致位于牙周韧带内的残余上皮细胞增生、坏死、液化有关。残余根尖囊肿是一种在相关牙处理之后残留于颌骨内的囊肿。该囊肿的形成多因对颌骨根尖周囊肿或根尖肉芽肿未做完全清除所致。根尖囊肿是颌骨最常见的囊肿之一，可发生于任何年龄，以30～40岁多见，男性多于女性。乳牙受累者罕见。

（2）病理

根尖囊肿呈圆形或卵圆形，囊壁厚薄不均，内面光滑或有皱褶。镜下：根尖囊肿的上皮衬里内为无角化的复层鳞状上皮，厚薄不一。上皮细胞的形态以感染程度而定。感染存在时，囊肿的上皮钉突增殖并相互连接成网状；感染消失时，可见囊壁内有胆固醇结晶，如胆固醇结晶较多，囊壁的上皮层可变细或退变。部分病例内可见透明小体，且有钙化。

（3）临床表现与治疗

除非出现感染，根尖囊肿多无症状。外形较大的根尖囊肿可以导致颌骨膨胀。颌骨骨皮质完整时，囊肿质地较硬；骨皮质变薄时，则有乒乓球感；骨皮质破坏时，触诊囊肿可有弹性和波动感。继发感染者可出现颌骨区膨胀和疼痛。根尖囊肿的治疗根据情况而定。治疗方式有手术刮除、牙髓根管治疗和根尖手术等。部分根尖囊肿治疗留下的骨腔可被新生骨充填，治疗后的根尖囊肿预后良好、复发少见。

（4）MRI表现

大多数根尖囊肿位于牙根根尖。60%的根尖囊肿位于上颌骨，特别是上颌的切牙和尖牙区。40%的根尖囊肿位于下颌骨。根尖残余囊肿于上、下颌骨均可出现，但以下颌骨多见，且几乎位于下颌神经管的上方。病变成圆形或类圆形，边界清楚；继发感染时，边界不清。多呈单囊，MRI $T_1WI$上信号多变（低、中等、高信号均可），$T_2WI$呈均匀高信号，增强后囊肿的边缘成明显增厚的环形强化（图9-22）。较大的根尖囊肿可引起临牙牙根移位和吸收。膨胀的颌骨边缘多呈弧形或圆形表现，起源于上颌侧切牙的根尖囊肿可突入上颌窦内。如遇到感染，囊肿周围的炎症反应可引起骨吸收和硬化表现。上颌的残余根尖囊肿可突入上颌窦内，下颌的残余根尖囊肿可向下压迫下颌神经管。

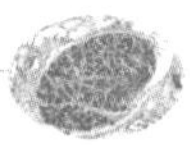

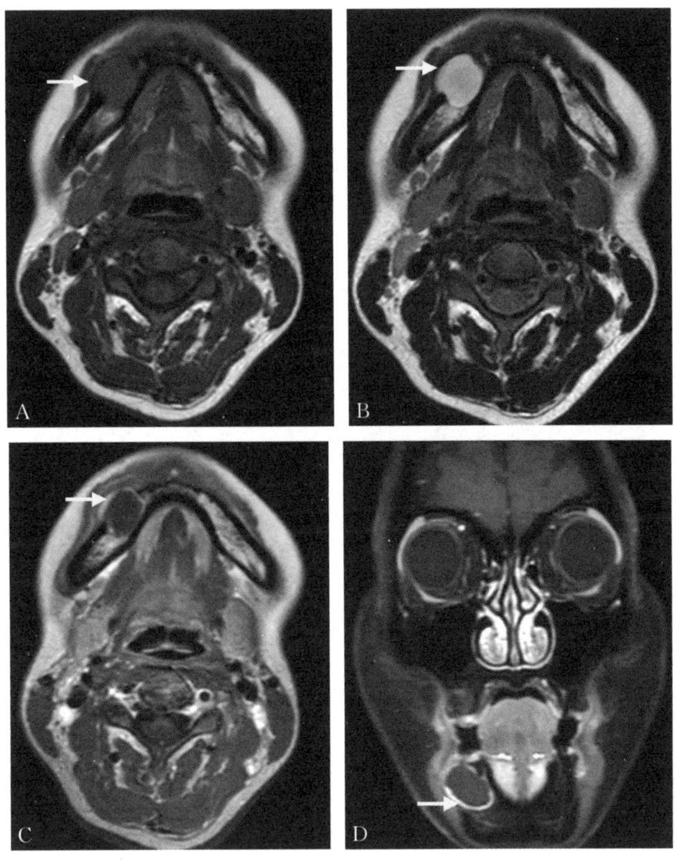

图 9-22　右侧下颌骨前牙区根尖囊肿 MRI 表现

注:患者女,33 岁,右侧下颌骨前牙区肿胀伴疼痛 2 个月余。右侧下颌骨骨质膨隆;轴位 $T_1$WI(A)呈等信号(箭头),脂肪抑制轴位 $T_2$WI(B)呈高信号(箭头),增强后(C、D)呈环形强化(箭头)。

(5) 鉴别诊断

由于都伴有死髓牙,较少的颌骨根尖囊肿很难与根尖肉芽肿区别,边界光滑且有骨皮质线围绕,直径大于 2 cm 的圆形病变为颌骨根尖囊肿的特点。当颌骨根尖囊肿周围有新生骨形成时,需与良性骨纤维性病变鉴别。残余根尖囊肿多有病史提供,诊断不难。

### 9.8.4　牙旁囊肿

(1) 概述

牙旁囊肿是一种位于压根侧缘靠近牙颈部的囊肿,为牙周袋内感染的结果,起源于牙周韧带内的浅表的牙源性上皮组织。是一种特殊的炎症性根侧囊肿,占所有牙源性囊肿的 1%～5%;多见于 20～29 岁成人,男性多见。

(2) 病理

牙旁囊肿的囊壁内衬无角化的复层鳞状上皮,厚薄不均,囊壁结缔组织内有大量炎症细胞浸润。镜下和许多感染性牙源性囊肿相似,尤其同根尖囊肿相似,鉴别困难。

(3) 临床表现与治疗

多数牙旁囊肿患者都伴有冠周炎反复发作史。患者可出现下颌第三磨牙黏膜区的红肿和疼痛,但受累牙为活髓牙。牙旁囊肿多以保守治疗为主,对替牙期儿童青少年尤应如此。手术治疗包括囊肿摘除、拔出受累牙和仅摘除囊肿而保留受累牙。治疗后复发少见。

(4) MRI 表现

牙旁囊肿具有特殊的发病部位,一般发生于下颌未萌磨牙的颊侧和远中颊侧。最常见于下颌第三磨牙，且多伴有反复发作的冠周炎病史；呈圆形或半圆性，边界清楚，周围可见明显增厚的硬化带。多为单囊，位于受累牙的牙釉质-牙骨质连线，或附着于受累牙冠 1/3 处。如受累牙为下颌第一或第二磨牙，则可见囊肿向颊侧膨胀明显，而受累牙的牙根多向舌侧移位。如受累牙为下颌第三磨牙，则可见囊肿位于受累牙的根侧和远中颊侧，或表现为受累牙的冠周间隙明显增宽。

（5）鉴别诊断

与牙旁囊肿影像相似的有根尖囊肿、含牙囊肿和朗格汉斯细胞组织细胞增生症。临床病史及发病部位可提供参考。与朗格汉斯细胞组织细胞增生症鉴别主要是倾斜的磨牙牙尖。

## 9.9 非牙相关下颌骨肿瘤

### 9.9.1 骨软骨瘤

（1）概述

骨软骨瘤是一种发生于骨的外表面，并伴有软骨帽的骨性突起。该肿瘤内有髓腔，其基底部与宿主骨相连续。可单发或多发。多发病变为一种常染色体显性遗传性疾病。颌面骨多发骨软骨瘤尚未见相关报道。单发骨软骨瘤约占所有骨肿瘤的 8%，颌面骨发病年龄平均约 40 岁，女性多于男性。

（2）病理

大体病理上，骨软骨瘤一般有基底部和冠部组成，基底部与正常骨相连，冠部为软骨层。肿瘤表现为形态不一的广基或有蒂的骨性突起，并与正常骨的骨皮质和髓腔相连续；该异常突起表面被覆软骨帽。通常软骨帽厚度较薄，且随年龄增长而降低。镜下：骨软骨瘤有 3 层结构组成：软骨帽、软骨和骨组织。软骨帽位于最外层，与基底骨的骨膜相连续，软骨膜的下方为软骨帽，其厚度小于 2 cm。软骨帽有透明样软骨和类似于生长板的骨软骨相连组成，在松质骨中可见境界清楚的软骨内化骨。

（3）临床表现与治疗

发生于下颌骨冠突和髁突的骨软骨瘤可引起患者的张口受限、颞下颌关节区的不适、肿胀和疼痛。颌骨骨软骨瘤的治疗方式以切除为主，预后良好，无复发和恶变的报道。

（4）MRI 表现

颌骨骨软骨瘤多见于颌骨的冠突和髁突，形态多样，可呈不规则形、球形、分叶状或菜花状，边界清晰。MRI 上，病变内的骨髓部分在 $T_1$WI、$T_2$WI 均为高信号，而病变内的松质骨和钙化部分呈低信号影（图 9－23）。软骨帽在 $T_1$WI 上呈低信号，在 $T_2$WI 上呈高信号影。有时，下颌髁突部位的软骨帽在脂肪抑制 $T_2$WI 上不容易被识别，因为与高信号软骨帽相邻的关节腔内有高信号液体聚集，两者之间无明显的信号对比。

（5）鉴别诊断

下颌髁突外的软骨瘤诊断不难，但位于下颌髁突的骨软骨瘤应与髁突肥大、骨赘和骨瘤鉴别。髁突肥大只是下颌骨外形的增大，并不伴有异常的骨性隆起病变。髁突区骨瘤多形态规则，呈圆形、类圆形改变。髁突区骨赘呈鸟嘴样改变，一般无广基底和蒂状改变。

### 9.9.2 软骨肉瘤

（1）概述

软骨肉瘤是一种来源于透明软骨的恶性肿瘤，肿瘤内可出现黏液样变、钙化和骨化，发生在颌骨多为中心性软骨肉瘤和间叶性软骨肉瘤。中心性软骨肉瘤又分为原发性软骨肉瘤、继发性软骨肉瘤和骨膜软骨肉瘤。原发性软骨肉瘤是发生于正常骨中心的软骨肉瘤，又称普通性软骨肉瘤。继发性软骨肉瘤是在先驱病变的基础上（如骨软骨瘤、内生软骨瘤、内生软骨瘤病）基础上发生的恶性肿瘤。骨膜软骨肉瘤是发生在骨表面的恶性肿瘤。间叶性软骨肉瘤是一种罕见的，以双分化为特征的恶性肿瘤，由高度未分化的小圆细胞和分化良好的透明软骨组成。在全身软骨肉瘤中，5%～10%发生于颌面骨，属于少见病例。原发性软骨肉瘤多见于中老年人，发病年龄高峰为 40～70 岁，男性多见。间叶性软骨肉瘤好发于 20～30 岁年轻人，女性多见。

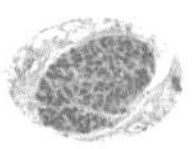

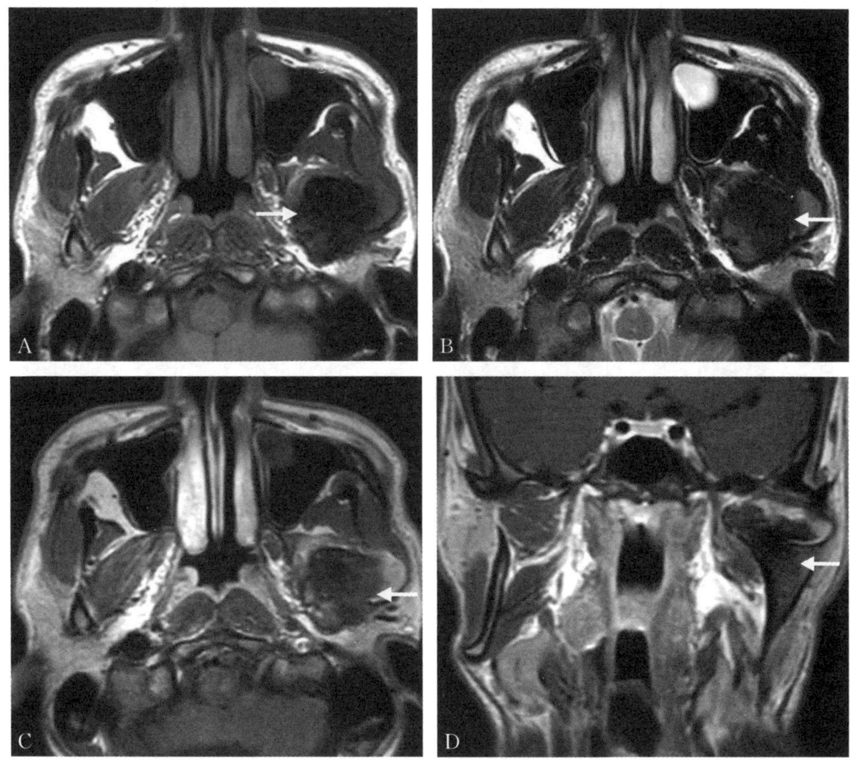


图 9－23　左侧髁突骨软骨瘤 MRI 表现

注：患者女，26 岁，左侧颞下颌关节肿胀 3 个月余。左侧髁突形态增大、不规则；轴位 $T_1$WI(A)、$T_2$WI(B)呈混杂低信号(箭头)，增强后(C、D)可见周边强化(箭头)。

（2）病理

软骨肉瘤呈分叶状，肿瘤剖面成蓝灰色或白色透明状，内有囊性区域和黄白色白垩状钙化区域，间叶性软骨肉瘤呈鱼肉状外观，色灰白或灰红，分叶状改变少见。镜下：软骨肉瘤由大小不等、形态不规则的软骨小叶组成。圆形或卵圆性肿瘤细胞位于蓝色的软骨样基质陷窝中，而软骨样基质可有黏液样改变。大多数软骨肉瘤为低度恶性肿瘤。但间叶性软骨肉瘤属于高度恶性肿瘤。其具有典型的双重特征，未分化的小圆细胞和透明软骨岛相混合，且伴有血管外皮细胞瘤样的脉管结构。

（3）临床表现与治疗

软骨肉瘤常表现为疼痛性面部肿胀，发生于上颌骨的软骨肉瘤如侵犯鼻旁窦和鼻腔可引起鼻塞和鼻出血。此外，颌骨软骨肉瘤可导致患者感觉异常和颌面部功能障碍。治疗颌骨软骨肉瘤多以手术完整切除为主。多数原发性软骨肉瘤预后良好。颌骨间叶性软骨肉瘤的预后好于全身其他部位的间叶性软骨肉瘤，若肿瘤复发则预后较差，可致死亡。

（4）MRI 表现

上、下颌骨均可发生软骨肉瘤，发病率基本相等。上颌骨软骨肉瘤多见于上颌前部，下颌者多见于下颌冠突、髁突和下颌体。多呈卵圆形和不规则形肿块，可呈分叶状，边界清楚或模糊，或呈鼠咬状改变。颌骨骨皮质多有吸收破坏。病变 MRI，$T_1$WI 上呈低或中等信号，在 $T_2$WI 上为均匀或不均匀高信号(图 9－24)。病变在 $T_1$WI 和 $T_2$WI 上不均匀信号与病变内矿化、出血和囊变有关，病变内钙化在 $T_1$WI 和 $T_2$WI 上均呈低信号。增强后多呈不均匀强化，强化区域与病变的实质区相对应，而无强化区与病变内胶冻黏液区和矿化区相对应。软骨肉瘤除可致牙周膜增宽、

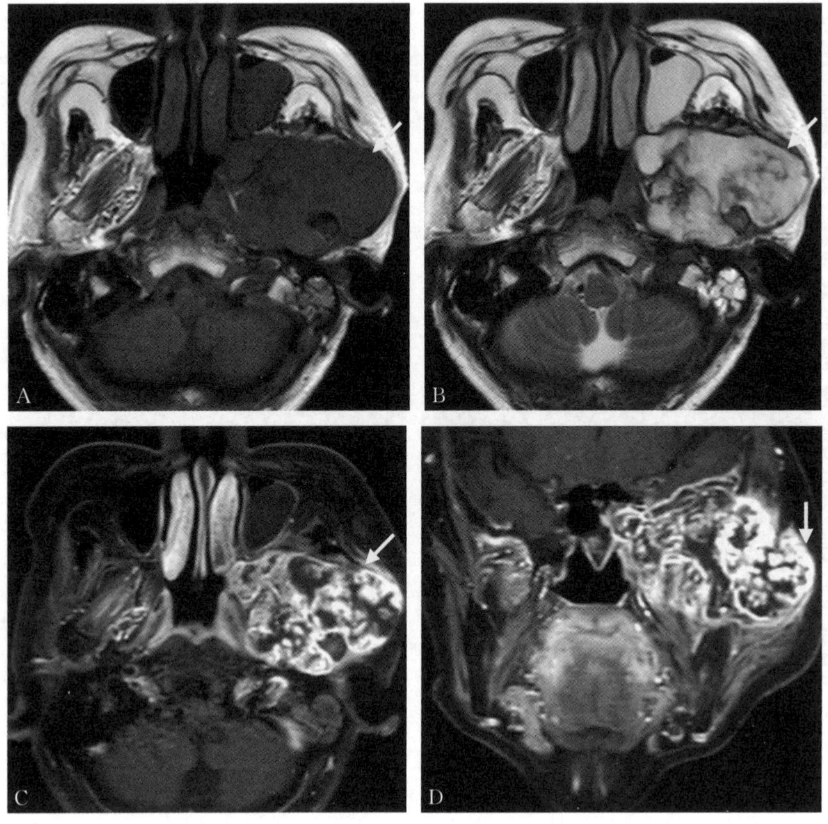


图 9-24 左侧中颅底软骨肉瘤 MRI 表现

注：患者女，60 岁，左颞颌区肿物 10 年余。左侧颞下颌关节区可见类椭圆形软组织密度团块影包绕左侧髁突；轴位 $T_1$WI(A)呈低信号(箭头)，$T_2$WI(B)呈高信号、内见片状低信号影(箭头)，增强后(C、D)见花环样强化(箭头)。

牙根吸收和下颌神经管破坏外，还可穿破颌骨骨皮质，直接侵犯至颌骨外软组织结构，形成软组织肿块。

(5) 鉴别诊断

颌骨软骨肉瘤同骨肉瘤鉴别困难，主要鉴别点为软骨肉瘤的胶冻黏液区多无强化，骨肉瘤此特征较少；骨肉瘤多为软组织信号，增强后明显强化。骨纤维异常增殖症多局限在骨内，颌骨外形完整，无骨皮质破坏、吸收和软组织肿块形成；软骨肉瘤多有骨皮质吸收破坏，并可有软组织肿块。

## 9.9.3 骨肉瘤

(1) 概述

骨肉瘤为骨的原发性恶性肿瘤，特点为肿瘤细胞直接产生骨和骨样基质。在颌骨骨肉瘤中，以普通性骨肉瘤最为常见。在所有骨肉瘤中，颌骨骨肉瘤约占 10%。目前确切病因尚不清楚，但继发性骨肉瘤多伴有原发病因。就颌骨而言，超过 10%的骨肉瘤发生于放射治疗后。颌骨骨肉瘤发病年龄较其他部位的晚，发病高峰在 30～40 岁，继发性骨肉瘤的发病年龄多明显高于普通性骨肉瘤。男性多于女性。

(2) 病理

颌骨骨肉瘤为肉质或质硬肿瘤，病变常破坏骨皮质并伴有软组织肿块。成骨性骨肉瘤呈灰褐色和不规则颗粒状，或致密硬化，偏黄白色。成软骨性骨肉瘤偏白色或黄褐色，并有不同程度钙化，且切面可呈鱼肉状或有黏液物质。组织病理上，骨肉瘤主要由瘤细胞和骨样基质构成，根据基质不同分为成骨性骨肉瘤、成软骨性骨肉瘤和成纤维性骨肉瘤。

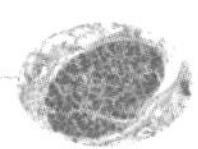

(3) 临床表现与治疗

颌骨骨肉瘤早期可表现为无痛性或疼痛性面部肿胀，病变迅速增大后，常伴有牙松动、牙移位，面部肿大畸形、溃疡和出血等，部分患者可伴感觉异常和颌面部功能障碍。治疗以手术切除为主，放疗或化疗为辅。经过彻底治疗的骨肉瘤，一般预后良好。未经治疗的骨肉瘤一般在局部浸润生长和全身迅速转移后死亡。骨肉瘤可转移至全身各部位，最常见为肺。整体而言，颌骨骨肉瘤复发率较高，而转移率相对较低。

(4) MRI 表现

上、下颌骨骨肉瘤的发病率基本相等。下颌骨骨肉瘤多见于下颌后部如下颌体、下颌角和下颌支；上颌骨骨肉瘤多发生于上颌后部，也可见于上颌牙槽骨和上颌窦。病变呈不规则形，边界不清。成骨性骨肉瘤边缘多为日光状或针状瘤骨，其排列参差不齐，长短不一，可见 Codman 三角。MRI 上，$T_1$WI 呈中等信号，或低等混杂信号；在 $T_2$WI 上呈低等、高混合信号；增强后骨肉瘤实质成分有强化，瘤骨基本无强化(图 9－25)。颌骨骨肉瘤内的牙周膜可明显增宽，可侵犯颌面深部的颞下窝、翼腭窝和颅底。

(5) 鉴别诊断

类型不同的骨肉瘤，所对应的鉴别诊断不同。成骨型骨肉瘤和成软骨性骨肉瘤同软骨肉瘤鉴别，详见相关章节。成纤维性骨肉瘤同纤维肉瘤、恶性纤维组织细胞瘤、骨转移瘤、Ewing 肉瘤和孤立性骨髓瘤相似。

## 9.9.4 朗格汉斯细胞组织细胞增生症

(1) 概述

朗格汉斯细胞的肿瘤性增生，由于其本质为一

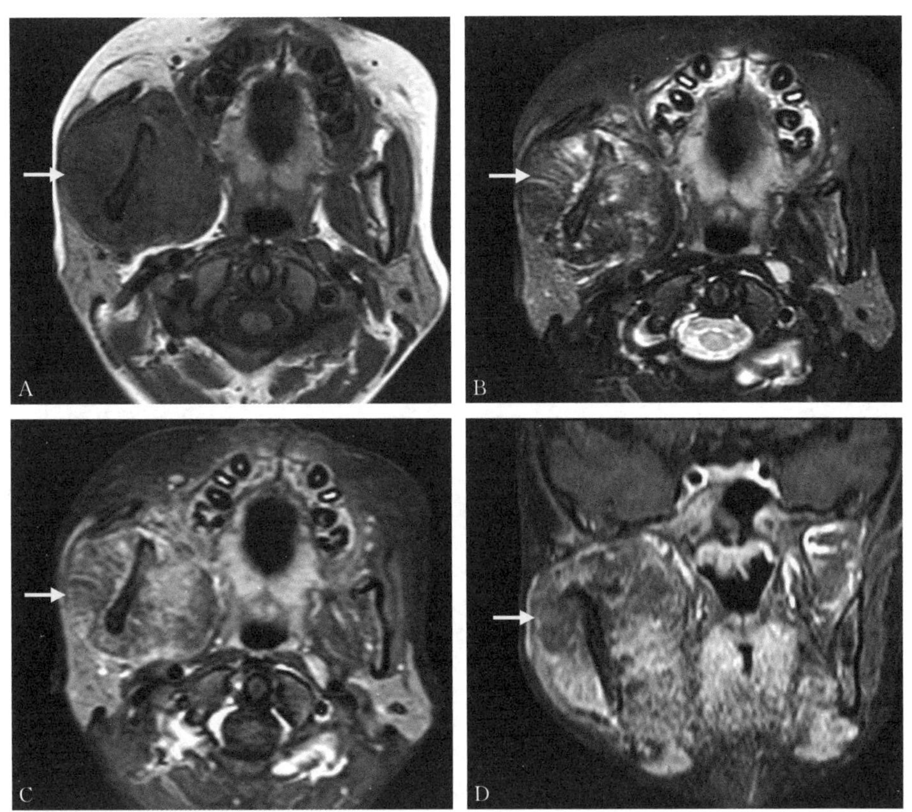


图 9－25 右侧下颌骨骨肉瘤 MRI 表现

注：患者男，9 岁，右面部肿胀伴疼痛 3 个月余。右侧下颌骨升支骨质破坏伴周围见软组织肿块影；轴位 $T_1$WI(A)呈等信号(箭头)，脂肪抑制轴位 $T_2$WI(B)呈不均匀高信号(箭头)，增强后(C、D)见明显不均匀强化(箭头)。

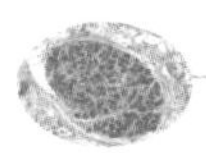



种克隆性增生，故视之为肿瘤性病变。目前朗格汉斯细胞组织细胞增生症（Langerhans cell histiocytosis，LCH）病因不明，可能与新生儿感染有关。发病率约为 5/100 万。发病年龄可见于任何年龄，80%～85%的患者在 30 岁之前发病；男性多于女性。可有单发、多灶和弥漫性之分。

（2）病理

LCH 病变呈红色，质地柔软，如伴有出血坏死，LCH 的颜色可因脂肪和嗜酸性粒细胞的存在而变黄。镜下：骨 LCH 病变中有呈巢状或簇状分布的朗格汉斯细胞。诊断的关键是找到朗格汉斯细胞，其特征为核皱缩或有核沟，类似于咖啡豆。

（3）临床表现

LCH 最常见的症状是病变区疼痛和肿胀，累及颌骨的 LCH 可出现牙齿松动和脱落，累及颞骨的可出现中耳炎和乳突炎症状，一般不会出现颌面部功能障碍。单发或局限多骨者预后良好。其临床转归可能与受累器官有关，单发生存率为 95%，两器官受累为 75%；约有 10%的 LCH 可有单灶性病变演变为多灶性病变。

（4）MRI 表现

LCH 好发于颅骨和颌骨，累及颞骨者少见；下颌骨较上颌骨多见，约为 3∶1。下颌骨 LCH 多发生于下颌骨后部。多表现为不规则肿块，边界不清，可见不连续性骨膜反应。MRI 上，$T_1$WI 呈低、中等信号，$T_2$WI 呈高信号影；增强后，病变多有明显强化（图 9－26）。颌骨 LCH 多引起诸多牙的改变，如牙囊破坏和牙浮立；颌骨病变多有骨外软组织侵犯，可累及颌骨周围的咬肌和软组织间隙；颞骨 LCH 可向上破坏大脑颞叶脑膜和脑实质，向下累及颞下颌关节。

（5）鉴别诊断

LCH 的影像表现与颌骨骨髓炎、颌骨恶性肿瘤和牙龈鳞状细胞癌相似。青少年 LCH 较少伴有病理性骨折，常伴有连续或不连续的层状骨膜反应，类似于边缘性骨髓炎。而成人性 LCH 则常伴有病理性骨折，但罕见骨膜反应。影像鉴别相对困难。

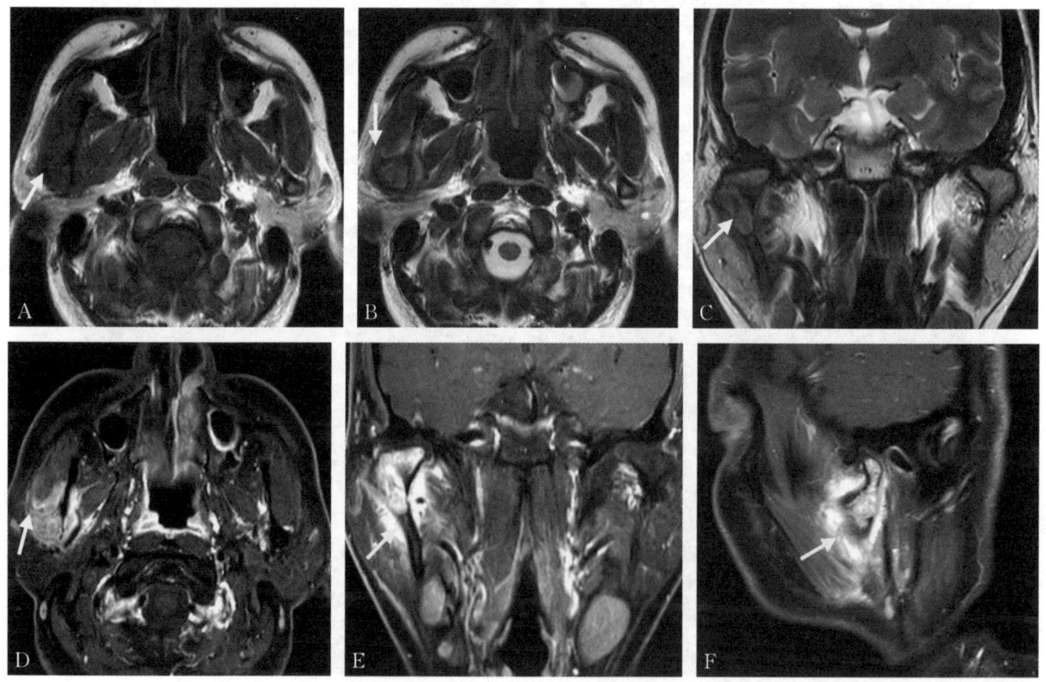


图 9－26　右侧下颌骨朗格汉斯细胞组织细胞增生症 MRI 表现

注：患者男，35 岁，右侧颞下颌关节胀痛 2 个月余。右侧髁突颈部骨质稍膨隆改变及骨质破坏，周围见软组织肿块影，$T_1$WI(A)呈等信号(箭头)，$T_2$WI 轴位及冠状位(B、C)呈稍高信号(箭头)，增强后(D～F)明显强化(箭头)。

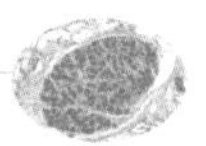

### 9.9.5 颌骨转移瘤

（1）概述

颌骨转移瘤是原发于全身其他组织器官的恶性肿瘤在颌骨内建立的新病灶。骨转移性肿瘤的发生与原发性肿瘤的部位和局部血流方式有关。颌骨转移瘤的转移途径主要通过血液循环。颌骨转移瘤的原发部位多源于锁骨以下的身体组织器官。但起源于颌骨毗邻的器官（如鼻、舌和甲状腺）的恶性肿瘤也可引发颌骨转移，只是相对少见。部分颌骨转移肿瘤（10%～15%）无原发灶可寻。上皮性癌是颌骨最常见的转移性肿瘤类型，最常见的原发部位为乳腺，其次为肺和前列腺。儿童发生颌骨转移者少见，其主要组织病理学类型有神经母细胞瘤、视网膜母细胞瘤和Wilms瘤。颌骨转移瘤约占全身骨转移瘤的1%，好发年龄为50～70岁。性别比例无差异。

（2）病理

不同病理类型的转移瘤有不同的特征，其变化主要取决于肿瘤所致的反应骨的多寡。如乳腺癌的成骨性转移多呈灰白色，质地韧。来自肾细胞癌的病变质地软，易形成出血性病变。镜下：绝大多数颌骨转移瘤与其原发性肿瘤的镜下组织病理表现类似。

（3）临床表现与治疗

患者最常见的主诉有牙痛、下唇麻木、病理性骨折和病变部位的出血。颌骨转移肿瘤的预后差（多在病变出现后1～2年死亡）。其治疗方式有放疗、化疗、手术、免疫和激光治疗。通常对孤立性颌骨转移瘤可以采取大剂量放疗，但对边界清楚的孤立性颌骨转移肿瘤可采取手术治疗。

（4）MRI表现

颌骨转移瘤多发生在颌骨后部，其后依次为上颌窦、硬腭前部和下颌髁突；多数呈类圆形或不规则形，边界可清楚、模糊或虫蚀状改变。MRI $T_1$WI呈低或中等信号，$T_2$WI呈高、低混杂信号或高信号（图9-27）。颌骨转移瘤多有颌骨骨皮质的破坏，形成骨外侵犯，可累及颌骨周围的肌肉和软组织间隙，也可侵入上颌窦、鼻腔和眼眶。

（5）鉴别诊断

大多数颌骨转移瘤因原发病灶明确而无需鉴别诊断。对部分原发病变不明的颌骨转移瘤，应同骨髓瘤、成骨性骨肉瘤和软骨肉瘤鉴别，详见相关章节。

## 9.10 牙相关下颌骨肿瘤

### 9.10.1 骨化性纤维瘤

（1）概述

骨化性纤维瘤（ossifying fibroma，OF）是一种由细胞丰富的纤维组织和表现多样的矿化组织组成的边界清楚的肿瘤样病变。该病变有两种组织变异类型，即青少年骨小梁状骨化性纤维瘤（juvenile trabecular ossifying fibroma，JTOF）和青少年沙瘤样骨化性纤维瘤（juevnile psammomatoid ossifying fibroma，JPOF）。OF主要源于牙周韧带，好发于女性，多见于10～39岁。其中JTOF发病年龄较小，为8～12岁；JPOF约20岁。OF在颌骨肿瘤中属于常见肿瘤。

（2）病理

OF为边界清楚的硬组织肿块。镜下：OF的软组织部分主要是细胞丰富的纤维组织，但分布差异较大，或为细胞排列密集区，或为无细胞区。肿瘤的矿化部分主要由编织骨、层板骨和类似于牙骨质的沉淀物组成。病理表现上，骨和牙骨质之间无明显差别。OF和纤维结构不良的最大差别为：OF边界清晰，有肿瘤包膜。JTOP由细胞丰富的纤维组织组成，内有含细胞的带状骨和纤细的幼稚骨小梁。JPOF是病变内含成纤维间质和类似于骨小梁的小骨块。JPOF的矿化性成分主要是椭圆形或弯曲的骨小体。

（3）临床表现与治疗

OF主要表现为生长缓慢的上颌或下颌无痛性硬性肿。牙移位有时为首发症状。病变较大者可伴有面部不对称畸形。手术是OF的主要治疗方式。一般术后复发少见。

（4）MRI表现

OF常发生在下颌后部（前磨牙和磨牙区），且

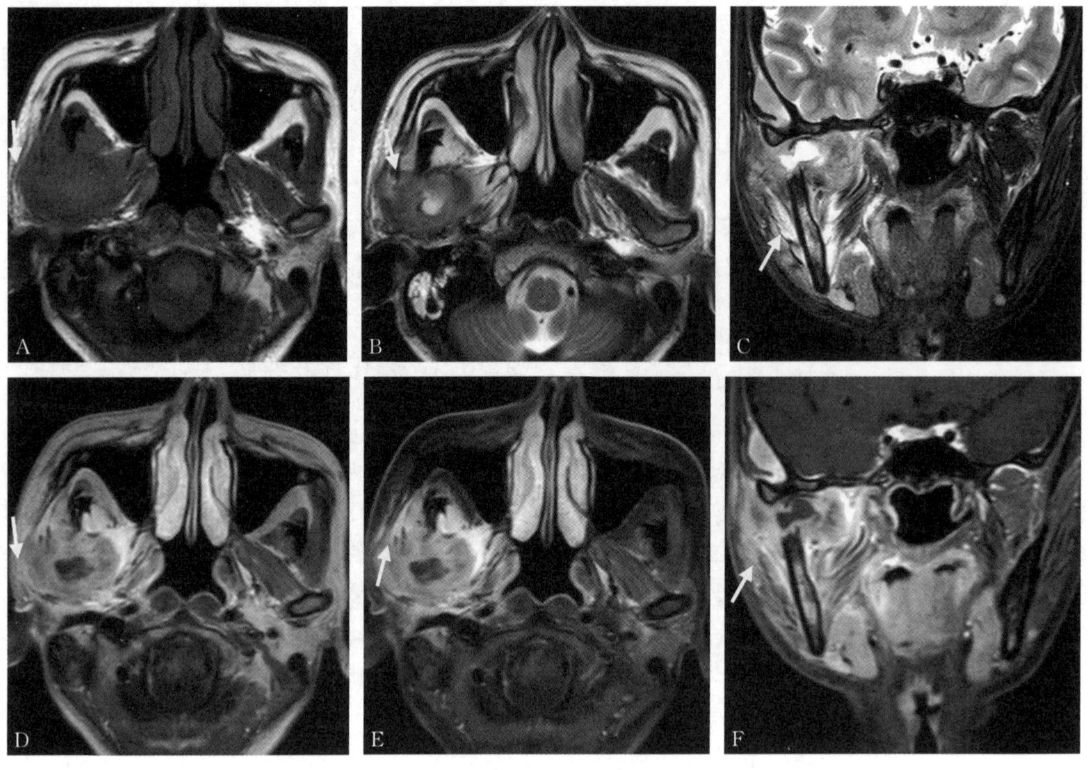

图 9－27　肺癌右侧下颌骨转移 MRI 表现

注：患者男，66 岁，肺癌病史，右侧颞下颌关节区肿胀伴疼痛半年余。右侧下颌骨升支骨髓腔信号增高，右侧颞肌、咬肌、翼内外肌见团状软组织影，轴位 $T_1$WI(A)等信号（箭头），轴位 $T_2$WI(B)及脂肪抑制冠状位(C)混杂高信号（箭头），边界欠清，增强后(D～F)明显不增均匀强化（箭头）。

多位于下颌神经管的上方，JTOF 和 JPOF 好发于上颌骨和鼻旁窦骨壁，多为类圆形肿块或不规则肿块，边界清楚，多可见完整包膜，MRI 上包膜在任何序列上均呈线状或带状低信号。病变在 $T_1$WI 呈低或中等信号，在 $T_2$WI 呈低高混合信号。病变内成熟的骨化结节如含有骨髓，表现为 $T_1$WI 和 $T_2$WI 的高信号，增强后病变内纤维成分区域有轻至中度的不均匀强化表现（图 9－28）。OF 宿主骨呈膨胀性改变，常可见病变区牙及下颌神经管移位。上颌骨 OF 向上生长可使上颌窦腔变小或消失。

（5）鉴别诊断

主要与纤维结构不良（fibrous dysplasia，FD）鉴别：OF 有清晰的边缘和包膜，而 FD 无包膜且与周围骨质分界不清。OF 内部结构不均匀，FD 内部结构均质。两者均可推移牙齿，但 FD 很少引起牙根吸收。OF 多有明确的病变中心，FD 以受累骨整体膨大为特点，受累的颌骨外形仍保持。OF 以单骨病损为主，FD 可累及多骨。

### 9.10.2　中心性巨细胞病变

（1）概述

中心性巨细胞病变（central giant cell lesion，CGCL）是一种良性、局限性，同时伴有侵袭性的骨破坏性病变。病变组织取代正常骨组织，内有出血、含铁血黄素沉积、破骨细胞样巨细胞和反应性成骨。可发生于任何年龄，多见于 30 岁之前；女性多于男性。多数为单发疾病，偶见多发。除颌骨外，还可见于颞骨和蝶骨。

（2）病理

颌骨 CGCL 剖面呈红褐色，部分可见囊变。镜下：CGCL 主要由成纤维细胞或肌成纤维细胞组成，这些细胞散布于血管丰富的纤维组织或纤维黏液组织中。病变内有出血和含铁血黄素沉积，

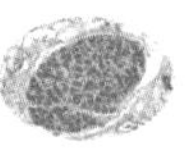

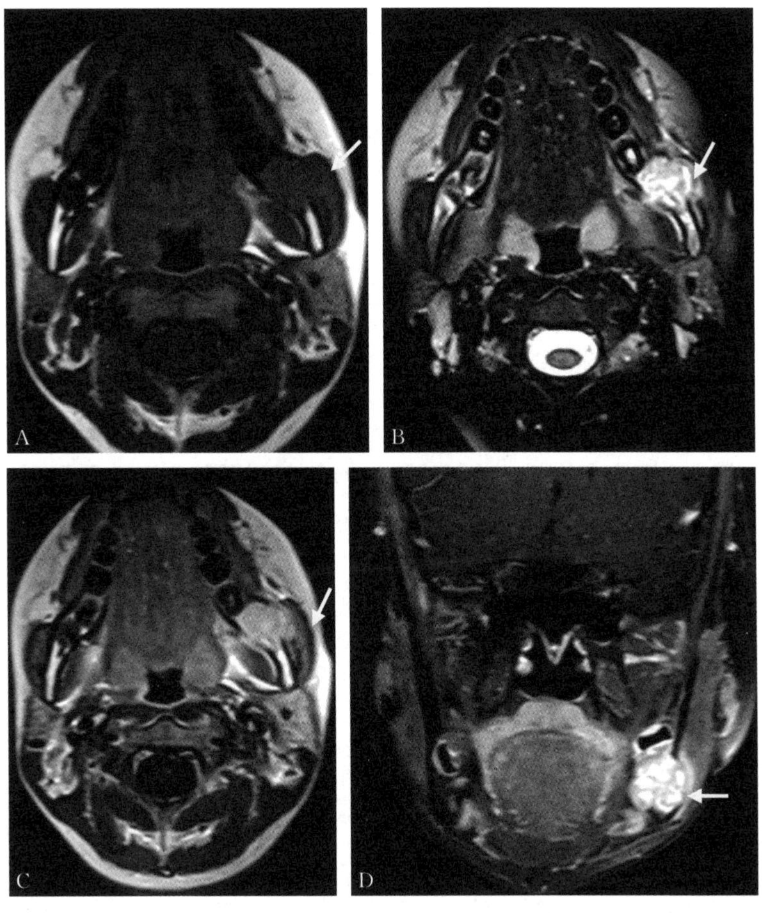

图 9－28 左下颌骨骨化性纤维瘤 MRI 表现

注：患者女，10 岁，左下颌骨肿胀 3 个月余。左侧下颌骨体部、角部膨胀性改变，可见类椭圆形团块影，$T_1$WI(A) 呈等信号(箭头)，$T_2$WI 脂肪抑制轴位(B)高信号(箭头)，增强后(C、D)明显强化，周围软组织稍增厚(箭头)。

伴巨噬细胞、淋巴细胞和粒细胞浸润。破骨样巨细胞常见于出血区，且呈均匀或簇状分布。

(3) 临床表现与治疗

颌骨 CGCL 多表现为面部无痛性肿大，少数有疼痛感，部分患者无任何症状，为偶然发现，部分患者可出现疼痛或感觉异常、肿胀、缺牙和鼻塞。CGCL 为生长缓慢的良性病变。治疗以手术切除为主。

(4) MRI 表现

CGCL 主要发生于颌骨，下颌骨多于上颌骨。下颌骨主要位于下颌骨体部，多位于下颌骨第一磨牙前方，病变可跨越下颌骨中线；上颌 CGCL 主要位于尖牙区。多呈类圆形，少数表现为不规则形肿块。下颌病变多边界清楚，上颌病变可无清晰边界，少数可呈侵袭性改变，可穿破颌骨骨皮质，侵犯周围软组织。MRI 上，病变在 $T_1$WI 和 $T_2$WI 均呈低信号，但也可表现为 $T_1$WI 上中等略高信号，$T_2$WI 上均匀高信号，增强后呈明显强化(图 9－29)。颌骨 CGCL 常可推挤牙齿移位，少数有牙根吸收。下颌 CGCL 可推下颌神经管向下移位。

(5) 鉴别诊断

多囊性 CGCL 应与成釉细胞瘤、牙源性黏液瘤和动脉瘤样骨囊肿鉴别。成釉细胞瘤常位于下颌骨后部，年龄多大于 CGCL 患者，病灶内部常伴有粗曲线状骨间隔。牙源性黏液瘤发病年龄较大，病灶内常有粗而锐利的垂直分隔，并不伴有骨质膨胀。动脉瘤样骨囊肿常伴有颌骨骨质膨胀，MRI 上常伴有分层改变。

单囊性 CGCL 应于颌骨囊肿鉴别。一般而言单纯性颌骨囊肿少有邻牙移位和牙根吸收表现，亦少见颌骨膨胀改变。此外，甲状旁腺引起的棕色瘤在影像学及病理上常与颌骨 CGCL 相似，结合甲状旁腺素水平检测有助于诊断。

### 9.10.3 单纯性骨囊肿

（1）概述

单纯性骨囊肿（simple bone cyst，SBC）是一种缺乏上皮衬里的骨性假性囊腔，其囊壁仅为结缔组织，囊腔为空腔，或含浆液或血液。目前病因不明，可能是一种局限性的正常骨重建或代谢异常。颌骨 SBC 常见于 10～19 岁，平均年龄 17 岁，男性多于女性。部分颌骨 SBC 可与骨化性纤维瘤、骨髓异常增殖症同时存在。发生于骨化性纤维瘤内的 SBC 患者年龄多偏大（平均年龄 42 岁）。预后良好，研究显示颌骨 SBC 有自愈倾向。

（2）病理

SBC 为单一囊性肿物，囊壁光滑，可厚薄不一，呈灰白或灰褐色。囊腔内或空或含淡黄色清亮浆液，或含红色血液。囊壁上可见骨嵴突向囊腔。镜下，囊壁有纤维结缔组织组成，无上皮衬里，部分较厚的囊壁内可见丰富的毛细血管、散在的多核巨细胞、含铁血黄素和胆固醇结晶。囊壁深层常见骨样组织和新生骨小梁。

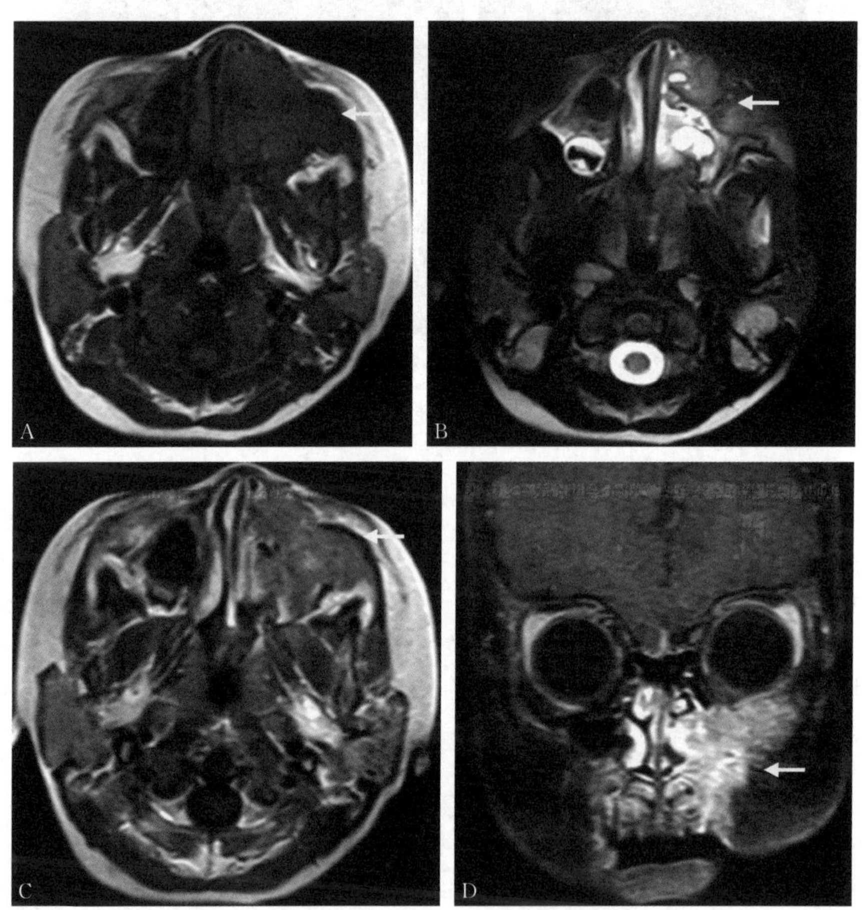


图 9-29　左侧上颌骨中心性巨细胞病变 MRI 表现

注：患者女，1 岁。摔伤致左侧面部肿胀并逐渐加重 3 个月余。左上颌窦诸壁骨质破坏、不连续，上颌窦内及左侧下鼻道内见异常信号影填充；$T_1$WI 轴位（A）等信号（箭头），$T_2$WI 脂肪抑制轴位（B）稍高信号（箭头），增强后（C、D）可见不均匀强化（箭头）。

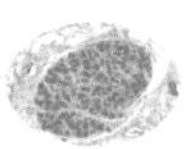

(3) 临床表现与治疗

颌骨 SBC 多无任何症状，常在无意中发现。病变可引起面部的不对称性肿大。患者可有触痛或轻微疼痛。病变区牙齿为活髓牙。罕见有牙移位和病理性骨折。颌骨 SBC 以手术治疗为主，被刮除后骨腔可以闭合，也可持续存在。

(4) MRI 表现

绝大多数 SBC 发生于下颌骨，发生于上颌骨者罕见。可发生于下颌骨的任何部位，以下颌骨后部和下颌支多见。多呈圆形，具有一般骨囊肿的特点。MRI 上，SBC 在 $T_1$WI 上信号变化较大，液体呈低信号影，血液多呈高信号影。$T_2$WI 上病变多呈高信号(图 9－30)。部分 SBC 病变内可见液液平面。增强后，囊壁局部强化。颌骨 SBC 一般不伴有牙移位和牙吸收征象，具有沿颌骨长轴生长的特点，故颌骨较少有明显的膨胀性改变。下颌骨 SBC 多局限于颌骨内生长，颌骨外侵犯者少见。

(5) 鉴别诊断

颌骨 SBC 多于牙源性角化囊肿鉴别：牙源性角化囊肿发病年龄大于 SBC，可致牙移位和牙根吸收，且多有清晰的边缘。而 SBC 的病变边缘变化多样，但有一定的分布特点。

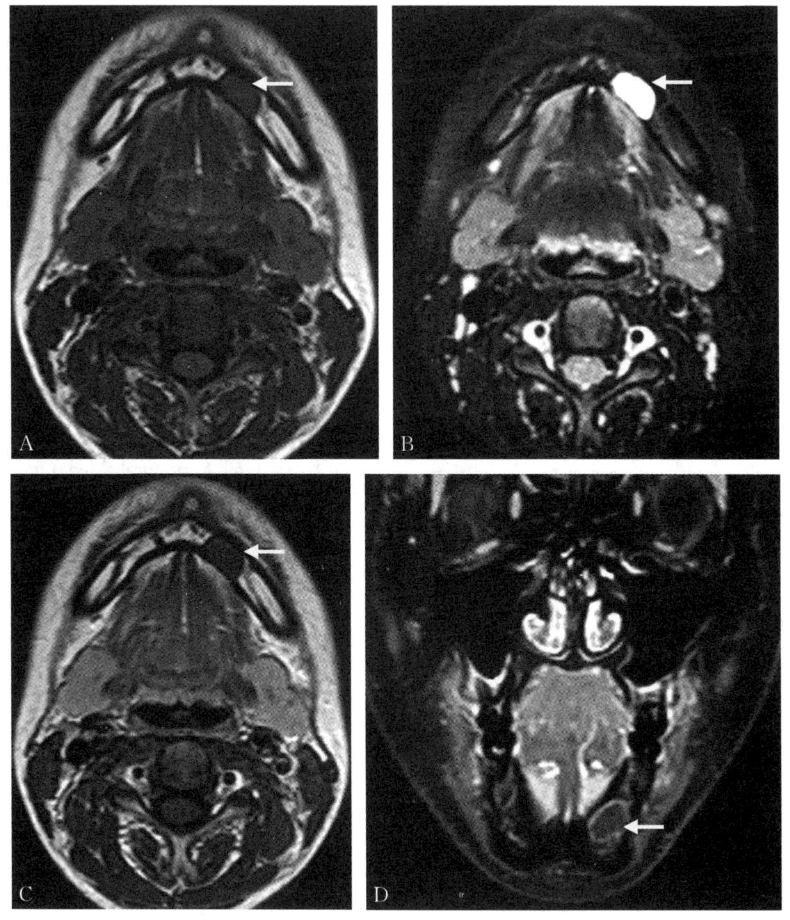


图 9－30　左侧下颌骨囊肿 MRI 表现

注：患者男，30 岁，无意间发现左下颌骨稍肿胀。MRI 示左侧下颌骨体部类椭圆形异常信号影，$T_1$WI 轴位(A)呈等信号(箭头)，$T_2$WI 脂肪抑制轴位(B)为高信号(箭头)，增强后(C、D)病灶未见明显强化(箭头)。

(艾松涛　刘成磊)

## 主要参考文献

[1] 江浩. 骨与关节 MRI [M]. 上海:上海科学技术出版社,2010:254-272.

[2] 刘复生. 中国肿瘤病理学分册(上卷)[M]. 北京:科学技术文献出版社,2005:17.

[3] 余强,王平仲. 颌面颈部肿瘤影像诊断学[M]. 上海:世界图书出版社,2009:337-343.

[4] ALKHADER M, OHBAYASHI N, TETSUMURA A, et al. Diagnostic performance of magnetic resonance imaging for detecting osseous abnormalities of the temporomandibular joint and its correlation with cone beam computed tomography [J]. Dentomaxillofac Radiol, 2010,39(5):270-276.

[5] CHIBA M, KUMAGAI M, ECHIGO S. Association between high signal intensity in the posterior disc attachment seen on $T_2$ weighted fat-suppressed images and temporomandibular joint pain [J]. Dentomaxillofac Radiol, 2007,36(4):187-191.

[6] DRACE J E, ENZMANN D R. Defining the normal temporomandibular joint: closed-, partially open-, and open-mouth MR imaging of asymptomatic subjects [J]. Radiology, 1990,177(1):67-71.

[7] DWIVEDI A N, TRIPATHI R, GUPTA P K, et al. Magnetic resonance imaging evaluation of temporomandibular joint and associated soft tissue changes followingacute condylar injury [J]. J Oral Maxillofac Surg, 2012,70(12):2829-2834.

[8] FLETCHER C D M, UNNI K K, MERTENS F. WHO classification of tumors. Pathology and genetics of tumor of soft tissue and bone [C]. IARC press: Lyon, 2002:247-258.

[9] GAGGL A, SCHULTES G, SANTLER H, et al. Clinical and magnetic resonance findings in the temporomandibular joints of patients before and after orthognatic surgery [J]. Br J Oral Maxillofac Surg, 1999,37:41-45.

[10] HELMS C A, DOYLE G W, ORWIG D, et al. Staging of internal derangements of the TMJ with magnetic resonance imaging: preliminary observations [J]. J Craniomandib Disord, 1989,3:93-99.

[11] HELMS C A, KABAN L B, MCNEILL C, et al. Temporomandibular joint: morphology and signal intensity characteristics of the disk at MR imaging [J]. Radiology, 1989,172(3):817-820.

[12] HERZOG S, MAFEE M. Synovial chondromatosis of the TMJ: MR and CT findings [J]. AJNR Am J Neuroradiol, 1990,11(4):742-745.

[13] KATZBERG R W, BESSETTE R W, TALLENTS R H. Normal and abnormal temporomandibular joint: MR imaging with surface coil [J]. Radiology, 1986, 158:183-189.

[14] KATZBERG R W, WESTESSON P L, TALLENTS R H, et al. Temporomandibular joint: MR assessment of rotational and sideways disk displacements [J]. Radiology, 1988,169(3):741-748.

[15] KRAMER I R H, PINDBORG J J, Shear M. Histological typing of odontogenic tumor (WHO) [M]. Berlin: Springer-Verlag, 1992:36.

[16] KRETAPIROM K, OKOCHI K, NAKAMURA S, et al. MRI characteristics of rheumatoid arthritis in the temporomandibular joint [J]. Dentomaxillofac Radiol, 2013,42(4):31627230.

[17] NOMOTO M, NAGAO K, NURNATA T, et al. Synovial osteochondromatosis of the temporomandibular joint [J]. J Laryngol Otol, 1993,107:742-745.

[18] ORSINI M G, KUBOKI T, TERADA S, et al. Diagnostic value of 4 criteria to interpret temporomandibular joint disc position on magnetic resonance images [J]. Oral Surg Oral Med Oral Pathol Oral Radiol Endod, 1998,86:489-497.

[19] RAO V M, FAROLE A, KARASICK D. Temporomandibular joint dysfunction: correlation of MR imaging, arthrography, and arthroscopy [J]. Radiology, 1990,174(3, Pt 1):663-667.

[20] SANO T, WESTESSON P L, LARHEIM T A, et al. The association of temporomandibular joint pain with abnormal bone marrow in the mandibular condyle [J]. J Oral Maxillofac Surg, 2000, 58(3): 254-257.

[21] SCHELLHAS K P, WILKES C H, FRITTS H M, et al. MR of osteochondritis and avascular necrosis of the mandibular condyle [J]. AJR Am J Roentgenol, 1989, 152:551-560.

[22] SHELLOCK F G, PRESSMAN B D. Dual-surface-coil MR imaging of bilateral temporomandibular joints: improvements in the imaging protocol [J]. AJNR Am J Neuroradiol, 1989,10(3):595-598.

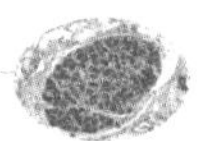

[23] SOM P M, CURTIN H D. Head and neck imaging [M]. 4th ed. St. Louis: Mosby, 2003:993-934.

[24] SONG M Y, HEO M S, LEE S S, et al. Diagnostic imaging of pigmented villonodular synovitis of the temporomandibular joint associated with condylar expansion [J]. Dentomaxillofac Radiol, 1999, 28(6): 386-390.

[25] TASAKI M M, WESTESSON P L, ISBERG A M, et al. Classification and prevalence of temporomandibular joint disk replacement in patients and symptom free volunteers [J]. Am J Orthod Dentofacial Orthop, 1996, 109:249-262.

[26] TOMAS X, POMES J, BERENGUER J, et al. MR imaging of temporomandibular joint dysfunction: a pictorial review [J]. Radiographics, 2006,26:765-781.

[27] WESTESSON P L, COHEN J M, TALLENTS R H. Magnetic resonance imaging of temporomandibular joint after surgical treatment of internal derangement [J]. Oral Surg Oral Med Oral Pathol, 1991,71(4): 407-411.

[28] WHITE S C, PHAROA M J. Oral radiology: principles and interpretation [M]. 5th ed. St. Louis: Mosby, 2004:471-473.

[29] YOUSSEFZADEH S. Postoperative imaging of the temporomandibular joint [J]. Top Magn Reson Imaging, 1999,10(4):193-202.

# 10 骨与软组织肿瘤

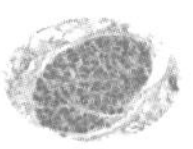



## 10.1 简介

MRI具有软组织分辨率高和多方位、多层面成像的优势，能清晰地显示骨、关节软骨、韧带、肌腱等软组织的正常解剖结构，是目前诊断骨和软组织肿瘤的主要手段之一。但由于MRI对组织内细微的骨化、钙化的辨识能力远不如X线和CT，且不同组织的信号间有交叉重叠，对骨肿瘤的组织学定性有一定的困难，对软组织肿瘤也常缺乏特异的信号特征，因此MRI诊断骨与软组织肿瘤的特异性总的来说并不高，诊断时通常需要结合X线、CT等其他检查。

X线是骨肿瘤生物活性初步诊断评估的首选检查方式。然而，在X线检查中有时很难发现肩胛骨、肋骨、椎骨和骨盆的肿瘤。但MRI能准确显示肿瘤的部位、范围、软组织侵犯的程度和与毗邻组织、血管的关系，对神经血管束的肿瘤浸润检测亦优于CT，也可为骨肿瘤术前分期和临床治疗方案的选择提供可靠依据。MRI在骨与软组织肿瘤评估方面起着关键作用，且能为其病理组织学分类提供帮助。骨骼肌肉系统各种组织由于化学成分不同，其MRI信号强度也有高低，如脂肪、软骨、骨化或钙化、水肿、出血或血肿、坏死和囊变等有各自的信号特征。正常组织和病理组织的信号也有差异，这对肿瘤的组织学定性有一定的帮助。此外，Gd-DTPA增强和动态增强扫描也有助于良、恶肿瘤的鉴别和对肿瘤放疗、化疗后疗效进行观察。

MRI相较于其他成像技术在肿瘤病灶发现、诊断及鉴别诊断、分期，尤其是良恶性肿瘤的鉴别、随访与治疗后评价等方面具有明显的优势；而且随着越来越多新的成像序列的应用，MRI在骨与软组织肿瘤中的诊断效能也在不断提高。我们将在本章中依次介绍目前MRI显示骨和软组织肿瘤的成像技术，同时讨论肿瘤分期、组织特异性影像学表现、化疗与放疗引起的改变、肿瘤复发的检测，以及特定肿瘤的特征性表现等。

## 10.2 成像技术

在MRI检查技术方面，骨与软组织肿瘤患者的体位和线圈选择与其他各部位的MRI检查无明显差异。如躯干和大腿的病变患者应取仰卧位并使用体部线圈，臀部软组织病变采用俯卧位能避免后部软组织变形。此外，体部线圈也可用于比较双下肢，并可以对整个骨或软组织感兴趣区域(即股骨、胫骨等)提供更完整的评估，以确保任何近端或远端转移灶(包括跳跃性病变)不被忽视；应尽量选择小视野(FOV)以实现高空间分辨率，但它应足够大以包括整个肿瘤，尤其是血管、神经或肌肉的肿瘤浸润。如果要对整个脊柱进行成像以确定是否存在转移，则应使用脊柱相控阵线圈。如果骨盆或上下肢都要检查转移性疾病，可以使用体部相控阵线圈或体部线圈。膝关节周围病变通常使用膝关节线圈或柔性线圈评估。肩部的病变可使用传统的肩部线圈评估。上肢的病变应该使用更大的多通道相控阵线圈，以包括更大的上肢区域。总之，取决于肿瘤病变的大小，也可以用表面线圈、相控阵线圈或环形末端线圈等检查。此外需要注意，评估前臂和手腕病变时需要患者将其手臂放在头部上方，但由于位置不舒服，可能会因运动伪影导致图像质量的降低。

肿瘤病变至少应在两个正交平面上成像，评估最常用的扫描方案包括冠状位或矢状位常规的$T_1$加权($T_1W$)自旋回波，快速自旋回波$T_2$加权($T_2W$)，有或没有脂肪抑制的短时反转恢复(STIR)序列，高分辨率的轴向$T_1WI$、$T_2WI$序列，或对比增强后脂肪抑制$T_1W$序列。此外，质子密度加权成像(PDWI)、弥散张量成像(DTI)、磁共振波谱(MRS)、灌注等功能成像序列也对骨与软组织肿瘤诊断具有一定价值。

## 10.3 肿瘤一般信息

### 10.3.1 良性和恶性肿瘤比较

良性病变通常轮廓清晰，与邻近正常组织边界清晰。相反，恶性肿瘤边缘不清晰，容易侵犯周围组织。如果肿瘤具有清晰的低信号包膜，它很可能是良性的。然而部分恶性肿瘤中也可见肿瘤包膜。大多数良性肿瘤在$T_1WI$和$T_2WI$上表现为均匀的信号强度。但大多数恶性肿瘤在$T_1WI$上呈均匀的低信号，$T_2WI$上信号明显不均匀。因此，在$T_2WI$上检测到均匀的信号强度提示良性病变。总的来说，通过肿瘤所表现出来的信号模式可以洞察它的性质。然而，由于良、恶性病变的$T_1$和$T_2$弛豫时间有广泛的重叠，其特异性不足，因此诊断主要是根据组织学检查。

动态增强MRI对肿瘤良、恶性的鉴别有一定帮助。大多数恶性肿瘤的时间增强曲线(单位时间的信号强度)的斜率大于30%；而良性肿瘤中该斜率小于30%。弥散加权成像(DWI)也可用于肿瘤性质的评估，虽然良、恶性软组织肿瘤的表观扩散系数(ADC)值大部分重叠，无法区分大部分良、恶性肿瘤，但恶性软组织肿瘤放疗后ADC值增加，可用于评估治疗效果。

### 10.3.2 特征性MRI信号

骨与软组织肿瘤中病理组织类型可通过特征性MRI信号强度来识别：肿瘤内的脂肪成分在$T_1WI$上为高信号、$T_2WI$为中高信号强度。纤维组织和硬化在所有序列上均表现为带状或索状的低信号。肿瘤中的钙化或骨化成分也通常在$T_1WI$和$T_2WI$均表现为低信号。含囊液或囊肿的肿瘤，通常在$T_1WI$上为低信号、$T_2WI$为高信号；囊肿若是富含蛋白质或血红蛋白成分，则可在$T_1WI$上表现为高信号，增强后无明显强化。水肿则通常在$T_1WI$和PDWI上呈低信号，$T_2WI$上呈明显高信号。继发于肿瘤坏死、囊变、出血后的液-液平面多数在$T_1WI$上表现为上层低信号、下层中等信号，$T_2WI$上表现为上层高信号、下层中

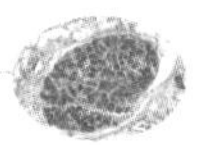

低信号。黏液样基质的典型成分包括含硫糖胺聚糖(硫酸软骨素)和非含硫成分(透明质酸),其信号特征是在 $T_2$WI 和 $T_1$WI 上表现为与液体信号相似($T_1$WI 上呈稍低信号,$T_2$WI 上呈高信号),对比增强后可有轻-中度强化。毛细血管扩张性骨肉瘤、出血性转移瘤等含高铁血红蛋白肿瘤和恶性黑色素瘤通常在 $T_1$WI 上表现为高信号。

### 10.3.3 分期

准确而完整的肿瘤分期是肿瘤诊断、拟定和实施手术治疗计划、评估治疗后效果及预后的主要依据。鉴于 MRI 可以明确观察肿瘤是否累及骨骼、关节、肌肉或神经血管束等结构,并且能勾画出肿瘤边界和其与神经血管束的空间关系,因此 MRI 可以提供准确的分期,具有明显的优越性。目前,骨与软组织肿瘤的分期方法多样,本节中仅介绍 Enneking 分期系统和 TNM 分期系统。

(1) Enneking 分期系统

Enneking 分期是由美国病理学家 Ennecking 在 1980 年提出并不断完善的,是目前应用最广泛和最为传统的分期系统,该分期系统已被证明对于原发性骨或软组织肿瘤的评估是有用的,尤其是在预后、治疗和复发率方面。该系统根据 G、T、M 3 个参数将肿瘤分为不同阶段:

G 为病理分级:$G_0$ 为良性;$G_1$ 为低度恶性;$G_2$ 为恶性程度高。

T 为肿瘤所在解剖定位:$T_0$ 为局限于囊内;$T_1$ 为囊外间室内;$T_2$ 为囊外间室外。

M 为转移:$M_0$ 为无转移;$M_1$ 为区域性或远处转移。

良性肿瘤以阿拉伯数字表示:①为静止性;②为活跃性;③为侵袭性。

恶性肿瘤以罗马数字表示:Ⅰ期,低度、无转移。A. 间室内($G_1T_1M_0$);B. 间室外($G_1T_2M_0$)。Ⅱ期,高度、无转移。A. 间室内($G_2T_1M_0$);B. 间室外($G_2T_2M_0$)。凡有转移均为Ⅲ期。根据不同分期采用相应的治疗对策。

需要注意的是,Enneking 的分期系统不适用于白血病、淋巴瘤、骨髓瘤、尤因肉瘤或转移瘤及骨盆或脊柱肿瘤的分期。

(2) TNM 分期系统

TNM 分期系统是目前国际上最为通用的肿瘤分期系统,基于恶性骨与软组织肿瘤分期增加了组织病理(G)级别的信息。自 1977 年美国癌症联合委员会(AJCC)提出 TNM 分期标准第 1 版,此后多次修改,于 2017 年发布了 AJCC 新的肿瘤分期,即第 8 版 TNM 分期,增加了预后相关信息,同时将骨盆和脊柱的骨肿瘤单独使用了不同的 T 分期。

下面详细介绍骨肉瘤(包括四肢、躯干、头面骨)的第 8 版 TNM 分期(表 10-1),注意其不适用于恶性淋巴瘤、多发性骨髓瘤和脊柱与骨盆的骨肿瘤。该分期基于 T、N、M、G 4 个参数将骨肿瘤分期划分为 7 个期。与 Enneking 分期最大的不同点是,TNM 分期系统以肿瘤大小来分级。

T 为肿瘤:$T_x$ 为肿瘤无法评估;$T_0$ 为无原发性肿瘤;$T_1$ 为肿瘤最大径≤8 cm;$T_2$ 为肿瘤最大径>8 cm;$T_3$ 为原发部位不连续的肿瘤。

N 为区域淋巴结:$N_x$ 为区域淋巴结无法评估;$N_0$ 为无区域淋巴结转移;$N_1$ 为区域淋巴结转移。

M 为远处转移:$M_0$ 为无远处转移;$M_1$ 为有远处转移;$M_{1a}$ 为肺转移,$M_{1b}$ 为骨或其他远处转移。

G 为组织病理分级:$G_x$ 为肿瘤级别无法评定;$G_1$ 为低级别,癌细胞分化良好;$G_2$ 为癌细胞中等分化;$G_3$ 为高级别,癌细胞分化不良。

表 10-1 AJCC 骨肿瘤 TNM 分期(2017)

| 分期 | 病理分级 | 肿瘤 | 淋巴结 | 转移 |
|---|---|---|---|---|
| ⅠA | $G_1$ 或 $G_x$ | $T_1$ | $N_0$ | $M_0$ |
| ⅠB | $G_1$ 或 $G_x$ | $T_2$ 或 $T_3$ | $N_0$ | $M_0$ |
| ⅡA | $G_2$ 或 $G_3$ | $T_1$ | $N_0$ | $M_0$ |
| ⅡB | $G_2$ 或 $G_3$ | $T_2$ | $N_0$ | $M_0$ |
| Ⅲ | $G_2$ 或 $G_3$ | $T_3$ | $N_0$ | $M_0$ |
| ⅣA | 任何 G | 任何 T | $N_0$ | $M_{1a}$ |
| ⅣB | 任何 G | 任何 T | $N_1$ | 任何 M |
| ⅣB | 任何 G | 任何 T | 任何 N | $M_{1b}$ |

### 10.3.4 活检

肿瘤活检部位是根据临床表现来选择的，如局部软组织明显肿胀处。如果活组织检查是肿瘤坏死区，通常没有诊断价值。因此，MRI 对比图像有助于对可行的肿瘤组织区域识别并选择合适的活检部位。

### 10.3.5 放化疗的效果监测

早期对肿瘤放化疗的疗效评估至关重要，最初的反应可以预测预后并影响后续的放化疗方案和手术。目前评估治疗反应率的决定性标准是组织学标本中细胞坏死的程度。肿瘤细胞坏死超过 90％说明治疗反应率良好，而低于 90％则说明反应率低。单纯通过临床检查难以确定肿瘤放化疗的疗效。X 线、血管造影、CT 和骨显像等检查方法常被用来评估放化疗后疗效，然而这些方法在区分有效治疗和无效治疗方面的特异性很低。相比之下，MRI 在放化疗后能够提供肿瘤形态学和定量信息。疗效显著的形态学征象如下：肿瘤体积减少；肌肉和脂肪层的可视化程度增强；肿瘤组织中出现囊性区域。而肿瘤体积的增大则是放化疗失败的标志。

目前 MRI 信号强度变化与肿瘤治疗反应之间的关系尚无定论：$T_2$WI 上骨外肿瘤成分信号强度增加通常被认为治疗失败或疗效差，但也可能与肿瘤坏死和组织液化有关；$T_2$WI 中骨外肿瘤成分信号强度降低与有效治疗密切相关，但也有可能其内含有活的肿瘤细胞。钆增强动态 MRI 可用于评估肿瘤放化疗反应：对比剂增强曲线的斜率比基线值下降 60％或更多是有效治疗的标志；残留的、存活的肿瘤常出现在肿瘤周围或骨膜下，可通过增强速度与炎症、水肿区分，活肿瘤细胞早期（注射后 1～2 min 内）快速增强，而水肿、炎症增强速度稍慢（注射后 4～9 min）。此外磁共振血管成像（MRA）、DWI 也可为了解化疗反应提供额外信息。MRA 显示肿瘤新生血管减少说明肿瘤对放化疗有反应。放化疗常引起肿瘤内水分子扩散运动，进而导致 DWI 上的信号强度减低。

### 10.3.6 肿瘤复发和术后纤维化

肿瘤复发与术后纤维化，与放化疗引起的变化通常很难区分。若是在 MRI 上观察到 $T_1$WI 低信号、$T_2$WI 高信号的结节样病变，我们有理由怀疑肿瘤复发了。同样，周围组织的移位效应也提示肿瘤复发，如软组织浸润或骨质破坏。放疗后患者 $T_2$WI 上高信号灶的检出是肿瘤复发和放疗后改变的标志。通常 $T_2$ 延长的原因包括：肿瘤复发；肿瘤周围残留水肿；术后水肿或肉芽组织形成等改变；放疗引起的水肿；术后浆液瘤；血肿；脂肪坏死；术中损伤导致肌肉失神经；椎间植骨等。而在 $T_1$WI 上表现为均匀低信号、$T_2$WI 上信号强度无明显增加，同时没有局灶性或结节样成分的区域，通常反映术后或放化疗所致的慢性改变。因此，MRI 对肿瘤复发的检测比 CT 更为敏感。

### 10.3.7 放化疗对健康骨骼的影响

对软组织肉瘤进行放化疗时，在治疗后几个月内健康的管状骨骨髓通常会产生反应，信号模式发生变化。这些变化主要局限于辐射野内的区域，但也可在辐射野外的肢体部分观察到，或仅在化疗后出现。这些区域的信号强度类似于造血骨髓。然而，在组织学检查中，这里没有检测到再转化的骨髓。

## 10.4 骨肿瘤组织学分类

各种良、恶性骨和软组织肿瘤根据其来源组织而区别开来。骨与软组织肿瘤分类的目的是为了对骨与软组织肿瘤定性及对治疗和预后的评估，有助于对骨与软组织肿瘤的发展规律及其转归进行研究。MRI 检查不仅有助于分期，而且有助于肿瘤术前诊断工作。

2013 年及 2020 年世界卫生组织（WHO）分别发布了第 4 版、第 5 版《骨与软组织肿瘤分类》。现将与骨肿瘤相关的两版按组织学分类对比列于表 10-2。

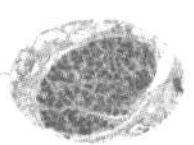

表 10-2 WHO与骨肿瘤相关分类的2020年版与2013年版对照

| 2020年版 | | 2013年版 | |
|---|---|---|---|
| **软骨源性肿瘤** | | **软骨源性肿瘤** | |
| **良性** | | **良性** | |
| 9210/0 | 骨软骨瘤 | 9210/0 | 骨软骨瘤 |
| 9220/0 | 内生性软骨瘤 | 9220/0 | 软骨瘤 |
| 9221/0 | 骨膜软骨瘤 | 9220/0 | 内生性软骨瘤 |
| 9211/0 | 骨软骨黏液瘤 | 9221/0 | 骨膜软骨瘤 |
| 9213/0 | 甲下外生性骨疣 | 9211/0 * | 骨软骨黏液瘤 |
| 9212/0 | 奇异性骨旁骨软骨瘤样增生 | 9213/0 * | 甲下外生性骨疣 |
| 9241/0 | 软骨黏液样纤维瘤 | 9212/0 * | 奇异性骨旁骨软骨瘤样增生 |
| 9230/0 | 软骨母细胞瘤 NOS | 9220/0 | 滑膜软骨瘤病 |
| **中间型(局部有侵袭性)** | | **中间型(局部有侵袭性)** | |
| 9220/1 | 软骨瘤病 NOS | 9241/0 | 软骨黏液样纤维瘤 |
| 9222/1 | 非典型软骨肿瘤 | 9212/1 * | 非典型性软骨性肿瘤/软骨肉瘤(Ⅰ级) |
| **恶性** | | **中间型(罕见转移)** | |
| 9222/3 * | 软骨肉瘤Ⅰ级 | 9230/1 * | 软骨母细胞瘤 |
| 9220/3 | 软骨肉瘤Ⅱ级、Ⅲ级 | **恶性** | |
| 9221/3 | 骨膜软骨肉瘤 | 9220/3 | 软骨肉瘤Ⅱ级、Ⅲ级 |
| 9243/3 | 去分化软骨肉瘤 | 9243/3 | 去分化软骨肉瘤 |
| 9240/3 | 间叶性软骨肉瘤 | 9240/3 | 间叶性软骨肉瘤 |
| 9242/3 | 透明细胞软骨肉瘤 | 9242/3 | 透明细胞软骨肉瘤 |
| **骨源性肿瘤** | | **骨源性肿瘤** | |
| **良性** | | **良性** | |
| 9180/0 | 骨瘤 NOS | 9180/0 | 骨瘤 |
| 9191/0 | 骨样骨瘤 NOS | 9191/0 | 骨样骨瘤 |
| **中间型(局部有侵袭性)** | | **中间型(局部有侵袭性)** | |
| 9200/1 * | 骨母细胞瘤 NOS | 9200/0 | 骨母细胞瘤 |
| **恶性** | | **恶性** | |
| 9187/3 | 低级别中心性骨肉瘤 | 9187/3 | 低级别中心性骨肉瘤 |
| 9180/3 | 骨肉瘤 NOS | 9180/3 | 普通型骨肉瘤 |
| | 普通型骨肉瘤 | 9181/3 | 成软骨型骨肉瘤 |
| | 血管扩张型骨肉瘤 | 9182/3 | 成纤维型骨肉瘤 |
| | 小细胞骨肉瘤 | 9180/3 | 成骨型骨肉瘤 |
| 9184/3 | 继发性骨肉瘤 | 9183/3 | 血管扩张型骨肉瘤 |
| 9192/3 | 骨旁骨肉瘤 | 9185/3 | 小细胞骨肉瘤 |
| 9193/3 | 骨膜骨肉瘤 | 9184/3 | 继发性骨肉瘤 |
| 9194/3 | 高级别表面骨肉瘤 | 9192/3 | 骨旁骨肉瘤 |
| | | 9193/3 | 骨膜骨肉瘤 |
| | | 9194/3 | 高级别表面骨肉瘤 |
| **纤维源性肿瘤** | | **纤维源性肿瘤** | |
| **中间型(局部有侵袭性)** | | **中间型(局部有侵袭性)** | |
| 8823/1 | 韧带样纤维瘤 | 8823/1 * | 促结缔组织增生性纤维瘤 |
| **恶性** | | **恶性** | |
| 8810/3 | 纤维肉瘤 NOS | 8810/3 | 纤维肉瘤 |

续　表

| 2020 年版 | | 2013 年版 | |
|---|---|---|---|
| **血管性肿瘤** | | **血管性肿瘤** | |
| **良性** | | **良性** | |
| 9120/0 | 血管瘤 NOS | 9120/0 | 血管瘤 |
| **中间性(局部有侵袭性)** | | **中间性(局部有侵袭性,罕见转移)** | |
| 9125/0 | 上皮样血管瘤 | 9125/0 | 上皮样血管瘤 |
| **恶性** | | **恶性** | |
| 9133/3 | 上皮样血管内皮瘤 NOS | 9133/3 | 上皮样血管内皮瘤 |
| 9120/3 | 血管肉瘤 | 9120/3 | 血管肉瘤 |
| **富含破骨性巨细胞的肿瘤** | | **富含破骨性巨细胞的肿瘤** | |
| **良性** | | **良性** | |
| 9260/0 | 动脉瘤性骨囊肿 | | 小骨的巨细胞病变 |
| 8830/0 | 非骨化性纤维瘤 | **中间性(局部有侵袭性,罕见转移)** | |
| **中间性(局部有侵袭性,罕见转移)** | | 9250/1 | 骨巨细胞瘤 |
| 9250/1 | 骨巨细胞瘤 NOS | **恶性** | |
| **恶性** | | 9250/3 | 恶性骨巨细胞瘤 |
| 9250/3 | 恶性骨巨细胞瘤 | | |
| **脊索组织肿瘤** | | **脊索组织肿瘤** | |
| **良性** | | **良性** | |
| 9370/0 | 良性脊索细胞肿瘤 | 9370/0 * | 良性脊索细胞肿瘤 |
| **恶性** | | **恶性** | |
| 9370/3 | 脊索瘤 NOS | 9370/3 | 脊索瘤 |
| | 软骨样脊索瘤 | | |
| 9370/3 | 分化差的脊索瘤 | | |
| 9372/3 | 去分化脊索瘤 | | |
| **骨的造血系统肿瘤** | | **造血系统肿瘤** | |
| 9731/3 | 骨的浆细胞瘤 | **恶性** | |
| 9591/3 | 恶性非霍奇金淋巴瘤 NOS | 9732/3 | 浆细胞性骨髓瘤 |
| 9650/3 | 霍奇金病 NOS | 9731/3 | 骨孤立性浆细胞瘤 |
| 9680/3 | 弥漫性大 B 细胞淋巴瘤 NOS | 9591/3 | 骨原发性非霍奇金淋巴瘤 |
| 9690/3 | 滤泡性淋巴瘤 NOS | | |
| 9699/3 | 边缘带 B 细胞淋巴瘤 NOS | | |
| 9702/3 | T 细胞淋巴瘤 NOS | | |
| 9714/3 | 间变性大细胞淋巴瘤 NOS | | |
| 9727/3 | 淋巴母细胞性恶性淋巴瘤 NOS | | |
| 9687/3 | Burkitt 淋巴瘤 NOS | | |
| 9751/1 | 郎格汉斯细胞组织细胞增生症 NOS | | |
| 9751/3 | 弥漫性郎格汉斯细胞组织细胞增生症 | | |
| 9749/3 | Erdhein-Chester 病 | | |
| | 罗道(Rosai-Dorfman)病 | | |
| **骨的其他间叶性肿瘤** | | **未明确肿瘤性质的肿瘤** | |
| **良性** | | **良性** | |
| | 胸壁软骨间叶性错构瘤 | | 单纯性骨囊肿 |
| | 单纯性骨囊肿 | 8818/0 * | 纤维结构不良(纤维异常增殖症) |
| 8818/0 | 纤维结构不良 | | 骨性纤维结构不良 |

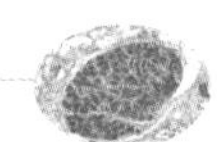

续 表

| 2020 年版 | | 2013 年版 | |
|---|---|---|---|
| | 骨性纤维结构不良 | | 软骨间叶性错构瘤 |
| 8850/0 | 脂肪瘤 NOS | | 罗道(Rosai-Dorfman)病 |
| 8880/0 | 冬眠瘤 | **中间型(局部有侵袭性)** | |
| **中间型(局部有侵袭性)** | | 9260/0 * | 动脉瘤样骨囊肿 |
| 9261/1 * | 骨性纤维结构不良样釉质瘤 | | 郎格汉斯细胞组织细胞增生症 |
| 8990/1 | 间质瘤 NOS | 9572/1 * | 单骨型 |
| **恶性** | | 9573/1 * | 多骨型 |
| 9261/3 | 长骨的釉质瘤 | 9750/1 * | Erdhein-Chester 病 |
| | 去分化釉质瘤 | **肌源性肿瘤** | |
| 8890/3 | 平滑肌肉瘤 NOS | **良性** | |
| 8802/3 | 未分化多形性肉瘤 | 8890/0 | 骨平滑肌瘤 |
| | 骨转移瘤 | **恶性** | |
| | | 8890/3 | 骨平滑肌肉瘤 |
| | | **脂肪源性肿瘤** | |
| | | **良性** | |
| | | 8850/0 | 骨脂肪瘤 |
| | | **恶性** | |
| | | 8850/3 | 骨脂肪肉瘤 |
| | | **纤维组织细胞性肿瘤** | |
| | | 8830/0 | 良性纤维组织细胞瘤/非骨化性纤维瘤 |
| **骨与软组织未分化的小圆细胞肉瘤** | | **其他肿瘤** | |
| 9364/3 | 尤因肉瘤(Ewing 肉瘤) | 9364/3 | 尤因肉瘤(Ewing 肉瘤) |
| 9366/3 * | EWSR1 -非 ETS 融合的小圆细胞肉瘤 | 9361/3 | 釉质瘤 |
| 9367/3 | CIC -重组肉瘤 | 8830/3 | 骨未分化高级别多形性肉瘤 |
| 9368/3 | BCOR 基因变异的肉瘤 | | |
| **骨与软组织的遗传性肿瘤综合征** | | **肿瘤综合征** | |
| | 内生软骨瘤病:Ollier 病和 Maffucci 综合征 | | Bechwith-Wiedemann 综合征 |
| | Li-Fraumeni 综合征 | | 家族性巨颌症 |
| | McCune-Albright 综合征 | | 内生软骨瘤病:Ollier 病和 Maffucci 综合征 |
| | 多发性骨软骨瘤病 | | Li-Fraumeni 综合征 |
| | 神经纤维瘤病Ⅰ型 | | McCune-Albright 综合征 |
| | Rothmund-Thomson 综合征 | | 多发性骨软骨瘤病 |
| | Werner 综合征 | | 神经纤维瘤病Ⅰ型 |
| | | | 视网膜母细胞瘤综合征 |
| | | | Rothmund-Thomson 综合征 |
| | | | Werner 综合征 |

注:①生物行为学编码,良性肿瘤为/0,非特异性的、交界性的或未确定生物学行为的为/1,原位癌及上皮内瘤变Ⅲ为/2,恶性为/3;② * 标记的是在 2012 年或 2020 年得到了 IARC/WHO 委员会认证的新编码。

结合表 10 - 2,在本章以下内容中,我们将按照 2020 年 WHO 发表的第 5 版《骨与软组织肿瘤分类》来概述不同肿瘤实体及其具体的 MRI 特征。

## 10.5 软骨源性肿瘤

软骨源性肿瘤是指可以生成软骨基质的一类

肿瘤，根据2020年WHO骨肿瘤分类，可分为良性、中间型和恶性等多种肿瘤，本节将依次介绍各种软骨源性肿瘤的特征和MRI特点。

## 10.5.1 骨软骨瘤

（1）概述

骨软骨瘤（osteochondroma）又称软骨性外生骨疣，是起自骨皮质的、由板状骨组成的并有软骨帽覆盖的骨性突起，其内可见与骨髓腔相通的骨髓组织。骨软骨瘤底部呈宽基底或带蒂状，肿瘤端部的软骨帽常可见钙化。根据发生部位和数目，可分为3型：①单发性骨软骨瘤；②多发性骨软骨瘤，无家族史；③全身骨骼多发的骨软骨瘤，有家族史，即遗传性多发外生骨疣（hereditary multiple exostosis，HME）。骨软骨瘤是最常见的良性骨肿瘤，约占所有原发性良性骨肿瘤的50%，原发性骨肿瘤的10%～15%。

（2）病理

骨软骨瘤镜下是由骨质组成的基底（瘤体）、透明软骨组成的帽盖和纤维组织组成的包膜三部分构成的肿瘤。包膜深层为产生透明软骨的成软骨组织，骨软骨瘤的生长有赖于此。当发生恶变时，即由包膜深层开始。

（3）临床表现

本病好发于儿童和青少年，男女比约为3∶2。骨软骨瘤好发于四肢长骨，依次为股骨（34%）、肱骨（18%）和胫骨（15%）。也可见于扁骨，如骨盆（8%）、肩胛骨（5%）和肋骨（3%）。脊柱的病变通常位于横突、棘突、椎板等。大部分患者无症状，仅表现为邻关节的质硬、无痛性肿块，常因其他原因摄片而发现。大的骨软骨瘤可压迫邻近骨骼使之变形。HME患者除多发的骨软骨瘤病灶外，多伴有四肢骨骼的发育畸形，长骨弯曲或短缩畸形；发生于骨盆或肩胛骨的骨软骨瘤常呈菜花状或扁平疣状向外突起；发生于肋骨的病灶常沿肋骨走行。发生在脊柱的较大的骨软骨瘤可引起脊髓压迫症状。少数患者可因肿瘤压迫周围血管和神经引起相应症状。如肿块快速增大和疼痛，需怀疑有无恶变。单发性骨软骨瘤恶变较少见，约占1%，而HME恶变约占20%。

（4）MRI表现

虽然MRI很少用于评估骨软骨瘤，但MRI可准确显示瘤体的范围，对有症状的或怀疑恶变的病变是非常有用的，尤其是其可以精确测量软骨帽的厚度，这具有非常重要的临床意义，因为骨软骨瘤恶性转化为“继发性”软骨肉瘤的风险与软骨帽的厚度直接相关。软骨帽在$T_2$WI上表现为低信号骨皮质基底部外的高信号带，在$T_1$WI上的信号强度近似等于骨骼肌的信号强度（图10-1），骨骼成熟后，软骨帽厚度通常为几毫米至1 cm。如该厚度超过1～2 cm，或随访中出现肿瘤进行性增大和疼痛，则要怀疑有恶变的可能，应进一步穿刺活检以明确诊断。

（5）诊断要点

典型影像学表现能明确诊断，位于长骨干骺端起自“母”骨向外突出的骨性凸起，瘤骨的皮质骨和松质骨与“母”骨的相应结构相连。

（6）鉴别诊断

1）皮质旁骨肉瘤：为骨表面突出的骨性肿块，进行性增大，肿块紧贴或浸润皮质，沿骨表面生长，但不相通。

2）骨瘤：是一种小的、圆形的、界限清楚的、均匀的骨表面病变，但它不显示骨软骨瘤所见的皮髓质的连续性。

3）骨化性肌炎：多有外伤史，表现为皮质旁肌间条索样钙化，其内可见成熟的骨结构。

## 10.5.2 内生软骨瘤

（1）概述

内生软骨瘤（enchondroma）为较常见的一种位于骨髓腔内的良性透明软骨性肿瘤。内生软骨瘤可单发或多发，多发性内生软骨瘤常涉及邻近的软组织伴骨发育畸形。多发性内生软骨瘤合并骨骼发育畸形者称为Ollier病，合并软组织血管瘤者称为Maffucci综合征。

（2）病理

肿瘤呈分叶状，有一层纤维包膜。其主要成分为透明软骨，其次为软骨退化所形成的假胶样囊肿或骨化的软骨。镜下可见分化成熟的透明软骨细胞、钙化和骨化软骨。软骨的退行性变常出

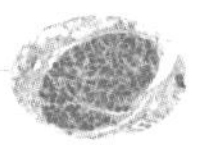

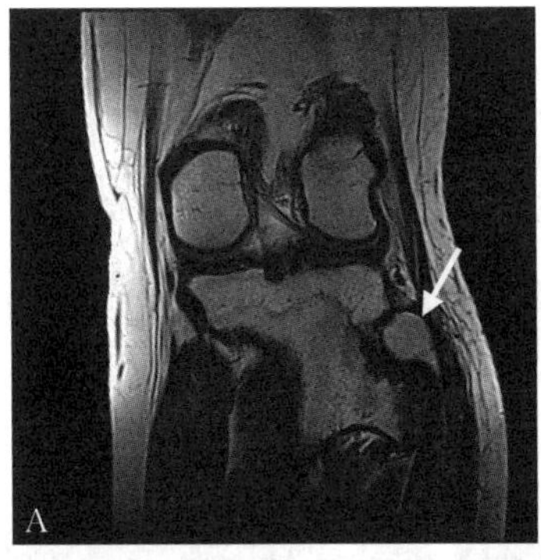
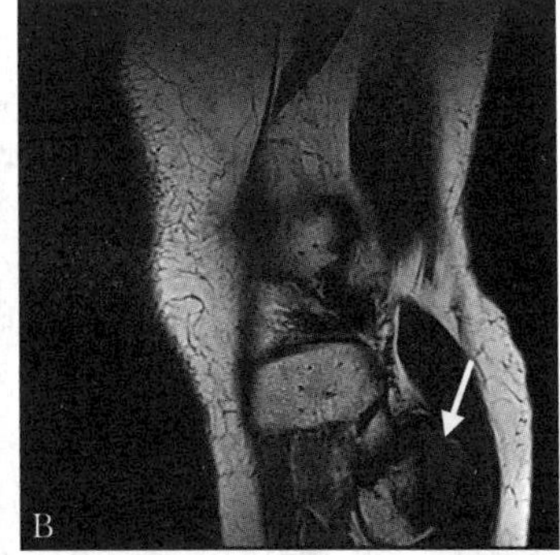
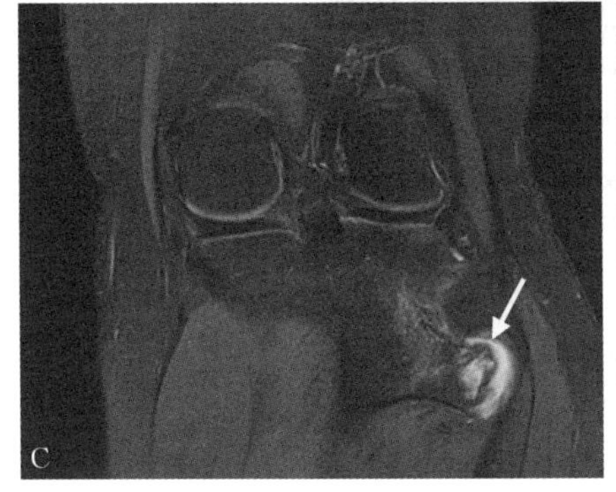
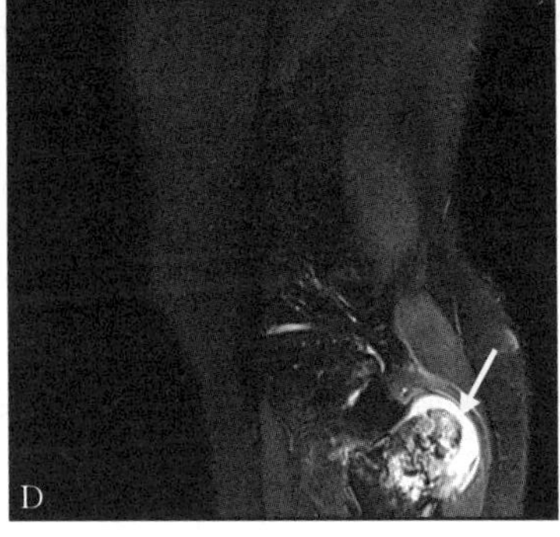
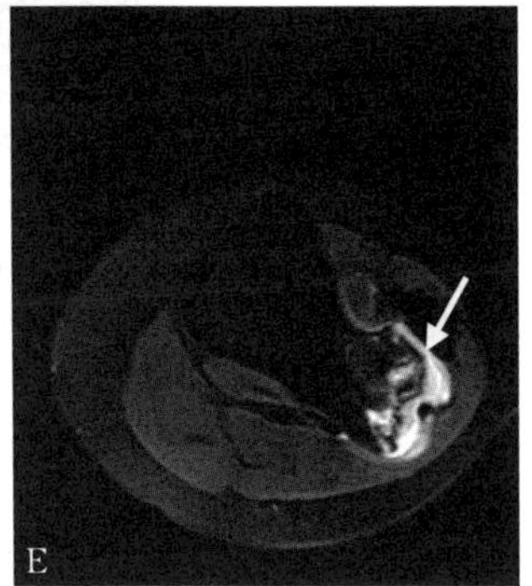

图 10-1 左膝胫骨干骺端骨软骨瘤 MRI 表现

注：患者女，18 岁，左膝隆起伴压痛半年。膝关节 MRI 冠状位 $T_1$WI(A)、$T_2$WI 脂肪抑制(C)，矢状位 $T_1$WI(B)、$T_2$WI 脂肪抑制(D)和横断位 $T_2$WI 脂肪抑制(E)显示肿瘤(箭头)位于左膝胫骨干骺端内侧，表现为宽基底骨性突起，骨性突起中心部位与母骨相比呈等、稍高信号，周围可见不规则线状 $T_1$WI 低信号、$T_2$WI 高信号的软骨帽。

现在肿瘤的中心部位，可有黏液变性、脂肪变性等。当出现软骨细胞核分裂增多、骨皮质破坏、软组织浸润和软骨基质广泛黏液样变性时，应高度怀疑恶变。

(3) 临床表现

内生软骨瘤好发于 10～30 岁，无性别差异。以手部短管状骨最为常见(约 50%)，其他依次为股骨、跖骨、趾骨、胫骨、肋骨和骨盆，一般不发生于颅面骨和椎骨。短骨的病变多见于青年人，而长骨及附骨的病变以成人多见。单发性内生软骨瘤病程缓慢，一般无明显症状，往往由于肿瘤增大造成畸形，或外伤发生病理性骨折后摄片发现。Ollier 病发生于上肢者可见手指变形，尺骨常短于桡骨，前臂向尺侧弯曲。发生于下肢者可见足趾畸形、膝外翻、双下肢不等长等。

(4) MRI 表现

短管状骨内生软骨瘤呈膨胀性、囊状、偏心性骨质破坏，病变边界清晰，可有硬化边，皮质膨胀变薄(图 10-2)。长管状骨病灶多位于干骺端，并逐渐移行至骨干，膨胀不如短管状骨病灶明显，内可见逗点状、环形或斑片状钙化，无明显骨膜反应(图 10-3)。MRI 上 $T_1$WI 示正常高信号的髓腔脂肪被低信号的肿瘤组织所替代，未钙化的肿瘤性软骨成分在 $T_2$WI 上呈高信号，这与透明软骨内的水含量与糖胺聚糖组分的比值高有关，钙化部分在各个序列上均呈低信号(图 10-2、10-3)。增强扫描软骨岛无强化，而软骨岛之间的纤维间隔呈环形强化，颇具特征性。

(5) 诊断要点

短管状骨的囊性膨胀性病变，伴斑点状钙化者首先要考虑本病。

(6) 鉴别诊断

1) 骨囊肿：好发于长骨干骺端，病灶内无钙化。

2) 软骨肉瘤：长骨的内生软骨瘤与软骨肉瘤的影像学鉴别有一定困难，随访过程中当肿瘤增

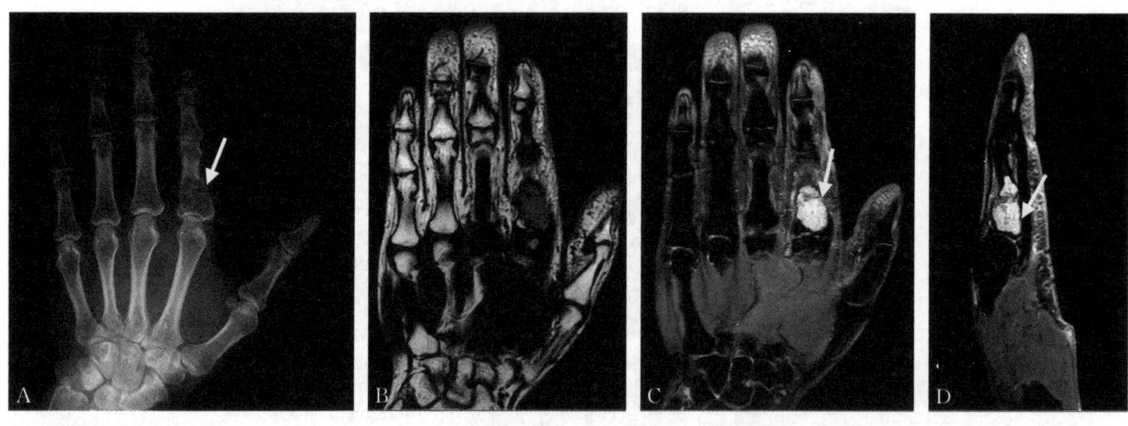

图 10-2 短管状骨内生软骨瘤 MRI 表现

注:左手 X 线正位片(A)显示第 2 近节指骨基底部偏心透亮骨质破坏区(箭头),边界清晰,内见斑点状钙化影,周围无明显骨膜反应。MRI 冠状位 $T_1$WI(B)、$T_2$WI 脂肪抑制(C)和矢状位 $T_2$WI 脂肪抑制(D)为同一患者 MRI 成像,显示该病灶境界清晰,呈 $T_1$WI 低信号、$T_2$WI 脂肪抑制高信号,钙化部分均呈低信号。

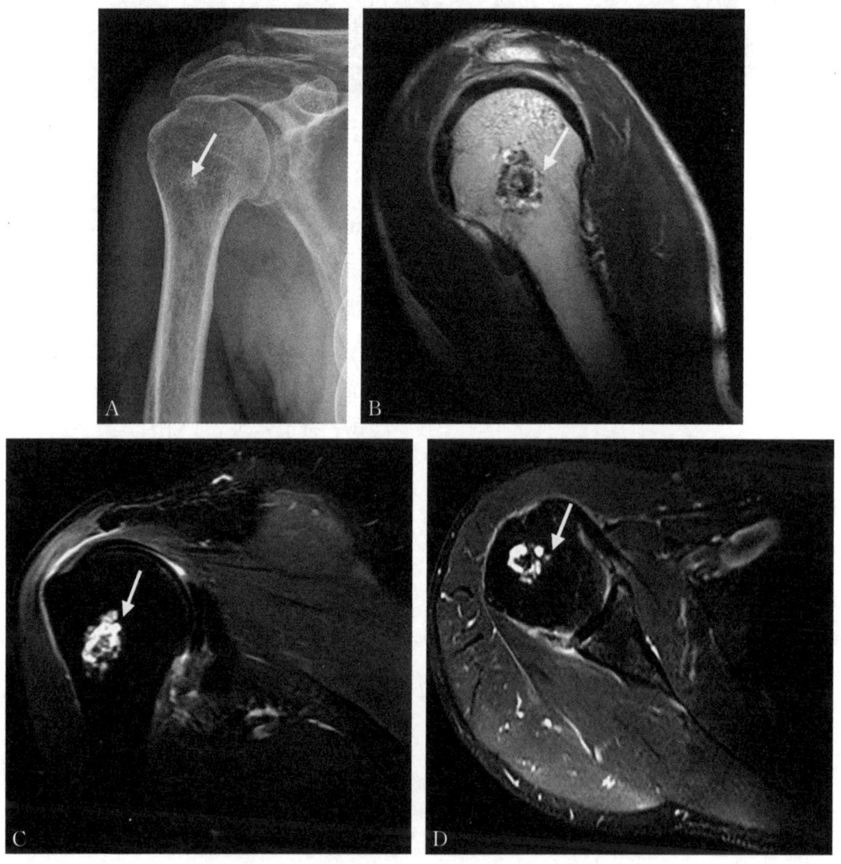

图 10-3 长管状骨内生软骨瘤 MRI 表现

注:右肩正位 X 线片(A)显示右肱骨上端干骺端内小片状及环状钙化(箭头)。右肩斜矢状位 $T_1$WI(B)、冠状位 $T_2$WI 脂肪抑制(C)及横断面 $T_2$WI 脂肪抑制(D)为同一患者 MRI 成像,显示病灶(箭头)呈 $T_1$WI 低信号、$T_2$WI 脂肪抑制高信号,信号欠均匀;病灶内钙化部分呈低信号,其间夹杂部分高信号。

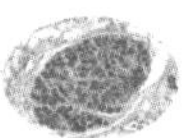

大、出现侵蚀性骨质破坏和棉絮状钙化、突破皮质时,应高度怀疑有肉瘤变。

### 10.5.3 骨膜软骨瘤

(1) 概述

骨膜软骨瘤(periosteal chondroma)是发生于骨膜下的骨表面的良性软骨性肿瘤。骨膜软骨瘤通常是一个单发的病变。若是有超过一个以上的骨膜软骨瘤的患者应怀疑其患有 Ollier 病。

(2) 病理

大体:肿瘤呈分叶状,浅灰蓝色,直径 1～5 cm 不等,位于骨表面的骨膜下,局限于皮质,没有延伸至髓腔内。镜下:肿瘤由排列成小分叶状的透明软骨岛组成,软骨细胞少,但比内生性软骨瘤丰富,细胞核可有不同程度多形性和双核细胞,软组织和骨髓腔均无侵犯(当肿瘤最大径＞5 cm 或侵犯软组织或骨髓腔,应诊断为骨膜软骨肉瘤)。

(3) 临床表现

骨膜软骨瘤最常见于儿童和年轻人,男女发病比例为 1.5∶1,多见于 20～40 岁男性;发病率比内生软骨瘤低;最常发生在手部小骨和附属骨骼的长骨,肱骨近端是最常见的部位,其次是股骨、胫骨、手和足的短管状骨。盆腔和肋骨是不常见的部位。临床上通常表现为可触及的小肿块,病灶靠近或发生于关节时可引起疼痛或局部不适。本病是一种散发性的肿瘤,通常是单发的。

(4) MRI 表现

影像上通常表现为干骺区近皮质境界清楚的溶骨性病变,病变从骨膜一侧向皮质倾斜,最终形成硬化缘,与母骨的髓腔分开,内部有不同程度的钙化,从点状到弥漫不等,其底层的皮质呈碟形凹陷或扇形改变。与内生软骨瘤一样,骨膜软骨瘤在 MRI 上 $T_1$WI 表现为低信号,未钙化的肿瘤性软骨成分在 $T_2$WI 上呈高信号,通常可见低信号边缘。瘤周水肿通常不存在。增强后病灶不均匀强化,通常周边可见强化。MRI 也能更好地证实该病变与骨髓腔无明显关联。

(5) 诊断要点

骨表面骨膜下的膨胀性病变,伴斑点状钙化者要考虑本病可能。

(6) 鉴别诊断

1) 骨膜软骨肉瘤:30～40 岁为发病高峰,发病部位及影像上表现两者几乎一样,病灶通常较大,最长径多大于 6 cm,疼痛是重要的临床特征。骨膜软骨肉瘤通常是骨膜软骨瘤进展至晚期时出现,表现为骨膜侵入;在生命的后期,显示出对髓腔的侵袭和瘤周的侵犯,瘤周水肿明显。骨膜软骨肉瘤一般比较大(最大径＞5 cm),密度通常不均匀增高,病灶内钙化多见,并且不显示硬化的肿瘤边界。

2) 骨旁骨肉瘤:骨旁骨肉瘤通常更具侵袭性,通常具有类似于太阳爆发型骨膜反应的模式,并且可能具有成骨基质。

3) 骨外软骨瘤:发生于骨外软组织内,与骨骼无关联。

### 10.5.4 骨软骨黏液瘤

(1) 概述

骨软骨黏液瘤(osteochondromyxoma, OMX)是一种极为罕见的良性骨肿瘤,但可以表现出局部浸润性,约 1%的 Carney 综合征患者会出现此肿瘤,因此它也被称为 Carney 骨肿瘤。它是含有黏液成分的骨软骨瘤,起源于骨皮质。

(2) 病理

肿瘤为边界清楚、骨质疏松或软骨样、钙化的白色肿块,包膜少见,多数病灶常与正常组织之间无明显边界,肿瘤可侵蚀周围的骨骼及软组织,无明显炎症改变。肿瘤由间充质细胞、嗜碱性黏液样物质和糖胺聚糖基质组成,类骨和骨、未成熟和成熟的软骨、透明纤维带和结节、胶原纤维也散在肿瘤内。镜下发现大多数细胞是多边形、星状及双极的。黏液软骨样区胞质空泡化,偶尔可见包涵体。病灶内可见脂肪细胞,细胞核很少不典型。

(3) 临床表现

OMX 可以发生在任何年龄,但通常出现在 2 岁之前,部分为先天性。可出现在任何骨骼中,但最常见于长骨(尤其是胫骨和桡骨)的骨干以及鼻旁窦和鼻骨。通常表现为无痛性肿块,病变可因水肿及肿块效应所累及的部位而出现相应临床症状,如突眼、鼻塞等。但由于其与 1%的 Carney 综合征患者相关,也可出现心血管、内分泌异常及皮肤上点状色素沉着等 Carney 综合征的表现。年轻患者的 OMX 通常与 Carney 综合征有关，而成年人的 OMX 则可作为一种独立的疾病出现。完全切除后预后良好，但不完全切除可导致局部复发，但无转移。

（4）MRI 表现

OMX 的影像学表现不具有特征性，可表现为浸润性溶解性骨膜病变，伴有侵袭性新骨形成，或表现为透亮和硬化混杂区的膨胀性肿块；通常在 MRI $T_2$WI 上表现为较高信号，$T_1$WI 上为低信号，增强后病变可有轻度强化。

（5）诊断要点

影像上无明显特异性，先天性无痛性肿块，尤其是婴儿，伴 Carney 综合征者要先考虑本病。

（6）鉴别诊断

需要与其他黏液样骨病变（如软骨母细胞瘤、软骨黏液样纤维瘤、横纹肌肉瘤、黏液型软骨肉瘤和神经纤维瘤等）鉴别。

### 10.5.5 甲下外生性骨疣

（1）概述

甲下外生性骨疣（subungual exostosis）为发生于远节指（趾）骨末端甲下的一种较少见的外生性良性骨软骨瘤样增生性病变。由 Dupuytren 于 1817 年首先报道，故又称为“Dupuytren 外生骨疣”。多认为是由于拔甲及摩擦、踩踏、挤压等外伤刺激或慢性感染所致。可合并甲下鳞状细胞癌，可以恶变为软骨肉瘤，但较罕见。

（2）病理

骨性隆起团块，为灰白色或灰褐色。镜下肿瘤呈分层结构，由浅至深依次为纤维层、成纤维细胞层、纤维软骨层及软骨化骨形成的骨小梁，骨小梁之间为增生的纤维组织，常伴有水肿、基质黏液变性和血管充血。

（3）临床表现

好发于 20 岁以下的儿童及青少年，男女比例不等，好发于趾骨远端，以踇趾受累最为常见（约 80%），指骨发病相对较少。临床上多表现为受累远节趾甲畸形，甲床增厚、掀起，甲下可触及隆起性硬物，不活动，边界清楚，病灶直径常小于 1 cm，有明显疼痛及压痛感，可继发感染、溃疡，可见甲沟红肿，部分患者可见少量乳白色分泌物渗出。完全切除后预后良好，罕见复发。

（4）MRI 表现

影像表现具有特征性，通常表现为末节趾（指）骨远端大小不一的骨性隆起，性质与正常骨相似，顶端可呈杯形、圆形或不规则形，基底为松质骨，可呈蒂状，与趾骨骨皮质相连续，骨小梁清晰，与附着骨骨髓腔不相通，无骨膜反应及溶骨性破坏。MRI 不是该病变的首选检查方式，但可清晰显示甲下外生性骨疣各部分及其与周围结构的关系，其表面纤维软骨帽在 MRI 各序列中均表现为低信号。

（5）诊断要点

青少年踇趾趾甲下外生性骨性隆起，其表面纤维软骨帽在各序列 MRI 中均为低信号可诊断本病。

（6）鉴别诊断

1）骨软骨瘤：为与骨皮质相连的骨性隆起，好发于长骨干骺端，较少累及手指及足趾骨，患者一般无临床症状；骨软骨瘤隆起表面软骨帽为透明软骨成分，在 $T_2$WI 上表现为高信号。

2）血管球瘤：好发于甲下且伴有疼痛，临床症状与甲下外生性骨疣相似，但血管球瘤可发生于四肢，好发于手指，质地偏软，较大者可触及搏动感；影像上血管球瘤增强后可见明显增强，临近指骨可受压凹陷。

### 10.5.6 奇形性骨旁骨软骨瘤性增生

（1）概述

奇形性骨旁骨软骨瘤性增生（bizarre parosteal osteochondromatous proliferation，BPOP），1983 年由 Nora 命名并首次报道，故又称 Nora 病。其为一种罕见的发生于骨表面的良性骨软骨瘤样增生性病变，其发生机制是因软组织出现骨细胞并形成新生骨组织的异位骨化现象；部分病例有外伤史。

（2）病理

镜下可见病变由大量的编织骨、钙化性软骨和纤维组织 3 种成分混合组成，排列紊乱无序，无

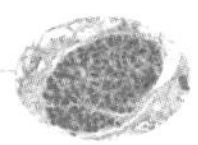

明显分层结构；软骨细胞密集、核大、深染，可见核仁以及少量双核细胞，且具有轻度异型性（故称之为“奇形性”）；并见特征性深蓝染钙化软骨（即“蓝骨”），局部可见软骨化骨；肿瘤细胞在编织骨及纤维组织中穿插生长。

（3）临床表现

本病可发生于任何年龄，但多见于 20～30 岁的成年人，无明显性别差异，多见于手、足短管状骨，亦可见于长骨，部分患者常有创伤病史。本病病灶较小，直径常小于 3 cm。临床主要表现为病变部位不同程度的肿胀、疼痛，偶有关节活动障碍，病灶周围皮肤可见充血和红斑。也可表现为无痛性、缓慢生长的肿块。完全切除后有复发倾向（复发率达 55%）。

（4）MRI 表现

影像上表现为骨旁的、在母骨骨皮质表面上突起的钙化骨化灶，环绕骨皮质生长，无骨皮质破坏，病灶与附着骨之间一般无髓腔相通，少数病例与附着骨存在骨性粘连，甚至与骨髓腔相连。MRI 平扫显示，肿瘤边界清晰或不清，呈不规则状，在 $T_1$WI 上呈等或低信号，在 $T_2$WI 和脂肪抑制序列 PDWI 上可呈中等或高信号，钙化-骨化区各序列上均呈低信号（图 10－4）。增强扫描后病灶明显强化，其内信号不均匀。

（5）诊断要点

发生于手、足短管状骨骨皮质表面不规则生长的钙化骨化灶，密度增高，边界清或不清，结合影像学特征、临床病史及发病部位可诊断。

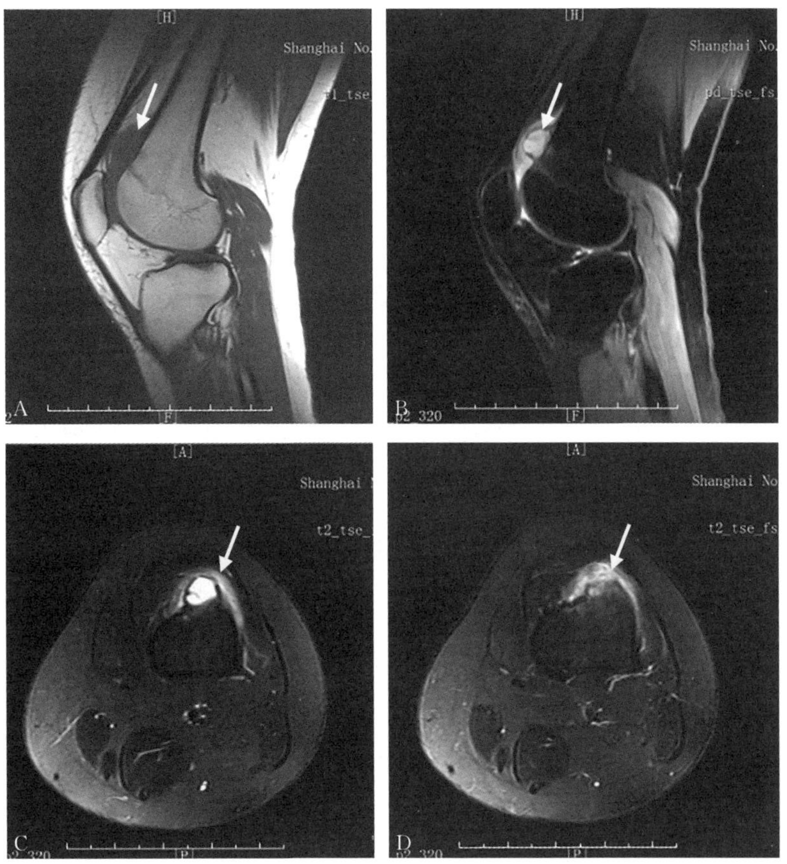


图 10－4　左股骨下段奇形性骨旁骨软骨瘤性增生 MRI 表现

注：患者 21 岁，左膝关节活动后疼痛 1 个月。矢状位 $T_1$WI(A)、$T_2$WI 脂肪抑制(B)和横断位 $T_2$WI 脂肪抑制(C、D)显示左股骨下段骨皮质病变（箭头），病变呈 $T_1$WI 等信号，$T_2$WI 高信号；其内可见低信号的钙化-骨化区，周围软组织可见轻度水肿改变。

(6) 鉴别诊断

1) 骨软骨瘤：好发于长骨干骺端，较少累及手指及足趾骨，患者一般无临床症状；肿瘤为与骨皮质相连的骨性隆起，肿瘤基底部与母骨的松质骨相连，髓腔相通；骨软骨瘤隆起表面软骨帽为透明软骨成分，在 $T_2WI$ 上表现为高信号。

2) 甲下外生性骨疣：多见于青少年手指、足趾远端甲下或甲旁，易被误诊为甲沟炎，常有外伤史，疼痛明显，常继发感染，病灶直径常小于 1 cm。影像上向外生长的骨性突起表面可见纤维软骨帽，$T_1WI$、$T_2WI$ 序列上均表现为低信号；基底部附着于趾(指)骨表面，但其松质骨与附着骨的髓腔不连续，附着骨骨皮质无缺损，周围软组织无破坏。

3) 骨化性肌炎：好发于大腿和手臂的骨旁软组织内，有明确的外伤史。早期影像表现为局部软组织肿块影，无明显钙化；1～2 个月肿块周围可见骨化；2 个月后停止生长，可见软组织内呈片状或层状分布的高密度钙化影。

### 10.5.7 软骨黏液样纤维瘤

(1) 概述

软骨黏液样纤维瘤(chondromyxoid fibroma, CMF)由不同程度的软骨、纤维和黏液成分组成的良性软骨性肿瘤，起源于成软骨结缔组织，同时具有黏液样和软骨肿瘤的特征。是最不常见的软骨样良性肿瘤，占所有骨肿瘤的 0.5%，占良性骨肿瘤的 1.8%。

(2) 病理

大体肿瘤呈圆形、椭圆形或分叶状实质性肿块，切面呈灰白色或淡蓝色。镜下见特征性的分叶结构，主要由软骨、黏液和纤维组织 3 种成分组成。黏液和软骨组织位于小叶内，因此小叶内细胞稀疏、基质丰富，为低细胞区。以幼稚的原始间叶细胞为主的瘤细胞，有向软骨细胞分化的倾向，主要位于小叶周边，为富于细胞区，可出现核分裂。其细胞成分包括梭形成纤维细胞样细胞，圆形成软骨细胞样细胞和良性多核巨细胞。纤维成分最少，主要位于小叶之间的狭长分割带，内有动静脉血管和多核巨细胞。

(3) 临床表现

大多数病例发病年龄在 30 岁以下，男女比约为 2∶1。软骨黏液样纤维瘤典型部位为长骨干骺端贴近骨骺软骨板或离骺板有小段距离，通常为皮质病变。约 50%患者发生于膝关节周围，胫骨近端和股骨远端最常见，长骨以外最常见于足部短骨，下肢的发病明显高于其他部位。常见症状为局部疼痛和肿胀不适，可触及肿块，有轻压痛，病程较长。

(4) MRI 表现

CMF 的 MRI 表现主要是长骨干骺端偏心的、边界清楚的溶骨性病变，$T_1WI$ 序列上呈等低不均匀信号，$T_2WI$ 序列上呈混杂高信号(图 10-5)。软骨、黏液在 $T_2WI$ 上为高信号，纤维组织为低信号。增强后病灶全部或部分不均匀强化，或有软骨类肿瘤的环形、花边样强化。

(5) 诊断要点

青少年长骨干骺端偏心的多房或单房性骨破坏区，MRI 上信号欠均匀，可见软骨及黏液成分信号，需考虑本病的诊断。

(6) 鉴别诊断

1) 软骨母细胞瘤：病灶主体位于长骨骨骺端或至少骑跨在骺板两侧，病变膨胀较轻，一般无粗大骨嵴，病灶内钙化多见。

2) 动脉瘤样骨囊肿：多见于 20 岁以下青少年，病变多累及长骨干骺端，生长缓慢，病灶多为偏心性膨胀改变，有时囊内可见斑点状钙化或骨化，MRI 上表现为囊性病变的特征信号，部分病灶可见经典的液-液平改变。

3) 骨巨细胞瘤：成人多见，好发长骨骨端，紧邻关节面生长，骨性间隔较细，膨胀明显，边缘多无硬化。

### 10.5.8 软骨母细胞瘤

(1) 概述

软骨母细胞瘤(chondroblastoma, CB)是由软骨母细胞、软骨样基质及散在破骨细胞样多核巨细胞构成的原发性良性软骨性肿瘤，也称成软骨细胞瘤。本病好发于骨骼发育阶段长骨骨骺或至少骑跨在骺板两侧。约占原发骨肿瘤的 1%不到，

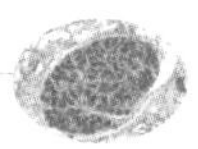

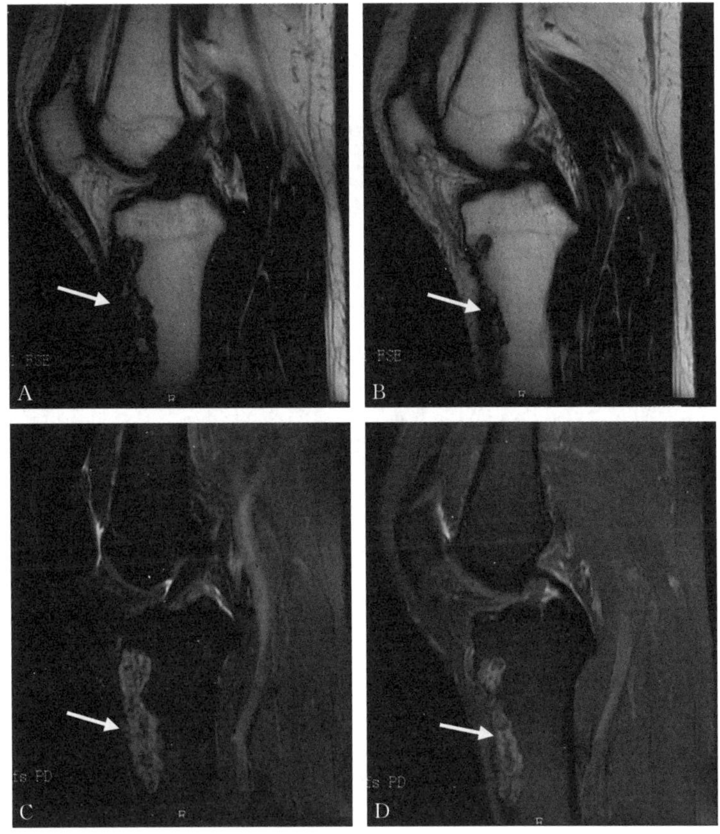


图 10-5 左胫骨干骺端软骨黏液样纤维瘤 MRI 表现

注：患者 58 岁，左小腿间歇性疼痛 10 余年。矢状位 $T_1$WI（A、B）和脂肪抑制 PDWI（C、D）显示左胫骨干骺端偏心溶骨性病变（箭头），病变 $T_1$WI 呈等低不均匀信号，脂肪抑制 PDWI 呈混杂高低信号。

良性肿瘤的 4%。

（2）病理

肿瘤与正常组织有明显的界限，多呈分叶状，周围有薄层硬化，常有囊性变，有时类似于动脉瘤样骨囊肿。肿瘤的主要成分为增生的软骨母细胞，核小，呈卵圆形，胞质淡粉红色或透明。软骨细胞周围有粉红色的骨基质或灶性钙化，软骨基质有钙化倾向，约有 1/3 的病例可见特征性的窗格样钙化。病灶可有灶性坏死、囊变，或继发动脉瘤样骨囊肿。S-100 免疫标记阳性有助于本病的诊断。

（3）临床表现

软骨母细胞瘤好发于 10～19 岁年龄段的青少年，非长骨软骨母细胞瘤的发病年龄偏大（平均 25 岁以上）。男女发病比例约为 2∶1。典型的软骨母细胞瘤发生在长骨骨骺、骨端，亦可见于足、手、颞骨、脊柱骨等不规则骨。临床上，由于肿瘤靠近关节，约 86%患者有近关节处疼痛，局部肿胀、跛行、关节活动不便，病程从几周到几年不等。主要体征为局部触痛，可触及局限性肿块，关节活动受限，病程长者可出现跛行、关节僵直、肌肉萎缩等症状。

（4）MRI 表现

软骨母细胞瘤多呈分叶状，MRI 表现为 $T_1$WI 呈低到中等强度信号，$T_2$WI 上呈高、低混杂信号，病灶的液性成分表现为高亮信号，大量不成熟的软骨基质、含铁血黄素的沉积和钙化呈低信号。约有 82%的病例病灶周围可见骨髓水肿。在增强 $T_1$WI 上，不成熟的软骨基质为无强化的低信号，软骨岛间的纤维间隔呈高信号的环形强化，肿瘤可突破骨皮质形成局限性软组织肿块（图 10-6）。此外，约有 16.7%的软骨母细胞瘤可伴

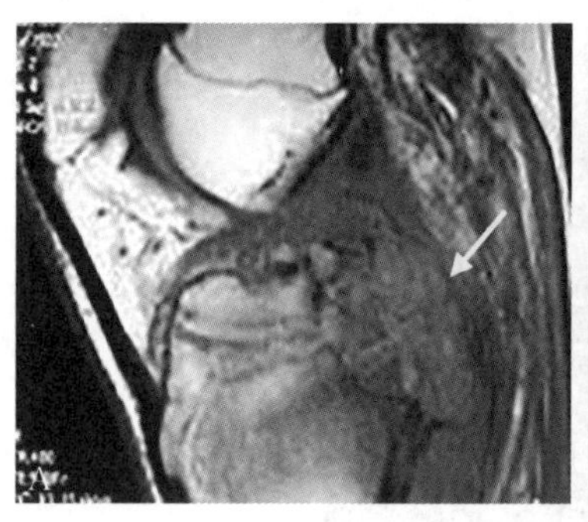
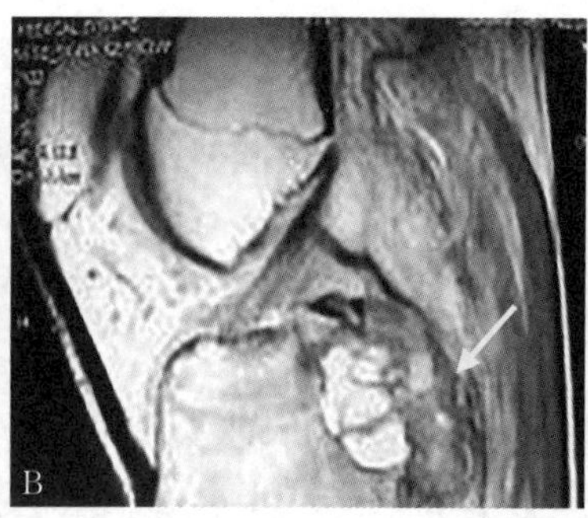
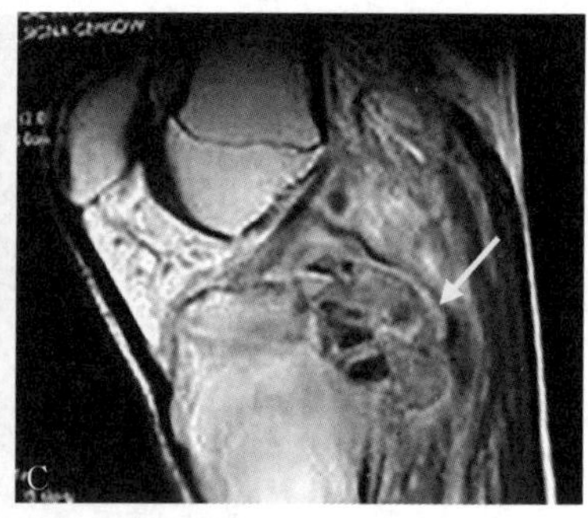

图 10-6　左胫骨软骨母细胞瘤 MRI 表现

注：矢状位 $T_1WI$(A)、$T_2WI$(B)和增强 $T_1WI$(C)显示病灶(箭头)位于左胫骨骨骺，累及干骺端并突破皮质形成局限性软组织肿块，部分囊变，$T_1WI$ 呈等低信号，$T_2WI$ 呈等高信号，骨骺及干骺端有广泛水肿。增强 $T_1WI$ 肿瘤实质部分及囊壁有轻度强化，周围软组织肿胀。

发动脉瘤样骨囊肿，MRI 上可表现为液-液平面。

(5) 诊断要点

青少年长骨骨骺或至少骑跨在骺板两侧的偏心性溶骨性骨破坏；病灶境界清晰，边缘有硬化，内有点状钙化，需考虑本病的诊断。MRI 上本病无特异性信号特点，增强后可见环形的纤维间隔强化，伴发动脉瘤样骨囊肿者可见液-液平。

(6) 鉴别诊断

1) 骨巨细胞瘤：病灶位于骨骺，但 90%以上发生于 20 岁以上的成年人，一般不发生于骺板闭合以前的骨骼生长期。病灶明显大于软骨母细胞瘤，膨胀明显，可见分房，周边无明显硬化，病灶内无钙化或骨化。

2) 软骨肉瘤：好发于长骨骨骺，但多见于 40～60 岁的中老年人，早期影像上与软骨母细胞瘤鉴别困难，但肿瘤呈进行性生长并可向干骺端延伸，后期达一定体积后可破坏骨皮质并浸润软组织形成软组织肿块。

3) 骨骺结核：儿童骨骺、干骺端结核，以骨质破坏或骨质疏松为主，无骨硬化和骨膜反应，常伴关节肿胀和积液。

### 10.5.9　软骨肉瘤

(1) 概述

软骨肉瘤(chondrosarcoma，CS)是起源于软骨母细胞和胶原母细胞的纯软骨分化的肿瘤，其内不存在肉瘤细胞直接形成的肿瘤性骨样组织。根据 2020 年 WHO 分类，软骨肉瘤是一类局部有侵袭性或恶性的软骨肿瘤，具有多种形态特征。值得指出的是中央型非典型软骨肿瘤(atypical cartilaginous tumour，ACT)和恶性软骨肉瘤Ⅰ级(chondrosarcoma grade Ⅰ，CSI)都是局部有侵袭性、产生于骨髓的透明软骨的肿瘤。发生于四肢骨骼(长和短管状骨)的肿瘤被称为 ACT，而发生于中轴骨骼(如扁平骨，包括骨盆、肩胛骨和颅底)的肿瘤称为 CSI。后者预后更差，发生于颅底的 CSI，死亡率可达 5%，其局部复发率为 7.5%～11%，约 10%复发的中心型病灶可进展至更高级别的软骨肉瘤。软骨肉瘤是仅次于多发性骨髓瘤和骨肉瘤居第三位的原发性恶性骨肿瘤，占原发性恶性骨肿瘤的 20%。

软骨肉瘤可是原发性(起自正常骨骼的)和继发性，后者系原先存在的良性软骨类病变(如内生软骨瘤、纤维结构不良、Paget 病等)的恶变；也可以是中央型(起自髓腔内)、周围型(起自骨表面)和骨外软骨肉瘤，以中央型软骨肉瘤为多见，约为周围型的 5 倍，周围型软骨肉瘤常继发于骨软骨瘤和骨膜软骨瘤恶变，骨外软骨肉瘤极为罕见。

(2) 病理

组织学上，受累骨的骨髓脂肪和松质骨被有不同形式钙化的恶性透明软骨所代替，基质常有黏液变性、钙化和骨化。病理上分中央型、黏液型、间叶型、透明细胞型、骨膜型和去分化型。主要病理特点是病变区骨皮质膨胀，局部增厚或变

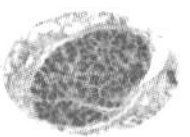

薄，常伴有局部偏心性软组织肿块和不同形式的钙化。按细胞分化程度分 3 级：Ⅰ级，为低度恶性；Ⅱ级，为中度恶性；Ⅲ级，为高度恶性。绝大多数为恶性程度较低的Ⅰ、Ⅱ级。通常级别越高，越容易发生转移。

(3) 临床表现

软骨肉瘤以 30～60 岁的中老年人多见，男女发病比例为 2∶1。软骨肉瘤可发生在任何骨骼，但 2/3 发生在躯干骨，尤其以肩三角(肩胛骨、肱骨近端和锁骨)和盆三角(骨盆、骶骨和股骨近端)区最为好发。

病变早期可无症状，以局部疼痛和肿胀为最常见的症状，病程可长达数月至数年，有相当一部分患者出现临床症状时，病变已为进展期。快速生长的中央型软骨肉瘤，可早期出现剧烈疼痛，这与皮质破坏的程度及软组织肿块的大小相关。周围型软骨肉瘤通常仅表现为轻度不适和肿胀。发生于骨盆的软骨肉瘤可首先表现为因巨大肿瘤压迫盆腔内脏器、血管或神经所致的症状。内生软骨瘤、骨软骨瘤等良性病变患者出现持续性加重的疼痛，则要怀疑有肉瘤变的可能。

软骨肉瘤的进展较慢，血行或淋巴转移少见，根治性手术切除(保肢或截肢)是首选的治疗方法。早期手术切除的 5 年生存率可达 90%。

(4) MRI 表现

各种病理类型软骨肉瘤的影像学表现各不相同：

1) 非典型软骨肿瘤/软骨肉瘤Ⅰ级：常见于长管状骨及中轴骨。典型的影像表现为受累的骨髓腔呈对称性膨胀，局部骨皮质变薄或增厚、伴或不伴骨外软组织肿块，病变内可见斑点状、絮状或环形钙化。普通中央型病变的特征性表现为显著的钙化，MRI 表现为 $T_1$WI 低信号，$T_2$WI 高、低混杂信号，增强后肿瘤的软骨基质、黏液变性和液化区通常无强化，而周边的纤维间隔或假包膜呈分隔状、花边状强化(图 10－7)。

2) 软骨肉瘤Ⅱ级、Ⅲ级：好发于 20～60 岁成年人，无性别差异；股骨近端和远端多见，其次是近端肱骨、髂骨和肋骨；呈侵袭性生长，常见远处转移及局部复发。典型的影像学表现为大的(最大径>5 cm)溶骨性病变，虫蚀状或渗透性骨质破坏，同时伴着骨外软组织肿块，钙化较局限，通常表现为点状或环状钙化。MRI 表现与软骨肉瘤Ⅰ级类似(图 10－8)，但病灶范围更大。

3) 骨膜型软骨肉瘤：又称皮质旁软骨肉瘤，比较罕见，占软骨肉瘤的 2%；好发于骨表面，以股骨、肱骨等长骨骨干、干骺端多见，也见于盆骨；好发于 30～40 岁。X 线、CT 表现为皮质表面圆形或椭圆形分叶状软组织肿块，其中可有钙化，常可见与骨干垂直的放射状骨针及三角形骨膜反应，肿瘤边缘常见三角形骨皮质硬化，但髓腔一般不受累。MRI 上表现为 $T_1$WI 不均匀低信号，$T_2$WI 为不均匀高信号；增强后可见周边强化和分隔样强化(图 10－9)。

4) 去分化型软骨肉瘤：是软骨肉瘤的一种特殊类型，肿瘤含有两种不同的的成分，一种是高分化的软骨肿瘤，如内生软骨瘤、低级别软骨肉瘤；另一种为高度恶性的非软骨性肉瘤。好发年龄 50～70 岁，男性较多，约占软骨肉瘤的 10%。好发部位与普通髓腔型软骨肉瘤相似。影像学及临床表现兼有生长缓慢的高分化软骨肉瘤或良性软骨性肿瘤和肿瘤突然迅速发展的广泛溶骨性破坏和浸润的双重特点。影像上可见在原有软骨肉瘤的基础上又混有纤维肉瘤或骨肉瘤的改变，常伴有环形或弧形钙化和软组织肿块(图 10－10)。若已转化为纤维肉瘤或骨肉瘤时，形成的软组织肿块无钙化，但可见瘤骨。

5) 间叶型软骨肉瘤：常见于颅面部，其他发病部位包括股骨、肋骨、脊柱、骨盆、肱骨和胫腓骨。典型影像学表现为侵袭性骨质破坏、骨膜反应，伴较大的骨外软组织肿块；常伴钙化，但较局限。在 $T_2$WI 上肿块呈中等信号，增强后可见弥漫性中等程度强化。

6) 透明细胞型软骨肉瘤：较罕见，约占软骨肉瘤的 2%；85%～90%发生于长管状骨的骨骺端，多见于股骨和肱骨。典型影像学表现为长骨骨端的溶骨性骨质破坏，肿瘤与正常骨分界清楚，小的病灶酷似软骨母细胞瘤，较大的病灶可引起骨皮质膨胀和破坏，向干骺端和骨干延伸，钙化、骨膜反应及软组织肿块均较少见。由于病灶含水

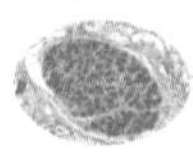

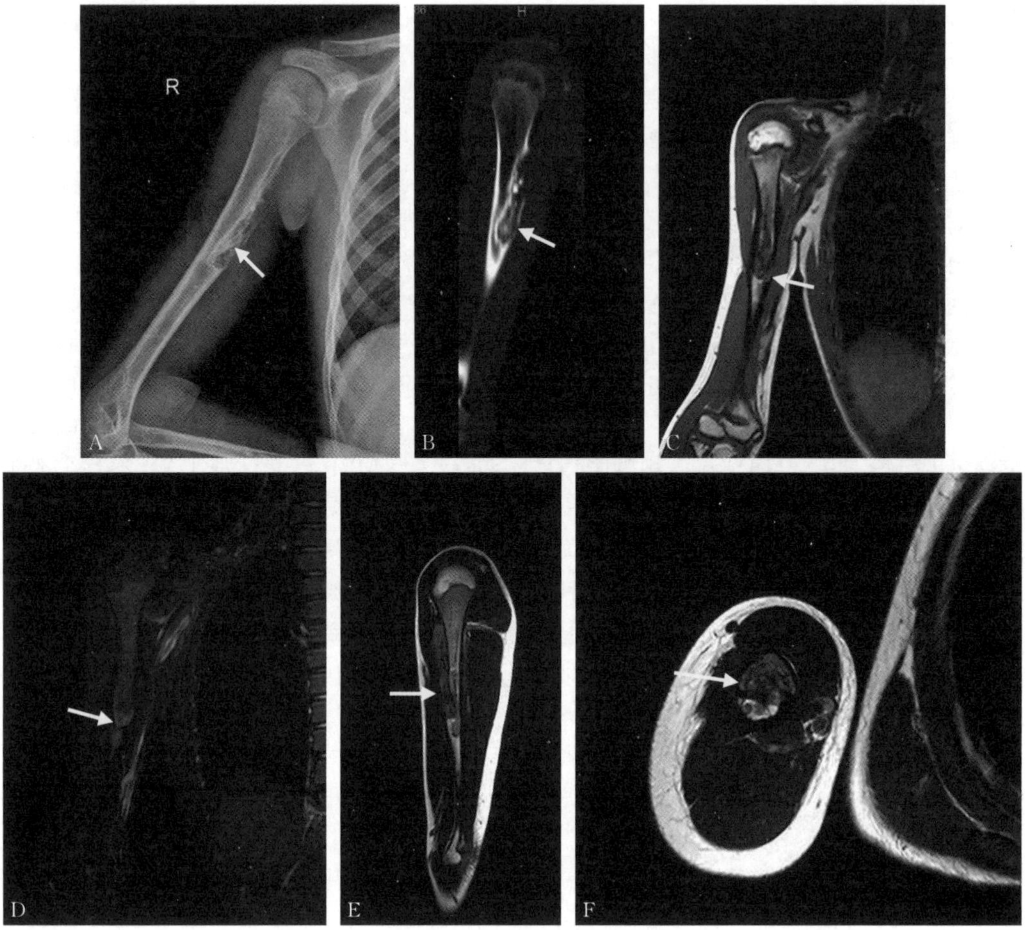

图 10－7　右肱骨皮质旁中间型非典型软骨肿瘤 MRI 表现

注：患者男，12 岁，体检发现右侧肱骨占位性病变（箭头）。右肱骨正位 X 线片（A）、冠状位 CT（B）、冠状位 $T_1$WI（C）、冠状位 $T_2$WI 脂肪抑制（D）、矢状位 $T_2$WI（E）及轴位 $T_2$WI（F）示右肱骨表面骨皮质侵蚀缺损，MRI 上表现为皮质旁分叶状软组织肿块，$T_1$WI 低信号，$T_2$WI 稍高信号，肿块与周围软组织边界清楚，可见环形低信号包膜围绕。

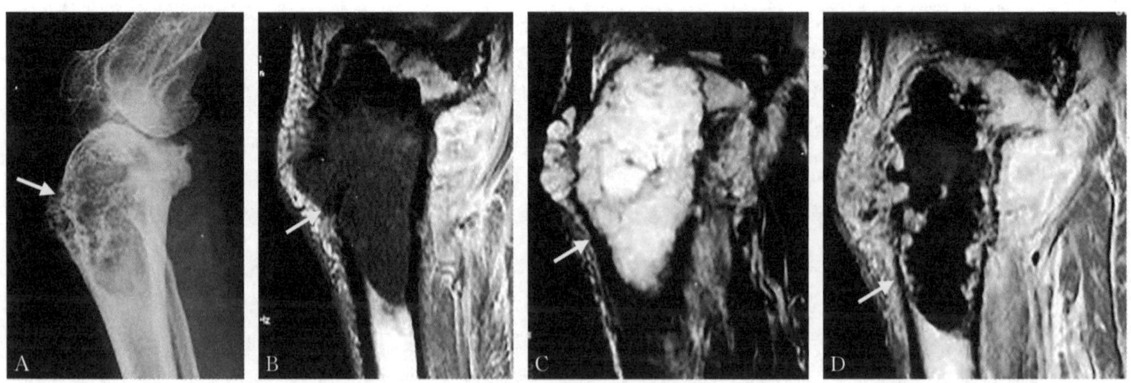

图 10－8　胫骨软骨肉瘤Ⅱ级 MRI 表现

注：膝关节侧位 X 线片（A）示胫骨上端髓腔内大片状不规则骨质破坏区（箭头），伴骨化、钙化影。矢状面 $T_1$WI（B）、$T_2$WI（C）、$T_1$WI 增强（D）为同一患者 MRI，显示病灶境界清晰，$T_1$WI 呈低信号（箭头），$T_2$WI 呈显著高信号（箭头），胫骨结节处骨皮质破坏伴软组织肿块形成，增强后肿瘤周边呈花边状强化（箭头）。

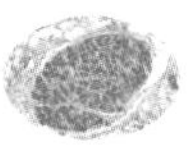

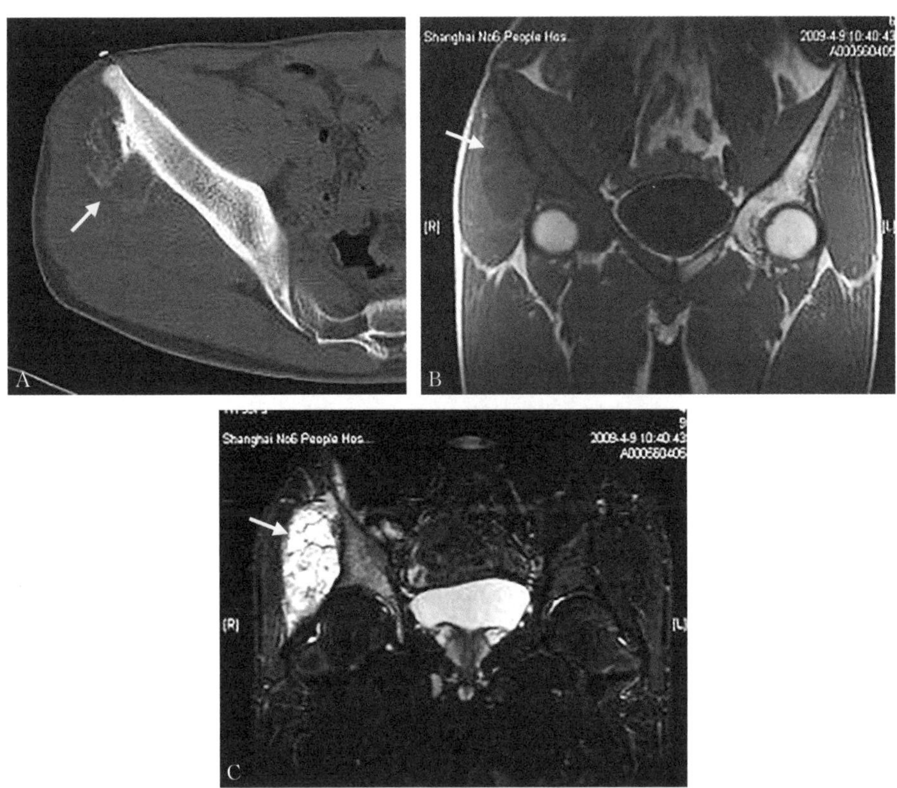


图 10－9 右髂骨骨膜型软骨肉瘤 MRI 表现

注：右髋关节 CT 横断面（A）显示右髂骨翼皮质表面及周围软组织内环形状钙化（箭头）。冠状位 $T_1$WI（B）和 $T_2$WI 脂肪抑制（C）为同一患者 MRI，显示右侧髂骨皮质旁软组织肿块呈 $T_1$WI 低信号（箭头），$T_2$WI 分隔样高信号（箭头），分隔呈低信号，肿块贴近皮质表面生长，髓腔未见累及。

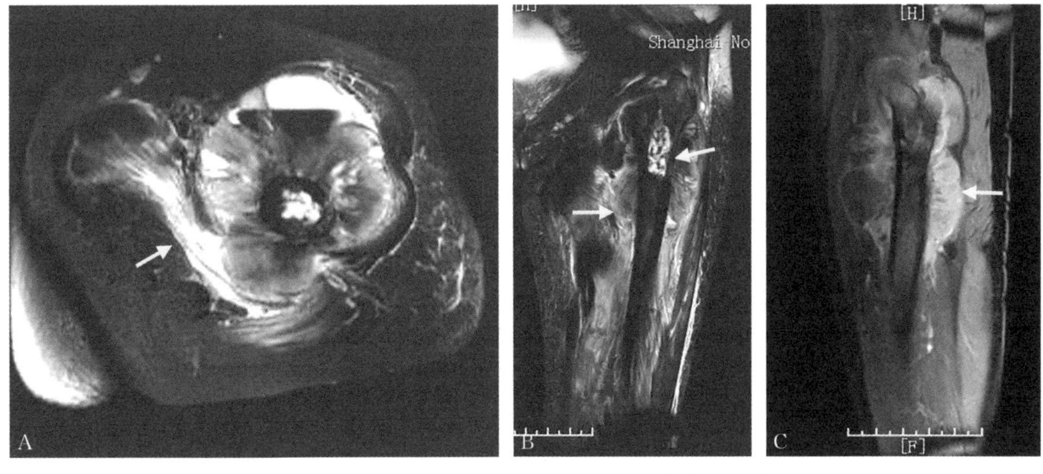


图 10－10 左股骨近端去分化型软骨肉瘤 MRI 表现

注：横断面 $T_2$WI 脂肪抑制（A）、冠状面 $T_2$WI 脂肪抑制（B）和矢状面增强 $T_1$WI 脂肪抑制（C）显示左股骨近端骨髓腔内片状不规则异常信号（箭头），呈高、低混杂信号，邻近骨皮质变薄、局部中断，周围见巨大高信号软组织肿块形成，伴周围软组织肿胀；增强后病灶明显不均匀强化。

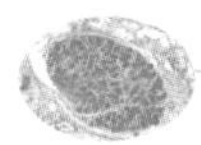



量较高，在 $T_2$WI 上呈明显高信号，增强后具有软骨类肿瘤的特征（图 10－11）。

（5）诊断要点

中老年男性患者，多发生于长管状骨，骨干轻度膨胀，伴有轻微骨化或钙化，可见软组织肿块及不规则骨膜反应。

（6）鉴别诊断

1）内生软骨瘤：好发于手、足短管状骨，呈中心膨胀性生长，骨皮质变薄，有硬化边，骨内膜扇贝性压迹的深度一般不超过骨皮质厚度的 2/3。

2）骨肉瘤：好发于青少年长骨干端，影像学特征为骨质破坏、瘤骨和软组织肿块，常可见 Codman 三角。

3）骨巨细胞瘤：好发于长骨骨端，呈横向膨胀性生长，其内可见纤细骨嵴形成的皂泡样分隔。易与透明细胞型软骨肉瘤混淆。

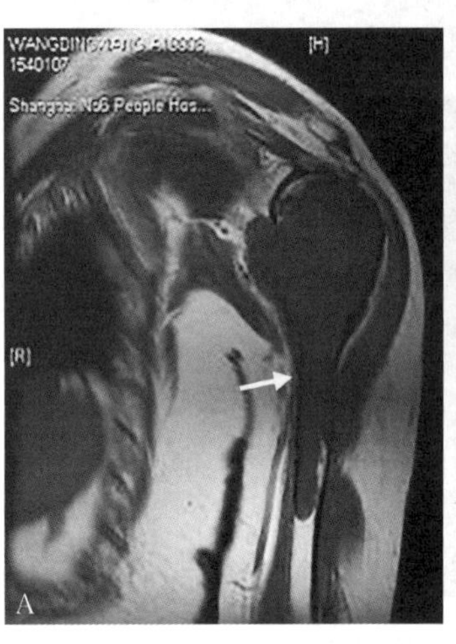
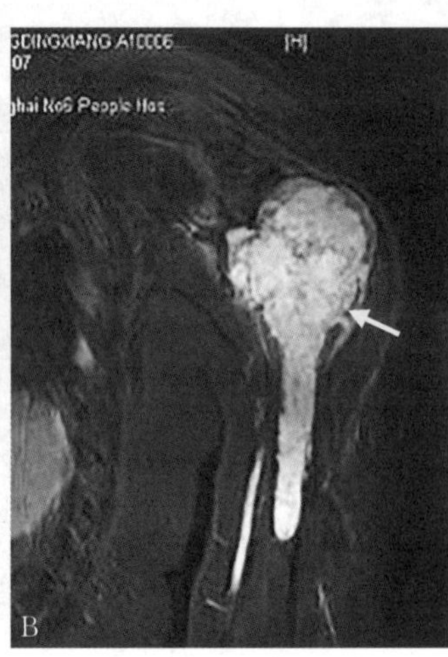
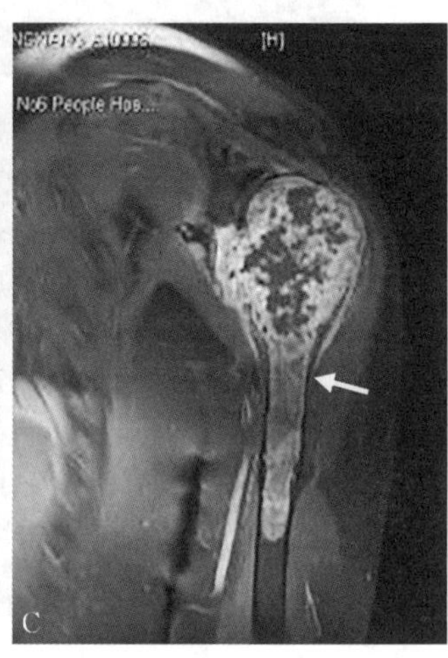

图 10－11　左肱骨透明细胞型软骨肉瘤 MRI 表现

注：冠状位 $T_1$WI(A)、$T_2$WI 脂肪抑制(B)和增强 $T_1$WI 脂肪抑制(C)显示左肱骨近段膨胀性骨质破坏(箭头)，病灶为 $T_1$WI 低信号，$T_2$WI 脂肪抑制高信号，肿块突破局部内缘皮质；增强后病灶呈明显不均匀环形强化。

## 10.6　骨源性肿瘤

骨源性肿瘤是指可以形成骨样或骨基质的一类肿瘤。根据 2020 年 WHO 骨肿瘤分类，可分为良性、中间型和恶性，本节将依次介绍各种骨源性肿瘤的特征和 MRI 特点。

### 10.6.1　骨瘤

（1）概述

骨瘤（osteoma）是一种良性瘤样骨增生性病变，由分化良好的成熟的板层骨构成；骨超常增生并突出于骨的表面为其主要特征。

（2）病理

骨瘤分松质骨型和致密骨型两种。大体病理上松质骨型骨质疏松如海绵状结构，致密骨型质地坚硬如骨皮质。镜下致密骨型骨瘤由致密的成熟板层骨构成，不含松质骨和骨髓成分；而松质骨型骨瘤含松质骨和密质骨，小梁间隙内有脂肪性骨髓或造血性骨髓成分。

（3）临床表现

骨瘤任何年龄均可发病，但好发于 30～50 岁成人。男女发病率相近。一般只累及膜化骨的骨骼，以颅面骨最常见，约 75％的病例发生于额窦和筛窦，亦可发生于颅骨内、外板和颌骨，偶见于长、短管状骨的表面。大多数骨瘤无明显临床症状，表现为无痛性缓慢增大的质硬隆起，位于鼻旁窦、眼眶等部位的骨瘤可有鼻窦炎、鼻炎、突眼和脑神经受压等症状，颅骨及长、短管状骨骨瘤可表现为无痛性缓慢生长的骨性肿块。多发性骨瘤或伴长骨多发性骨瘤患者要考虑有 Gardner 综合征的存在，后者是常染色体显性遗传疾病，除骨病变

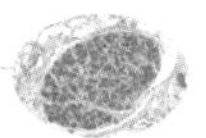

之外，合并肠道多发性息肉、皮肤表皮囊肿、纤维瘤及硬纤维瘤病。无症状者无须治疗。

(4) MRI 表现

1) 致密骨型骨瘤：较多见，常见于鼻旁窦或颅骨，MRI 上表现为突出于骨表面的硬化肿块，在 $T_1$WI 及 $T_2$WI 上均呈低信号影，与皮质骨信号一致，边缘锐利，无骨小梁结构，呈圆形或卵圆形(图 10-12)。MRI 可以显示受累处的皮质骨无侵犯，且不与病患骨髓腔相通。

2) 松质骨型骨瘤：较少见，在 MRI 上表现为呈球形或扁平状的骨性突起，边缘光滑锐利，边界清楚，肿瘤内部信号与板障相似，$T_1$WI 呈高信号、$T_2$WI 呈等信号；外壳为一薄层致密骨与骨外板连续，在 $T_1$WI 及 $T_2$WI 上均呈低信号影。起自板障者可出现内、外板分离，以内板向内侧突出明显。

(5) 诊断要点

骨瘤多发生于颅骨、鼻旁窦等部位，突出于骨表面的硬化肿块，边缘锐利，无骨小梁结构；在 MRI 的 $T_1$WI 及 $T_2$WI 上呈低信号影。松质骨型骨瘤内可有正常的骨髓信号伴低信号外壳。

(6) 鉴别诊断

1) 骨软骨瘤：骨软骨瘤的皮质和宿主骨皮质相连续，其松质骨也与宿主骨髓腔相通。

2) 皮质旁骨肉瘤：两者均表现为附着于骨表面的高密度肿块。骨瘤有光滑的边缘，边界清楚且密度均匀，而皮质旁骨肉瘤在边缘处有一密度降低带，且密度较骨瘤低，也不是那样均匀。

3) 脑膜瘤：发生于颅骨的骨瘤还应与钙化明显的脑膜瘤鉴别，CT 及 MRI 可直接显示脑膜瘤组织，脑膜尾征，增强后特征性的强化，易于鉴别。

## 10.6.2 骨样骨瘤

(1) 概述

骨样骨瘤(osteoid osteoma)由 Jaff 于 1935 年

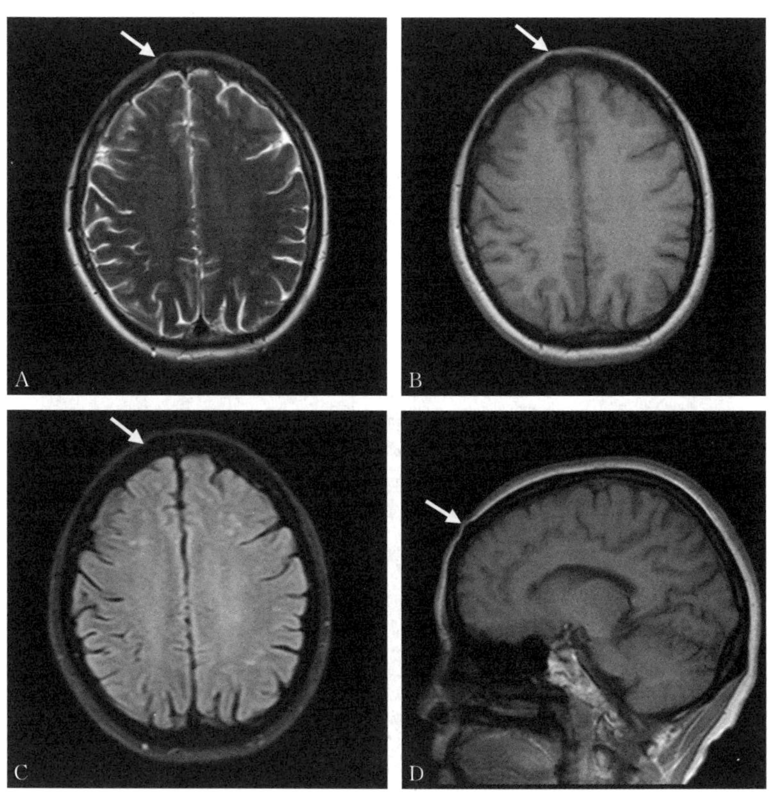


图 10-12 致密骨型骨瘤 MRI 表现

注：患者女，61 岁。头颅轴位 $T_2$WI(A)、轴位 $T_1$WI(B)、轴位 FLAIR(C)、矢状位 $T_1$WI(D)示额骨表面结节样突起(箭头)，$T_1$WI 及 $T_2$WI 上均呈低信号影，边缘锐利，周围皮质骨无侵犯，且不与骨髓腔相通。

首先报道，是由成骨细胞及其所产生的骨样组织构成的良性肿瘤。较常见，约占原发骨肿瘤的4%。以病灶体积小、局限性生长以及有剧烈疼痛为其特征。

(2) 病理

骨样骨瘤病灶多位于骨皮质，由直径<2 cm的瘤巢及其周围的反应性增生骨质构成。镜下瘤巢由类骨组织和血管丰富的结缔组织构成，中心部分以编织骨为主，伴有不同程度的钙化或骨化，外周为血管丰富的纤维基质，血管间含有无髓神经纤维，周围则由增生致密的成熟骨质包绕。病变初期以成骨纤维及成骨细胞为主，伴有丰富的血管，但骨质形成稀少；中期则形成骨样组织较多；成熟期以编织骨为主要成分。骨样骨瘤按病灶所在的部位可以分为骨皮质型、松质骨型和骨膜下型，位于关节囊内的称关节囊内型骨样骨瘤。

(3) 临床表现

骨样骨瘤好发于儿童及青少年，10～19 岁为发病高峰年龄，男性发病高于女性，比例为(2～4)∶1。骨样骨瘤可发生于除胸骨以外的任何骨骼，长骨最易受累(约占 65%)，特别是股骨近端和胫骨。关节囊内骨样骨瘤以髋关节为多见，也有肘、踝、腕关节和脊柱小关节发病的报道。有10%的骨样骨瘤发生于脊柱中轴骨，发病依次为腰段(59%)、颈段(27%)、胸段(12%)及骶骨(2%)。临床上主要表现为夜间疼痛，疼痛十分严重，足以使人疼醒，水杨酸类药物(如阿司匹林)可在半小时内缓解疼痛。多数学者认为疼痛与病灶产生的前列腺素有关，水杨酸类药物能抑制前列腺素作用使疼痛得以缓解。有些患者有局部的肿胀和压痛点，也可有神经症状，包括肌肉萎缩、深部腱反射减弱和不同程度感觉丧失。位于椎体、椎弓的病变，常有疼痛性脊柱侧弯畸形，其病变位于侧弯的凹面。关节囊内骨样骨瘤往往没有特异性表现，呈感染性滑膜炎的症状，位于骺软骨板附近的病变，特别是较小的儿童，可引起骨骼生长加速。

(4) MRI 表现

骨样骨瘤的典型影像表现为有明显硬化带围绕的相对低密度的核心瘤巢。瘤巢是诊断骨样骨瘤的关键，但常被周围广泛硬化的骨质遮蔽，给诊断带来困难。MRI 检出瘤巢的敏感性高，但特异性低于 CT，动态增强 MRI 可以明显增加瘤巢的检出率。瘤巢在 $T_1WI$ 上呈低信号，$T_2WI$ 上呈低、中或高信号，这与骨样组织钙化的程度有关；以类骨组织为主的 $T_1WI$ 呈中等信号，$T_2WI$ 呈高信号，钙化或骨化的瘤巢则均为低信号(图 10-13)。瘤巢周围的髓腔及软组织有不同程度的水肿，但缺乏特异性；广泛性水肿在 MRI 上酷似恶性征象。关节囊内和邻近关节的骨样骨瘤还可见滑膜炎及关节腔内积液。增强后瘤巢强化明显，尤其是以类骨组织为主、血管丰富的病灶。

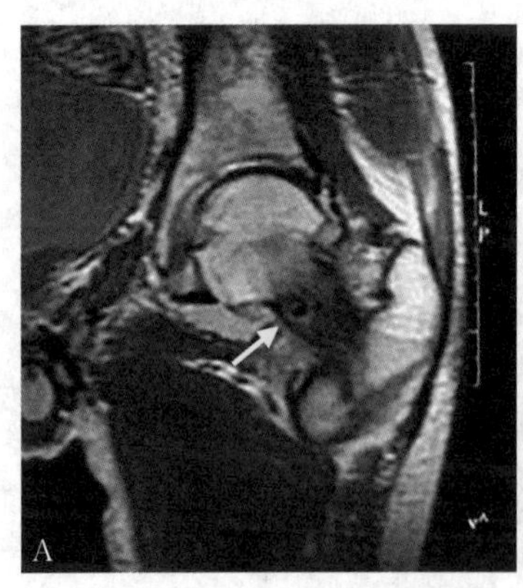


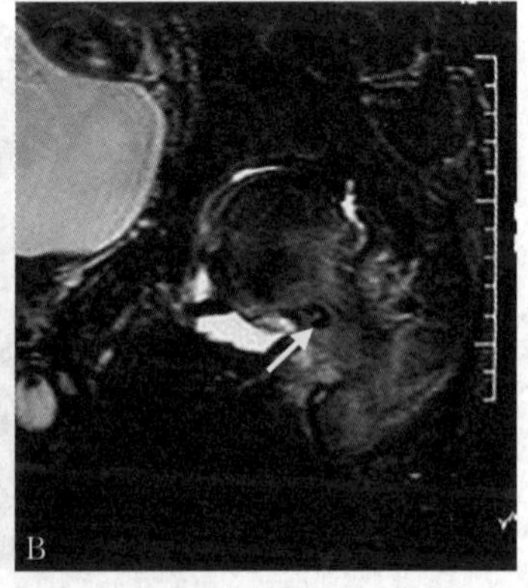


图 10-13 左侧股骨颈(关节囊内)骨样骨瘤 MRI 表现

注：冠状位 $T_1WI$(A)和 STIR(B)示左侧股骨颈高信号瘤巢周边见低信号环(箭头)，病灶周围骨髓腔水肿明显，关节腔少量积液。

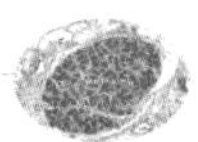

(5) 诊断要点

青少年夜间有明显的疼痛，服水杨酸类药物可缓解，MRI 可见瘤巢周围骨髓腔及软组织有不同程度的水肿。

(6) 鉴别诊断

1) 骨皮质脓肿及 Brodie 骨脓肿：皮质内脓肿常有红、肿、热、痛等炎症表现和反复发作史，骨质破坏区内无钙化或骨化，骨膜反应边缘不规整。

2) 应力性骨折：应力性骨折的透亮区呈线状，且与骨皮质垂直或与骨皮质成角。

3) 皮质型骨肉瘤：皮质型骨肉瘤在 X 线上表现为皮质内骨质破坏，周围可包绕硬化带和瘤骨，透亮区内可见绒毛状密度增高影，病变骨皮质可轻度膨胀或不规则增厚。

### 10.6.3　骨母细胞瘤

(1) 概述

骨母细胞瘤(osteoblastoma)又称成骨细胞瘤，是良性成骨性肿瘤；占良性骨肿瘤的 3%，原发性骨肿瘤的 1%。组织学上与骨样骨瘤类似，但骨母细胞瘤体积更大。两者有各自的临床表现、影像特征及自然病程，骨样骨瘤倾向于退行性，而成骨细胞瘤则倾向于有进展性甚至恶性发展。

(2) 病理

骨母细胞瘤大体观为红色或灰色有沙砾样物质的富含血管的肿瘤，质硬、脆，易出血；镜下可见大量增殖的骨母细胞(成骨细胞)、丰富的血管性纤维间质以及分化成熟的骨小梁和排列规则的类骨组织，类骨组织可见不同程度钙化、骨化。侵袭性成骨细胞瘤是以“上皮样”成骨细胞为特征，其大小为原来成骨细胞的 2 倍。这种细胞呈圆形，核大，含有一个或多个核仁，胞质通常丰富；其骨小梁更宽且排列不规则，常缺乏钙化层。

(3) 临床表现

骨母细胞瘤好发于 30 岁以下的青年，高峰年龄为 10～30 岁，侵袭性成骨细胞瘤的平均发病年龄较大(约 33 岁)。男女发病比例为 2.5∶1。41%～50%发生于脊柱，椎骨上多见于棘突、椎弓和横突等附件区；其次是长管状骨的骨端或骨干，其中以股骨和胫骨较多见；也可发生在颅骨和骨外组织等少见部位。骨母细胞瘤的临床表现与骨样骨瘤不一样，有的患者可没有临床症状，病变系偶然发现，也有的表现为局限性钝痛，但疼痛常不如骨样骨瘤剧烈，对水杨酸类药物的反应不敏感。根据受累的脊柱平面可出现相应的神经症状。

(4) MRI 表现

骨母细胞瘤根据病变部位的不同可分为松质骨型、中心型、皮质型和骨膜下型 4 型：①松质骨型，病变位于脊椎或不规则骨的骨松质内，直径 2～10 cm 不等，可伴有斑点状、索条状钙化，周围无明显骨质硬化或有环形骨质硬化圈；发生于脊椎的病变多位于棘突、椎弓和横突，椎体病变多由附件蔓延所致。②中心型，病变发生于长骨髓腔内，呈中心性囊状破坏，吹泡样膨胀，类似动脉瘤样骨囊肿，骨皮质膨胀变薄、缺失或因骨外膜增生而致相邻骨皮质略有增厚，但较骨样骨瘤为轻。③皮质型，病变位于骨皮质内，偏心生长，骨皮质呈薄壳状膨胀，周围骨硬化明显。④骨膜下型，较少见，病变多见于长骨干骺部，局部皮质压迫性骨质吸收，缺乏周围的骨硬化，有新生骨膜成骨的薄壳覆盖病变(图 10-14)。

无钙化、骨化的骨母细胞瘤 MRI 主要表现为 $T_1$WI 中等信号，$T_2$WI 高信号。而已钙化或骨化的病灶，其内可见 $T_1$WI 和 $T_2$WI 均呈斑点状、索条状、团块状或不规则低信号的区域。病灶周围有 $T_1$WI 和 $T_2$WI 均为低信号的硬化环(图 10-14)。病灶相邻的髓腔和软组织有充血水肿区，局部软组织可轻度肿胀，而软组织肿块大多不明显。血供丰富的骨样组织明显强化，病灶相邻髓腔和软组织轻度强化，而病灶内钙化、囊变和出血区无强化。

(5) 诊断要点

青年患者，脊柱病变多见，起病缓慢，夜间痛不明显。病灶较大，直径一般超过 2 cm，多呈膨胀性生长，其内部可见斑点状钙化或骨化影，周围可有厚或薄的硬化带。MRI 上病灶周围骨髓及周围软组织有水肿。

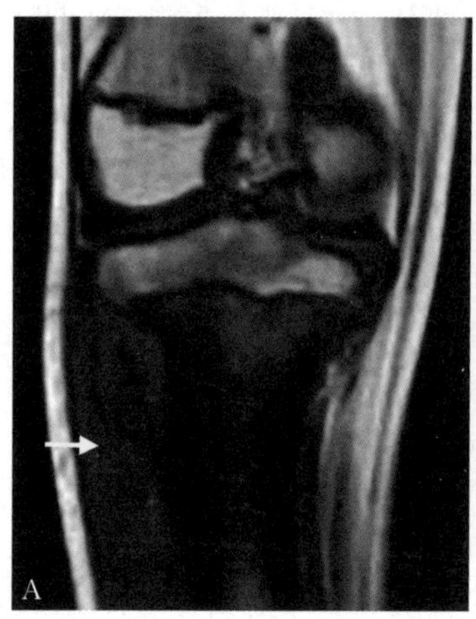

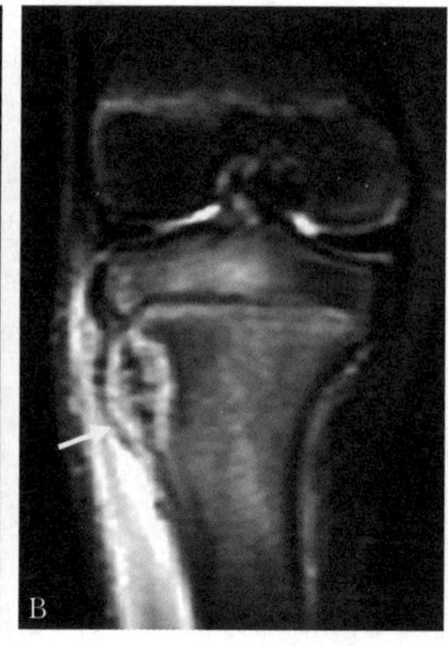

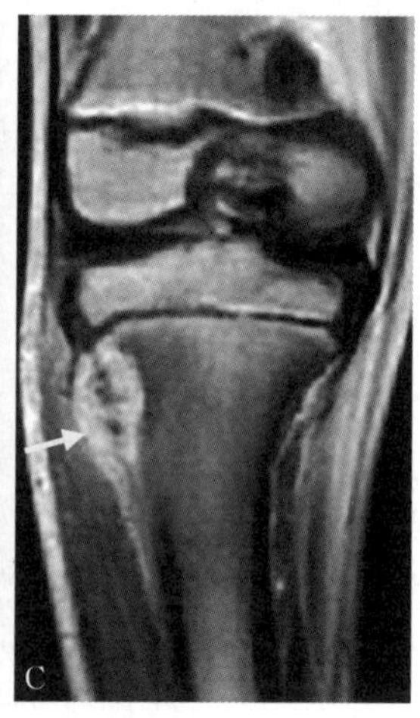


图 10-14　右胫骨干骺端骨母细胞瘤(骨膜下型)MRI 表现

注：膝关节冠状位 $T_1$WI(A)及 $T_2$WI(B)示右胫骨干骺端局部骨质破坏(箭头)，骨皮质局部膨胀、不连续，周围软组织明显肿胀，骨髓水肿，呈 $T_1$WI 低信号，$T_2$WI 高信号，信号欠均匀，其内可见低信号骨化成分。增强 $T_1$WI(C)示病灶明显强化(箭头)，其内部骨化成分未见明显强化。

(6) 鉴别诊断

1) 骨样骨瘤：病灶直径多小于 2 cm，周围反应性骨质增生明显，在"瘤巢"周围有广泛骨质硬化与骨膜新骨形成。而骨母细胞瘤的病灶直径常大于 2 cm，膨胀较明显，骨硬化较轻，强化明显。此外还应注意与软骨母细胞瘤、骨纤维异常增生症等疾病相鉴别。

2) 骨巨细胞瘤：多见于男性青壮年(20～40 岁)，好发于骨端、骨突起部位，病变常贴近关节面呈偏心、膨胀性生长，无骨化、钙化，骨膜反应及骨质增生硬化少见。

3) 骨肉瘤：侵袭性骨母细胞瘤有时与骨肉瘤很相似，骨肉瘤骨膜反应较重，多为放射状或针状骨膜反应，周围软组织肿块较明显，且与周围软组织分界不清。

## 10.6.4　普通型骨肉瘤

骨肉瘤(osteosarcoma)是起源于成骨性间叶组织，以瘤细胞能直接形成骨样组织或骨质为特征的骨原发性恶性肿瘤，约占骨原发性肿瘤的 16%、骨恶性肿瘤的 19%。骨肉瘤是儿童和青少年第二常见的原发性骨恶性肿瘤，第一位是骨髓瘤。

骨肉瘤是以恶性肉瘤性肿瘤细胞和由肉瘤直接形成的肿瘤性骨样组织或肿瘤骨为主要组织成分，因此，原则上只要镜下找到由肉瘤细胞直接形成的骨样组织就可诊断骨肉瘤。骨肉瘤由于细胞分化的多样性及其形成的骨或骨样组织在形态和数量上的差异，其病理学分型较多，其中以普通型骨肉瘤(conventional osteosarcoma)最为常见。通常原发性骨肉瘤和继发性骨肉瘤在组织学上无法区分。

(1) 概述

普通型骨肉瘤是指髓内发生的高度恶性成骨性肉瘤，是骨肉瘤中最常见的亚型，约占所有骨肉瘤的 75%。

(2) 病理

普通型骨肉瘤通常体积较大(直径>6 cm)，有髓内浸润、穿透骨皮质和软组织肿块形成，肿瘤内含间变性肉瘤细胞和由肉瘤细胞直接形成的肿瘤性骨样组织两种基本成分。普通型骨肉瘤通常是多形性的，可产生的不同数量的软骨、纤维组织或其他成分。根据优势细胞类型，分为骨母细胞型骨肉瘤、软骨母细胞型骨肉瘤和成纤维细胞型骨肉瘤等多种类型。部分肿瘤内还可见巨细胞和骨母细胞瘤样细胞。

(3) 临床表现与治疗

普通型骨肉瘤好发于 10～20 岁的青少年，

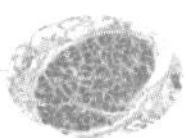

90%在 20 岁以下；男性多于女性(1.5∶1)。好发于四肢长骨干骺端，股骨下端和胫骨上端约占 50%，其次为肱骨近端，少见部位有颌骨、脊柱、扁骨和手足骨。临床上以局部疼痛、肿块和跛行为主要症状，早期通常为间断性疼痛，渐转为持续性，夜间为甚。肿块通常质硬，固定有压痛，局部皮温可升高，血管扩张，有时可触及搏动。实验室检查的诊断价值有限。治疗上，随着以外科手术结合诱导/辅助化疗的应用，保肢治疗已经成为主流，5 年生存率为 60%～80%。

(4) MRI 表现

MRI 具有较高的软组织分辨率，能精确地勾画出肿瘤的境界、浸润范围和观察有无跳跃病灶，是目前骨肉瘤术前临床分期的最有效检查手段。肿瘤破坏区在 $T_1$WI 上多半为低信号或低、高混杂信号，$T_2$WI 上为不均匀高信号或混杂信号，肿瘤周围的骨髓常伴水肿带或均呈高信号的出血带(图 10-15)。瘤骨或致密硬化肿瘤区域在 $T_1$WI 和 $T_2$WI 上多呈低信号(图 10-16)。骨质破坏和广泛的肿瘤周围水肿在 MRI 上常见。在 $T_1$WI、$T_2$WI 上，骨膜反应常表现为肿瘤周围低信号线样结构，横断面可呈半弧形或弧形，冠状面及矢状面呈与骨干长轴平行的条状低信号影。肿瘤穿破骨皮质形成局部软组织肿块。MRI 能清晰显示骺板、骨骺的侵犯，表现为低信号的骺板破坏、中断；肿瘤越过骺板累及骨骺，侵犯关节表现为关节软骨消失，关节腔内见软组织肿块、关节腔积液。骨肉瘤的病变可以在受累骨的多处出现跳跃病灶(图 10-17)，MRI 是观察跳跃病灶最佳的检查方法。

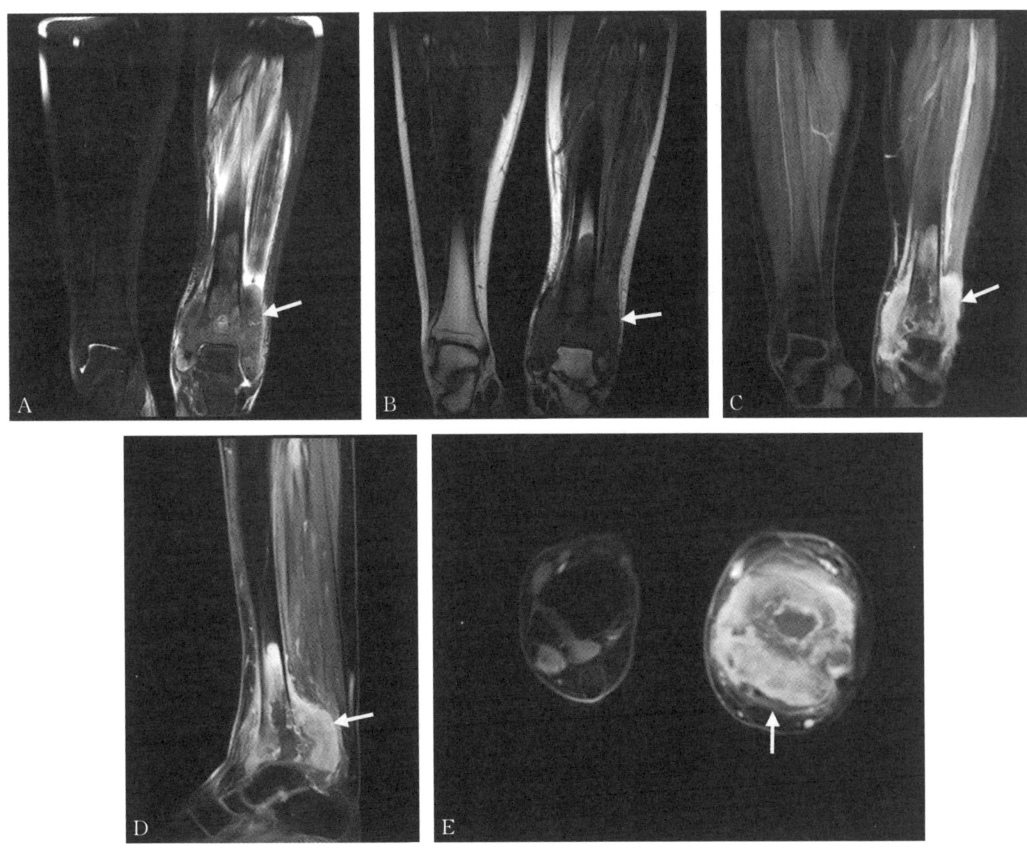


图 10-15 普通型骨肉瘤 MRI 表现

注：患者男，14 岁。左胫腓骨冠状位 $T_2$WI 脂肪抑制(A)、冠状位 $T_1$WI(B)、冠状位 $T_1$WI 脂肪抑制增强(C)、轴位 $T_2$WI 脂肪抑制(D)及轴位 $T_1$WI 脂肪抑制增强(E)，示左胫骨下端骨质破坏伴周围软组织肿块形成(箭头)，边界不清，$T_1$WI 呈低信号，$T_2$WI 呈混杂高信号，增强后病灶明显强化。

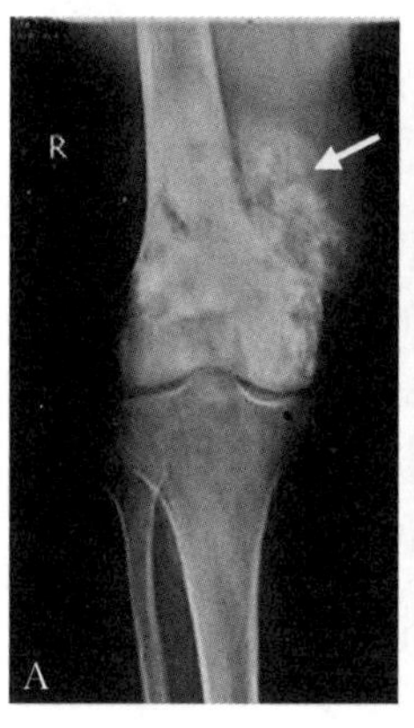
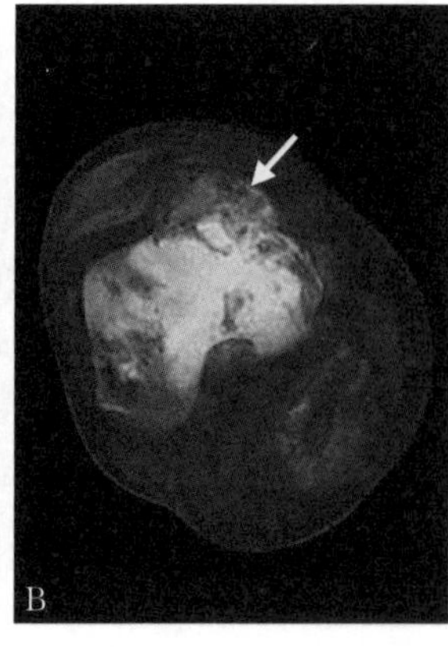
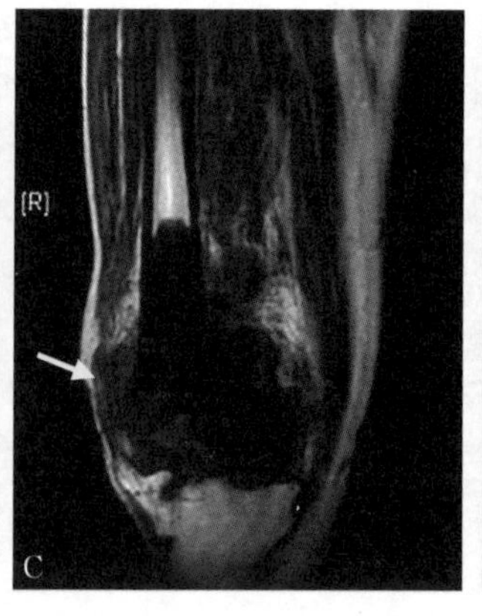
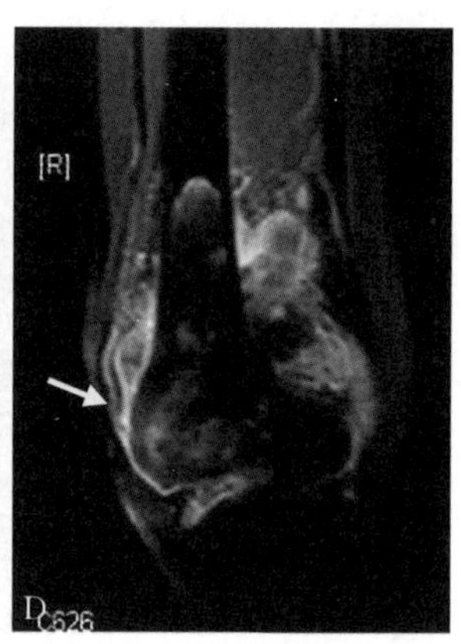

图 10－16　右侧股骨普通型骨肉瘤 MRI 表现

注：膝关节 X 线片正位片（A）、CT 横断面（B）示病灶骨髓腔内及周围软组织均可见斑片状、絮状瘤骨形成（箭头）。MRI 矢状面 $T_1$W（C）、STIR 序列（D）示病灶（箭头）$T_1$WI 呈显著不均匀低信号，成骨部分为更低信号，病灶周围可见软组织肿块；STIR 序列成骨部分仍为低信号影，部分呈不均匀高信号，周围软组织肿块呈不均匀高信号。

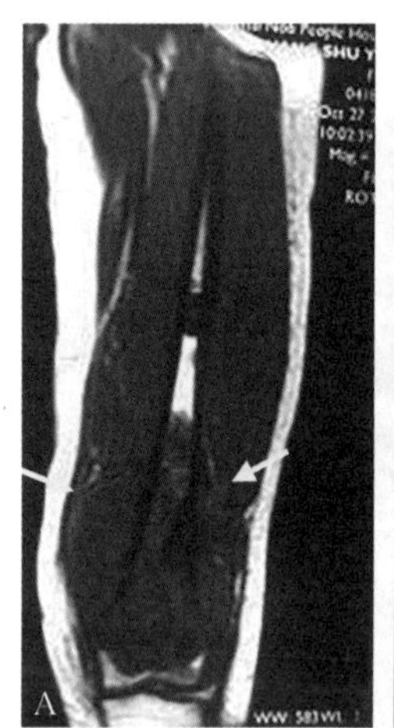
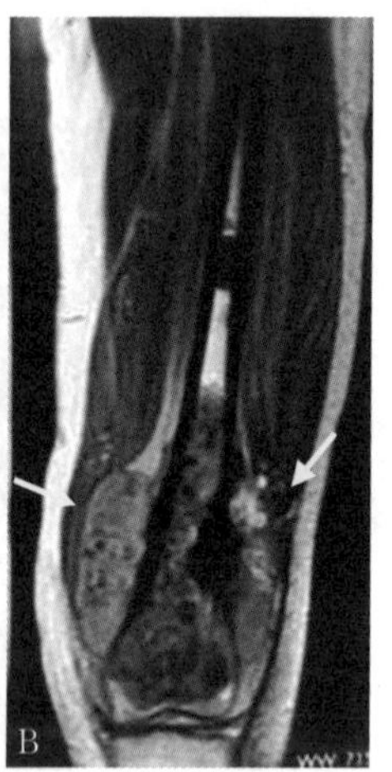

图 10－17　股骨普通型骨肉瘤 MRI 表现

注：股骨 MRI 冠状面 $T_1$W（A）、$T_2$W（B）示股骨下段病灶（箭头）呈大片异常不均匀信号，伴软组织肿块，病灶的近侧股骨中部见一低信号的跳跃病灶。

此外，MRI 也利于对骨肉瘤放、化疗疗效评估、手术后监测和监测骨肉瘤的复发与否。放、化疗后的骨肉瘤通常能看到囊性、坏死及液-液平等特征性信号改变。

（5）诊断要点

10～20 岁青少年四肢长骨干骺端出现骨质破坏和瘤骨并存的病灶伴局限性软组织肿块，首先应考虑骨肉瘤。

（6）鉴别诊断

1）急性化脓性骨髓炎：临床上有感染、发热史。骨髓炎早期骨破坏模糊，新生骨密度低，骨膜反应轻微；晚期骨破坏清楚，新生骨密度高，骨膜反应光滑完整，软组织呈弥漫性肿胀，无瘤骨存在。CT 增强扫描显示脓腔或骨膜下脓肿。

2）软骨肉瘤：中心型软骨肉瘤有时与骨肉瘤相似，但瘤组织内有大量环状或颗粒状钙化。

3）尤因肉瘤：好发于长管骨的骨干，以广泛性虫蚀样骨质破坏和葱皮样骨膜反应为特征。发生于干骺端者易误诊为骨肉瘤。

### 10.6.5　血管扩张型骨肉瘤

（1）概述

血管扩张型骨肉瘤（telangiectatic osteosarcoma）是一种高度恶性的、侵袭性很强的并易于血道转移的骨肉瘤，预后差。临床少见，约占骨肉瘤的 4%。

（2）病理

大体上像骨折后的大血肿，表现为大的血肿样囊性空腔构成，内含血液或液化坏死的肿瘤组织；瘤细胞之间为少量的骨样组织，呈纤细的花边状。肿瘤内没有实性肉瘤区域或硬化性肿瘤区域，镜下类似动脉瘤样骨囊肿，但囊壁内含数量不等的间变性恶性细胞，伴病理性核分裂。囊壁中有大量反应性破骨细胞样巨细胞和少量纤细的骨样组织，但有 20%的血管扩张型骨肉瘤在活检组

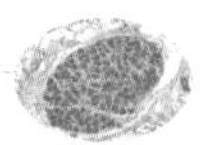

织中找不到骨样组织。

(3) 临床表现

好发于10～20岁青少年，男性发病多于女性(1.5∶1)。好发于长骨干骺端，常侵及骨骺。股骨下端最为常见，其次是胫骨上端和肱骨。约25%的患者可合并病理骨折。

(4) MRI表现

主要表现为溶骨性、增生性、假性囊肿性肿瘤，类似于动脉瘤性骨囊肿。MRI上，一个特征性的发现是：肿瘤常伴多发性囊腔，同时可见继发于囊性坏死腔出血的多处液-液平(图10-18)，周围无硬化带，提示肿瘤囊内有出血。

(5) 鉴别诊断

应与动脉瘤样骨囊肿鉴别，后者病程进展缓慢，骨壳多完整，边缘有硬化，无软组织肿块，血清碱性磷酸酶不高。

### 10.6.6 小细胞骨肉瘤

(1) 概述

小细胞骨肉瘤(small cell osteosarcoma)组织学与尤因肉瘤相似，是由恶性小细胞和幼稚的骨样组织构成的骨肉瘤。是恶性程度高、预后比普通型骨肉瘤更差的特殊类型骨肉瘤。临床较为少见，占骨肉瘤的1.5%。

(2) 病理

大体呈鱼肉样。因骨样组织幼稚，质地不如普通型骨肉瘤坚硬，镜下肿瘤主要由小圆形细胞构成，少数含普通型骨肉瘤的梭形细胞，后者产生骨样组织并有钙盐沉积。肿瘤有的区域血管丰富，血管周围有瘤细胞围绕，似血管外皮细胞瘤；有的区域呈尤因肉瘤改变，有的呈骨肉瘤改变。

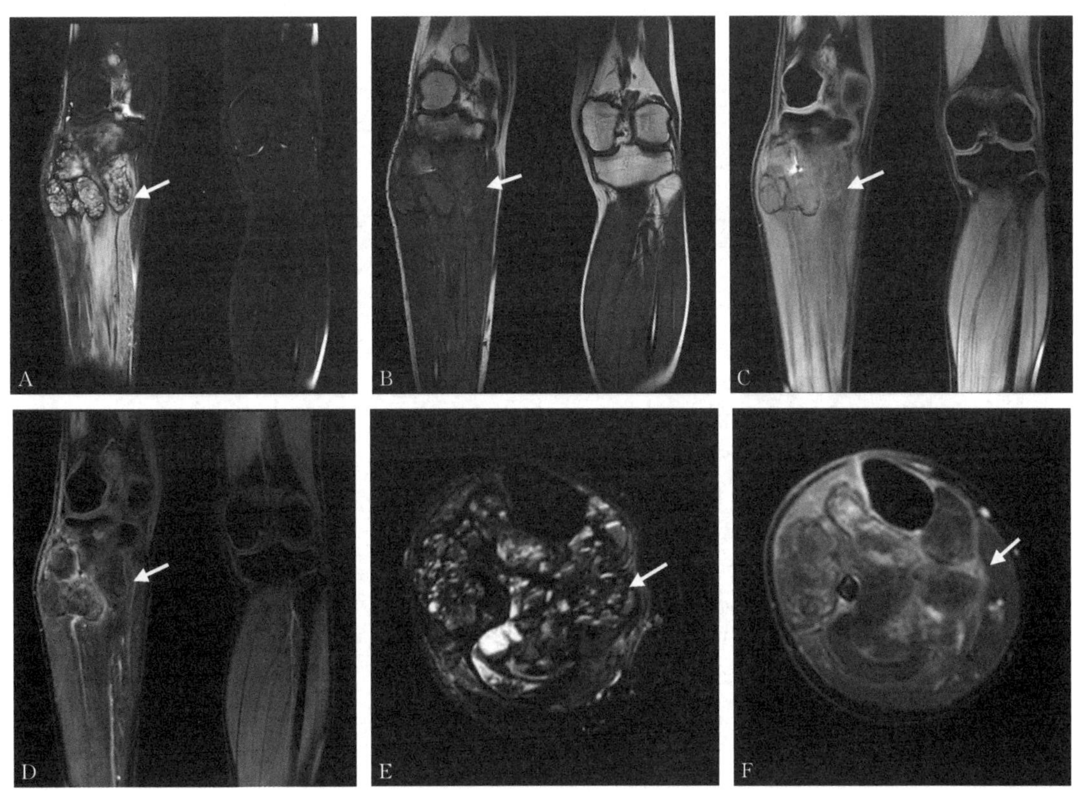


图10-18 血管扩张型骨肉瘤MRI表现

注：患者男，19岁。右胫腓骨冠状位 $T_2$WI脂肪抑制(A)、冠状位 $T_1$WI(B)、冠状位 $T_1$WI脂肪抑制(C)、冠状位 $T_1$WI脂肪抑制增强(D)、轴位 $T_2$WI脂肪抑制(E)及轴位 $T_1$WI脂肪抑制增强(F)，示胫腓骨近端旁占位(箭头)，呈分叶状，边界清晰但不光整，见多发囊腔及液-液平，$T_1$WI呈等低信号，$T_2$WI呈混杂高信号，增强后病灶不均匀强化。

(3) 临床表现

过半数发生于 30 岁以上。主要症状为局部疼痛和肿胀，病程短，一般为数周至数月，少数可达 4 年，发展快，预后较差。半数位于长骨干骺端，半数位于足部跗骨和扁骨。

(4) MRI 表现

影像上主要表现为溶骨性骨质破坏为主，局部有钙化或骨化的硬化性改变。MRI 上可显示髓内或骨旁肿瘤，周围有骨外软组织肿块。$T_1WI$ 上一般表现为等低信号，$T_2WI$ 上为高信号，病灶内见钙化或骨化时在 $T_1WI$、$T_2WI$ 上多为低信号，增强后病灶可明显强化(图 10-19)。

(5) 鉴别诊断

1) 尤因肉瘤：好发于长管骨的骨干，以广泛性虫蚀样骨质破坏和葱皮样骨膜反应为特征。钙化少见。

2) 淋巴瘤：骨淋巴瘤是一种渗透性溶骨性病变，通常与骨外肿块相关。骨淋巴瘤可以扩散到骨外，但没有骨质破坏。

## 10.6.7 低级别中心性骨肉瘤

(1) 概述

低级别中心性骨肉瘤(low-grade central osteosarcoma)也称髓内高分化骨肉瘤，是起自骨髓腔的低级别骨肉瘤。少见，占所有骨肉瘤的 1%~2%。预后明显好于普通型骨肉瘤患者。

(2) 病理

肿瘤主要由轻度不典型的纤维组织和比较成熟的肿瘤性骨构成，肿瘤在髓内和皮质内浸润性生长是最重要特征。肿瘤基质是由梭形细胞呈束

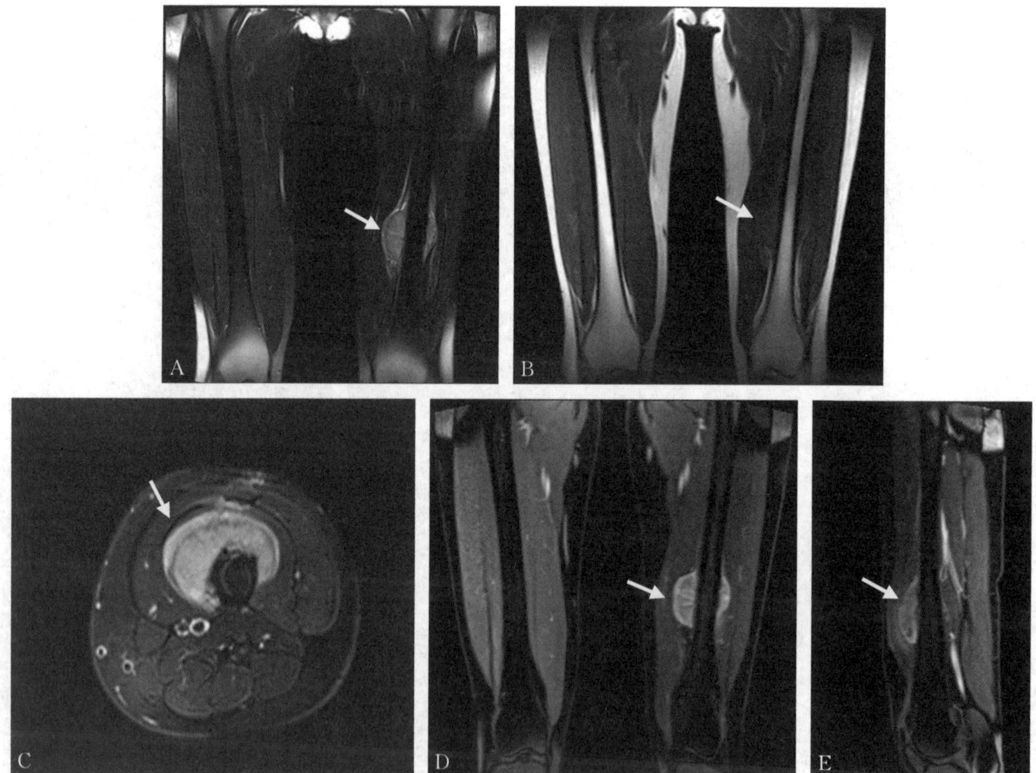


图 10-19 小细胞骨肉瘤 MRI 表现

注：患者女，20 岁。左股骨冠状位 $T_2WI$ 脂肪抑制(A)、冠状位 $T_1WI$(B)、轴位 $T_2WI$ 脂肪抑制(C)、冠状位 $T_1WI$ 脂肪抑制增强(D)、矢状位 $T_1WI$ 脂肪抑制增强(E)，示左股骨干中下段骨旁肿块(箭头)，骨皮质破坏，$T_1WI$ 低信号，$T_2WI$ 脂肪抑制呈高信号，增强后肿块明显强化。

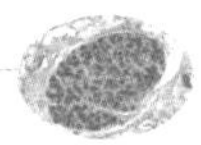

状交织排列，通常无恶性表现，细胞核可呈轻度异型，但看不到常见骨肉瘤中的多形性、核分裂象。产生不等量的胶原和骨，基质细胞可以侵入髓腔、松质骨的小梁和皮质骨。

(3) 临床表现

通常发生在长骨干骺端，好发于股骨远端和胫骨近端，扁骨少见。发病年龄比普通型骨肉瘤大，20～30 岁为发病高峰(平均 28 岁)，男女无性别差异。临床上主要症状为非特异性疼痛、不适和肿胀；病史较长，数月乃至数年才建立诊断。

(4) MRI 表现

影像表现与纤维结构不良、巨细胞瘤、硬纤维瘤和非骨化性纤维瘤非常类似，常常被误诊。影像表现多呈良性表现，有界限清楚的硬化环。MRI 表现无特殊，$T_1WI$ 上多呈低信号，$T_2WI$ 上不均匀高信号；病变呈膨胀性，皮质变薄，骨膜反应及肿瘤累及软组织较少见(图 10-20)。

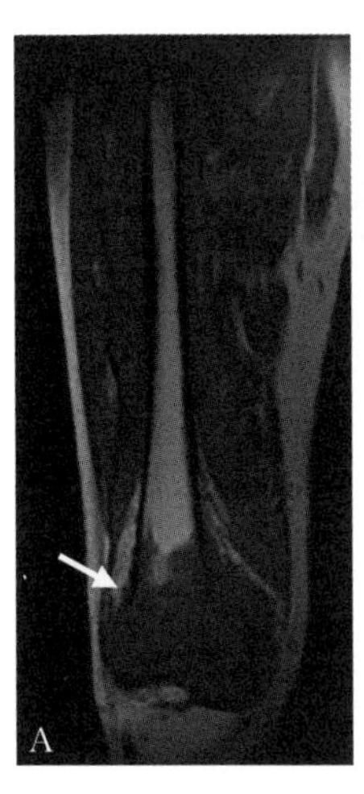


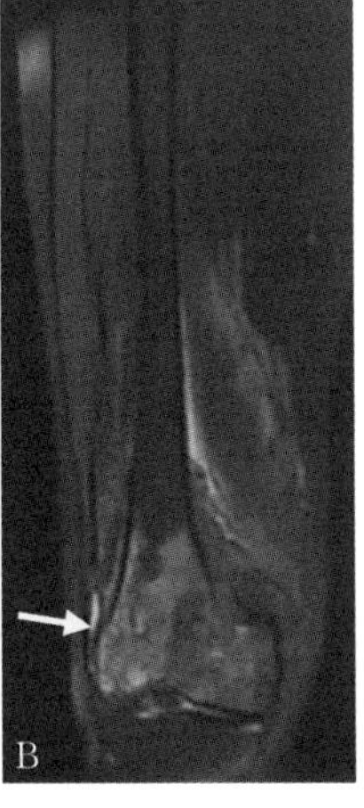


图 10-20　低级别中心型骨肉瘤 MRI 表现

注：股骨 MRI 冠状面示股骨下端大片骨质破坏灶(箭头)，肿瘤边界尚清晰，$T_1WI$(A)呈低信号灶，$T_2WI$(B)脂肪抑制呈不均匀高信号；肿瘤突破内侧皮质线形成软组织肿块。

(5) 鉴别诊断

1) 纤维结构不良：纤维结构不良影像上多有囊状膨胀性改变、磨玻璃样及丝瓜瓤样等特征性表现。发生在颌骨时有明显的沿颌骨外形膨胀生长的特点。皮质破坏，病灶向软组织内延伸及骨膜反应是鉴别低级别中心性骨肉瘤和良性纤维结构不良的线索。

2) 骨促结缔组织增生性纤维瘤：骨促结缔组织增生性纤维瘤缺乏肿瘤骨成分，但其周围可能含有反应性骨。

### 10.6.8 骨旁骨肉瘤

(1) 概述

骨旁骨肉瘤(parosteal osteosarcoma)又称皮质旁骨肉瘤，是起于骨膜或骨皮质附近的成骨性结缔组织的低度恶性肿瘤。较少见，占骨肿瘤的 1%，占骨肉瘤的 4%。

(2) 病理

大体为分叶状外生肿块，质硬，附着于骨表面，基底宽大。肿瘤表面或深部岛状质地柔软部分为高分化纤维、软骨或脂肪。肿瘤编织骨粗大，有平行排列倾向，有时可移行并成熟为有骨母细胞被覆的板层骨，肿瘤性骨小梁之间有低细胞纤维组织。

(3) 临床表现

女性多于男性，发病年龄偏大，半数在 30 岁左右。肿瘤进展缓慢，病程长，症状轻微，预后较好。好发于股骨下端髁间窝，其次为胫骨、肱骨、肩胛骨喙突。

(4) MRI 表现

典型 MRI 表现为圆形或椭圆形，呈分叶状或团块状高信号骨性肿块，信号均匀或不均匀；肿瘤位于皮质外并以广基底与皮质相连，边界清楚，$T_1WI$ 呈低信号，$T_2WI$ 上肿瘤的钙化和骨化为低信号，未钙化的肿瘤组织为高信号，$T_2WI$ 脂肪抑制序列上可清楚显示肿瘤对骨皮质和髓腔的浸润，呈明显的高信号。增强扫描肿瘤非致密瘤骨区有轻、中度强化(图 10-21)。

### 10.6.9 骨膜骨肉瘤

(1) 概述

骨膜骨肉瘤(periosteal osteosarcoma)是起源于骨外膜的特殊类型骨肉瘤。少见，占骨肿瘤的 0.22%，占骨肉瘤的 4.8%。

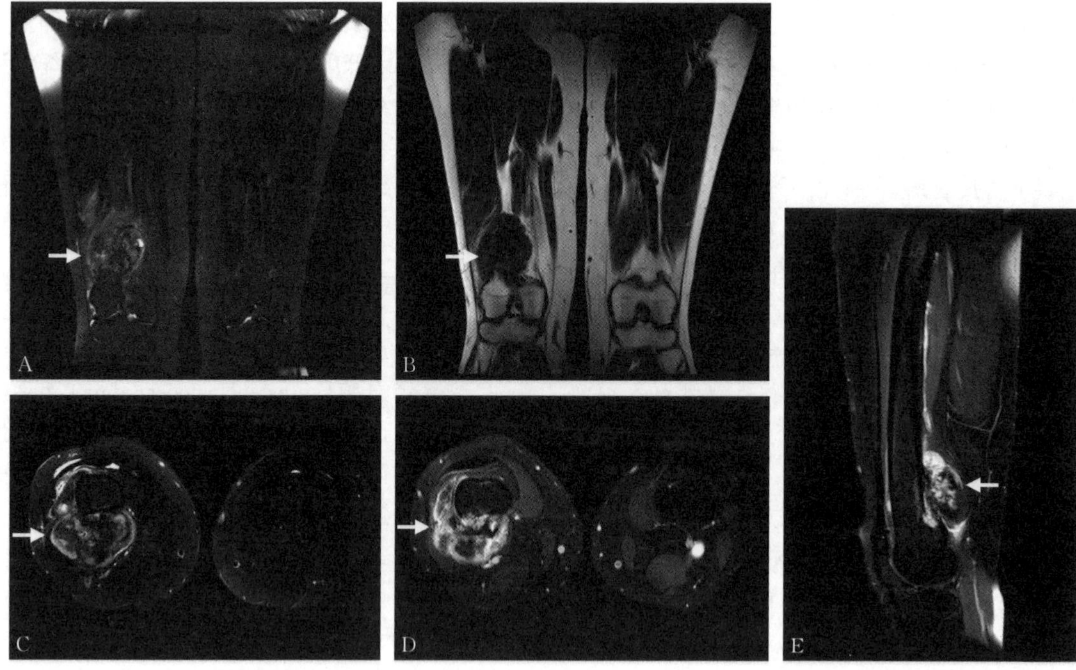

图 10－21　骨旁骨肉瘤 MRI 表现

注：患者女，36 岁。右股骨冠状位 $T_2$WI 脂肪抑制(A)、冠状位 $T_1$WI(B)、轴位 $T_2$WI 脂肪抑制(C)、轴位 $T_1$WI 脂肪抑制增强(D)及矢状位 $T_1$WI 脂肪抑制增强(E)，示右股骨下端占位(箭头)，呈分叶状改变，信号不均匀；肿瘤位于皮质外并以广基底与皮质相连，边界清楚，$T_1$WI 呈低信号，$T_2$WI 呈混杂高信号。增强扫描肿瘤不均匀强化。

(2) 病理

以中等分化软骨母细胞型骨肉瘤成分为主，有梭性肉瘤细胞和肉瘤细胞之间形成的肿瘤性骨样组织，尤其在肿瘤周边，骨皮质外层常可受侵。

(3) 临床表现

好发于 15～20 岁，男性多于女性。以胫骨上 1/3 最多见，其次为股骨、桡骨和尺骨。病程一般在 6 个月左右，肿块发展迅速，预后差。局部肿块和疼痛为主要症状和体征。

(4) MRI 表现

影像上可见围绕皮质生长的软组织肿块，内可见与皮质相连的放射状瘤骨，邻近皮质和髓腔正常，亦可有自外向内浅细线状侵蚀破坏。MRI 上肿瘤软组织 $T_1$WI 呈略低信号，$T_2$WI 为较明显的高信号。瘤骨和正常骨皮质 $T_1$WI、$T_2$WI 上均为低信号。$T_2$WI 脂肪抑制或 STIR 序列上肿瘤向皮质和髓腔浸润显示为条状和斑片状明显高信号，边缘较模糊。增强扫描肿瘤软组织成分强化较明显(图 10－22)。

## 10.6.10　高级别表面骨肉瘤

(1) 概述

高级别表面骨肉瘤(high-grade surface osteosarcoma)极少见，是起自骨表面的、恶性程度高且预后差的高级别成骨性恶性肿瘤。仅占骨肉瘤 0.75%。

(2) 病理

大体表现为骨表面向软组织内生长的巨大软组织肿块，镜下类似于普通型骨肉瘤。

(3) 临床表现

多见于中青年，好发于长骨的骨干表面，以股骨表面发病为多。临床上主要表现为疼痛和局部肿块形成。

(4) MRI 表现

长骨表面病灶，$T_1$WI 多为低信号，$T_2$WI 多表现为高信号，与皮质间无游离间隙存在，常伴有出血和坏死，相邻骨皮质表面侵蚀，相邻髓腔内可发生浸润，可侵蚀髓腔。一般不环绕骨骼生

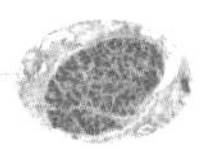

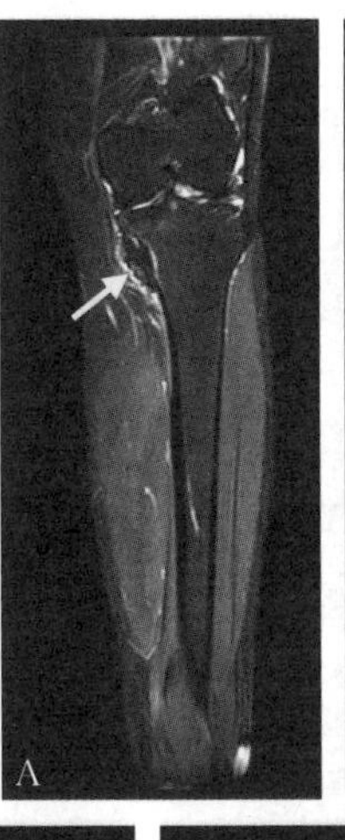


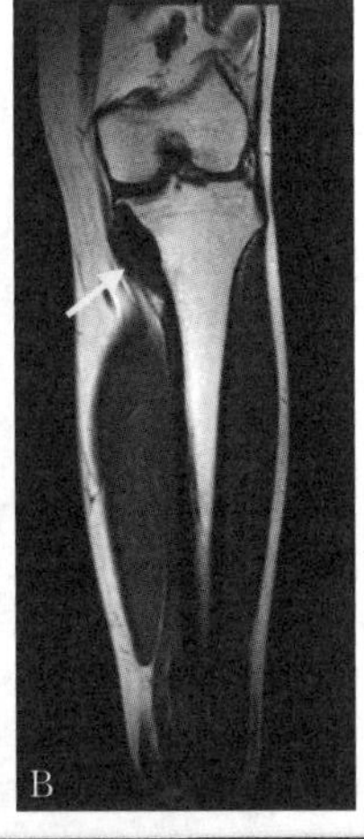


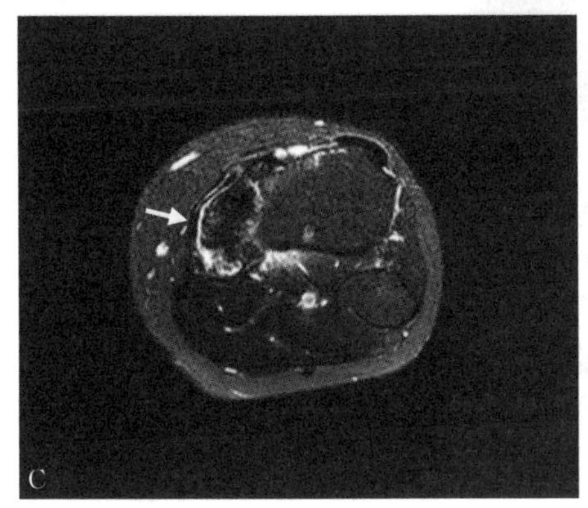


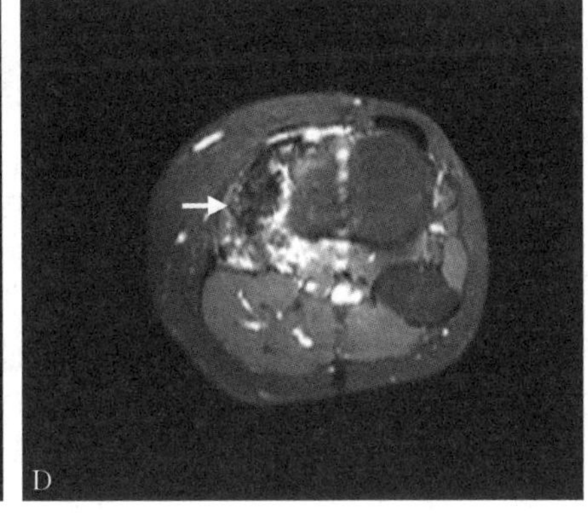


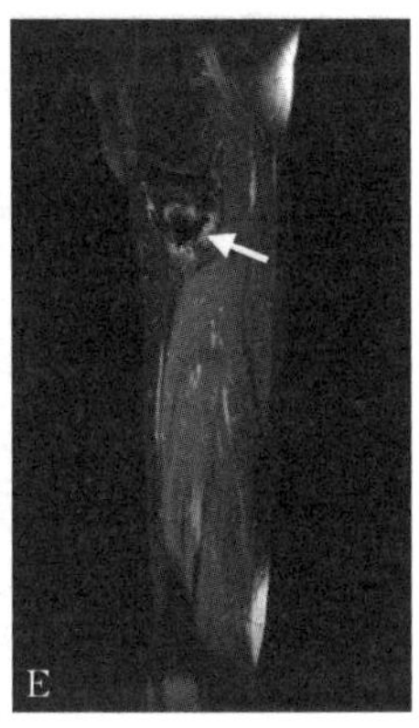


图 10－22　骨膜骨肉瘤 MRI 表现

注：患者女，44 岁。左胫骨冠状位 $T_2$WI 脂肪抑制（A）、冠状位 $T_1$WI（B）、轴位 $T_2$WI 脂肪抑制（C）、轴位 $T_1$WI 脂肪抑制增强（D）及矢状位 $T_1$WI 脂肪抑制增强（E），示胫骨近段内侧缘占位（箭头），$T_1$WI 呈略低信号，$T_2$WI 呈花环状高信号，瘤骨于 $T_1$WI、$T_2$WI 上均为低信号，增强扫描明显强化。

长（图 10－23）。

### 10.6.11　继发性骨肉瘤

继发性骨肉瘤（secondary osteosarcoma）是指在骨纤维结构不良、畸形性骨炎、骨梗死、放射线辐射后等基础上发生的骨肉瘤。影像上表现为在原病变的基础上，迅速出现溶骨性破坏、肿瘤骨、放射状骨针、软组织肿块和骨膜反应。这些肿瘤的预后都极为不好。

## 10.7　纤维源性肿瘤

纤维源性肿瘤在 2020 年版 WHO 分型与 2013 年版一致，包括中间型韧带样纤维瘤和恶性纤维肉瘤两种，下面将分别介绍。

### 10.7.1　韧带样纤维瘤

（1）概述

韧带样纤维瘤（desmoid-type fibroma）也译为促结缔组织增生性纤维瘤，因在组织学上与软组织韧带样瘤类似，既往又称之为骨内硬纤维细胞瘤、骨内侵袭性纤维瘤病。是一种少见的局部侵袭性的原发性纤维性骨肿瘤，约占原发性骨肿瘤的 0.1%，占骨良性肿瘤的 0.3%；属于中间型，具有侵袭性且易局部复发的特点；病因尚不明确，可能与创伤、内分泌和遗传等因素有关。

（2）病理

大体标本肿瘤位于髓腔内，一般为无包膜不

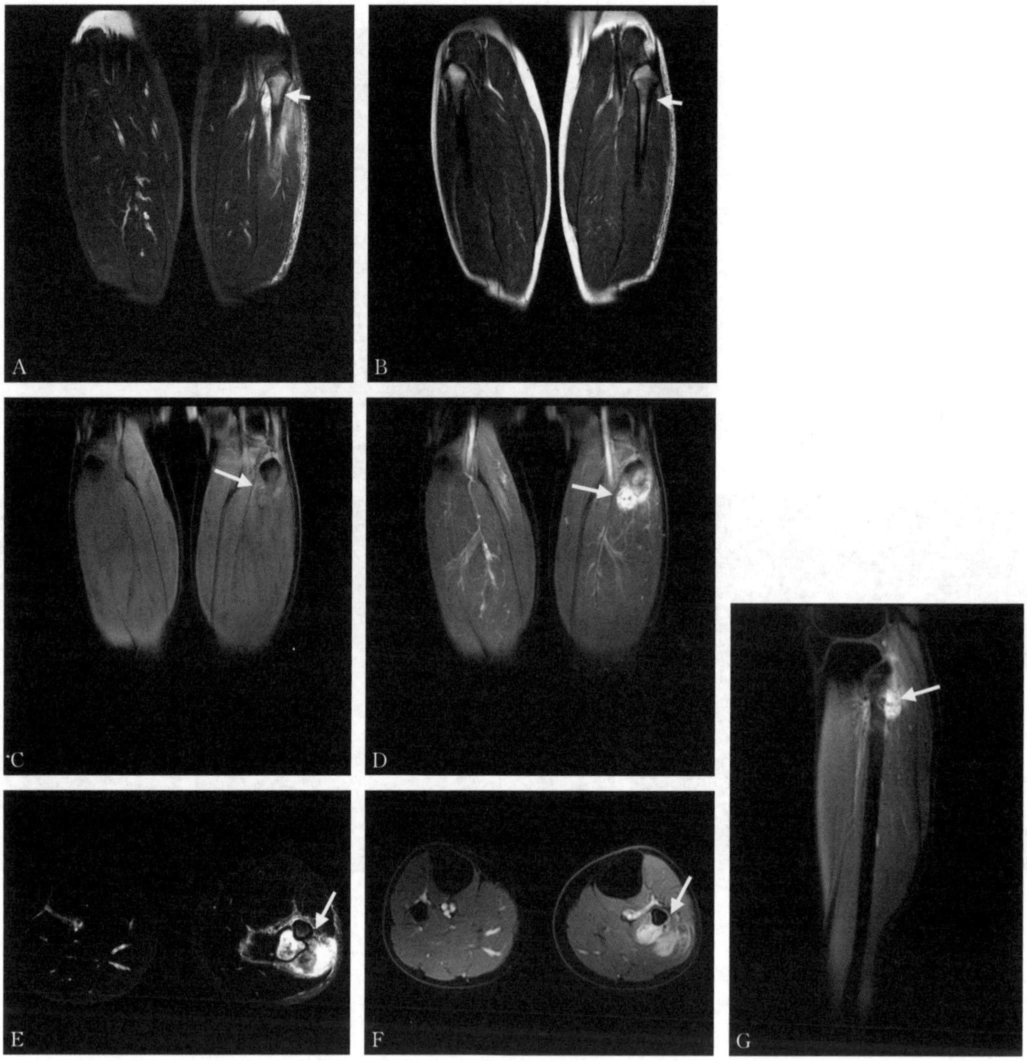

图 10-23 高级别表面骨肉瘤 MRI 表现

注:患者女,39 岁。双侧胫腓骨冠状位 $T_2$WI 脂肪抑制(A)、冠状位 $T_1$WI(B)、冠状位 $T_1$WI 脂肪抑制(C)、冠状位 $T_1$WI 脂肪抑制增强(D)、轴位 $T_2$WI 脂肪抑制(E)及轴位 $T_1$WI 脂肪抑制增强(F),左胫腓骨矢状位 $T_1$WI 脂肪抑制增强(G),示左腓骨头表面病灶(箭头),$T_1$WI 呈低信号,$T_2$WI 脂肪抑制呈高信号,相邻骨皮质表面侵蚀,相邻髓腔内浸润。

规则包块;切面呈灰白色,质韧、有弹性,呈条带状或编织状,个别可囊性变。镜下病灶由成纤维细胞、成肌纤维细胞组成,有丰富的成熟胶原纤维束。表现为丰富致密的胶原纤维束之间有疏密不均的增生的梭形成纤维细胞呈束状或席纹状排列,瘤细胞呈短梭形。细胞形态一致,缺乏不典型和多形性细胞,细胞核卵圆形或长杆状,胞质嗜酸,核分裂象未见,异型性不明显,周边组织可见残存的骨小梁,血管较少,大多呈平行排列,无钙化和骨化现象,周边常见残存的宿主骨被包绕,境界相对清晰。少数肿瘤可突破骨皮质向周围软组织浸润性生长,形成骨痂及反应性骨。

(3) 临床

发病年龄广泛,约 89% 发生在 30 岁以下的青少年,男女发病率无明显差异。可发生于任何骨,好发于下颌骨后份(如下颌支、角和磨牙区)及长骨干骺端,少见部位为骨盆、肋骨、椎体和手足骨。肿瘤大多位于髓腔内,骨皮质变薄,部分可

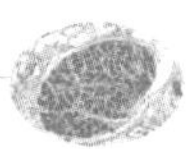

穿透骨皮质形成软组织肿块。临床表现无特异性，病情发展缓慢，症状较轻，主要表现为疼痛及肿胀，疼痛呈间歇性或持续性轻度钝痛，发生于扁骨者多局部可扪及肿块，一般无功能障碍，位于关节周围者可影响关节活动度，但也有引起急性神经挤压综合征及纵隔压迫的，约 10%的患者以病理性骨折为首发症状而就诊。手术常不能完全切除，容易复发，无远处转移，极少数可恶变成骨肉瘤。

（4）MRI 表现

病情发展缓慢，早期难以诊断，影像学表现多样且异性不高，多表现为长骨干骺端膨胀性、地图样偏心性或向心性骨质破坏，可有硬化边，可因肿瘤的侵袭性表现为边界不清，部分病例具有特征性的“根须状”肿瘤性骨小梁。MRI 表现为边界相对清楚的软组织肿块，$T_1$WI 呈中等偏低信号，$T_2$WI 信号不均匀，特征性表现为信号强度增高区域内混杂有中等及低信号灶，$T_2$WI 上低信号区域＞50%。低信号强度区反映了致密的纤维结缔组织基质和肿瘤的相对乏细胞性。由于瘤体内血管较少，增强扫描大部分呈不均匀强化，肿瘤外周区域较中央区强化程度高，呈环形强化（图 10-24）。

（5）诊断要点

青少年长骨干骺端及下颌骨、临床症状轻微、发展缓慢的偏心性囊性病变，境界清晰，大的病变酷似恶性肿瘤。术后容易复发。

（6）鉴别诊断

1）非骨化性纤维瘤：好发于青少年长骨干骺端，典型表现为一侧皮质发生的长椭圆形病变，病变侧皮质变薄、轻度膨胀，出现扇贝状边缘，内有不规则骨嵴时可呈多房状改变。多局限于骨皮质，不侵及周围软组织。

2）成釉细胞瘤：多见于青壮年，20～30 岁好发。下颌骨较上颌骨多见。常为局部无痛性肿块逐渐增大，触之有乒乓球感。多呈多房膨胀性骨质破坏，房室大小相差悬殊。病灶周围常有致密的骨质反应线。常引起牙根吸收，牙根可呈锯齿状、截断样或斜坡样。

3）骨纤维结构不良：好发于儿童和青少年，多由骨干骺端向骨干纵向发展，如出现囊状膨胀性改变、磨玻璃样及丝瓜瓤样改变具有特征性。发生在颌骨时有明显的沿颌骨外形膨胀生长的特点，病变区牙周骨硬板模糊，但牙周膜间隙存在。

4）软骨黏液样纤维瘤：发病在 20～30 岁居多，长骨干骺端呈偏心性单囊或多囊膨胀性病变，囊壁内缘硬化较厚，可见粗骨嵴，外缘向外膨隆，钙化少见，无骨膜反应。

### 10.7.2 纤维肉瘤

（1）概述

纤维肉瘤（fibrosarcoma）是起源于纤维性结缔组织的恶性梭形细胞肿瘤，肿瘤细胞不产生骨或软骨样基质。本病少见，约占骨原发性恶性肿瘤的 5%。

按病变的部位分中央型（髓内型）和周围型（骨膜型），以中央型多见；按病因分原发性和继发性，以原发性多见，继发性见于骨的其他疾患，如纤维结构不良、畸形性骨炎、骨巨细胞瘤、骨疾患放疗后和慢性骨髓炎等病的恶变。

（2）病理

分化好的低级别肿瘤质地硬，呈灰白色，境界清楚。分化差的高级别肿瘤质地软，呈灰黄色或棕色，常有黏液样变性，边缘有浸润。镜下低级别纤维肉瘤细胞间有丰富的胶原纤维，梭形细胞排列呈鱼骨状，细胞异型性小，核分裂少见。高级别肿瘤梭形细胞异型性明显，有明显的核仁及较多的核分裂，细胞间缺乏丰富的胶原纤维，可伴有出血、坏死和黏液样区域。

（3）临床表现

常见临床症状为局部疼痛、肿胀和软组织肿块，约 1/3 有病理骨折。分化好的肿瘤发展缓慢，病程较长，分化差的则进展迅速。肿瘤好发于膝关节的股骨远端、胫骨近端，其次为颅骨、脊椎、骨盆和颌骨等，一般长骨占 2/3，扁骨占 1/3，偶有多中心的同时侵犯多骨。肿瘤好发于青年和中年，10 岁以下少见，男女发病相近。

（4）MRI 表现

中央型纤维肉瘤病变以髓腔的骨质破坏为主，破坏区境界不清，恶性度越高边界越模糊，周

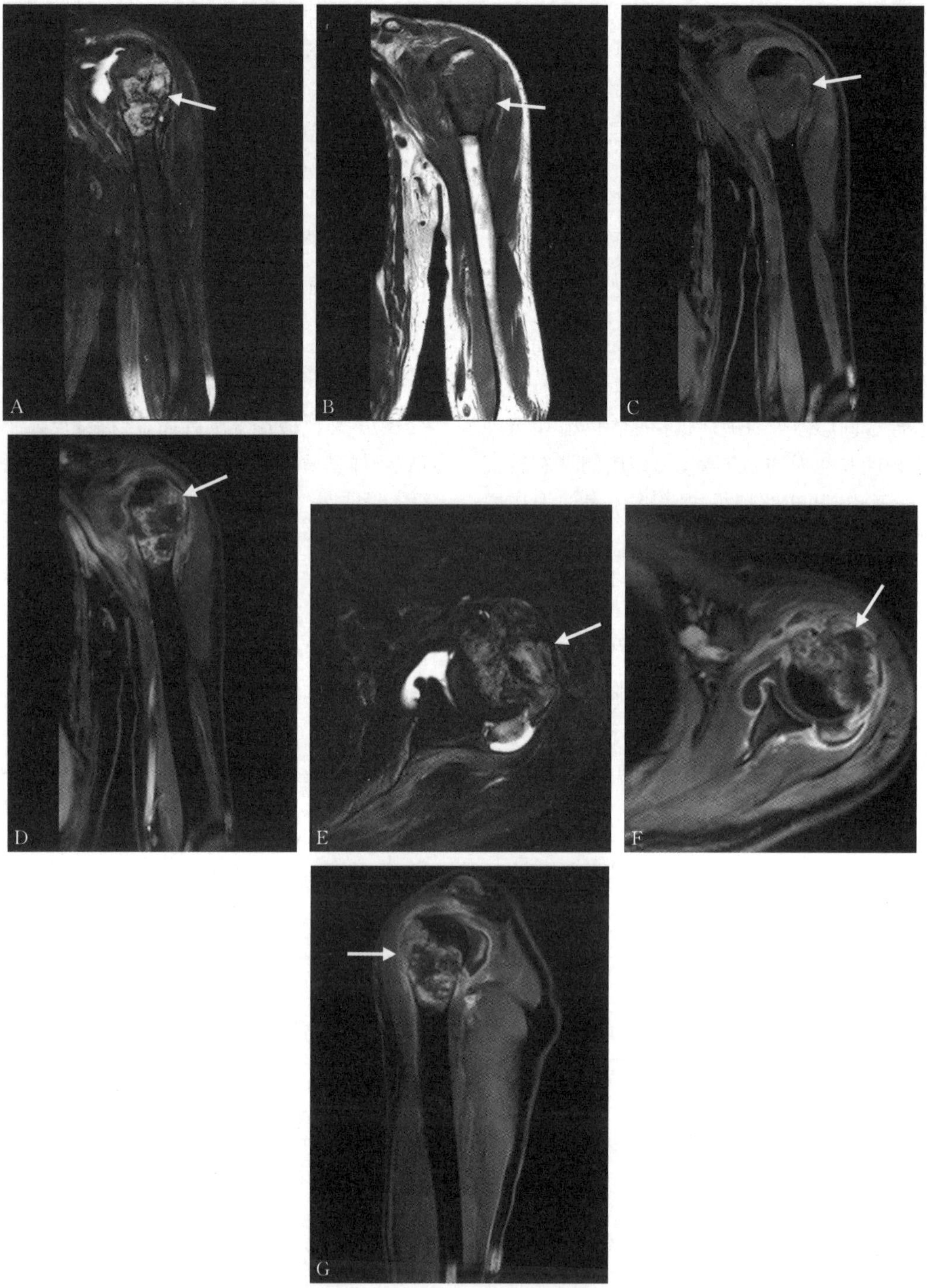

A B C D E F G

图 10-24　韧带样纤维瘤 MRI 表现

注：患者男，60 岁。左肱骨冠状位 $T_2$WI 脂肪抑制(A)、冠状位 $T_1$WI(B)、冠状位 $T_1$WI 脂肪抑制(C)、冠状位 $T_1$WI 脂肪抑制增强(D)、轴位 $T_2$WI 脂肪抑制(E)及轴位 $T_1$WI 脂肪抑制增强(F)，左胫腓骨矢状位 $T_1$WI 脂肪抑制增强(G)，示肱骨干骺端膨胀性、地图样偏心性病灶伴周围骨质不连续(箭头)，边界清晰，$T_1$WI 呈低信号，$T_2$WI 信号不均匀，增强扫描呈不均匀环形强化。

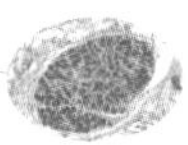

边有筛孔样透亮区。骨皮质吸收、变薄、膨胀，肿瘤可破坏骨皮质向软组织侵入，形成软组织肿块；骨膜反应少见，偶有层状、针状骨膜增生；病灶内无骨化或钙化，但常有条状残留骨，易误认为是死骨、瘤骨或钙化。

周围型纤维肉瘤表现为骨旁偏侧的软组织肿块，其境界清晰与否与肿瘤的分化程度相关，邻近骨皮质毛糙或呈外压性缺损，也可呈虫蚀样破坏。

继发性纤维肉瘤表现为在原有病变基础上大片骨质破坏伴软组织肿块。

MRI检查可清晰显示肿瘤的范围及软组织侵犯的程度，在 $T_1$WI 上肿瘤多呈低信号，$T_2$WI 因肿瘤的分化程度不同，可呈高信号、低信号或高、低混杂信号，信号可比较均匀，增强后明显强化（图 10－25）。

（5）诊断要点

本病好发于中年人，临床病程相对缓慢，以溶骨性破坏为主，无骨化或钙化，缺少骨膜反应；周围型纤维肉瘤以骨旁软组织肿块为主要特征。

（6）鉴别诊断

中央型纤维肉瘤与骨淋巴瘤鉴别有一定的困难，后者有明显的软组织肿块。周围型纤维肉瘤应与骨膜型骨肉瘤鉴别，后者肿块内有瘤骨和瘤软骨。

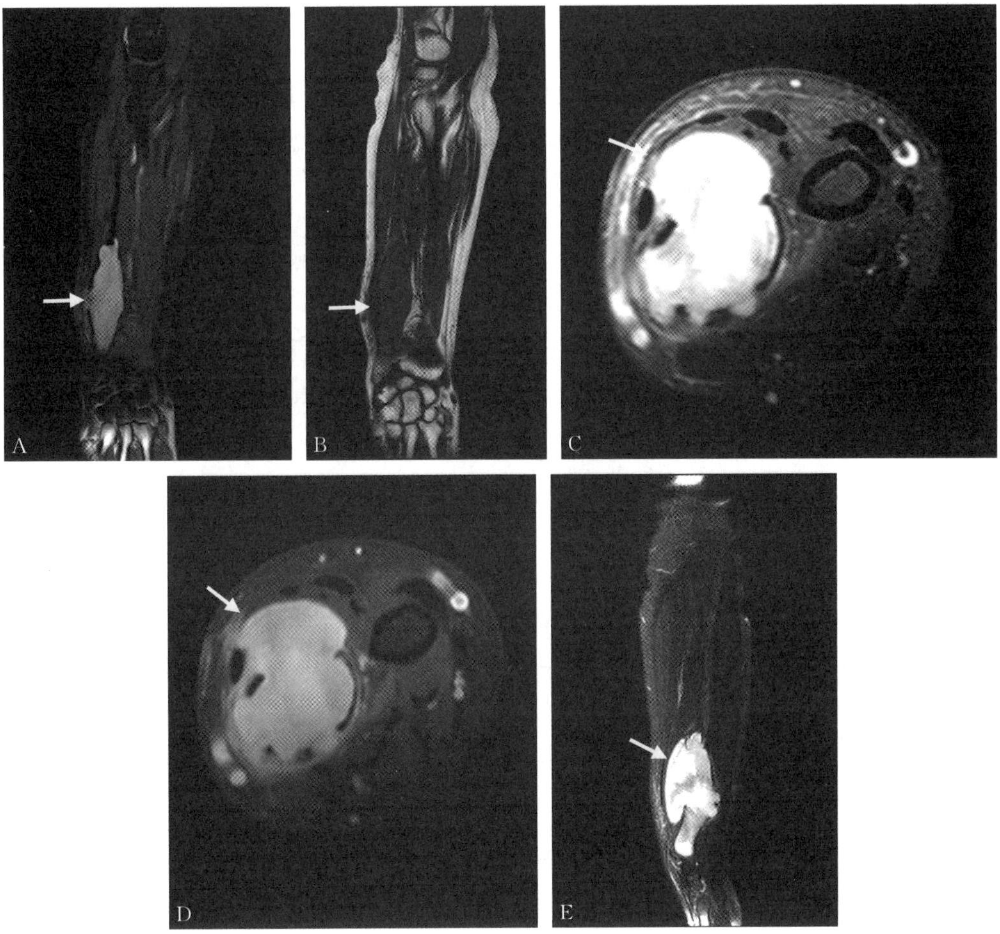

图 10－25　中央型纤维肉瘤 MRI 表现

注：患者女，65 岁。右尺桡骨冠状位 $T_2$WI 脂肪抑制（A）、冠状位 $T_1$WI（B）、轴位 $T_2$WI 脂肪抑制（C）、轴位 $T_1$WI 脂肪抑制增强（D）及矢状位 $T_1$WI 脂肪抑制增强（E），示右尺骨下端髓腔骨质破坏伴周围软组织肿块形成（箭头），病灶信号均匀，在 $T_1$WI 呈低信号，$T_2$WI 为高信号，增强后明显均匀强化。

## 10.8 血管源性肿瘤

目前血管源性肿瘤的分类尚未统一，故本节仅介绍2020版WHO骨肿瘤分类中所包含的4种起源于骨的血管成分的骨原发性血管源性肿瘤，包括良性的血管瘤、中间型的上皮样血管瘤及恶性的上皮样血管内皮瘤和血管肉瘤。骨的血管源性肿瘤少见，占骨原发性肿瘤的1%～2%，其中血管瘤是最常见的类型。

### 10.8.1 血管瘤

（1）概述

血管瘤（hemangioma）是一种良性肿瘤，表现为瘤样增生的血管取代正常骨组织，掺杂于骨小梁之间。占骨肿瘤的1%，骨良性肿瘤的2.6%；有尸检报告称，10%的尸检病例有椎体血管瘤。病理上分为海绵状血管瘤、毛细血管瘤、动静脉血管瘤、静脉血管瘤及混合型血管瘤。

（2）病理

骨的血管瘤呈褐红色，蜂窝状或多房性，房间有骨小梁间隔。椎体血管瘤一般较小，长骨血管瘤则较大。以海绵状血管瘤最为多见，病变由大量扩张的血窦组成，血管瘤间掺杂有增生的骨板，血管瘤周围为正常的骨髓和脂肪组织。毛细血管瘤由极度扩张增生的细毛细血管构成。

（3）临床表现

可发生在任何年龄，成人多见，女性发病率稍高于男性。常见于脊椎，其中又以胸椎最为多见，约占90%，其次为颅骨、扁骨和长骨干骺端。大多数血管瘤缺乏明显的症状和体征，椎体血管瘤可发生局部疼痛和肌肉痉挛，如压迫脊髓、脊神经则可出现神经压迫症状，少数病例可发生椎体压缩性骨折。血管瘤可以是多发，也可以呈弥漫性，后者称弥漫性囊性血管瘤。

（4）MRI表现

不同部位的血管瘤，有不同的影像学表现。

1）椎体血管瘤：最为多见，可分非侵袭性血管瘤和侵袭性血管瘤两种。非侵袭性血管瘤通常无症状，常累及单个椎体；起病于椎体，然后波及附件；椎体呈栅栏状或蜂窝状改变，病灶中有垂直或网状增粗的骨小梁，椎体形态正常或轻度膨胀，椎间隙正常。附件的血管瘤常呈蜂窝状、皂泡状改变。$T_1WI$上，病变的脂肪基质呈高信号，增粗的骨小梁呈低信号，在矢状面上呈典型的栅栏状改变（图10－26）。非侵袭性血管瘤无需治疗，只需随访观察。侵袭性血管瘤通常有较明显的症状，病变常累及整个椎体乃至椎弓，呈斑片状骨破坏或与栅栏状改变共存，椎体常有膨隆、骨皮质吸收或压缩性骨折，周围可伴软组织肿块。MRI上，病灶$T_1WI$呈低信号，$T_2WI$呈偏高信号，反映了病灶不是以脂肪基质为主，而是以软组织基质为主的信号特征。MRI可清晰显示周围的软组织肿块。

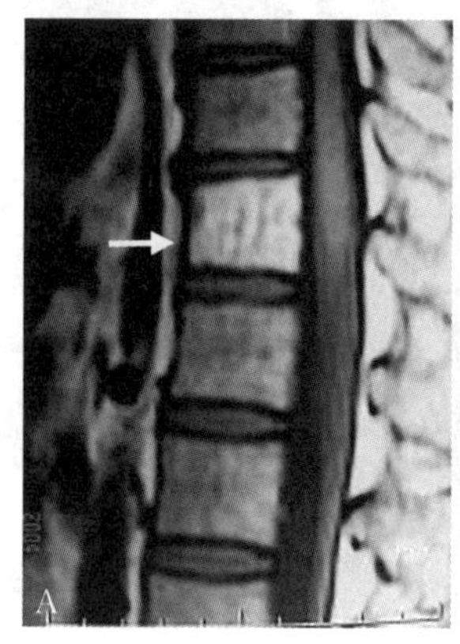

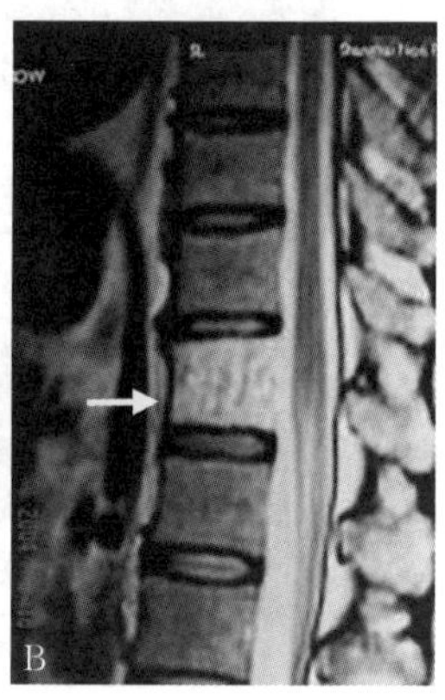


图10－26 椎体血管瘤MRI表现

注：胸椎MRI矢状面示胸$_{12}$椎体$T_1W$（A）、$T_2W$（B）均呈高信号的脂肪性骨髓（箭头），增粗的小梁呈低信号，病灶呈纵行栅栏状改变。

2）颅骨血管瘤：好发于额骨，起于板障，可侵及内外板，病变呈皂泡样或囊状骨质破坏，偶可见放射状骨针样骨质增生。

3）长骨血管瘤：多见于骨干，病变呈蜂窝状、囊状或分叶状骨透亮区，内有粗大的骨小梁；常无骨膜反应。MRI的$T_1WI$多为低信号夹杂少许斑片高信号，$T_2WI$呈片状高信号伴局部管样低信号（图10－27）。

（5）诊断要点

椎体血管瘤呈栅拦状、蜂窝状改变。MRI的$T_1WI$和$T_2WI$呈海绵状、条纹状高信号。颅骨血

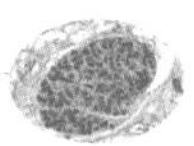

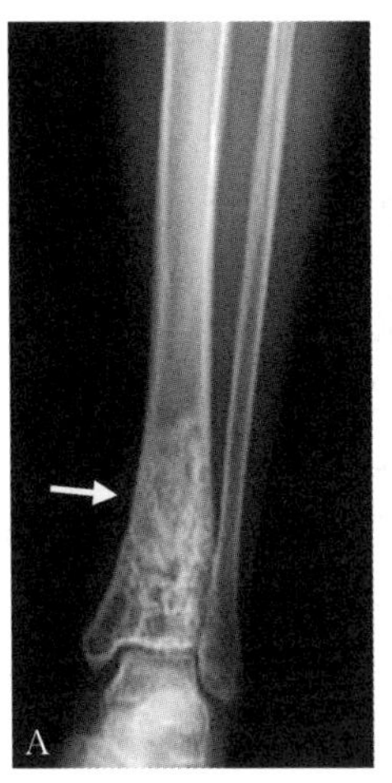


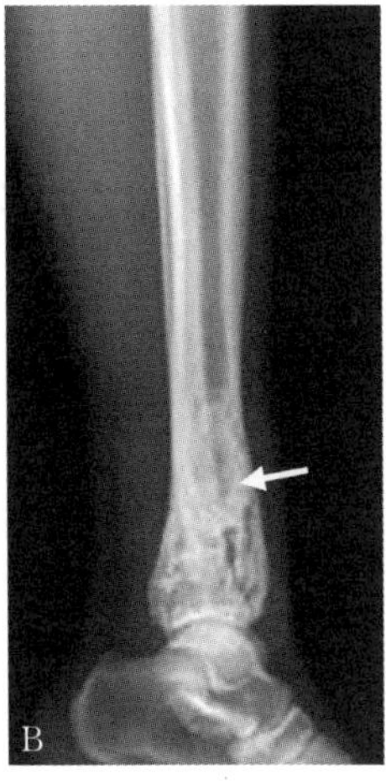


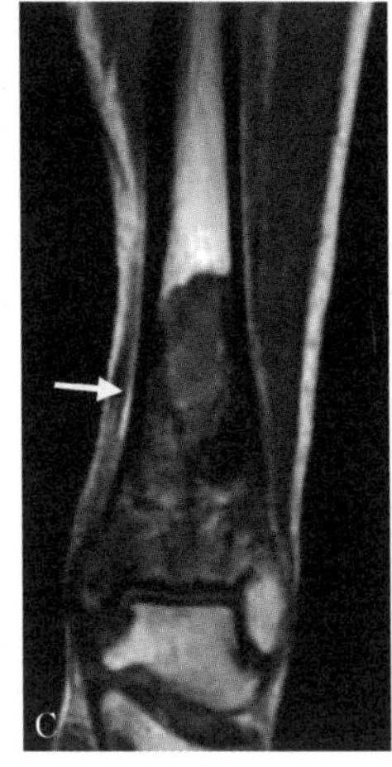


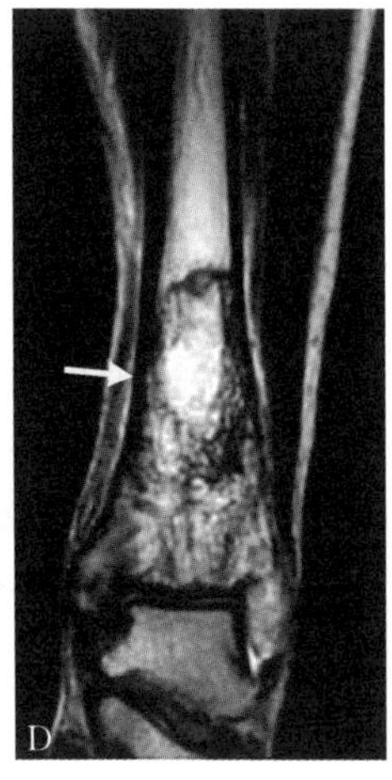


图 10－27 胫骨血管瘤 MRI 表现

注：小腿 X 线正、侧位平片(A、B)示右胫骨下端骨小梁明显增粗伴多数囊样透亮区呈蜂窝样结构(箭头)。MRI 冠状面示病变(箭头)与正常髓腔分界清晰，$T_1$WI(C)呈低信号伴散在点状高信号，$T_2$WI(D)呈大片高信号，夹杂条状低信号。

管瘤呈皂泡样，常伴放射状骨针。长骨血管瘤呈蜂窝状，病变内有粗大的骨小梁。

(6) 鉴别诊断

椎体血管瘤应与转移性肿瘤鉴别，转移性肿瘤的椎体破坏无骨小梁结构。

## 10.8.2 上皮样血管瘤

(1) 概述

上皮样血管瘤(epithelioid hemangioma，EH)最早由 O'Connell 等于 1993 年提出的较为罕见的、良性的但具有局部侵袭性的血管源性肿瘤，病变的本质是上皮样的血管内皮细胞再生。骨的上皮样血管瘤可单发或多发，多发者可同时或异时形成多中心性溶骨性破坏，部分病例还可伴有骨膜反应，易被误诊为恶性。多中心发生率约 18%，通常是涉及同一骨或同一肢体。局部复发率为 8%，偶见区域淋巴结受累。

(2) 病理

镜下可见上皮样血管增生伴嗜酸性粒细胞浸润和淋巴组织增生为其主要特征。低倍镜下观察可见上皮样细胞团块境界较清，位于骨髓腔内。高倍镜下这些上皮样细胞团主要由增生且成熟的毛细血管构成，内皮细胞显著增生并呈靴钉样或立方状突入管腔中，瘤细胞异型性不明显，细胞呈多边形，胞质丰富且嗜酸；瘤细胞核呈圆形或卵圆形，有时可见嗜酸性核仁，但核分裂象罕见。部分瘤细胞呈实性片状生长，管腔结构不明显，局部可见旋涡状短梭形细胞，偶见胞质内空泡。

(3) 临床表现与治疗

发病年龄为 14～54 岁，平均年龄为 35 岁，其中男性多见。骨的上皮样血管瘤多为单发，且多见于下肢的长管状骨，约占 40%；也可累及扁骨、椎骨、额骨及手足的短管状骨，少数可多发。临床常见症状为疼痛，部分可见病理性骨折。治疗多以局部刮除后植骨为主，术后一般无需放、化疗，预后良好。

(4) MRI 表现

多呈边界清楚的溶骨性破坏，无明显骨膜反应。发生在小管状骨中的上皮样血管瘤可有反应性新骨形成，少数发生在脊椎的上皮样血管瘤可见椎骨的弥漫性硬化。MRI 的 $T_2$WI 为明显高信号，$T_1$WI 呈等或稍高信号，周围可见骨髓水肿；增强后可表现为均匀强化。

(5) 鉴别诊断

软骨母细胞瘤：表现为边界清楚的透明病灶，边缘硬化；钙化很常见。在 MRI 上，$T_2$WI 上的信号强度可以根据软骨样基质、钙化和囊性成分的数量而有很大变化。周围骨髓水肿常见。有骨膜反应和邻近软组织反应。钙化的存在提示软骨母细胞瘤的诊断。

### 10.8.3 上皮样血管内皮瘤

（1）概述

上皮样血管内皮瘤（epithelioid haemangioendothe lioma，EHE）是一种少见的、具有较高转移危险的低度恶性的骨原发性血管内皮肿瘤，由血管内皮分化的瘤细胞构成。上皮样血管内皮瘤约50%的病例为多发性，40%侵犯周围软组织；其转移率和致死率分别为31%和13%。

（2）病理

EHE常表现为累及表浅、深部软组织或内脏的孤立性肿块，大体呈灰白或灰红色，质地坚实，纤维样。镜下观察EHE有特征性深红色黏液玻璃样或浅蓝色软骨样背景，肿瘤细胞呈短条索状、小巢状或梁状排列，浸润性生长，边界不清。肿瘤细胞呈上皮样，圆形或多边形，常伴特征性的胞质内空泡，提示为单个瘤细胞形成的原始管腔，而多个上皮样细胞围成成熟的血管腔较少，炎症成分很少。部分内皮细胞可呈乳头样或墓碑样凸入管腔。细胞核质比和异型性较大。

（3）临床表现

EHE在任何年龄均可发生，以20～30岁多见，男性发病率高于女性，比例约为2∶1，总的发病率低于1/10万。可累及任何部位的骨，最常发生于颅骨、中轴骨及下肢骨，长管状骨最多见于胫骨（约23%）。约50%以上的病例为多发，表现为单个骨多发病损，或多骨受累。临床上大多表现为局部间歇性或反复性疼痛、肿胀，部分病例可见病理性骨折，脊柱受累时，也可因病理骨折导致神经功能障碍。

（4）MRI表现

EHE的影像学表现无特异性。典型的表现是无基质钙化的溶骨性破坏，可见骨质膨胀性改变（图10-28A、B）。当病灶较小时（直径1～2 cm）

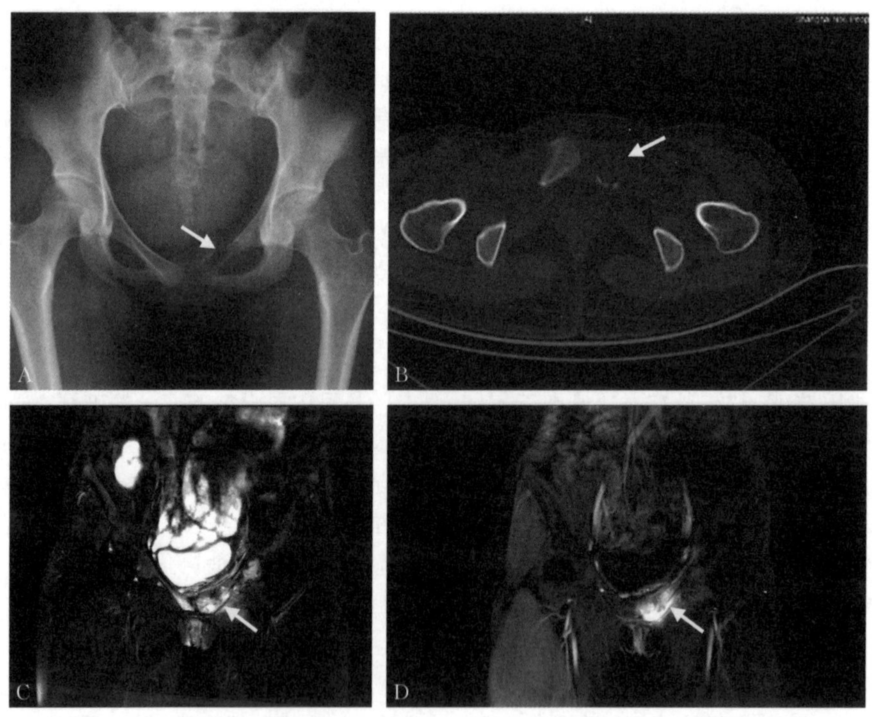


图10-28 上皮样血管内皮瘤MRI表现

注：患者女，22岁，2015年因左下肢剧烈活动后肌肉拉伤出现左大腿根部内侧疼痛，当时疼痛程度较轻，多在长时间活动或站立后出现，当时未予以注意。1年前患者自觉左大腿根部疼痛程度及频度较前加重，范围较前扩大为左髋内侧，伴轻度活动受限。骨盆正位X线平片（A）及骨盆CT平扫骨窗（B），示左侧耻骨联合处骨质破坏并周围软组织肿胀（箭头）；骨盆MRI冠状位 $T_2$WI脂肪抑制（C）、冠状位 $T_1$WI脂肪抑制增强扫描（D）显示肿瘤位于左耻骨（箭头），表现为溶骨性骨质破坏，$T_2$WI脂肪抑制呈不均匀高信号，增强后病灶明显强化。

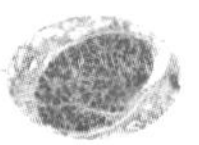

边界清;病灶较大(直径 5~10 cm)时边界不清,且可见穿凿样的骨质破坏。粗大的骨小梁或者蜂巢状可能提示血管损害。肿瘤通常发生在干骺端和骨干,可累及松质骨和皮质骨,钙化少见。没有病理性骨折时骨膜反应少见。关节受累是常见的表现。骨质破坏可侵及周围软组织,但软组织肿块并不是很广泛.约 40%的肿瘤中可见到。多病灶的 EHE 显示病变类似皂泡样改变和骨质膨胀。

MRI 表现多样。通常在 $T_1$WI 上同肌肉一样等信号,$T_2$WI 上呈高信号(图 10-28C)。与血管瘤比较,无脂肪增生,且更具侵袭性,可以见到血管流空信号,代表主要的血管通道,此通常发生于肿块的边缘。增强扫描病灶均匀强化(图 10-28D)。值得注意的是,迂曲的血管结构在 EHE 的 MRI 中并不常见,如果发现可以提示本病。

(6) 鉴别诊断

单发的 EHE 需要与以下病变相鉴别:动脉瘤样骨囊肿、骨巨细胞瘤、慢性骨髓炎、嗜酸性肉芽肿、浆细胞瘤、恶性纤维组织细胞瘤以及单发转移瘤。

多发的 EHE 需要与血管瘤、朗格汉斯细胞组织细胞增生症、血管肉瘤、感染以及转移瘤、多发性骨髓瘤鉴别;特别是中年和老年病人,需要与后两者鉴别。

### 10.8.4 血管肉瘤

(1) 概述

血管肉瘤(angiosarcoma)是指骨原发性的恶性程度最高的血管内皮细胞肿瘤,约占骨恶性肿瘤的 1%。为了不与低度恶性或中间型血管内皮细胞瘤混淆,应避免使用血管内皮肉瘤或恶性血管内皮细胞瘤名称。

(2) 病理

肿瘤质地软,血管丰富,呈红色出血性改变,病变起于髓腔常累及骨皮质,破坏区境界不清。根据分化的程度,肿瘤所形成新生血管的数量和形态有很大的差异,高分化肿瘤血管形成明显,腔面有轻度不典型的肿瘤性内皮覆盖。中分化肿瘤不典型内皮明显,并有核分裂。高度恶性的肿瘤内皮细胞高度不典型,有大量核分裂,血管形成不明显,肿瘤性血管相互吻合呈网状,病灶内或周边可有反应性骨质增生。

(3) 临床表现

骨血管肉瘤常为单发,有 20%~50%病例为多发性,侵犯多骨,也可是单骨多部位。约 60%发生在长骨,好发于骨干或干骺端,以胫骨、股骨和肱骨为多见,其次为盆骨、颅骨、脊椎。男性比女性多见,两者比例约为 2∶1。发病年龄广泛,但以 30~50 岁中青年多见,很少发生在 10 岁以下儿童。临床症状无特异性,疼痛和局部肿胀是最常见的症状;病程可以是几周、几月甚至几年。椎体的病变可出现神经压迫症状。

(4) MRI 表现

长骨的骨血管肉瘤以溶骨性骨破坏为主,常同时伴硬化、骨化,低度恶性病例破坏边缘较为清晰,甚至周围有硬化,骨膜反应一般不明显。多灶性病变是本病的一个重要的征象,可以是单骨多病灶,也可以是多骨的病灶,MRI 检查能更清晰地显示病变及其周围浸润的情况,是单发病灶还是多发病灶。$T_1$WI 病变呈低信号,$T_2$WI 呈不均匀高信号,增强检查有不均匀的强化(图 10-29)。一般来说,骨血管肉瘤缺乏特征性影像学表现,诊断主要依靠病理。

(5) 诊断要点

骨干多灶性或多骨的虫蚀样骨质破坏伴不成熟的骨膜反应,其间呈网格状囊样结构时应考虑骨血管肉瘤的可能。

(6) 鉴别诊断

1) 骨肉瘤:好发于青少年长骨干骺端,常有多量的肿瘤骨和骨膜新骨形成,与发生于骨干的溶骨性骨肉瘤鉴别有一定困难。

2) 骨髓瘤:多见于 50 岁以上老年人,好发于扁骨、脊柱,常呈多发性溶骨性骨破坏,缺乏骨膜新骨形成。

## 10.9 富于巨细胞的破骨细胞肿瘤

2020 年 WHO 新版分类良性病变中删除了小骨巨细胞病变,并将 2013 版中的未明确肿瘤性肿瘤中间型的动脉瘤样骨囊肿和纤维组织细胞性

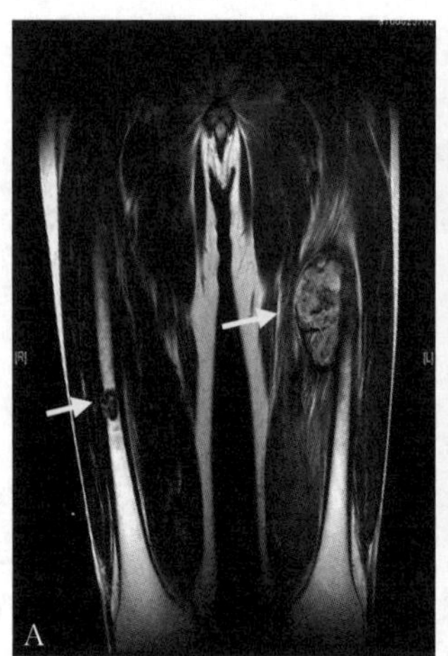
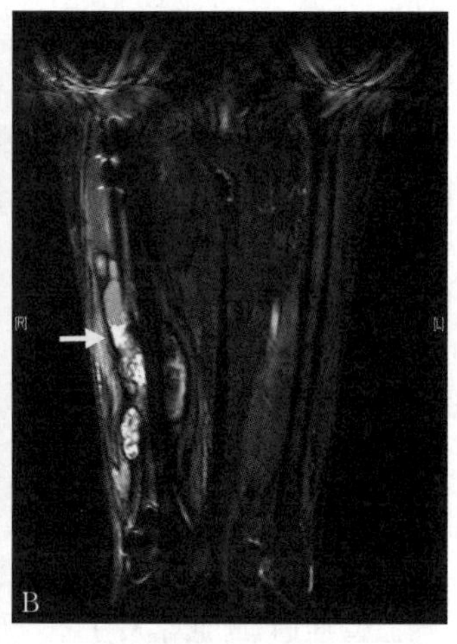

图 10-29　多骨多发性血管肉瘤 MRI 表现

注：患者男，61 岁。MRI 冠状位 $T_1WI$(A)、$T_2WI$ 脂肪抑制(B)显示肿瘤(箭头)位于双侧股骨，呈多灶性，边界较清，$T_1WI$ 上病变呈低信号，$T_2WI$ 脂肪抑制呈不均匀高信号。

肿瘤类的非骨化性纤维瘤归为其良性病变中。而原来的中间型和恶性病变在新版中保持不变。以下将按照 2020 年新版分类进行介绍。

### 10.9.1　动脉瘤性骨囊肿

(1) 概述

动脉瘤性骨囊肿(ABC)是一种非肿瘤性良性骨病，约占骨原发性病变的 2%。ABC 有原发性和继发性两种，约 32%～50%的 ABC 是继发在骨的其他良性或恶性病变基础上，如巨细胞瘤、纤维结构不良、软骨母细胞瘤、骨肉瘤等。本病原因不明，多数学者认为系骨内动静脉畸形，导致局部的血流动力学改变、静脉压升高和血管床扩张，引起骨质的吸收和反应性修复；Dahlin 等认为这可能与创伤有关。近年研究发现 ABC 内含有胰岛素生长因子-1，这可能与其发生有关。

(2) 病理

病灶多数位于髓腔中央(中央型)，少数位于皮质(偏心型)及骨膜(骨膜型)。完整切除的标本为球形膨胀的肿块，有薄层骨壳，内为多房性囊腔，囊内充满不凝固的血液或黄色液体。镜下囊壁为纤维组织包绕，内层衬以类似多核巨细胞性肉芽组织，伴含铁血黄素沉着，有反应性组织细胞、破骨细胞样巨细胞和纤维组织增生，外层有成骨细胞被覆的反应性编织骨，有纤维骨性间隔构成大小不等的扩张的血性囊腔，囊腔内充满红细胞。ABC 的实体亚型具有与之前认为的小骨巨细胞病变相同的成分。免疫组织化学上，H3.3 p.Gly34Trp 表达的缺失可区分 ABC 和具有动脉瘤样骨囊肿样改变的骨巨细胞瘤。

(3) 临床表现

ABC 可发生在任何年龄，但约 80%发生在 20 岁以下的青少年。男女发病无显著差异。ABC 好发于长骨和椎骨，两者合计占 60%～70%。长骨 ABC 常见于干骺端，偶见于骨干或骨皮质；脊椎的 ABC 常起始于椎体的附件，向椎体发展。其他骨骼如短管状骨、足跗骨、盆骨和肋骨等也可累及。临床症状上主要是局部疼痛，肿胀和邻近关节功能受限，脊椎的病变可有神经压迫症状，部分患者有病理骨折。病程发展较快，一般在 3 个月内，有的可达几年。实验室检查一般无异常。

(4) MRI 表现

ABC 的 MRI 特征为骨囊状的膨胀性破坏，呈单囊或由低信号的间隔分隔成大小不等的多囊，因血细胞和血浆的分离和沉淀，囊内可见液-液平面。在 $T_2WI$ 上，液面上层为高信号、下层为低信号；$T_1WI$ 上则相反，上层为低信号，下层为偏高信号。液-液平面是 ABC 较特征的征象(图 10-30、10-31)。增强检查低信号的纤维间隔呈环

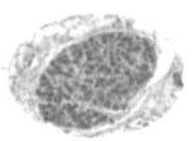

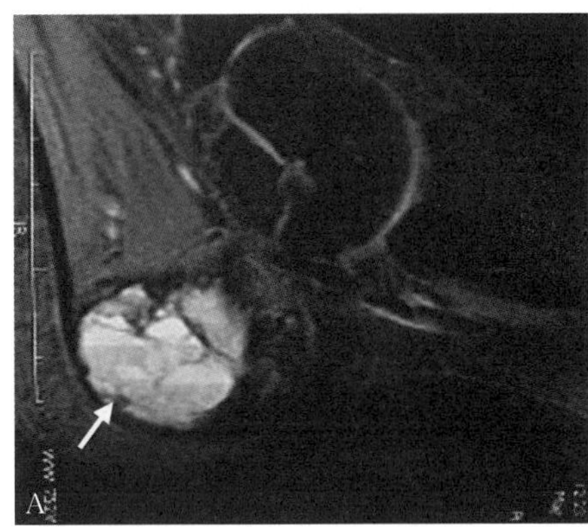

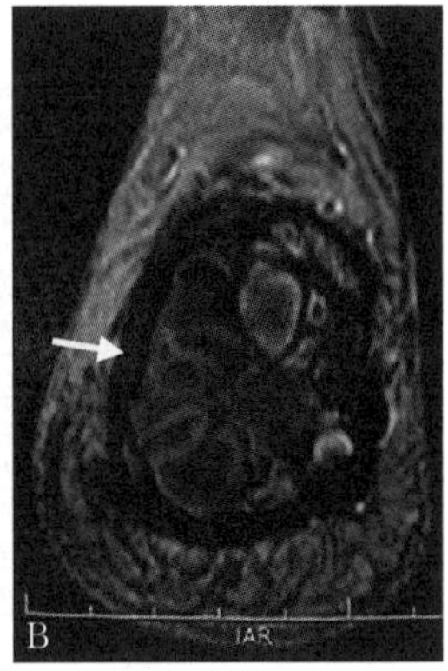

图 10-30 跟骨动脉瘤性骨囊肿 MRI 表现

注：跟骨 MRI 矢状面 $T_2$WI 脂肪抑制(A)示病灶(箭头)内见多房性伴液-液平；冠状面 $T_1$WI 增强(B)示多房性病灶的囊壁呈环形强化。

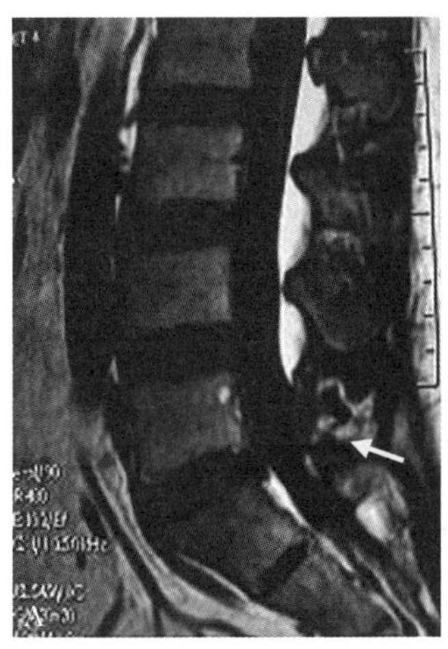

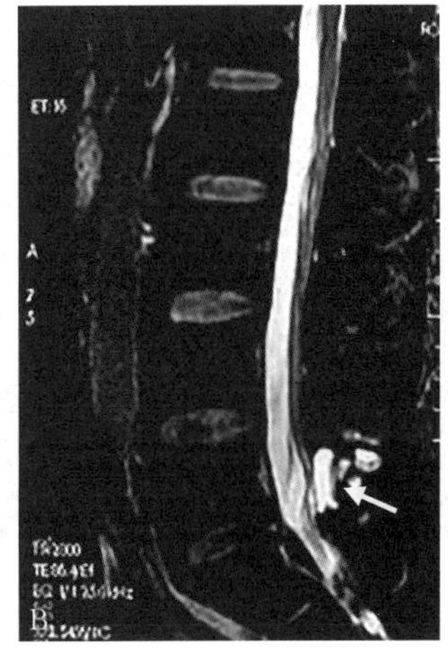

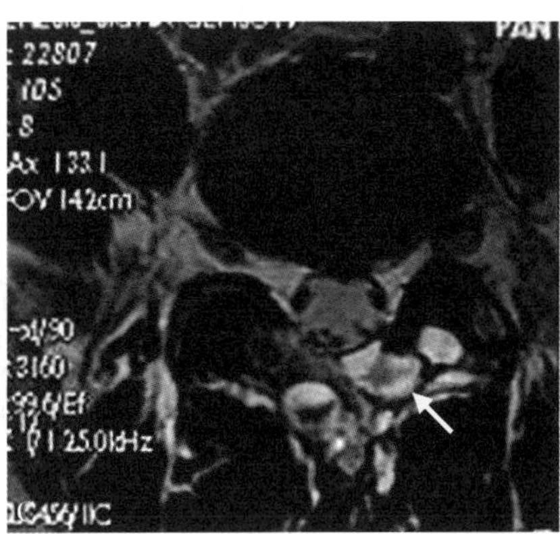

图 10-31 第 5 腰椎动脉瘤性骨囊肿 MRI 表现

注：腰椎 MRI 矢状面 $T_1$WI(A)、$T_2$WI 脂肪抑制(B)、横断面 $T_2$WI(C)，示第 5 腰椎棘突、左侧椎板及椎体多囊状病变(箭头)，$T_1$WI 周边呈高信号、中间低信号，$T_2$WI 呈显著高信号，病灶内见液-液平。

形强化。继发性 ABC 可在其原发病灶内有液-液平面(图 10-32)。

(5) 诊断要点

发生在青少年长骨干骺端偏心膨胀的溶骨性病变，MRI 检查病灶内见有液-液平征象时应首先考虑为 ABC。

(6) 鉴别诊断

1) 巨细胞瘤：本病好发于 20 岁以上成人，儿童很少见，常见于长骨的骨端或骨突部位，病灶内无液-液平。

2) 骨囊肿：骨囊肿虽也好发于干骺端，但病变膨胀不明显，常为单房呈锥形沿纵轴发展，易发生病理性骨折。

### 10.9.2 非骨化性纤维瘤

(1) 概述

非骨化性纤维瘤(non-ossifying fibroma，NOF)是一种常见的由良性纤维细胞增生与多核破骨细胞型巨细胞交织而成的骨肿瘤。以往若是病变局限于皮质，也称为纤维皮质缺损(fibrous cortical defect)或干骺端纤维缺损，2020 年新版 WHO 分类中已不推荐该相关术语。非骨化性纤维瘤发病原因不明，在成人中很少见到，大多数病例能自行消失。

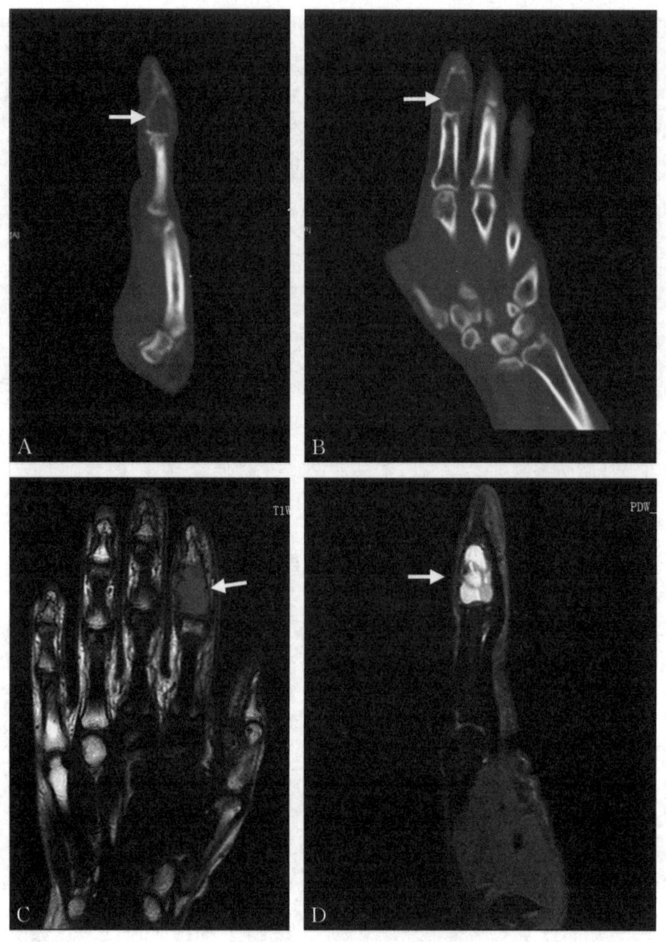


图 10-32　骨巨细胞瘤合并动脉瘤性骨囊肿 MRI 表现

注：患者女，48 岁，左示指胀痛不适 17 个月。左手示指 CT 平扫骨窗（A、B）示左手示指中节指骨膨胀性骨质破坏（箭头），周围骨皮质变薄，局部骨皮质不连续；左手 MRI 冠状位 $T_1$WI（C）、矢状位 $T_2$WI 脂肪抑制（D）显示左手示指中节指骨骨干膨胀性溶骨性病变（箭头），边缘清楚，骨皮质变薄，表现为 $T_1$WI 呈低信号、$T_2$WI 呈高信号，内多发分隔伴液-液平，液面上层为高信号、下层为低信号。

（2）病理

肿瘤呈灰黄色或褐色，取决于纤维组织和泡沫组织细胞的比例，病灶边界清楚。病变内主要成分为呈旋涡状和束状排列的梭形成纤维细胞和良性多核巨细胞、泡沫状组织细胞。

（3）临床表现

患者大多数为儿童和青少年，发病年龄在 20 岁左右多见，男女比例为（2～4）∶1。通常无症状，被偶然发现，少数有局部疼痛。大多数为单侧，也可双侧或多发。病变好发于四肢长骨干骺端，股骨、胫骨和腓骨多见。约 90%的病变位于股骨远侧近干骺端，病变较小，通常最大径＜2 cm；随年龄增长移向骨干。

（4）MRI 表现

影像上 NOF 通常位于长骨干骺端，呈分叶状，边缘清晰、硬化，中心位于皮质或邻近皮质的髓质内，边缘硬化呈扇形，边界清晰。MRI 表现为 $T_1$WI 呈等至低信号，$T_2$WI 上则呈等至高等信号（图 10-33）；病变境界清楚，在 $T_1$WI 和 $T_2$WI 上都可能伴有低信号的边缘；周围髓腔正常或受累，无骨膜反应；增强后病灶可有强化。

（5）诊断要点

本病好发于青少年。最常见的部位是股骨远侧干骺端骨皮质偏心性内陷、缺损，周边轻度硬化。

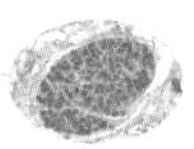

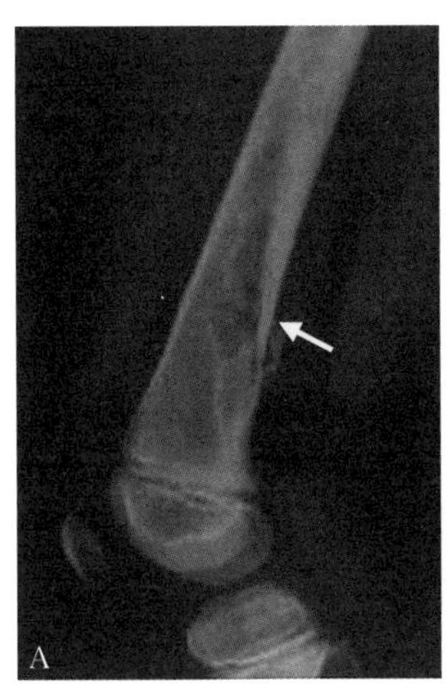



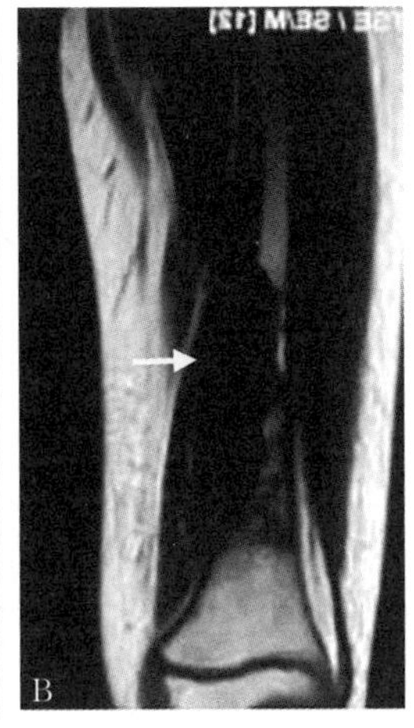



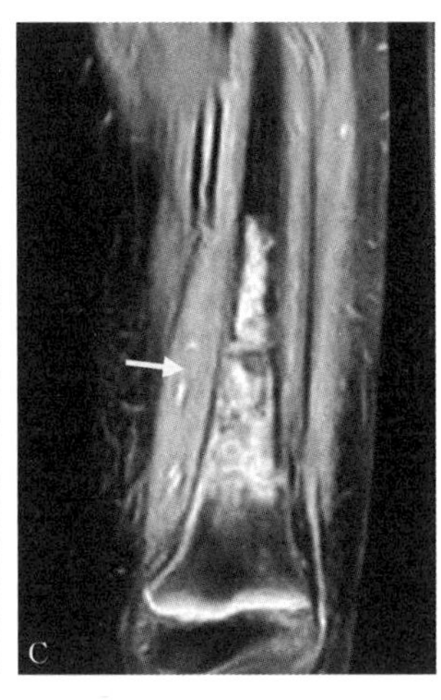



图 10 - 33　右股骨非骨化性纤维瘤 MRI 表现

注：股骨 X 线侧位片(A)示股骨下干骺端后侧长条状透亮带(箭头)，从皮质向髓腔延伸；病变境界清晰，边缘轻度硬化。MRI 冠状面示病灶(箭头)境界清楚，$T_1$WI(B)呈低信号，$T_2$WI(C)呈高信号。

(6) 鉴别诊断

1) 干骺端骨结核：病变常跨越骺板累及骨骺和干骺端，境界不清，常伴软组织肿胀和骨髓水肿，病灶内可有砂砾样钙化。

2) 骨样骨瘤：骨样骨瘤好发于长骨骨皮质，有显著的骨膜反应和骨质增生、硬化。临床上有夜间疼痛。

### 10.9.3　骨巨细胞瘤

(1) 概述

骨巨细胞瘤(giant cell tumor of the bone)是一种有局部复发和侵袭生长倾向的潜在恶性肿瘤。由结缔组织、基质细胞和大量的多核破骨细胞样巨细胞、单核细胞组成，组织学起源尚不清楚。占骨原发性肿瘤的 4%～5%，占原发骨良性肿瘤的 20%。其中约 1%的病例可为恶性骨巨细胞瘤，可是原发性也可是治疗后继发的恶性骨巨细胞瘤。手术切除后，约 30%的病例可见复发。约 5%的骨巨细胞瘤可以出现肺转移。

(2) 病理

肿瘤呈红色、暗红色，质软而脆，常有坏死、出血或形成大小不等的囊腔。肿瘤与正常骨之间分界清晰，周边有或无硬化；通常肿瘤有较完整的骨壳，一旦骨壳破坏，肿瘤可浸润软组织，形成软组织肿块。少数肿瘤可破坏关节软骨，累及关节；椎体巨细胞瘤可跨越椎间盘侵及邻近椎体。

镜下肿瘤由多核巨细胞和单核细胞组成。单核细胞呈梭形，核大，只有一个核仁，偶有核分裂。多核巨细胞体积甚大，胞膜清晰，胞质丰富，核大而多，多者可达几十个核，一般不产生骨或软骨基质。以往多数学者根据单核基质细胞的多少、异型性和核分裂的病理分级来评估肿瘤的恶性程度和预后，而近期研究表明，巨细胞瘤的生物学行为不能单纯依据病理组织学分级，而应结合影像学改变和临床进行综合评估。

(3) 临床表现

骨巨细胞瘤起病隐匿，病变发展缓慢。60%～70%的巨细胞瘤发生在 20～45 岁年龄段，15 岁以下极少见；女性发病多于男性。约 85%的骨巨细胞瘤发生于四肢长骨的骨端、髁结节、粗隆等突起的部位，约 65%集中在股骨远端、胫骨近端和桡骨远端；脊椎巨细胞瘤约占 7%，其中 40%发生在骶椎骨。扁骨和短管状骨少见。大部分孤立性病变发生于干骺端，偏心性生长。临床最常见的症状是局部疼痛和肿胀，80%的病例可触及质硬的肿块，部分病例有皮温升高，压之有牛皮纸样感觉。10%～15%患者因病理性骨折而就医。脊椎巨细胞瘤可有脊髓、脊神经受压的症状。如肿瘤迅速增大、疼痛剧烈，并有全身症状者，要考虑为恶性巨细胞瘤可能。

(4) MRI 表现

MRI 上多数巨细胞瘤与正常骨分界清晰，少数有低信号的假包膜；$T_1$WI 呈均匀低信号或等信号，如有出血可有灶性高信号；$T_2$WI 常呈不均匀高、低混杂信号(图 10-34)，这与病灶内组织成分有关。病灶内出血或继发动脉瘤样骨囊肿，则可见单房或多房的液-液平(图 10-34、10-35)。增强后扫描病灶有轻度均匀或不均匀强化。

(5) 诊断要点

成人患者，位于长骨骨端贴近关节面或骨突起部位的偏心性、膨胀性生长，溶骨性骨破坏，骨皮质完整或破坏，无骨膜反应，无肿瘤内新生骨形成。

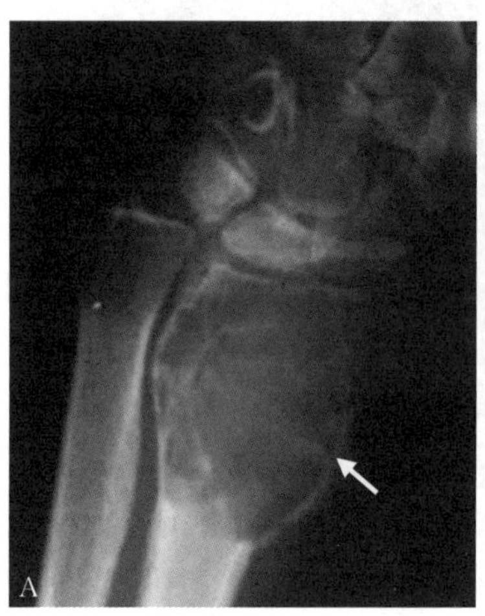
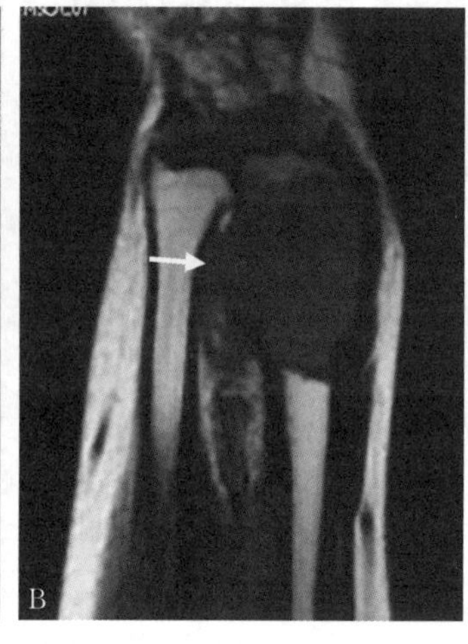
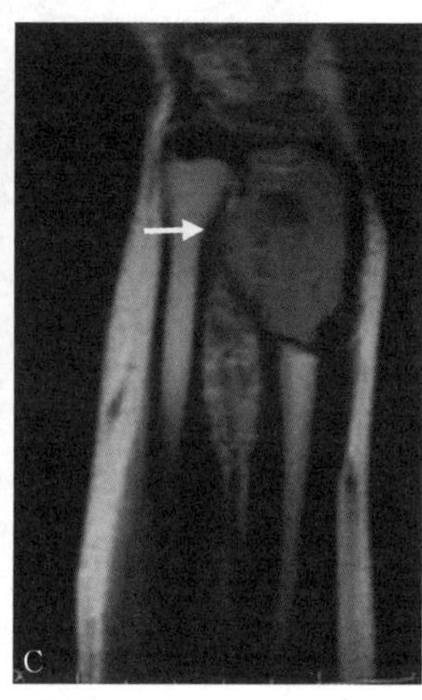

图 10-34　桡骨下端巨细胞瘤 MRI 表现

注：腕关节 X 线片(A)示右桡骨下端囊性膨胀性骨破坏(箭头)，有分房样骨嵴及完整骨壳，病变达桡骨关节面。MRI 冠状面 $T_1$WI(B)、$T_2$WI(C)示病变(箭头)在 $T_1$WI 呈低信号，$T_2$WI 呈不均匀高信号，与正常骨分界清晰，无软组织肿块。

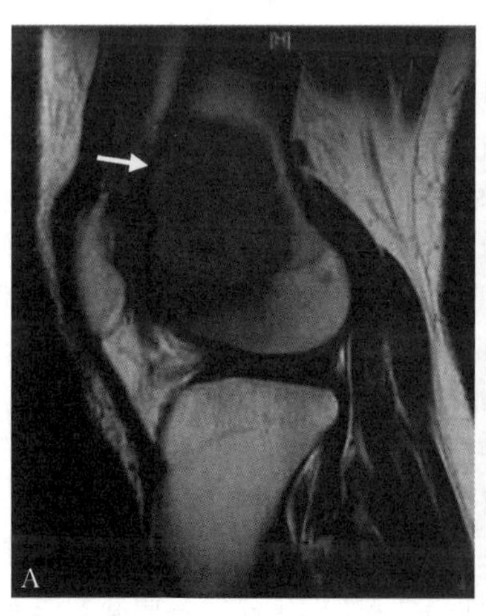
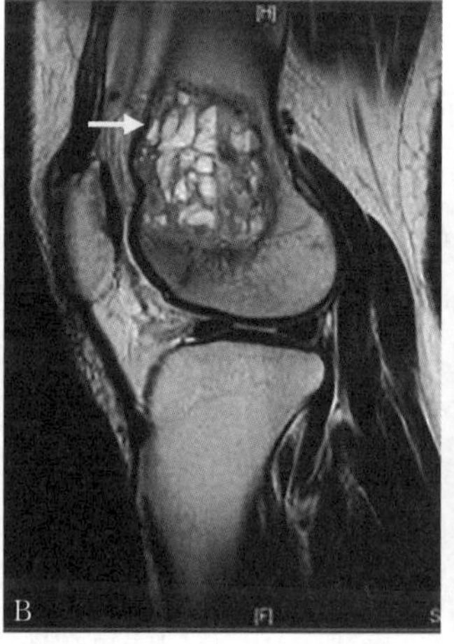
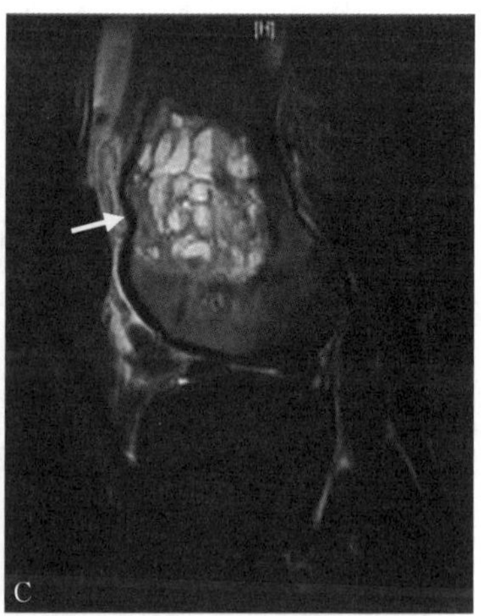

图 10-35　左股骨巨细胞瘤伴动脉瘤性骨囊肿 MRI 表现

注：左膝关节 MRI 矢状面 $T_1$WI(A)、$T_2$WI(B)、STIR 序列(C)，示股骨下段干骺端见囊样骨质破坏灶(箭头)，边界清晰，$T_1$WI 呈较均匀低信号，$T_2$WI 及 STIR 序列呈不均匀高信号，内见有低信号分隔，形成多个伴液-液平的小囊；病灶突破骺线，骨骺少许受侵。

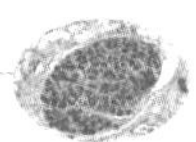

(6) 鉴别诊断

1) 动脉瘤性骨囊肿：青少年多见，好发于长骨干骺端，很少影响到关节面，MRI 检查有液-液平。

2) 软骨母细胞瘤：好发于 20 岁以下青少年长骨的骨骺，溶骨性病灶；CT 检查病灶内常可见点状钙化，MRI 检查病变周围有骨髓水肿。

## 10.10 脊索组织肿瘤

脊索组织肿瘤是由持续存在的未完全退化的脊索残余组织发展而成的肿瘤。2020 年版 WHO 分类中将脊索组织肿瘤分为良性脊索细胞肿瘤和恶性的脊索瘤（包括软骨样脊索瘤）、去分化脊索瘤和去分化脊索瘤 4 类。

### 10.10.1 良性脊索细胞肿瘤

(1) 概述

良性脊索细胞肿瘤（benign notochordal cell tumor，BNCT）是脊索样分化的良性肿瘤，又称巨大脊索样残余、脊索样错构瘤或颅内脊索瘤。其发病率不明。BNCT 起源于成人体内残留的脊索组织，脊索随着胚胎发育会出现退化并消失，偶尔在人类的椎间盘中可发现残留的脊索组织，但一般在 4 岁后会消失。

(2) 病理

BNCT 的大体病变似果冻样，位于骨内，病灶较小，最大径约 4 cm，缺乏分叶状结构、纤维带胞外黏液样基质及脊索瘤样丰富的血管及坏死。细胞无异型性，呈空泡状，居中或偏位的圆形或卵圆形核，类似成熟性脂肪细胞。有的细胞空泡不明显而胞质嗜酸性，包含嗜酸性玻璃样小球，无核分裂。受累骨小梁常硬化，骨髓岛往往陷入肿瘤组织内。与脊索瘤并存时，可能代表了脊索瘤中的良性成分。免疫表型与脊索瘤一样，可表达 S-100、EMA、CK(AE1/AE2)、CAM5.2 等。

(3) 临床表现与治疗

BNCT 发病年龄 7～82 岁，50～70 岁中老年人多见，男性多见。BNCT 多位于颅底斜坡中线、脊柱椎体和骶尾骨内，当位于硬脑膜内斜坡区时称为颅内脊索瘤。本病常局限于骨内，极少侵犯周围组织。大部分 BNCT 由意外发现，几乎不会转变成脊索瘤。临床症状轻微，通常为保守治疗，不需要手术干预。

(4) MRI 表现

BNCT 影像上通常表现为骨质增生硬化，无骨小梁的浸润破坏及软组织肿块形成，病灶通常局限于椎体内，多发病灶相邻椎间隙无变窄，终板连续，无骨质破坏。$T_1$WI 表现为低信号伴或不伴斑片状更低信号，$T_2$WI 可表现为高信号或低、稍高信号混杂；$T_1$WI、$T_2$WI 上均为低信号的部分符合骨质硬化成分（图 10－36）。由于缺乏新生血管，MRI 增强一般无任何强化，这在良、恶性骨肿瘤里都是非常罕见的。

(5) 诊断要点

骶骨或斜坡区中线部位局限于骨内病变，通常表现为骨质增生硬化，无骨小梁的浸润破坏及软组织肿块形成。

(6) 鉴别诊断

1) 脊索瘤（chordoma）：通常是溶骨性、膨胀性生长，肿瘤一般破坏皮质形成软组织肿块；由于肿瘤广泛坏死，基质内常伴有钙盐沉积。典型脊索瘤在 MRI 上常表现为分叶形或类圆形肿块，$T_2$WI 上信号非常明亮，增强扫描明显环形或不均匀强化。

2) 转移瘤：椎体单纯成骨性转移罕见，大部分合并了不同程度的溶骨性转移，在 CT 上可见大片骨质硬化灶里虫蚀状骨质破坏，边界不清，椎体皮质断裂伴椎体塌陷变形，椎旁软组织肿块在 MRI 上强化明显。

3) 血管瘤：在 X 线片和 CT 上呈栅栏状或网眼状，此点与 BNCT 的均匀一致的骨密度增高有区别；横断面可见部分骨小梁缺如，残余骨小梁增粗，有时合并血管内钙化；无论是 CT 增强还是 MRI 增强，血管瘤均有明显强化。

4) 慢性骨髓炎：在 CT 上可见类圆形低密度脓腔，有时其内可见死骨，破坏区周边环绕骨质硬化区。MRI 上椎体内呈环形强化，椎旁软组织肿胀，界限不清，并可见周边水肿带。慢性骨髓炎发病时间越久，椎间盘受累压缩变扁的概率越大，而此种征象从不见于 BNCT；由于血管分布的差异，

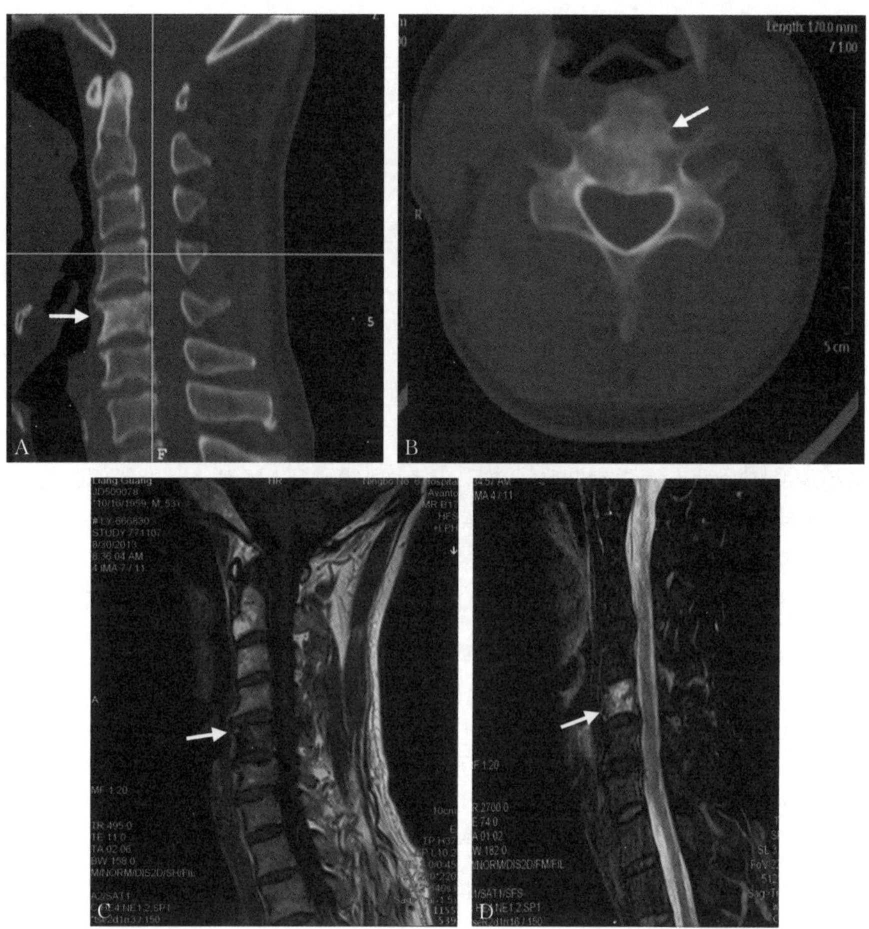

图 10-36　良性脊索细胞肿瘤 MRI 表现

注:患者男,54 岁,颈部胀痛伴双手麻木半年余。颈椎 CT 平扫骨窗(A、B):第 5 颈椎体骨质增生硬化,无骨小梁的浸润破坏及软组织肿块形成,病灶局限于椎体内(箭头);颈椎 MRI 矢状位 $T_1$WI(C)、矢状位 $T_2$WI 脂肪抑制(D)显示第 5 颈椎体病灶(箭头),$T_1$WI 表现为低信号伴或不伴斑片状更低信号,$T_2$WI 可表现为高信号。

椎体感染以上下终板较重,而 BNCT 的骨质增生硬化均匀地分布于整个椎体或椎体后半部。

### 10.10.2　脊索瘤

(1) 概述

脊索瘤是原始脊索组织残留发生的低中度的恶性肿瘤,多是散发,占骨恶性肿瘤的 4%、脊柱原发性肿瘤的 25%。脊索瘤是骶骨和脊柱最常见的原发性骨肿瘤之一,可分为普通型脊索瘤(软骨样脊索瘤)、去分化脊索瘤和差分化脊索瘤 3 个亚型。

(2) 病理

普通型脊索瘤是一种起自中轴骨重演脊索表型的恶性肿瘤。位于蝶枕区脊索瘤常含有较明显的软骨成分,间质似透明软骨,称为软骨样脊索瘤。去分化脊索瘤是一种具有普通型脊索瘤和高级别肉瘤双相表现的高度恶性肿瘤。差分化脊索瘤是一种通常起自中轴骨,以具有脊索分化和 SMARCB1 失表达的差分化肿瘤。

肿瘤境界清楚,呈分叶结节状,呈灰色或蓝白色,半透明,质地软但不均质,有的呈胶冻状,有的质硬有钙化。肿瘤细胞胞质丰富,由大的空泡细胞和黏液样间质组成;核圆、规则,仅有轻度不典型性,核分裂较少。细胞内外有大量黏液存在是诊断的重要依据。去分化脊索瘤镜下:除普通型脊索瘤区域外,可见高级别梭形细胞和/或多形

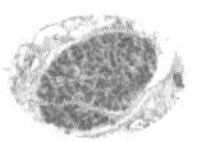

性肉瘤，也可见骨肉瘤和横纹肌肉瘤分化的区域。

(3) 临床表现

脊索瘤的发病高峰年龄在40～60岁，50岁以上占85%。男女发病之比为2∶1。脊索瘤是中线结构病变，85%～90%位于脊柱的两端，其中骶尾区占50%～60%，枕骨斜坡占25%～40%，脊柱其他部位占10%～20%。临床症状与肿瘤所在的部位和大小相关，疼痛是常见的症状；早期症状较轻，后期可产生神经根和脊髓压迫症状；位于骶尾部肿瘤，常因骶前肿块压迫直肠、膀胱，出现两便障碍或失禁。颅底肿瘤可出现头痛、脑神经受压及鼻咽部肿块。肿瘤生长缓慢，病程一般5～10年。

(4) MRI表现

脊索瘤在影像上表现为中线结构的溶骨性、膨胀性骨质破坏，伴或不伴钙化、皮质浸润及软组织肿块形成，由于肿瘤广泛坏死，基质内常伴有钙盐沉积。如患者出现神经功能障碍的症状或存在难以治疗的轴性疼痛时，应行MRI检查。MRI可帮助定位及定性。典型脊索瘤在MRI上常表现为分叶形、类圆形或哑铃型肿块。肿瘤在$T_1$WI多呈低信号，有出血时则为高信号；$T_2$WI多呈混杂信号：肿瘤内部富含黏液间质，表现为高信号，纤维分隔呈条索状低信号，肿瘤内部钙化或出血可致$T_2$WI低信号；增强中等程度不均匀强化多见，少数呈轻度强化，部分边缘强化(图10-37)。动态增强呈缓慢持续上升型曲线。

(5) 诊断要点

骶骨或斜坡区中线部位境界清晰的溶骨性破坏，向前扩展形成软组织肿块，伴肿块内钙化。

(6) 鉴别诊断

1) 骨转移瘤：多半有原发恶性肿瘤病史，破坏区境界不清，病灶内缺乏钙化。

2) 软骨肉瘤：病变常不在中线部位，偏于一侧；病灶的钙化呈环形或斑点状，MRI增强基质有特征性的分叶状强化。

3) 脊膜膨出：CT、MRI检查可见骶管或骶孔扩大，内容物为水样密度和信号。

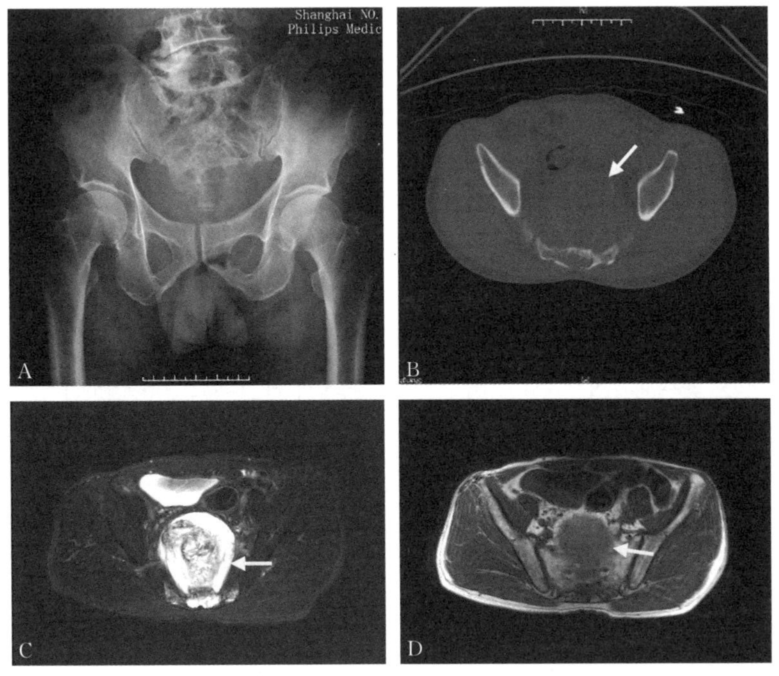


图10-37 脊索瘤MRI表现

注：患者男，70岁；腰骶部疼痛5月余。骨盆正位X线片(A)：骶骨溶骨性骨质破坏(箭头)；骨盆CT平扫骨窗(B)：骶尾骨溶骨性骨质破坏及盆腔巨大占位灶伴致密影(箭头)；骨盆MRI横断位$T_2$WI脂肪抑制(C)、横断位$T_1$WI(D)显示骶前巨大占位(箭头)，骶尾椎骨质破坏，病灶于$T_1$WI上呈等信号，$T_2$WI呈高信号。

## 10.11 骨的造血系统肿瘤

2020年版WHO骨肿瘤分类中骨的造血系统肿瘤这一类别下共包含14种造血系统肿瘤，骨原发性非霍奇金淋巴瘤包含了恶性非霍奇金淋巴瘤、霍奇金病、弥漫性大B细胞淋巴瘤、滤泡性淋巴瘤、边缘带B细胞淋巴瘤、T细胞淋巴瘤、间变性大细胞淋巴瘤、恶性淋巴母细胞性淋巴瘤及Burkitt淋巴瘤9种病理分型的淋巴瘤，虽然它们在病理上有差异，但它们在影像上无法区分，在本节中将统一放在骨原发性非霍奇金淋巴瘤这一节中进行介绍。所以本节将仅仅介绍比较常见的一些骨的浆细胞瘤、骨原发性非霍奇金淋巴瘤和朗格汉斯细胞组织细胞增生症。

### 10.11.1 骨的浆细胞瘤

（1）概述

骨的浆细胞瘤（plasmacytoma of bone）主要包括骨孤立性浆细胞瘤（solitary plasmacytoma of bone，SPB）和多发性骨髓瘤（multiple myeloma，MM）[又称浆细胞性骨髓瘤（plasma cell myeloma，PCM）]。SPB是一种局限性骨内肿瘤，由克隆性浆细胞组成，没有其他骨病变和MM的证据，预后较好。MM是一种骨髓浆细胞的肿瘤性增生引起骨质破坏并伴有血清或尿中异常单克隆免疫球蛋白（简称M蛋白）生成的多发性病变。预后不良。MM占全身恶性肿瘤的1%、血液系统恶性肿瘤的10%～15%、骨恶性肿瘤的4.5%。据1973年国际癌症研究中心统计，欧美白种人的MM发病率为(2～3)/10万，远远高于亚洲黄种人的0.5/10万。

（2）病理

SPB镜下多数表现为结节状或弥漫分布的比较单一的肿瘤性浆细胞，瘤细胞存在成熟型浆细胞、不成熟型浆细胞、多形性型瘤细胞不同的分化。免疫组织化学表型多为：CD79a、CD38、CD138均阳性伴单克隆表达κ或λ轻链球蛋白。

MM大体标本可见正常的髓腔被弥漫性或多发性结节取代，病变呈粉红色或灰色，质软，呈凝胶样或鱼肉样，如有淀粉样变则呈灰白腊样，病变可侵及、穿破皮质累及软组织。典型的组织学表现为大片肿瘤性浆细胞，细胞间质很少，仅有少量纤维间隔。按浆细胞的分化和间变程度将骨髓瘤分为1、2、3级，级别越高预后越差。

（3）临床表现

SPB多见于中老年男性，年龄较MM患者年轻，男女发病率比约为2∶1。好发于红骨髓丰富的中轴骨与扁骨，胸椎多见，是脊柱最常见的原发性肿瘤。通常以单中心、局部骨皮质破坏为特征。患者常因骨质破坏、脊髓损伤、神经根受压或软组织肿胀导致疼痛就诊。SPB患者总体生存率低，预后较差，大多数最终进展为MM。本病对放疗极为敏感。

MM多见于40～70岁的老年人，平均发病年龄为50岁，40岁以下少见。男性略多于女性。主要的临床症状有骨骼疼痛、病理性骨折、高钙血症、贫血、反复感染和肾功能不全。骨骼疼痛范围广泛，以脊椎、胸肋和骨盆疼痛最为多见，随病程的发展，由间歇性转为持续性，活动或负重时疼痛加重。常同时伴有体重下降和身体虚弱，约20%有病理性骨折，以胸、腰椎压缩性骨折最常见。实验室检查对本病的诊断很有价值。由于骨质破坏和肾功能损害导致继发性甲状旁腺功能亢进，有50%以上患者有高钙血症。由于瘤细胞分泌异常免疫球蛋白，有50%～60%病例球蛋白升高，白蛋白降低，白/球比例倒置。99%的患者在血清或尿中含有M蛋白，血清M蛋白50%为IgG，20%为IgA，IgM、IgD、IgE出现较少。75%患者血清或尿中有单克隆性轻链蛋白（本周蛋白）。70%患者外周血中有分化程度不等的肿瘤性浆细胞。骨髓穿刺抽出液涂片，可见异常增生的浆细胞。

（4）MRI表现

SPB的影像学多表现为膨胀性溶骨性骨质破坏，病灶内钙化、骨化少见；病变边界比较清晰，无明显骨质硬化及骨膜反应，可有或无瘤周骨髓水肿。脊柱的SPB易累及椎体附件，几乎不累及椎间盘。部分病灶见残存骨嵴，这些残存骨嵴由于在MRI各个序列上均表现为低信号，在轴位图像上向破坏区延伸犹如深入脑回的脑沟，称为“微脑征”，其为脊柱SPB的典型MRI表现。脊柱外

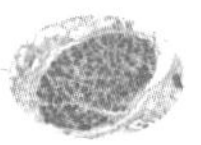

的 SPB 大部分病灶伴有较小的软组织肿块形成，可见骨皮质扭曲、不连续，呈“花边征”，大部分病灶在 MRI 上表现为 $T_1$WI、$T_2$WI 稍高信号，增强扫描明显均匀强化。

MRI 是 MM 的主要影像学检查方法，它可在骨质破坏之前显示骨髓内的浸润病灶，病灶在 $T_1$WI 上呈灶性或弥漫性低信号，$T_2$WI 上呈均匀性高信号（图 10-38），但约有 28%病例在 $T_1$WI 上表现为正常信号，仅在 $T_2$WI 上有信号改变，$T_2$WI 对病灶检出的敏感性高于 $T_1$WI。在 STIR 序列上，病灶呈高信号，STIR 序列比 SE 序列的 $T_2$WI 敏感。增强后 MRI 病灶有明显强化（图 10-39）。MRI 检查也可作为 MM 治疗后随访和疗效观察的一种手段。治愈的病灶信号与正常骨髓的信号逐步趋于一致，增强检查病灶无强化。

（5）诊断要点

SPB 主要依靠病理结果，结合临床症状、体征、影像学及实验室检查综合诊断。美国国立综合癌症网络（National Comprehensive Cancer Network，NCCN）临床指南的诊断标准为：①组织病理学证实为单发于骨的克隆性浆细胞增殖；②骨髓象阴性，浆细胞比例＜10%；③全身 X 线、

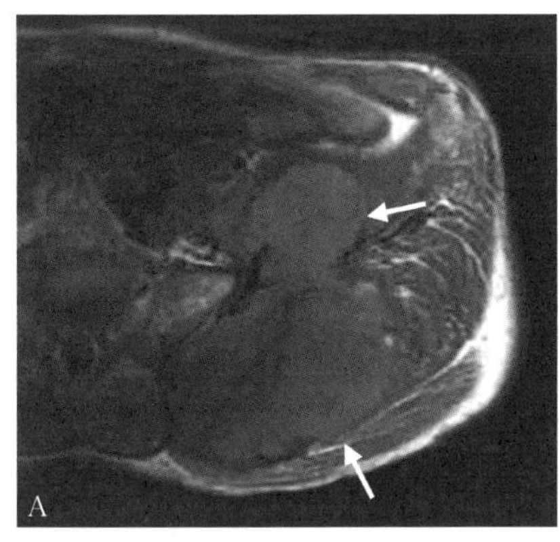

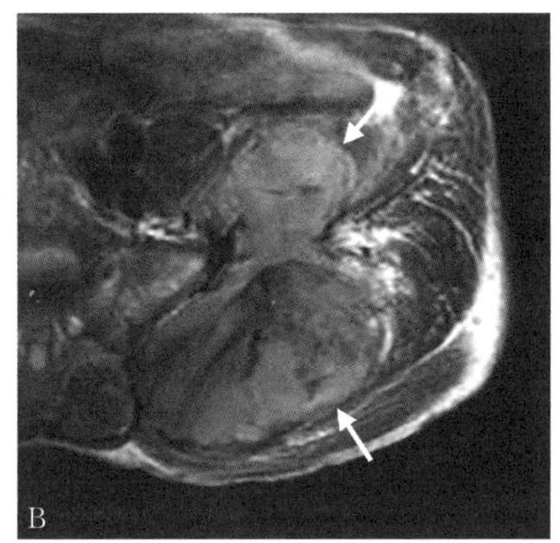

图 10-38 骨的浆细胞瘤 MRI 表现

注：MRI 横断面示左侧髂骨大片骨质破坏异常信号灶（箭头），边界清晰，局部呈膨胀性改变，前后缘可见有软组织肿块形成。$T_1$WI(A)、$T_2$WI(B)上病灶信号不均，与肌肉相比 $T_1$WI 呈等低信号，$T_2$WI 呈高低混杂信号，软组织肿块呈哑铃形跨越髂骨两侧。

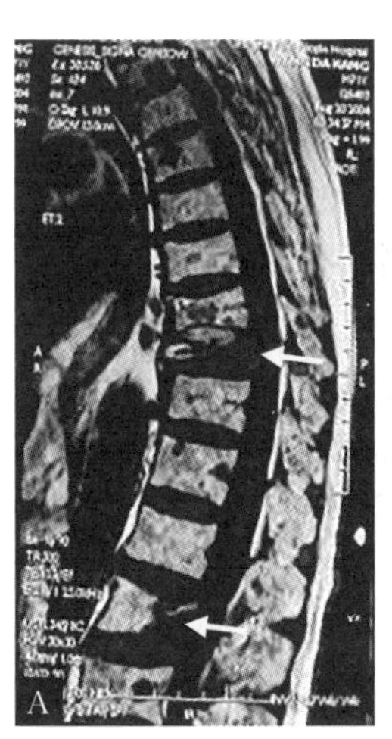

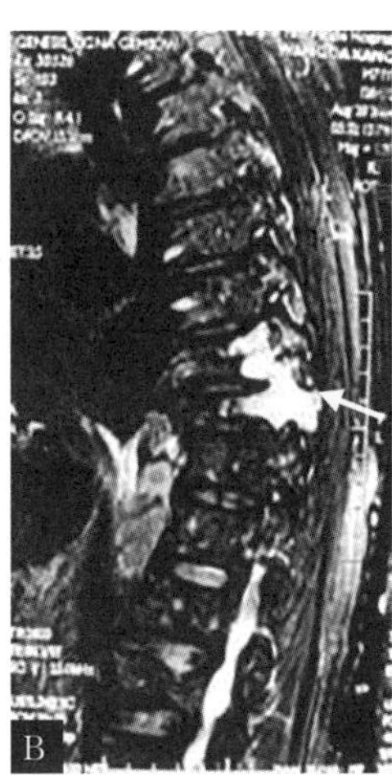

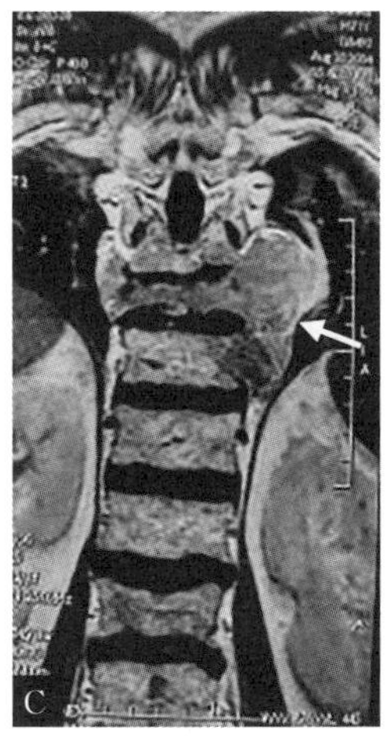

图 10-39 脊柱多发性骨髓瘤 MRI 表现

注：胸椎 MRI 矢状面示多个胸椎椎体及附件骨质破坏（箭头），伴第 8 胸椎压缩性骨折。病灶 $T_1$WI(A)呈低信号，$T_2$WI 脂肪抑制(B)呈异常增高信号，增强 $T_1$WI 冠状面(C)见第 8 胸椎体两侧软组织肿块（箭头），有较均匀强化。

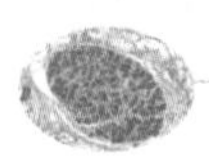


MRI及PET/CT等影像学检查可伴有病灶区邻近骨受侵，无多发病灶，无远处骨受累；④无高钙血症、浆细胞瘤导致的肾功能不全、贫血或骨质损害等终末器官受损；⑤免疫球蛋白水平大致正常，无或仅表现为低水平的血清及尿单克隆蛋白。当中老年人出现边界锐利的单发膨胀性溶骨性骨质破坏伴类似"微脑征"、"花边征"时，应考虑本病的可能性。

MM的诊断主要通过临床实验室检查、影像学检查和骨髓穿刺涂片的细胞学检查。2001年WHO骨髓瘤的诊断标准为：主要指标，①骨髓浆细胞增生>30%；②骨髓活检为浆细胞瘤；③M蛋白：血清IgG>3.5 g/L，IgA>20 g/L，24 h尿本周蛋白>1 g。次要指标，①骨髓浆细胞增生(10%～30%)；②M蛋白存在，但低于上述水平；③溶骨性骨质破坏；④正常免疫球蛋白减少(<50%的正常值)。MM的诊断至少有1项主要指标和1项次要指标，或3项次要指标，其中必须包括①和②项。

(6) 鉴别诊断

1) 骨转移性肿瘤：脊椎骨髓瘤易与骨转移肿瘤混淆，前者常同时伴有椎旁软组织肿块和广泛性骨质疏松，而转移性肿瘤常同时有椎弓及附件的破坏。

2) 骨质疏松所致的椎体压缩性骨折：在MRI上，骨髓瘤的病灶在$T_1$WI和$T_2$WI、增强$T_1$WI上信号较均匀，而转移瘤常为不均匀信号。

3) 骨巨细胞瘤：多见于年轻患者，呈偏心性、膨胀性生长，骨质破坏区呈皂泡样改变，并可见液-液平面。

4) 脊柱结核：相邻椎体受累并可累及椎间盘，可见椎旁脓肿，增强扫描后脓肿周边强化，而SPB患者的椎间盘不受累，增强扫描呈明显强化。

5) 骨肉瘤：常见干骺端，破骨和成骨混合，并可见肿瘤骨，"Codman三角"是其典型特征，而SPB一般无骨膜反应。

## 10.11.2 骨原发性非霍奇金淋巴瘤

(1) 概述

骨原发性非霍奇金淋巴瘤(primary non-Hodgkin lymphoma of bone)是指由恶性淋巴细胞组成的，并在骨髓腔内形成一个或多个瘤样肿块，无局部淋巴结或内脏受累的不常见骨肿瘤。大多为孤立性骨病变。约占所有骨恶性肿瘤的7%，占全部淋巴结外淋巴瘤的3%～5%；好发部位依次为下肢长骨及骨盆(50%)、上肢长骨(20%)、脊柱、肋骨等。

(2) 病理

肿瘤质地软，呈鱼肉样；肿瘤内夹杂着残存的骨组织和骨髓脂肪。92%的骨原发性淋巴瘤为弥漫性大B细胞型，其他类型(如恶性非霍奇金淋巴瘤、霍奇金病、滤泡性淋巴瘤、边缘带B细胞淋巴瘤、T细胞淋巴瘤、间变性大细胞淋巴瘤、恶性淋巴母细胞性淋巴瘤及Burkitt淋巴瘤)偶可原发于骨。肿瘤在组织间浸润并取代正常的骨髓造血组织，但仍可留有正常的骨小梁和骨髓脂肪细胞，因此肿瘤间的骨小梁可正常，也可变细消失，也可增粗不规则。瘤细胞核大，可以分叶或有核分裂，核仁明显；胞质嗜碱性。瘤细胞之间有纤细网状纤维。

(3) 临床表现

本病可发生于任何年龄段，以成人多见，20岁以上占93%，40岁以上占50%，男女发病之比约为2∶1。好发于四肢管状骨，病变常位于骨干，股骨是最常见的，也可见于脊柱、颌骨和颅骨等。病变可以是单骨，也可以是多骨。本病病情发展缓慢，50%以上的病例从出现症状到被明确诊断，病史超过2年。临床症状大多数患者均出现骨痛，一些患者可出现软组织肿胀或局部肿块，25%因病理性骨折而就医。脊柱受累的情况下，神经系统症状常见。很少有发热或盗汗等全身症状，广泛性的骨质破坏与轻微的全身症状常形成明显的反差是本病的一个临床特征。

(4) MRI表现

典型病变通常表现为长骨骨干出现筛孔状或虫蚀状溶骨性骨质破坏，境界不清；病变范围广，常达骨干的1/4～1/2，甚至超过1/2；一半以上的病变伴随骨膜反应。骨皮质破坏处常出现大的软组织肿块，肿块内无瘤骨和钙化。MRI上表现多变，无特异性，在MRI上有时会错误地认为是骨

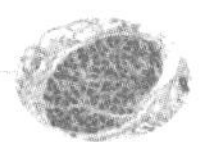

的非侵袭性病变。在 $T_1WI$ 上，典型的病变与肌肉相比表现为等或稍低信号，在 $T_2WI$ 上表现为高信号，增强后病变常可见强化。在 MRI 上可以评估软组织受累的程度，并且可能会发现多样性。当肿瘤在髓腔内蔓延尚未累及骨皮质时，X 线平片常不易发现；MRI 检查，尤其是在脂肪抑制序列上，病变呈显著高信号（图 10-40、10-41）。当髓内病变扩展到周围的软组织而没有广泛的皮质破坏时，应考虑诊断小圆形细胞病变，如淋巴瘤、多发性骨髓瘤和尤因肉瘤。

（5）诊断要点

骨原发性非霍奇金淋巴瘤临床症状轻微而骨质破坏广泛，两者形成明显的反差是本病的临床特征。虽有广泛性骨质破坏，但骨膜反应往往不甚明显。另一个特征是有较为明显的软组织肿块。

（6）鉴别诊断

年轻患者中应与溶骨性骨肉瘤、骨髓炎、白血病及尤因肉瘤鉴别；老年患者中应与转移性肿瘤和骨的浆细胞瘤鉴别。

### 10.11.3 朗格汉斯细胞组织细胞增生症

（1）概述

朗格汉斯细胞组织细胞增生症（LCH）又称组织细胞增生症 X，后者由 Lichtenstein 于 1953 年命名并把它分为 3 型：骨嗜酸性肉芽肿（eosinophilic granulomatosis，EG），急性-亚急性弥漫性组织细胞增生症（Letterer-Siwe disease，LS 病）和慢性弥漫性组织细胞增生症（Hand-Schüller-Christian disease，HSC 病）。近年来免疫和电镜证实在组织细胞增生症 X 中，增生的组织细胞是 S-100 和 CD1α 阳性的朗格汉斯组织细胞，因此，2002 年 WHO 将本病命名为朗格汉斯细胞组织细胞增生症。LCH 是朗格汉斯组织细胞在全身网状内皮系统广泛或局限性的异常增殖和浸润，引起孤立性或多发弥漫性骨质破坏，偶可累及其他脏器。本病病因不明，可能与免疫调节功能紊乱有关。

（2）病理

病变质地较软，呈灰红、暗红色。镜下除了朗格汉斯细胞外还有组织细胞、泡沫细胞、嗜酸性粒细胞和多核巨细胞等。免疫组化朗格汉斯细胞组织细胞特异性表达 CD1α 和 S-100 阳性。

（3）临床表现

LCH 好发于儿童和青少年，约 70% 在 20 岁以下，半数在 10 岁以下，男女发病比例约为 2∶1。

LCH 任何骨骼均可累及，单发或多发，好发于红骨髓丰富的骨骼如颅骨、颌骨、脊柱、肋骨和骨盆，长骨病变大多位于骨干及干骺端。

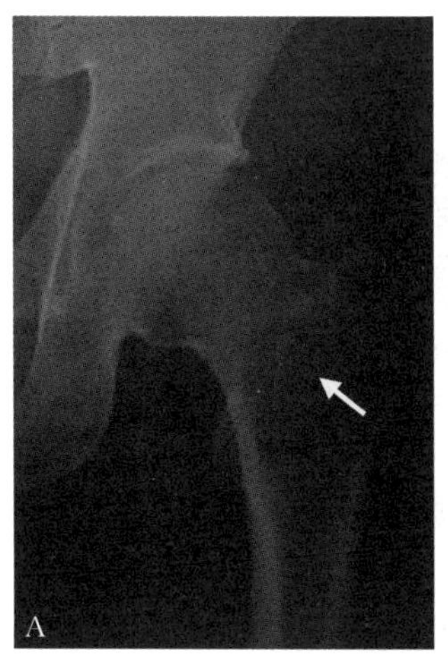


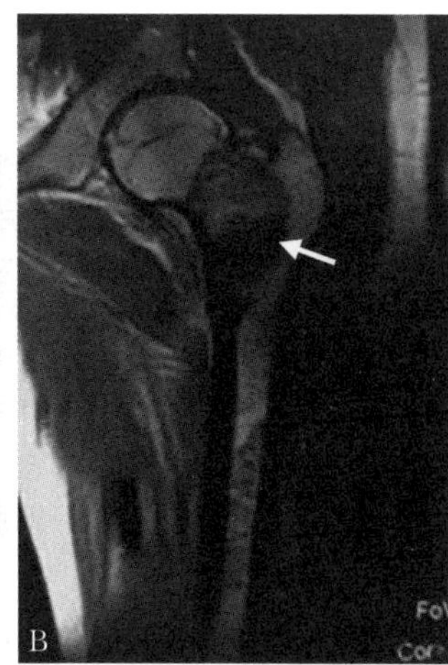


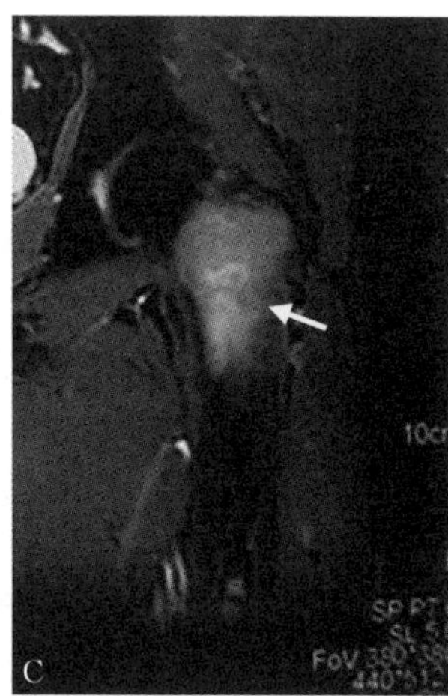


图 10-40 股骨原发性非霍奇金淋巴瘤 MRI 表现

注：髋关节 X 线片（A）示股骨粗隆间境界不清的虫蚀样骨质破坏（箭头）。MRI 冠状面 $T_1WI$（B）、$T_2WI$ 脂肪抑制（C）示股骨粗隆间病灶（箭头）$T_1WI$ 呈等、低不均匀信号，$T_2WI$ 脂肪抑制呈显著高信号。

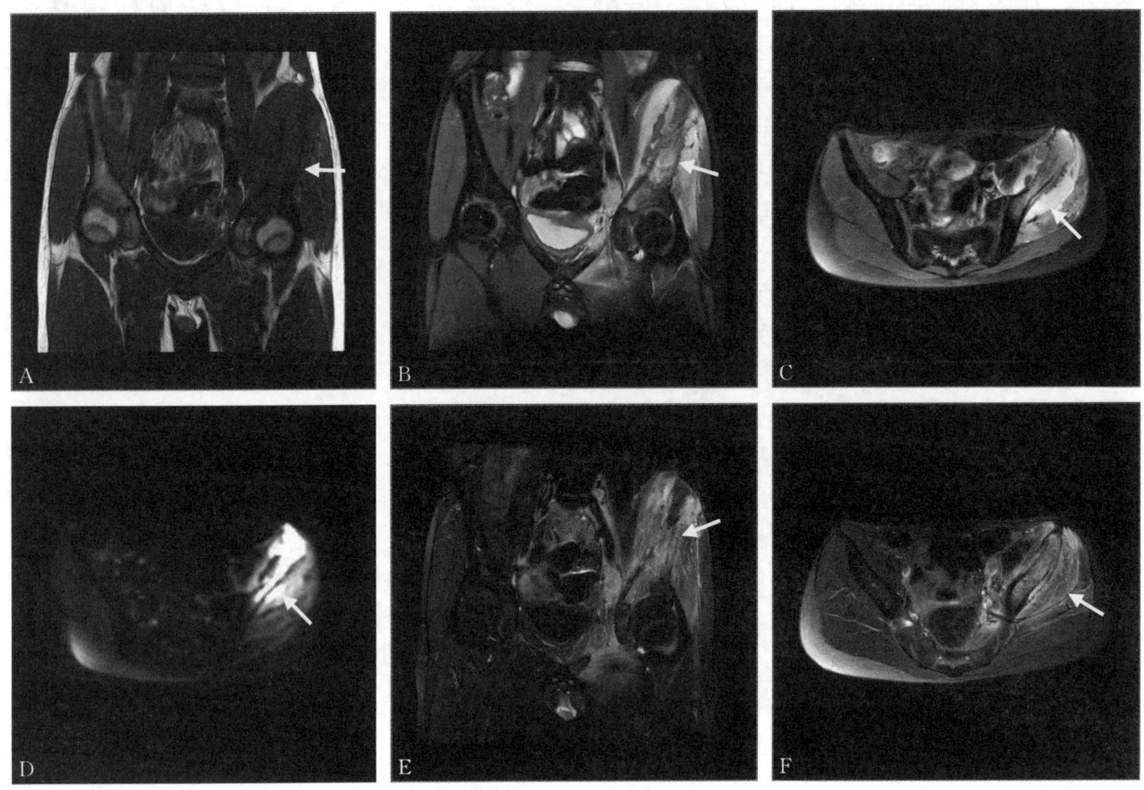

图 10－41　左髂骨弥漫大 B 型淋巴瘤 MRI 表现

注：骨盆 MRI 冠状面 $T_1$WI(A)、$T_2$WI(B)，轴位 $T_2$WI(C)、DWI(D)，冠状位 $T_1$WI 增强(E)、轴位 $T_1$WI 增强(F)，示左髂骨股境界不清的虫蚀样骨质破坏伴软组织肿块形成(箭头)，病灶 $T_1$WI 呈等、低不均匀信号，$T_2$WI 脂肪抑制呈显著高信号，DWI 病灶信号增高，增强后病灶明显不均匀强化。

EG 是 LHC 中最为多见的一型，约占 70%，常为单骨病变，也可多发。临床症状有局部疼痛、肿胀伴触痛，可触及软组织肿块。本病起病隐匿，发展缓慢，预后良好。

HSC 病约占 LHC 的 20%，好发于 5～6 岁以下的儿童。临床上以突眼、尿崩症(或糖尿病)和多发性骨质破坏三联症为主要特征，其中颅骨受损最常见，同时出现三联症者仅为少数病例。本病发展缓慢，有时病程可超过 10～20 年。

LS 病约占 LHC 的 10%，大多发生在婴幼儿，3 岁以上儿童很少见。临床症状以发热，皮疹和肝、脾、淋巴结肿大为主要表现，红细胞沉降率升高。本病常累及多系统、多器官。起病急，发展迅速，预后极差。

(4) MRI 表现

颅骨病变起于板障，呈溶骨性破坏，边界清晰，边缘无或有硬化，侵及颅骨内板、外板时可伴软组织肿块，大片状颅骨破坏呈地图样缺损，约 90%的 HSC 患者有颅骨的破坏。颌骨病变常伴牙齿游离。

长骨病变以股骨和肱骨最为多见，病变起于髓腔，呈溶骨性破坏，常侵及骨皮质，病灶境界清晰，周边有或无硬化带，常有轻度膨胀和葱皮样骨膜反应，可有对称性软组织肿胀(图 10－42)。

脊柱病变常发生在椎体，可累及附件。椎体破坏导致椎体变扁，称扁平椎体。椎体破坏可伴椎旁软组织肿胀，酷似脊柱结核，但邻近椎间隙保持正常(图 10－43)。

MRI 对病变检出的敏感性高，但其信号改变缺乏特征，病灶在 $T_1$WI 上呈中、低信号，$T_2$WI 呈高信号；周边的骨膜反应和肿胀的软组织在 $T_2$WI 上也呈显著高信号，增强后有中等强化。

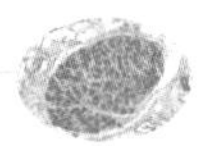

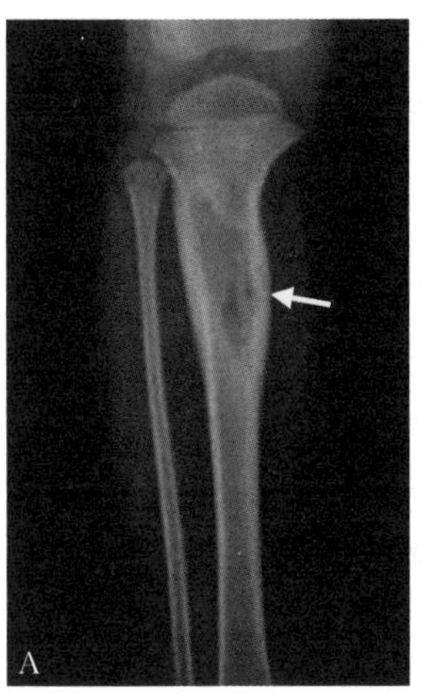
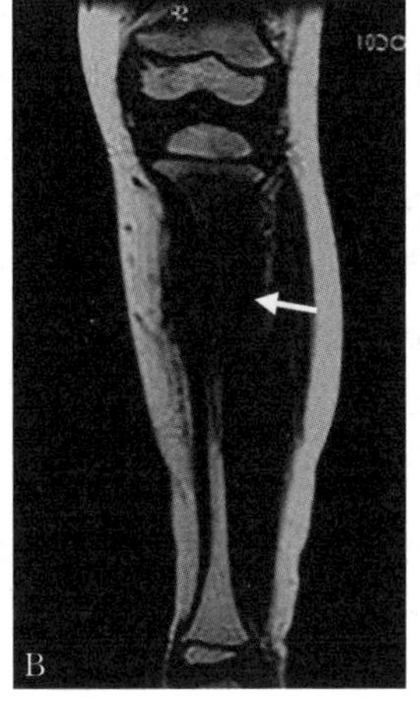
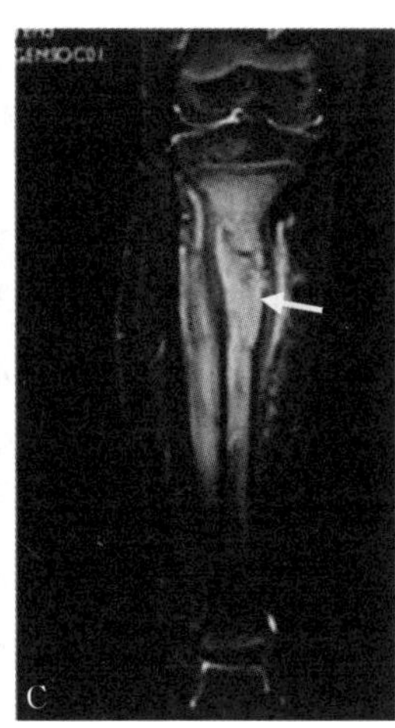

10－42 胫骨嗜酸性肉芽肿 MRI 表现

注：右小腿 X 线片(A)示胫骨干骺端偏骨干侧囊样溶骨性破坏(箭头)，病灶境界清晰，周边有硬化带，伴成熟的骨膜反应。MRI 冠状面示病灶 $T_1$WI(B)呈低信号(箭头)；脂肪抑制 $T_2$WI(C)呈高信号(箭头)，周围软组织水肿、轻度肿胀。

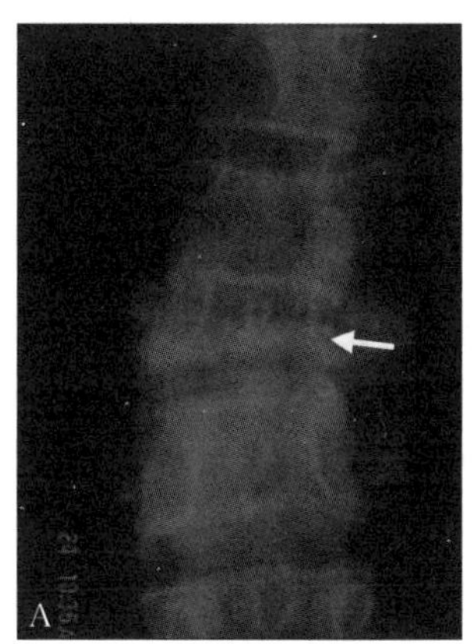
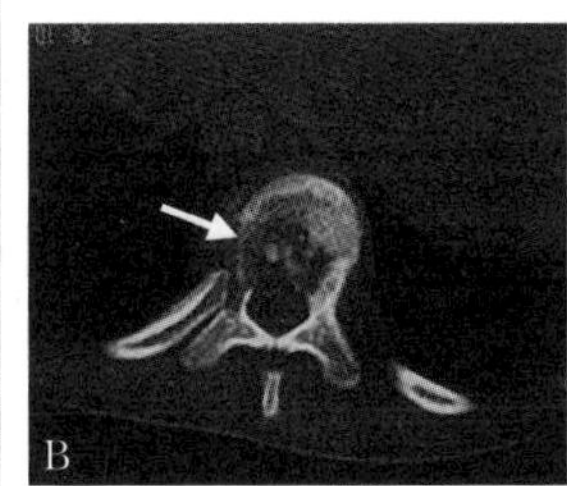
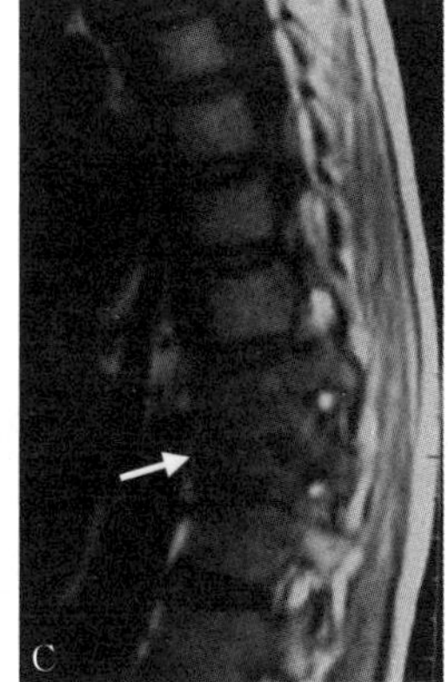
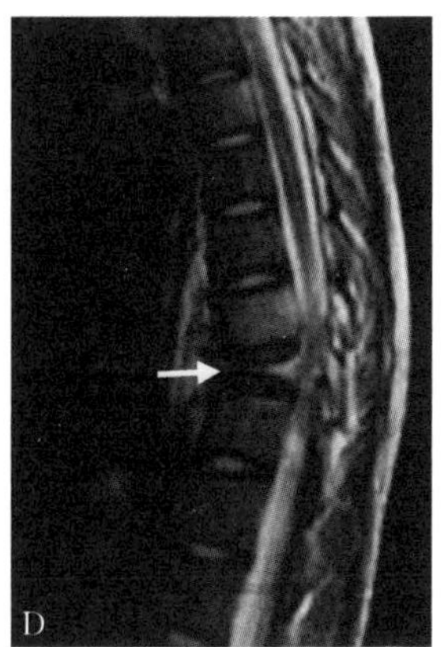

图 10－43 椎体嗜酸性肉芽肿 MRI 表现

注：胸椎正位 X 线片(A)示第 10 胸椎压缩楔形变(箭头)，椎旁软组织轻度肿胀；CT 横断面(B)示椎体溶骨性破坏(箭头)累及骨椎管前缘皮质，境界欠清晰，椎旁软组织肿胀；MRI 矢状面 $T_1$WI(C)、$T_2$WI(D)示病变椎体 $T_1$WI 呈低信号(箭头)，$T_2$WI 呈偏高信号(箭头)，椎间隙未见异常。

(5) 诊断要点

发生于青少年的颅骨、长骨、脊柱，单发或多发的溶骨性骨质破坏，破坏区边缘清晰伴硬化。颅骨呈地图样骨破坏，长骨病变伴葱皮样骨膜反应和软组织肿胀，儿童的扁平椎体是本病较为特征的影像表现。

(6) 鉴别诊断

单发性病变应与骨髓炎和尤因肉瘤鉴别。多发性病变应与转移性肿瘤、淋巴瘤鉴别。LCH 有特征性的骨破坏形态和病变部位是诊断的重要线索。

## 10.12 骨的其他间叶性肿瘤

2020 年版 WHO 骨肿瘤分类中骨的其他间叶性肿瘤这一类别中良性组包括胸壁软骨间叶性错构瘤、冬眠瘤、脂肪瘤、单纯性骨囊肿、纤维结构不良和骨性纤维结构不良；中间型(局部侵袭性)的有骨纤维结构不良样釉质瘤和间质瘤(罕见)；恶性组包括长骨的釉质瘤(长骨成釉细胞瘤)、退分化釉质瘤(去分化成釉细胞瘤)、平滑肌肉瘤、未分化多形性肉瘤和骨转移瘤等。

胸壁软骨间叶性错构瘤是发生于婴幼儿肋骨的罕见的良性骨肿瘤。病理上由成熟的骨、软骨、成纤维细胞和含血囊腔构成。影像上主要表现为可累及多根肋骨的膨胀性骨质破坏伴胸膜腔外巨大软组织肿块形成,病灶内可见软骨样钙化并可继发动脉瘤样骨囊肿及可见液-液分层。MRI 能较好地显示实性、囊性成分和液-液分层改变,$T_1$WI 和 $T_2$WI 上信号不均匀。

冬眠瘤是起源于棕色脂肪的位于骨内或位于骨表面的一种罕见的良性脂肪组织肿瘤。冬眠瘤内富含毛细血管,脂肪细胞内含有许多散在的脂滴,线粒体较大,富含铁,因为形态相似于动物冬眠线中的棕色脂肪而称为冬眠瘤。

下面我们将对临床上比较常见并且在影像上一定特殊表现的几种疾病依次进行介绍。

## 10.12.1 单纯性骨囊肿

(1) 概述

单纯性骨囊肿(simple bone cyst)又称孤立性骨囊肿(solitary bone cyst),是常见的骨肿瘤样病变,约占原发性骨病的 3%。病因不明,有学者认为系外伤后的一种反应性病变,有的认为与静脉回流障碍有关,也有认为是骨骺板生长缺陷所致。

(2) 病理

病变位于髓腔,有轻度膨胀,皮质变薄;内缘可有骨嵴,外缘光滑;囊内充满浆液性或浆液-血性液体,有一定张力。镜下囊壁内衬有灰白色纤维膜或有含铁血黄素性肉芽覆盖,可有淋巴细胞浸润和破骨巨细胞;如有病理性骨折可见骨痂和新生的骨样组织。

(3) 临床表现

好发于 5~15 岁儿童,男女发病率比约为 2∶1。90%~95%的骨囊肿发生在长骨,其中肱骨(56%)、股骨(27%)和胫骨(6%)最为多见,长骨的骨囊肿约有 85%发生在干骺端,偶见于骨干和骨骺,病变位于干骺端髓腔内,偶可位于骨盆、跟骨和手足骨等,而年长者的骨囊肿约 50%位于骨盆、跟骨和距骨。绝大多数的骨囊肿无临床症状,很多是在 X 线检查时偶然发现或因病理性骨折才被发现。

(4) MRI 表现

长骨的骨囊肿 MRI 上通常表现为单房中心性(很少偏心位)、类圆形病变,境界清晰,囊液一般呈 $T_1$WI 低、$T_2$WI 高的水样信号(图 10-44);若有病理性骨折囊腔内出血,在 $T_1$WI 可呈高信号,也可有液-液平。增强 MRI 检查,囊肿的囊壁及囊内的间隔有强化。骨囊肿通常由干骺端向骨干延伸,纵径大于宽径。骨皮质因受压变薄,轻度膨胀,皮质外缘光滑,内缘可有骨嵴,无骨膜反应。

(5) 诊断要点

影像上检查发现儿童的长骨干骺端圆锥形、界限清晰的囊性透亮病灶首先要考虑为骨囊肿。

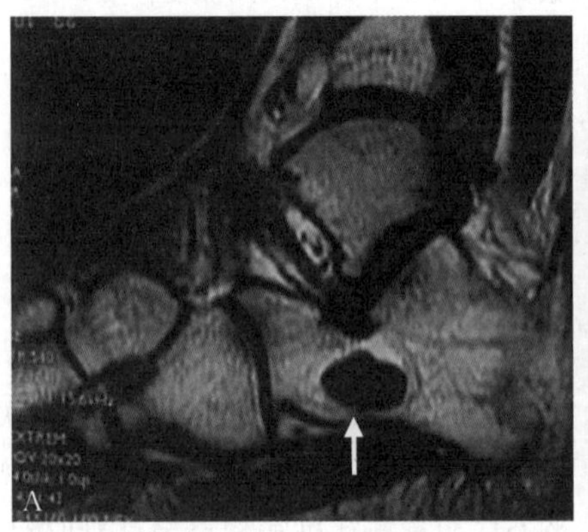


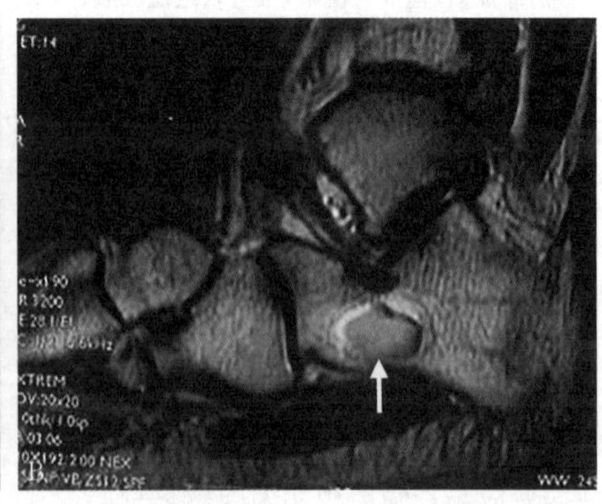


图 10-44 跟骨骨囊肿 MRI 表现

注:跟骨 MRI 矢状面 $T_1$WI(A)、$T_2$WI(B)示跟骨窦处卵圆形病灶(箭头),境界清晰,边缘光整,$T_1$WI 呈低信号,$T_2$WI 呈高信号。

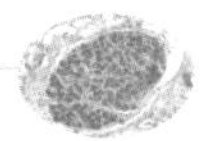

（6）鉴别诊断

1）动脉瘤样骨囊肿：动脉瘤样骨囊肿呈偏心气球样膨胀生长，常呈多房性改变，CT 及 MRI 常见有液-液平征象。

2）巨细胞瘤：巨细胞瘤儿童很少发病，好发于长骨的骨端，呈偏心膨胀性生长。

## 10.12.2　纤维结构不良

（1）概述

纤维结构不良（FD）既往又称骨纤维异常增殖症。是进展缓慢的发生在髓腔内的良性纤维性病变。为形成骨的间充质发育异常，骨母细胞不能正常分化、成熟，正常的骨髓和网状骨被不成熟的编织骨和异常增生的纤维组织所替代。病因不明。以往一直认为是肿瘤样病变，近年分子生物学研究发现，本病存在 *GNSA1* 基因活性突变和染色体克隆性异常，定位于 20q13.2 染色体，提示是肿瘤性病变。本病占骨肿瘤的 2.5%、骨良性肿瘤的 5%～7%、肿瘤样病变的 38.42%。

（2）病理

病变骨膨胀，境界清楚，骨皮质变薄，骨髓腔消失。病灶呈灰褐色，质地坚韧似橡皮，触之有沙砾感；局部可有囊变，内为血性、浆液性或黏液性液体。镜下病变主要由增生的梭形成纤维细胞和不成熟的编织骨构成，有的病灶中可见高分化的软骨岛。

（3）临床表现

纤维结构不良分单骨型、单肢型、多骨型和 Albright 综合征。单骨型多见，20%～30%为多骨型。本病好发于 10～30 岁的青少年，多骨型通常在儿童期发病。全身骨骼均可累及，单骨型依次好发于肋骨、股骨、胫骨、颌骨、颅盖骨和肱骨。单肢型累及一侧肢体。多骨型常同时累及颅面骨、骨盆、脊柱和肩胛骨。多骨型伴皮肤色素斑、内分泌功能紊乱和性早熟者称为 McCune-Albright 综合征。纤维结构不良伴肌肉内黏液瘤称 Mazagraud 综合征。

单骨型纤维结构不良大多无明显症状，有的因发生骨折才被发现。多骨型患者症状较重，主要为骨骼疼痛，约 40%有病理性骨折，肢体缩短、弯曲畸形，约 50%患者有皮肤色素沉着斑。发生于颅面骨的病变常有颅骨和面部的骨性突起，呈“骨性狮面”样面容。约 1/3 患者血碱性磷酸酶升高，但升高的程度和骨病的范围并不相关。

（4）MRI 表现

长骨纤维结构不良的典型影像表现为病变骨膨胀增粗，骨皮质变薄、分叉，骨小梁消失，髓腔闭塞呈磨玻璃样，常伴弯曲、变形。病变常位于骨干、干骺端，可累及骨的大部分甚至全长。有的表现为单囊或多囊膨胀性破坏，周边境界清晰，有硬化边缘，皮质外缘光整，内缘可有骨嵴呈波浪状。有的可呈丝瓜瓤样改变，病变骨明显膨胀，内有粗大的骨纹交织呈网状，常见于肋骨、股骨和肱骨。

颅骨纤维结构不良常见于额骨、蝶骨、颌骨和筛骨，枕骨和颞骨相对少见，主要表现为颅骨外板增厚，板障增宽、膨大，骨小梁结构消失、密度增高呈磨玻璃状；也有呈囊肿改变，颅底骨增厚、硬化，致颅面骨不对称的性膨大，呈“骨性狮面”样改变。

MRI 检查对确定病变的范围和程度都十分有帮助，尤其是对颅骨、脊柱和骨盆的病变。大部分病变 $T_1$WI 呈低信号，$T_2$WI 呈稍高信号，病灶囊变、出血可呈显著高信号，增强后可有不均匀强化（图 10－45）。

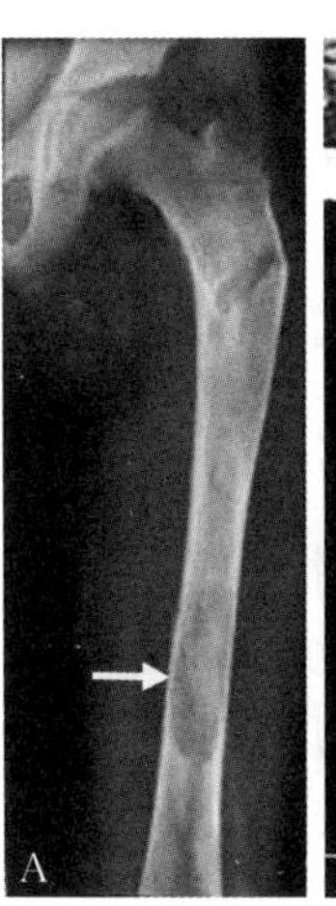

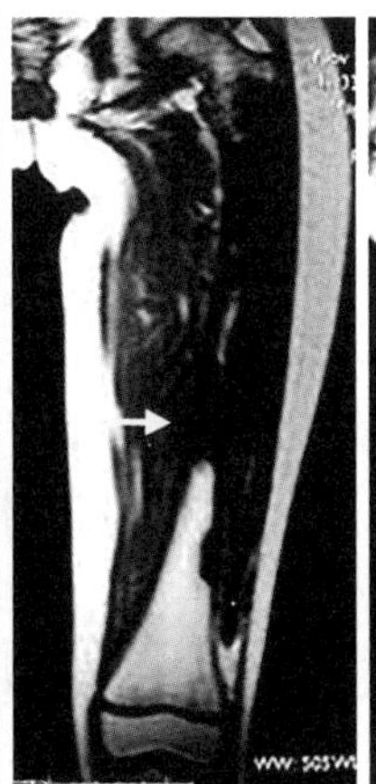

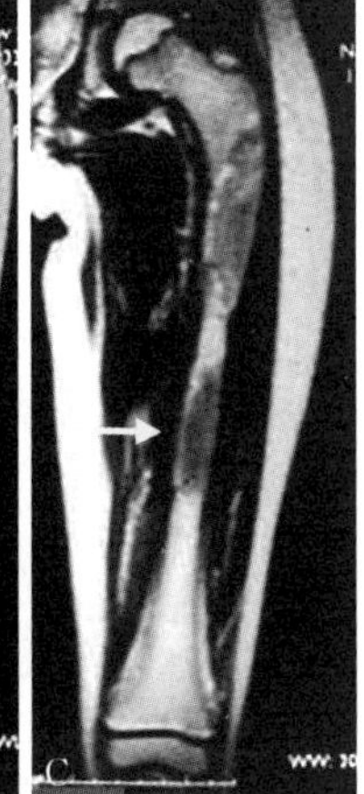


图 10－45　左股骨纤维结构不良 MRI 表现

注：股骨 X 线片（A）示左股骨中上段大片骨质异常（箭头），呈磨玻璃样改变，轻微膨胀。MRI 冠状面（B）、$T_2$WI（C）示病灶（箭头）$T_1$WI 呈低信号，局部呈条状高信号影，$T_2$WI 呈低及稍高混杂信号，无骨膜反应。

Mazagraud综合征十分罕见，好发于中年女性，纤维结构不良与肌肉内黏液瘤常位于同一解剖区域，约85%的黏液瘤位于右侧大腿肌肉，也可见于臀部或骨盆肌肉。黏液瘤MRI表现为肌肉内圆形或分叶状软组织肿块，境界清晰，$T_1$WI呈低信号，$T_2$WI呈均匀高信号，其相邻的骨骼常有纤维结构不良的改变（图10-46）。

（5）诊断要点

本病好发于青少年长骨干骺端或骨干，可呈单发或多发，病变有轻度膨胀，呈磨玻璃样或多囊状丝瓜瓤样改变；发生于颅面骨的病变表现为颅板增厚，颅底硬化，呈"骨性狮面"样改变。

（6）鉴别诊断

1）畸形性骨炎：中老年男性多见，骨小梁增粗呈绳状，骨皮质增厚、不光整，颅板增厚，外板呈绒毛状。

2）骨纤维结构不良：几乎只发生在胫、腓骨的皮质内，见于10岁以下儿童。

3）内生软骨瘤：多见于四肢短管状骨，呈囊状的透亮区内可见点状软骨钙化。

## 10.12.3　骨纤维结构不良

（1）概述

骨纤维结构不良（osteofibrous dysplasia）是一种良性自限性纤维骨性病变，其X线表现、组织形态与纤维结构不良十分相似。骨纤维结构不良几乎只发生在胫骨、腓骨。因组织学形态与骨化性纤维瘤相同，曾被称为长骨的骨化性纤维瘤。

（2）病理

本病的基本病理组织学特征与纤维结构不良相类似，因此有人认为是纤维结构不良的变异。两者的主要区别是骨纤维结构不良基质中条纹状骨小梁周围有成骨细胞包绕，免疫组化检查，基质内有散在的细胞角蛋白阳性细胞，而纤维结构不良的条纹状骨小梁周围无成骨细胞包绕，也无细胞角蛋白阳性细胞。

（3）临床表现

骨纤维结构不良大多发生在10岁以前的儿童，男性发病率稍高。主要好发于胫、腓骨的皮质内，偶见于尺、桡骨。通常没有症状，或有局部肿胀、疼痛，可触及硬性肿物，受累骨弯曲。而骨化性纤维瘤的发病年龄偏大，好发于颌骨，尤其是下颌骨，很多因牙齿疼痛就诊而发现。

（4）MRI表现

骨纤维结构不良几乎只发生在胫骨、腓骨的骨干皮质，偏于一侧，很少累及整个周径。病变呈单房或多房，皮质膨胀、变薄，呈卵圆形、扇形或不规则形透亮区，其透亮度与纤维组织的骨化程度相关，骨化成分越多密度越高；病灶有硬化边缘。

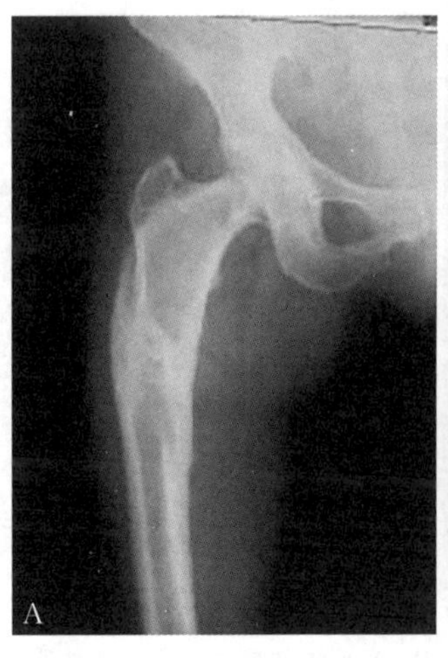

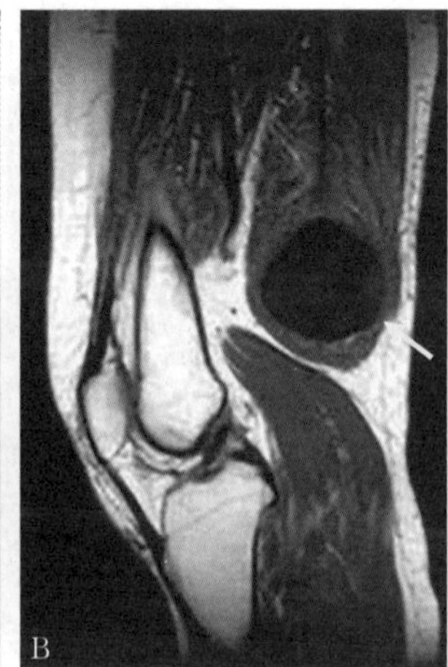

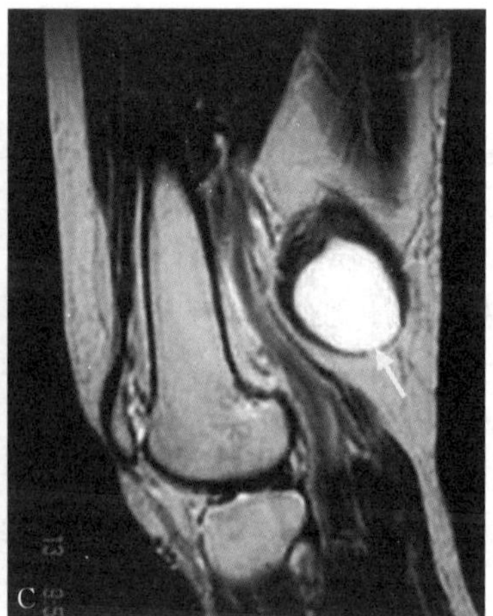


图10-46　Mazagraud综合征MRI表现

注：右股骨X线片（A）示骨干上段轻度膨胀，髓腔呈磨玻璃状，上1/3处病理性骨折已基本愈合。膝关节MRI矢状面$T_1$WI（B）、$T_2$WI（C）示腘窝上方肌肉内圆形病灶（箭头），边缘光整，境界清晰，$T_1$WI呈低信号，$T_2$WI呈高信号。

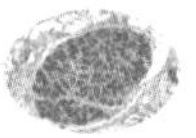

MRI 上病灶境界清晰，在 $T_1$WI、$T_2$WI 上均呈低信号，病灶囊变区 $T_2$WI 呈高信号（图 10－47）。

（5）诊断要点

骨纤维结构不良几乎多发生在儿童胫骨骨干，而骨化性纤维瘤好发于颌骨，尤其是下颌骨，两者的影像学改变与纤维结构不良十分相似，不同的是病变境界较清晰，都有不同程度的骨化。

（6）鉴别诊断

1）单发性纤维结构不良：单从影像学上鉴别有一定的困难，结合患者的年龄、病变部位有助于两者的鉴别，最终需依赖组织学诊断。

2）长骨牙釉细胞瘤：好发于 25～35 岁的青年，病变常伴软组织肿块。

### 10.12.4　脂肪瘤

（1）概述

脂肪瘤（lipoma）是发生在骨髓腔的脂肪组织的良性肿瘤，极罕见。大部分为个案报道。

（2）病理

脂肪瘤发生在髓腔内，有清晰境界的脂肪性肿块，瘤内缺乏松质骨小梁，或仅有不连续的骨小梁残片，病灶中央可有坏死、钙化。骨脂肪瘤偶有发生在骨皮质、骨表面和骨旁。

（3）临床表现

本病可发生于任何年龄，以 20～50 岁多发，好发于成人，青少年少见，男性多于女性，多半在

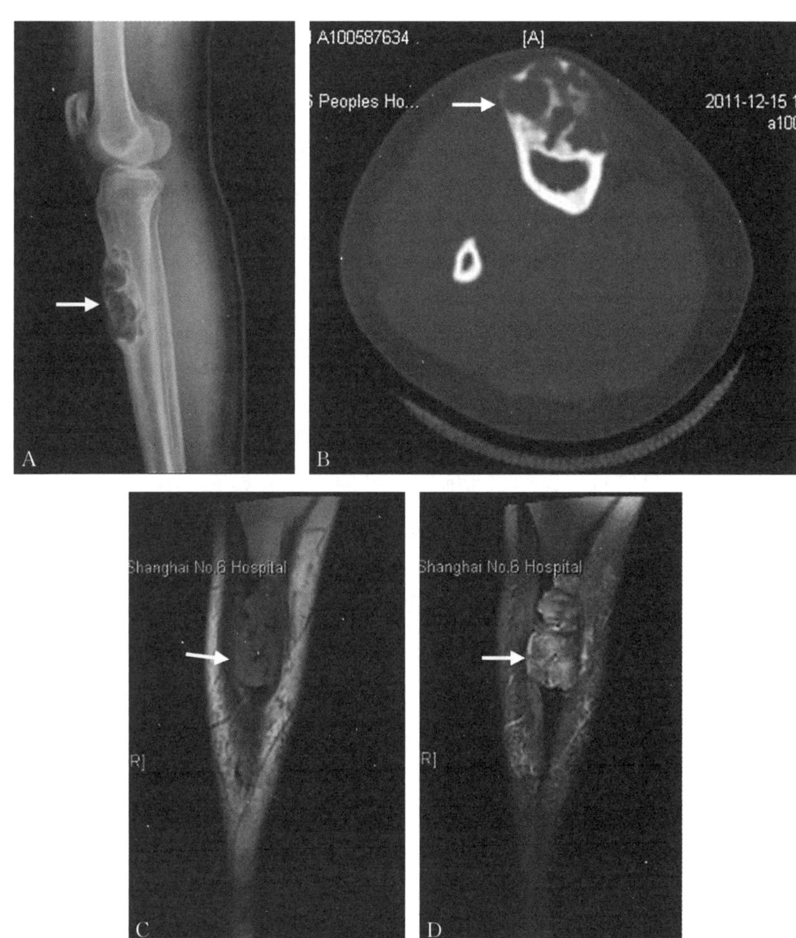


图 10－47　胫骨骨纤维结构不良 MRI 表现

注：胫骨侧位 X 线片（A）、CT（B）示胫骨前上皮质膨胀、变薄，呈多房性卵圆形透亮区（箭头），周边有硬化。MRI 冠状面 $T_1$WI（C）、$T_2$WI（D）示病灶（箭头）境界清晰，$T_1$WI 呈低信号，$T_2$WI 呈不均匀高信号。

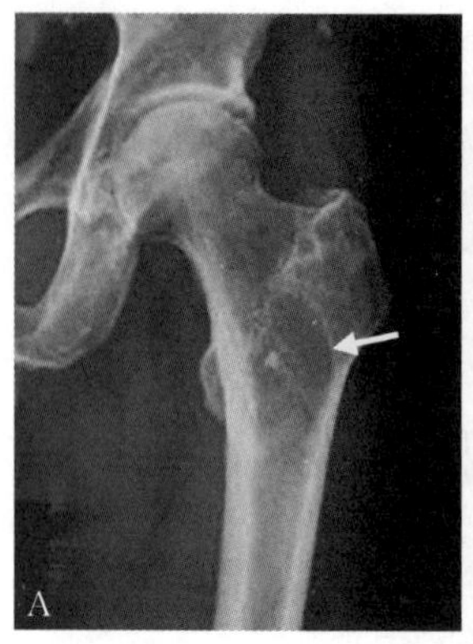
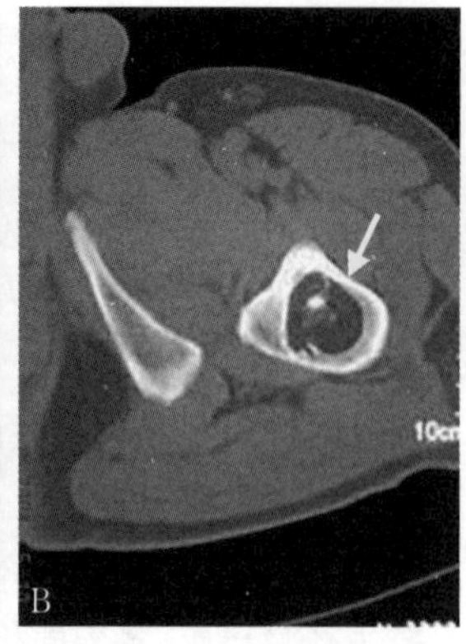
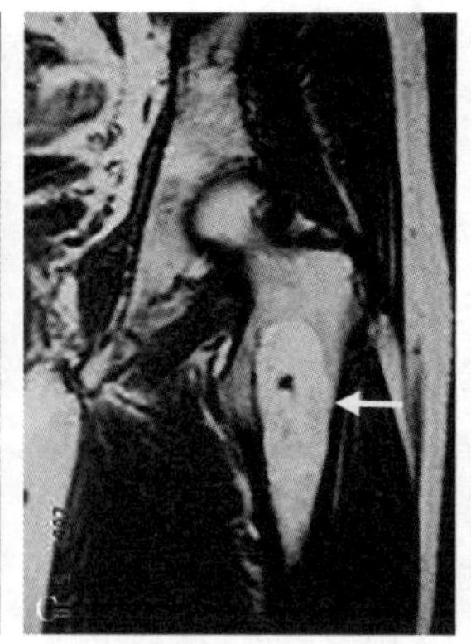
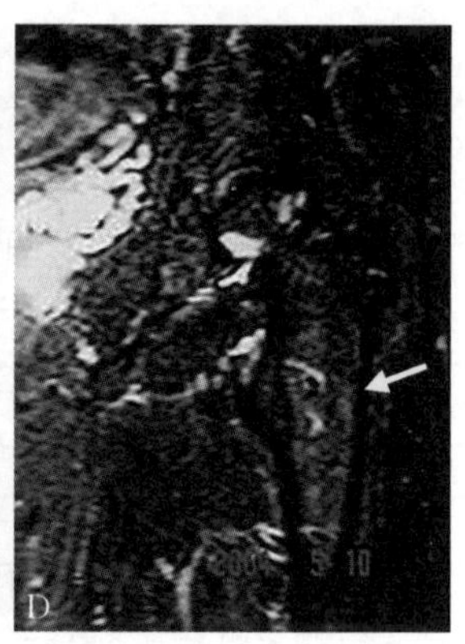

图 10-48　左股骨粗隆间脂肪瘤 MRI 表现

注：髋关节 X 线片(A)示左股骨粗隆间卵圆形透亮区(箭头)，境界清晰，周边有薄层硬化，病变中见斑片状钙化。CT 横断面(B)示病灶(箭头)呈脂肪密度，内伴斑片状钙化。MRI 冠状面 $T_1$WI(C)示病灶呈显著高信号，钙化点呈很低信号(箭头)；脂肪抑制(D)呈低信号(箭头)。

影像学检查时偶尔发现，少数病例有局部轻微疼痛和肿胀，部分病例可由于骨质薄弱而出现病理性骨折。骨脂肪瘤好发于长骨，特别多见于腓骨(20%)，其次股骨(15%)、胫骨(13%)、肱骨和尺骨等；下肢发病明显多于上肢，约为 6∶1。长骨以外以跟骨(15%)、肋骨和颅骨相对较常见。典型部位为跟骨。多发性骨脂肪瘤很少见。

(4) MRI 表现

病变 $T_1$WI、$T_2$WI 均呈脂肪性高信号，脂肪抑制呈低信号。MRI 的脂肪信号特征很有定性诊断价值(图 10-48)。

跟骨及股骨的脂肪瘤颇具特征。跟骨的脂肪瘤总是位于跟骨窦三角区，表现为边界清晰的溶骨性病变，周边有薄层硬化圈，内有钙化或骨化。股骨近端的脂肪瘤大部分位于粗隆间和粗隆以上的区域，在低密度的脂肪病灶内往往有多量的钙化、骨化。其他部位的骨内脂肪瘤缺乏特征性，表现为髓腔内境界清晰的透亮区，病变周边有硬化边缘，常呈分叶状或有骨嵴；在直径小的长骨如腓骨的脂肪瘤可有膨胀。

(5) 诊断要点

骨髓腔内境界清楚的透亮区伴钙化或骨化，骨内病灶为脂肪密度或脂肪信号的特征。

(6) 鉴别诊断

跟骨脂肪瘤应与以下情况鉴别：

1) 正常跟骨窦：跟骨窦为跟骨正常的三角型骨稀疏区，无清晰界限和硬化边缘，也无钙化或骨化。

2) 内生软骨瘤：CT 或 MRI 检查无脂肪密度或信号特征。

3) 非骨化性纤维瘤：发生在股骨粗隆间的脂肪瘤易被误诊为本病，但本病的 CT 或 MRI 检查均无脂肪密度或信号特征。

### 10.12.5　釉质瘤

(1) 概述

釉质瘤(adamantinoma)又译作造釉细胞瘤，是种罕见的具有局部侵袭性和恶性特征的骨肿瘤，包括数量不等的上皮样和骨纤维样成分。病理上有 3 个亚型，分别是骨纤维结构不良样釉质瘤(中间型)、经典的釉质瘤(恶性)和去分化釉质瘤(恶性)。1913 年由 Fischer 首次报道。其组织学起源目前尚不清楚，约占原发性骨肿瘤的 0.4%。肿瘤生长缓慢，主要发生于长骨骨干，尤其是胫骨。由于其亦可见于颌骨，故又可分为颌骨釉质瘤和颌骨外釉质瘤(也称长骨釉质瘤)。

(2) 病理

肿瘤位于骨髓腔或骨皮质，境界清晰呈分叶状，灰色或灰白色，质韧或软，内含沙砾样骨或钙化，可有出血及囊变。釉质瘤的组织学特征由恶性的小岛状上皮细胞巢和良性的骨、纤维两种成分按不同的比例交织在一起。病理上对骨纤维结构不

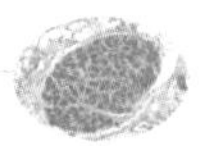

良样釉质瘤和经典釉质瘤的鉴别主要依靠上皮细胞成分的范围。但肿瘤的组织学改变很多,因此曾有各种命名,如骨滑膜瘤、恶性血管母细胞瘤等。

(3) 临床表现

发病年龄 3～86 岁,中位年龄在 25～35 岁。男性略多于女性(约 5∶4)。约 97%发生于长管状骨,其中 80%～85%发生在胫骨前部骨干或干骺端,10%同时伴同侧腓骨的病灶,偶发在肱骨、尺骨、股骨和腓骨。由于肿瘤生长缓慢,病程较长,早期症状并不明显,可有局部疼痛、肿胀,随病程发展可逐渐加重,并影响患肢的活动。有的患者有外伤的病史。

(4) MRI 表现

骨纤维结构不良、釉质瘤和骨纤维结构不良样釉质瘤在影像上表现相似,为胫骨中 1/3 髓腔或前方骨皮质内呈偏心轻度膨胀的溶骨性破坏,单灶或多囊状,病变境界清晰,周边有骨质增生、硬化,病程越长硬化越明显;病灶可沿骨干长轴生长,累及大部分骨干并可破坏皮质侵及软组织形成软组织肿块;骨膜反应不多见。可见"肥皂泡"样改变;病变在 $T_1$WI 上呈低信号,在 $T_2$WI 上呈高信号,对病变的范围、有无囊变和软组织肿块的显示明显优于 X 线及 CT;增强检查病灶有显著的不均匀强化(图 10-49)。

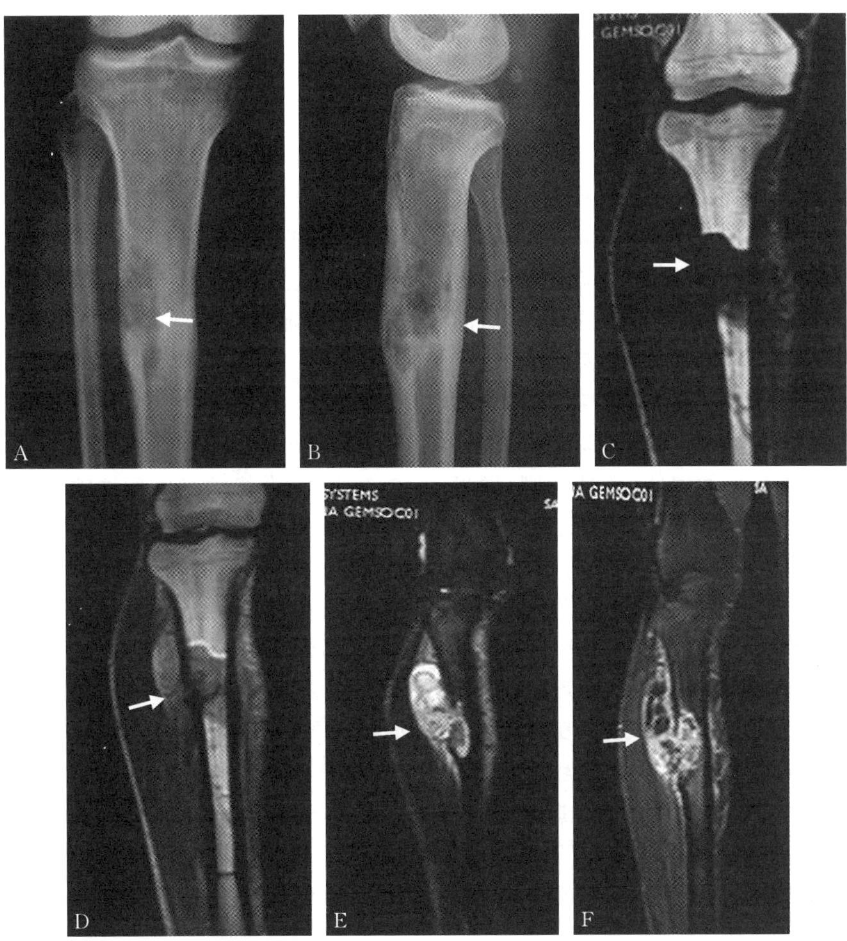


图 10-49 胫骨釉质瘤 MRI 表现

注:胫骨正侧位 X 线片(A、B)示胫骨上 1/3 髓腔及骨皮质溶骨性骨破坏(箭头),境界欠清晰,边缘轻度硬化。MRI 冠状面示病灶(箭头)与正常骨质分界清晰,$T_1$WI(C)呈低信号,$T_2$WI(D)呈高信号,骨皮质破坏并侵及软组织形成软组织肿块,$T_2$ 脂肪抑制(E)病灶局部有高信号的囊变区,增强后(F)病灶呈不均匀显著强化。

(5) 诊断要点

中青年患者胫骨骨干偏心轻度膨胀、境界清晰的溶骨性破坏,周边骨质增生硬化,可伴软组织肿块。

(6) 鉴别诊断

本病应与纤维结构不良、骨纤维结构不良和骨化性纤维瘤鉴别。上述3种病变均无骨皮质的破坏和软组织肿块的恶性病变的征象。

### 10.12.6 平滑肌肉瘤

(1) 概述

平滑肌肉瘤(leiomyosarcoma)是具有平滑肌分化形态学特征和免疫组织化学或超微结构平滑肌肉瘤分化证据的恶性梭形细胞肿瘤。一般认为起源于血管平滑肌。极为罕见,占原发骨肿瘤的0.06%,恶性肿瘤的0.14%。

(2) 病理

分为普通型、上皮样、多形性平滑肌肉瘤,免疫组化:瘤细胞平滑肌肌动蛋白(smooth muscle actin,SMA)、波形蛋白(vimentin)全部阳性表达,CK、CD68阴性表达,其中SMA是骨平滑肌肉瘤相对特异和最敏感的标志物。平滑肌肉瘤细胞大多数呈梭形,少数呈上皮样,肿瘤细胞排列呈束状及丛状。梭形细胞胞质呈不同程度的嗜伊红染色,界限不清,核呈短梭棒状,两端钝圆,偶见核端空泡。上皮样细胞胞质透亮,界限清。肿瘤细胞中核分裂象多见,并可出现凝固性肿瘤细胞坏死。

(3) 临床表现

平滑肌肉瘤男女发病率相同,无明显年龄差异;9~77岁皆有发病,平均年龄32.6岁。好发于长管状骨干骺端,其次为骨干;膝关节周围长管状骨约占60%。最常见的症状为疼痛,其次为肿块及病理性骨折。疼痛为隐痛或酸痛,一般不剧烈,少数病例无痛,有的发生病理性骨折后才就诊。从出现症状至初诊可间隔很长时间。

(4) MRI表现

影像表现上缺乏特异表现,主要表现干骺端或近干骺端骨干虫蚀样或浸润性溶骨性骨破坏,边缘模糊,骨皮质可破坏、不连续,死骨或钙化少见,一般无骨膜反应征象,少数病例可出现针状骨膜反应及Codman三角。肿瘤突破骨皮质时,可于软组织中形成肿块。近来研究发现,有20%的肿瘤有区域性骨化、钙化。软组织肿块呈$T_1WI$低信号、$T_2WI$混杂高信号灶,信号不均匀;部分病灶可见斑点状低信号。增强扫描:骨质破坏灶及软组织肿块均呈轻度强化,强化不均匀(图10-50)。CT对肿瘤内部结构与骨关系显示更为清楚,对肿瘤定位、定性有诊断意义。而MRI对骨质异常信号改变及周围软组织肿块大小、范围及信号变化均有很好的显示,可确定病变的范围。

(5) 诊断要点

据文献报道,当溶骨性破坏区周围松质骨中出现斑点状及条状钙化影时,应考虑为骨平滑肌肉瘤可能。

(6) 鉴别诊断

应与溶骨型骨肉瘤、纤维肉瘤、恶性纤维组织细胞瘤等鉴别。这几种恶性骨肿瘤无特异性影像学征象,应遵循临床、病理、影像相结合,对肿瘤进行准确定性。

### 10.12.7 骨未分化高级别多形性肉瘤

(1) 概述

骨未分化高级别多形性肉瘤(undifferentiated high-grade pleomorphic sarcoma)曾被称为骨的恶性纤维组织细胞瘤(malignant fibrous histiocytoma,MFH)、恶性纤维黄色瘤。1972年Feldman和Norman首次报道原发于骨的恶性纤维组织细胞瘤。鉴于骨恶性纤维组织细胞瘤的组织学来源及分化方向仍不明确,在第4版WHO骨肿瘤分类中更名为骨未分化高级别多形性肉瘤,且将其调整至杂类肿瘤项下。本病罕见,占骨原发恶性肿瘤的2%不到。本病可继发于畸形性骨炎、骨梗死、纤维结构不良、内生软骨瘤和巨细胞瘤等,继发的约占总数的1/4。

(2) 病理

肿瘤呈灰白-灰红色,有黄色脂质沉着和出血。肿瘤由成纤维细胞样细胞和组织细胞样细胞、泡沫样细胞组成,无肿瘤性骨样组织形成,细

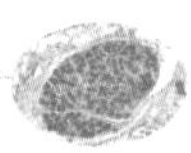

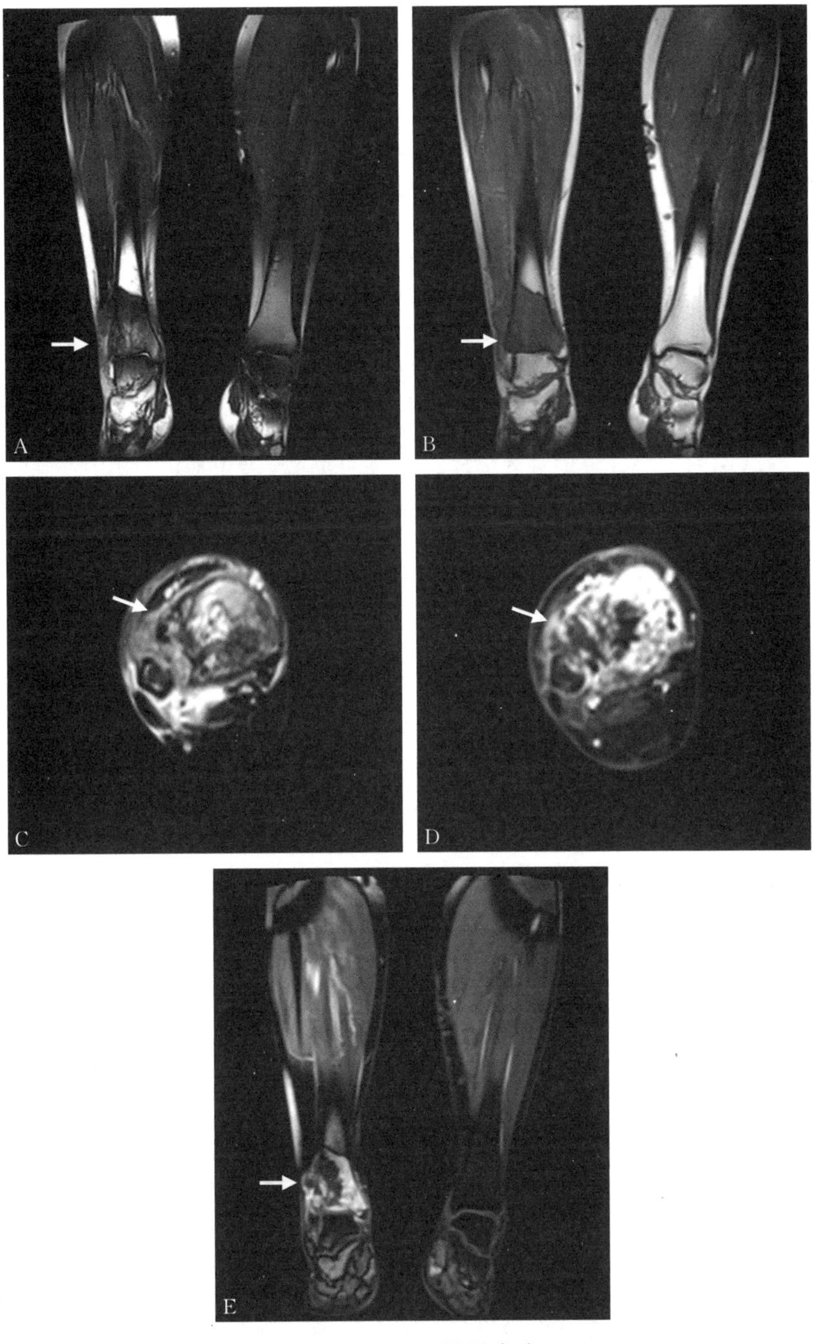

图 10-50 平滑肌肉瘤

注：患者女，50 岁。右胫骨冠状位 $T_2$WI 脂肪抑制(A)、冠状位 $T_1$WI(B)、轴位 $T_2$WI 脂肪抑制(C)、轴位 $T_1$WI 脂肪抑制增强(D)及冠状位 $T_1$WI 脂肪抑制增强(E)：右胫骨远端浸润性溶骨性骨破坏(箭头)，骨皮质破坏，周围软组织内肿块，呈 $T_1$WI 低信号、$T_2$WI 混杂高信号灶，信号不均匀；增强扫描呈不均匀明显强化。

胞成分复杂，有细胞多形性、组织结构多样性的特征。大部分肿瘤细胞对波形蛋白、α-AT、α-ACT、CD68 呈阳性。

(3) 临床表现

本病较好发于中年人，平均年龄为 40.5 岁，继发性的发病年龄在 50～80 岁。男女发病率比为 3∶2。临床症状和体征无特异性，起病比较隐匿，主要症状为局部疼痛、触及肿块和局部肿胀。约 75%的病变发生于长骨的骨端，尤其多见于股骨、胫骨、肱骨，下肢明显多于上肢，约为 6∶1；也可见于骨盆、颅面骨、肩胛骨、椎体等骨。

(4) MRI 表现

与大部分骨恶性肿瘤一样，本病影像学上通常表现为虫蚀样、鼠咬样骨质破坏，常同时累及髓腔和皮质，呈偏心性生长，境界不清，周边无硬化圈，病灶内无瘤骨、钙化，可有轻度的骨膜反应。肿瘤穿破骨皮质可形成软组织肿块。MRI 检查能清晰地观察病变破坏范围和软组织受累情况，$T_1$WI 呈不均匀低信号，$T_2$WI 呈偏高、低混杂信号，增强检查病变有不均匀的强化(图 10-51)。

(5) 诊断要点

中年成人长管状骨骨端境界不清的虫蚀样骨质破坏，累及髓腔和皮质，无骨化和钙化，很少有骨膜反应。

(6) 鉴别诊断

本病易与纤维肉瘤混淆，鉴别有一定的困难。

## 10.13 骨与软组织未分化的小圆细胞肉瘤

骨和软组织未发分化的小圆细胞肉瘤包括尤因肉瘤、EWSR1-非 ETS 融合的小圆细胞肉瘤、CIC-重组肉瘤和 *BCOR* 基因变异的肉瘤。本节仅对较为常见一点的尤因肉瘤进行介绍。

(1) 概述

尤因肉瘤是小圆形细胞肉瘤的不同程度的神经外胚层分化的肿瘤，是带有 *FET*(通常为 *EWSR1*)-*ETS* 基因融合的肿瘤。细胞遗传学研究发现，尤因肉瘤约 85%有 t(11;22)(q24;q12)染色体易位。发病率占骨原发恶性肿瘤的 6%～8%。

(2) 病理

病变主要累及骨干和干骺端的骨髓腔。病灶质软，呈灰白色结节，病变常伴有广泛出血、坏死，因此手术时很容易将其认为是脓液而诊断为骨髓炎。镜下，肿瘤主要由极丰富的小圆细胞组成，胞质量少、透明或嗜酸性，内含丰富的糖原，75%病例 PSA 染色呈阳性。核圆形，形态单一，易见核分裂。肿瘤细胞不产生骨和软骨样基质。免疫组化 CD99 膜阳性，但并非该病的特异性抗原。

(3) 临床表现

尤因肉瘤发病高峰在 5～15 岁儿童，90%发生于 5～30 岁的年龄段；男性多于女性，约为 1.5∶1。本病可累及全身任何骨骼，在儿童病变好发于管状骨，尤其是股骨、胫骨和腓骨，青少年

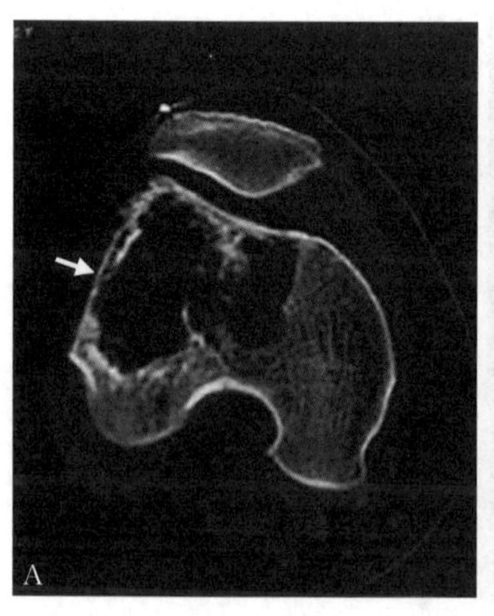

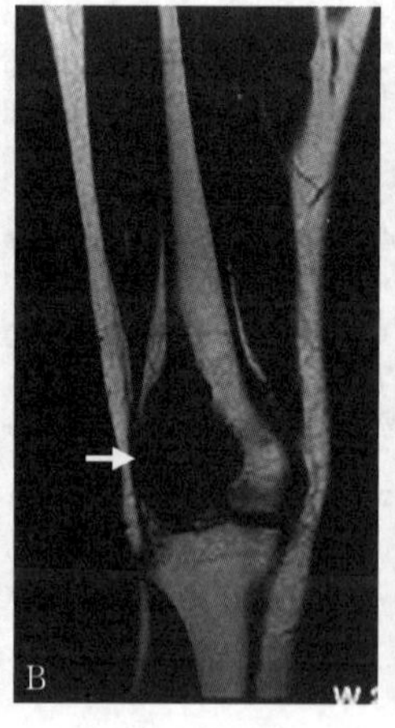

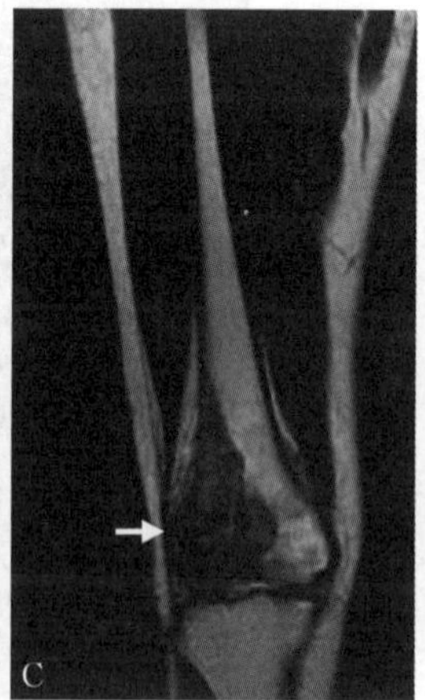

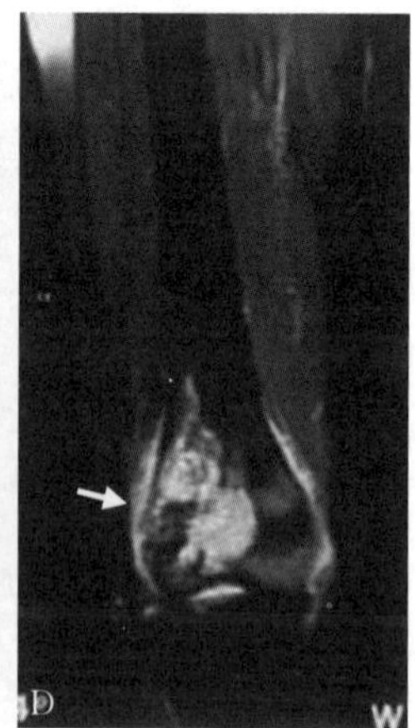


图 10-51 股骨未分化高级别多形性肉瘤 MRI 表现

注：膝关节股骨横断面 CT(A)：股骨下端片状骨质破坏(箭头)，境界尚清，边缘有轻度硬化。MRI 冠状面：病灶(箭头)$T_1$WI(B)呈低信号；$T_2$WI(C)呈偏高信号；$T_1$WI 增强脂肪抑制(D)呈不均匀显著高信号，髓腔与周围软组织有轻度水肿。

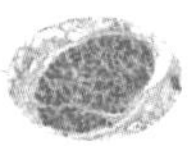

则以盆骨和肋骨多见，骨盆以下约占 2/3。长骨的病变多数位于骨干、干骺端，近侧又多于远侧，很少累及骨骺。脊柱以骶骨最为多见，依次为腰椎、胸椎和颈椎。临床上最常见的症状是局部疼痛、肿胀，可伴有发热、贫血、白细胞计数升高，临床上类似于感染。其他的症状与其病变的部位相关，如脊椎、颅骨的病变可有神经压迫症状或头痛等。

（4）MRI 表现

尤因肉瘤的主要影像学表现为骨髓腔和骨皮质虫蚀样骨质破坏，葱皮样或日光放射状骨膜反应和软组织肿块。肿瘤破坏区域范围广泛，境界模糊不清，破坏区可见残留骨片，周边可有斑片状、点状反应性骨硬化，但无瘤骨和瘤软骨。骨皮质可被破坏或增生硬化而增厚，出现层状骨膜反应，葱皮样骨膜反应是常见的征象，也可表现为日光放射状或 Codman 三角。约 80%的病变有软组织肿块，肿块较弥漫、边界不清，也无钙化。病变 $T_1$WI 呈低信号，$T_2$WI 呈不均匀高信号，如伴出血 $T_1$WI 和 $T_2$WI 均为高信号，病变周围有较大范围的高信号的水肿，增强后病灶有不均匀的强化。MRI 对早期病变的检出有很大的优势，在 X 线片还未能显示骨破坏前就能发现髓腔内的病灶，并能清晰显示髓内侵犯的范围、软组织肿块的大小和与邻近结构的关系（图 10－52）。

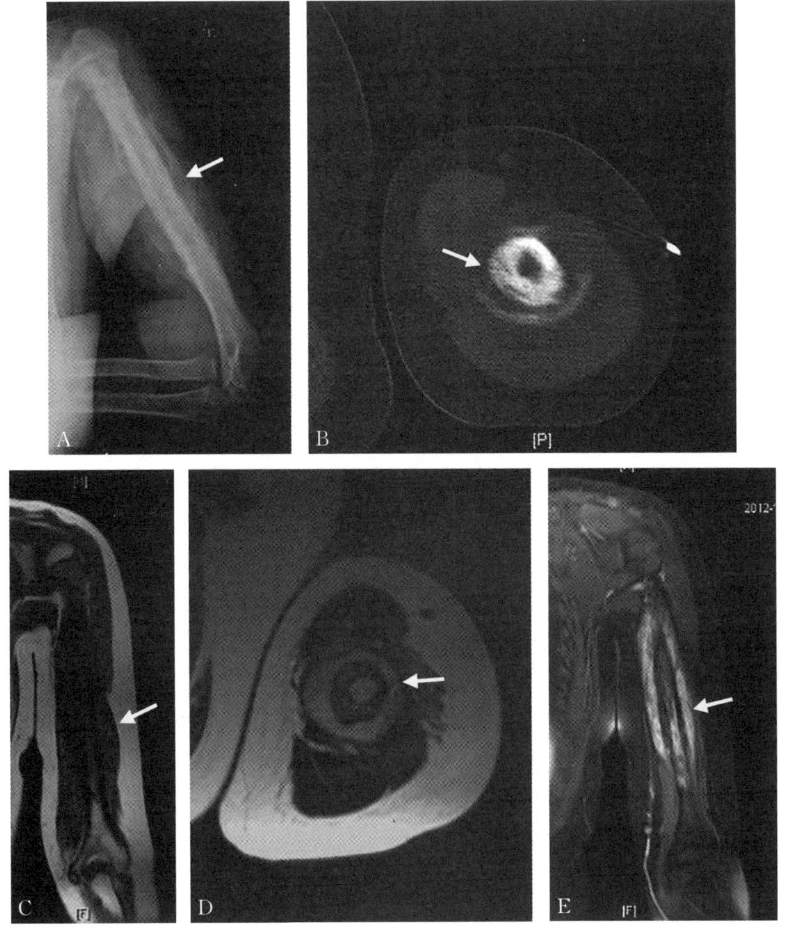


图 10－52　左肱骨尤因肉瘤 MRI 表现

注：患者男，8 岁。肱骨 X 线片（A）、CT（B）：见左肱骨骨干中段髓腔内及皮质虫蚀样骨质破坏，境界不清，伴层状骨膜反应，新生骨膜及骨皮质破裂处见局限性软组织肿块（箭头）。MRI 冠状面：肱骨髓腔 $T_1$WI（C）呈大片低信号，$T_2$WI（D）呈不均匀偏高信号，增强（E）病灶及骨膜有不均匀强化（箭头）。

(5) 诊断要点

青少年长骨骨干、盆骨等髓腔和骨皮质虫蚀样骨质破坏,葱皮样或日光放射状骨膜反应伴软组织肿块。

(6) 鉴别诊断

1) 急性骨髓炎:好发于干骺端,层状骨膜反应较成熟,无放射样骨针,骨破坏的同时有死骨形成;早期有弥漫性软组织肿胀,随病程发展而消退,无软组织肿块。

2) 骨血管肉瘤和骨淋巴瘤:这两种病的发病年龄均较大,儿童少见。

## 10.14 骨与软组织的遗传性肿瘤综合征

2020 版 WHO 骨与软组织肿瘤分类中骨与软组织的遗传性肿瘤综合征类别下主要包括了 7 类综合征:内生软骨瘤病(Ollier 病和 Maffucci 综合征)、Li-Fraumeni 综合征、McCune-Albright 综合征、多发性骨软骨瘤病、神经纤维瘤病Ⅰ型、Rothmund Thomson 综合征和 Werner 综合征。这些综合征均与遗传因素相关。由于比较罕见,MRI 上也无特殊表现,故本书将不对以上各综合征进行详细介绍。

## 10.15 软组织肿瘤影像检查概述

软组织肿瘤通常无特异性临床表现,可仅表现为软组织肿胀或可触及的肿块,可伴压痛或疼痛。然而,当临床表现不明显时,影像学评估可以明确软组织肿瘤病变的存在。

X 线、CT 对于骨质及软组织钙化显示有一定优势。在临床中,对可疑软组织肿块的放射学评估首选 X 线检查,以排除潜在的骨骼畸形(如与既往创伤相关的骨痂形成)或其他可能表现为软组织肿块的外生性骨软骨病变。X 线检查还可以显示软组织钙化及其性质,对于有特征性钙化的病变有重要意义。例如,血管瘤内的静脉石,滑膜骨软骨瘤病的关节旁的黏液性肿块。此外,X 线片是评估软组织肿块是否伴有骨质侵蚀的首选检查。需要注意的是,通过软组织肿块生长速度判断其良、恶性是不可靠的。生长缓慢的软组织肿块可能会导致邻近的骨骼受累,如形成硬化边缘清晰的扇形区域,其在组织学检查中仍可能是高度恶性的。软组织肿块也可能是原发性骨肿瘤或炎症过程的最初表现。在这种情况下,X 线片也有一定价值。对于恶性骨肿瘤的诊断,如尤因肉瘤或原发性骨淋巴瘤,当存在较大的软组织肿块并伴有潜在的侵蚀性骨病时,应考虑为恶性骨肿瘤。一个可以用来区分炎症和肿瘤的放射学特征是炎症通常范围更为广泛,肌间隙消失;而肿瘤较为局限,肌间隙及筋膜呈受压推移改变。应使用低千伏技术(即低于 50 kV 峰值)获得初始 X 线片,从而增加软组织(如脂肪和肌肉)之间的密度差异。

MRI 是软组织肿瘤分期的首选检查方法。某些良性病变,如脂肪瘤、黏液瘤、血管瘤和囊肿等,在 MRI 上具有特征性的表现,可以不需要活检或侵入性操作;通常 MRI 检查使用 $T_1W$ 和 $T_2W$ 常规或 FSE 序列在有或没有脂肪抑制的情况下评估恶性病变或不确定病变,也可以进行增强扫描得到钆增强 $T_1WI$。通常 MRI 检查对病变的评估需要两个影像平面来全面评估神经、血管受累的范围及程度。增强扫描技术对鉴别良、恶性病变有一定价值。

尽管 MRI 在软组织肿瘤的识别、描述及分期方面具有优势,但其精确描述软组织肿块的能力仍然有限,大多数软组织肿瘤在 $T_1WI$ 上呈低信号,$T_2WI$ 上呈高信号。然而,MRI 检查也有可能作出特定诊断或强烈怀疑某种疾病,如脂肪瘤、脂肪肉瘤、良性血管病变(如血管瘤、动静脉畸形和假性动脉瘤)、含有含铁血黄素的病变(如色素沉着绒毛结节性滑膜炎、纤维瘤病、亚急性血肿)和某些肿瘤样病变。一般来说,在 1/4~1/3 的病例中,普通良性病变根据影像学可以得出正确的组织学诊断,通过使用系统的评估方法可以使准确率明显提高。

## 10.16 脂肪细胞肿瘤

2020 版 WHO 软组织肿瘤分类中脂肪组织

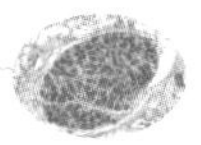

肿瘤类别下包含了10种良性、1种中间型和5种恶性肿瘤。在本节中仅介绍几种最常见的肿瘤。

### 10.16.1 脂肪瘤

(1) 概述

脂肪瘤主要来源于原始间充质，是最常见的间充质种瘤，是一种由成熟脂肪组织组成的良性肿瘤。根据解剖位置，软组织脂肪瘤可以分为浅表性(皮下)或深部(腹膜后、肢体深部和肌肉间)脂肪瘤。浅表性脂肪瘤更常见，界限更清楚，体积更小。腹膜后脂肪瘤相对少见。脂肪瘤的发病机制目前尚不清楚，多与炎症、激素和脂肪代谢障碍等因素有关。它通常是单发，有一小部分(5%～7%)患者表现为多发性肿瘤，其数量从少数到几百不等。

(2) 病理

典型的脂肪瘤与正常脂肪组织相似。大体上肿瘤多呈扁圆形，大小不一，可有分叶改变，大多具有菲薄、透明的完整包膜；瘤体质软，色泽淡黄，常被纤维组织分隔成小叶。镜下脂肪瘤由分化成熟、生长缓慢、大小不一的脂肪组织组成，结缔组织间质少，包裹于一层薄的纤维包膜中。体积大者纤维包膜不完整，含有黏液样区域。

(3) 临床表现

可见于任何年龄，多见于30～50岁成年人，男女之间无明显差异。脂肪瘤可以发生于任何部位，大多好发于颈、肩、背、乳房和腹部，其次是四肢近端(如上臂、臀部、大腿等)，其他任何有脂肪组织的部位均可发生。常见于肥胖人群，通常表现为无痛性质软肿物，浅表者可自己触摸到，边界清楚，活动度良好。深部脂肪瘤可在体检中无意发现。若肿块体积巨大，压迫周围重要组织、器官、血管和神经可导致相应的压迫症状。脂肪瘤生长缓慢，很少恶变。手术切除后也很少复发。

(4) MRI表现

脂肪瘤在 $T_1WI$、$T_2WI$ 上均表现为均匀高信号，脂肪抑制序列上表现为低信号，边界清楚，与皮下正常脂肪组织信号相同；部分脂肪瘤内可见分隔，呈线状低信号；脂肪成分增强后通常无明显强化(图10-53)，但脂肪瘤内的分隔可见延迟强化。

(5) 诊断要点

成年人皮下或肢体深部肌间脂肪成分无痛性肿块，$T_1WI$、$T_2WI$ 上均表现为均匀高信号，脂肪抑制序列上表现为低信号，可以诊断。

(6) 鉴别诊断

通常需要与其他特殊类型的少见脂肪瘤鉴别，如肌间浸润性脂肪瘤、血管脂肪瘤、冬眠瘤(棕色脂肪瘤)、脂肪母细胞瘤、神经脂肪瘤病、肾上腺外髓脂肪瘤等鉴别。

### 10.16.2 血管脂肪瘤

(1) 概述

血管脂肪瘤(angiolipoma)是一种组织学上以脂肪组织、小血管和毛细血管为特征的比较罕见的良性肿瘤，是脂肪瘤的一种亚型，占所有脂肪瘤的6%～17%。1912年Boven首次报道该病。目前其发病机制尚不清楚，可能与创伤、肥胖、吸烟和染色体变异等有关。组织学上按照有无包膜，可分为侵袭性和非侵袭性血管脂肪瘤两类，以后者多见。侵袭性血管脂肪瘤是由成熟脂肪组织和良性血管成分组成的无包膜的病变，可侵犯周围的组织及骨质，其内有时可见钙盐、异位骨和静脉石等表现，具有局部复发的倾向。

(2) 病理

非侵袭性血管脂肪瘤包膜完整，边界清楚，而侵袭性的通常包膜不完整，边界欠清晰。肿瘤质软，切面颜色因血管和脂肪成分含量不同，可表现为暗红色到淡黄色不等。镜下由成熟的脂肪组织和纤细的异常血管组成，两者比例大致为(1～2)∶3；异常血管可为毛细血管、薄壁或厚壁血管、血窦，无核异形性和病理性核分裂象。肿瘤内部增生扭曲的血管和形成的纤维蛋白血栓是其特征性表现。免疫组化CD34、S-100染色阳性。

(3) 临床表现

通常发生在年轻人的躯干和四肢，前臂是最常见的部位，偶尔可见于椎管内。位于皮下者，质软，边界可清或欠清楚，可有触痛感及压痛，常见于20～30岁的年轻人，男性多于女性。位于椎管内者少见，可见于任何年龄，以中年女性多见，多

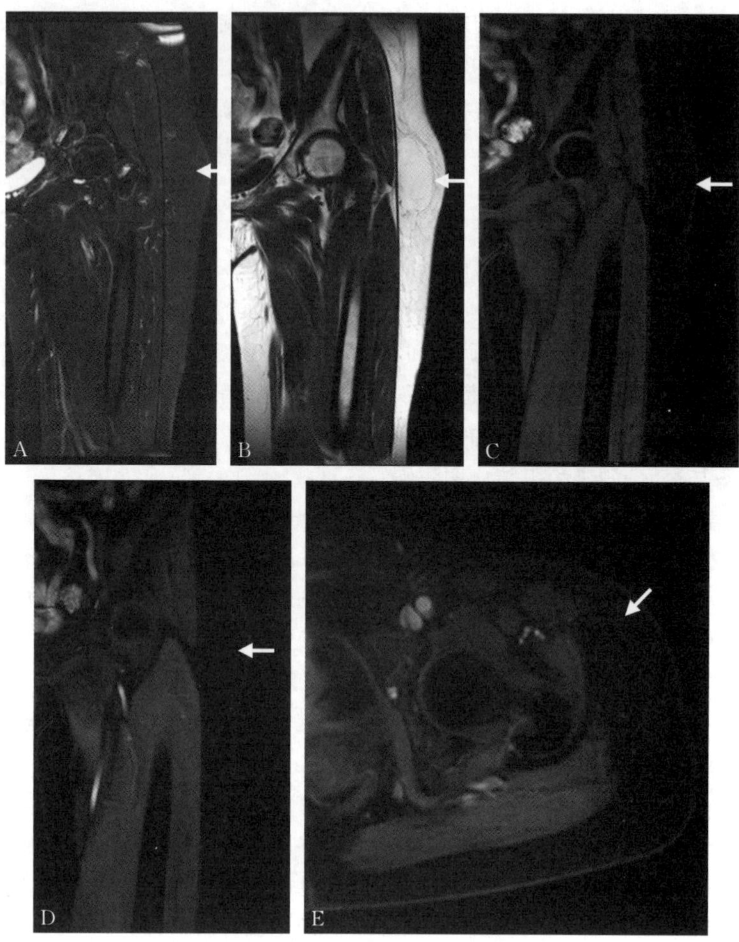

图 10-53 脂肪瘤 MRI 表现

注：患者女，54 岁。双髋关节冠状位 $T_2$WI 脂肪抑制（A）、冠状位 $T_1$WI（B）、冠状位 $T_1$WI 脂肪抑制（C）、冠状位 $T_1$WI 脂肪抑制增强（D）、轴位 $T_1$WI 脂肪抑制增强（E）：示左髋部皮下椭圆形脂肪信号影（箭头），边界清楚，边缘光整，$T_1$WI 表现为均匀高信号，脂肪抑制序列上表现为低信号，与皮下正常脂肪组织信号相同，增强后无明显强化。

发生于硬膜囊外，病程多较长，多由于脊髓或神经根受压症状（如下肢麻木、背部疼痛等）就诊。

（4）MRI 表现

MRI 检查具有诊断价值，由于该肿瘤同时含有脂肪和血管成分，其在 MRI 中表现变化较大。根据其脂肪及异常血管所占比例不同，MRI 上信号特点也不同：脂肪成分为主时，$T_1$WI、$T_2$WI 表现为高信号，脂肪抑制序列信号减低。血管成分为主时，$T_1$WI 呈等信号，其内可见斑片或条块状低信号，$T_2$WI 为高信号；由于异常血管血流速度慢，血管流空现象少见，脂肪抑制序列信号增高。增强扫描病灶强化，尤其是脂肪抑制增强序列明显强化时，提示肿瘤内血管成分较多。

（5）诊断要点

年轻患者皮下肿块，含有脂肪和血管成分，需要考虑此病。

（6）鉴别诊断

皮下血管脂肪瘤需要与脂肪瘤进行鉴别；椎管内血管瘤需与神经源性肿瘤、淋巴瘤、转移瘤和硬脊膜外血肿等鉴别。

### 10.16.3 脂肪母细胞瘤/脂肪母细胞瘤病

（1）概述

脂肪母细胞瘤（lipoblastoma）/脂肪母细胞瘤病（lipoblastomatosis）是一种比较少见的儿童良性软组织肿瘤。1926 年 Jaffe 首次指出脂肪母细胞

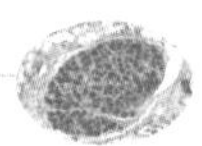

瘤是一种由未成熟脂肪细胞组成的良性脂肪瘤，1958 年 Vellios 等从中分出脂肪母细胞瘤病的概念。目前认为，脂肪母细胞瘤病是脂肪母细胞瘤中的一种。脂肪母细胞瘤多表现为单灶起源的局限病变，偶见全身多发；而脂肪母细胞瘤病则表现为多灶起源的弥漫性病变，可向周围组织浸润，容易复发，也称为弥漫型脂肪母细胞瘤。两者在临床病史、影像及治疗等方面无明显差异。目前两者的病因及发病机制不明，部分认为与染色体畸变有关。

（2）病理

大体上为由较厚的纤维间隔分隔的分叶状肿块，包膜完整或不完整。镜下可见瘤细胞核呈圆形及椭圆形，部分胞质内见脂肪空泡，也可部分分化成为成熟的脂肪细胞，一般没有核分裂，没有异常核分裂象；可见未成熟脂肪细胞、较多的成脂细胞及血管等成分；脂肪细胞显示成熟的过程，从原始星形、梭形间质细胞到多泡性脂肪母细胞、印戒细胞及成熟脂肪细胞。脂肪母细胞瘤病在镜下及免疫组织化学方面与分叶状局限型脂肪母细胞瘤无明显不同，主要特点为包膜不完整，容易向周围的肌肉、筋膜、神经呈浸润性生长，与周围组织粘连紧密。

（3）临床表现

一般只发生在婴幼儿和儿童早期，大多数在 3 岁以下的儿童，既往也称胎儿型脂肪瘤、胎儿细胞脂肪瘤、胚胎型脂肪瘤、先天性脂肪瘤样肿瘤等；8 岁以上患者少见。男性发病率高于女性[为（2～3）：1]。大多数的病变位于四肢的浅表软组织或皮下组织；也见于颈部、躯干、会阴和腹膜后。临床上多表现为无痛性肿块，皮温正常，表面光滑，质地软硬不一。

（4）MRI 表现

MRI 上病灶信号与肿瘤成分中脂肪组织和非脂肪组织的比例密切相关，多表现为含有脂肪和软组织的混杂信号肿块。大多数病灶脂肪成分表现为 $T_1$WI 和 $T_2$WI 高信号（图 10－54）。黏液成分则表现为 $T_1$WI 低、$T_2$WI 高信号，增强扫描可呈轻度强化和延迟强化。脂肪组织内有强化的动脉血管影延至软组织结节内为特征性表现。

（5）诊断要点

婴幼儿四肢浅表软组织内见信号不均匀的软组织肿块，伴有分隔和轻度强化，有明确脂肪成分，可以诊断此病。

（6）鉴别诊断

脂肪母细胞瘤需要与脂肪瘤、脂肪肉瘤、淋巴管瘤等鉴别。

### 10.16.4 脂肪肉瘤

（1）概述

脂肪肉瘤（liposarcoma）是由不同分化程度和异形脂肪组织组成的软组织恶性肿瘤，是成人第二常见的软组织肉瘤（约占 20%），但较脂肪瘤少见。2020 版 WHO 软组织肿瘤分类中将脂肪肉瘤分为不典型脂肪瘤样肿瘤/高分化脂肪肉瘤（ALT/WDLPS）、去分化脂肪肉瘤、黏液样脂肪肉瘤、多形性脂肪肉瘤及黏液样多形性脂肪肉瘤。其中不典型脂肪瘤样肿瘤（ALT）和高分化脂肪肉瘤（WDLPS）诊断术语仅取决于病变部位的不同，其形态学及基因改变是相同的，MDM2 和/或 CDK4 的扩增总是存在的。ALT 好发于四肢近端、躯干深部；而 WDLPS 好发于腹膜后、纵隔、精索。ALT/WDLPS 又可进一步分为脂肪瘤样型、炎症型和硬化型 3 个亚型。多形性脂肪肉瘤又包含了上皮样脂肪肉瘤这一亚型。黏液样多形性脂肪肉瘤是新增脂肪肉瘤，是一种极为罕见的侵袭性肿瘤。

（2）病理

肿瘤大体病理多呈分叶状或结节状，可见包膜，呈黄色或灰白色，切面细腻，外观似脂肪瘤，但质软或稍硬，切面呈淡黄色或黄白色，可呈黏液样；分化良好者包膜完成，保持脂肪特征性的淡黄色，体积大者可出现出血、坏死、囊变。镜下可见病灶内部大部分由大小不一的脂肪细胞构成，内部散在脂肪母细胞，伴有核大且深染的多形性细胞。部分病例可见分隔、钙化或出血等。

（3）临床表现

儿童和青少年通常好发黏液样脂肪肉瘤及黏液样多形性脂肪肉瘤，其余类型多见于 40～60 岁成年人，男性发病率略高于女性。多发生于深部

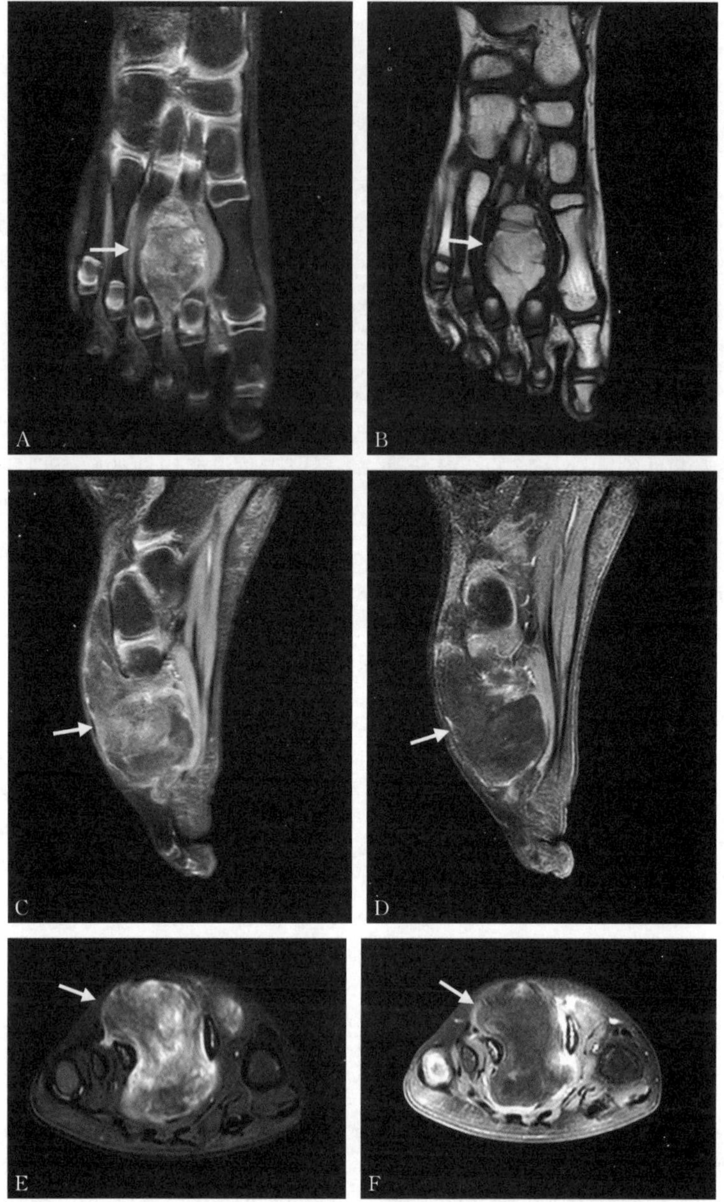


图 10－54　脂肪母细胞瘤/脂肪母细胞瘤病 MRI 表现

注：患者男，5 岁，左足冠状位 $T_2$WI 脂肪抑制(A)、冠状位 $T_1$WI(B)、矢状位 $T_2$WI 脂肪抑制(C)、矢状位 $T_1$WI 脂肪抑制增强(D)、轴位 $T_2$WI 脂肪抑制(E)及轴位 $T_1$WI 脂肪抑制增强(F)：示左足第 2～3 跖骨间隙肿块影(箭头)，呈 $T_1$WI 和 $T_2$WI 高信号，增强后病灶轻度强化，病灶内见条管样强化影。

软组织内，可起源于肌筋膜或深部血管丰富的部位，四肢尤其是大腿和后腹膜是两个极其好发的部位。极少见于皮下。临床上多表现为深部无痛性肿块。发生于腹腔者因腔隙较大、生长隐匿而不易被发现；发生于肢体、躯干者，可因局部包块膨大或压迫症状就诊。手术切除后容易复发，但几乎不发生转移。

(4) MRI 表现

脂肪肉瘤 MRI 表现特点与其病理组织学构成、分化程度有关。分化好的脂肪肉瘤，肉眼上可类似良性脂肪瘤，MRI 也可呈现丰富的脂肪信号，但和良性脂肪瘤相比，其信号分布不均匀，边

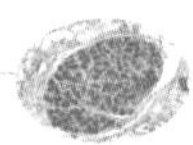

界具有一定的浸润性。

1）ALT/WDLPS为低度恶性肿瘤，MRI平扫可见$T_1$WI稍高信号而$T_2$WI明显高信号，内见低信号条索状间隔，$T_2$脂肪抑制序列呈混杂高信号，偶见增强扫描后轻中度延迟强化，而中央低信号区无变化。

2）去分化脂肪肉瘤属低度恶性肿瘤，MRI检查显示多以脂肪信号为主，增强后轻度强化，纤维间隔反映为短$T_2$WI信号，抑脂瘤体$T_2$WI为高信号，增强扫描后呈不均匀渐进性轻中度强化。

3）黏液样脂肪肉瘤属中度恶性肿瘤，以前的圆形细胞脂肪肉瘤目前归为其的一个亚型。由于少有黄色脂肪，MRI扫描特征常见$T_2$WI信号明显增高而$T_1$WI为低信号，信号不均匀，纤维间隔表现为$T_2$WI低信号，增强后呈不均匀渐进性轻中度强化（图10－55）。此型脂肪肉瘤有一定的

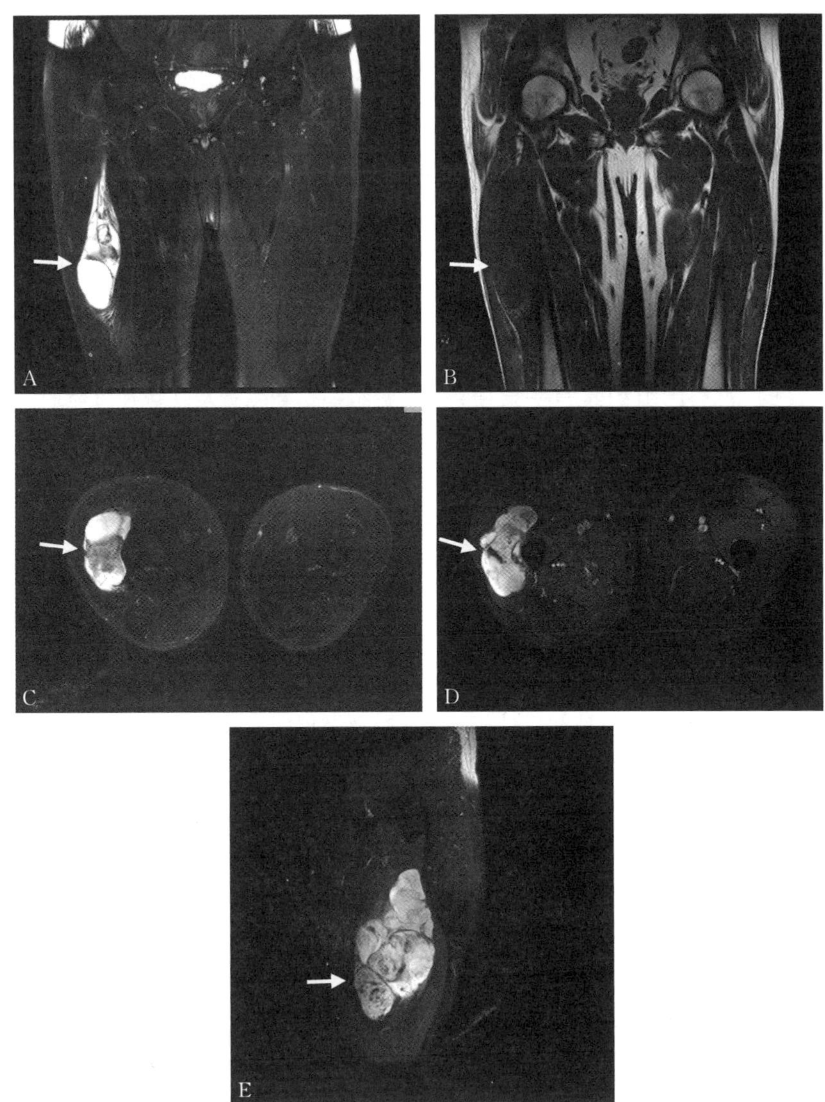

图10－55　黏液样脂肪肉瘤MRI表现

注：患者男，61岁，右股骨冠状位$T_2$WI脂肪抑制（A）、冠状位$T_1$WI（B）、冠状位$T_1$WI脂肪抑制（C）、轴位$T_2$WI脂肪抑制（D）、轴位$T_1$WI脂肪抑制增强（E）及矢状位$T_1$WI脂肪抑制增强（F）：示右侧股外侧肌内肿块影（箭头），与周围组织分界尚清，病灶呈$T_2$WI信号明显增高，$T_1$WI为低信号，信号不均匀；内见条状$T_1$WI、$T_2$WI低信号，增强后呈不均匀明显强化。

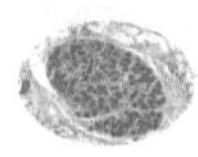



浸润性，肿瘤有包膜或假包膜，也可浸润到瘤周组织，并出现水肿带。

4）多形性脂肪肉瘤是具有浸润性的高度恶性肿瘤，由于肿瘤细胞呈多形性，包括一些奇异的恶性巨细胞，在缺乏特征性的脂肪母细胞时，和恶性纤维组织细胞瘤很难区分。在 $T_1$WI 无脂肪性的高信号，但坏死和出血较为常见，$T_1$WI 和 $T_2$WI 信号不均匀。该型脂肪肉瘤浸润性强，无包膜，MRI 显示肿瘤边界不规则，和周围组织分界不清，肿瘤侵犯肌间隔累及邻近肌肉，瘤周水肿明显，增强扫描肿瘤呈大片不规则不均匀明显强化。

5）黏液样多形性脂肪肉瘤是组织学上黏液样脂肪肉瘤与多形性脂肪肉瘤混合存在，肿瘤形态不规则、分界不清；常可见液化、坏死、囊变，也可继发出血，其 MRI 特点是肿块信号混杂、不均匀。含黏液成分多者，信号接近水样信号；实性成分较多者，可见 $T_2$WI 等高信号及 $T_1$WI 等低信号；恶性程度较高时，对周围组织具有明显侵袭性，增强扫描后可见轻-中度强化或延迟强化。

（5）诊断要点

40～60 岁成年男性患者，多发生于深部软组织内无痛性软组织肿块，在影像上见到脂肪组织成分，并且病灶具有一定侵袭性或恶性征象，此时应考虑此病。

（6）鉴别诊断

不同病理分型的脂肪肉瘤应与其他良性脂肪组织肿瘤鉴别，如脂肪瘤、血管脂肪瘤、冬眠瘤等；黏液样脂肪肉瘤也要与含黏液成分的肿瘤鉴别，如黏液纤维肉瘤、肌内黏液瘤等；多形性脂肪肉瘤也需与滑膜肉瘤、纤维肉瘤等其他软组织肉瘤鉴别。

## 10.17　成纤维细胞和肌成纤维细胞性肿瘤

2020 版 WHO 软组织肿瘤分类中成纤维细胞和肌成纤维细胞性肿瘤类别下包含了 21 种良性、5 种局部有侵袭性的中间型、7 种罕见转移的中间型和 5 种恶性肿瘤，是软组织肿瘤中最多且最杂的一个类别。在本节中仅介绍几种最常见或具有典型影像学表现的肿瘤类型。

### 10.17.1　骨化性肌炎

（1）概述

骨化性肌炎（myositis ossificans）是一种少见的、良性的、孤立的、自限性的异位骨化性疾病，通常发生在骨骼肌、韧带、肌腱、关节旁、腹膜腔内等骨骼系统以外的组织。根据形成原因，可分为创伤性、神经源性和原发性骨化性肌炎 3 类。一般认为与创伤、手术、神经损伤和炎症等因素有关。很少发生恶变，局部切除可以治愈。

（2）病理

大体上肿块切面呈苍白、红或淡红色，表面光滑，包膜完整。镜下有特征性分带现象，中央带为不成熟、富血管、增生活跃的纤维组织；中间带为类骨组织，形成不规则、相互吻合的骨小梁，中间可见散在成纤维细胞及骨母细胞；外围为成熟的骨组织。新生骨及软骨在骨骼肌内活跃增生为其特点；邻近骨和关节处可见含骨肿块。

（3）临床表现

通常见于男性 10～20 岁青少年。临床上最常见的症状是疼痛、压痛和局部软组织肿块形成，也可偶然发现。大约 80％的病例发生在四肢肌肉内及关节连接处，以髋关节多见，其次为肘、肩及膝关节。临床上可以分为反应期、活跃期、成熟期及恢复期 4 期。通常多有外伤史，病灶最大径可达 4～10 cm，活跃期可有发热、局部皮温增高、压痛、质硬肿块。肿块增大快，钙化快，消肿快。成熟期出现蛋壳状骨性软骨，恢复期停止生长，常在 1 年后坚硬的肿块变小，甚至可完全消失，具有自限性。

（4）MRI 表现

随着临床病程不同骨化性肌炎的 MRI 表现也相应发生改变，可分为 3 期：

1）早期（急性水肿期）：发病 3～6 周，临床上多表现为局部软组织肿胀，组织学上由大量的胶原和少量的点状钙化组成。在 $T_1$WI 上呈混杂中等偏高信号，$T_2$WI 上呈高信号，增强后病变及周围水肿带显著强化（图 10-56）。

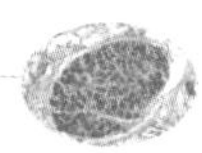

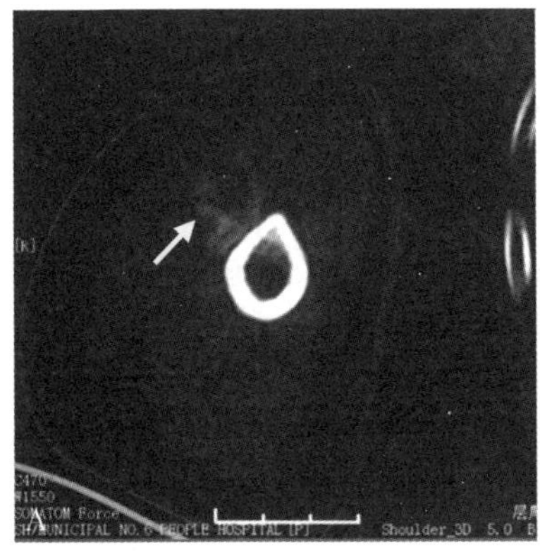

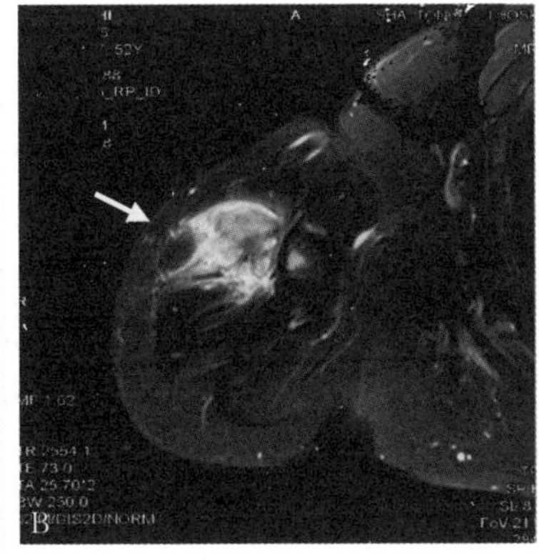

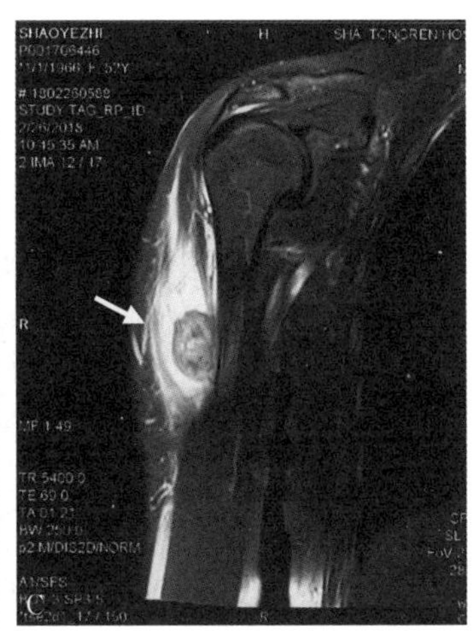

图 10－56 骨化性肌炎 MRI 表现

注：患者女，51 岁，右上肢疼痛 1 个月余。右肱骨 CT 平扫骨窗(A)示右肱骨近段外缘软组织伴环形钙化(箭头)；右肱骨 MRI 横断位 $T_2$WI 脂肪抑制(B)、冠状位 $T_2$WI 脂肪抑制(C)显示肿瘤(箭头)位于右肱骨近段外缘，表现界限清楚的肿块形成，$T_2$WI 呈不均匀高信号，周围软组织肿胀。

2）中期(增殖肿块期)：发病 7 周至 6 个月，临床上界限清楚的肿块形成，边缘出现钙化或蛋壳样骨化。MRI 上，软组织肿块的肿胀范围增大，$T_1$WI 上呈等、低信号，$T_2$WI 呈不均匀高信号，肿块边缘可见环形低信号带，纤维化和出血后的含铁血黄素沉着也表现为低信号，动态增强早起明显不均匀强化。

3）晚期(骨化修复期)：发病 6 个月以上，临床上无疼痛，完全由成熟板层骨构成，没有明显水肿。在 $T_1$WI、$T_2$WI 上均呈低信号。

（5）诊断要点

男性青少年患者，病变中心为低密度的不成熟骨样组织，而病变边缘部为成熟的致密骨化带，结合外伤病史，应考虑本病。

（6）鉴别诊断

骨化性肌炎需与骨瘤、成骨性纤维性病变和皮质旁骨肉瘤、骨外软骨肉瘤等恶性肿瘤鉴别，其与恶性软组织肿瘤的关键鉴别点在于前者的钙化区出现在病灶边缘，而后者的钙化区位于肿瘤中央区。

## 10.17.2 弹力纤维瘤

（1）概述

弹力纤维瘤(elastofibroma)被认为是由于肩胛骨尖端和胸壁之间的反复机械摩擦造成的一种生长缓慢的、少见的良性肿瘤。由于好发于肩胛下角和胸壁之间，也称背部弹力纤维瘤。大多数弹性纤维瘤是在尸检时发现。患者通常有体力劳动的职业史(如务农)；其他类型的创伤、机械应激、慢性刺激和营养失调也被认为是病因，高达 1/3 的患者可能有遗传倾向。

（2）病理

大体病理表现为切面呈白或浅黄色的层状肿块，质硬，有弹性，无包膜。镜下为含弹力纤维的细胞组织，含大量的胶原和弹力蛋白纤维，其内被散在分布的嗜酸性物质和成熟脂肪细胞分隔，从而形成层状结构。

（3）临床表现

临床上多见于 50 岁以上的老年女性，男女发病比例约为 1∶4。病变通常发生在背部、胸壁和肩胛下端之间的位置是其最具特征的发病部位，双侧同时发病多见；胸壁和肩胛骨，前锯肌、背阔肌及肩胛骨与肋骨之间也很常见。通常无明显临床症状，典型表现为肩胛下角区域出现无痛性圆形或椭圆形肿块，部分患者可出现僵硬、肩关节运动不适等症状，疼痛相对少见，大的病灶可能会出现溃烂。手术可完全治愈，复发、恶变少见。

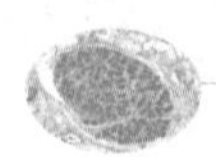


（4）MRI表现

MRI是背部弹力纤维瘤最好的无创检查手段。MRI上表现为局限性的软组织病变，信号强度与周围的骨骼肌类似，边缘可以是清晰或模糊，信号多不均匀。在 $T_1$WI 和 $T_2$WI 上，纤维组织产生的信号也可以和周围肌肉一致（图 10－57），但如果其内可以见到脂肪，那么在 $T_1$WI 上显示为高信号，在 $T_2$WI 上显示为中等信号。

（5）诊断要点

老年患者，肩胛下病变，影像上表现为以纤维为主的肿块内含有脂肪成分，有助于本病的诊断。

（6）鉴别诊断

本病需与脂肪瘤、血管瘤和软组织肉瘤、神经源性肿瘤进行鉴别。

### 10.17.3 纤维瘤病

（1）概述

纤维瘤病（fibromatosis）是一种以良性纤维组织增生为特征的具有家族性的软组织病变，由均匀、细长形或梭形的细胞组成，周围有丰富的胶原。纤维瘤病占软组织肿瘤的 7%。其生物学行为介于良性和恶性之间，但从不发生转移。纤维瘤病根据其解剖位置分为表浅和深部纤维瘤病。表浅纤维瘤病包括掌纤维瘤病（Dupuytren 挛缩）、跖纤维瘤病（Ledderhose 病）、阴茎纤维瘤病（Peyronie 病）和关节垫。深部纤维瘤病也称硬纤维瘤，包括腹外型、腹壁型和腹内型三类纤维瘤病。表浅纤维瘤病通常是来源于筋膜或腱膜的小病变，生长缓慢，侵袭性小；而深部纤维瘤病通常生长迅速，体积较大，生物学行为更具有侵袭性。

（2）病理

在病理上很难区分不同解剖位置的纤维瘤病，镜下均由增生的成纤维细胞/肌成纤维细胞和不同程度的增生硬化的胶原束构成；瘤细胞呈纤细的长梭性，无明显异型性，核呈长杆状，核分裂象罕见；呈束状或编织状排列，与周围组织关系密切，呈浸润性生长。瘤组织中含有数量不等的胶原纤维。细胞成分和胶原基质的比例可能在不同病例的不同病期有所不同。通常早期以细胞成分为主，随病程进展，间质内胶原纤维增多，而成纤维细胞成分减少。此外，肿瘤局部可伴有黏液样改变、出血、血管形成或局部炎性改变等。

（3）临床表现

掌/跖纤维瘤病同为表浅纤维瘤病，掌纤维瘤病多见于 60 岁以上老人，主要累及手掌及其伸肌的掌腱膜，以无名、小指掌的尺侧多见，典型表现为手掌远端皱褶水平的皮下结节。常出现掌指屈曲性挛缩，形成爪形手畸形，可致功能障碍。跖纤维瘤病较掌纤维瘤病少见，病变通常是多发性的，可单独存在或与掌纤维瘤病同时发生，多见于男性，儿童、青少年发病率略高，临床上表现为足跖内侧的肤色结节，一般不发生屈曲畸形，不影响功能。手术为主要治疗方式，由于早期增殖阶段的病变有复发的趋势，通常要避免早期手术。30%～40%的患者可复发。

腹外型纤维瘤病，一般是指发生于深部肌腱膜的病变，常发生在青春期到 40 岁之间的年轻人，发病高峰在 25～35 岁。好发于女性患者。可

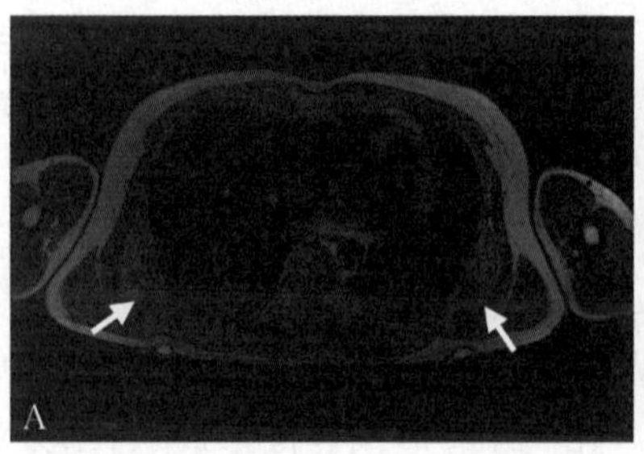


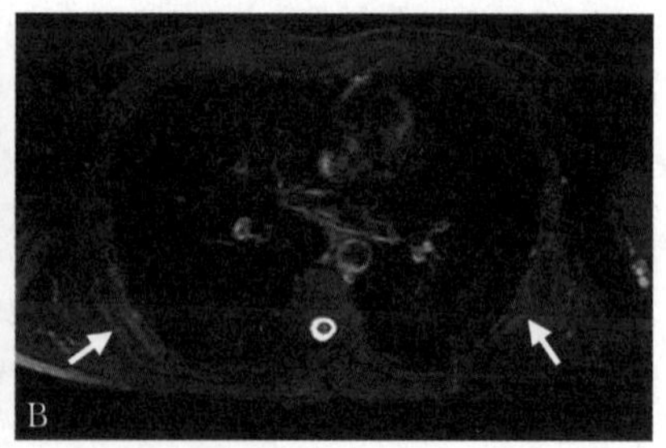


图 10－57　背部弹力纤维瘤 MRI 表现

注：患者男，43 岁。胸部 MRI 轴位 $T_1$WI（A）及 $T_2$WI 脂肪抑制（B）：背部胸壁和肩胛下端之间局限性软组织病变（箭头），信号强度与周围的骨骼肌类似，边缘清晰，信号不均匀，内见条片样 $T_1$WI 高信号，$T_2$WI 等信号。

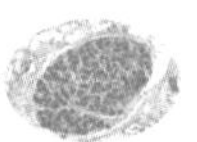

发生在任何地方，大部分病例发生在下肢，少部分见于上肢和肩部。通常是孤立的病变，局部复发很常见，高达 77%的患者会在最初手术后的 18 个月内复发。预后与患者的年龄有关，较年轻的人(30 岁以下者)肿瘤复发率较高。腹壁型纤维瘤病多发生于前腹壁内直肌及腹内斜肌，好发于已育妇女。通常情况下，病变发生在怀孕后，或较少发生在怀孕期间。临床上多表现为腹壁可触及的渐进性增大软组织肿块，活动度差、质韧，生长缓慢。腹内纤维瘤病罕见(约占深部纤维瘤病的 8%)，是指发生在骨盆、肠系膜和腹膜后的病变，多见于 40 岁左右的成年人，男性略多见。约 15%的深部纤维瘤病患者与 Gardner 综合征有关。

(4) MRI 表现

由于不同类型的纤维瘤病中胶原、梭形纤维细胞及其他成分的分布不同，导致其在 MRI 上的表现不一。

掌纤维瘤病由于含纤维细胞少，多为致密的胶原，通常在 $T_2$WI 上表现为低信号，在 $T_1$WI 上呈低至中等信号。跖纤维瘤病较掌纤维瘤病更富于细胞，MRI 表现也较有特征性，$T_1$WI 上信号强度与骨骼肌相似，$T_2$WI 上信号强度与骨骼肌相似或略高。STIR 序列上信号增高。增强后强化程度不一，约 60%表现为明显强化。

深部纤维瘤病主要由梭形纤维细胞和不等量的致密胶原构成，不同病例同一位置的病灶内不同位置的构成成分不一样，导致 MRI 信号有很大的变异性，不均匀的信号可能反映了肿瘤内胶原、梭形细胞和糖胺聚糖的不同比例和分布。以细胞为主而胶原成分少的病变在 $T_1$WI 上可呈低信号，在 $T_2$WI 上呈高信号(图 10－58)；以胶原为主而细胞成分少的病变在 $T_1$WI 和 $T_2$WI 上均呈略低信号。增强扫描强化方式与病变组成成分有关，增强扫描均呈渐进性、填充式强化，呈“快进慢出”式强化；其内条带状低信号区无强化，部分动脉期间见小血管影。

(5) 诊断要点

纤维瘤病的诊断主要依靠临床及病理，MRI 表现不一，无明显特征性表现。

(6) 鉴别诊断

本病需与神经源性肿瘤和血管瘤鉴别。

### 10.17.4 纤维肉瘤

(1) 概述

纤维肉瘤是具有结缔组织基质的恶性软组织或骨肿瘤。占软组织肿瘤的 10%。其中皮下软组织内部或隆起皮肤表层的纤维肉瘤称为隆凸性皮肤纤维肉瘤(dermatofibrosarcoma protuberans, DFSP)；发生于婴幼儿肢体的纤维肉瘤称为婴儿型纤维肉瘤(infantile fibrosarcoma, IFS)，预后良好。这两种纤维肉瘤为中间型肿瘤(罕见转移)。而黏液纤维肉瘤(myxofibrosarcoma, MFS)与硬

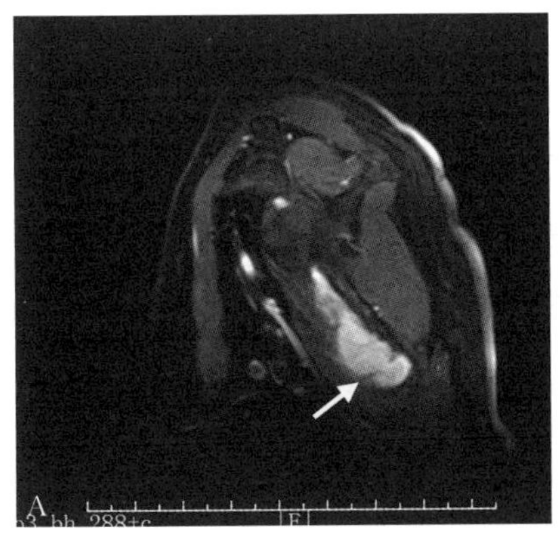


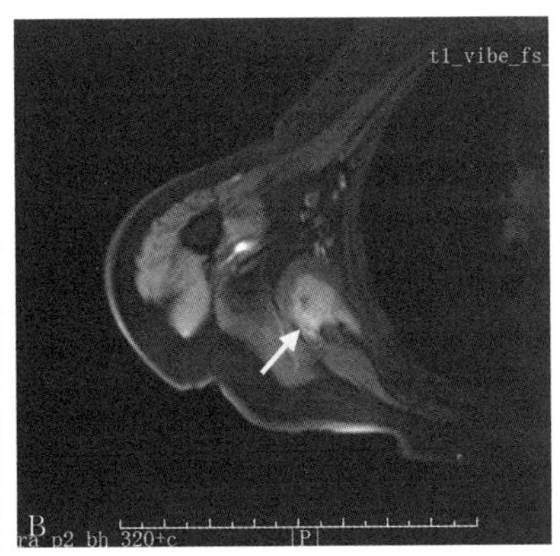


图 10－58 纤维瘤病 MRI 表现

注：患者女，57 岁，发现右肩肿块 5 年。右肩腋下靠背阔肌深面可及一肿块，呈椭圆形，大小约 8 cm×5 cm，质地硬，活动差，边缘清楚，压痛不明显。右肩 MRI 矢状位 $T_2$WI 脂肪抑制(A)、轴位 $T_2$WI 脂肪抑制(B)显示右侧肩胛下角区边界清楚的软组织肿块(箭头)，$T_2$WI 上信号不均匀，内见混杂低信号灶。

化性上皮样纤维肉瘤（sclerosing epithelioid fibrosarcoma，SEF）均为恶性肿瘤。

（2）病理

DFSP大体切面呈灰白色，实性，质地细腻，界限较清，未累及皮肤表皮，未见出血、坏死及囊变。镜下见肿瘤组织为弥漫性的单一短梭形细胞构成，中心区域肿瘤细胞丰富，常呈特征性席纹状或车辐状排列，胞核异型性不明显，核分裂象少；肿瘤界限不清，浅表部与被覆表皮之间多有一狭窄的胶原带间隔；表皮多无累及，部分轻度萎缩，肿瘤内及其周围炎症细胞较少见。部分病例可见黏液样变性、含黑色素的树突状细胞、颗粒细胞聚集等，少数病例瘤细胞异型性明显，核分裂象可达每个高倍镜视野下10～30个，与纤维肉瘤不易区别。

IFS和成人型纤维肉瘤在组织学上相似，肿瘤组织切面呈灰白色实性，质地细腻鱼肉样，伴不同程度的黏液样变、囊性变、出血、坏死及黄红色褪变区为典型特点。镜下肿瘤细胞由卵圆形或梭形瘤细胞构成，被胶原纤维分隔，呈"人"字排列。核分裂象较显著，胶原纤维较少见，可见出血、坏死及灶状钙化。血管较丰富，可见散在的慢性炎症细胞浸润，灶状黏液性变。肿瘤浸润并破坏周围的正常组织。

MFS肉眼观，肿瘤多呈结节状或不规则形，切面灰白或灰黄色，局部区域可见胶冻状囊变区及出血、坏死，切面黏液感，多无完整包膜，与周围组织分界不清。镜下可见细胞疏松及密集区，疏松区内富含黏液基质，并可见散在曲线形血管，细胞密集区内见多发梭形肿瘤细胞，呈束状排列，异型性明显，可见瘤巨细胞，核分裂多见，部分肿瘤内见假脂肪母细胞及条状纤维细胞团。

SEF大体病理上肿块大小差异很大，界清，分叶状或多结节状，质硬、灰白色，可见黏液样、囊性变和钙化区，坏死少见。镜下肿瘤以小圆形上皮样细胞排列成巢状、束状和腺泡状，胞质少而透明或淡嗜伊红色，核圆形、卵圆形或不规则形，核分裂象不易见，间质为大量致密胶原，似瘢痕或纤维瘤。大多数肿瘤内可见到典型纤维肉瘤或黏液纤维肉瘤区域，有时可见到黏液样囊肿、钙化、化生性骨及血管外皮瘤样的血管。

（3）临床表现

DFSP好发于中青年，多见于25～45岁男性患者。肿瘤好发于躯干、四肢近心端及头颈部，主要累及真皮和皮下。临床表现为缓慢生长、皮肤或皮下隆起的坚实性斑块或结节，皮面微凹，呈色褐或暗红色，周围皮肤为淡蓝或红色，切除不干净者易复发。

IFS主要见于新生儿和婴幼儿，男婴稍多见。好发于四肢的软组织，尤其是肢体远端，其次是躯干和头颈部。临床上肿瘤生长迅速，为孤立无痛性较大包块，边界不清，表面皮肤紧张、发红和溃疡形成。

成人型纤维肉瘤以青壮年多见，预后较差，恶性程度较高，且容易发生转移。多发生于四肢，表现为生长缓慢的孤立性无痛或痛性结节，患者常因肿瘤短期内迅速增大而就诊。

MFS好发于60～80岁老年人，四肢躯干多见，多位于浅筋膜下，深部肌组织或肌间隙少见，具有一定侵袭性，且易复发。临床多表现为无痛性肿块，瘤体体积较大时可出现压迫症状。

SEF是恶性纤维肉瘤少见亚型，发病年龄分布较广，多见于30～60岁患者。肿瘤多见于下肢和躯干深部软组织，也可见于头颈部。临床上多表现为局部包块及疼痛。预后较差，手术切除后可见复发及转移。

（4）MRI表现

由于纤维肉瘤中瘤细胞的分化程度不一，且瘤细胞和纤维成分的比例不同，其MRI表现不一。通常在$T_1$WI上表现为低到中等信号，在$T_2$WI上表现为高信号。含有黏液成分的纤维肉瘤在MRI上表现出与液体相似的信号。部分类型肿瘤病灶中胶原成分多细胞成分少，在$T_1$WI、$T_2$WI上常表现为低信号影；若信号增高则说明肿瘤内细胞成分较多。肿瘤可浸润周围软组织或侵蚀附近骨质。若肿瘤内出血时，可在$T_1$WI上见到局限高信号；有坏死成分时，$T_2$WI上可见高信号。

（5）诊断要点

纤维肉瘤诊断依靠病理及临床特点。结合特

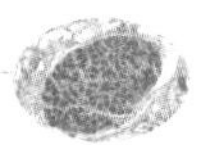

征性发病年龄、临床表现及含纤维成分的影像学特点提示特殊类型的纤维肉瘤可能。

(6) 鉴别诊断

DFSP 需与神经纤维瘤、真皮纤维瘤、其他类型纤维肉瘤及黏液样脂肪肉瘤等鉴别；IFS 及成人型纤维肉瘤需与良性血管瘤、横纹肌瘤及淋巴瘤等鉴别；MFS 要与其他含黏液成分或纤维成分的软组织肿瘤鉴别，如低度恶性纤维黏液样肉瘤、肌内黏液瘤、黏液脂肪肉瘤等；SEF 需与肌上皮癌、透明细胞肉瘤等鉴别。

## 10.18 腱鞘巨细胞瘤

2020 版 WHO 软组织肿瘤分类中所谓的纤维组织细胞性肿瘤类别下包含了腱鞘巨细胞瘤、深部良性纤维组织细胞瘤两种良性肿瘤，从状纤维组织细胞瘤、软组织巨细胞瘤两种罕见转移的中间型肿瘤，以及恶性腱鞘巨细胞瘤一种恶性肿瘤。本节仅介绍临床上比较常见的、生物学行为不确定的腱鞘巨细胞瘤。

(1) 概述

腱鞘巨细胞瘤(giant cell tumor of tendon sheath, GCTTS)是起源于关节滑囊滑膜和腱鞘且缓慢生长的良性纤维组织细胞性肿瘤，约占所有软组织肿瘤的 1.6%，可以分为局限型(L－GCTTS)、弥漫型(D－GCTTS)和恶性(M－GCTTS)3 类，提示本病是一种交界性或生物学行为不确定的肿瘤性病变，可复发。L－GCTTS 通常也称为结节性腱鞘炎，临床表现为结节状或息肉样肿块，最常见于手和手腕。D－GCTTS 又称为色素沉着绒毛结节性滑膜炎(PVNS)，病变边界不清，特征为毛茸样的胡须状突起(代表肥大的滑膜绒毛)，将在下一章进行详细介绍。M－GCTTS 是由良性腱鞘巨细胞瘤的成分伴有明显恶性的肉瘤成分组成，多数是由于 L－GCTTS 反复复发而恶变，非常罕见。所以本节仅详细介绍 L－GCTTS。

(2) 病理

大体病理上，肿瘤瘤体较小，质实，切面呈褐黄色或黄白色，大部分肿瘤表面具有完整纤维包膜或内部有分隔，肿瘤呈分叶状。镜下特征性表现是组织细胞样单核细胞弥漫分布以及散在分布的破骨细胞样多核巨细胞，并见泡沫样吞噬细胞反应性增生及含铁血黄素沉积，还可见胶原纤维及炎症细胞浸润。

(3) 临床表现

通常见于青壮年，发病高峰在 30～40 岁，女性患者多见[(1.5～2.1)：1]。常见发病部位为手足部，临床上多表现为软组织肿胀或局限性缓慢生长的无痛性肿块，体积较大者可引起疼痛、关节活动障碍及局部神经压迫症状等。

(4) MRI 表现

L－GCTTS 的 MRI 信号缺乏一致性，信号的多样性与病理组织学成分及其含量密切相关。$T_1$WI 上病灶多数呈与邻近肌肉相仿的等信号，部分病灶内部可见不规则斑片样低信号，主要与肿瘤内反复出血、含铁血黄素沉积有关；$T_2$WI 上病灶信号大部分呈稍高信号，高信号内部常见不规则低信号，表现为混杂信号，其中大部分呈高信号为主的混杂信号，少部分呈低信号为主的混杂信号(图 10－59)，极少病例 $T_2$WI 呈低信号。含较多液性成分的肿瘤，$T_2$WI 可见明显高信号成分；而胶原含量丰富的病灶，$T_2$WI 呈高信号。大部分病变周围在 $T_1$WI、$T_2$WI 上见线样低信号包膜及内部分隔改变。由于肿瘤周围纤维化和含铁血黄素沉积，增强扫描后病灶周围低信号环无明显强化。

(5) 诊断要点

青年女性，四肢关节囊及肌腱周围软组织肿块，$T_1$WI 信号强度与肌肉相仿，$T_2$WI 高于肌肉信号，$T_1$WI、$T_2$WI 病灶内周边低信号包膜、中央线样低信号分隔，病灶内部出现不规则低信号(含铁血黄素)，要考虑 GCTTS 的可能性。

(6) 鉴别诊断

L－GCTTS 需要与 PVNS、痛风、滑膜软骨瘤病、滑膜肉瘤等进行鉴别。

1) PVNS 多表现为关节内滑膜弥漫性增生损害，好发于膝、髋等大的承重关节，表现为关节腔内广泛滑膜受累、不均匀增厚，及弥漫性含铁血黄素沉积。L－GCTTS 主要侵犯手、足关节外腱鞘

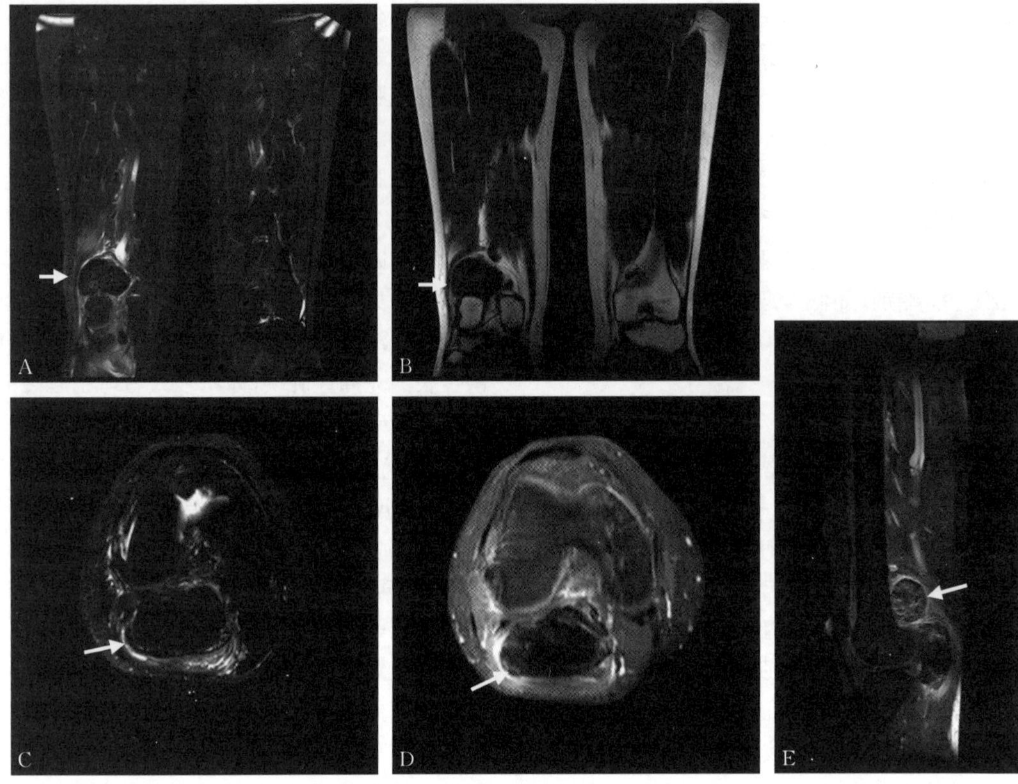


图 10－59　局限型腱鞘巨细胞瘤 MRI 表现

注：患者女，35 岁。右股骨冠状位 $T_2$WI 脂肪抑制(A)、冠状位 $T_1$WI(B)、轴位 $T_2$WI 脂肪抑制(C)、轴位 $T_1$WI 脂肪抑制增强(D)及矢状位 $T_1$WI 脂肪抑制增强(E)：示右股骨远端后方类圆形异常信号影(箭头)，边界清晰，$T_1$WI 低信号，$T_2$WI 病灶混杂低信号，增强扫描后病灶不均匀轻度强化。

及关节周围滑膜组织，沿肌腱生长，围绕滑膜的病灶主体位于滑膜外。

2）痛风：多见位于第 1 跖趾关节。痛风石通常 $T_1$WI 呈低信号，$T_2$WI 呈高信号或低信号，增强扫描明显均匀强化。临床上血尿酸增高。

3）滑膜软骨瘤病：关节腔内多发游离体，信号与骨髓相似，伴关节腔积液。

## 10.19　横纹肌肉瘤

2020 版 WHO 软组织肿瘤分类中平滑肌肿瘤类别下包含了良性的深部平滑肌瘤和恶性平滑肌肉瘤两类；骨骼肌肿瘤类别下也包含了良性的横纹肌瘤和恶性的横纹肌肉瘤两类。平滑肌肿瘤影像上表现无明显特异性征象，平滑肌肉瘤多表现为梭形肿块，信号不均，中央可见坏死，边缘和间隔明显强化。而良性的横纹肌瘤极为罕见，所以本节中仅介绍横纹肌肉瘤这一儿童最常见的恶性软组织肿瘤。

（1）概述

横纹肌肉瘤(rhabdomyosarcoma，RMS)是起源于横纹肌或具有向横纹肌细胞分化能力的间叶细胞的恶性肿瘤，可以分为胚胎性横纹肌肉瘤(embryonal RMS，eRMS)、腺泡状横纹肌肉瘤(alveolar RMS，aRMS)、多形性横纹肌肉瘤(pleomorphic RMS，pRMS)及梭性细胞/硬化性横纹肌肉瘤(spindle cells/sclerosing RMS，ssRMS)4 型。前两者多见于小儿和青年，后两者成年人多见。发病原因不清楚，可能与遗传、染色体异常、基因融合等因素有关。

（2）病理

肿瘤大体上主要表现为鱼肉样或菜花样实性

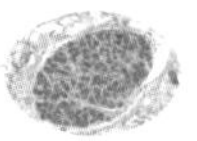

结节状肿块，切面灰白或灰红色，可见黏液成分，肿瘤内部可出现出血、坏死囊变，与周围组织分界较清，可形成假包膜；较大者可侵犯周围组织，造成组织粘连。镜下见横纹肌细胞，瘤细胞形态多样，以梭形或卵圆形为主，亦可见有横纹的带状、球拍状、小圆形瘤细胞，核深染，核分裂象及瘤巨细胞多见；HE 染色后，细胞呈短梭形，排列较稀疏，细胞质呈伊红色，核圆形、卵圆形，核仁明显。免疫组化染色示：SMA、MyoD1、成肌蛋白(myogenin)、CD99、波形蛋白阳性提示肿瘤来源于横纹肌，其中 MyoD1 和 Myogenin 为横纹肌的特异性标志物，对确诊 RMS 非常重要。

（3）临床表现

本病多见于儿童，占儿童所有恶性肿瘤的 5%，有 2～6 岁和 15～19 岁两个发病高峰，男女比例约 1.2∶1，成年人少见。可发生于全身各个部位，以头颈部、泌尿生殖道最常见，其次为四肢躯干、腹膜后等部位。临床主要症状为痛性或无痛性肿块，但也可因发病部位不同而症状不同，无明显特异性临床症状，早期诊断困难；病程长短不一。eRMS 是最常见的类型(占 RMS 的 33%～60%)，主要发生于 10 岁以下儿童，常见于头面、颈部和泌尿生殖道；aRMS(约占 20%)恶性度高，多见于 10～20 岁青少年，主要发生于躯干、四肢、会阴及肛门周围；pRMS(约占 20%)发生于 30～50 岁，主要见于四肢；ssRMS 少见，好发于四肢及颈部组织。aRMS 预后最差，病死率高，晚期可侵犯骨骼。本病患者年龄越小，预后越差；对放、化疗敏感。

（4）MRI 表现

MRI 上肿瘤组织多表现为 $T_1$WI 呈等、低信号，$T_2$WI 呈均匀或不均匀高信号，若肿瘤内有出血或坏死则为混杂信号。$T_1$WI 上因肿瘤周围有水肿而边界不清；$T_2$WI 上肿瘤及水肿均为高信号，与周围组织信号差异大，部分边缘清晰。肿瘤含较多血管，可出现血管流空效应，增强扫描后均匀或不均匀强化(图 10-60)，各型之间无明显差

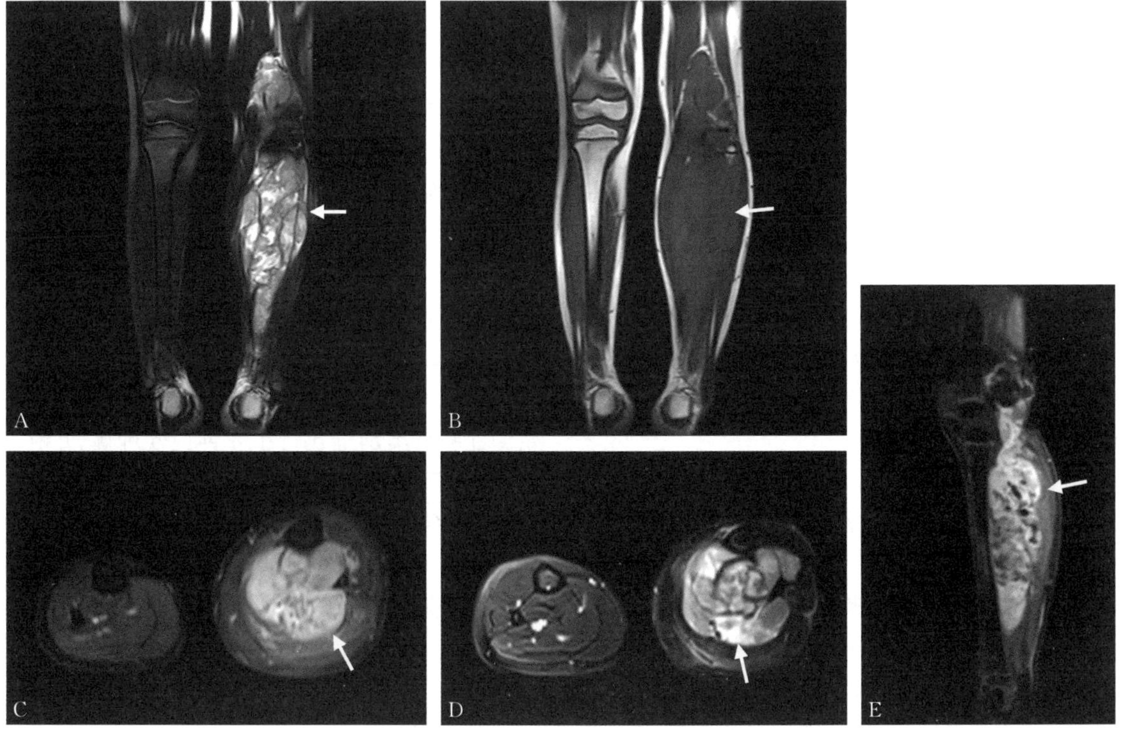


图 10-60 横纹肌肉瘤 MRI 表现

注：患者女，7 岁。左胫腓骨冠状位 $T_2$WI 脂肪抑制(A)、冠状位 $T_1$WI(B)、轴位 $T_2$WI 脂肪抑制(C)、轴位 $T_1$WI 脂肪抑制增强(D)及矢状位 $T_1$WI 脂肪抑制增强(E)：示左小腿巨大占位(箭头)，呈 $T_1$WI 低信号、$T_2$WI 不均匀高信号，内见分隔；增强扫描后不均匀明显强化，内见血管流空影。

异。动态增强扫描动脉期周边强化为主，延迟期渐进性强化。发生于阴道、膀胱、胆道和鼻部等空腔脏器的 RMS 可呈环形、葡萄簇样强化。

（5）诊断要点

儿童患者，头颈部或泌尿生殖道肿块并侵犯周围组织，可见周围骨质侵蚀及吸收破坏，增强后不均匀强化，需考虑此病。

（6）鉴别诊断

儿童 RMS 需要与嗅神经母细胞瘤、淋巴瘤、脂肪肉瘤、恶性黑色素瘤等鉴别；成人 RMS 需与骨肉瘤、滑膜肉瘤、尤因肉瘤等鉴别。

## 10.20 血管平滑肌瘤

2020 年第 5 版 WHO 软组织肿瘤分类中周细胞性（血管周围细胞性）肿瘤类别下包含了血管球肿瘤、肌周细胞瘤和血管平滑肌瘤 3 种良性和中间性肿瘤以及恶性血管球瘤 1 种恶性肿瘤。血管球瘤罕见，在所有软组织肿瘤中的比例＜2%。血管肌周细胞瘤也是一种少见的良性肿瘤，过去也称血管外皮细胞瘤或孤立性肌纤维瘤；而肌纤维瘤和肌纤维瘤病过去也被称为婴儿型血管外皮细胞瘤。所以本节仅讨论相对常见的血管平滑肌瘤。

（1）概述

血管平滑肌瘤（angioleiomyoma）一种良性的真皮或皮下肿瘤，由排列在许多血管通道周围的分化良好的平滑肌细胞组成，占良性软组织肿瘤的 4%～5%。目前病因不明，可能与轻微的创伤和静脉淤滞有关。

（2）病理

大体病理上肿块为边界清楚、灰白色或棕色、有弹性的球形结节，直径常小于 2 cm。病理形态表现为增生的平滑肌束围绕在血管周围呈致密的漩涡状排列。镜下肿瘤细胞形态类似于正常的平滑肌细胞，HE 染色胞质嗜酸性、嗜品红。大的肿瘤内常见纤维化、玻璃样变、钙化和黏液变。依据分化成熟的平滑肌束和血管组成比例的不同，病理上可分为：①实体型，瘤体由大小不同的厚壁血管和管周平滑肌束交织构成，最常见，约占全部的 80%；②静脉型，是在一个较大静脉壁基础上形成的平滑肌性结节；③海绵型，瘤体内扩张的血管腔较多，而平滑肌成分较少，为最少见的一类。

（3）临床表现

血管平滑肌瘤可发生于任何年龄段，多见于 40～60 岁的成年人；病变可以发生于全身任何部位，最常见的是四肢，尤其是下肢，其次多见于头部和躯干；病变通常位于皮下，真皮深层少见。发生于下肢的病变多见于女性，而发生于上肢或头部的则多见于男性。临床上典型表现为小的、缓慢生长的质硬结节，超过一半的患者会有阵发性的疼痛或压痛感。手术切除后，预后好，罕有复发。

（4）MRI 表现

不同病理类型的血管平滑肌瘤 MRI 表现相似，通常 $T_1$WI 上表现为与周边肌肉相似的均匀或不均匀信号，$T_2$WI 上表现为混杂的高信号和等信号，并且高信号区域在增强扫描后明显强化。

（5）诊断要点

影像学表现无明显特异性，明确诊断依靠病理。

（6）鉴别诊断

需要与血管瘤、血管脂肪瘤、血管平滑肌脂肪瘤、腱鞘囊肿、神经鞘瘤、腱鞘巨细胞瘤等进行鉴别。

## 10.21 血管源性肿瘤

2020 年第 5 版 WHO 软组织肿瘤分类中，血管源性肿瘤类别下包含了 8 种良性肿瘤、1 种中间性（局部侵袭性）肿瘤、5 种中间性（偶有转移性）肿瘤和 2 种恶性肿瘤。由于血管内皮瘤、血管肉瘤非常罕见，且没有特异性成像特点，所以本节仅讨论常见的血管瘤和淋巴管瘤。

### 10.21.1 血管瘤

（1）概述

血管瘤是一种良性肿瘤，在组织学上与正常血管极为相似，是软组织中最常见的肿瘤，也是婴儿和儿童时期最常见的良性肿瘤，多数为孤立性

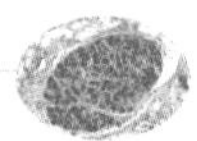

病灶，少数可以多发。按照免疫组化的不同，软组织血管瘤可以分为毛细血管瘤、海绵状血管瘤、蔓状血管瘤和混合型血管瘤 4 种类型。病理上 2020 年软组织肿瘤分类下血管瘤分为滑膜血管瘤（synovial hemangioma，SH）、静脉型血管瘤（venous hemangioma，VH）、动静脉血管瘤（arteriovenous hemangioma，AVH）、肌内血管瘤（intramuscular hemangioma，IMH）、吻合性血管瘤（anastomosing hemangioma，AH）、上皮样血管瘤（epithelioid hemangioma，EH）及获得性簇状血管瘤（Acquired Tufted Hemangioma）等多种类型。获得性簇状血管瘤由于和卡波西样血管内皮瘤具有相同形态学特征，而被归于其一类，本章节中不进行详细介绍。

SH 是发生在关节内间隙或关节囊内滑膜表面的一种良性血管增生性病变，临床少见，被认为是一种血管畸形。注意发生于腱鞘滑膜的同样病变不属于此类。VH 通常由血管壁较厚的大小不同的静脉组成。真正的 VH 少见；它可是完全由静脉组成的血管瘤，也可表现为肌内血管瘤和血管瘤病，但通常与其他类型混合存在。AVH 又称动静脉畸形（arteriovenous malformation，AVM），是一种以动静脉分流为特征的良性血管病变，常有深部和皮肤部位（环状动脉瘤或肢端动静脉瘤）两种不同类型；当这些病变累及多部位组织时，也被称为“血管瘤病”。IMH 是骨骼肌内良性血管浸润性病变，大多数病灶内可见不同程度与数量的成熟脂肪组织，故又称为肌内血管脂肪。临床上相对少见，但 IMH 是最常见的深层软组织肿瘤之一。AH 是一种新的良性血管肿瘤，通常由薄壁血管吻合而成，边界不清。EH 是由排列丰满的上皮样内皮细胞组成的良性血管瘤。

（2）病理

大体上肿瘤多为分叶状或葡萄串状，切面呈暗红色或紫红色，质软或柔韧，触及易出血。剖面多呈海绵状的血管组织，扩张的血管管径大小不同。局限型 SH 可以有蒂与滑膜相连，呈息肉样，有包膜，边界清楚；弥漫型 SH 则可以充满关节腔，更可以突破关节囊发展到关节外软组织。

镜下病变内见血管内皮细胞增殖，呈大片状吻合状态，大小不同的血管构成密度不同的正常或者间隔肌细胞束组成间隙；在部分病灶内，还存在着纤维、脂肪以及肌肉等组织，部分病灶中可见到小静脉石。SH 通常关节内滑膜组织呈绒毛状乳头状或结节状增生；由于陈旧性关节积血，关节内大量含铁血黄素沉积。

（3）临床表现

SH 多见于儿童或青少年，男性多于女性；常见于膝关节，其次为肘关节及手，还可见于肩、髋、颞颌下关节及坐骨结节等。SH 起病隐匿，几乎所有患者均有临床症状，但无特异性，病程可迁延数年，贻误诊治。临床上主要表现缓慢生长的软组织肿块，常可见关节肿胀、活动受限及反复疼痛、压痛等症状，无或有外伤史；若累及皮肤可见局限紫红色团块；肿块体积较大时可压迫周围组织出现相应的压迫症状。

VH 多见于成年人，通常见于四肢皮下或较深的软组织内，临床表现上通常为长期缓慢生长的肿瘤。

AVH 多见于儿童和年轻人，约占儿童所有血管畸形的 14.3%。深部的 AVH 不常见。虽然很大比例的病变（特别是深部的病变）是先天性的，但获得性病变也越来越多。病变主要累及头部和颈部（包括大脑），其次是四肢，可能累及内脏，包括肺和子宫。临床表现通常与动静脉分流程度不同有关，严重时可导致肢体肥大、心力衰竭和消耗性凝血病，疼痛也是一种常见的症状；可以通过听诊在临床上确认是否存在分流。AVH 在遗传性出血性毛细血管扩张症患者的肺和脑中常见。

IMH 临床上发病年龄广泛，但 10～30 岁的青少年和年轻人最多见，少数为先天性，男女发病率相当。该病最常见于下肢，尤其是大腿，其次为头颈部、上肢及躯干，极少数可见于纵隔、腹膜后，此外心肌内也有报道。典型临床表现为缓慢生长的疼痛肿块，尤其是运动后，疼痛主要见于四肢的病变；巨大的病变可能导致骨溶解。发病隐匿，进展缓慢，确诊难度大。

AH 主要见于成人，无明显性别差异，最常见发病部位是泌尿生殖道和腹膜后软组织。临床上多为偶发，部分病灶位于肾脏时可导致血尿，病变浅表者可触及肿块或疼痛等。

EH 好发于 20～50 女性，皮肤和软组织病变最常见于头颈部区域，尤其是前额、耳前区域和头皮，其次是四肢远端和躯干。临床多表现为缓慢生长的单发的皮下小结节或红色丘疹，部分患者可见多为多发。

（4）MRI 表现

血管瘤在 $T_1WI$ 上通常表现为低至中等信号，肿瘤中脂肪组织成分多时在 $T_1WI$ 上表现为更高信号；$T_2WI$ 上通常表现为血管组织的明显高信号及脂肪组织的稍低信号混杂，高信号反映了血管瘤内缓慢流动的相对停滞的血液（图 10－61）。亚急性及慢性反复出血时分别表现为不规则斑点、斑片状 $T_1WI$、$T_2WI$ 高信号及含铁血黄素沉着引起的 $T_2WI$ 低信号环。增强扫描病灶明显强化，血供丰富。静脉钙化是血管瘤的特征，最常见于静脉型血管瘤，在 30%～50%的病例中可见到，被认为起源于肿瘤血管系统的钙化血栓，在 MRI 所有序列上均表现为小圆形无信号结构。

MRI 检查在各型血管瘤病变上信号强度有差异，主要受血管腔和血窦大小、血流速度、血栓、静脉石、纤维组织、含铁血黄素以及脂肪成分的多少等因素影响。SH 的 MRI 信号强度与肿块的大小也有关，较大的弥漫型 SH 信号常常不均匀，边缘不规则，常侵犯周围关节囊、韧带、肌肉、骨质或半月板等组织；局限型 SH 或直径＜2 cm 的病变常常信号均匀，边缘规则。$T_1WI$ 上信号与肌肉相等；$T_2WI$ 上呈均匀或不均匀的高信号，同时可见到低信号的纤维间隔成分。IMH 的 MRI 表现通常具有特征性，在 $T_1WI$ 上通常边缘欠清，信号与骨骼肌相等或稍高，内可见细小的、花边状的或粗大不等的条带样的与皮下脂肪相似高信号区域。在 $T_2WI$ 上，典型的 IMH 与皮下脂肪相比边缘清楚，信号明显增高，病灶信号与皮下脂肪或肌肉相同。静脉型血管瘤通常较大，其内含有更多的非血管组织，特别是脂肪组织，所以 $T_1WI$ 上信号通常较高。

由于骨膜血管接受周围软组织内的血运，靠近血管瘤的骨膜血管增生，成骨细胞活跃；多达 1/3 的软组织血管瘤患者可引起骨性改变，包括骨

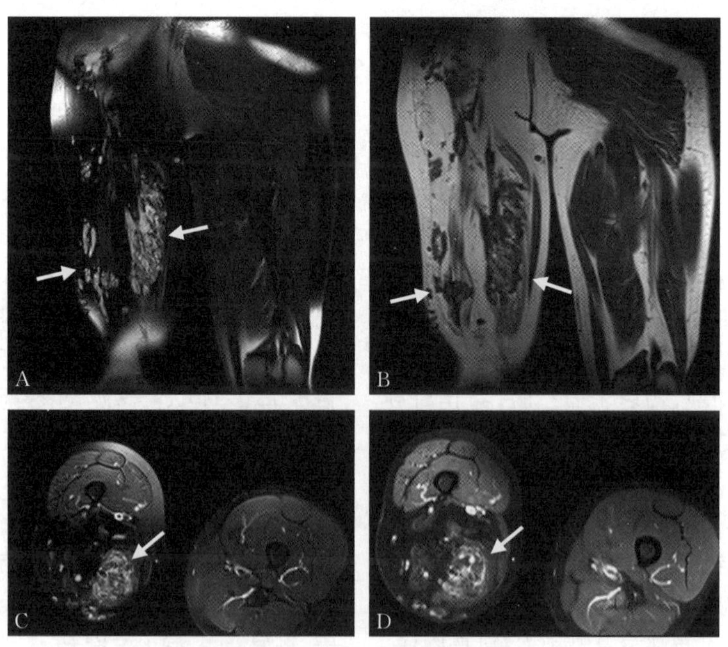


图 10－61　血管瘤 MRI 表现

注：患者男，40 岁。右股骨冠状位 $T_2WI$ 脂肪抑制（A）、冠状位 $T_1WI$（B）、轴位 $T_2WI$ 脂肪抑制（C）、轴位 $T_1WI$ 脂肪抑制增强（D）：示右大腿软组织内多发不规则斑片状异常信号灶（箭头），呈 $T_1WI$ 低信号、$T_2WI$ 脂肪抑制高信号，增强扫描病灶明显强化。

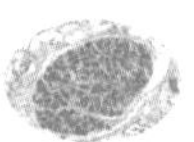

膜增生、皮质增厚和骨干增粗，甚至髓腔变窄。大的血管瘤旁可见骨髓信号异常，可能代表骨髓水肿或造血转换时骨髓局灶性充血改变。

磁共振血管成像（MRA）对评估血管瘤的血管供应是很有用的，显示多数血管瘤血管丰富，供应动脉增多。部分瘤体体积较小的血管瘤，可能由于动脉血管细小而导致 MRA 不显影。

（5）诊断要点

青少年骨骼肌内浸润性或局限性生长的单发或多发的软组织肿块，质软，肿块内可见血管组织、钙化、静脉石和脂肪等多种成分，增强扫描血管部分明显强化，要考虑到软组织血管瘤可能。

（6）鉴别诊断

1）脂肪瘤：软组织内最常见的良性肿瘤，老年人多见，肿瘤形态规则、边界清楚，$T_1$WI 及 $T_2$WI 上均表现为与皮下脂肪相同的高信号，增强扫描后无明显强化，脂肪抑制序列信号降低。

2）神经源性肿瘤：好发于 20～40 岁成人，生长缓慢。MRI 上 $T_1$WI 呈稍低或等信号，$T_2$WI 为较高信号，增强扫描中度强化。影像学表现上难与 IMH 鉴别，肿瘤发生部位与神经血管束关系密切，沿神经干分布以及神经支配的肌肉萎缩是其特点，有助于鉴别诊断。在 $T_2$WI 上出现“靶征”被认为是神经纤维瘤的特征性表现。

3）淋巴管瘤：平扫信号与血管瘤相似，增强后无强化。但血管瘤内可见弯曲条状血管流空信号，增强扫描强化明显。

4）脂肪肉瘤：在 $T_1$WI 和 $T_2$WI 上均呈类似脂肪的高信号，但在 STIR 序列上信号不均匀，部分呈低信号与皮下脂肪相似，部分呈中等信号与肌肉相似，这与脂肪肉瘤有多种组织学类型有关，有的呈黏液样，有的富含脂质与纤维呈实质性，且瘤内常见出血、坏死与钙化。

5）色素沉着绒毛结节性滑膜炎（PVNS）：与 SH 鉴别困难，临床上也表现为关节周围软组织肿胀（例如髌上囊、腘窝或髌下脂肪垫）、骨质侵蚀现象及继发骨关节炎表现。也含有大量含铁血黄素，表现为 $T_1$WI 及 $T_2$WI 上斑片状低信号影。但 PVNS 较 SH 更为常见，此外 SH 还有静脉石、流空血管、低或高信号纤维脂肪间隔、脉管状强化等其他特征性表现可与 PVNS 鉴别。

### 10.21.2 淋巴管瘤

（1）概述

淋巴管瘤（lymphangioma）由海绵状或囊状扩张的淋巴管组成的良性血管病变，由内皮细胞和支持结缔组织组成，其他间质成分如脂肪、纤维组织和平滑肌也经常出现。淋巴管瘤按构成病变的淋巴管的大小细分为简单的毛细血管淋巴管瘤、海绵状淋巴管瘤和囊性淋巴管瘤（也称囊性湿疹、囊状水瘤），其中囊性淋巴管瘤是最常见的淋巴管瘤类型。淋巴管瘤的病因尚不清楚。罕见复发，不发生恶变。

（2）病理

大体病理上表现为多囊性或海绵状肿块，其腔内含有水样/乳状液体。镜下特征是薄壁的、不同大小的扩张淋巴管，内衬扁平的内皮细胞，常被聚集的淋巴细胞包围。管腔可能是空的，或内含有蛋白质液体、淋巴细胞，有时还含有红细胞。更大的血管可以被平滑肌层覆盖，长期的损伤可导致间质纤维化和基质炎症。基质肥大细胞和含铁血黄素沉积常见。

（3）临床表现

淋巴管瘤是常见的儿科病变，最常在出生时或生命的最初几年内发病，约 90％的淋巴管瘤在 2 岁前发病，成人中不到 10％。囊性淋巴管瘤最常见于颈部、腋窝和腹股沟，腹膜后囊性淋巴管瘤通常在年龄较大的儿童和成人中发现。囊性淋巴管瘤通常是孤立的病变，颈部囊性淋巴管瘤可能与 Turner 综合征有关。海绵状淋巴管瘤是典型的皮下病变，由扩张的淋巴间隙组成，大小介于囊性湿瘤和单纯淋巴管瘤之间。海绵状淋巴管瘤多发生于在扩张潜力较有限的区域，如口腔、嘴唇、舌头、脸颊、唾液腺和肌肉间隔。毛细淋巴管瘤是一种罕见的肿瘤，由毛细血管大小的小血管组成，内衬扁平的脉络膜上皮；通常很小，边界很好，并局限于真皮和表皮。临床上通常表现为界限分明的无痛性肿胀，触诊时柔软而波动，体积较大时可在纵隔压迫气管和食管，或在腹腔内压迫肠道致肠梗阻，使周围器官移位。急性症状是由感染、破裂、出血或邻近结构受压引起的。

（4）MRI 表现

MRI 上淋巴管瘤通常在 $T_1W1$ 上呈低信号，$T_2WI$ 上呈高信号，部分病例可见低信号纤维间隔（图 10－62）；若囊内成分复杂，如含高蛋白、脂肪性液体或有亚急性出血，$T_1WI$ 上信号增高，增强后囊内成分无明显强化，囊壁和间隔可见强化。偶尔病灶内可见液-液平面，提示出血或感染。

（5）诊断要点

婴幼儿偶尔发现的巨大囊状肿块，影像上表现为液样信号，边界清楚，包绕周围器官，增强后无明显强化，临床症状正常或轻微，病史短暂，应考虑此病。

（6）鉴别诊断

淋巴管瘤需与囊肿、脓肿、血管瘤等鉴别。

## 10.22 软组织软骨瘤

2020 年第 5 版 WHO 软组织肿瘤分类中软骨-骨性肿瘤类别下包含了软组织软骨瘤、软骨母细胞瘤样软组织软骨瘤和骨外骨肉瘤 3 种肿瘤，本节中仅介绍软组织软骨瘤。

（1）概述

软组织软骨瘤（soft tissue chondroma，STC）是由具有软骨细胞表型、分泌软骨基质的细胞组成，发生于骨外和滑膜外组织，是一种罕见的良性间质肿瘤。

（2）病理

STC 大体病理上是界限清楚的结节性肿块，大多数肿瘤是实体瘤，最大径为 1～2 cm，呈灰白色，有时呈局灶性黏液样。镜下软组织软骨瘤通常由成熟的透明软骨小叶组成；小叶可见纤维结缔组织包膜，并含有位于腔隙内的软骨细胞。软骨细胞核小、圆或大，染色质细或粗，核仁小，并表现出轻度至中度多形性。软骨可能发生粗大钙化或软骨内骨化，并被骨包围。矿化区域的软骨细胞可能会坏死，严重钙化的肿瘤可能会有组织细胞浸润，从而掩盖了病变的本质。在少数情况下，软骨呈黏液状，星状软骨细胞漂浮在黏液基质中。软骨母细胞瘤样变异体由软骨细胞组成，细胞质中含有适量的嗜酸性粒细胞，细胞核常呈沟槽状或切割状，基质中含有散在的破骨细胞。

（3）临床表现

STC 的发病年龄范围很广，但更常见于 30～60 岁成年人，儿童及新生儿罕见发病；男性与女性发病比例约为 3∶2。STC 在人体多个部位均可发病，但 2/3 的肿瘤发生在手指上，其余部分出现在手上，其次是足趾和脚。大多数 STC 是单发性的，多发性的则更可能偏向起源于关节滑膜的滑膜软骨瘤病。临床上常无症状，多表现为软组织中无痛性肿块，生长缓慢。肿瘤体积较大时可产生压迫症状。

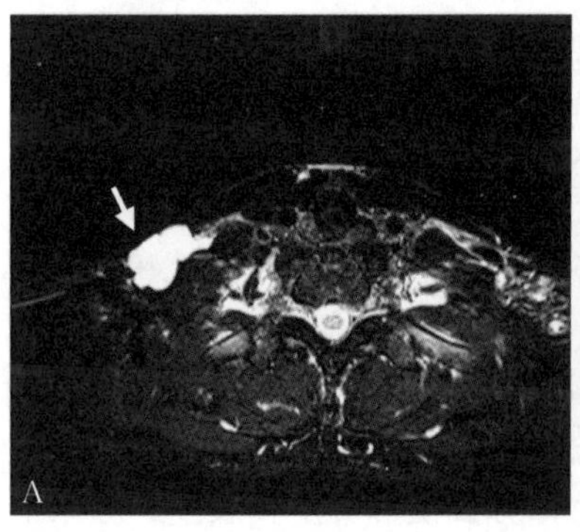

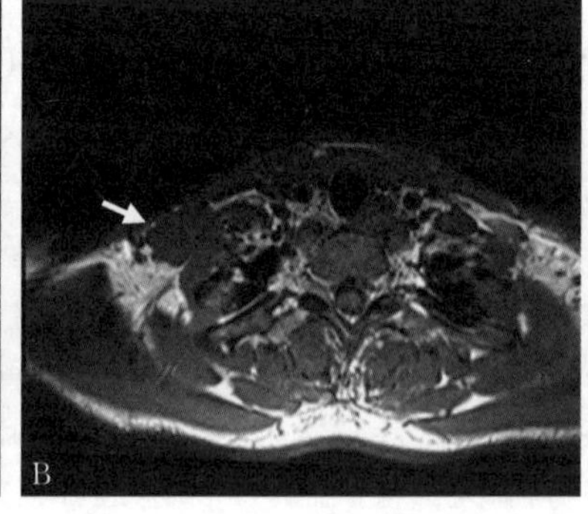

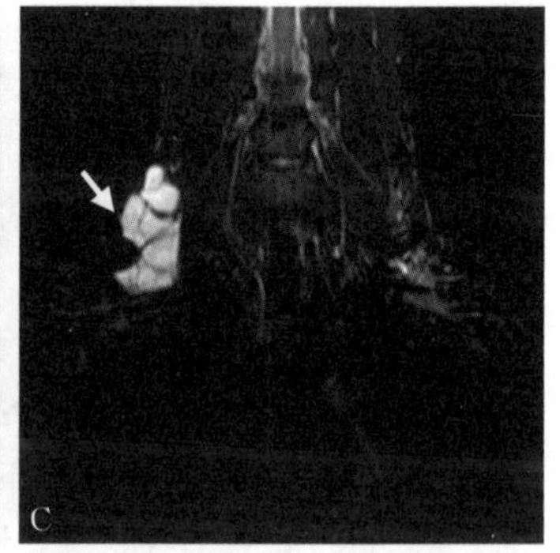


图 10－62　淋巴管瘤 MRI 表现

注：患者男，19 岁。颈部轴位 $T_2WI$ 脂肪抑制（A）、轴位 $T_1WI$（B）、冠状位 $T_2WI$ 脂肪抑制（C）：示右侧颈根部异常信号灶（箭头），呈 $T_1W1$ 低信号，$T_2WI$ 高信号，并可见低信号纤维间隔。

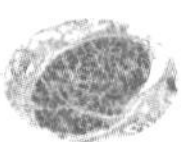

(4) MRI 表现

影像上通常表现为边界清楚、分叶状的与骨膜、滑膜不相连的质硬软组织肿块，直径多大于 2 cm；瘤体中常伴有密集的形状不一的中心或周围钙化骨化区域。$T_1$WI 上呈低信号(图 10-63)，易与周围组织相鉴别；增强扫描可见周边的“环和弧”状强化。

(5) 诊断要点

STC 的影像学及临床表现无特异性，当软组织肿物出现钙化时，应想到本病的可能。

(6) 鉴别诊断

STC 应与表现为钙化骨化的软组织肿块疾病进行鉴别诊断，包括骨化性肌炎、骨外软骨瘤、肿瘤钙质沉着症、假性骨髓瘤、滑膜软骨瘤病、滑膜肉瘤等。

## 10.23 周围神经鞘肿瘤

周围神经鞘肿瘤占良性软组织肿瘤的 12%、恶性软组织肿瘤的 7%～8%。根据 2020 年第 5 版 WHO 软组织肿瘤分类周围神经鞘肿瘤类别下包含了 9 种良性和 4 种恶性肿瘤，本节中仅讨论在影像学上重点关注的神经纤维瘤、神经鞘瘤和恶性周围神经鞘瘤。

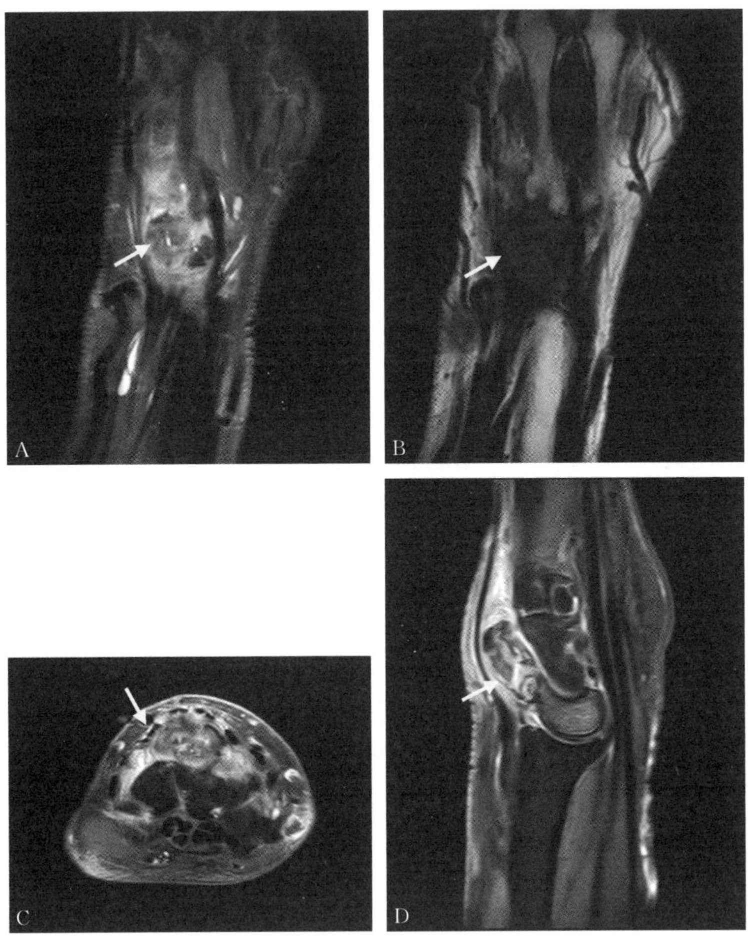

图 10-63 软组织软骨瘤 MRI 表现

注：患者女，66 岁。左腕关节冠状位 $T_2$WI 脂肪抑制(A)、冠状位 $T_1$WI(B)、轴位 $T_2$WI 脂肪抑制(C)、矢状位 $T_2$WI 脂肪抑制(D)：示左腕关节背侧一分叶状肿块影(箭头)，边界清楚，$T_1$WI 上呈低信号，$T_2$WI 上呈高低混杂信号。

### 10.23.1 神经鞘瘤

(1) 概述

神经鞘瘤(neurilemmoma)又称施万细胞瘤(Schwannoma),是由起源于周围神经鞘膜上的完全分化的施万细胞组成的良性肿瘤,偶有恶性。由于病灶有完整神经外膜包膜包围,可以在不造成神经损伤的情况下将其解剖并从邻近的神经中切除。偶尔发生的神经鞘瘤的病因尚不清楚,多发性神经鞘瘤是神经纤维瘤病Ⅱ型(NF-2)、神经鞘瘤病和Gorlin-Koutlas综合征的特征。NF-2相关神经鞘瘤通常出现在30岁之前,双侧前庭神经鞘瘤是NF-2的特征性表现。神经鞘瘤病是一种罕见的肿瘤综合征,通常在成年后才出现,特征为颅骨、脊髓和周围神经多发神经鞘瘤,主要表现为慢性疼痛。

(2) 病理

神经鞘瘤大体表现为单发的球状质硬肿块,表面光滑,边界清楚,具有完整的纤维包膜,直径多小于10 cm;受累神经多穿肿瘤包膜而过,不穿入肿瘤实体内。大体可分3型:①实质型,切面均匀,可见黄色斑块或漩涡状结构;②囊肿型,可见多个囊肿;③坏死型,切面混浊、污秽。镜下神经鞘瘤就由高度有序、细胞丰富的束状区(Antoni A区)和松散黏液样的网状区(Antoni B区)组成的包裹性病变。束状区通常由梭形细胞束呈栅栏状交织而成,胞质边界模糊、细胞核扭曲。网状区为疏松基质组成的少细胞区,以血管丰富、高度水肿和囊性变为特征。体积较小者几乎主要由束状区组成。

(3) 临床表现

神经鞘瘤发病年龄为20～50岁,无明显的性别差异。发病部位广泛,最常见于头颈部皮肤、皮下组织及四肢屈肌表面的周围神经。此外脊髓外硬脊膜内也很常见,通过神经孔生长时形成“哑铃状”肿瘤。颅内神经受累虽然不太常见,但意义重大,约85%的颅内神经鞘瘤为桥小脑角肿瘤,起源于第Ⅷ对脑神经前庭部。脊髓内、中枢神经系统、内脏(如胃肠道)和骨骼等部位很少见。临床上神经鞘瘤通常表现为生长缓慢的无症状肿块,多为偶然发现。神经鞘瘤可有疼痛;脊柱内的神经鞘瘤可能会引起神经根疼痛或运动感觉异常等症状;前庭神经鞘瘤通常会有听力损失和眩晕等症状。

(4) MRI表现

神经鞘瘤表现为沿神经干长轴走向的梭形或椭圆形肿块,MRI多方位成像更有特点。神经鞘瘤在$T_1$WI上呈低至中等信号强度,$T_2$WI上呈高、低复杂信号,边界清楚,肿瘤周围可见低信号包膜。此外还可出现以下特征性征象:①靶征。为颅外良性神经源性肿瘤的特征表现,在$T_2$WI显示最佳,表现为病变中央为低信号区,其周围为高信号区。靶征与肿瘤组织病理学表现相关,反映了病变中央为纤维胶原组织,周围为黏液瘤样组织。②神经出入征。在大、深神经受累的神经鞘瘤中发现进出神经,与肿瘤两极相连(图10-64);在浅部或小的病变中很难发现神经。③束征。即$T_2$WI上高信号区出现低信号灶,常由多个环状结构组成。④脂肪包绕征。肿瘤周围有脂肪成分包绕,在$T_1$WI上显示更清楚,是由于肿瘤多在肌间脂肪间隙内或有脂肪包绕的正常神经血管束周围生长,推移周围脂肪而形成。囊变、坏死和出血、钙化在体积较大的神经鞘瘤内比较常见。增强扫描后病灶明显弥漫型强化,出血、坏死区域无强化。约90%的神经鞘瘤可在肿块旁发现伴行的神经,25%的患者可见相邻肌肉沿神经长轴萎缩。

(5) 诊断要点

成年人临床症状轻微,体检时偶尔发现的软组织肿块,边界清晰,可见增强的包膜,瘤体内常见液化坏死,实性成分明显强化,与周围神经关系密切,需要考虑本病。

(6) 鉴别诊断

1) 神经纤维瘤:最常见的累及部位是皮肤小神经,很少累及位置较深的大神经、神经丛和主要神经干;神经纤维瘤好发于神经中央而神经鞘瘤更易发生在神经鞘(神经周边);神经纤维瘤强化强度较神经鞘瘤轻,无包膜,界限不清,囊变、坏死、钙化、出血少见。

2) 腱鞘巨细胞瘤:是多见于女性青年关节囊

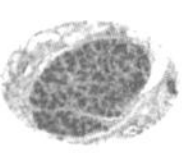

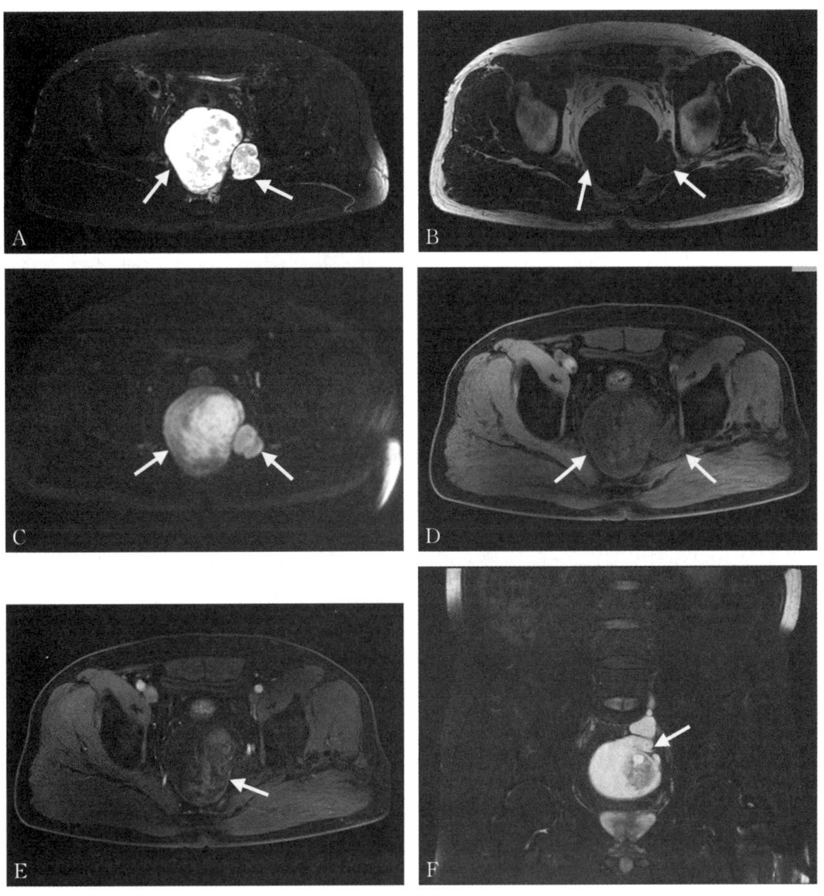


图 10－64 神经鞘瘤 MRI 表现

注：患者男，53 岁。骨盆轴位 $T_2$WI 脂肪抑制(A)、轴位 $T_1$WI(B)、轴位 DWI(C)、轴位 $T_1$WI 脂肪抑制(D)、轴位 $T_1$WI 脂肪抑制增强(E)及冠状位 $T_2$WI 脂肪抑制(F)：示骶骨前方椭圆形肿块(箭头)，与左侧神经根分届不清，见神经出入征；$T_1$WI 上呈低信号，$T_2$WI 上呈高、低复杂信号，边界清楚，肿瘤周围可见低信号包膜，DWI 呈高信号，增强后病灶不均匀强化。

及肌腱周围的良性肿瘤，形态不规则。MRI 上典型表现为紧贴或包绕肌腱腱鞘生长的异常软组织信号，可有囊变、出血、含铁血黄素沉积等，故 $T_2$WI 信号复杂，邻近骨质可有溶骨性破坏。

### 10.23.2 神经纤维瘤

(1) 概述

神经纤维瘤（neurofibroma，NF）是一种最常见的良性周围神经瘤，由分化的施万细胞、神经束样细胞、成纤维细胞、肥大细胞和细胞外基质中散在的有髓和无髓轴突组成。神经纤维瘤包括孤立性神经纤维瘤和多发性神经纤维瘤，以前者多见，后者大多数为神经纤维瘤病（neurofibromatosis，NF）。神经纤维瘤病是一种常染色体显性遗传病，又可分为Ⅰ型（NF－1）和Ⅱ型（NF－2）两类，其中 NF－1 多见，主要累及周围神经；NF－2 少见，也称双侧听神经纤维瘤。丛状神经纤维瘤是多发性 NF－1 的主要表现之一。

(2) 病理

大体肉眼观察下，神经纤维瘤可以分为 5 种类型：①局部皮肤神经纤维瘤，是结节状或息肉状病变，直径可达 2 cm；②弥漫性皮肤神经纤维瘤，呈斑块状，可延伸至皮下组织，并伴有皮肤色素沉着；③孤立性神经内神经纤维瘤，表现为较大神经的孤立的节段性梭形增大；④丛状神经纤维瘤，表现为一系列累及神经丛或单个神经多个

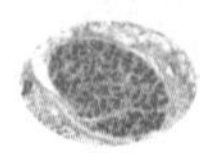


束的团块状肿物或像蠕虫样生长；⑤大量弥漫性软组织神经纤维瘤，形状从相对均匀的局部软组织肿块到下垂的袋状或海角状肿块不等。通常巨大神经纤维瘤上覆盖的皮肤可表现为广泛的色素沉着。神经纤维瘤的切面通常是均匀的棕褐色或灰褐色，有光泽，半透明黏液样和质地坚硬。

镜下，与神经鞘瘤不同的是神经纤维瘤细胞排列松散，弥漫浸润受累神经。瘤细胞均为较小的梭形细胞，胞质少，细胞核呈圆形、卵圆形和逗号状，由胶原纤维和黏胶状物质隔开。大多数局部和弥漫性皮肤神经纤维瘤仅表现为松散的梭形细胞排列，在神经内神经纤维瘤（孤立性或丛状）中，肿瘤周围可见明显或增厚的神经外膜包裹，瘤体内可见胶原纤维分隔，受累神经小且不常见，大量黏液样基质中松散分布的肿瘤细胞形成神经束的膨胀。大量弥漫性软组织神经纤维瘤呈局灶性细胞增生，可浸润周围骨骼肌和纤维脂肪组织。肿瘤中可能还含有呈不规则斑块或散在分布的黑色素细胞。少数小的丛状神经纤维瘤中可见由分化的施万细胞组成的结节，S－100 蛋白染色阳性。

（3）临床表现

神经纤维瘤在所有年龄组和性别都可以见到，多见于 20～40 岁成年人，病灶生长缓慢。病变最常见于皮肤的小神经，较少累及深部中型神经、神经丛或主要神经干，肿瘤也很少发生在脊神经根和颅内神经。皮肤神经纤维瘤通常无症状（很少疼痛），最常见为肿块。它们是活动的，柔软的，半球形的到有蒂的病变，没有特殊的解剖学分布。深部神经纤维瘤通常在受影响的神经分布中表现出运动或感觉异常症状。肿瘤通常表现为斑块状的皮肤新皮和皮下肿块，主要出现在头和颈部区域，或者是身体区域如肩臂或骨盆带的大量软组织增大。此外，NF－1 还可表现为皮肤的牛奶咖啡斑、腋窝或腹股沟雀斑、Lisch 结节、视神经胶质瘤和特征性骨损害（如蝶骨发育不良、长骨皮质变薄等）。神经纤维瘤由于常浸润受累神经，故手术时需同时切除受累神经，从而影响神经支配区的功能。

（4）MRI 表现

神经纤维瘤影像上与神经鞘瘤相似，但囊变、坏死和钙化少见。在 $T_1$WI 上表现为低信号或等信号，$T_2$WI 上表现为高信号，也可表现为“靶征”，增强扫描后肿瘤不均匀强化，常中央明显强化（图 10－65）。此外，丛状神经纤维瘤具有典型的影像学表现，如沿长神经段、神经丛或其分支有靶征的多发结节，即典型的神经弯曲如“虫袋”样的表现。

（5）诊断要点

青年人以皮肤具有牛奶咖啡斑和多发性神经纤维瘤为特征，需要考虑 NF－1。

（6）鉴别诊断

本病主要需要与神经鞘瘤进行鉴别：神经鞘瘤大多有包膜，多沿神经长轴呈偏心性生长，而神经纤维瘤好发于神经中央呈中心性生长；神经鞘瘤强化强度较神经纤维瘤强，囊变、坏死、钙化、出血多见。

### 10.23.3 恶性外周神经鞘瘤

（1）概述

恶性外周神经鞘瘤（malignant peripheral nerve sheath tumor，MPNST）占所有软组织肉瘤的 3%～10%，是一种罕见的高度侵袭性肿瘤，起源于周围神经、先天性良性 PNST（通常为神经纤维瘤）或是 NF－1，高达 50%的 MPNST 发生于 NF－1 患者，其中丛状神经纤维瘤的恶性转化率最高。MPNST 极少发生于神经鞘瘤、神经节神经母细胞瘤/神经节神经瘤或嗜铬细胞瘤。在 NF－1 患者中，MPNST 表现为肿块明显增大或无法解释的大小改变或出现新症状。NF－1 患者出现 MPNST 的时间比非 NF－1 患者早 10 年，3%～29%（平均 5%）的 NF－1 患者会发展为单发或多发性 MPNST，通常的潜伏期为 10～20 年。此外，MPNST 也可以是与既往放射治疗相关的继发性肿瘤。

（2）病理

MPNST 大体肉眼上为大的梭状软组织肿块，累及主要神经，肿瘤最大径通常大于 5 cm，无包膜。肿瘤切面呈棕褐色，质脆软，鱼肉样，有出

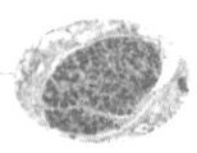

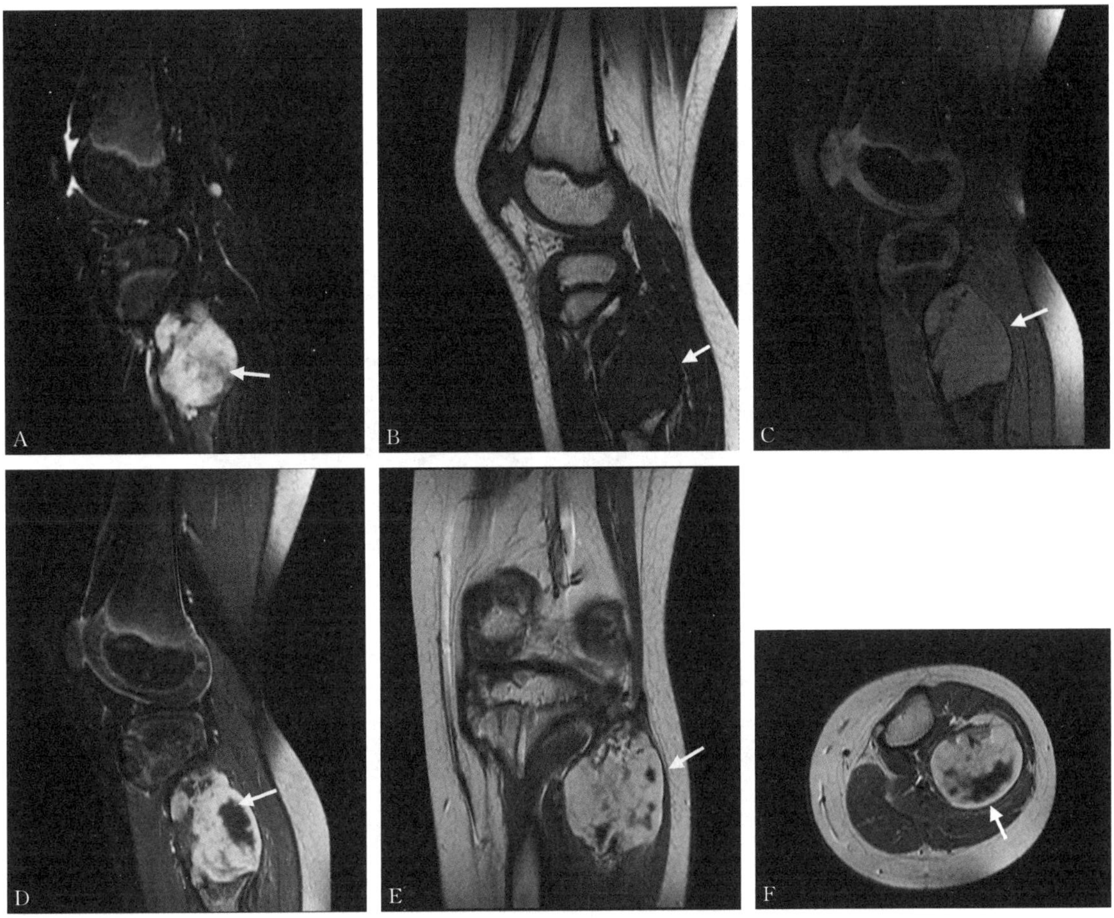

图 10-65 神经纤维瘤 MRI 表现

注：患者男，6 岁。左膝关节矢状位 $T_2$WI 脂肪抑制(A)、矢状位 $T_1$WI(B)、矢状位 $T_1$WI 脂肪抑制(C)、矢状位 $T_1$WI 脂肪抑制增强(D)、冠状位 $T_1$WI 脂肪抑制增强(E)及轴位 $T_1$WI 脂肪抑制增强(F)：示左腓骨近段骨质破坏伴软组织肿块(箭头)形成，呈 $T_1$WI 低信号，$T_2$WI 高信号，增强扫描后肿瘤不均匀明显强化。

血和坏死区域。镜下经典的 MPNST 是由梭形肿瘤细胞构成，似纤维肉瘤结构，瘤细胞成蛇形或"S"形，胞质较少，界限不清，核深染、形态肥硕，核仁不明显，细胞核弯曲呈波纹状、逗点状或不对称卵圆形。细胞可以排列成束状、片状、栅栏状和旋涡状，细胞丰富区和稀疏区交替性分布，局部可见地图样坏死。有时肿瘤血管丰富，可形成血管外皮瘤的结构征象。免疫组化标记对 MPNST 的诊断至关重要，在神经鞘瘤及神经纤维瘤中，通常免疫标志物 S-100 阳性，而在 MPNST 中小于 50%的病例免疫标志物 S-100 阳性。另外，大多数 MPNST 为 TP53 阳性 p16INK4a 阴性。这些标志物也是诊断恶性肿瘤的重要参考依据。

(3) 临床表现

MPNST 通常见于 20～50 岁的患者中，也可能在儿童中出现，没有明显的性别差异。MPNST 最常见于四肢，其次是躯干和头颈部区域，主要沿主神经根发生，坐骨神经受累最多。临床上通常表现为无痛或疼痛性巨大肿块，发生于四肢的肿瘤常常伴有疼痛并渐进性增大；发生于椎体部分的肿瘤，累及神经时，患者可能会出现神经性症状，如感觉异常、运动无力、神经根疼痛或肢体麻木等。MPNST 恶性度高，如向横纹肌分化则称为恶性蝾螈瘤(malignant triton tumor，MTT)。MTT 占 MPNST 的 5%，比传统的 MPNST 预后更差。MPNST 的治疗是完全手术切除，局部复发和远处转移常见。预后一般，5 年生存率介于 15%～30%之间。病变最大径超过 5 cm 和有 NF-1 的患者预后较差。

(4) MRI 表现

MPNST 的信号在 MRI 上无明显特异性，大部分肿块在 $T_1$WI 上呈等或低信号，$T_2$WI 上呈等或稍高或混杂高信号，增强扫描后可见环形或斑片索条状不均匀明显强化(图 10-66)。尽管恶性神经肿瘤更常见的是信号明显的不均匀、边缘浸润和不规则骨破坏，但 MRI 不能可靠地区分良、

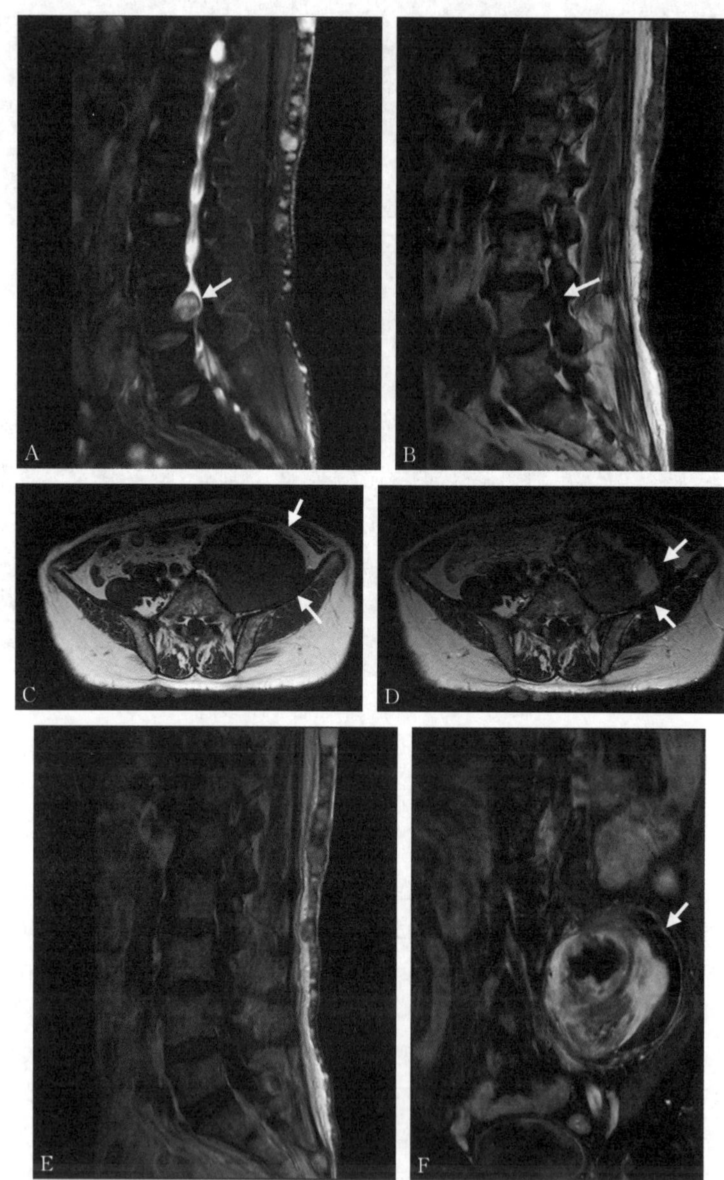

图 10-66　恶性外周神经鞘瘤 MRI 表现

注：患者男，72 岁。腰椎矢状位 $T_2$WI 脂肪抑制(A)、矢状位 $T_1$WI(B)、轴位 $T_1$WI(C)、轴位 $T_1$WI 脂肪抑制增强(D)、矢状位 $T_1$WI 脂肪抑制增强(E)及冠状位 $T_1$WI 脂肪抑制增强(F)：示盆腔内类圆形肿块(箭头)，边缘光滑，$T_1$WI 上呈低信号，增强扫描后可见环形或斑片索条状不均匀明显强化。第 4 腰椎神经根走行区见沿神经干走形生长的不规则肿块，边界不清，呈 $T_1$WI 低信号，$T_2$WI 脂肪抑制高信号，增强后病灶内见斑片状不均匀强化；腰背部皮下多发结节样异常信号灶，呈 $T_1$WI 低信号，$T_2$WI 脂肪抑制高信号。

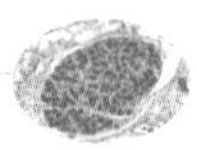

恶性神经鞘肿瘤。但是 MPNST 具有侵袭性的生物学行为，一些特征影像学特征对于 MPNST 的鉴别诊断是有用的，如肿瘤本身尚未突破包膜时多呈圆形或类圆形，且边缘光滑，突破包膜者呈浸润生长且边界不清；肿瘤大（直径＞5 cm）、形态多不规则，常有毛刺，且常导致周围软组织受压，瘤周大范围水肿；邻近骨质可见破坏和周围有非囊性强化或显著的不均匀强化等。除了可能来自大神经外，没有特殊的放射学特征可将 MPNST 与其他高级别肉瘤区分开。

（5）诊断要点

MRI 上发现沿神经干走形生长的不规则肿块，边界不清，常有毛刺及棘状突起改变，瘤内有实性结节、斑片索条状不均匀明显强化，伴邻近周围结构受侵犯，需要考虑本病的可能。

（6）鉴别诊断

本病需要与良性外周神经鞘瘤和纤维肉瘤、尤因肉瘤、滑膜肉瘤等恶性肿瘤鉴别。

## 10.24　未确定分化的肿瘤

2020 版 WHO 软组织肿瘤分类中未确定分化的肿瘤类别下包含了 6 种良性、2 种局部有侵袭性的中间型、6 种罕见转移的中间型和 17 种恶性肿瘤，在软组织肿瘤分类中是仅次于成纤维细胞/肌成纤维细胞性肿瘤类别的分类多且杂的一个类别。在本节中仅介绍几种最常见或具有典型影像学表现的肿瘤类型。

### 10.24.1　肌内黏液瘤

（1）概述

黏液瘤（myxoma）是一种良性软组织肿瘤，以少量的梭形肿瘤细胞散在分布于无血管但黏液丰富的基质为特征。按照其病理类型不同，可以分为皮肤神经鞘黏液瘤、肢端纤维黏液瘤、肌内黏液瘤（intramuscular myxoma，IM）、关节旁黏液瘤（juxta-articular myxoma）和深部（“侵袭性”）血管黏液瘤。关节旁黏液瘤是一种罕见的良性软组织肿瘤，通常发生在大关节（尤其是膝关节）附近。而 IM 是最为常见（约占 82%）的黏液瘤。所以本节仅介绍 IM。IM 通常是单发性病变。IM 伴有邻近骨组织纤维结构不良者，称为 Mazabraud 综合征。

（2）病理

肿瘤的表面呈凝胶状，小叶状。它们的最大长度可达 20 cm；但是，大多数肿瘤的最大径在 5～10 cm 之间。较大的通常是细胞性黏液瘤。尽管肌内黏液瘤似乎边界清楚，但仔细检查通常会发现边界与肿瘤周围骨骼肌融合的边界不清。可能存在充满液体的囊性空间。

肌内黏液瘤由均匀、细胞学上温和的梭状和星状细胞组成，嗜酸性细胞质逐渐变细，细胞核小；细胞被大量胞外黏液样基质隔开，其中毛细血管非常稀疏。该基质由糖胺聚糖组成，与低度黏液性原纤维肉瘤相当。基质可能被空泡化，并可能显示出囊性变化。肿瘤和周围骨骼肌界面的切片经常显示出在肌纤维之间或单个骨骼肌细胞周围的浸润，这可能是萎缩的。在许多 IM 中存在细胞增多的区域，它们可占据肿瘤的 10%～90%。这些区域的特征是细胞数量的增加，胶原纤维和血管的数量增加；如果这种模式占优势，则称“细胞性黏液瘤”，即使在大多数细胞区域也没有线粒体、多态性、高色度或坏死。这些高细胞区域的血管是毛细血管大小的，但偶尔也有壁厚且血管平滑肌的厚壁血管。

瘤细胞核无异型性，基质内含大量透明质酸，而细胞和血管成分较少。部分瘤内可有细胞丰富区，该区域可占肿瘤的 10%～80%，同时可伴有血管及胶原纤维增多，但即使细胞最密集的区域也无活跃的核分裂象或核坏死现象。

（3）临床表现

50～70 岁的成年人中最常见，年轻人和儿童中少见，女性患者中更为多见。病变好发于四肢，最常见于大腿，其他常见位置包括肩关节、臀部和上臂的肌肉内。临床上多表现为单发、缓慢增大的无痛性肿块，与肌束走行方向一致，多数患者为偶然发现，少数可伴有疼痛或压痛。手术切除后预后好，很少复发。

（4）MRI 表现

典型的 IM 呈圆形或椭圆形，边界清晰，$T_1$WI

呈低信号，$T_2$WI 以明显高信号为主。这种信号特点是由于瘤内含有大量黏液成分所致(图 10-67)。大部分病灶周围可见完整或不完整的假包膜。包膜不完整者，瘤内的黏液物质可侵入邻近肌肉组织。病灶长期存在会导致周围软组织水肿、脂肪沉积及肌肉萎缩，在 MRI 上表现为片状水肿长 $T_2$ 高信号影(瘤周水肿带)和灶周环状脂肪信号(瘤周脂肪环)。瘤周脂肪环和瘤周水肿带这两个征象是 IM 的特征性表现。增强扫描后呈轻度或显著不均匀强化。

(5) 诊断要点

成年人四肢肌内见与肌束走行方向一致软组

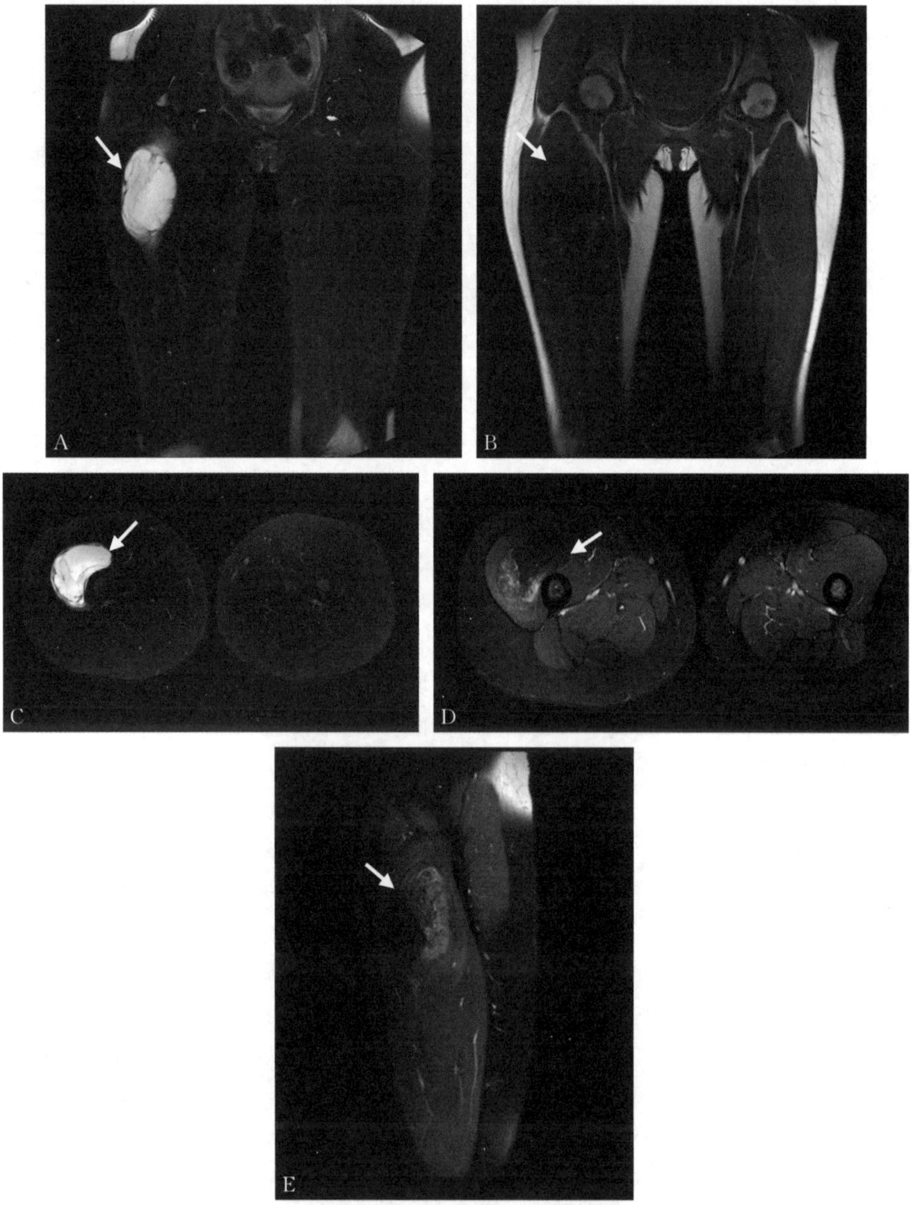

图 10-67　肌内黏液瘤 MRI 表现

注：患者女，17 岁。右股骨冠状位 $T_2$WI 脂肪抑制(A)、冠状位 $T_1$WI(B)、轴位 $T_2$WI 脂肪抑制(C)、轴位 $T_1$WI 脂肪抑制增强(D)及矢状位 $T_1$WI 脂肪抑制增强(E)：示右侧股外侧肌内椭圆形肿块(箭头)，边界清晰，可见完整假包膜，$T_1$WI 呈低信号，$T_2$WI 明显高信号，肿块内信号不均匀，见分隔影，增强后显著不均匀强化。

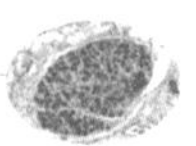

织肿块，MRI 上主要表现为 $T_1$WI 低信号，$T_2$WI 高信号，相应肌肉萎缩，周围软组织水肿及有脂肪沉积，即 MRI 上有瘤周脂肪环和瘤周水肿带等特征性表现时，需考虑 IM。

（6）鉴别诊断

IM 应与含水或黏液成分较高的病变鉴别：

1）滑膜或腱鞘囊肿：绝大多数滑膜或腱鞘囊肿常发生于腘窝、手腕、足背等关节附近，结合囊肿的好发部位，一般诊断不难。

2）黏液性脂肪肉瘤：好发于肌间，病灶内常可见少量的脂肪组织，分化差者一般恶性程度较高，形态不规则，常伴出血、坏死和囊变，增强扫描明显不均匀强化。

3）黏液性纤维肉瘤：好发于老年人，约 2/3 的患者发生在皮下，而位于深部软组织者信号极不均匀，常合并出血、坏死及明显强化的实性结节区域。

### 10.24.2 滑膜肉瘤

（1）概述

滑膜肉瘤（synovial sarcoma，SS）是一种罕见但高度恶性的、具有不同程度上皮分化的间叶组织肿瘤，绝大部分滑膜肉瘤具有特定的 t(X；18)(p11；q11)染色体易位，可形成 *SS18-SSX* 融合基因。瘤组织可有双相或单相分化的特征。依据滑膜肉瘤的组成及分化程度不同，可分为双相型、单相上皮型、梭形细胞型和低分化型 4 种亚型，其中单相上皮型最常见。SS 并非来源于滑膜细胞，而是由多功能干细胞分化为间充质和/或上皮结构的恶性肿瘤，约占原发软组织恶性肿瘤的 10%。

（2）病理

大体病理肿瘤多为结节状或不规则形，切面一般呈灰黄色或灰白色外观，质软或中等硬度，可伴有出血、坏死组织、钙化灶及囊变区。部分肿瘤内可见分隔样改变，这种分隔是多个瘤结节间残存或增生的纤维组织，或为瘤内出血、坏死及囊变区压迫肿瘤实质而形成的假包膜样组织。

镜下：双相型 SS 具有典型的双向分化特征，混有腺样上皮性肿瘤细胞和梭形瘤细胞两种成分。上皮样细胞大小一致，胞质丰富、嗜酸性，核椭圆，形成腺样腔隙，或呈实性条索、巢状、簇状，与梭形瘤细胞有移行。有腺样结构的病例，腺腔内可观察到嗜伊红的分泌样物。单相上皮型 SS 仅由占绝对优势的成纤维细胞或腺样结构的上皮样细胞构成，缺乏梭形细胞成分。梭形细胞型 SS 可见梭形细胞部分密集，部分稀疏，形成片状或束状结构，局部可见鱼骨样或栅栏状排列；细胞一致性，胞质少，细胞界限不清，核椭圆、染色浅，核仁不明显，细胞密度高看似堆积在一起的细胞核。肿瘤间质血管丰富，胶原纤维较少，可观察到血管周细胞瘤样结构。低分化型 SS 又可分为 3 种亚型，分别由分化差的小圆形细胞、大圆形细胞和胖梭形细胞构成。但若病变无双相表现，滑膜肉瘤很难确诊。

超过 95% 的滑膜肉瘤存在 t(X；18)(p11；q11)染色体易位产生 *SS18-SSX* 融合基因，包括常见的 *SS18-SSX1* 和 *SS18-SSX2* 及少见的 *SS18-SSX4*。

（3）临床表现

SS 可发生在任何年龄，发病高峰为 15～40 岁的青壮年，并且患病率在男女之间无明显差异。可发生于全身各部位，多见于四肢关节旁（约占 70%），尤其是下肢大关节周围，与肌腱、关节囊及滑囊有关；少数发生于头颈部、腹膜后、纵隔、腹腔及脊柱等，临床症状常因受累的部位不同而异。通常表现为缓慢生长，可伴有疼痛的肿块；由于起病隐匿，诊断时间往往会延误。发病部位不同，诊断时的肿瘤大小差异较大。初诊时大多数直径为 5 cm 或以上，但外周病灶通常较小，常导致诊断中与良性病变混淆。手术切除是主要的治疗手段，术后 5 年生存率为 56%～76%，长期随访 50%～70% 可发生肺或局部淋巴结转移。

（4）MRI 表现

肿瘤在 $T_1$WI 上信号强度与肌肉相似，但由于病灶内出血，常可见片状高信号；$T_2$WI 上通常表现为高信号（图 10-68），若是病灶较大，信号可明显不均匀，并有所谓的“三重信号”征，即低、中、高信号混合存在，高信号类似于液体信号，中等信号等于或高于脂肪信号，低信号与纤维组织近似，这与病灶内易发生囊变、不同时期出血及纤

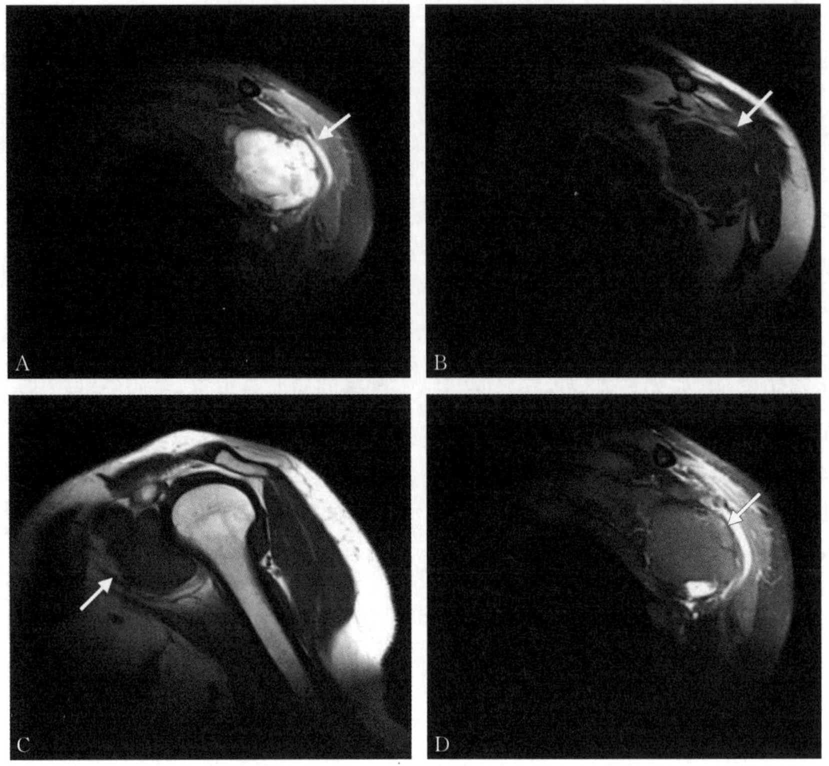

图 10－68　滑膜肉瘤 MRI 表现

注：患者女，35 岁。左肩关节冠状位 $T_2$WI 脂肪抑制(A)、冠状位 $T_1$WI(B)、轴位 $T_2$WI 脂肪抑制(C)、矢状位 $T_1$WI 脂肪抑制增强(D)：示左肱骨头前方占位(箭头)，$T_1$WI 上信号强度与肌肉相似，$T_2$WI 上高信号，内见多发纤维间隔。

维间隔混合存在有关。“三重信号”征为滑膜肉瘤的重要诊断依据。瘤内出血可见液-液平面。注入对比剂后，小病灶呈早期明显强化，大病灶则多表现为明显不均匀强化。

（5）诊断要点

青壮年患者在下肢大关节周围见分叶状肿块，肿瘤可出现钙化、囊变及出血，$T_2$WI 上表现为特征性的“三重信号”征，增强后明显不均匀强化时，应首先考虑 SS 的可能。

（6）鉴别诊断

1）横纹肌肉瘤：好发于儿童、青少年，多见于头颈部或泌尿生殖道，对邻近软组织结构或周围骨质有侵犯，增强后不均匀强化。

2）未分化多形性肉瘤：好发中老年男性患者，呈侵袭性生长，钙化少见，囊变、坏死较明显，增强扫描后呈轻-中度不均匀强化。

3）侵袭性纤维瘤：好发于中年人，多见于大腿，MRI 上信号较均匀，$T_1$WI、$T_2$WI 上均呈稍低信号；增强时呈渐进性轻度强化。

（姚伟武　丁德芳　星　月）

## 主要参考文献

[1] 丁建，侯照成，姚建. 滑膜肉瘤 MRI 特征性分析[J]. 医学影像学杂志，2019，29(7)：1206－1208.

[2] 丁晓毅，杜联军，陆勇，等. 骨原发性非霍奇金淋巴瘤的影像学表现特点[J]. 中国临床医学影像杂志，2005，16(8)：448－452.

[3] 冯晓源. 现代医学影像学[M]. 上海：复旦大学出版社，2016：1688－1741.

[4] 蒋巧玲，郭会利，李培岭，等. 奇异性骨旁骨软骨瘤样增生的影像学诊断及鉴别诊断[J]. 实用放射学杂志，2017，33(5)：800－802.

[5] 蒋智铭. 骨关节病理学图谱[M]. 北京：北京人民军医出版社，2008：1－309.

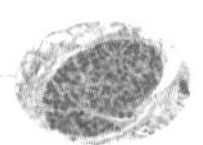

[6] 乐洪波，张慧红，吴先衡，等. 肌内黏液瘤的 MRI 表现及病理对照分析[J]. 中华放射学杂志，2016，50(1)：64－67.

[7] 刘斯润，蔡香然，邱麟. 新版(2020)WHO 骨肿瘤分类解读[J]. 磁共振成像，2020，11(12)：1086－1091.

[8] 刘新新，马晓文. 长骨良性纤维组织细胞瘤影像学征象分析(附 18 例)[J]. 现代肿瘤医学，2019，27(9)：156－159.

[9] 陆虹宇，林华，刘颖，等. 良性脊索细胞瘤影像探讨及文献回顾[J]. 中国医学计算机成像杂志，2019，3(3)：275－279.

[10] 马慧静，邵剑波，王永姣，等. 婴儿型纤维肉瘤的 MRI 影像表现及误诊分析[J]. 放射学实践，2018，33(10)：91－94.

[11] 马建兵，俞方荣，吴凡，等. 腰椎管硬膜外血管脂肪瘤的 CT 与 MRI 表现[J]. 中国医学影像学杂志，2015，23(6)：4.

[12] 毛荣军，杨克非，郭莉，等. 软组织软骨瘤临床病理学特征分析[J]. 中华肿瘤防治杂志，2012，19(7)：532－537.

[13] 索方方，介瑞. 长骨未分化高级别多形性肉瘤的影像表现[J]. 实用医学影像杂志，2017，18(2)：117－119.

[14] 唐浩，胡桂周，邹丹凤，等. 四肢原发性血管源性恶性肿瘤的影像学表现[J]. 放射学实践，2014，29(9)：1079－1083.

[15] 王乾，任翠萍，王姗，等. 恶性外周神经鞘膜瘤的 MRI 征象[J]. 中国临床医学影像杂志，2018.

[16] 王帅. 小儿腹盆部横纹肌肉瘤的 CT，MRI 表现[J]. 影像研究与医学应用，2020，4(12)：44－45.

[17] 谢荣倩，马鼎，金开元. 软组织滑膜肉瘤的 CT、MRI 表现[J]. 中国中西医结合影像学杂志，2019，17(3)：303－305.

[18] 徐琼，李清海，吴瑾秀. 颅骨海绵状血管瘤的 CT 与 MRI 表现[J]. 临床医学，2016，36(10)：5－7.

[19] 杨献峰，江波，朱斌，等. MRI 对侵袭性纤维瘤病的诊断价值[J]. 医学影像学杂志，2008，18(2)：147－150.

[20] 姚宇斌，赵妍，李仰康，等. 成人型纤维肉瘤的 MRI 征象分析[J]. 影像研究与医学应用，2018，2(14)：79－81.

[21] 张慧红，乐洪波，吴先衡，等. 黏液样软组织肿瘤的 CT 和 MRI 表现特征[J]. 中华放射学杂志，2015，49(12).

[22] 张立华，袁慧书. 脊柱恶性血管源性肿瘤的影像表现及鉴别诊断[J]. 放射学实践，2015，30(4)：373－377.

[23] 张宁，陈琪，郭灵红，等. 骨促结缔组织增生性纤维瘤的影像学分析[J]. 实用放射学杂志，2018，34(7)：1138－1140.

[24] BENHAYOUNE K, FATEMI H E, FETTACH H E, et al. Soft tissue chondroma: two cases report and literature review [J]. Case Rep Clin Med, 2014, 3(12): 644－649.

[25] BERQUIST T H. MRI of the musculoskeletal system [M]. 6th ed. Philadelphia: Lippincott Williams & Wilkins, 2013: 870－995.

[26] CAERS J, PAIVA B, ZAMAGNI E, et al. Diagnosis, treatment, and response assessment in solitary plasmacytoma: updated recommendations from a European Expert Panel [J]. J Hematol Oncol, 2018, 11(1): 10.

[27] CERONI D, DAYER R, COULON G D, et al. Benign fibrous histiocytoma of bone in a paediatric population: a report of 6 cases [J]. Musculoskelet Surg, 2011, 95(2): 107－114.

[28] DACAMBRA M P, GUPTA S K, FERRI-DE-BARROS F. Subungual exostosis of the toes: a systematic review [J]. Clin Orthop Relat Res, 2014, 472(4): 1251－1259.

[29] DIMOPOULOS M A, MOULOPOULOS A, DELASALLE K, et al. Solitary plasmacytoma of bone and asymptomatic multiple myeloma. [J]. Blood, 2000, 96(2): 2037－2044.

[30] DREVELEGAS A, PILAVAKI M CHOURMOUZI D. Lipomatous tumors of soft tissue: MR appearance with histological correlation [J]. Eur J Radiol, 2004, 50(3): 257－267.

[31] EVISON G, PRICE C H G. Subungual exostosis [J]. Br J Radiol, 2014, 39(462): 451－455.

[32] FILOTICO M, ALTAVILLA A, CARLUCCIO S. Histogenetic and taxonomic considerations on a case of post-traumatic bizarre parosteal osteochondromatous proliferation (BPOP) [J]. Pathologica, 2011, 103(5): 299－303.

[33] FINSINGER P, GRAMMATICO S, CHISINI M, et al. Clinical features and prognostic factors in solitary plasmacytoma [J]. Br J Haematol, 2016, 172(4): 554－560.

[34] FLETCHER C D M, BRIDGE J A. WHO

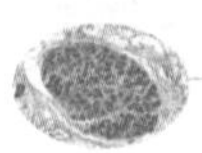



classification of tumours of soft tissue and bone [M]. 4th ed. Lyon: IARC Press, 2013:1-466.

[35] GARG A, GUPTA V, GAIKWAD S, et al. Spinal angiolipoma: report of three cases and review of MRI features [J]. Australas Radiol, 2015,46(1):84-90.

[36] GOLDEN T, SIORDIA J A. Osteochondromyxoma: review of a rare carney complex criterion [J]. J Bone Oncology, 2016,5(4):194-197.

[37] KANG H S, HONG S H, CHOI J Y. Oncologic imaging: soft tissue tumors [M]. Springer, 2017:1-382.

[38] KANG H S, MOAHN J. Oncologic imaging: bone tumors [M]. Springer, 2017:1-379.

[39] SCHENKER K, BLUMER S, JARAMILLO D, et al. Epithelioid hemangioma of bone: radiologic and magnetic resonance imaging characteristics with histopathological correlation[J]. Pediatr Radiol, 2017, 47(12):1631-1637.

[40] MERIWETHER F T. Bizarre parosteal osteochondromatous proliferation (Nora's lesion) affecting the distal end of the ulna: a case report [J]. Bmc Musculoskelet Disord, 2016,17(1):130.

[41] NAGANO A, OHNO T, NISHIMOTO Y, et al. Lipoblastoma mimicking myxoid liposarcoma: a clinical report and literature review [J]. Tohoku J Exp Med, 2011,223(1):75-78.

[42] NEDOPIL A, RAAB P, RUDERT M. Desmoplastic fibroma: a case report with three years of clinical and radiographic observation and review of the literature [J]. Open Orthop J, 2013,8:40-46.

[43] OKUBO T, SAITO T, TAKAGI T, et al. Desmoplastic fibroma of the scapula with fluorodeoxyglucose uptake on positron emission tomography: a case report and literature review. [J]. Int J Clin Exp Pathol, 2013, 6(10):2230-2236.

[44] YAGI S, ZHENG R, NISHIYAMA S, et al. Osteolytic primary bone lymphoma in the multiple bones[J]. J Med Invest, 2019,66(3.4):347-350.

[45] PUOPOLO A, NEWMARCH W, CASSERLY B. Deep benign fibrous histiocytoma of the anterior mediastinum mimicking malignancy [J]. Lung, 2017,195(2): 1-4.

[46] ROMEO V, MAUREA S, MAINENTI P P, et al. Correlative imaging of cystic lymphangiomas: ultrasound, CT and MRI comparison [J]. Acta Radiologica Open, 2015,4(5):2047981614564911.

[47] The WHO classification of tumours editorial board. WHO classification of tumours soft tissue and bone tumours [M]. 5th ed. Lyon: IARC Press, 2020:1-527.

[48] UNNI K K, INWARDS C Y, BRIDGE J A, et al. AFIP Atlas of tumor pathology. Tumors of the bones and joints [M]. 4th series. Washington D. C. :AFIP, 2005.

[49] VAHLENSIECK M, REISER M. MRI of the musculoskeletal system [M]. 2th ed. : Thieme, 2015:516-573.

# 肌肉及其他



## 11.1 肌肉成像概述

近年来,关于骨骼肌的 MRI,有关其解剖结构、生理变化和病理改变一直是深入研究的重点。MRI 在肌肉生理学和解剖学方面提供了非创伤性的检查方法。

### 11.1.1 成像技术

(1) MRI

四肢肌肉的MRI最好选择横断面成像，下肢最好选择包含双腿的观察野，通过比较双下肢可以获得更有价值的诊断信息，例如病理异常的对称分布关系。对于局限在单侧肢体的局限性病变，可以使用适合关节的较小线圈(例如柔性相控阵线圈)来实现其高分辨率。

MRI检测到的病理异常包括肌肉大小或形状的变化(萎缩、肥大或假性肥大)和信号强度的变化。观察到的信号强度变化基本上反映了以下3种病理改变：脂肪浸润，肌肉萎缩，肌肉水肿。

MRI检查方案应始终包括以下序列：① $T_1$ 加权成像($T_1WI$)自旋回波(SE)序列或快速自旋回波(FSE)序列，以评估脂肪分布并确定慢性肌病中的肌肉萎缩。② $T_2$ 加权成像($T_2WI$)和/或脂肪抑制序列，例如短时反转恢复(STIR)序列，用于检测运动后或与肿瘤和液化过程相关的肌肉水肿，表现为区域性信号强度增高。STIR序列优于所有其他技术，可检测水肿的变化，因为它可在 $T_1$ 和 $T_2$ 时间较长且信号强度较高的情况下更好地观察肌肉组织。抑制脂肪也有助于区分脂肪与血液。由于脂肪和血液在 $T_1WI$ 和/或 $T_2WI$ 上均显示出高信号强度，可能无法进行区分。因此，常规的肌肉成像应包括STIR和 $T_1WI$ 序列。用于诊断各种形式肌炎的MRI检查应包括弥散加权成像(DWI)序列和血氧水平依赖(BOLD)成像。冠状面和矢状面图像常常会添加到扫描序列中，以获得更清晰的诊断信息。

(2) 磁共振波谱

磁共振波谱(MRS)是一种无创影像检查方法，能够监测肌细胞代谢产物的体内浓度。$^{31}P$-MRS可以检测到 $^{31}P$ 核而不是氢核的共振信号，它能够显示参与肌肉能量代谢的含磷酸盐的代谢产物。尽管MRS能够监测运动过程中发生的代谢变化，但由于其实现方式和所需设备的硬件要求复杂，因此在临床中并未常规使用。另一个方面是由于肌肉纤维类型和能量途径决定了肌肉表现出的生理反应模式的复杂变化，导致数据解读困难。所以尽管迄今为止进行的许多研究都证明了该方法的敏感性，但仍不能通过MRS诊断某种特定代谢紊乱疾病。

### 11.1.2 肌肉MRI解剖

(1) 正常肌肉解剖结构及MRI表现

不同肌肉的肌腱因其功能不同，形状各异。肌腱多位于肌肉深部，也有延伸超出肌肉部分。筋膜是位于肌肉边缘部的纤维组织，是肌肉的鞘膜，也是肌腱最容易断裂的部分，以及肌肉撕裂时液体易聚集的部位。正常肌肉组织的信号为介于骨皮质与皮下脂肪之间的中等强度信号，即软组织信号，肌肉内可以看到线状、分支状、羽毛状的脂肪信号。

皮下脂肪、肌间隔内的脂肪组织及髓腔均表现为高信号。正常肌肉双侧对称，运动员优势一侧发达，通常表现为外缘光滑，中央稍突起，但不肿胀(图11-1～11-4)。

按传统解剖分法，小腿可分4个筋膜室：前筋膜室、外侧筋膜室、后浅筋膜室、后深筋膜室。前筋膜室内包含胫骨前肌、趾长伸肌、踇长伸肌、第三腓骨肌、腓深神经以及胫前动脉和静脉。外侧筋膜室内包含腓骨长肌、腓骨短肌、腓浅血管和腓浅神经等。后浅筋膜室内包含腓肠肌、比目鱼肌、腓肠神经。后深筋膜室内包含趾长屈肌、胫骨后肌、腘肌、胫后动脉和静脉、胫神经(图11-5、11-6)。

(2) 肌肉纤维类型及其MRI

横纹肌具有两种不同的纤维类型：Ⅰ型纤维富含线粒体；Ⅱ型纤维的线粒体相对较少。

Ⅰ型纤维旨在较长的时间内缓慢收缩。它们从脂肪酸的聚集中获得大部分能量，并且由于细胞器数目众多，因而被认为具有相对高的含水量。因此在MRI上，具有大多数Ⅰ型纤维的肌肉组织在 $T_2WI$ 上表现出相对高的信号强度。

Ⅱ型纤维主要用于快速、短而强的收缩。由于细胞器数量少，相对含水量也较少。因而在MRI上，相对Ⅰ型纤维，其在 $T_2WI$ 上的信号强度较低。

(3) 正常肌肉MRI

不同肌肉纤维类型在MRI上呈现的差异在动物中是非常明显的。在人类，由于不同纤维类

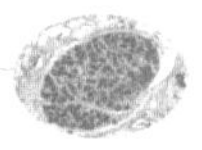

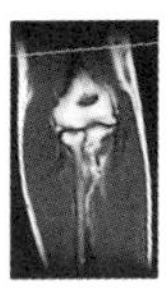

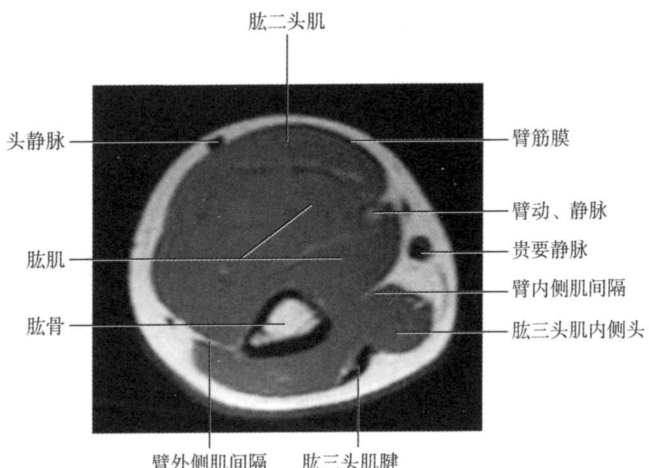


图 11-1 上臂下段横断面正常 MRI 解剖

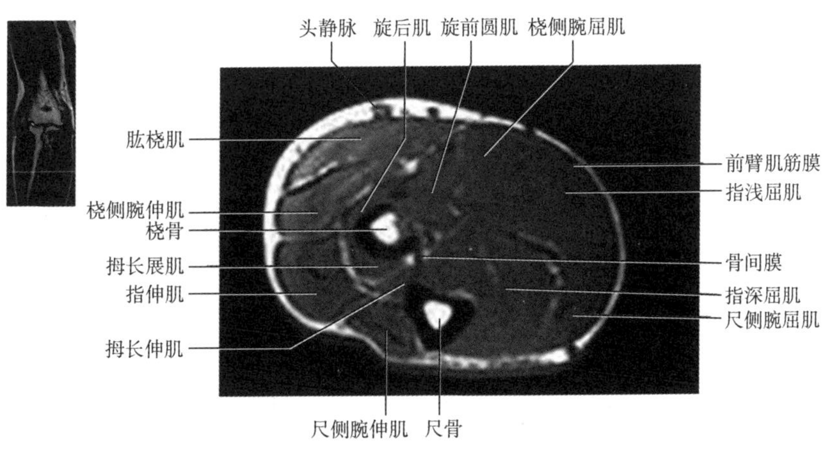


图 11-2 前臂中上段横断面正常 MRI 解剖

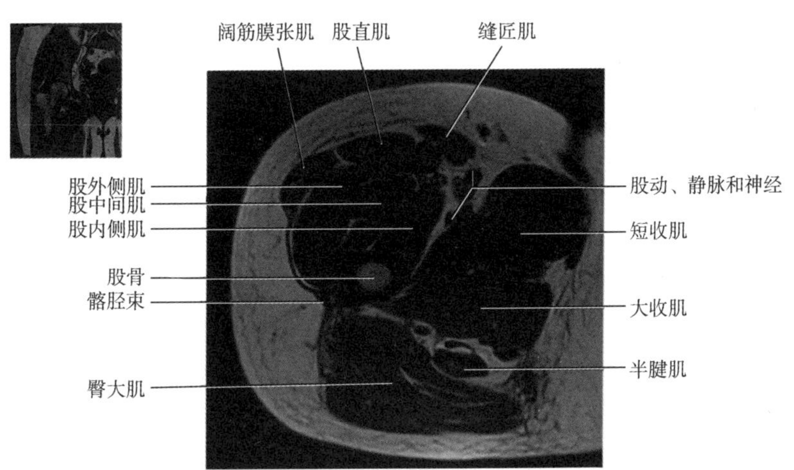


图 11-3 大腿上段横断面正常 MRI 解剖

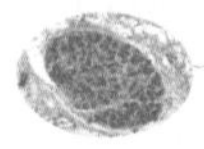

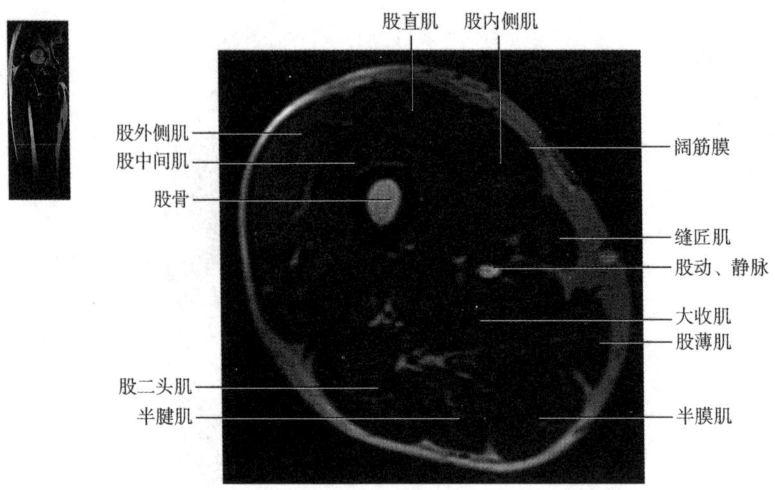


图 11-4　大腿中下段横断面正常 MRI 解剖

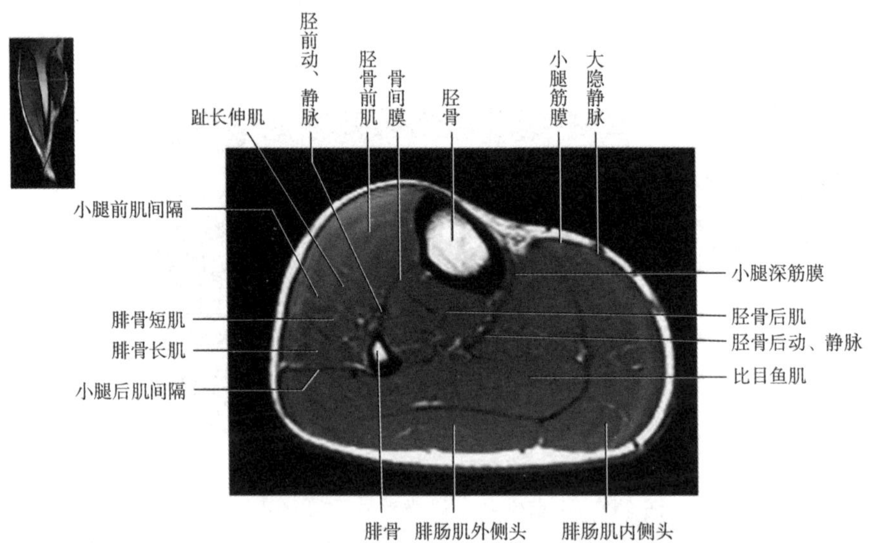


图 11-5　小腿上段横断面正常 MRI 解剖

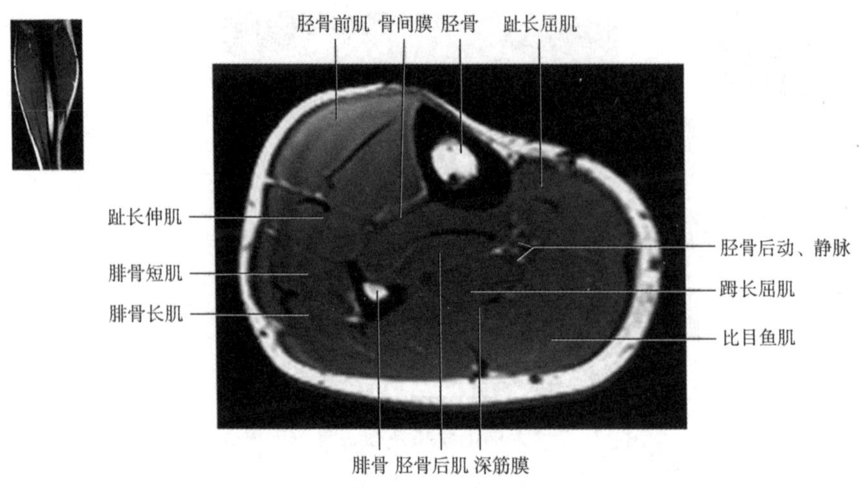


图 11-6　小腿中下段横断面正常 MRI 解剖

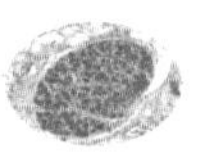

型混杂在一起，不同纤维组成的不同肌肉之间信号强度的差异是很难区分的。但是，不同的人，也可观察到截然不同的差异。高耐力运动员（如马拉松运动员）的某些肌肉具有较多的Ⅰ型纤维，而爆发力强的运动员（如短跑运动员）具有较多的Ⅱ型纤维。研究发现，人类的 MRI 弛豫时间与Ⅱ型纤维的比例之间存在显著的相关性。

正常肌肉在 $T_1WI$ 和 $T_2WI$ 上表现出相对较低的信号强度，而与主要的纤维类型无关。结缔组织间隔呈低信号。健康的肌肉在抑制脂肪的图像上具有较高的信号强度。

在健康的个体中，肌肉的生理活动会增加肌肉的灌注和细胞外自由水的含量，进而增加 $T_2WI$ 上的信号强度。信号强度的上升取决于肌肉活动的持续时间和性质，其范围为基线值的 20%～40%。在运动终止后的 45～60 min 时间内，信号强度恢复正常。这表现为信号强度的初始快速下降，可能是由于灌注减少，随后缓慢下降，这与细胞外水含量降低有关。

因此，鉴于上述生理现象，不应在参加体育活动后即对肌肉进行诊断性 MRI 检查，因为信号强度的生理变化可能会被误认为是病理性肌肉水肿。

（4）肌肉变异（发育异常）MRI

放射科医生应该熟悉一些与发育异常有关的肌肉变异，以便正确地解读 MRI 并避免错误。

1）发育不全：是指先天性肌肉缺乏。临床上表现为肌肉不对称，特别是在生长发育期间或从事体育活动时，通常被误认为肌肉萎缩。然而，MRI 易于区分脂肪萎缩（高信号肌肉残余）和先天性发育不全（无肌肉组织）。典型病例：胸大肌和/或胸小胸发育不全特殊类型——胸大肌胸骨发育不全并伴有其他异常，即波伦综合征（Poland syndrome）（图 11－7）。

2）发育不良：肌肉直径缩小，但肌肉的信号强度和脂肪含量正常。这只能在组织学上得到证实。

3）增生：肌肉直径增加，但肌肉内脂肪含量正常，这与肥大是不同的。

（5）肌肉异常的 MRI

肌肉异常在 MRI 上可以表现出某些特定的征象，这对于指导肌肉活检和监测治疗过程很重要，但是仅基于 MRI 表现，通常无法得出特定的诊断结果。一旦在 MRI 上确定了肌肉异常的某些征象，就需要确定该表现是否为：局灶、多灶或弥漫；近端和/或远端；对称或不对称；离心或向心分布。

1）肥大：肌肉大小的增加。例如，由于运动的增加导致肥大。肌肉直径增大，但在 MRI 上看不到信号强度的变化。肌间的结缔组织减少了，在 MRI 上几乎看不到肌间脂肪线。临床上可能会将成对肌肉的单侧肥大误认为是软组织肿瘤，导致不必要的活检，但 MRI 可以很容易作出正确的诊断。

2）萎缩：由于肌肉活动减少而导致肌肉细胞变小导致营养不良。肌肉直径减小，但在 MRI 上，肌肉仍然显示正常的信号强度。肌间结缔组织空间增大，被越来越多的脂肪充填，肌肉间显示为较多的高强度条纹区域，尤其是在 $T_1WI$ 上。

3）假性肥大：假性肥大可能与各种类型的肌

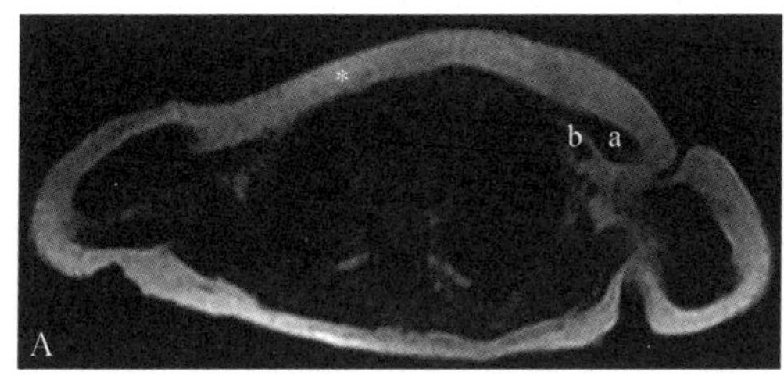


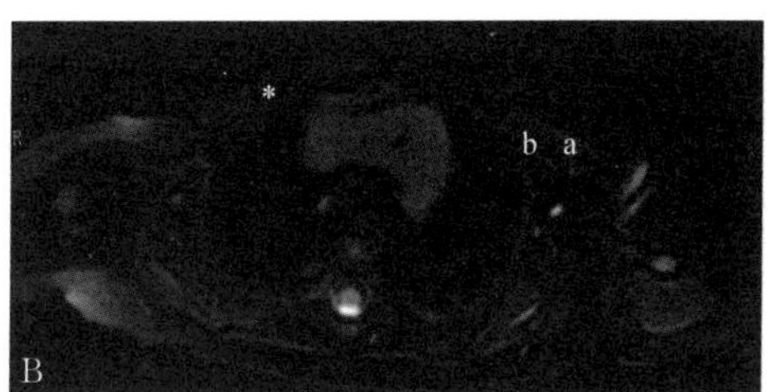


图 11－7 波伦综合征 MRI 表现

注：患者男，4 个月 3 天。横断面 $T_1WI$（A）、横断面 $T_2WI$ 脂肪抑制（B），示右侧胸壁软组织（＊）较左侧变薄，右侧胸大肌及胸小肌缺如。a 为胸大肌，b 为胸小肌。

营养不良有关。在这种情况下，肌间和肌内改变继发于肌肉细胞破坏后广泛的脂肪沉积，以致尽管肌肉量减少，肌肉横截面测量值仍会增加。MRI显示肌肉直径增大以及对应于肌肉内脂肪沉积的均匀增多，或多灶性斑片状高信号区域增多。假性肥大还可以由肌肉中的结缔组织重塑引起。

4）水肿：某些疾病会使细胞外间隙的积液增加，引起肌肉水肿，包括外伤、横纹肌溶解、肌内出血、肿瘤、多发性肌炎及其他类型的肌炎、去神经支配（早期）、辐射损伤等。

水肿引起 $T_2$WI 上，尤其是脂肪抑制序列上的信号增高。通常，在 $T_1$WI 上看不到信号强度的变化，或者只有离散的信号减低区域。肌肉体积正常或略有增加，具体取决于水肿程度。

5）坏死：广泛的肌肉损伤，最终可能导致坏死，例如继发于感染、损伤、局部缺血和横纹肌溶解。肌肉坏死通常表现为 $T_1$WI 上的信号降低（或信号强度无变化）和 $T_2$WI 上的信号强度增强。

谨防缺血性坏死被误认为脓肿、肿瘤或肌炎。单从信号模式或形态上很难判断是否为感染性坏死（脓肿）。可以静脉注入顺磁性对比剂，如果显示为显著的外周环形强化，强烈提示脓肿；通常在坏死区附近的周围肌肉中伴有大面积水肿。糖尿病患者有时会发生肌肉缺血性坏死，特别是那些患有1型糖尿病或控制不理想的2型糖尿病（糖尿病性肌肉梗死）的患者，肌肉梗死主要影响大腿肌肉。缺血愈合后，肌肉内可出现低信号的瘢痕形成。

6）纤维化：除了萎缩和坏死外，慢性或严重的肌肉损伤还可以导致肌肉纤维化。这与肌肉量减少和纤维结缔组织增加有关。例如，在先天性斜颈中会遇到这种相对罕见的瘢痕纤维化类型。受累肌肉的直径变小，在 $T_1$WI 和 $T_2$WI 上信号降低。

### 11.1.3 图像解读的陷阱

（1）浅层肌肉的信号变化

使用表面线圈或相控阵线圈会导致靠近线圈的浅层肌肉信号强度的增加，但无法通过通常使用的信号均衡算法进行校正。线圈不应直接与皮肤接触。线圈的精确定位特别重要，尤其对于光谱成像来说更加重要。

（2）反转恢复序列

对于STIR序列，层间距应为层厚的20%，否则可能会出现与断面相关的信号变化，因此不应将其误认为是肌肉信号强度的真正增加。由于血管在STIR序列上表现出特别高的信号，因此部分容积效应会引起离散的高信号区域，尤其是在冠状面和矢状面，不应将其误认为是病理改变。

（3）与去神经支配相关的误读

为了避免误解与失神经支配有关的影像表现，应该牢记，从原理上讲，在 $T_2$WI 上肌肉高信号是一种由多种疾病引起的非特异性信号。外伤后，肌肉挫伤和横纹肌溶解尤其要与急性失神经支配区分开。

与失神经支配不同，创伤后的变化常常伴随皮下水肿引起的信号变化，与任何特定神经的神经支配方式不符。由直接创伤引起的皮下水肿在几周后消失，然而，继发于失神经支配的信号强度的增加则与持续的神经损伤相一致。

此外，由于解剖的变异导致神经支配改变可能会影响对急性失神经支配的解释。另一个难题是，在特定神经支配区域内的所有肌肉都不会同时表现出在神经损伤过程中发生的信号变化，而某些肌肉群的变化仅在稍后的时间出现。据报道，尤其是对于手的尺侧肌肉，其中神经损伤首先导致尺侧蚓状肌信号增高，随后导致第一背侧骨间肌和小指展肌的信号增高。这种现象可能是有关的神经支配所导致的。

## 11.2 神经病变（神经营养性肌病）

Seddon将继发于创伤、慢性或急性压迫等对周围神经造成的损害，根据严重程度分为3型：Ⅰ型，神经性失弛症。神经活动不间断；表现为神经功能受损的临床体征，但肌电图上并未显示受影响肌肉的萎缩或神经支配潜力的减弱。Ⅱ型，轴突中断（部分中断）。轴突不连续，但神经鞘得以保留。临床体征包括持续数月的神经传导受损；肌电图显示受影响肌肉神经支配潜力受损。Ⅲ

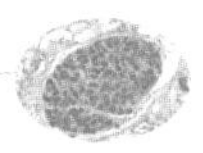

型，神经断裂。神经中断并完全切断神经纤维和神经鞘。临床症状显示持续的神经功能受损；肌电图显示受损肌肉神经支配的损伤。

在Ⅱ型和Ⅲ型神经病变中，MRI能够检测到受影响的肌肉变化。去神经作用会导致受影响病灶的肌原纤维相对收缩，并伴有细胞外间隙增宽。磁共振上表现为 $T_2$ 弛豫时间的延长。不可逆的失神经最终导致脂肪代偿性沉积，继而缩短了 $T_1$ 弛豫时间。

急性至亚急性去神经支配：表现为 $T_2$WI 上均一的高信号，但在 $T_1$WI 上未观察到信号强度的明显变化。STIR 序列显示出明显的高信号，对检测这些变化特别敏感。在动物实验研究中，在 24 h 后就检测到信号强度的变化，而在临床人体研究中，这些表现是在 4 d 后观察到的。异常信号的恢复需要 10 周左右的时间。

慢性去神经支配：可导致肌肉萎缩，伴有脂肪组织的代偿性增加，表现为 $T_1$WI 上信号增加，$T_2$WI 上信号稍增加。相比之下，在 STIR 序列上，具有脂肪沉积的区域显示为低信号。慢性进行性神经损伤可能由压迫、肿瘤等引起。

## 11.3 肌营养不良症

进行性肌营养不良症是一组与遗传性肌肉病变有关的疾病，包括进行性肌纤维变性以及脂肪和结缔组织的代偿性增生。已经表征了几种类型。在病因学方面，这些疾病被认为是由基因突变引起的蛋白质缺陷。

与肌营养不良有关的异常可以在 MRI 上识别，特别是在 $T_1$WI 上，最常见的原因是由于脂肪组织增生而使受影响的肌肉显示为多灶性或广泛性信号增高。最初，受累肌肉体积增加，可认为假性肥大。随着病情的发展，表现为肌肉萎缩。肌肉中的脂肪沉积（最初也包括肌肉水肿）在 $T_2$WI 上表现为信号强度增加的区域。肌肉脂肪沉积的范围与疾病的临床分期密切相关。

在肌营养不良症中，受累肌肉通常表现为对称的信号异常，主要取决于肌营养不良的类型以及疾病的持续时间。在 Duchenne 型肌营养不良症中，腓肠肌的变化常在早期发现。此外，臀大肌、大收肌、股四头肌和股二头肌显示出病理重塑过程的表现。在大腿的肌群，只显示轻微的变化，可见于肌薄肌、缝匠肌、股直肌和半腱肌。这些肌肉最初可能会出现代偿性肥大，显示为体积增大，但信号强度正常。在小腿肌群中，胫骨前肌、胫骨后肌及腓肠肌可能不被累及。在躯干肌肉中，腰大肌通常表现正常，而竖脊肌和髂腰肌却早期发现异常。在肌营养不良症中，脂肪沉积的程度与疾病的持续时间并没有很好的相关性，但与疾病的临床严重程度正相关。

## 11.4 炎性肌病

炎性肌病可由多种疾病引起，包括特发性肌炎（皮肌炎、多发性肌炎和包涵体肌炎）、自身免疫性肌炎、传染性肌炎（细菌性、病毒性、寄生虫性和霉菌性肌炎）、肉芽肿性肌炎、副肿瘤性肌炎、局灶性肌炎、肌炎伴血管炎。

多发性肌炎、皮肌炎和包涵体肌炎是最常见的疾病，属于特发性炎性肌病组。肌肉内的炎症过程导致细胞外水的增加，表现为肌肉水肿。在 MRI 上，这种水肿会产生信号强度的非特异性变化：在 $T_1$WI 上信号强度无变化或略有降低；在 $T_2$WI 上，尤其是脂肪抑制序列，信号增高。

慢性肌炎引起的损害导致受影响肌肉萎缩，并伴有脂肪组织代偿性增生。最新的报道示这种脂肪转化过程需要 1 年时间，MRI 显示为 $T_1$WI 和 $T_2$WI 上出现局灶性、线性或广泛的高信号。

通常，不可能从受影响的肌肉显示的信号模式中作出具体的诊断。然而，在计划活检时，可以使用 MRI 上检测到的信号分布模式，因为在 MRI 上，活动性炎症过程很容易与脂肪萎缩区分开。

### 11.4.1 皮肌炎、多发性肌炎和包涵体肌炎

（1）概述

多发性肌炎（polymyositis, PM）病因复杂，主要由自身免疫功能异常所致，其特点为弥漫性横纹肌炎症和纤维变性，常累及四肢近端骨骼肌，可伴发多脏器损害，其中伴有皮肤损害者为皮肌炎

(dermatomyositis, DM)。PM/DM 可发病于各年龄阶段。在一些严重的皮肌炎病例中，由于伴随水肿，可以在 $T_2$WI 上观察到肌肉外信号强度的变化。这种变化可以是肌肉周围的(晕征)和/或线性皮下分布。MRI 上观察到的信号强度变化与患者临床(肌肉无力)和实验室检查(血清肌酶的升高)是正相关的。但是，MRI 上发现的这些变化偶尔会在血清肌酶恢复正常后持续很长时间。

(2) 病理

PM/DM 是一种自身免疫功能异常介导的炎症性疾病，主要累及骨骼肌、皮肤。其特征主要表现为自身抗体和肌肉酶的高表达，骨骼肌炎症细胞大量浸润。骨骼肌的大量炎症细胞释放细胞因子和细胞毒性物质，引起肌肉损伤。

(3) 临床表现

PM/DM 多为亚急性或慢性起病，临床表现主要有进行性四肢近端肌无力，伴明显压痛，以及皮肤、消化道等相应器官系统受累表现。

(4) MRI 表现

1) 肌肉炎性水肿：病变肌群多数情况下 $T_1$WI 呈等信号，与健康肌肉组织难以区分；$T_2$WI 和 STIR 序列表现出明显高信号，多为两侧对称分布。炎性水肿常累及结缔组织，在 STIR 序列呈网格状高信号。

2) 肌肉脂肪浸润：$T_1$WI 可清晰显示肌纤维形态结构，用于观察脂肪浸润效果优于 $T_2$WI；因 $T_2$WI 信号强度与水肿相近，难以鉴别；STIR 序列成像清晰，表现为絮状高亮信号。

3) 肌筋膜炎：筋膜水肿增厚，$T_1$WI 呈低信号，$T_2$WI 和 STIR 序列呈弧线状高亮信号。

4) 肌肉萎缩：多见于慢性患者，病程较长者。病理改变为肌肉萎缩伴纤维化，$T_2$WI 和 STIR 序列表现为高亮信号，肌束轮廓、界限清晰。

(5) 诊断要点

PM/DM 是一组以肌无力、肌痛等为首发症状的横纹肌弥漫性非化脓性炎症疾病，可累及多个脏器，伴发肿瘤疾病或其他结缔组织疾病。MRI 多表现为肌肉炎性水肿和脂肪浸润。以下肢近端肌肉的对称性炎症为特点(图 11-8)。

(6) 鉴别诊断

1) 包涵体肌炎：好发于中年以上，男性多见。起病隐袭，进展缓慢。肌无力表现可累及近端和

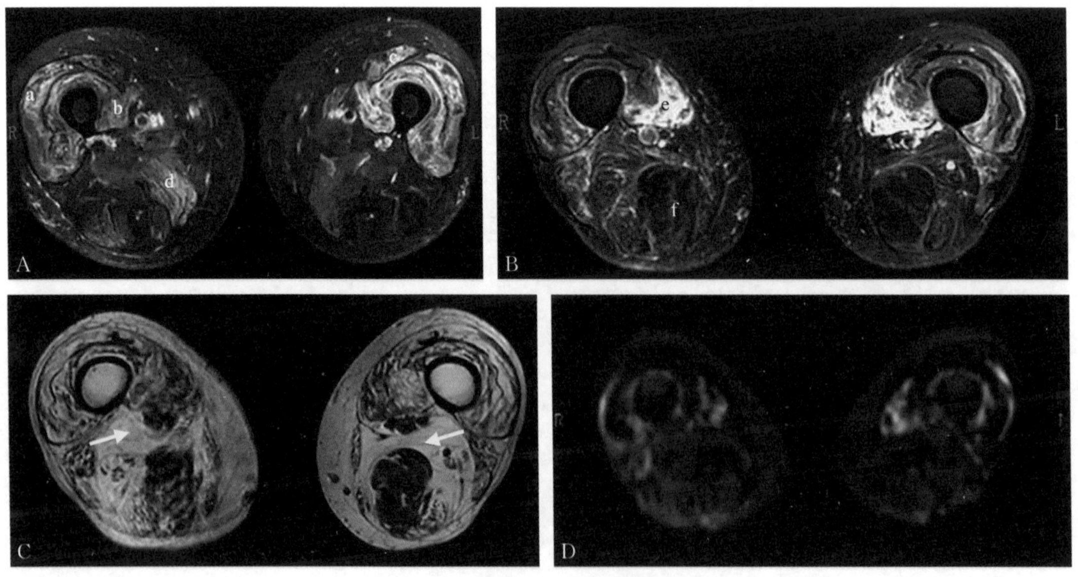


图 11-8 多发性肌炎、皮肌炎 MRI 表现

注：患者男，64 岁。双大腿多发肌肉对称性炎性水肿，皮下脂肪间隙模糊。A、B. 股骨水平横断面 STIR 序列示双侧对称分布多发肌肉高信号，肌肉轮廓、界限清晰；C. 横断面 $T_1$WI 示肌肉及肌间隙脂肪浸润(箭头)；D. DWI 示多发肌群线样、斑片状高信号。a 为股外侧肌；b 为股内侧肌；c 为股直肌；d 为大收肌；e 为股内侧肌；f 为半膜肌。

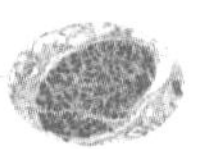

远端肌肉，无肌痛。常常表现为受累肌肉的不对称分布，可以延伸至大腿的前部肌群，以远端肌为主。少见肺部、关节累及。

2）病毒性肌炎：症状多较轻，自限性且可完全恢复。有流感、乙肝、柯萨奇、风疹病毒等感染。

### 11.4.2 病毒和细菌性肌炎

在病毒性肌炎中，受影响的肌肉群在 $T_2$WI 上表现为弥漫性高信号。在大多数情况下，仅累及一块肌肉。肌炎可能是系统性病毒感染（如流感）的伴随症状。

细菌性肌炎的信号改变也与炎症性水肿有关，增强扫描会显示强化表现。

### 11.4.3 其他肌病

（1）化脓性肌炎

化脓性肌炎伴有孤立性或多发性的肌肉内脓肿。这类感染主要见于免疫抑制患者，通常由金黄色葡萄球菌引起。肌酶水平可能正常。在 $T_1$WI 上显示为多囊性低信号，少数情况下显示为高信号环，囊内信号也高于正常肌肉的信号。目前尚不清楚是什么原因导致了这种高信号的出现，可能是由于顺磁性物质沿脓肿边缘聚集所致。周围的肌肉表现出正常的信号强度。在 $T_2$WI 上，脓肿表现为中心高信号，周围显示均匀稍高信号或等信号，增强后显示周围环形强化。

（2）结节病

肌肉结节病罕见，一般无症状。有症状的情况下，结节型和肌病型结节病是有区别的。结节型在 MRI 上典型表现为中心纤维化，在所有序列上显示为稍低信号，但在 STIR 序列中，其周围显示高信号环（"黑星"征）。而肌病型结节病显示为弥漫性、非特异性信号变化。

## 11.5 放化疗后的肌肉变化

### 11.5.1 放射治疗后的肌肉变化

MRI 可以显示由放疗引起的肌肉和皮肤变化。在 Flethher 等的一项研究中，在原发性骨和软组织肿瘤的患者中，接受放射剂量在 59～65 Gy 之间放疗 6 周后，肌肉、皮肤和皮下组织 $T_2$WI 和 STIR 序列以及增强扫描序列中都显示信号增强，病灶显示的范围按照辐射场的轮廓清晰显示。该研究中的所有患者都经历了急性或亚急性皮肤反应。

由辐射引起的肌肉和其他软组织信号强度的变化，不能误认为肿瘤浸润性改变。MRI 上放疗后显示的变化可归因于炎症反应和细胞外水浓度增加，并且可以持续长达 1 年的时间。

### 11.5.2 局部化疗后的肌肉变化

对于接受局部动脉内化疗的患者，如晚期乳腺癌或复发性直肠癌，在 MRI 影像上同样可以看到类似的变化。实际上不可能专门针对肿瘤进行治疗，因此通常也会影响供应肌肉和皮肤的较小血管，从而导致上述变化。很难从肿瘤浸润中区分出这种肌肉变化，这限制了在这种情况下使用 MRI。化疗结束后，局部化疗诱导的信号变化可持续长达 14 个月。

## 11.6 创伤性肌病

### 11.6.1 急性肌肉超负荷损伤

急性超负荷运动引起的肌肉损伤，通常是由体育活动引起的，往往涉及肌肉拉伸的不对称性超负荷伸长。相反，涉及肌肉缩短的肌肉动作很少引起损伤。在运动期间已经出现症状的劳损（拉伤、挫伤）和延迟发作（1～2 d 后）的肌肉损伤，在 MRI 上是可以鉴别的。

（1）肌肉拉伤

肌肉拉伤在 $T_2$WI 和脂肪抑制图像上可以显示为肌腱交界处信号强度增加（图 11－9），而在 $T_1$WI 上通常看不到变化。在愈合过程中，在 $T_2$WI 上观察到的信号强度变化通常在临床症状消失后才能完全消退。

（2）延迟反应性肌肉损伤

延迟反应性肌肉损伤由于肌肉水肿的变化，在 $T_2$WI 上表现为受累肌肉的高信号。最初，在损

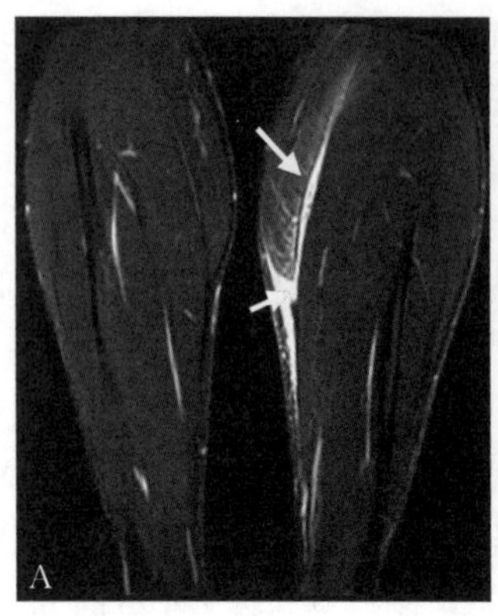

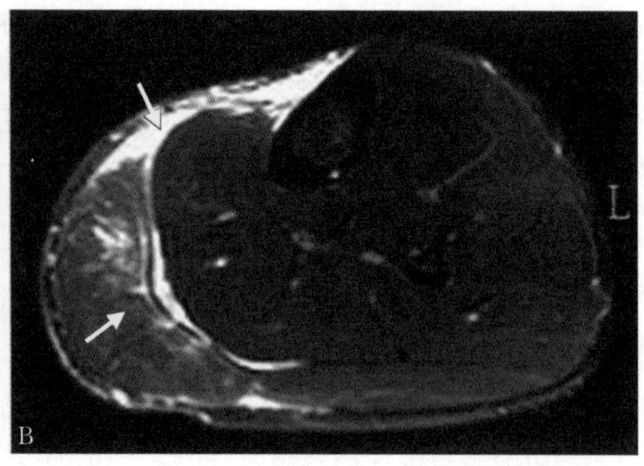


图 11-9 肌肉拉伤 MRI 表现

注：患者男，32 岁，左小腿外伤后疼痛 1 天。冠状面 STIR 序列(A)、横断面 STIR 序列(B)示左侧腓肠肌内侧头见线样、条状高信号(箭头)，腓肠肌与比目鱼肌间隙见液体信号影(箭头)，小腿筋膜损伤，呈明显高信号(箭头)表现。

伤 1～3 d 后，表现为弥漫性、均匀的高信号。信号强度持续上升，在 3～6 d 后达到峰值。因此，增加的信号强度与临床表现之间的关联性很差，在疼痛已经缓解时却可以看到最高的信号强度。在症状和之前升高的酶浓度缓解后，增加的信号强度仍会在肌肉中持续存在(长达数周)。

信号强度的变化并不一定发生在参与肌肉动作的整个肌群，可能只影响一块肌肉或肌腹，这可能是由于整个肌群的肌肉负荷变化。此外，信号强度在各个肌肉的肌腱附着处近端最高。在重症病例的情况下，还可以检测到由微出血或水肿引起的信号强度的肌外变化。这些肌肉外信号强度的变化，通常表现为像环一样包围着患处的肌肉，类似于肌肉外与拉伤和纤维断裂相关的影像变化。由于功能解剖和神经支配途径的变化，在相似的肌肉动作过程中，高信号分布模式的个体间也存在广泛的差异。

特定的体育活动容易导致某些肌肉受伤。例如短跑运动员在参与腿部的活动时，发现多达 40%的损伤累及股直肌。

除了评估与肌肉损伤有关方面的作用外，MRI 在鉴别血肿或筋膜疝方面发挥着重要的作用。

(3) 挫伤和与肌肉拉伤有关的损伤

肌肉损伤可能是直接挫伤引起的，也可能是劳损导致的。$T_2$WI 上信号强度的变化通常在暴露于外力的位置(通常是外周位置)看到。

1) 肌纤维撕裂：分为完全撕裂和部分撕裂。肌肉纤维撕裂的患者主诉疼痛，但受影响的肌肉没有任何功能丧失。影像上可见不连续的变化；在 MRI 上，存在局部水肿，高铁血红蛋白沉积(取决于病变时间)，肌肉内和筋膜周围积水，后期则有瘢痕的肉芽组织。

2) 部分撕裂(肌纤维束撕裂)：部分撕裂会导致更广泛的损伤，伴有受影响肌肉的肌力下降。因此，MRI 表现出的变化更为广泛，筋膜周围积液及量的多少与筋膜损伤程度相关(图 11-10)。

3) 出血/血肿：除了孤立的血肿外，偶尔还会出现弥漫性出血，导致受损的肌肉肿胀。筋膜完整的肌内血肿会增加筋膜腔内的压力，并有横纹肌溶解的风险。需要注意鉴别与伴有筋膜撕裂有关的肌内血肿也会沿肌间隙内扩散，但筋膜腔的压力不升高。未吸收的血肿可能会持续存在，显示为局灶性液体信号。

4) 全层撕裂：全层撕裂主要见于肌肉和肌腱连接处，导致肌肉力量缺失。如果肌肉回缩，则可能会看到与肌肉等信号的肿块(与对侧比较)，同时伴有缺损处局限性积液，进而根据患者病史可以作出诊断。不能修复的全层撕裂最终会导致肌肉的脂肪萎缩。

5) 撕脱：术语“撕脱”是指肌腱在骨骼附着处撕裂的情况。涉及骨碎片的撕脱伤很容易在 X 线

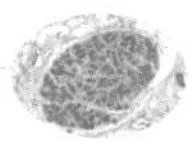

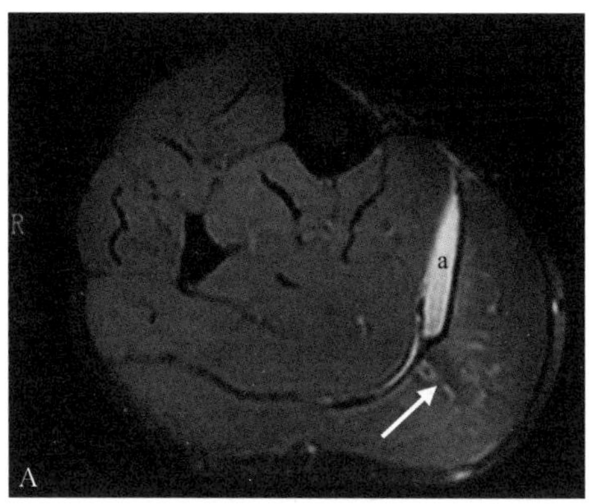


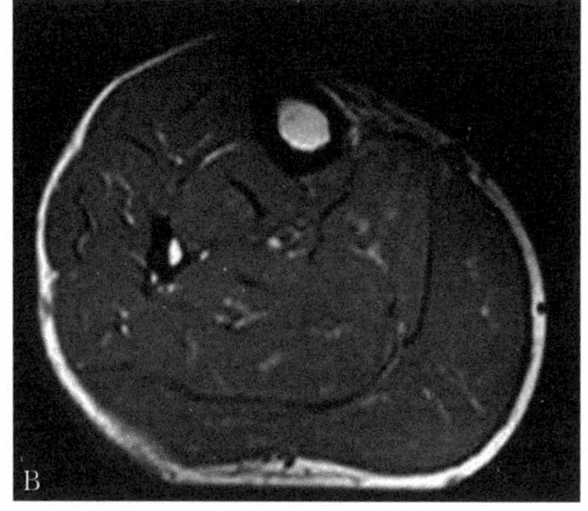


图 11-10 肌纤维束撕裂 MRI 表现

注：患者男，39 岁。A. 横断面质子加权脂肪抑制成像示右侧腓肠肌内侧头多发线样高信号，局部显示纤维束撕裂所致局限性积液（箭头）；腓肠肌与比目鱼肌之间局限性积液（a）；B. 横断面 $T_1$WI 示腓肠肌与比目鱼肌之间局限性积液呈等稍高信号，腓肠肌内侧头信号改变不明显，仅显示信号稍微减低。

检查中看到，并根据牵连的创伤进行分类。如果只有肌腱撕脱，没有累及骨，则可以在 MRI 上作出诊断。在肌腱的正常解剖位置可以识别出缺损和软组织水肿，并且在肌肉的走行过程中可以观察到残余肌腱回缩（增厚、分层）。临床症状包括肌力下降和功能丧失。

6）肌疝：包裹肌肉的筋膜创伤性撕脱可能会发生局限性缺损，导致部分肌肉通过缺损处突出。这种现象通常出现在腓骨的肌肉区域。临床上表现为局限性突出的肿块，其大小取决于压力的大小。在 MRI 上也可以观察到与肌肉等信号的突起。肌疝很少引起症状。

### 11.6.2 肌腱炎

慢性肌肉超负荷损伤可引起炎症反应，通常影响肌腱连接处，导致肌腱炎。肌腱炎在 $T_2$WI 上显示为受影响的肌肉和/或相应肌腱内离散性高信号区域。典型的例子包括网球肘和鼠标手。

### 11.6.3 外伤性骨化性肌炎

（1）概述

外伤性骨化性肌炎（traumatic myositis ossificans）可能是软组织损伤的后遗症，在 WHO 分类系统中被归类为肿瘤样病变。骨化性肌炎可分 4 型：①创伤性骨化性肌炎，占 75%；②局限性骨化性肌炎；③骨化性肌炎伴截瘫；④进行性骨化性纤维发育不良。

（2）病理

关于外伤性骨化性肌炎的成因，目前有两种理论支持。一种观点认为与创伤性骨碎片的移位有关，而另一种将其归因于多功能间充质细胞向软骨母细胞转换的结果。

（3）临床表现

外伤性骨化性肌炎多发生于 20～30 岁成人，以男性为多，多发于四肢大的肌群。病程短至数周，长达数年。在受伤的前两周内临床表现为疼痛性肿胀。

（4）MRI 表现

早期，MRI 上显示为肌肉内结节样异常信号，在 $T_1$WI 上显示均质信号，在 $T_2$WI 上显示不均质信号，增强扫描显示明显强化。结节周围的肌肉在 $T_2$WI 上表现为高信号。

中期，在随后的几周内（创伤后 3～8 周），可以看到明显的钙化；钙化首先从周围开始，向中心发展。中央钙化区域显示为不均匀的低信号，而骨化区域显示为无信号。由于骨化过程始于外周，因此病变的特征显示为无信号的晕圈和中心不均匀的高信号。

晚期，随着骨化过程的进一步发展，大面积的病变会发生退化和坏死，继而可能会发生脂肪转化。骨化过程需要 5～6 个月完成。病变可能会缩小，甚至在极少数情况下被吸收。随着中心的囊性变，可能会观察到软组织内蛋壳样钙化（图 11－11、11－12）。

（4）诊断要点

有外伤史，外伤后局部疼痛、肿块。MRI 显示肌肉内结节样异常信号，蛋壳样钙化，$T_2$WI 显示周围低信号的晕圈和中心不均匀的高信号。

（5）鉴别诊断

骨化性肌炎要与骨旁、骨膜和骨外骨肉瘤，软骨肉瘤，骨瘤或软骨瘤相鉴别。如果在 $T_1$WI 上看到含有高信号脂肪成分的区域，即脂肪和同心分层的表现有利于诊断骨化性肌炎。骨肉瘤中央钙化，呈离心性向周围缓慢扩张。骨化性肌炎有皮质增厚，但具有无骨髓受侵、无骨膜反应、无增生骨与骨干间隙形成“三无”的特征，而皮质旁骨肉瘤则相反，多见“三有”的特征，即有骨髓受侵、有骨膜反应、有增生骨与骨干间隙形成。

## 11.7 肌纤维化

反复的或非常严重的肌肉创伤可导致成纤维细胞增生，进而导致肌内纤维结缔组织肥大。例如，由产科或子宫内并发症引起的先天性斜颈，导致胸锁乳突肌纤维化。在 MRI 上，表现为在所有序列上均一的信号减低，并伴有肌肉直径的减小。

## 11.8 骨筋膜室综合征

（1）概述

骨筋膜室综合征（osteofascial compartment syndrome）是由于各种原因引起的，如继发于创伤或手术后，因肌肉膨胀、水肿继而导致骨筋膜室压力增高，使血运受阻，导致肌肉缺血，引发肢体疼痛的非典型可缓解的综合征。除非采取减压措

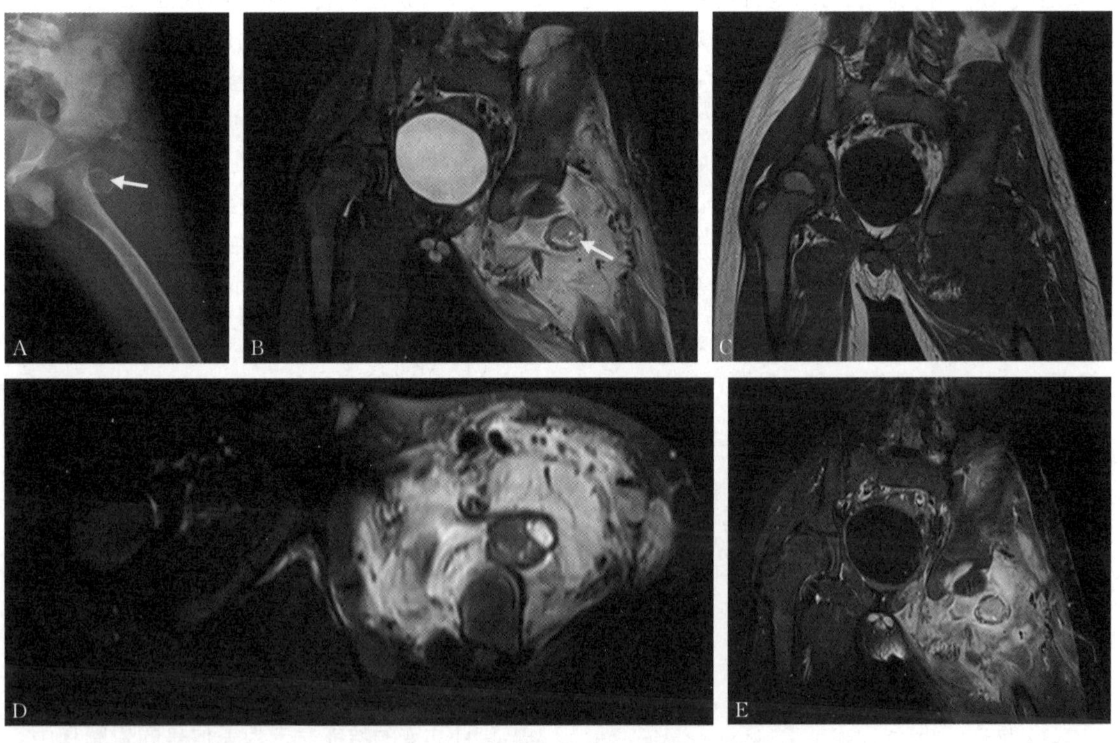



图 11－11　外伤性骨化性肌炎 MRI 表现

注：患者男，6 岁。A. X 线平片示左髋关节周围软组织明显肿胀，局部见类圆形钙化灶（箭头）；B. 冠状面 STIR 序列示左髋关节周围弥漫分布大片状高信号，局部见类圆形稍高信号伴周围环形低信号影（箭头）；C. 冠状面 $T_1$WI 序列示左髋关节周围大片状等低信号影，伴类圆形等信号结节伴周围环形低信号（箭头）；D. 横断面 STIR 序列示左髋关节周围软组织明显水肿，伴钙化结节影（箭头）；E. $T_1$WI 增强扫描示左髋关节周围软组织明显不均匀强化，内结节伴强化，周围环形低信号未见明显强化（箭头）。

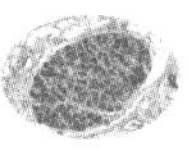

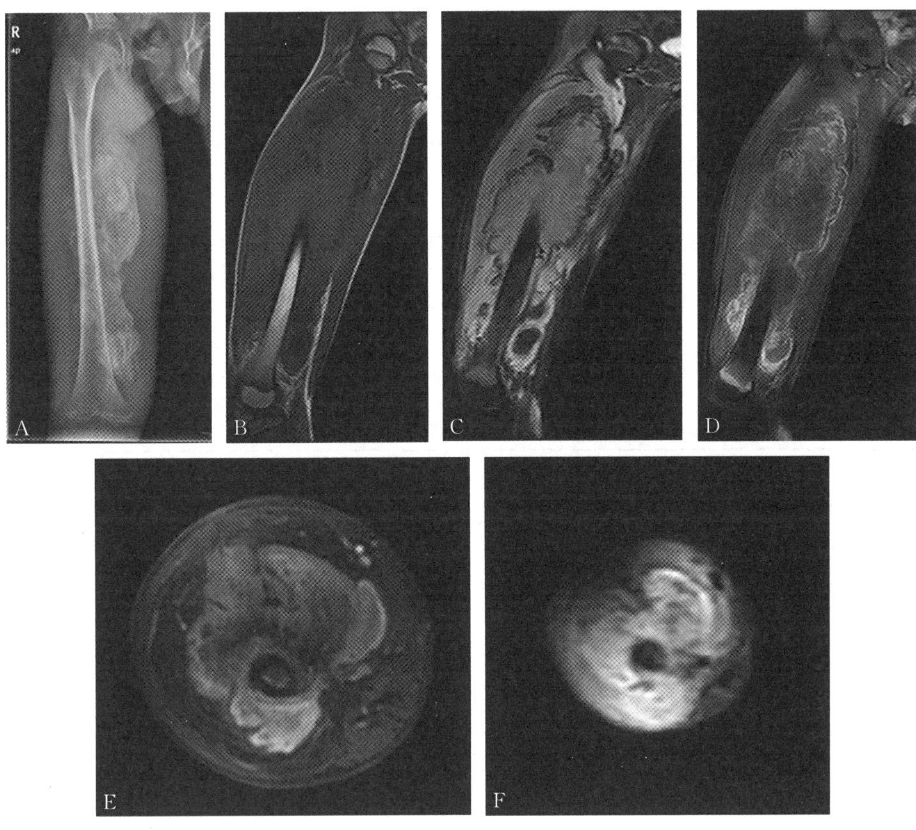

图 11－12 右大腿骨化性肌炎 MRI 表现

注：患者男，11 岁，发现右侧大腿肿物 2 个月余。A. 右股骨正位示右大腿多发大片状高密度影，包绕右侧股骨；B. 冠状面 $T_1$WI 示右大腿大片状等低信号影，右股骨髓腔信号正常；C. 冠状面 $T_2$WI 示不均匀高信号影，周围软组织水肿；D、E. 增强冠状面及横断面示不均匀明显强化，边界清晰；F. 横断面 DWI 示不均匀高信号。

施，否则可能最终导致横纹肌溶解。

（2）临床表现

患者早期表现为患肢剧痛、肿胀、肢体麻木、感觉过敏或障碍、发热等。疼痛往往被描述为“烧灼样痛”“酸痛”“胀痛”或“运动后肌肉发硬”。大多数患者双侧肢体同时发病。疼痛往往发生在病变骨筋膜室内包含的神经所支配的区域，同时还可伴有相应支配肌肉的无力。后期主要表现为肌肉萎缩、感觉及运动障碍。

（3）MRI 表现

在 $T_2$WI 上，尤其是在脂肪抑制的图像上，显示为高信号和受影响肌肉的筋膜鞘的体积增加（如胫骨前肌综合征）。在 $T_1$WI 上，多数情况下显示为信号轻度减低。增强扫描显示患病肌肉筋膜鞘明显的、广泛的或部分斑片状强化。如果伴有坏死，则相应的坏死区域不强化。

## 11.9 横纹肌溶解

（1）概述

横纹肌溶解（rhabdomyolysis）是由于各种病因所致的横纹肌细胞损伤，破坏了肌细胞膜的完整性，导致横纹肌损伤（表 11－1）。急性期，快速发作的剧烈疼痛，肌酸激酶活性和肌红蛋白尿急剧增加。亚急性阶段，发病后约 1 周，症状逐渐消失，实验室检查恢复正常。

（2）临床表现

横纹肌溶解多见于男性青壮年，临床表现复杂多样，可表现为肌肉疼痛、肿胀、红棕色尿、低热、乏力、代谢紊乱、血象异常、肝功能异常等，但

表 11-1 导致横纹肌溶解的各种原因和疾病

| 伤害/疾病类型 | 举　例 |
|---|---|
| 直接伤害 | 创伤 |
| 肌肉梗死 | 烧伤、电击、动脉闭塞、外部压缩、糖尿病性肌梗死(糖尿病控制不良)、血管炎、栓塞 |
| 肌肉过度活动 | 肌肉拉伤、癫痫病、哮喘、破伤风 |
| 药物、毒素、毒物 | 酒类、海洛因、可卡因、马钱子碱、大黄蜂/黄蜂毒液、蛇毒、苯丙胺(安非他命)、巴比妥类药物、两性霉素 B、泻药、利尿剂、镇静剂、水杨酸盐、降脂药(如洛伐他汀)、硫唑嘌呤、一氧化碳 |
| 代谢性疾病 | 低钾血症、低磷血症、糖尿病酮症酸中毒 |
| 代谢性肌病 | |
| 肌炎 | |
| 特发性 | |

最具代表性的症状是肌痛、肌无力和红棕色尿。并发症及合并症多，最常见的并发症有：①由于严重肿胀引起的骨筋膜室综合征；②不可逆的肌肉坏死；③反复发作的横纹肌溶解综合征；④由于肌红蛋白血症导致的急性肾衰竭；⑤高钾血症；⑥低钾血症。根据损伤程度，分为完全性横纹肌溶解和亚临床肌纤维溶解。

(3) MRI 表现

本病MRI 表现肌肉水肿，在 $T_1WI$ 上显示为等低信号，在 $T_2WI$ 和脂肪抑制的序列上呈高信号。急性期注射造影剂显示强化。依据损伤的性质，通常表现为局灶性、多灶性或弥漫性非对称性分布，伴有或不伴肌肉水肿。通常累及下肢肌肉。MRI 上显示的肌肉水肿信号的变化较肌酸激酶活性增高及临床症状持续时间长。在亚急性阶段，在 X 线片上显示的短暂钙化通常与 MRI 表现没有明显的相关性。

(4) 鉴别诊断

横纹肌溶解要与肌筋膜炎、多发性肌炎和皮肌炎相鉴别。肌筋膜炎病程较长，且反复发生，肌间隙内见线条状 $T_1WI$ 低信号、$T_2WI$ 高信号，局部肌肉可以萎缩。多发性肌炎和皮肌炎为自身免疫性疾病，典型临床表现为渐进性四肢近端肌肉无力，肌肉疼痛，眶周红斑。

## 11.10 继发性肌病

“继发性肌病”是一个集合术语，表示与内分泌、代谢、中毒、毒品或药物相关的肌肉异常性疾病。MRI 可用于显示损伤程度并用于鉴别诊断。

与内分泌肌病相关的主要症状是近端明显的肌肉麻痹和肌痛。MRI 上显示的变化是对称的，并且近侧明显，通常在治疗后会消失。

## 11.11 外伤

### 11.11.1 肌肉受伤

(1) 概述

肌肉损伤是一种常见疾病，在运动医学领域的发病率为 10%～55%。肌肉损伤可能由于过度使用所致微创伤，肌力训练所致横纹肌溶解、局灶性急性撕裂，或延迟性肌肉酸痛所致。

(2) 病理

肌肉损伤后病理上主要表现为局部血管扩张充血、炎症细胞浸润、出血、水肿及肌肉变性坏死等，同时肌肉的直接或间接损伤都可能导致肌肉内出血，当血液大量积存，就可以形成肌肉血肿。

(3) 临床表现

根据损伤程度可以分为 3 级：一级为少量肌纤维损伤；二级为约 50%的肌纤维损伤；三级为肌纤维的完全破坏。不同级别的损伤预后不同，轻微的肌肉损伤预后良好，延迟性肌肉酸痛是与运动相关的肌肉疼痛，在运动开始后的 1～2 d 出

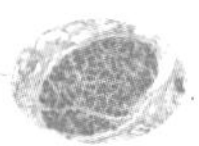

现，通常 3～4 d 内改善。一级损伤通常 2 周内痊愈，二级、三级损伤通常 1～4 个月痊愈。钙化性坏死性肌炎是肌肉损伤的罕见后遗症，发生于肌囊性改变的基础上，可以发生于创伤后的 10～64 年间，临床表现为疼痛、肿胀、钙化的软组织肿块。

（4）MRI 表现

一级损伤 MRI 通常为阴性改变，或仅可观察到受累肌肉的轻微肿胀、水肿、出血，$T_2$WI 和 STIR 序列局灶性高信号（图 11－13）。二级损伤由于肌肉部分破坏，可导致肌功能丧失，伴较大血肿；随着病情进展，MRI 信号逐渐演变。三级损伤导致肌肉肌腱的完全断裂，由于损伤部位的出血，大都伴有较大的血肿，血肿往往愈合很慢。延迟性肌肉酸痛在 MRI 可出现水肿征象，并且水肿程度与疼痛程度相关。轻微的损伤没有明显的影像学改变。相比于局部肌肉撕裂，横纹肌溶解 MRI 显示病变范围更为广泛。钙化性坏死性肌炎需结合 X 线及 CT 综合诊断，表现为囊性变的基础上伴斑片状钙化。近年来出现的功能成像新技术，如无创定量组织灌注成像、磁共振氧代谢成像、扩散张量等成像方法逐步为肌肉损伤提供全面精准的影像评价。

（5）诊断要点

明确的外伤病史或运动病史对于诊断非常重要，具有典型的肿胀疼痛的临床表现，血肌酸激酶水平升高，MRI 呈现肿胀、水肿或血肿改变。

（6）鉴别诊断

二级损伤应注意与肿瘤性病变鉴别。肿瘤性病变通常明显不均匀强化，且多呈中心强化；二级肌肉损伤通常呈外周强化。

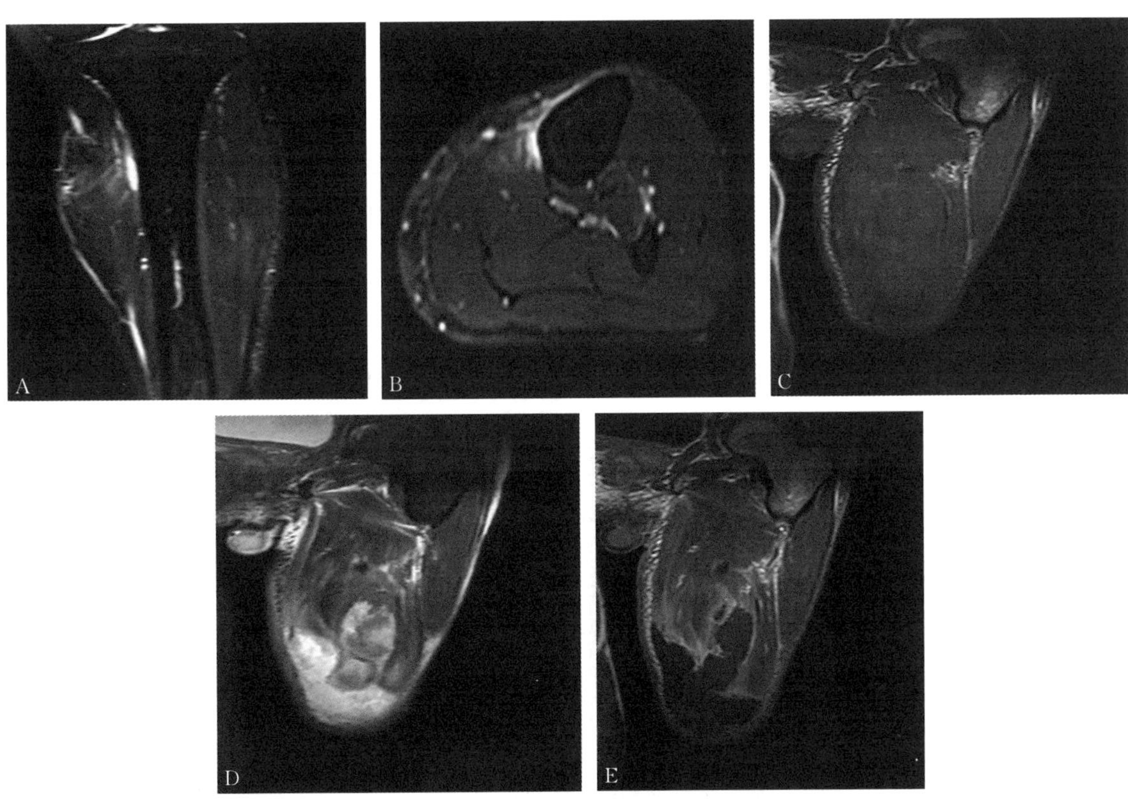

图 11－13 肌肉损伤 MRI 表现

注：一级损伤（A、B）。患者男，30 岁，一级损伤。冠状位（A）及横断位（B）STIR 序列示左小腿内侧肌群局灶性高信号。三级损伤（C～E）。患者男，45 岁，三级损伤。冠状位平扫 $T_1$WI（C）示左大腿内收肌群片状等稍低信号，$T_2$WI（D）呈不均匀高信号伴少许等信号，增强后 $T_1$WI（E）示病变边缘强化。

### 11.11.2 Morel-Lavallee 损伤

(1) 概述

Morel-Lavallee 损伤(Morel-Lavallee lesion，MLL)由法国 Morel-Lavallee 医生于 1863 年首次提出，是指外伤引起的皮下组织闭合性脱套伤。由外力的直接或间接剪切力引起的，导致皮下脂肪组织与肌肉组织表面的深筋膜发生快速剥脱，巨大的剪切力破坏了血管和淋巴管，血液、淋巴液、组织碎片、脂肪不断积聚于剥脱的间隙内，局部的炎症反应包裹、肉芽组织生成，形成一个难以吸收的液性腔隙。严重时可发生大面积坏死，导致重叠感染。多见于交通事故、高处坠落及挤压伤，最常见于股骨粗隆及髋部。也可存在于运动性损伤，常伴韧带损伤及周围软组织挫伤。

(2) 病理

本病急性期积液多以淋巴液为主，内见大量淋巴细胞，有少许红细胞；慢性期示皮下脂肪组织与肌筋膜间见大片凝固性坏死伴周围纤维组织包裹，其囊内见陈旧性出血、坏死物，囊壁见大量组织细胞、慢性炎症细胞，纤维组织增生伴核巨细胞反应，部分见胆固醇结晶及营养不良性钙化。

(3) 临床表现

Morel-Lavallee 损伤是一种严重的高能量损伤，临床少见，常常合并其他严重损伤，临床表现为局部青紫、瘀斑、擦伤，局部感觉减退、波动感，数天可进展为严重的肿胀和皮下血肿积液。

(4) MRI 表现

Mellado 总结了 Morel-Lavallee 损伤的 MRI 特点，分为 6 种类型。Ⅰ型内容物为血清样，$T_1$WI 呈低信号，$T_2$WI 呈高信号，且信号均匀，无包膜(图 11－14)；Ⅱ型为亚急性血肿型，$T_1$WI 及 $T_2$WI 均呈均匀高信号；Ⅲ型为血肿慢性期，$T_1$WI 及 $T_2$WI 呈混杂信号，有较厚的包膜，增强扫描包膜强化；Ⅳ型为闭合性撕裂伤，$T_1$WI 呈低信号，$T_2$WI 呈高信号，无包膜，增强扫描无明显强化；Ⅴ型为类圆形伪结节型，$T_1$WI 及 $T_2$WI 信号不均，可有薄或厚包膜，包膜强化；Ⅵ型合并感染，$T_1$WI 及 $T_2$WI 信号不均，厚包膜，可有窦道形成，包膜强化。

(5) 诊断要点

典型部位，外伤史，可合并骨折，患处皮肤颜色异常、感觉减退，局部肿胀、波动感。液性包块位于皮下脂肪层和深筋膜间，呈条片状、卵圆形、梭形。$T_1$WI 和 $T_2$WI 呈血肿样信号，周围见低信号假包膜环，部分病灶内可见脂肪信号。

(6) 鉴别诊断

本病应注意与软组织肉瘤、皮下脓肿鉴别。软组织肉瘤血供丰富，常伴血管流空现象，易且侵犯周围组织，增强后的改变可以与 Morel-Lavallee 损伤鉴别。Morel-Lavallee 损伤多呈边缘轻度强化，软组织肉瘤呈明显不均匀强化。典型的脓肿可见液气平，以及脓肿壁明显强化。

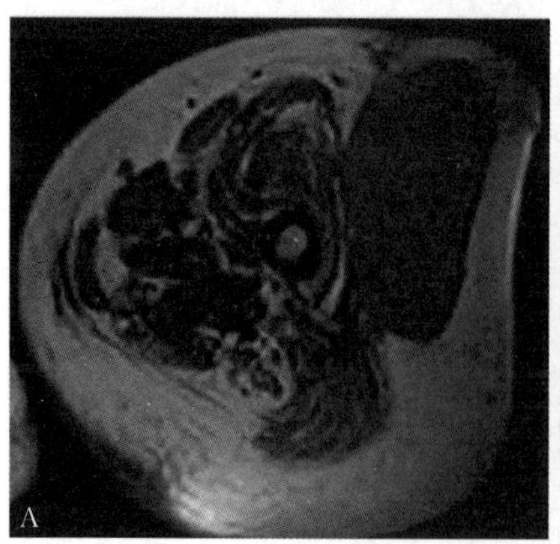


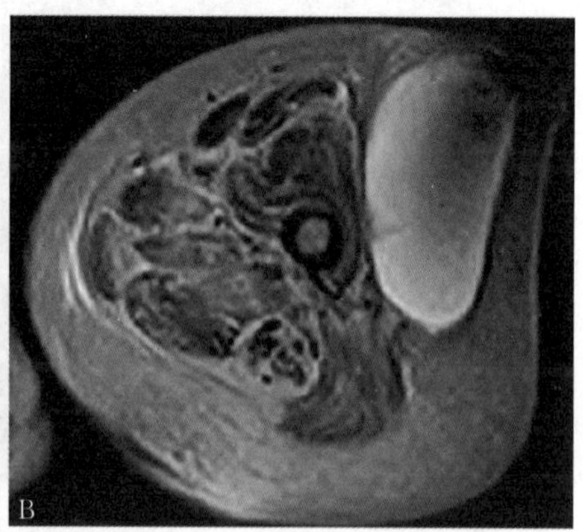


图 11－14 Morel-Lavallee 损伤 MRI 表现

注：患者男，70 岁，外伤大腿疼痛。横断位 $T_1$WI(A)示左大腿外侧皮下局灶性低信号，$T_2$WI(B)示左大腿外侧皮下局灶性高信号。

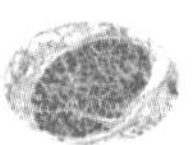

## 11.12 嗜酸细胞性筋膜炎

（1）概述

嗜酸细胞性筋膜炎（eosinophilic fasciitis，EF）是 Shulman 于 1975 年首次报道，也称为嗜酸性粒细胞增多性弥漫性筋膜炎，是以筋膜发生弥漫性肿胀、硬化为特征的疾病。它是一种较罕见的疾病，病因尚不清楚，血液系统疾病、自身免疫性疾病、感染性疾病、药物等都可能为 EF 的诱因。

（2）病理

EF 病理基础为肌肉筋膜胶原纤维增生增厚和硬化，可伴不同程度的血管周围淋巴细胞、浆细胞为主的炎症细胞浸润，有少许嗜酸性粒细胞浸润。

（3）临床表现

EF 好发于年轻男性，急性起病，通常于剧烈运动后诱发。主要累及皮肤、筋膜，可发展至肌肉。主要临床表现为四肢对称性红斑、肿胀、硬化，特征表现为受累部位“棍棒感”，皮肤橘皮征，受累肢体上举可因皮下结缔组织硬化区内静脉变扁呈“沟槽征”。接近一半的患者会发生炎性关节炎，有报道称甲状腺炎与 EF 相关。实验室检查可有明显的嗜酸性粒细胞增多，C 反应蛋白增高、红细胞沉降率加快、高丙种球蛋白血症等。早期发现、早期治疗可以明显改善预后。治疗首选糖皮质激素，部分病情反复者加用免疫抑制剂。

（4）MRI 表现

MRI 表现为四肢对称性浅筋膜、深筋膜、肌筋膜增厚肿胀，$T_1$WI 广泛等或稍高或稍低信号，$T_2$WI 抑脂及 PDWI 抑脂高信号，病变进展期可见增厚深筋膜周围斑片状水肿信号（图 11－15）。

（5）诊断要点

2017 年日本提出诊断标准，主要标准为四肢对称性硬化，但缺乏雷诺表现，排除系统性硬化；次要标准包括：①皮肤活检提示皮下结缔组织纤维化，伴筋膜增厚、单核细胞及嗜酸性粒细胞浸润；②影像学如 MRI 提示筋膜增厚。符合主要标准及 1 条次要标准即可诊断。

（6）鉴别诊断

1）系统性硬化：常伴有雷诺现象，以皮肤增厚和纤维化为主要表现，一般不累及筋膜。MRI 检查发现肌筋膜受累更能提示 EF 的可能。

2）单纯性水肿：表现为皮肤弥漫性肿胀，而没有皮肤增厚硬化，MRI 检查 $T_2$WI 抑脂示单纯软组织水肿表现为皮下组织增厚、信号增高，多累及浅筋膜，较少广泛累及深筋膜。

3）皮肌炎及多发性肌炎：主要侵犯肌肉，筋膜受累少见。

## 11.14 结节病

（1）概述

结节病（sarcoidosis）是一种非干酪坏死性肉芽

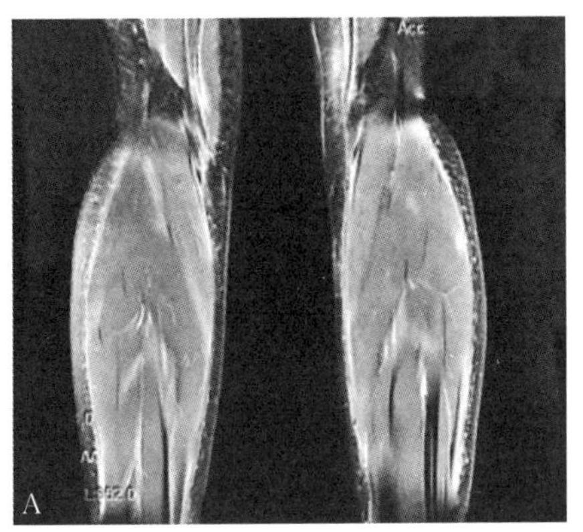


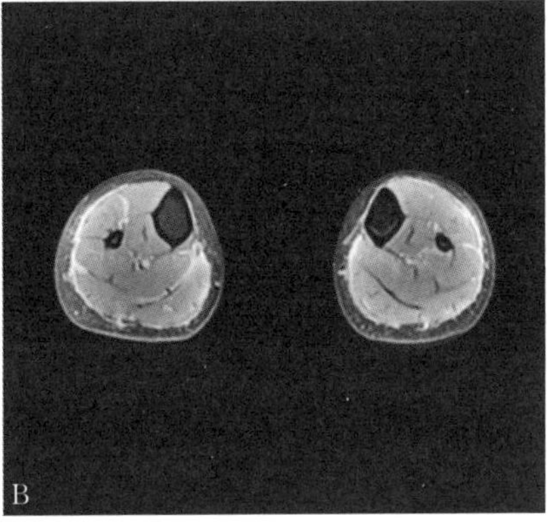


图 11－15　嗜酸细胞性筋膜炎 MRI 表现

注：患者女，13 岁。$T_2$WI 冠状位（A）和轴位（B）可见深筋膜增厚，呈高信号。

肿性疾病。病因不明，可累及全身组织，多见于肺部、皮肤和内脏器官，很少累及骨关节。文献报道1%～13%的患者可累及骨与关节，常累及膝、踝关节及手足，少数侵犯脊椎、髂骨及肘关节。本节重点讨论与结节病相关的骨和关节的变化。

(2) 病理

其基本病变是由类上皮细胞、散在的多核巨细胞和淋巴细胞共同组成的境界清楚的肉芽肿。由于肉芽肿性病变的破坏，结节病患者可出现普遍的骨质减少，骨皮质变薄，条纹化的骨质疏松改变；局限性骨质减少或囊性变可导致“穿凿样”改变，这种改变可发生在骨的中央或外周，呈圆形或卵圆形，边缘较锐利，极少引起反应性骨膜炎。

(3) 临床表现

结节病关节炎发病隐匿，进行缓慢且病程长，手、足是最常累及的部位，常伴发对称性的软组织肿胀、畸形、皮肤病变，局部出现压痛、强直和运动受限，临床易误诊误治。

(4) MRI 表现

在 MRI 上，上皮样细胞肉芽肿表现为小的局灶性骨损害，主要见于管状骨的骺端和干骺端。MRI 信号多变，但多数 $T_1$WI 呈低信号、$T_2$WI 呈高信号，信号改变没有特征性，增强 MRI 对疾病诊断意义不大。有时不同部位可见多个局灶性骨质破坏。随访时，病变可出现脂肪化或纤维化。

(5) 诊断要点

结节病患者，管状骨的骺端和干骺端多发局灶性骨损害，需考虑本病的可能。

(6) 鉴别诊断

多灶性骨质破坏需要与转移瘤鉴别。仅凭 MRI 形态学表现较难诊断，须结合临床表现及实验室检查，最终确诊必须依靠病理检查。

## 11.15 关节病

### 11.15.1 类风湿关节炎和幼年型特发性关节炎

(1) 概述

类风湿关节炎(rheumatoid arthritis, RA)为关节受累为主的慢性全身免疫性炎症性疾病，青状年女性多见。RA 主要累及手、足小关节，炎性病变首先累及滑膜组织，导致滑膜炎症增生，继而出现滑膜周围骨质侵蚀破坏，但同样会累及脊柱关节，尤其是寰齿关节，膝、肩和踝等大关节亦可受累。

幼年型特发性关节炎(juvenile idiopathic arthritis, JIA)原称青少年类风湿关节炎，1998 年国际抗风湿病联合会(ILAR)将其更名为幼年型特发性关节炎。JIA 为累及 16 岁以下儿童的一组炎性关节病，主要分为 4 型：全身型(10%)、多关节型(30%)、少关节型(>50%)、银屑病性关节炎/附着点相关性关节炎(10%)。①少关节型：通常累及 2～4 个关节，膝关节最常见，其次是踝和肘关节；②多关节型：类风湿因子(RF)阳性或阴性，累及超过 5 个关节，主要累及手、足小关节，但可累及成人 RA 全身关节的所有关节；③全身型：多关节受累，但手腕关节受累的位置与成人 RA 不同，以腕骨周围侵蚀为主，掌指关节、指骨间关节受累；④银屑病性关节炎/附着点相关性关节炎：常累及骶髂关节及膝、踝、髋关节。

(2) 病理

RA 病理分为活动期和慢性期。25%的 RA 有皮下结节形成，结节中央为纤维素样坏死，结节周围为栅栏状增生的组织细胞和炎症细胞。RA 活动期关节以纤维炎性渗出为主，滑膜增生明显，滑膜增生呈乳头绒毛状改变，增生的滑膜内有淋巴细胞、浆细胞增生，乳头顶端有淋巴滤泡形成，增生的滑膜表面有纤维素性渗出物覆盖。RA 慢性期炎性反应被肉芽组织取代，关节软骨表面被侵蚀(血管翳形成)，软骨细胞因营养障碍发生变性和坏死，最终导致关节内完全融合。

JIA 的滑膜炎症与成人 RA 相似，但儿童炎性病变表现不充分，纤维蛋白渗出不广泛，滑膜间质细胞增生不明显。肉眼可见绒毛状增生的滑膜。JIA 的患儿中有 10%～20%可出现皮下结节，RF 阳性的患儿，病理特征与成人型相似。而 RF 阴性患儿，皮下结节病理可完全不同，中心不是坏死，而是纤维蛋白条带周围环绕结缔组织细胞和粒细胞。

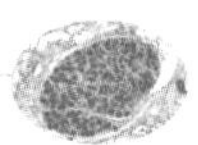

（3）临床表现

RA可见于各个年龄段，但25～55岁多发；女性多于男性，两者发病率比为(2～3)∶1；冬季发病比夏季多；实验室检查RF常为阳性。RA早期主要表现为关节疼痛和关节僵硬，伴发疲劳、食欲减退、体重减轻或肌肉疼痛等全身症状。关节病变表现为肿胀、疼痛、僵直和活动受限，关节常对称发病，最经典累及的关节为近侧指骨间关节、掌指关节、腕关节以及足的跖趾关节，其次为膝关节、踝关节、肩关节等大关节。不可忽视的是RA同样可累及脊柱骨，典型的部位为颈椎的寰枢齿突关节；颞下颌关节、环杓关节等亦可受累。25%的患者可累及软组织，形成RA皮下结节，以肘关节周围最常见。由于RA为全身性疾病，脑、脊髓、周围神经可受累；类风湿关节炎、脾肿大和白细胞减少三联征称为Felty综合征；骨代谢紊乱，出现骨质减少和骨质疏松改变等。

JIA与RA表现明显不同于，JIA根据累及部位分为4型，而最多见的为少关节型。少关节型最长累及的关节为膝关节，因此JIA的发病常为大关节，而非小关节；发病后容易继发关节挛缩和肌肉萎缩，常伴有明显的关节外症状，包括脾肿大、淋巴结肿大、贫血、发热、胸膜炎和心包炎。值得注意的是JIA血清RF阳性时，和成人RA发病部位和表现类似，但血清RF阴性时，与成人RA发病部位和表现可不同。

（4）MRI表现

RA的MRI表现分为以下3部分描述：手足小关节、中轴骨、大关节。

手腕小关节RA：80%的RA累及腕关节(图11-16A)；85%的RA累及腕掌关节；75%的RA累及近侧指骨间关节。MRI的表现同RA病理发展过程密切相关，早期滑膜炎、关节积液；中期增生的滑膜形成血管翳，侵蚀与滑膜相连的骨质(骨端周围)，晚期出现间隙狭窄和关节变形。MRI主要表现为滑膜增生、骨质侵蚀导致的骨髓水肿、关节积液、关节间隙狭窄、腱鞘炎、腕管内神经受压。$T_1$WI可显示骨质侵蚀、骨骼和关节变形，$T_2$WI和PDWI序列上可见高信号渗出、侵蚀、软骨下囊肿、骨髓水肿、增厚结节状的血管翳、腱鞘积液(图11-16C)。增强$T_1$WI增生的滑膜和血管翳明显强化，腱鞘强化，腕管内正中神经受压可出现强化。

足踝关节RA：75%的RA累及胫距关节；60%的RA中足受累，75%的RA累及跖趾关节。MRI表现与手足小关节相仿，但足踝RA可出现$T_2$WI高信号性滑囊炎，尤其是跟腱前滑囊炎，严重时伴有跟骨后上缘的骨质侵蚀。

中轴骨RA：最常侵犯寰枢关节，MRI表现为寰枢关节骨质侵蚀破坏，出现关节不稳和半脱位，

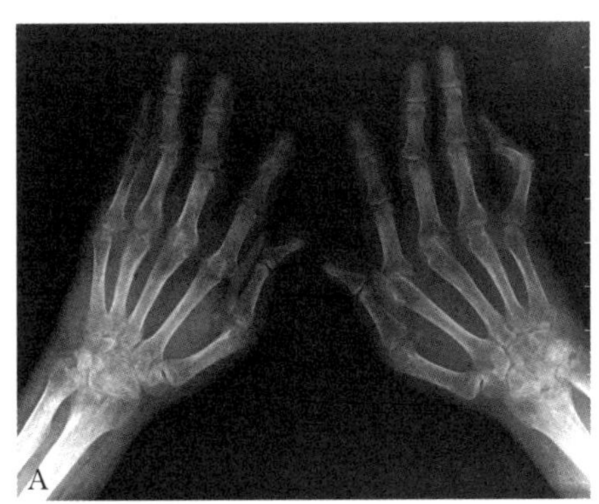

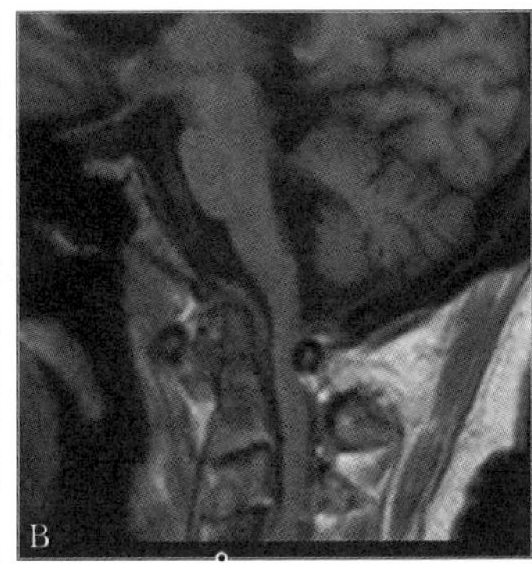

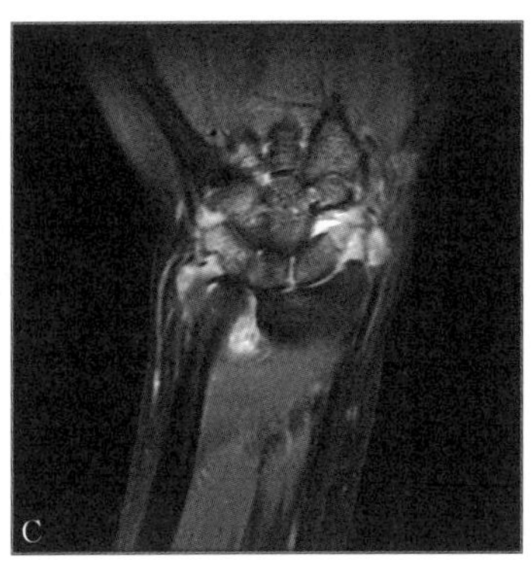


图11-16　类风湿关节炎MRI表现

注：患者女，56岁，确诊类风湿关节炎15年。双手X线正位片(A)示双手指骨间关节、腕关节间隙狭窄，关节面下骨质疏松改变，局部关节面周围小囊性灶形成，局部指骨间关节变形。颈椎矢状位$T_1$WI(B)为同一患者颈椎MRI，示寰枢齿突关节间隙增宽，间隙内及齿突周围异常增生组织，延髓出口枕骨大孔狭窄，造成颅底凹陷改变。腕关节冠状位PDWI脂肪抑制(C)示腕关节间隙狭窄，腕骨排列紊乱，腕关节诸骨骨髓水肿，关节腔积液，在积液背景下可见关节滑囊增厚，关节内滑膜组织增生。

在矢状位 $T_2$WI 上异常征象观察较佳；此外围绕齿状突周围清晰可见的异常增生组织，呈 $T_2$WI 高、低混杂信号改变，称为血管翳，增强后血管翳呈明显强化；枕骨大孔延髓出口狭窄（图 11-16B），MRI 可直接观察脊髓压迫和损伤。

大关节 RA：MRI 表现这里主要描述膝关节和肘关节 RA。75%的 RA 患者累及膝关节。RA 的膝关节 MRI 主要表现为滑膜明显增生，关节边缘的软骨和骨质侵蚀，严重时增生的滑膜侵蚀整个关节面的软骨和骨质，侵蚀关节内结构——交叉韧带和半月板，股四头肌腱受累，腘窝囊肿形成；晚期关节间隙均匀性狭窄（这里强调均匀性狭窄，与骨性关节炎间隙不均匀性狭窄相鉴别）、关节不稳和半脱位。$T_1$WI 显示骨质侵蚀和关节间隙狭窄，$T_2$WI 用于观察高信号的滑膜增生、骨髓水肿、关节积液和关节内部结构损伤；增强 $T_1$WI 可见增生的滑膜明显强化。RA 的肘关节 MRI 同样表现为滑膜炎、骨质侵蚀和关节积液、关节畸形，但肘关节为 RA 软组织内皮下结节好发部位，另外肘关节 RA 常伴发鹰嘴滑囊炎。

JIA 主要分为 4 型，但 MRI 都表现滑膜炎和大量渗出积液、骨质腐蚀、软骨破坏，通常累及双侧关节，但不对称。累及手、足小关节 MRI 表现同 RA 相似，累及膝关节时，MRI 现为明显的滑膜增生、关节腔积液，骨质侵蚀主要发生在骨端边缘，终末期出现关节强化。

（5）诊断要点

RA 好发于青年女性，血清 RF 阳性，手、足小关节首发，对称发病，MRI 主要表现为滑膜增生，与滑膜相连接处的骨质侵蚀，晚期表现为关节强直和畸形，肘关节处好发皮下结节。JIA 常首发于大关节，表现为明显的滑膜炎和渗出，常伴有全身其他系统病变，血清 RF 可阳性，也可阴性。

（6）鉴别诊断

1）系统性红斑狼疮：关节畸形相似但可还原，直到疾病晚期才出现骨质侵蚀，但腱鞘炎表现较突出。

2）骨性关节炎：发病年龄较大，临床表现不同，血清 RF 阴性，首发部位常为承重的膝关节，累及指骨间关节时常是远侧指骨间关节受累，而 RA 常为近侧指骨间关节受累。

3）银屑病性关节炎：最初可表现为单纯的骨质侵蚀，而无明显的滑膜增生，指骨间关节主要累及远侧指骨间关节，可能有骨膜炎的迹象（沿骨长轴分布的蓬松的骨膜反应）。

4）甲状旁腺功能亢进：表现为指端或腕骨软骨下吸收，会出现甲状旁腺功能亢进的其他症状：软骨下吸收，骨膜下骨的吸收，血管的钙化。棕色瘤的形成，为局部破骨细胞活跃，骨质溶解，被纤维组织变性和出血伴有含铁血黄素沉积，囊内成分呈棕色而得名。

### 11.15.2 色素沉着绒毛结节性滑膜炎

（1）概述

色素沉着绒毛结节性滑膜炎（PVNS），又称为弥漫性腱鞘巨细胞瘤，常起自大关节滑膜或腱鞘滑膜，呈侵润性生长的肿瘤。PVNS 为肿瘤在关节内生长的习惯命名；如果肿瘤在关节外生长，且弥漫性生长，则称为弥漫性腱鞘巨细胞瘤；如果为局限性肿块，则称为局限性腱鞘巨细胞瘤。

（2）病理

PVNS 为 3 种滑膜病理表现结合的名称，即为色素、绒毛、结节，色素指的是肿瘤组织内有大量的含铁血黄素沉积，大体外观呈棕褐色，关节内渗出物通常呈巧克力褐色；绒毛是指囊内滑膜呈乳头状绒毛状增生；结节则指滑膜细胞增生形成的肿块。PVNS 的组织学和免疫组化表现类似局限性腱鞘巨细胞瘤，表现为单核间质细胞（滑膜细胞）和多核细胞，且间质细胞增生更为活跃，有坏死和滑膜裂隙。

（3）临床表现

PVNS 的发病年龄范围广泛，青少年到老年人都可有发病，但最常见于 30～40 岁，发病性别比男：女＝1：2，故其好发于青壮年女性的大关节。PVNS 最常见于膝关节，弥漫性腱鞘巨细胞瘤常见于踝关节，偶尔会累及其他大关节或颞颌关节、手足小关节，常单关节受累，表现为关节疼痛和活动受累。病程常迁延数年和数十年，可反复发作，如果未经治疗，反复出血和增生会导致关节破坏。

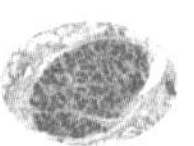

(4) MRI表现

PVNS的MRI表现主要为滑膜肿块,可以单发或多发,滑膜呈结节样增厚,较小或较大的骨质侵蚀,关节内较明显渗出和积液改变,可沿关节囊与周围滑囊裂隙蔓延。MRI特征性表现为在$T_2$WI上滑膜肿块中出现不规则的低信号灶,提示含铁血黄素沉积。含铁血黄素为超顺磁性物质,具有缩短$T_1$和$T_2$值的作用,所以在$T_2$WI上为低信号改变(图11-17);GRE序列上低信号的改变更加明显,呈"开花样改变",与含铁血黄素有关。$T_1$WI增强后肿块呈不均匀性强化,增生的滑膜可见强化,但可作为病情的评估,不作为诊断用。

(5) 诊断要点

PVNS发生在关节内,为弥漫性,$T_2$WI上有特征性表现,为结节状或不规则滑膜肿块,含有低信号成分,提示含铁血黄素沉积。

(6) 鉴别诊断

1) 关节内结节性滑膜炎:临床常表现为关节疼痛,为滑膜局部炎症增生,呈结节样改变,常见于膝关节髌下脂肪垫区域,矢状位上与股骨、胫骨呈"独眼"样征象,信号与结节状PVNS相似,但为局限性,而且含铁血黄素的沉积较PVNS少。

2) 痛风性关节炎:为全身代谢性疾病,由于长期嘌呤代谢障碍、血尿酸增高引起,好发于40岁以上男性,最常累及第1跖趾关节;尿酸沉积在关节内,形成痛风性关节炎。临床分为急性期、间歇期和慢性期,急性期表现为关节红、肿、热、疼,常夜间突然疼痛起病,与饮酒等刺激因素有关。痛风首先累及滑膜和韧带,引起炎症,而后累及滑膜或韧带周围骨质,出现骨质侵蚀改变。痛风MRI主要表现为滑膜增生,韧带和肌腱痛风结节侵蚀,相邻骨质破坏。与骨关节炎不同的是,痛风MRI上可出现膝关节、踝关节周围肌腱内异常$T_2$等信号的痛风结节侵蚀和相邻骨质破坏。

3) 关节结核:是由结核杆菌感染骨关节引起的干酪样坏死和结核结节为主的疾病,多为血行播散而来,原发灶常在肺和泌尿系统。膝关节结核多见于成人。临床上有低热、乏力、盗汗、消瘦等表现。MRI表现为关节软组织肿胀、关节边缘骨质侵蚀、关节积液和关节间隙狭窄。发生于儿童的关节结核,可导致关节发育不良。

4) 血友病性关节炎:为家族遗传性疾病,X连锁,见于男性。$T_2$表现低信号的滑膜增生,关节囊内渗出,提示关节内慢性出血和含铁血黄素沉积,这与PVNS相仿,GRE序列上有"开花样"大片低信号改变,与PVNS相同,同时伴有邻近骨的腐蚀。血友病性关节炎可出现骨骺/干骺过度生长的形态学改变。

### 11.15.3 痛风性关节炎

(1) 概述

痛风性关节炎(gouty arthritis)指尿酸生成过多,或肾脏排泄下降,导致高尿酸血症,尿酸在关节内沉积引起关节疼痛。好发于中老年男性,最

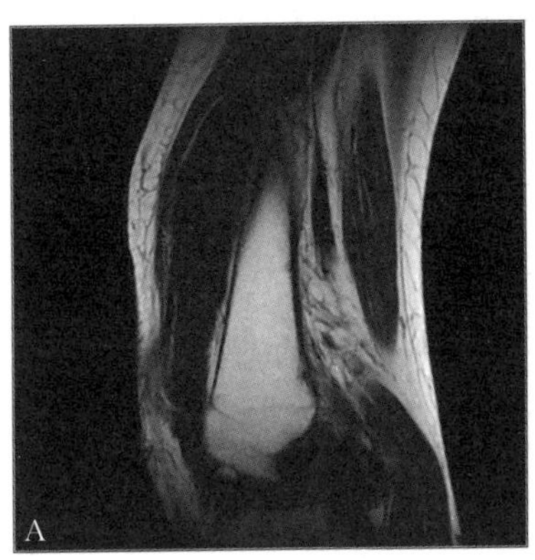


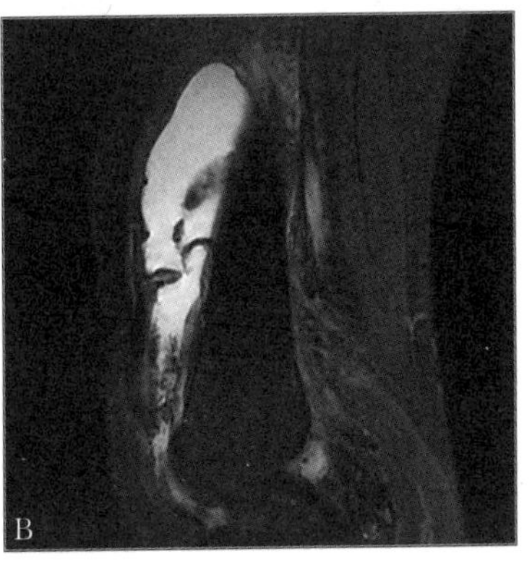


图11-17 右膝PVNS MRI表现

注:患者女,64岁,双膝疼痛1年。矢状位$T_1$WI(A)和矢状位PDWI脂肪抑制(B)显示关节囊内多发结节样及团块样$T_1$及$T_2$低信号增生组织,髌上囊区大量积液。

好发于第1跖趾关节，诊断生化指标主要为高尿酸血症，诊断痛风性关节炎的病理标准为在关节滑液或滑膜组织中发现尿酸单钠晶体。

（2）病理

痛风性关节炎的病理改变是连续发生的过程，当血液中的尿酸盐浓度增高时，尿酸盐会通过血管沉积在滑膜、滑膜旁软组织、软骨下骨和深层骨，滑膜发生炎症伴血管翳形成，导致软骨破坏吸收，继而侵蚀软骨下骨，形成骨质硬化和囊样病灶，晚期出现关节间隙狭窄。因此诊断痛风性关节炎的主要标准为：关节腔液中发现尿酸盐晶体，尿酸盐晶体在偏光镜下成强阴性双折射改变。痛风结晶沉积在软组织内可形成痛风石，痛风石病理表现为多中心的尿酸盐晶体沉积以及周围异物肉芽肿反应，除关节内，痛风石也可沉积在肌腱、韧带和黏液囊，尤其是肘关节鹰嘴和髌旁区域，也可见于耳郭、指尖、手掌等区域。

（3）临床表现

痛风好发年龄为30～60岁，男性好发于40岁左右，女性好发于绝经后。痛风的诱发因素为代谢异常患者（肥胖、高血压、高脂血症、糖尿病、血栓前状态、炎症状态等）、使用噻嗪类利尿剂、酗酒、终末期肾病、肿瘤溶解综合征（尿酸迅速升高）、先天性免疫系统异常等。当患者出现单关节痛、高尿酸血症、对秋水仙碱治疗有效三联表现时，高度提示痛风。痛风性关节炎经典的表现是突然发作第1跖趾关节处疼痛，常夜间发作；痛风石为痛风的另一个典型表现。痛风临床上可分为几个阶段：无症状的高尿酸血症、急性痛风性关节炎、痛风间歇期、慢性痛风石性痛风。

（4）MRI表现

痛风性关节炎为不对称性多关节疾病，常累及足、手、腕、肘和膝关节。痛风性关节炎MRI主要需要观察5个结构：关节滑膜、关节软骨与骨、关节周围肌腱和韧带、肌腱和韧带相邻的骨质、关节周围滑囊。根据这5个结构，相应的MRI表现为：滑膜增生，软骨和软骨下骨侵蚀，肌腱和韧带侵蚀和痛风石沉积，与肌腱和韧带相连处骨质侵蚀形成囊样信号改变，关节周围滑囊炎和痛风石沉积。足部痛风好发于跖趾关节，典型的部位为第1跖趾关节（图11－18）；另外的典型部位有两个，一个是跖跗关节广泛的骨质侵蚀，另一个是跖跗关节周围肌腱广泛的侵蚀和痛风石沉积。手好发于远、近侧指骨间关节，掌指关节较少见。需要注意的是，手痛风为不对称的，而类风湿关节炎为对称的。膝关节痛风常表现为滑膜明显增生，前后交叉韧带累及侵蚀，骨质侵蚀发生在增生的滑膜区域和前后交叉韧带相连接骨质区域。膝关节另外一种典型表现为髌骨骨质侵蚀，发生在髌骨上缘与股四头肌腱相连接处及髌腱与胫骨结节连接处，周围伴有软组织肿块（痛风石形成），常被误诊为肿瘤性病变（图11－19）。痛风石的MRI

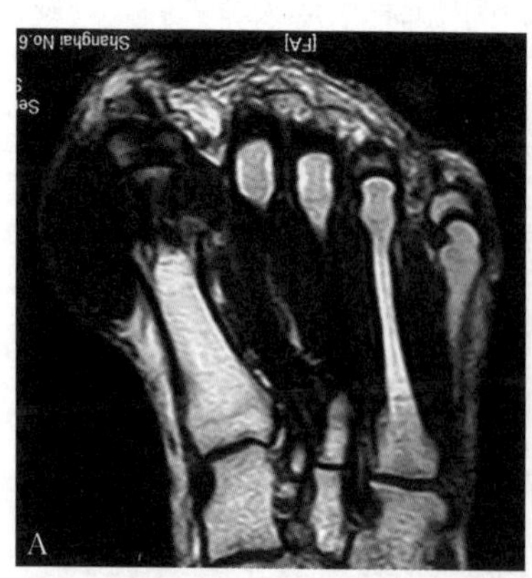
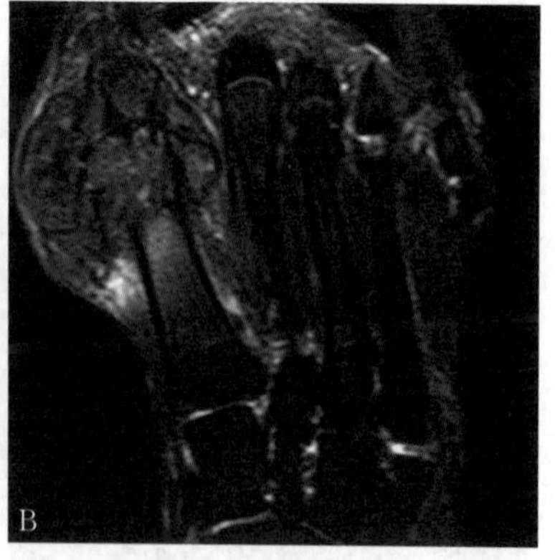

图11－18　右足第1跖趾关节痛风MRI表现

注：患者男，63岁。右侧第1跖趾关节疼痛2年，近4个月逐渐增大，形成肿块，尿酸指标增高。冠状位$T_1$WI脂肪（A）示第1跖趾关节面周围骨质破坏，周围低信号软组织肿块形成，呈$T_1$等信号改变，关节间隙狭窄；冠状位$T_2$WI脂肪抑制序列（B）示肿块呈$T_2$等高信号改变，内部夹杂稍低信号灶。

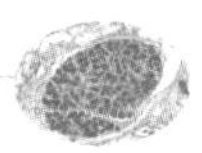

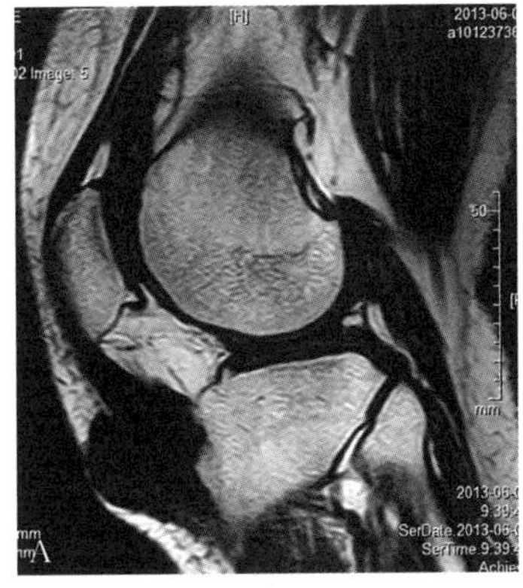

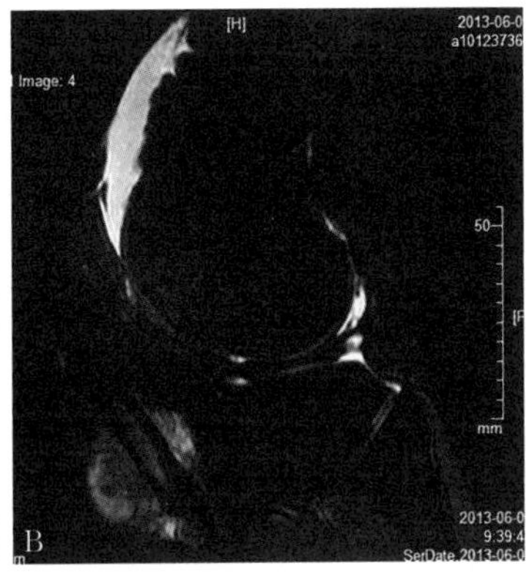

图 11-19 右膝肌腱痛风 MRI 表现

注：患者男，45 岁，右膝疼痛 3 年。矢状位 $T_1WI$(A)和 $T_2WI$ 脂肪抑制(B)示髌腱下缘软组织肿块，伴附着点骨质侵蚀改变。肿块信号呈 $T_1$ 等信号改变，$T_2$ 等高信号改变，$T_2$ 信号不均。

表现：$T_1WI$ 上表现为均匀的中等信号，但在 $T_2WI$ 上表现多变，多呈高、低混杂信号改变。软组织内痛风石在 MRI 增强后可表现为不均匀性较明显强化。痛风石容易累及肌腱与骨质相连接处，除股四头肌腱和髌骨处、跖跗关节与肌腱相连处外，还好发于肱三头肌腱与鹰嘴相连处，跟腱与跟骨相连处，这些部位 MRI 表现相似——肌腱侵蚀、相邻骨质侵蚀、肌腱周围软组织肿块形成，不要将其误诊为肿瘤。

（5）诊断要点

中年男性，高尿酸血症，不对称的关节疼痛，但始发于第 1 跖趾关节，MRI 表现为滑膜炎、骨质侵蚀、肌腱侵蚀、关节周围痛风石形成。

（6）鉴别诊断

1）类风湿关节炎：好发于青壮年女性，典型表现为对称性的关节受累，好发于手小关节，区域性的骨质疏松和关节周围软组织肿胀，骨质侵蚀常发生于骨质边缘，晚期导致关节间隙狭窄。而痛风好发于中年男性，不伴有骨质疏松，关节累及为不对称，常可见偏心性的软组织肿块，关节间隙狭窄较类风湿关节炎少见。痛风石好发生钙化，而类风湿结节钙化只是偶尔可见。

2）二羟焦磷酸钙沉积病（calcium pyrophosphate dehydrate deposition disease，CPPD）：急性发作时与痛风相似，又称为假性痛风。CPPD 好发于关节软骨，尤其是纤维软骨。CPPD 晶体诱发的关节炎称为 CPPD 关节炎，好发于手腕关节和膝关节，表现为关节间隙变窄、软骨下骨硬化和囊肿形成。痛风性关节炎软组织肿块，关节间隙完整和特征性骨质侵蚀、肌腱侵蚀、高尿酸血症有利于两者的鉴别。

3）淀粉样沉积病：可原发也可继发。淀粉样沉积关节病，淀粉样沉积好发于肌腱、滑膜和软骨下骨，可形成软组织肿块和骨质的囊性侵蚀灶，与痛风难以鉴别，甚至两者可同时发生于同一个患者。

4）黄色瘤：为脂肪代谢异常性疾病，实验室指标异常为高胆固醇血症，累及肌腱与相邻骨质，好发于手足伸肌腱、髌腱和跟腱区。累及跟腱时表现为跟腱明显增粗伴 MRI 信号异常，可伴有软组织肿块和相邻骨质侵蚀，与痛风相似，两者的实验室血液指标为主要鉴别点。

### 11.15.4 滑膜软骨瘤病

（1）概述

滑膜软骨瘤病为滑膜增生伴发化生的良性肿瘤，关节内、关节周围滑囊或腱鞘周围多发的软骨或骨性结节，软骨结节可与滑膜相连，或软骨结节脱落到关节腔内又可称为游离体。

（2）病理

滑膜软骨瘤病是多发的由滑膜化生-软骨-骨性组织演变而成，在病理学上滑膜软骨瘤可表现为滑膜、软骨和骨组织特征。大体观察，可见关节内滑膜内未脱落的蓝白色结节，或脱落到关节内蓝白色或砾岩状游离体。镜下观察典型表现为滑膜间质内软骨化生结节；脱落到关节腔内的游离滑膜软骨瘤，则由表面滑膜覆盖，中央由软骨或部分化生成骨组织成分组成。当软骨结节有血液供应时候，类似于软骨化骨，在骨质成分的中央可见脂肪髓腔形成。

（3）临床表现

滑膜软骨瘤病部分患者具有遗传学特征，表现为6号染色体的异常，多功能生长因子骨形态发生蛋白过度表达，可能促进滑膜向软骨的化生。另外，滑膜软骨瘤病可能与创伤和手术相关。该病好发于中老年男性，膝关节多见，可占2/3，其他大关节也可受累；主要的临床表现为疼痛、活动受限、绞索。滑膜软骨瘤病恶变呈滑膜软骨肉瘤比较少见，有5%～6%的比例转变为恶性肿瘤；从诊断到恶变的平均年限为20年；恶变好发于多次切除反复复发的患者，恶变征象表现为瘤体短期增大，伴有骨质破坏。

（4）MRI表现

滑膜软骨瘤病经滑膜化生-软骨成分-骨样成分的一系列过程，所以多发的软骨结节或游离体MRI信号多变，并取决于钙化的多少，即软骨和骨成分的比例。软骨成分多时类似于软骨或关节液信号，呈 $T_1$ 低、$T_2$ 高信号改变；骨质成分高时，类似骨质信号，呈 $T_1$ 和 $T_2$ 低信号改变（图11-20）。但当骨质中央出现脂肪髓腔时，呈现中央 $T_1$ 和 $T_2$ 高信号改变，周围围绕皮质样 $T_1$ 和 $T_2$ 低信号成分。MRI较X线和CT诊断滑膜软骨瘤病的优势是能发现未钙化的软骨结节或游离软骨结节。MRI上需要 $T_1$WI和 $T_2$WI共同观察。MRI中软骨结节可以为圆形或多形性，可以附着在关节囊或游离到关节内；多发游离体可以融合成较大的肿块样组织，呈砾岩状改变。需要注意的是完全软骨成分的结节，其在MRI序列上类似于关节积液的信号，这时MRI可能表现正常。这也是少部分滑膜软骨瘤病MRI上漏诊的原因，但该病患者往往伴发较多量的关节腔积液。

（5）诊断要点

滑膜软骨瘤病好发于膝关节，MRI表现为多发附着于关节囊或游离关节内的结节，结节信号多变，伴有多量的关节腔积液。

（6）鉴别诊断

1）滑膜软骨肉瘤：常由滑膜软骨瘤恶变而来，主要鉴别是骨质和周围软组织的侵蚀。滑膜软骨肉瘤内含有软骨肉瘤和正常的软骨瘤成分，在MRI上表现为软骨肿瘤的信号特征；另外，滑膜软骨肉瘤的钙化常不规则，呈暴风雪样的多形钙化。

2）色素沉着绒毛结节性滑膜炎：本病滑膜增生形态不定，且有含铁血黄素沉积，呈增生组织内 $T_2$ 低信号区；而滑膜软骨瘤病化生的结节多为圆形，钙化比较规则，骨化的中央可以出现脂肪样髓腔。

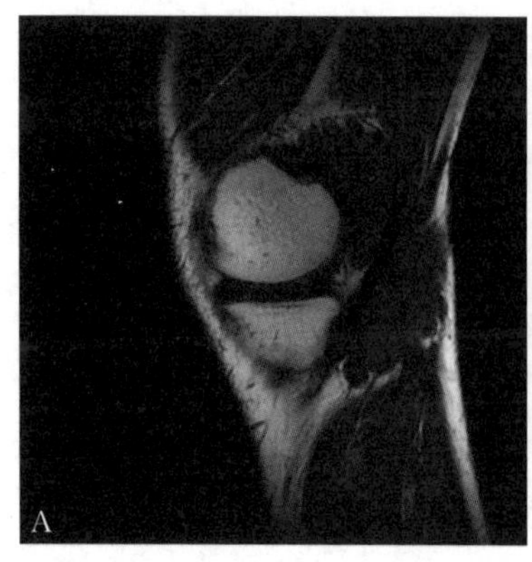

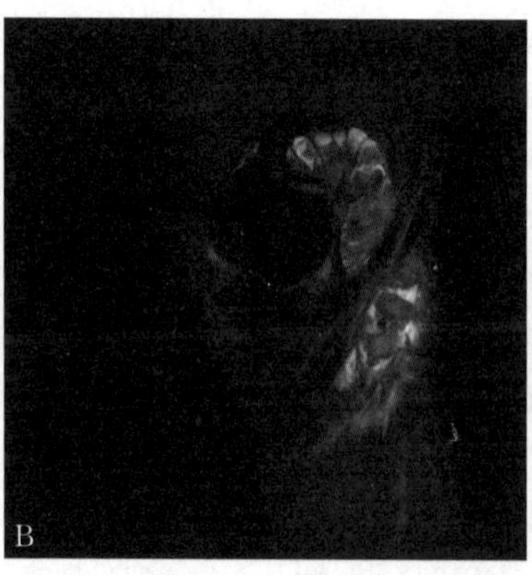

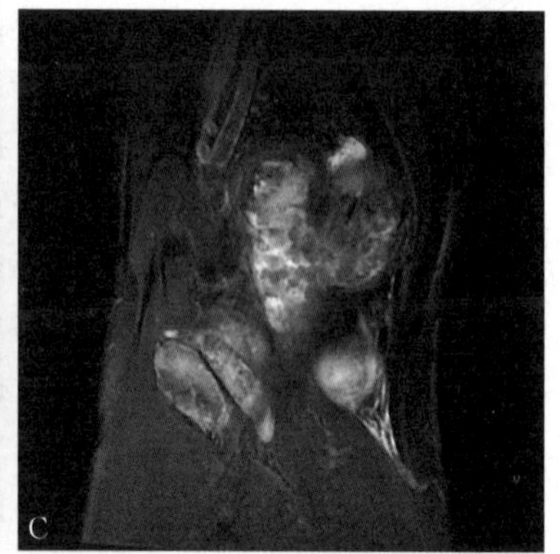


图11-20 右膝关节滑膜软骨瘤病MRI表现

注：患者男，65岁，右膝肿疼数月。矢状位 $T_1$WI(A)和矢状位 $T_2$WI脂肪抑制(B)示膝关节后缘及周围滑囊增厚，内部可见多发类圆形 $T_1$ 低、$T_2$ 等低信号灶；冠状位 $T_2$WI脂肪抑制(C)示膝关节后缘滑囊内多发类圆形 $T_2$ 等低信号灶。

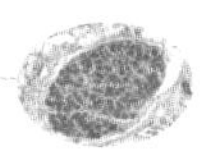

3）滑膜脂肪瘤病（synovial lipomatosis）：又称树枝样脂肪瘤病，为滑膜间质内分化成熟的脂肪细胞瘤样增生，好发于膝关节，MRI 典型表现为膝关节髌上区滑膜呈树枝状脂肪样信号病灶，和滑膜相连，基本上无脱落游离的表现。

4）滑膜血管瘤病（synovial hemagioma）：指滑膜间质内血管组织的瘤样改变，多见于膝关节，病变局限呈肿块状，病理学多为海绵状血管瘤改变；海绵状血管瘤纤维间隔内有含铁血黄素沉积。

### 11.15.5 淀粉样关节病

（1）概述

淀粉样关节病是淀粉样蛋白物质沉积于关节及周围软组织中而引起的关节病变，为淀粉样病变累及的系统之一。此病可发生在任何年龄，根据发病原因，可分为 4 类：原发性淀粉样变、继发性淀粉样变、遗传性淀粉样变、透析相关淀粉样关节病。淀粉样关节病主要受累关节包括肩、腕、膝、指骨间关节和脊柱关节，主要症状为晨僵，关节周围软组织肿胀、压痛和活动受限等，部分患者可出现腕管综合征；淀粉样蛋白还可沉积于骨骼肌，出现肌性肥大或肌病；骨大量淀粉样蛋白浸润可引起溶骨性病变，导致病理性骨折。

（2）病理

原发性淀粉样变病理基础为血浆细胞的单克隆群产生淀粉样免疫球蛋白轻链蛋白（λ 比 κ 常见），继而沉积在全身各系统组织内；继发性淀粉样变病理基础为炎症刺激肝脏生成血清淀粉样蛋白 A，然后合成淀粉样纤维；遗传性淀粉样变病理基础为常染色体显性遗传病，因为基因突变导致淀粉蛋白生成，然后合成淀粉样纤维；透析相关淀粉样关节病病理基础为肾小球滤过功能衰竭导致β微球蛋白升高，导致淀粉样纤维沉积。

淀粉样关节病者淀粉样纤维好沉积在肌腱、关节囊及关节内，伴发滑膜炎或腱鞘炎，以及骨质侵蚀。电子显微镜下见特征性淀粉样纤维沉积。$T_1$ 和 $T_2$ 上的低信号强度可能是由于淀粉样组织的纤维性质。光学显微镜下可见刚果红染色，偏振光显微镜下可见苹果绿双折射表现，而且在滑膜和滑液中可见淀粉样沉积。

（3）临床表现

原发性淀粉样变主要表现为疲劳、体重减轻，涉及多器官系统病变，有肾病综合征（30%～50%）、充血性心脏病衰竭（40%）、肝肿大（25%）、腕管综合征（25%）、周围神经病变（20%），表现为全身性多关节炎伴疼痛和肿胀，关节疾病类似于类风湿关节炎，伴有对称性疼痛、僵硬、肿胀、结节。继发性淀粉样变，99%的患者有肾功能不全，20%有恶心、腹泻；遗传性淀粉样变主要表现为周围神经病变，心脏和肾脏受累较少。透析相关淀粉样关节病第一个症状可能出现在腕管，透析 10 年后患病率为 20%，15 年后患病率为 30%～50%，20 年后患病率为 80%～100%；透析 10 年后 50%患者有关节疼痛。

（4）MRI 表现

MRI 上表现为关节周围肌腱增厚，所有序列上为增粗的肌腱内低信号病变，肌腱增大，尤其是肩部和腕关节（腕管屈肌腱）；大量积液和滑囊炎，呈 $T_1$ 低信号、$T_2$ 高信号改变；关节囊增厚，在所有序列上呈低信号改变；关节内结节性或团块状滑膜炎，在所有序列呈低信号改变。滑膜炎和关节内低信号物质呈不均匀性中度增强。可并发腕管畸形，表现为肌腱增厚，正中神经增大，或支持带增厚。大量淀粉纤维沉积在骨质内，可并发完全形和不完全性病理性骨折。脊柱异常表现为终板不规则，$T_2$ 信号增高，以及椎间隙狭窄。淀粉样瘤为罕见的散在肿块，类似软组织肿瘤。

（5）诊断要点

淀粉样纤维物质沉积导致肌腱及关节囊、滑膜增厚，在 MRI 所有序列呈现低信号改变。

（6）鉴别诊断

1）痛风性关节炎：为全身代谢性疾病，由于长期嘌呤代谢障碍、血尿酸增高引起，好发于 40 岁以上男性，最常累及第 1 跖趾关节，尿酸沉积在关节内，形成痛风性关节炎。痛风结晶沉积表现为 $T_1$ 低、$T_2$ 混杂信号改变。MRI 上较特征性表现关节周围软组织内信号混杂的痛风结节。

2）色素沉着绒毛结节性滑膜炎：滑膜增生形态不定，且有含铁血黄素沉积，呈增生组织内 $T_2$

低信号区，增生的组织为 $T_2$ 混杂信号改变，在GRE序列上有“开花”样大片低信号改变，一般不累及肌腱。然而，淀粉样沉积累及肌腱，且病变在所有MRI序列上都为低信号改变。

3）血友病性关节炎：为家族遗传性疾病，X连锁，见于男性，$T_2$ 表现低信号的滑膜增生，关节囊内渗出，提示关节内慢性出血和含铁血黄素沉积，GRE序列上有“开花样”大片低信号改变。血友病性关节炎可出现骨骺/干骺过度生长的形态学改变。

4）类风湿关节炎：好发于青壮年女性，典型表现为对称性的关节受累，好发于手小关节，区域性的骨质疏松和关节周围软组织肿胀，骨质侵蚀常发生于骨质边缘，晚期导致关节间隙狭窄。其滑膜增生和侵蚀骨质的组织大多情况下呈 $T_2$ 高信号改变，这与淀粉样沉积在所有MRI序列上都为低信号改变不同。

### 11.15.6 神经源性关节病

神经源性关节病（neuroarthropathy）又称为Charcot关节，是由于脊髓空洞症、糖尿病周围神经病等神经损伤，导致痛觉丧失，关节失去保护，过度运动导致关节面软骨和骨组织磨损破坏形成严重的骨关节炎和关节脱位。MRI主要表现为关节变形、脱位或半脱位，骨软骨损伤，剥脱性关节内游离体，滑膜组织增生和关节腔脊液。

## 11.16 肌骨感染

### 11.16.1 急性骨髓炎

（1）概述

急性骨髓炎（acute osteomyelitis）是骨科常见的感染性疾病之一，是由于感染引起的骨及相关组织的急性炎症过程。感染途径有血源性感染、创伤（如开放性骨折或手术）后直接感染及邻近软组织内感染直接蔓延，以血源性感染最常见。致病菌有金黄色葡萄球菌和链球菌等。急性骨髓炎发病急，病情重，若治疗不及时或不彻底，可转化为慢性骨髓炎，或因骨结构破坏而致残，甚至致死。

（2）病理

病灶初期病理表现为骨髓的炎性浸润，进而导致骨膜下脓肿和骨膜破坏。骨髓炎性浸润后，迅速发生骨坏死，并有充血、渗出，渗出物和破坏的碎屑形成小型脓肿，并与邻近脓肿合并而逐渐扩大。脓肿沿着哈弗管蔓延至骨膜下间隙，将骨膜掀起而成为骨膜下脓肿。

（3）临床表现

急性骨髓炎可发生在任何年龄段，多发生在儿童和婴幼儿，男孩多见。大多数发生在长骨干骺端，下肢多见。急性骨髓炎起病迅速，一般在感染24 h即会导致软组织改变，3～5 d内即可形成脓肿。临床症状为高热伴肢体疼痛、活动不利。实验室检查血白细胞常升高。该病预后与年龄等有关。婴幼儿骨内感染因骨内静脉周围脂肪少，容易引起骨的发育畸形和功能障碍；而成人感染多局限，不易扩散，临床预后较好。临床治疗以清除病灶和抗感染为主，病灶的早期诊断和及时引流对预后有重要意义。

（4）MRI表现

病变骨髓腔内因炎症细胞浸润及水肿，导致骨髓含水量增高，正常黄骨髓减少，故 $T_1WI$ 信号减低，$T_2WI$ 信号增高。骨皮质周围软组织内见弥漫分布的 $T_1WI$ 低、$T_2WI$ 高信号。STIR序列抑制了脂肪组织的信号，有利于显示髓腔内的病变和水肿情况。疾病早期骨皮质多完整，当骨质破坏时 $T_1WI$ 呈等或低信号，髓腔内脓肿增强扫描可见脓肿壁呈环形强化（图11－21）。

（5）诊断要点

急性起病，高热、寒战，伴患肢肿胀、疼痛，皮温升高。实验室检查炎症反应物升高。MRI显示骨髓腔内可见多发斑片状水肿信号，周围软组织水肿，提示急性骨髓炎。局部脓肿分层穿刺阳性可确诊。

（6）鉴别诊断

1）蜂窝织炎：蜂窝织炎仅表现为浅表软组织的炎性渗出，不累及骨膜，而急性骨髓炎因炎症往往累及骨膜，常出现骨膜下积液，MRI检查可鉴别。

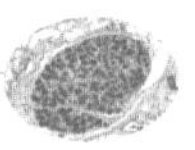

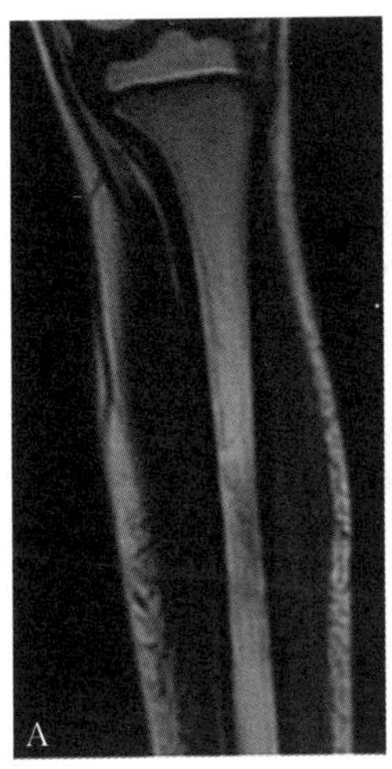
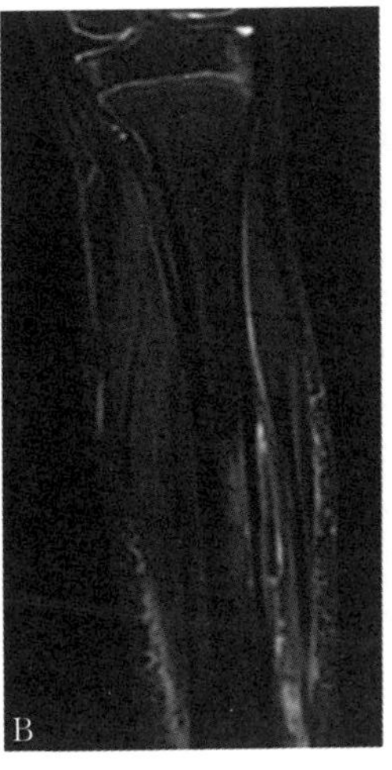
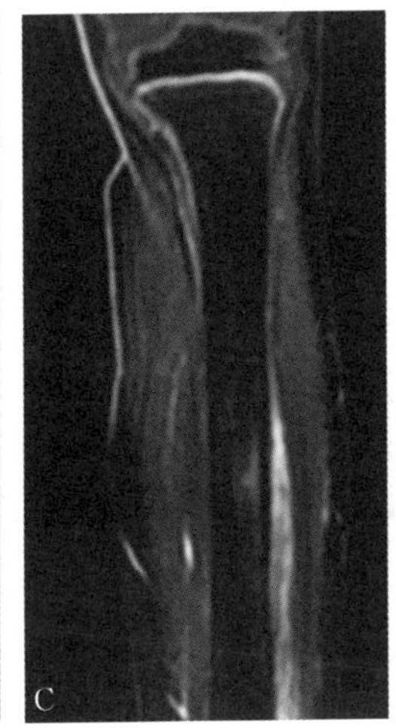
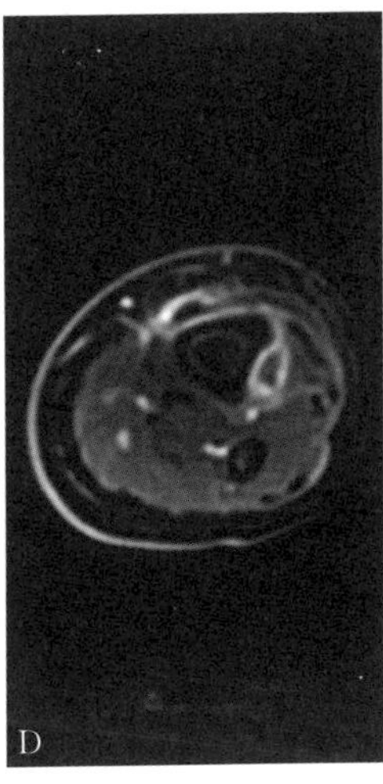

图 11-21 急性骨髓炎 MRI 表现

注：患者男，7 岁，左侧胫骨中下段急性骨髓炎。平扫 $T_1$WI(A) 为低信号，$T_2$WI(B) 为高信号，增强扫描(C、D)可见强化；周围软组织肿胀，信号不均匀，增强扫描可见脓肿壁环形强化。

2）良性骨肿瘤和肿瘤样变：如骨巨细胞瘤、骨囊肿等，骨质破坏腔膨胀或呈分叶状改变，骨皮质变薄，边缘有硬化边，少有骨膜新生骨形成。而骨髓炎的骨膜增厚，并有骨干增粗，骨髓腔变窄。

3）恶性骨肿瘤：部分恶性骨肿瘤也可有肿瘤性发热，如尤因肉瘤，其起病慢，骨质破坏呈筛状，骨质破坏区边界不清，病变内可见肿瘤骨形成，常可见葱皮样骨膜反应，周围可见软组织肿块。

## 11.16.2 慢性骨髓炎

（1）概述

慢性骨髓炎（chronic osteomyelitis）是由急性骨髓炎或长期持续性低毒力病原菌感染发展而来，主要以骨组织的坏死、硬化和窦道形成以及长期流脓为特征，常反复发作。

（2）病理

病灶区血供减少导致坏死性骨碎片，坏死的骨松质逐渐被吸收，骨密质脱落为死骨浸泡在脓液中。死骨周围为肉芽组织包绕，邻近的骨骼逐渐致密硬化，外周骨膜不断形成骨膜新生骨，包绕着死骨形成骨包壳。骨包壳有多个孔道，死骨碎屑和脓液经由瘘管排出到周围软组织，最后累及皮肤形成窦道。

（3）临床表现

临床症状主要为患肢增粗、变形，患肢皮肤表面可见窦道形成，窦道口流脓，长期不愈合。儿童往往因骨骺破坏而影响骨骼生长发育，患肢缩短畸形。穿刺活检或血培养病原菌常为阴性，可见多核粒细胞、淋巴细胞、组织细胞等。慢性骨髓炎单纯使用抗生素无法治愈，传统的治疗方法为彻底清除病灶，包括脓液、死骨、肉芽组织、窦道和边缘增生硬化的骨组织，充分灌注冲洗，同时使用抗生素。

（4）MRI 表现

死骨和包壳形成是慢性骨髓炎的特征性改变，并可伴有周围软组织脓肿和窦道。死骨、慢性纤维化组织和硬化骨在 $T_1$WI 和 $T_2$WI 上均为低信号，增强后无明显强化。骨髓腔内活动性炎症为不均匀 $T_1$WI 低、$T_2$WI 高信号。骨内感染区与正常骨组织分界清。病灶周围软组织脓肿在 $T_1$WI 为低信号，$T_2$WI 为高信号，增强后脓肿壁强化。窦道为直线状或曲线样 $T_2$WI 高信号影，由髓腔延伸至周围软组织（图 11-22）。

慢性局限性骨脓肿（Brodie 脓肿）为慢性骨髓炎的特殊表现形式，MRI 的典型表现为“晕征”，中心脓腔表现为 $T_1$WI 低、$T_2$WI 高信号，环绕脓腔的肉芽组织为 $T_1$WI 高信号的“内晕环”，外周

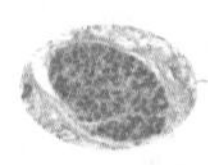



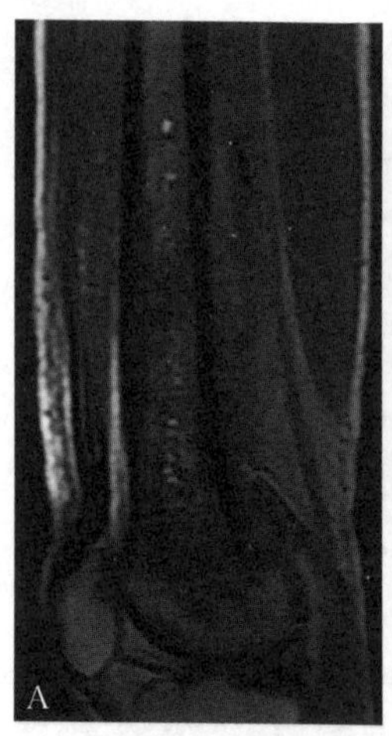
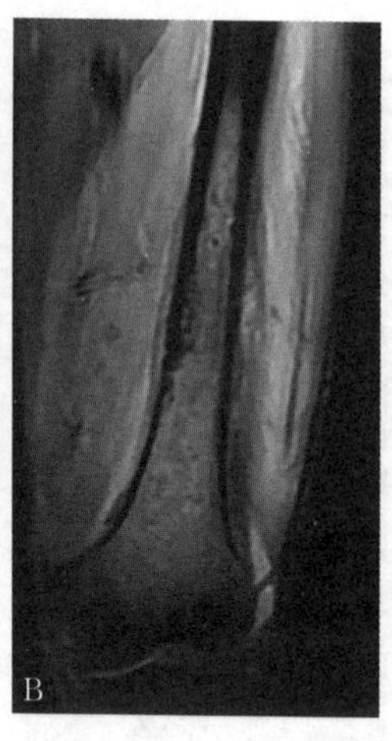
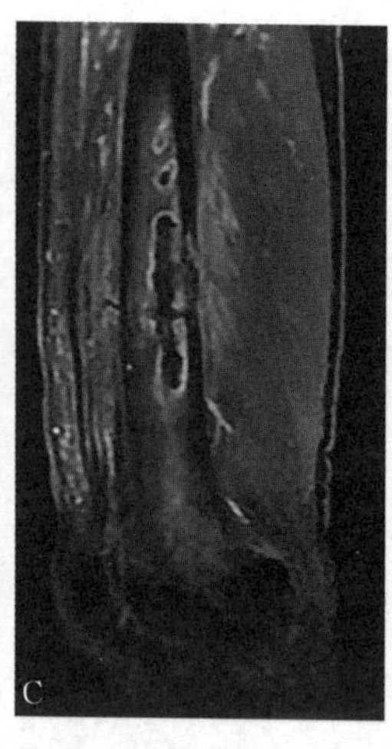
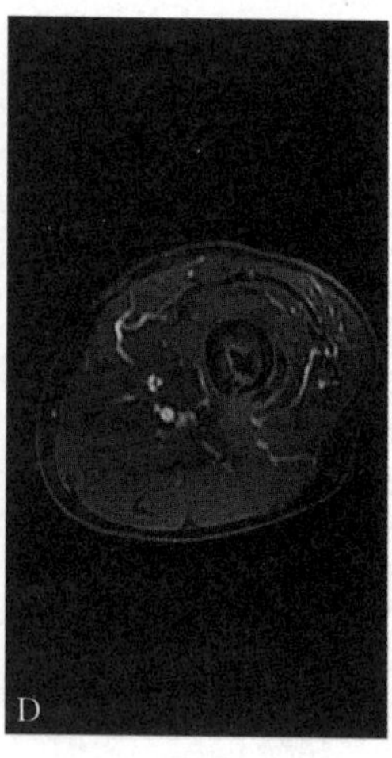

图 11－22　慢性骨髓炎 MRI 表现

注：患者男，45 岁。左股骨中下段慢性骨髓炎。平扫 $T_1$WI(A)为混杂低信号，$T_2$WI(B)为混杂高信号，邻近骨质硬化，骨髓腔变窄；增强扫描(C、D)病灶呈多发环形强化，并可见窦道形成。

的纤维结缔组织及骨膜的反应增生为 $T_1$WI 低信号的“外晕环”。

(5) 诊断要点

患者既往有急性骨髓炎或相邻部位软组织感染病史，病程长，反复发作。患肢表面可见窦道形成，窦道口长期流脓，MRI 表现可见死骨和骨性包壳等特征性表现。

(6) 鉴别诊断

1) 骨囊肿：骨干或干骺端内椭圆形骨质缺损，边缘为薄层硬化边，边界清楚，邻近骨皮质轻度膨胀。而慢性骨髓炎脓腔具有“晕征”表现，邻近骨质增生硬化，骨髓腔不规则。

2) 骨结核：干骺端结核早期表现为局限性骨质疏松，后逐渐形成低密度骨质缺损区，边缘无骨质硬化及骨膜反应，病灶内无死骨形成，抗酸染色或结核菌培养为阳性。

## 11.16.3　慢性复发性多灶性骨髓炎

(1) 概述

慢性复发性多灶性骨髓炎(chronic recurrent multifocal osteomyelitis，CRMO)首次由 Giedion 于 1972 年报道，是一种以复发性的全身多处炎症性骨痛为特点的疾病，也叫慢性无菌性骨髓炎。好发于儿童及青少年，平均年龄约为 10 岁。目前 CRMO 的发病机制尚不明确。由于 CRMO 一些临床症状与滑膜炎、痤疮、脓疱病、骨肥厚、骨炎(synovitis，acne，pustulosis，hyperostosis and osteitis，SAPHO)综合征相类似，有些学者认为 CRMO 是 SAPHO 综合征中的一种表现形式。其病因不明，目前 CRMO 归类于自身炎症。

(2) 病理

CRMO 镜下常常可观察到淋巴细胞、中性粒细胞、巨噬细胞等浸润，同一组织内可呈现不同炎症过程(急性、慢性、亚急性)。急性期骨活检以骨髓水肿为主要特征，伴有大量多核中性粒细胞和浆细胞，并伴有显著骨膜炎。慢性期主要以骨质硬化、纤维化为主要特征。

(3) 临床表现

CRMO 的典型表现为不适，局部疼痛、肿胀，偶见发热。病程呈现自限性与迁延性，部分患者实验室炎症相关指标可升高。与此同时，也常常伴有骨外的临床症状，如掌趾的脓疱疮、克罗恩病等。CRMO 主要发生于儿童及青少年。其发病部位与年龄有一定关系，成人主要发生在胸锁肋关节，其次是脊柱、骨盆、长骨、扁骨；儿童最易累及下肢长骨干骺端，其次是前上胸壁及脊柱。

(4) MRI 表现

MRI 对于 CRMO 的诊断与鉴别诊断是非常具有帮助的，尤其是在骨质早期的炎症改变时，其常表现为 $T_1$WI 低信号、$T_2$WI 高信号(图 11－23)，

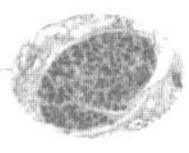

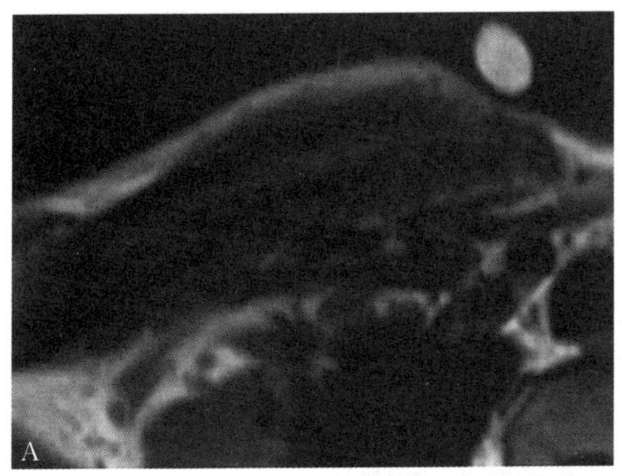

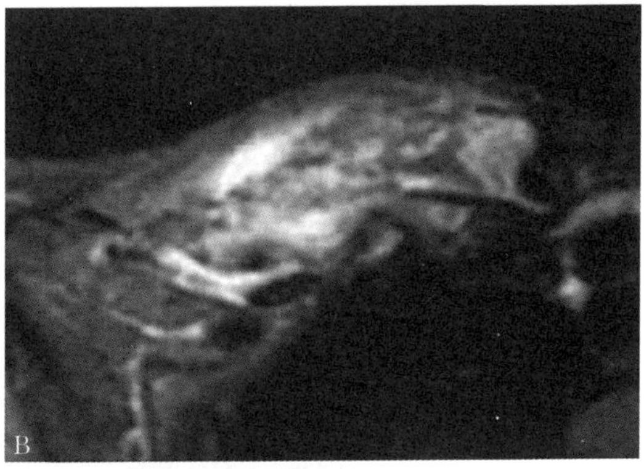

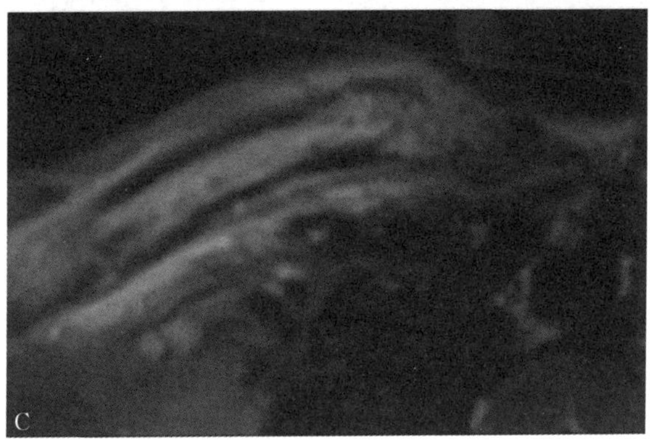

图 11－23　右锁骨 CRMO MRI 表现

注：平扫 $T_1$WI(A)骨髓为低信号，$T_2$WI(B)骨髓为高信号伴边缘软组织增厚，增强扫描(C)可见强化。

而 $T_1$WI 及 $T_2$WI 上均表现为低信号常可认为是骨硬化与骨肥厚区域。当病变进一步发展时，$T_2$WI 及抑脂序列是可以清晰观察到病变区域范围。另外，MRI 对周围软组织炎症病变有着较高的诊断灵敏度。

（5）诊断要点

临床表现为长久复发性骨痛，病程为自限性与迁延性。发病年龄常为儿童及青少年；发病部位在中轴骨或四肢骨，尤其在锁骨、脊柱、骨盆等特殊部位。MRI 检查显示骨质侵蚀/破坏、骨髓水肿以及胸肋锁骨肥厚和软组织增厚，$T_1$WI 呈低信号，$T_2$WI 抑脂序列呈高信号，增强扫描明显不均匀强化。

（6）鉴别诊断

1）化脓性骨髓炎：常有死骨、窦道及脓肿形成，并有全身感染的表现，CRMO 鲜有这些表现。

2）肿瘤性骨转移：常可发现原发性肿瘤病灶，或伴有软组织肿块影。

3）Peget 病：常见于老年人，主要表现为骨溶解、骨吸收等，不表现为炎症性改变。

4）弥漫性特发性骨肥厚症：本病发生在脊柱时与 CRMO 相似，但其椎体及椎肋关节、关节突关节无破坏，无明显椎间隙变窄，不累及关节。

### 11.16.4　SAPHO 综合征

（1）概述

SAPHO 综合征是滑膜炎、痤疮、脓疱病、骨肥厚、骨炎综合征，主要累及皮肤和骨关节，在 1987 年首次由 Chamot 等提出，是一种较为罕见的慢性无菌性炎症，在高加索人群中发病率＜1/10000。目前，SAPHO 综合征的病因和发病机制尚不清楚，认为是一种与多基因遗传、感染及免疫调控有关的自身免疫性疾病。

（2）病理

SAPHO 综合征的骨损害和皮肤病变呈非特异性炎症表现。急性期，骨髓活检表现为骨髓水肿，伴有中性粒细胞及浆细胞浸润；随病情进展，病变表现为淋巴细胞为主的炎症；慢性期，病变表现为明显的骨髓硬化及纤维化。皮肤活检表现为假性脓肿，细菌培养为阴性。

（3）临床表现

SAPHO 综合征好发于 40～60 岁的成人，女性略多于男性。临床症状与发病部位有关。骨损害好发于胸锁肋关节、脊柱、骨盆等，发生于胸锁肋关节者表现为前上胸壁及锁骨部位对称性疼痛及活动受限；随着病变进展，关节间隙变窄，骨质硬化、肥厚。皮肤病变主要表现为掌跖脓疱病、爆发性痤疮及脓疱性银屑病。

（4）MRI 表现

MRI 对于本病的优势在于评估骨和软组织水肿性改变，区分活动性和非活动性病变，评估脊柱受累情况，有助于病灶定位及早期发现周围软组织病变。活动期，MRI 示长 $T_1$ 及长 $T_2$ 骨髓水肿样异常信号，缓解期，$T_1$WI 及 $T_2$WI 信号强度均减低，若 $T_2$WI 信号强度增加预示疾病仍活跃。慢性期，骨硬化区呈长 $T_1$、短 $T_2$ 信号。累及椎体者，病变多呈 2 个以上连续多个椎体多节段受累，椎间盘信号一般正常(图 11 - 24)。

（5）诊断要点

伴随骨关节病变的重症痤疮、掌跖脓疱病，伴或不伴皮肤病的成人骨肥厚或骨炎，儿童慢性复发性多灶性骨髓炎。

（6）鉴别诊断

1）骨髓炎：早期 SAPHO 综合征与骨髓炎较难区别，均表现为发热、局限性骨痛及肿胀，MRI 表现为长 $T_1$、长 $T_2$ 骨髓水肿样异常信号，然而 SAPHO 综合征多为多灶性骨病损，骨髓炎则相对少见。

2）Paget 病：病骨粗大畸形，骨皮质增厚，$T_1$WI 及 $T_2$WI 示信号减低，髓腔增宽，内见多发信号减低区，与 SAPHO 综合征骨病损慢性期较难区分。SAPHO 综合征以前上胸壁受累为特征性表现。

3）骨肉瘤：好发年龄 15～25 岁，男性多见，好发于长骨干骺端。肿瘤在 $T_1$WI 呈低信号，$T_2$WI 呈高信号，增强后早期周边强化并逐渐向中央进展；瘤周水肿在 $T_1$WI 呈低信号，$T_2$WI 呈高信号；瘤骨及骨膜增生在 $T_1$WI、$T_2$WI 均呈低信号。

### 11.16.5 其他骨髓炎

糖尿病患者，特别是足部感染是一个复杂的临床和影像学难题。比较糖尿病足和非糖尿病足 MRI 的研究表明，糖尿病患者的敏感性和特异性降低。非糖尿病患者的感染敏感性为 89%，特异度分别为 94%和 80%。本书 8.9 节对糖尿病足进行了更全面的讨论。

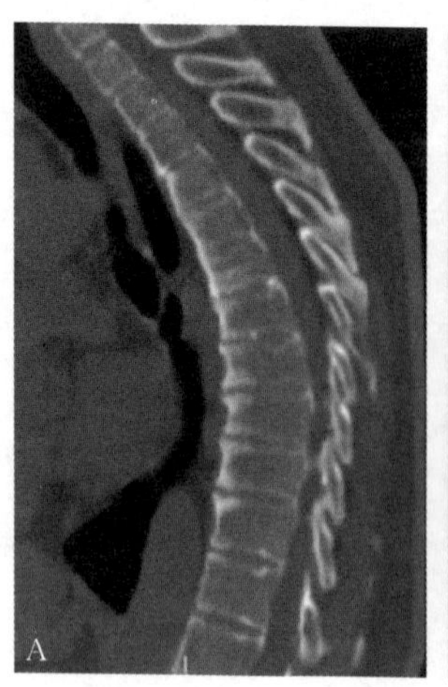


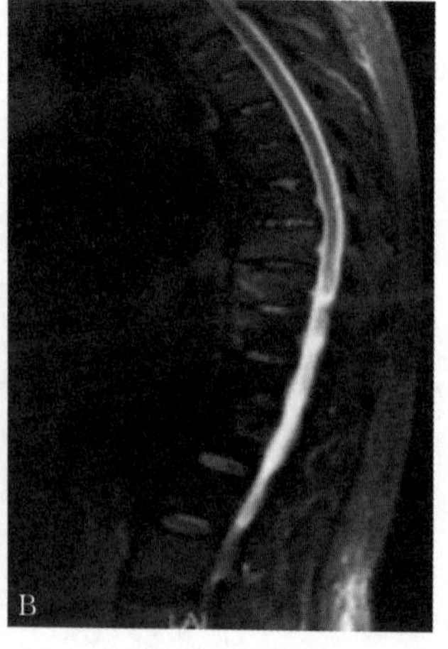


图 11 - 24 胸椎 SAPHO 综合征 MRI 表现

注：CT 平扫(A)示胸椎多个椎体相邻椎角呈对吻状致密骨质改变，前纵韧带部分骨化；MRI 平扫 $T_2$WI＋脂肪抑制(B)示椎体硬化区表现为长 $T_1$、短 $T_2$ 信号，部分椎体上见片状高信号。

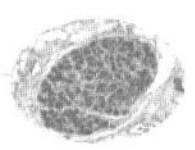

有学者提出了儿童和成人骨髓炎的筛查过程。大多数包括常规 X 线片作为初步筛选技术，然后是放射性核素扫描或 MRI。如果 X 线片是阴性的，而临床上怀疑骨髓炎，则行 MRI 或动态骨扫描检查。

### 11.16.6 软组织感染

（1）概述

软组织感染是指化脓性致病菌侵犯皮肤及皮下组织引起的炎症性病变，按发病部位可分为浅表软组织感染和深部软组织感染。浅表软组织感染累及皮肤及皮下组织，如蜂窝织炎、丹毒、脓疱、毛囊炎、疖、痈、脓肿和外伤相关的感染等，主要致病菌为金黄色葡萄球菌或化脓性链球菌；深部软组织感染可累及肌肉及筋膜，如深脓肿、压疮、坏死性筋膜炎、坏疽等，致病菌较复杂，多为需氧菌和厌氧菌混合感染。

（2）病理

炎症指标如血常规白细胞计数、红细胞沉降率、C 反应蛋白及降钙素原等常升高，溃疡或创面的分泌物、活检及穿刺组织、血液等标本中分离出致病菌即可诊断。

（3）临床表现

急性起病，局部症状有红、肿、热、痛，全身症状有发热、乏力、精神不振等，严重者可发生感染性休克。坏死性筋膜炎患者疼痛可能与体征不相符，皮肤麻木、出血或大疱性改变，软组织中出现气体。

（4）MRI 表现

蜂窝织炎表现为弥漫性线性或界限模糊的软组织增厚，$T_1$WI 呈低信号，$T_2$WI 及 STIR 序列均呈高信号。腱鞘炎表现为腱鞘扩张，滑膜鞘增厚，根据脓液、血液或气体的含量不同而表现为不同的信号强度。坏死性筋膜炎表现为沿着深筋膜，尤其是肌间深筋膜的 $T_2$WI 高信号，但非特异性表现，蜂窝织炎、非坏死性炎症性筋膜炎也可出现。化脓性肌炎表现为 $T_1$WI 低、中信号，$T_2$WI 高、低信号，增强后外周强化（图 11－25）。

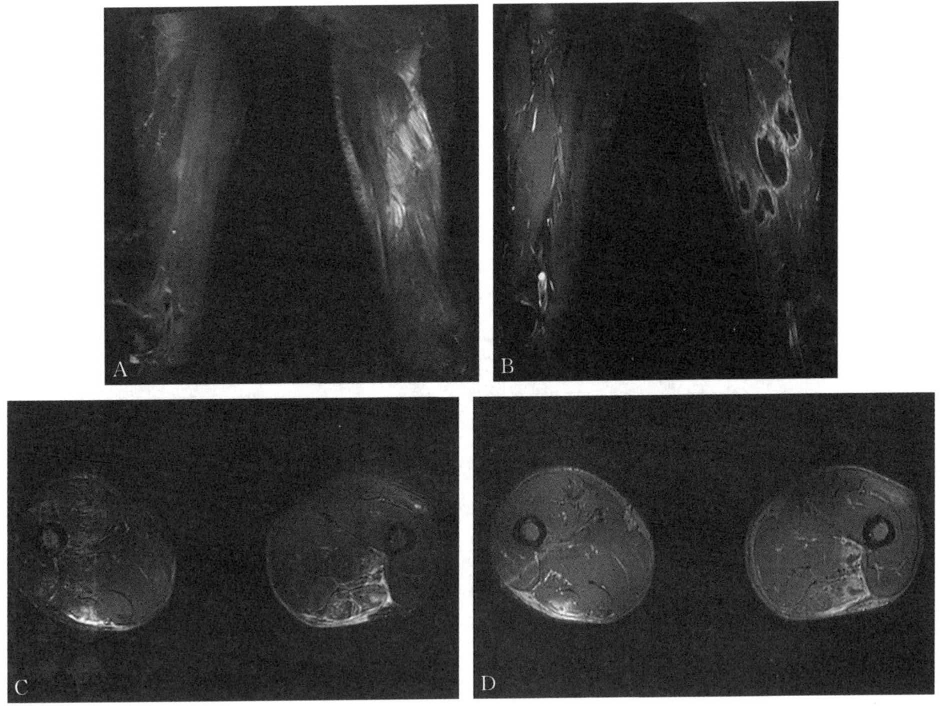


图 11－25 双下肢多发筋膜炎及化脓性肌炎 MRI 表现

注：骨髓瘤患者男，61 岁。软组织疾患 $T_2$WI 平扫（A、C）示双下肢多发片状高信号；增强后 $T_1$WI（B、D）脓肿壁及部分筋膜明显强化。

(5) 诊断要点

局部症状及全身症状，实验室检查，病变标本或血培养检出致病菌，同时结合影像学检查。

(6) 鉴别诊断

1) 外伤性软组织损伤：MRI 表现为损伤部位和下壁肌肉间质出血和水肿，严重者可出现血肿。血液的 MRI 信号强度取决于发生时间，亚急性期血肿 $T_1$ 信号强度高，慢性期含铁血黄素沉积表现为低信号。

2) 骨化性肌炎：早期 MRI 表现为受累肌肉的不均匀水肿，进展期表现为 $T_2$WI 高信号肿块；随着病变进展，周围钙化形成，MRI 各序列均表现为低信号。

3) 糖尿病性肌坏死：多累及下肢肌肉，剧烈疼痛，增强 MRI，$T_1$WI 示周围边缘强化，中央不强化的出血区。

### 11.16.7 侵犯组织的感染

(1) 概述

侵犯组织的感染通常是指既往外伤、骨折或手术后发生的感染。其在开放性骨折或多次手术史的患者中尤为重要，若清创不彻底，坏死组织残留或软组织覆盖不佳，可能发生感染，骨折部位骨吸收，内固定物松动，骨折延迟愈合或不愈合，严重者可发生化脓性骨髓炎。致病菌多为金黄色葡萄球菌、链球菌、革兰氏阳性球菌、蜡样芽胞杆菌等。

(2) 病理

血白细胞计数、红细胞沉降率、C 反应蛋白升高，穿刺液细菌培养阳性即可确诊。

(3) 临床表现

急性起病者表现为发热、局部充血、水肿，伤口处溢脓，穿刺可抽出脓液；慢性发作者可长期低热、患处压痛、肢体活动障碍，由于病程较长，可有肌肉萎缩、窦道形成等表现。

(4) MRI 表现

MRI 检查在侵犯骨和软组织感染中有较高的敏感性，$T_2$WI 提高了骨皮质和肉芽组织或纤维软骨间的对比度，脂肪抑制序列能够显示骨髓的细微变化。骨折愈合表现为骨皮质增厚，周围肉芽组织和纤维软骨形成。$T_1$WI 多为低信号，$T_2$WI 多呈高信号，增强后 $T_1$WI 脂肪抑制序列呈高信号。软组织损伤表现为受累肌肉肿胀，$T_1$WI 呈低信号，$T_2$WI 呈高信号。边界模糊，皮下脂肪的高信号内出现条状或网状低信号，肌间隙模糊，感染病灶内环状强化提示脓肿形成或组织液化坏死。术后感染患者常因假体金属伪影造成病变显示不清，STIR 序列可提高金属植入物附近的信号强度，从而减少伪影。此外，金属伪影减少序列(MARS)也可以提高图像质量(图 11-26)。

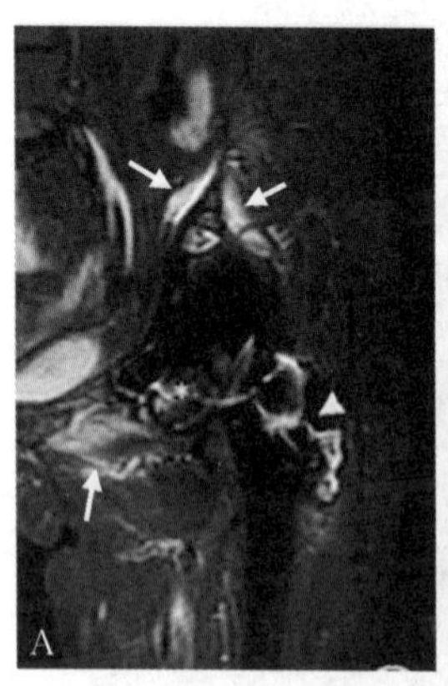

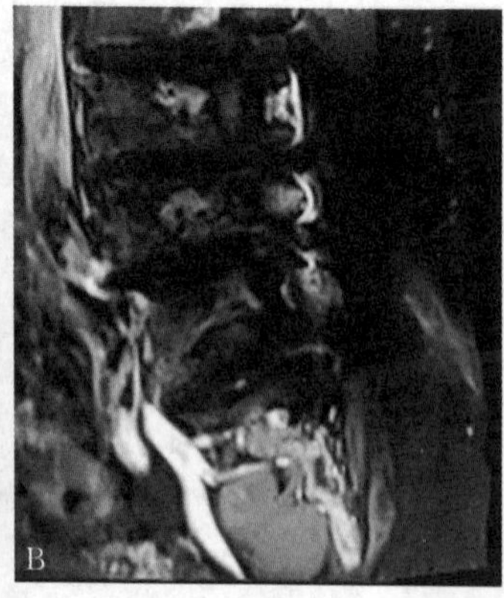

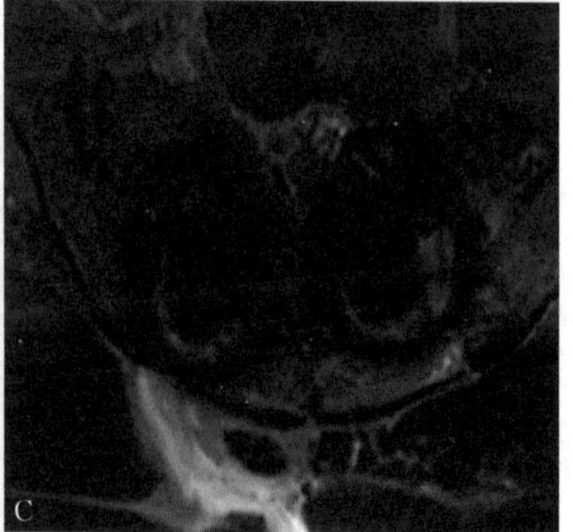


图 11-26 左髋关节置换术后远期感染与腰椎术后皮下软组织感染 MRI 表现

注：患者女，64 岁，左髋关节置换术后 11 年出现感染。冠状面 STIR(A)显示股骨粗隆不规则骨质破坏，正常骨质信号被高、低混杂信号影取代(三角箭头)，关节囊周围不规则软组织肿块形成，假体周围多处软组织信号增高(箭头)。矢状面 STIR(B)示 $L_5 \sim S_1$ 水平皮下脂肪层内条状不均匀高信号，横断位增强 $T_1$WI(C)明显强化。

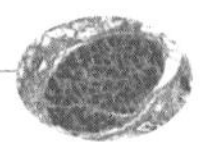

(5) 诊断要点

外伤或多次手术后，临床症状，实验室检查，穿刺液细菌培养，同时结合影像学检查。

(6) 鉴别诊断

1) 淋巴组织外溢：表现为皮肤和皮下组织增厚，水肿脂肪层中可见网状结构形成，较少累及肌肉组织。

2) 血液外溢：范围较广泛，多局限于一侧肢体。

（郗 艳 崔雪娥 王娇燕）

## 主要参考文献


[1] 董相宇，方挺松，曾效力，等. MRI对急性骨髓炎感染患者骨髓及软组织病变诊断价值(附60例分析)[J]. 医学影像学杂志，2015，(3)：503-505.

[2] 黄珍欢，鲜于志群，陈飞，等. 急性骨髓炎的影像学诊断研究进展[J]. 国际放射医学核医学杂志，2011，35(5)：264-268.

[3] 蒋智铭. 骨关节病理学图谱[M]. 北京：人民军医出版社，2008：280-296.

[4] 雷斯尼克. 骨与关节疾病诊断学[M]. 4版. 王学谦，译. 天津：天津科技翻译出版公司，2009：849-1578.

[5] 栾德广，路淮英，张保正. 结节病性关节炎2例[J]. 医学影像学杂志，2005，15(10)：893.

[6] 罗晓玲，李旭雪，王春财. 嗜酸性筋膜炎的影像学表现[J]. 中国中西医结合影像学杂志，2019，17(03)：311-314.

[7] 王菲菲，王瑞，杨俊亚，等. 多发性肌炎/皮肌炎患者MR1影像表现特点分析[J]. 中国CT和MRI杂志，2018，16(5)：140-142.

[8] 王娟娟，潘明孟，许东明，等. 嗜酸性筋膜炎1例报道[J]. 风湿病与关节炎，2019，8(10)：49-51.

[9] 吴婧，卢铃铨，顾建平. 脂肪技术在骨与关节病变中的应用[J]. 医学影像学杂志，2013，23(1)：146-150.

[10] 杨丽萍，王可铮，曹绍东，等. 右胫骨Brodie脓肿急性发作伴软组织脓肿及窦道形成1例并文献复习[J]. 中国临床医学影像杂志，2019，30(2)：150-152.

[11] 杨松，刘森，朱占英，等. 双下肢骨骼肌结节病1例[J]. 实用放射学杂志，2018，34(12)：1988-1989.

[12] ANTONIETTA G, GIANLUCA D L G, MARIA L G, et al. Rhabdomyolysis after midazolam administration in a cirrhotic patient treated with atorvastatin [J]. World J Gastrointest Pharmacol Ther., 2014, 5(3): 196-199.

[13] BERQUIST T H. MRI of the Musculoskeletal System [M]. 6e Edition. Philadelphia: Lippincott Williams &Wilkins, 2013: 319-1009.

[14] BURNHAM J P, KIRBY J P, KOLLEF M H. Diagnosis and management of skin and soft tissue infections in the intensive care unit: a review [J]. Intensive Care Med, 2016, 42(12): 1899-1911.

[15] BUSH C H. The magnetic resonance imaging of musculoskeletal hemorrhage [J]. Skeletal Radiol, 2000, 29(1): 1-9.

[16] DEVILBISS Z, HESS M, HO G W K. Myositis ossificans in sport: a review[J]. Curr Sports Med Rep, 2018, 17(9): 290-295.

[17] DIVITI S, GUPTA N, HOODA K, et al. Morel-lavallee lesions-review of pathophysiology, clinical findings, imaging findings and management[J]. J Clin Diagn Res, 2017, 11(4): TE01-TE04.

[18] DUAN N, CHEN X, LIU Y, et al. Multimodal imaging findings of SAPHO syndrome with no skin lesions: a report of three cases and review of the literature [J]. Exp Ther Med, 2016, 12(4): 2665-2670.

[19] GICCHINO M F, DIPLOMATICO M, GRANATO C, et al. Chronic recurrent multifocal osteomyelitis: a case report[J]. Ital J Pediatr, 2018, 44(1): 26.

[20] HAYERI M R, ZIAI P, SHEHATA M L, et al. Soft-tissue infections and their imaging mimics: from cellulitis to necrotizing fasciitis [J]. Radiographics, 2016, 36(6): 1888-1910.

[21] HIROSAWA T, KATSUKURA S, SHIMIZU T. SAPHO Syndrome[J]. Am J Med Sci, 2020, 359(1): e5-e6.

[22] IHN H. Eosinophilic fasciitis: From pathophysiology to treatment[J]. Allergol Int, 2019, 68(4): 437-439.

[23] BUJA L M. 奈特病理学彩色图谱[M]. 崔全才，译. 北京：人民卫生出版社，2008：379-393.

[24] LI C, ZUO Y, WU N, et al. Synovitis, acne, pustulosis, hyperostosis and osteitis syndrome: a single centre study of a cohort of 164 patients[J]. Rheumatology, 2016, 55(6): 1023-1030.

[25] MANASTER B J. Diagnostic imaging: musculoskeletal non-traumatic disease [M]. 2nd ed. Netherlands:

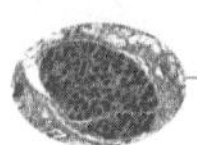


Elsevier, 2017.

[26] MOORE S L, KRANSDORF M J, SCHWEITZER M E, et al. Can sarcoidosis and metastatic bone lesions be reliably differentiated on routine MRI? [J]. Am J Roentgenol, 2012, 198(6):1387-1393.

[27] SCHAUB S, SIRKIS H M, KAY J. Imaging for synovitis, acne, pustulosis, hyperostosis, and osteitis (SAPHO) syndrome[J]. Rheum Dis Clin N Am, 2016,42(4):695-710.

[28] VAHLENSIECK M. MRI of the musculoskeletal system [M]. 2nd ed. Germany: Thieme Medical Publishers, 2017.

[29] YEOM J A, LEE I S, SUH H B, et al. Magnetic resonance imaging findings of early spondylodiscitis: interpretive challenges and atypical findings[J]. Korean J Radiol, 2016,17(5):565-580.

[30] ZIMMERMANN P, CURTIS N. Synovitis, acne, pustulosis, hyperostosis, and osteitis (SAPHO) syndrome-a challenging diagnosis not to be missed[J]. J Infection, 2016,72(6):106-114.

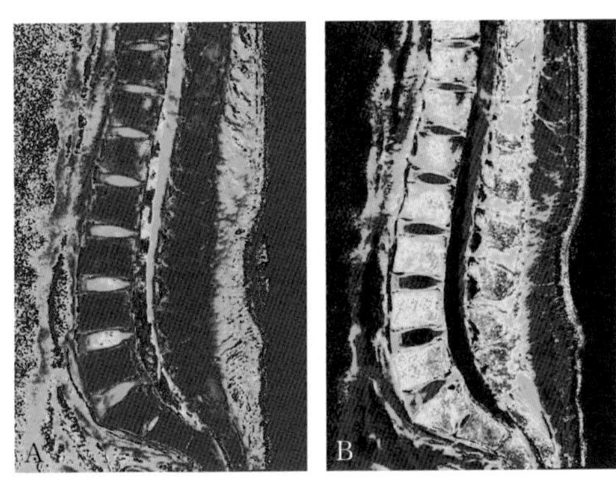


**彩图 1　$T_2$ 映射**

注：A. $T_2^*$ 图；B. $R_2^*$ 图。

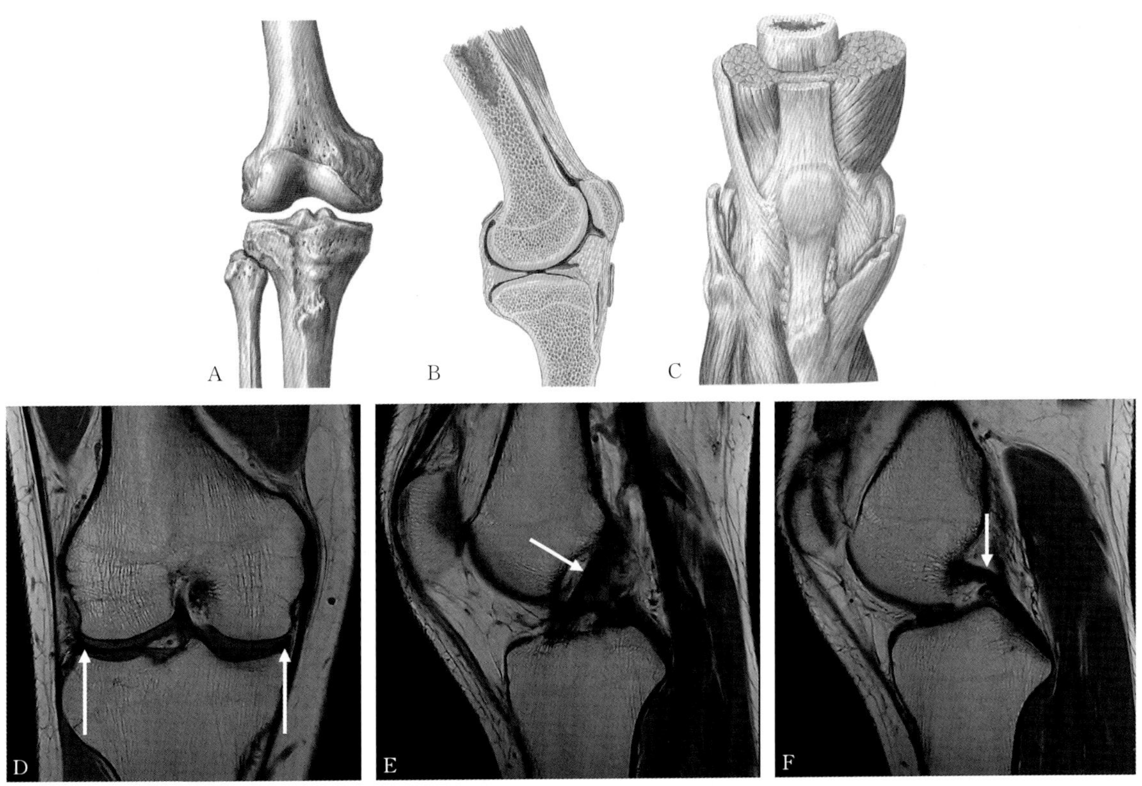


**彩图 2　膝关节解剖图**

注：A. 冠状位图示膝关节组成骨；B. 正矢状位图示膝关节软组织结构如滑囊、软骨、半月板、肌腱等；C. 前面观图示膝关节软组织结构，包括肌腱及韧带等；D. 示冠状位 $T_1$WI 示内、外侧半月板（箭头）；E. 矢状位 $T_1$WI 示前交叉韧带（箭头）；F. 矢状位 $T_1$WI 示后交叉韧带（箭头）。

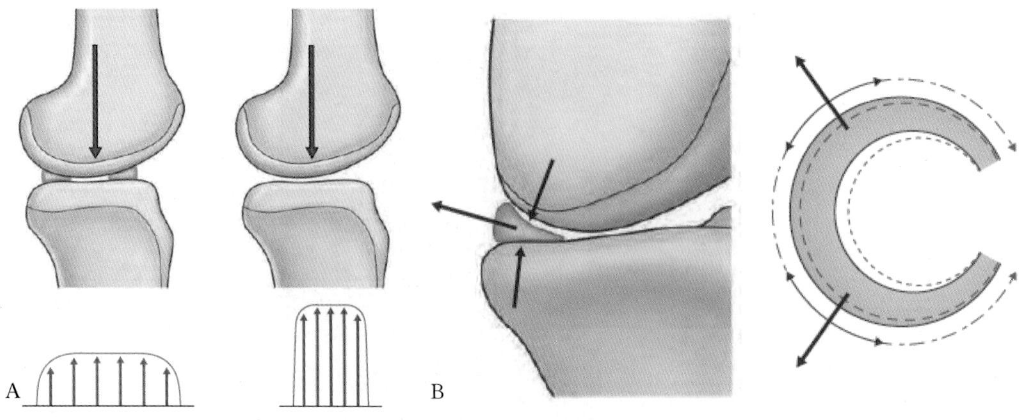


彩图 3　半月板增强膝关节整合功能

注：A. 左图示半月板呈环形或半环形，其内部纤维排列使其具备较强的环形张力，当股骨髁负重压向半月板时，半月板受到的倾向于使其环形面积增加的压力即被其环形张力所抵抗，并通过附着韧带将压力传导至胫骨平台，从而减少胫骨平台受到的力；右图示当半月板磨损或被切除后，来自躯体的力不再会被环形张力所抵抗，因而会使较大的力直接作用于胫骨。B. 半月板的载荷方式模式图，来自半月板近端及远端的轴向载荷与半月板环向应力的转换。

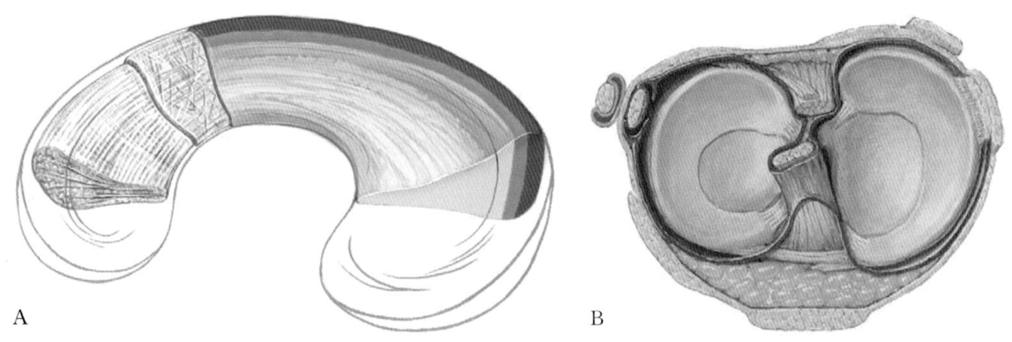


彩图 4　膝关节半月板大体解剖

注：A. 示膝关节内、外侧半月板，其胶原纤维排列方向由内至外依次是呈放射状、环形、随机排列。其血供呈外周环形分布(红色-红白色区域)，由外向内依次减少，靠近关节囊附着的 1/3 为红区，即有血供区；中间的 1/3 为红-白交界区，有部分血供存在；内侧近游离缘的 1/3 为白区，即无血供区。B. 胫骨上面观，能观察到半月板和交叉韧带。

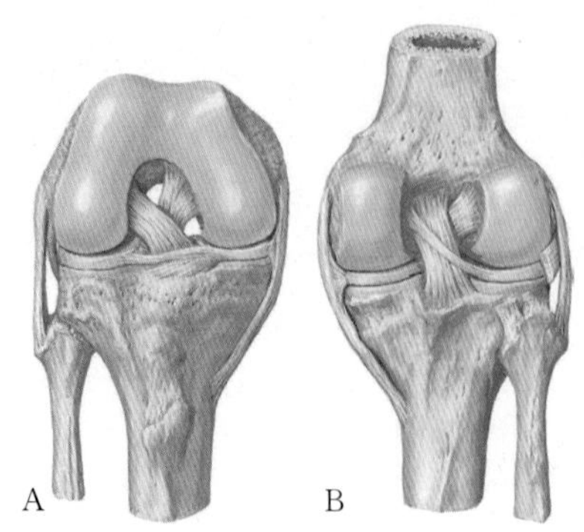


彩图 5　交叉韧带解剖图

注：A. 前面观，前交叉韧带前端附着于胫骨髁间前区，向后外上走行附着于外侧股骨髁的后内侧；B. 后面观，后交叉韧带起自股骨内侧髁的外侧表面并向前下延伸到髁间窝顶的前部，并在髁间窝顶壁的前后方向上牢固附着。

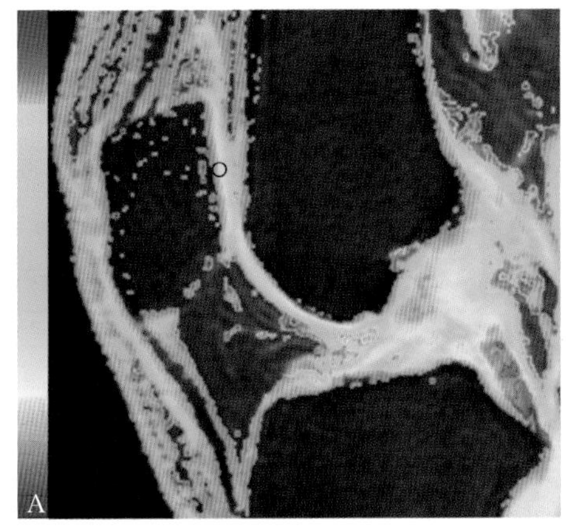

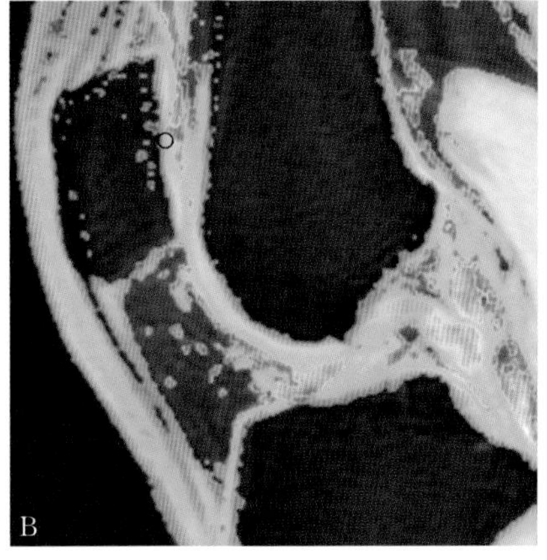


彩图 6　$T_1\rho$ 伪彩图

注：A. 正常髌软骨 ROI 的 $T_1\rho$ 值约为 47.64 ms；B. 髌软骨病变处 ROI 的 $T_1\rho$ 值约为 71.58 ms。

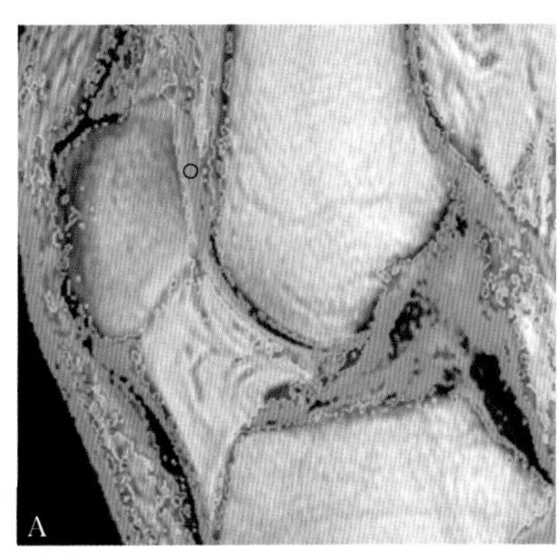

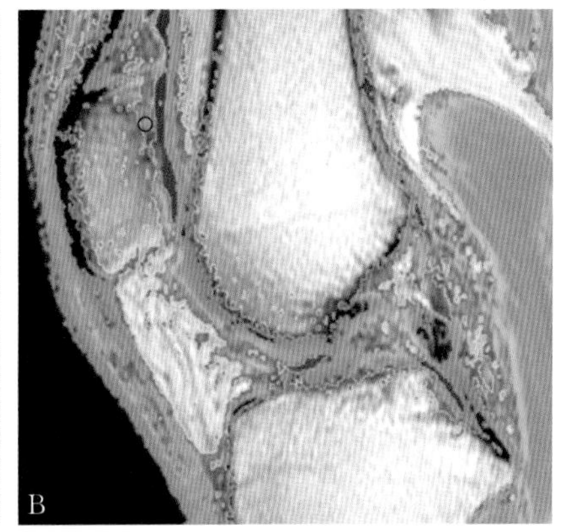


彩图 7　映射伪彩图

注：A. 正常髌软骨 ROI 的 $T_2$ 值约为 46.25 ms；B. 髌软骨病变处 ROI 的 $T_2$ 值约为 78.93 ms。

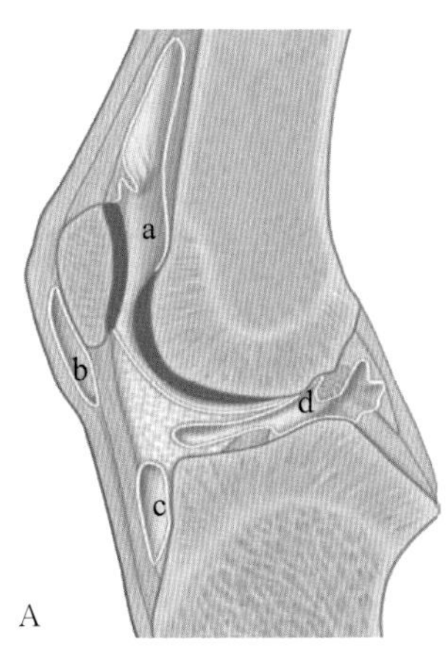

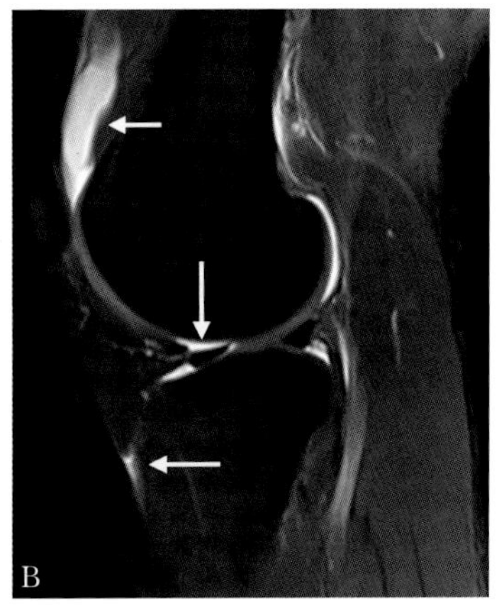


彩图 8　膝关节滑膜囊

注：A. 解剖示意图，a. 髌上囊，b. 髌前滑囊，c. 髌下深囊，d. 关节囊；B. 矢状位 PDWI 上髌上囊（上方箭头），关节囊（中间箭头），髌下深囊（下方箭头）。

# 现代医学系列书目

|  |  |
| --- | --- |
| 《现代体部磁共振诊断学》（九个分册） | 周康荣　严福华　刘士远　总主编 |
| 《现代卫生经济学》 | 胡善联　主编 |
| 《现代神经外科学》（第三版，上、下册） | 周良辅　主编 |
| 《现代骨科运动医学》 | 陈世益　冯　华　主编 |
| 《现代健康教育学》 | 余金明　姜庆五　主编 |
| 《现代手外科手术学》 | 顾玉东　王澍寰　侍德　主编 |
| 《现代真菌病学》 | 廖万清　吴绍熙　主编 |
| 《现代胆道外科学》 | 顾树南　主编 |
| 《现代医学影像学》 | 冯晓源　主编 |
| 《现代呼吸病学》 | 白春学　蔡柏蔷　宋元林　主编 |
| 《现代计划生育学》 | 程利南　车　焱　主编 |
| 《现代临床血液病学》 | 林果为　欧阳仁荣　陈珊珊　王鸿利　余润泉　许小平　主编 |
| 《现代肿瘤学》（第三版） | 汤钊猷　主编 |
| 《现代胃肠道肿瘤诊疗学》 | 秦新裕　姚礼庆　陆维祺　主编 |
| 《现代心脏病学》 | 葛均波　主编 |
| 《现代营养学》 | 蔡　威　邵玉芬　主编 |
| 《现代骨科学》 | 陈峥嵘　主编 |
| 《现代肾脏生理与临床》 | 林善锬　主编 |
| 《现代肝病诊断与治疗》 | 王吉耀　主编 |
| 《现代泌尿外科理论与实践》 | 叶　敏　张元芳　主编 |
| 《现代实用儿科学》 | 宁寿葆　主编 |
| 《现代法医学》 | 陈康颐　主编 |
| 《现代功能神经外科学》 | 江澄川　汪业汉　张可成　主编 |
| 《现代小儿肿瘤学》 | 高解春　王耀平　主编 |
| 《现代耳鼻咽喉头颈外科学》 | 黄鹤年　主编 |
| 《现代泌尿外科和男科学》 | 张元芳　主编 |
| 《现代外科学》（上、下册） | 石美鑫　张延龄　主编 |
| 《现代内镜学》 | 刘厚钰　姚礼庆　主编 |
| 《现代皮肤病学》 | 杨国亮　王侠生　主编 |
| 《现代精神医学》 | 许韬园　主编 |
| 《现代糖尿病学》 | 朱禧星　主编 |
| 《现代神经内分泌学》 | 谢启文　主编 |
| 《现代医学免疫学》 | 余传霖　叶天星　陆德源　章谷生　主编 |
| 《现代妇产科学》 | 郑怀美　主编 |
| 《现代感染病学》 | 翁心华　潘孝彰　王岱明　主编 |

**图书在版编目(CIP)数据**

现代体部磁共振诊断学. 骨关节分册/周康荣,严福华,刘士远总主编;姚伟武,王晨光主编. —上海:复旦大学出版社, 2023. 10
ISBN 978-7-309-16599-9

Ⅰ. ①现… Ⅱ. ①周… ②严… ③刘… ④姚… ⑤王… Ⅲ. ①骨疾病-磁共振成像-诊断
Ⅳ. ①R445. 2②R681. 04

中国版本图书馆 CIP 数据核字(2022)第 215188 号

**现代体部磁共振诊断学. 骨关节分册**
周康荣　严福华　刘士远　总主编
姚伟武　王晨光　主　编
责任编辑/王　瀛

复旦大学出版社有限公司出版发行
上海市国权路 579 号　邮编:200433
网址:fupnet@ fudanpress. com　http://www. fudanpress. com
门市零售:86-21-65102580　团体订购:86-21-65104505
出版部电话:86-21-65642845
上海盛通时代印刷有限公司

开本 787 毫米×1092 毫米　1/16　印张 30. 75　字数 840 千字
2023 年 10 月第 1 版
2023 年 10 月第 1 版第 1 次印刷

ISBN 978-7-309-16599-9/R · 2012
定价:328. 00 元